W0261984

Langenbecks Archiv für Chirurgie
vereinigt mit Bruns' Beiträge für Klinische Chirurgie
Supplement I · Forumband 1996

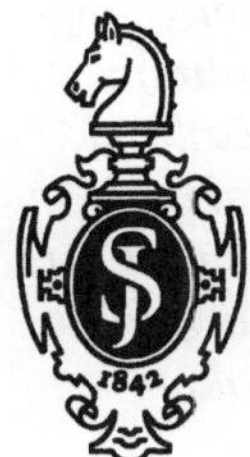

Springer

Berlin
Heidelberg
New York
Barcelona
Budapest
Hongkong
London
Mailand
Paris
Santa Clara
Singapur
Tokio

Chirurgisches Forum '96

für experimentelle und klinische Forschung

113. Kongreß der Deutschen Gesellschaft für Chirurgie
Berlin, 9.–13. April 1996

Wissenschaftlicher Beirat

H. G. Beger, Ulm (Vorsitzender)
H. Bauer, Altötting
U. Brückner, Ulm
V. Bühren, Murnau
M. Heberer, Basel

U. T. Hopt, Rostock
M. D. Menger, Homburg
E. Neugebauer, Köln
L. Sunder-Plassmann, Ulm
W. Wayand, Linz

Schriftleitung

H. G. Beger unter Mitarbeit von
D. Birk und L. Staib

Herausgeber

R. Pichlmayr
Präsident des 113. Kongresses
der Deutschen Gesellschaft für Chirurgie

J. Seifert
Vorsitzender der Sektion Chirurgische Forschung

W. Hartel
Generalsekretär der Deutschen Gesellschaft für Chirurgie

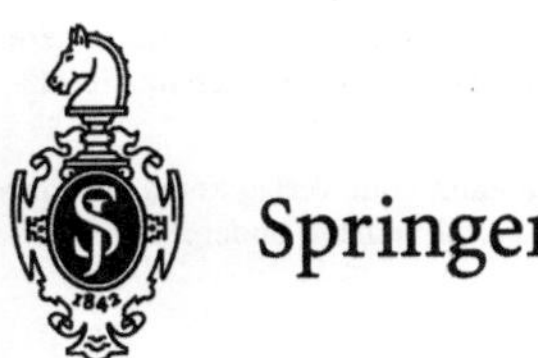

Springer

Schriftleitung:

Professor Dr. Hans G. Beger
Chirurgische Klinik I,
Klinikum der Universität Ulm,
Steinhövelstraße 9, 89075 Ulm

Mitarbeiter der Schriftleitung:

Dr. D. Birk
Dr. L. Staib

Chirurgische Klinik I,
Klinikum der Universität Ulm
Steinhövelstraße 9, 89075 Ulm

Herausgeber:

Professor Dr. R. Pichlmayr
Leiter der Klinik für Abdominal-
und Transplantationschirurgie
Zentrum Chirurgie der Medizinischen
Hochschule Hannover
30623 Hannover

Professor Dr. J. Seifert
Christian-Albrechts-Universität Kiel
Abteilung Experimentelle Chirurgie
Klinik für Allgemeine Chirurgie
und Thoraxchirurgie
Arnold-Heller-Straße 7, 24105 Kiel

Professor Dr. W. Hartel
Steinhölzle 16, 89198 Westerstetten

Mit 92 Abbildungen

Die Deutsche Bibliothek – CIP-Eintragsaufnahme

[Langenbecks Archiv für Chirurgie / Forumband]
Langenbecks Archiv für Chirurgie : vereinigt mit Bruns' Beiträge für klinische Chirurgie, Forumband. – Berlin ;
Heidelberg ; New York ; London ; Paris ; Tokyo ; Hong Kong ; Barcelona ; Budapest : Springer. Reihe Forumband zu:
Langenbecks Archiv für Chirurgie 1996 = Suppl. 1. Deutsche Gesellschaft für Chirurgie: ... Kongreß der Deutschen
Gesellschaft für Chirurgie. 113. !2154559-5! Chirurgisches Forum für Experimentelle und Klinische Forschung
<1996, Berlin>: Chirurgisches Forum '96 für Experimentelle und Klinische Forschung. – 1996
Deutsche Gesellschaft für Chirurgie: ... Kongreß der Deutschen Gesellschaft für Chirurgie. – Berlin ; Heidelberg ;
New York ; London ; Paris ; Tokyo ; Hong Kong ; Barcelona ; Budapest : Springer. (Langenbecks Archiv
für Chirurgie : Forumband ; ...) Früher Schriftenreihe – 113. Chirurgisches Forum für Experimentelle und Klinische
Forschung <1996, Berlin>: Chirurgisches Forum '96 für Experimentelle und Klinische Forschung. – 1996
Chirurgisches Forum für Experimentelle und Klinische Forschung <1996, Berlin>: Chirurgisches Forum '96 für
Experimentelle und Klinische Forschung : 1996 Berlin, 9.– 13. April 1996 / Schriftl.: H. G. Beger unter Mitarb.
von D. Birk und L. Staib. Hersg.: R. Pichlmayr ... – Berlin ; Heidelberg ; New York ; Barcelona ; Budapest ;
Hongkong ; London ; Mailand ; Paris ; Santa Clara ; Singapur ; Tokio ; Springer, 1996 (... Kongreß der Deutschen
Gesellschaft für Chirurgie ; 113) (Langenbecks Archiv für Chirurgie : Forumband ; 1996 = Suppl. 1)
  ISBN-13: 978-3-540-60905-6   e-ISBN-13: 978-3-642-80138-9
  DOI: 10.1007/ 978-3-642-80138-9
NE: Pichlmayr, Rudolf [Hrsg.]; HST

Dieses Werk ist urheberrechtlich geschützt. Die dadurch begründeten Rechte, insbesondere die der Übersetzung, des
Nachdrucks, des Vortrags, der Entnahme von Abbildungen und Tabellen, der Funksendung, der Mikroverfilmung oder
der Vervielfältigung auf anderen Wegen und der Speicherung in Datenverarbeitungsanlagen, bleiben, auch bei nur aus-
zugsweiser Verwertung, vorbehalten. Eine Vervielfältigung dieses Werkes oder von Teilen dieses Werkes ist auch im
Einzelfall nur in den Grenzen der gesetzlichen Bestimmungen des Urheberrechtsgesetzes der Bundesrepublik Deutschland vom 9. September 1965 in der Fassung vom 24. Juni 1985 zulässig. Sie ist grundsätzlich vergütungspflichtig. Zu-
widerhandlungen unterliegen den Strafbestimmungen des Urheberrechtsgesetzes.

© Springer-Verlag Berlin · Heidelberg 1996

Die Wiedergabe von Gebrauchsnamen, Warenbezeichnungen usw. in diesem Werk berechtigt auch ohne besondere
Kennzeichnung nicht zu der Annahme, daß solche Namen im Sinne der Warenzeichen- und Markenschutz-Gesetz-
gebung als frei zu betrachten wären und daher von jedermann benutzt werden dürften.

Produkthaftung: Für Angaben über Dosierungsanweisungen und Applikationsformen kann vom Verlag keine Gewähr
übernommen werden. Derartige Angaben müssen vom jeweiligen Anwender im Einzelfall anhand anderer Literatur-
stellen auf ihre Richtigkeit überprüft werden.

Satz: Fotosatz-Service Köhler OHG, Würzburg
SPIN: 10518398   24/3020-5 4 3 2 1 0 – Gedruckt auf säurefreiem Papier

Editorial Board

Viszeralchirurgie:
H. D. Becker, Tübingen
M. Büchler, Bern
G. Feifel, Homburg
Ch. Herfarth, Heidelberg
B. Kremer, Kiel
E. Neugebauer, Köln
K. J. Paquet, Bad Kissingen
M. Rothmund, Marburg
H. D. Saeger, Dresden
V. Schumpelick, Aachen
J. R. Siewert, München

Laparoskopische Chirurgie:
I. Gastinger, Suhl
W. Hohenberger, Erlangen
Th. Junginger, Mainz
F. Köckerling, Erlangenn
E. Kraas, Berlin
E. Mühe, Böblingen

Onkologie und onkolog.
Molekularbiologie
H. G. Beger, Ulm
R. Bittner, Stuttgart
A. Encke, Frankfurt
P. E. Goretzki, Düsseldorf
Ch. Herfarth, Heidelberg
H. Kalthoff, Kiel
B. Kremer, Kiel
H. K. Schackert, Dresden
P. Schlag, Berlin
J. R. Siewert, München
A. Thiede, Würzburg

Sepsis, Schock, perioperative
Pathophysiologie:
H. Bartels, München
H. P. Bruch, Lübeck
U. Brückner, Ulm
E. Faist, München
K. Meßmer, München
E. Neugebauer, Köln
W. Oettinger, Trier
F. W. Schildberg, München
J. Seifert, Kiel
O. Trentz, Zürich

Organtransplantation:
A. Encke, Frankfurt
M. Heberer, Basel
U. Hopt, Rostock
P. Neuhaus, Berlin
R. Pichlmayr, Hannover

Endokrinologie:
A. Hölscher, München
H. Lippert, Magdeburg
H. D. Röher, Düsseldorf
M. Rothmund, Marburg

Klinische Studien:
W. Lorenz, Marburg
J. Scheele, Jena
H. K. Selbmann, Tübingen
H. Troidl, Köln

Traumatologie:
V. Bühren, Murnau
G. Muhr, Bochum
L. Schweiberer, München
K. M. Stürmer, Göttingen
H. Tscherne, Hannover
W. Wayand, Linz

Herz/Thorax/Gefäße:
H. M. Becker, München
R. Hetzer, Berlin
M. Menger, Homburg
W. Sandmann, Düsseldorf
L. Sunder-Plassmann, Ulm

Plastische Chirurgie:
A. Berger, Hannover
E. Biemer, München
G. Germann, Ludwigshafen
W. Mühlbauer, München
H. U. Steinau, Bochum

Kinderchirurgie:
I. Joppich, München
H. Halsband, Lübeck
H. Roth, Heidelberg
H. U. Spiegel, Münster

Vorwort

Der Forumsband 1996 ist **Prof. Dr. med. Dr. h.c. R. Zenker** gewidmet. **Rudolf Zenker** hat die chirurgische Forschung in Deutschland in der Nachkriegszeit maßgeblich beeinflußt. Das Münchner Modell der chirurgischen Forschung: Chirurgische Klinik und eine professionell betriebene Abteilung für Experimentelle Chirurgie (geführt von Prof. W. Brendel) war neben dem Kölner Modell mit einer etwa gleichzeitig entstandenen Abteilung für Experimentelle Chirurgie (geführt von Prof. H.J. Bretschneider) 1960/61 der Ausgangspunkt einer Entwicklung, die heute das hohe Niveau der chirurgischen Forschung in Deutschland mit Einbindung von experimenteller Chirurgie, Grundlagenforschung und klinischer Forschung begründet.

Für den deutschen Chirurgenkongreß 1996 sind insgesamt 420 Abstracts eingegangen, in der Geschichte des Chirurgischen Forums ist es die größte Zahl von Anmeldungen. Es sind 3 wesentliche, neue Entwicklungen in der chirurgischen Forschung zu erkennen: Onkologie und Organtransplantation sind Forschungsschwerpunkte mit mehr als 40% der Vortragsanmeldungen; molekularbiologische Forschungsthemen machen in den Forschungsbereichen Onkologie, Transplantation, Endokrinologie und Sepsis/Schock, perioperative Pathophysiologie mehr als 30% der Anmeldungen aus; erstmals sind Forschungsergebnisse aus den Bereichen Klinische Studien und Laserchirurgie in großer Zahl eingegangen. Die Grundlagenforschung unter Verwendung molekularbiologischer Methodik nimmt in der chirurgischen Forschung einen zunehmend breiten Bereich der Forschungsaktivitäten ein.

Der Anteil von Beiträgen aus dem Ausland liegt mit 15,2% in diesem Jahr etwas tiefer als 1995 (17,1%), der Anteil aus den neuen Bundesländern an eingereichten Abstracts liegt mit 4,3% deutlich höher als in den Jahren 1993 und 1994, jedoch geringer als 1995 (7%). Nichtuniversitäre Kliniken waren unter den Forumsanmeldungen 1996 zu 5,2% vertreten und damit gleichbleibend zu den Vorjahren (1995 5,1%, 1994 5,9%). 17,6% der eingereichten Abstracts basierten auf Kooperation deutscher Wissenschaftler mit den USA (8,8%), England (0,2%), Japan (0,5%), dem deutschsprachigen Ausland (4,8%).

Die Auswahl der Forumsbeiträge erfolgte in zwei Phasen: jeder Forumsbeitrag wurde – wie in den Vorjahren – anonymisiert 5 Gutachtern zur Beurteilung vorgelegt. Grundlage der Beurteilung ist eine Notenskala von 1 (nicht akzeptabel) bis 5 (hervorragend). Positive Benotungskriterien waren: Originalität der Fragestellung und Ergebnisse, Darstellung der wesentlichen methodischen Schritte, adäquate statistische Datenverarbeitung und -präsentation und klinische Relevanz der Daten. Negativkriterien in der Bewertung der Abstract waren: Abstract enthält keine Angaben zur Methodik und keine oder mangelhafte Angaben zu den Ergebnissen, Ergebnisse sind für die Fragestellung nicht relevant und es bestehen ethische Bedenken. Ausschlußkriterien waren: Thema und Zahlen sind bereits vorgetragen, bzw. Ergebnisse mit ähnlichen oder gleichen Zahlen sind bereits publiziert. Die Begutachtung von Arbeiten aus der eigenen Klinik war ausgeschlossen. Arbeiten mit einer überwiegenden Benotung von „gut“ bis „hervorragend“ sind zum Vortrag akzeptiert. Die endgültige Auswahl von Beiträgen mit mittlerer bis guter Bewertung fand anonym bei der jährlichen Forumsitzung statt. Die jeweils am höchsten bewerteten Beiträge der Themenbereiche sind in die Preisträgersitzung einbezogen.

Für den Chirurgenkongreß 1996 sind 28,3% der eingereichten Abstracts zum Vortrag angenommen worden.

Das Chirurgische Forum erscheint 1996 erstmals als international zitierfähiger Supplementband in *Langenbeck's Archiv für Chirurgie.* Das neutrale Auswahlverfahren durch jeweils mindestens 5 fachkompetente Gutachter und durch die Mitglieder des Forum bietet Gewähr, daß die besten Arbeiten im Forumband erfaßt sind. Jedoch auch unter den abgelehnten Abstracts sind Anmeldungen mit qualifizierten, guten Forschungsergebnissen, die durch den vorgegebenen Zeitrahmen bedauerlicherweise nicht einbezogen werden konnten.

Den Mitgliedern des Forumsausschusses ebenso wie den Fachgutachtern ist für die rasche und sachgerechte Beurteilung zu danken. Dem Redaktionsstab in Ulm, der zuverlässig und schnell die Erstellung des Forumbandes ermöglichte, und dem Springer-Verlag für die reibungslose und zeitgerechte Drucklegung gilt der Dank der Schriftleitung.

Ulm, im Februar 1996   Hans G. Beger

Rudolf Zenker (1903 – 1984)

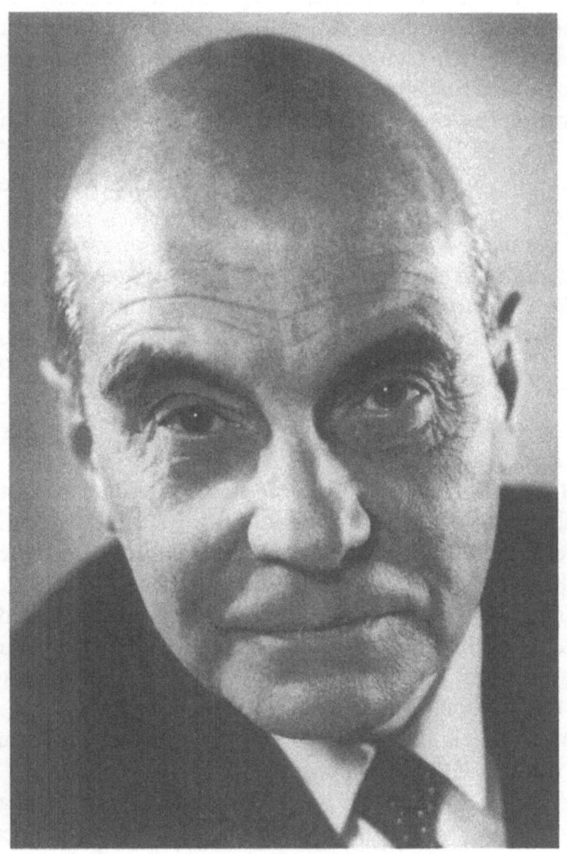

Rudolf Zenker hatte als junger Assistent den Wunsch, einmal Chefarzt eines kleinen oberbayerischen Krankenhauses zu werden, am liebsten in Garmisch oder am Tegernsee. Diese Aussage charakterisiert wesentliche Eigenschaften dieses Mannes, die ihn sein ganzes Leben lang auszeichneten: Menschlichkeit, Bescheidenheit, Naturliebe und die Bindung an seine Heimat Oberbayern.

Daß der *Weg Rudolf Zenker's* in andere Dimensionen führte, hatte vielfältige Ursachen: da war einmal die Mitgift der Familie, der Großvater, Erlanger Pathologe, Friedrich Albert Zenker, der den Namen Zenker durch das nach ihm benannte Divertikel bekannt gemacht hatte, die Mutter, die ihn mit klugem Rat leitete, der Vater, ein angesehener Münchener Augenarzt. Die Atmosphäre in der Familie weckte seine Freude am Schönen, an der Musik und der Kunst, sie vermittelte in jungen Jahren ärztliches Denken und Pflichtgefühl, Bausteine späteren Verantwortungsbewußtseins.

Seiner *Lehrer* hat Rudolf Zenker stets mit Dankbarkeit und Verehrung gedacht. Ärztliche Persönlichkeiten wie die Heidelberger Internisten *Ludolf Krehl* und *Victor von Weizäcker* und schließlich der angesehene Pathologe Geheimrat *Max Borst* in München gaben ihm das Rüstzeug, mit dem er 1931 bei *Martin Kirschner* in Tübingen seine chirurgische Laufbahn begann.

Die herausragende Persönlichkeit Kirchners war prägend für Rudolf Zenker und hat seinen chirurgischen Weg maßgeblich bestimmt. Kreativität, Operationstalent, aber auch menschliche und fachliche Souveränität, klares Rechtsdenken und Disziplin waren ihm Vorbild.

Zenker sah Kirschners Wirken „in der Endphase der *ersten großen Epoche der Chirurgie*". Dem Schüler war es vorbehalten, sie mitgestaltend und wegweisend weit in die *zweite Epoche* hineinzuführen. Er hatte frühzeitig die Bedeutung von Physiologie und Biochemie sowie den Wert sorgfältiger experimenteller Vorbereitungen erkannt. Allzu berechtigt ist daher K. H. Bauer's Wort: Rudolf Zenker – Chirurg zweier Epochen.

So folgte ein steiler Aufstieg, dessen wesentliche Merkmale nur schlaglichtartig wiedergebeben werden können.

Zenker ging 1934 mit Kirschner nach *Heidelberg* und habilitierte sich dort 1937 über die Behandlung der Trigeminus-Neuralgie durch Elektrokoagulation mit Hilfe des von Kirschner und ihm entwickelten Zielgerätes. Er wurde Oberarzt und leitete die Klinik nach Kirschners unerwartetem Tode (1942).

Schon 1943 übernahm Zenker – 40jährig – in *Mannheim* eine der größten chirurgischen Krankenhausabteilungen. Er meisterte die schwierigen Kriegs- und Nachkriegsjahre mit „eisernem Fleiß" und mit Weitblick. Dieser äußerte sich vor allem darin, daß er nach dem Kriegsende die abgerissenen Kontakte zum Ausland wiederherstellte und maßgeblich daran mitwirkte, die deutsche Chirurgie wieder zur Weltgeltung zu führen. Klinische Schwerpunkte seiner Tätigkeit waren die Verbesserungen der Bauchchirurgie und der Lungenchirurgie. Damals schon sah er die Entwicklung der *Herzchirurgie* voraus und machte sich einen Namen durch gute operative Ergebnisse bei der konstriktiven Perikarditis und bei ersten Herzoperationen. Vorträge auf Chirurgenkongressen und die vielbeachtete Mitarbeit in Kirschner's Operationslehre („Die Eingriffe in der Bauchhöhle", 1951) mehrten sein Ansehen, so daß die *Berufung auf den Marburger Lehrstuhl* nicht unerwartet kam.

Die *Marburger Zeit* (1951–1958) galt dem Aufbau der eigenen Schule. Sie war Ansporn zur Leistung, weckte Begeisterung, die alle mitriß, sie war Wettlauf und Durchbruch. Zenker ahnte, daß der Höhenflug kommen würde und glaubte an seinen Stern.

Die klinischen Interessen richteten sich weiterhin auf die Bauchchirurgie und wurden durch den Ausbau der Pfortader- und der Lungenchirurgie mit Segmentresektion und Dekortikation erweitert.

In der auch wissenschaftlich fruchtbaren Zeit erschienen u. a. das wegen seiner Präzision vielbeachtete Standardwerk „Die Lungenresektionen" (1954 zusammen mit Heberer und Löhr) und „Die Eingriffe bei den Bauchbrüchen" (1957 zusammen mit Grill).

Die *Herzchirurgie* stand am Scheideweg. Zenker erkannte frühzeitig, daß die operative Entwicklung nicht mit der Unterkühlung, sondern mit Hilfe der Herz-

Lungenmaschine in die Zukunft führen würde. Um dieses Ziel zu erreichen, waren *experimentelle Arbeiten* unerläßlich, damals noch ohne spezielle Abteilungen.

Mit intensiven Untersuchungen zur extrakorporalen Zirkulation und der erfolgreichen Fortentwicklung des Gibbon'schen Gitter-Oxygenators schufen Heberer und Borst die Voraussetzungen für die mutige Pioniertat: Am 18. Februar 1958 gelang Rudolf Zenker die erste erfolgreiche Operation am offenen Herzen mit Hilfe der Herz-Lungenmaschine in Deutschland. Noch im selben Jahr erhielt Rudolf Zenker den Ruf auf den traditionsreichen chirurgischen Lehrstuhl seiner Heimatstadt München, wo er am 1. 10. 1958 die Nachfolge E. K. Frey's antrat.

Was in Mannheim und Marburg begonnen wurde, vollendete Zenker in *München (1958–1973)*.

Die Zeit war reif, um die strukturellen Vorstellungen der traditionellen Chirurgie zu sprengen. Zenker handelte danach. Im Zuge der notwendigen *Strukturverbesserungen* errichtete er nach dem Ausbau der beengten Altstadt-Klinik in der Nußbaumstraße 1961 eine selbständige *Abteilung für Experimentelle Chirurgie*. Zusammen mit Heberer, der 1960 als erster in Köln eine solche Abteilung gegründet hatte und Linder, wurde Zenker damit Wegbereiter dieser neuen Form einer kliniksorientierten chirurgischen Forschung. Andere Universitätskliniken folgten diesem Beispiel. Nach anfänglicher Konzentration hat sich das von Brendel geleitete Institut allen Fachrichtungen der Medizin geöffnet. Aus dieser Abteilung wurde das größte europäische Institut für Experimentelle Chirurgie, das Institut für Chirurgische Forschung im Münchener Klinikum Großhadern.

Auf diesem Boden entwickelte sich 1967 die *„Sektion Experimentelle Chirurgie"* und schließlich 1971 – durch Linder tatkräftig unterstützt – das *„Chirurgische Forum für Experimentelle und Klinische Forschung"*.

Der erfolgreiche Aufbau der *Organtransplantation* in München wurde durch die Zusammenarbeit mit der Abteilung für Experimentelle Chirurgie stark gefördert. Brendel und R. Pichlmayr entwickelten das Antilymphozytenglobulin, welches in der Anfangsphase der *Nierentransplantation* (1966) erfolgreich eingesetzt werden konnte. 1969 wurde unter Zenker durch Sebening und Klinner die *ersten Herztransplantationen in Deutschland* durchgeführt.

Der Ausbau der *Herzchirurgie* war Zenker ein besonderes Anliegen. Verbesserungen der Herz-Lungen-Maschinen, Einführung des Herzklappenersatzes, operative Behandlung der Koronarinsuffizienz und die Entwicklung der Kinder-Kardiochirurgie waren die großen Stationen. Operationen am Herzen wurden zu etablierten und sicheren Eingriffen.

In seiner Präsidentenrede (1968) bekannte Zenker: „So wird die *Spezialisierung in der Chirurgie* fortschreiten, weil kein Chirurg mehr das gesamte Fach wissensmäßig und technisch nur annähernd beherrschen kann und dann nur durch die intensive Beschäftigung auf einem umschriebenen Gebiet wissenschaftlicher Fortschritt und nicht zuletzt der große Nutzen für den Kranken erwächst..." In diesem Sinne gab Zenker der Münchner Klinik eine moderne Struktur. Er unterstützte die Errichtung eigener Ordinariate: Klinische Chemie (1964), Neurochirurgie (1964), Urologie (1968), Anaesthesie (1970), Herzchirurgie (1971). Plastische Chirurgie, Handchirurgie und Gefäßchirurgie wurden unter ihm selbständige klinische Abteilungen bzw. Arbeitsgruppen.

Diese Motivation beflügelte nicht nur die klinische Tätigkeit, sondern gab auch der Wissenschaft fruchtbare Impulse. Zahlreiche namhafte Veröffentlichungen und eine Reihe bedeutender Lehrbücher aus der Zenker-Klinik fanden weltweite Anerkennung, so blieben *Ehrungen* nicht aus: Zenker war Präsident der Deutschen Gesellschaft für Chirurgie, wurde 1972 ihr Ehrenmitglied und erhielt 1983 die höchste Auszeichnung: die Ernst-von-Bergmann-Gedenkmünze in Gold. Er war Mitglied der Deutschen Akademie der Naturforscher Leopoldina (Halle).

Auch das Ausland ehrte den großen Chirurgen: die Universität Thessaloniki verlieh ihm die Ehrendoktorwürde, das amerikanische College of Surgeons und das englische Royal College of Surgeons ernannten ihn zum Ehrenmitglied.

Rudolf Zenker hat als Arzt segensreich gewirkt und sich von den Worten der Dichterin von Ebner-Eschenbach leiten lassen: Liebe jeden Menschen, der Leidende aber sei dein Kind.

Am 18.1.1984 starb Rudolf Zenker in München in der Nähe seiner alten Klinik in der Nußbaumstraße.

Es spricht für ihn, daß seine zahlreichen Schüler gern und dankbar an ihn zurückdenken, ihn lieben und verehren. Sie kannten ihn nicht nur als herausragenden Chirurgen und klinischen Lehrer, sondern als auch gütigen und hilfreichen Freund, der ihnen über seinen Tod hinaus als Mensch und Arzt Vorbild bleibt.

H. Hamelmann, Kiel

Inhaltsverzeichnis

Onkologie/Molekularbiologie

Unfallchirurgie

Endokrinologie

Sepsis II

Preisträgersitzung II

Onkologie/Klinische Onkologie II

Gleichzeitige funktionelle Aktivierung intraepithelialer Lymphozyten und verstärkte Expression der induzierbaren Nitric Oxide Synthase in der Dünndarmmukosa während Septikämie

Concurrent upregulation of intestinal intraepithelial lymphocyte function and iNOS expression in the intestinal mucosa during endotoxemia

N. C. Nüssler[1], G. Zhang[2], S. L. Gleixner[2], R. L. Simmons[2], P. Neuhaus[1] und R. A. Hoffman[2]

[1] Chirurgische Klinik, Virchow Klinikum der Humboldt Universität zu Berlin
[2] Department of Surgery, University of Pittsburgh, Pittsburgh/USA

Einleitung

Lipopolysaccharide (LPS) aus der Zellwand gram-negativer Bakterien spielen eine ursächliche Rolle in der Pathogenese der Sepsis. Eintrittspforte der Bakterien ist dabei häufig der Gastrointestinaltrakt, dessen Schleimhaut durch ein komplexes Barrieresystem gegen die Invasion der pathogenen Keime geschützt ist [1]. Ein Bestandteil dieses Barrieresystems sind die intraepithelialen Lymphozyten (IEL) der Darmschleimhaut, die aufgrund ihrer exponierten Lage nahe dem Darmlumen und ihrer ausgeprägten zytotoxischen Aktivität auch als „first line of defense" in der Darmschleimhaut bezeichnet werden [2]. Vermutlich tragen IEL aber nicht nur als zytolytische Effektorzellen zu dem intestinalen Barrieresystem bei, sondern haben womöglich auch als zytokinproduzierende Zellen regulatorische Funktion in der Infektionsabwehr [2, 3].

In der vorliegende Studie wurde daher untersucht, ob Septikämie zu einer funktionellen Aktivierung der intraepithelialen Lymphozyten (IEL) im Dünndarm führt. Desweiteren haben wir untersucht, ob eine Aktivierung der IEL (zytolytische Aktivität, Zytokinsekretion, etc.) auch die Regulation von Abwehrmechanismen der Darmschleimhaut, wie der Expression der induzierbaren Nitric Oxide Synthase beeinflußt.

Die Arbeit wurde durch NIH grant AI-14032-17 (R.L.S.) und die Deutsche Forschungsgemeinschaft (Scha 634/1-1) (N.C.N.) unterstützt.

Material und Methoden

Septikämie wurde durch intravenöse Gabe von 2,5 mg/kg LPS (*E. coli* 0111:B4) in C57BL/6 Mäusen bewirkt. Als Kontrollen dienten C57BL/6 Mäuse, die Injektionen mit 0,9% NaCl Lösung erhalten hatten. 1, 3, 6, 12, 24 und 48 h nach der Injektion wurden IEL aus dem Dünndarm von 5 Mäusen pro Gruppe isoliert, gepoolt und für die *in vitro* Funktionsteste verwendet. Zur Bestimmung der zytolytischen Aktivität der isolierten IEL wurden Lectin-vermittelte ^{51}Cr-Freisetzungs-Versuche durchgeführt. Die Proliferation der isolierten Lymphozyten wurde anhand der Inkorporation radioaktiv markierten ^{3}H-Thymidins analysiert und zur Bestimmung der IFN-γ Produktion der isolierten IEL wurde die Zytokinkonzentration im Kulturüberstand mit Hilfe eines ELISA bestimmt. Der Nachweis der Expression der iNOS mRNA im Dünndarm erfolgte mittels Northern Blot Analyse [4]. Zum Nachweis des iNOS Protein im Dünndarm wurden immunhistochemische Techniken verwendet.

Ergebnisse

Ein Charakteristikum intraepithelialer Lymphozyten ist ihre nicht-spezifische zytolytische Aktivität, die in einem Lectin-vermittelten ^{51}Cr-Freisetzungs-Versuch nachgewiesen werden kann [5]. Diese zytolytische Aktivität isolierter IEL war 12 und 24 Stunden nach der Gabe von LPS im Vergleich zur Aktivität der IEL von Kontrolltieren signifikant (p < 0,01) erhöht. Im Gegensatz dazu fand sich 48 Stunden nach der Endotoxingabe kein Unterschied mehr in der zytolytischen Aktivität der IEL von erkrankten Tieren und der von Kontrolltieren. Ein ähnlicher zeitlicher Verlauf fand sich bei der Proliferation der IEL nach Stimulation mit immobilisiertem anti-CD3 *in vitro*. Während die Proliferation isolierter IEL von LPS-injizierten Tieren 12 und 24 Stunden nach der Gabe von LPS signifikant erhöht war (p < 0,001 vs. Kontrolltiere), fand sich auch hier 48 Stunden nach der Gabe von LPS kein signifikanter Unterschied mehr zwischen IEL von LPS-injizierten und Kontrolltieren.

Tabelle 1. IFN-γ Produktion isolierter IEL *in vitro* nach LPS Injektion

	IFN-γ Produktion[a]	
Zeit nach LPS Injektion	Kontroll-IEL	LPS-IEL
1 h	12,3 ± 2,3	4,7 ± 1,1
3 h	21,8 ± 6,2	114,3 ± 7,3*
6 h	16,5 ± 2,7	123,7 ± 9,5*
12 h	20,2 ± 3,1	115,7 ± 14,5*
24 h	32,8 ± 3,5	66,2 ± 5,6*

[a] IEL wurden aus der Dünndarmmukosa von jeweils 5 C57BL/6 Mäusen 1, 3, 6, 12 und 24 h nach Gabe von LPS isoliert und *in vitro* mit anti-CD3 kultiviert. Nach 24 h Inkubation wurden die Kulturüberstände gesammelt und die IFN-γ Konzentration (U/ml) darin mittels ELISA bestimmt.
* p < 0,01 vs. Kontroll-IEL.

Im Gegensatz dazu war eine signifikant verstärkte IFN-γ Produktion der isolierten IEL bereits 3 Stunden nach der Gabe von LPS nachweisbar (Tabelle 1). Da IFN-γ an der Regulation der induzierbaren Nitric Oxide Synthase (iNOS), einem Enzym, das zur unspezifischen Immunabwehr beitragen kann, beteiligt ist, wurde mit Hilfe der Northern Blot Analyse die Expression der iNOS mRNA im Darm nach Septikämie bestimmt. Im Dünndarm der erkrankten Tiere fand sich bereits 3 Stunden nach LPS Injektion eine erhöhte Expression der iNOS mRNA, die bis zu 24 Stunden nach LPS Injektion nachweisbar blieb. Dabei zeigte die immunhistochemische Analyse des Darmes, daß das iNOS Protein in den Epithelzellen der Darmschleimhaut gebildet wird, die sich in enger anatomischer Nachbarschaft der IEL befinden.

Diskussion

Gram-negative Erreger schwerer systemischer Infektionen stammen häufig aus dem Gastrointestinaltrakt, dessen Schleimhaut beim Gesunden durch ein komplexes Barrieresystem vor der Invasion der pathogenen Keime aus dem Darmlumen geschützt wird [1]. Die Regulation dieses Barrieresystems ist bislang jedoch nur unvollständig verstanden.

In der vorliegenden Studie konnte gezeigt werden, daß es nach Septikämie zu einer sequentiellen Aktivierung verschiedener Abwehrmechanismen in der Darmschleimhaut kommt. Bereits wenige Stunden nach der Gabe von LPS konnte eine verstärkte Expression der induzierbaren Nitric Oxide Synthase (iNOS) nachgewiesen werden. Dieses Enzym, das aufgrund seiner zytotoxischen und zytostatischen Eigenschaften zur unspezifischen Immunabwehr beitragen kann [4], war insbesondere in den Epithelzellen der Darmschleimhaut nachweisbar. Eines der Zytokine, die an der Regulation der iNOS Expression in verschiedenen Organen beteiligt sind, ist IFN-γ [4]. Die verstärkte Expression der iNOS im Dünndarm nach Septikämie beruht daher möglicherweise auf der beobachteten verstärkten Produktion von IFN-γ durch intraepitheliale Lymphozyten, die sich in unmittelbarer anatomischer Nachbarschaft zu den Epithelzellen der Darmschleimhaut befinden. Dies würde die Hypothese unterstützen, daß IEL an der Regulation der Abwehrmechanismen der Darmmukosa beteiligt sind [2, 3].

Neben dieser regulierenden Funktion spielen IEL aber vermutlich auch als zytotoxische Effektorzellen eine wichtige Rolle bei der Infektabwehr im Gastrointestinaltrakt [2]. So konnte 12 Stunden nach Septikämie eine Steigerung der zytolytischen Aktivität der isolierten IEL beobachtet werden. Obgleich der Angriffspunkt der zytotoxischen Aktivität der IEL *in vivo* noch nicht eindeutig geklärt ist, so wird vermutet, daß IEL u. a. durch die Lyse infizierter Epithelzellen zur Barrierefunktion der Darmmukosa beitragen [6].

Diese Ergebnisse deuten darauf hin, daß sowohl die Aktivierung der IEL, als auch die Induktion der iNOS wichtige Mechanismen zur Aufrechterhaltung der intestinalen Barrierefunktion nach Septikämie darstellen.

Zusammenfassung

Die Schleimhaut des Gastrointestinaltraktes ist durch ein komplexes Barrieresystem gegen die Invasion pathogener Keime geschützt. Zu diesem Barrieresystem tragen vermutlich auch die intraepithelialen Lymphozyten des Darmes bei. Bislang ist allerdings noch ungeklärt, ob IEL neben ihrer zytolytischen Abwehrfunktion auch regulatorische Funktionen bei der Immunantwort im Darm ausüben. In der vorliegenden Studie konnte gezeigt werden, daß es während Septikämie zu einer funktionellen Aktivierung der IEL mit signifikant erhöhter zytolytischer Aktivität und gesteigerter Proliferationsfähigkeit kommt. Während eine Aktivierung dieser Effektorfunktionen der IEL allerdings erst 12 Stunden nach der Gabe von LPS sichtbar wurden, kam es bereits in den ersten 3 Stunden nach Septikämie zur vermehrten Produktion von IFN-γ durch IEL. Die gleichzeitig verstärkte Expression sowohl von iNOS mRNA als auch iNOS Protein im Epithel der Darmschleimhaut beruht vermutlich auf dieser erhöhten Zytokinproduktion der IEL. Die Ergebnisse deuten darauf hin, daß IEL zur intestinalen Barrierefunktion während Septikämie nicht nur als zytolytische Effektorzellen beitragen, sondern auch die Aktivierung weiterer Abwehrmechanismen wie die Expression der induzierbaren Nitric Oxide Synthase beeinflussen.

Summary

The intestinal mucosa represents a potential entry site for pathogens. However, invasion of bacteria from the gut contents is usually prevented by a complex mucosal barrier system. It has been suggested that intraepithelial lymphocytes (IELs) may contribute to this protective system not only as cytolytic effector cells, but also as cytokine-secreting cells, capable of regulating host defense mechanisms. We show here that during endotoxemia IELs displayed significantly enhanced cytolytic activity as well as increased proliferation in response to anti-CD3. Furthermore, IELs showed enhanced IFN-γ production *in vitro* after LPS administration. Using northern blot analysis, increased levels of iNOS mRNA were detected in the small intestine. Immunohistochemical analysis revealed that iNOS protein was localized in the intestinal epithelial cells. Due to the anatomical proximity of epithelial cells and IELs and the defined effects of IFN-γ on iNOS expression, it is likely that the production of IFN-γ by IELs influences iNOS expression in the intestinal mucosa during endotoxemia. Both the activation of IELs and the induction of iNOS are probably important mechanisms involved in the maintenance of the intestinal mucosal barrier during endotoxemia.

Literatur

1. Albanese CT, Cardona M, Smith SD, Watkins S, Kurkchubasche AG, Ulman I, Simmons RL, Rowe MI. (1994) Role of intestinal mucus in transepithelial passage of bacteria across the intact ileum in vitro. Surgery 116:76–82
2. Yanamoto S, Russ F, Teixeira HC, Conradt P, Kaufmann SHE (1993) Listeria monocytogenes-induced gamma interferon secretion by intestinal intraepithelial γ/δ T lymphocytes. Infect Immunol 61:2154–2161

3. Taguchi T, Aicher WK, Fujihashi K, Yanamoto M, McGhee JR, Bluestone JA, Kiyono H. Novel function for intestinal intraepithelial lymphocytes (1991) Murine CD3$^+$, $\gamma\delta$ TCR$^+$ T-cell produce IFN-γ and IL-5. J Immunol 147:3736
4. Lüss H, Nüssler NC, Beger H-G, Nussler AK. Expression and detection of inducible nitric oxide synthase in experimental models of inflammation. Methods in press
5. Ishikawa H, Li Y, Abeliovich A, Yanamoto S, Kaufmann SHE, Tonegawa S (1993) Cytotoxic and interferon γ-producing activities of $\gamma\delta$ T cells in the mouse small intestinal epithelium are strain dependent. Proc Natl Acad Sci USA 90:8204
6. Barrett TA, Gajewski TF, Danielpour D, Chang EB, Beagley KW, Bluestone JA. (1992) Differential function of intestinal intraepithelial lymphocyte subsets. J Immunol 149:1124

Dr. med. Natascha C. Nüssler, Chirurgische Klinik, Virchow Klinikum der Humboldt Universität zu Berlin, Augustenburger Platz 1, D-13353 Berlin

Interaktion von Antibiotika und G-CSF bei postoperativer Peritonitis

Interaction of antibiotic and G-CSF in postoperative peritonitis

K.-P. Reimund[1], I. Celik[1], A. Bauhofer[2], B. Greger[1], M. Rothmund[1] und W. Lorenz[2]

[1] Klinik für Allgemeinchirurgie und
[2] Institut für Theoretische Chirurgie, Zentrum für Operative Medizin I, Philipps-Universität Marburg

Einleitung

Obwohl eine Vielzahl von Mediatoren in der Zell- und Molekularbiologie entdeckt und auch gentechnologisch hergestellt wurde, die auf vielfältige Weise in das komplexe Krankheitsgeschehen bei Sepsis eingreifen, blieben Erfolge von „Antimediatoren" unter klinischen Bedingungen schlichtweg aus. Bisherige randomisierte klinische Studien konnten keinen positiven Effekt von antiinflammatorischen Prinzipien nachweisen [1]. Gründe für das Scheitern klinischer Studien sowie neuralgische Punkte in Sepsisstudien sind noch immer Tierexperimente ohne ausreichende klinische Relevanz [2]. In der vorliegenden Untersuchung sollte deshalb geklärt werden, ob eine unterschiedliche Antibiotika-Therapie in verschiedenen Zentren von Sepsisstudien einen entscheidenden Einfluß auf die Wirkung von G-CSF (Granulozyten-Colonie-Stimulierender Faktor) in einem klinisch relevanten Tiermodell [3, 4] der postoperativen Peritonitis haben könnte. Dazu kommen aber noch weitere Überlegungen:

Charakteristika des Modells [3] beinhalten die dosis- und zeitabhängige Anwendung eines klinisch eingesetzten Antibiotikums zur Peritonitis-Prophylaxe. Ferner der Einsatz eines gebräuchlichen Anästhetikums, das einen immunsuppressiven Effekt von Narkotika einschließt, und eine Laparotomie mit Inokulation einer Stuhlsuspension in die Peritonealhöhle, welche die Situation der humanen postoperativen Peritonitis wiederspiegelt. Durch Einsatz humanen Stuhls kommt es zu einer Besiedlung mit Keimen, die gegenüber dem eingesetzten Antibiotikum sensibel sind, aber entsprechend der klinischen Situation auch Resistenzen aufweisen können. Die Gabe eines Opioid-Analgetikums, wiederum mit Eingriff in die endokrinimmune Interaktion, ist vergleichbar mit der postoperativen Situation beim Menschen [3, 4, 5, 6]. Deshalb sollte unter diesen ganz spezifischen Bedingungen die Wirkung von G-CSF in Gegenwart verschiedener Antibiotika im prophylaktischen, aber auch im therapeutischen Einsatz untersucht werden. Kliniknähe war das absolute Ziel.

Material und Methoden

Sämtliche Tiere (männliche Wistar-Ratten, ca. 200 g) wurden von Charles River Wiga GmbH, Sulzfeld (Deutschland) bezogen und unter Standardbedingungen gehalten (Wasser und Futter (Altromin 1313) ad libitum). Der Versuch wurde nach viertägiger Eingewöhnungsphase sowie 12 Std. Nüchternheit (Wasser ad libitum) begonnen. Die Stuhlsuspension wurde von mehreren gesunden menschlichen Spendern unter anaeroben Bedingungen hergestellt [3]. Durch bakteriologische Untersuchung konnten anaerobe und aerobe grampositive und gramnegative Bakterien in den Stühlen nachgewiesen werden [3]. Zusätzlich wurde ein Antibiogramm erstellt. Es wies Resistenzen zu einzelnen Keimen wie z.B. Enterobacter cloacae, Citrobacter diversus und Bacillus ssp. auf.

Die eingesetzten Medikamente wurden von verschiedenen Herstellern erhalten: rhu-G-CSF (Amgen Inc.), Amoxicillin/Clavulansäure (SmithKline Beecham), Cefuroxim (Glaxo), Metronidazol (Bayer), Amikacin (Bristol), Tramal (Grünenthal), Fentanyl (Janssen) und Dehydrobenzperidol (Janssen), sämtliche Kulturmedien (Biochrom) und Feinchemikalien (Sigma).

Mit den Tieren, der Stuhlsuspension und den Medikamenten wurden mehrere randomisierte Studien mit jeweils zwei Blöcken von je 5–6 Tieren/Gruppe an 108 männlichen Wistar-Ratten durchgeführt. Nach intraperitonealer Narkose mit Dehydrobenzperidol und Fentanyl sowie Unterbauchlaparotomie wurden 2 ml/kg einer verdünnten, standardisierten humanen Stuhlprobe in das kleine Becken inokuliert. Die Infusionstherapie wurde mit Ringerlösung (10% des kalkulierten Blutvolumens) durchgeführt. Es erfolgte ferner eine zweimalige Antibiotikagabe, 1 Stunde vor und nach Laparotomie. Zusätzlich erhielten einzelne Gruppen G-CSF in einer Dosierung von 50 µg/kg s.c. 12 Stunden vor der Operation zur Peritonitisprophylaxe. Als Endpunkt der Untersuchung diente die 120-Std.-Mortalität. Weitere Details siehe Lorenz et al. [3].

Ergebnisse

In den Kontrollgruppen mit alleiniger Inokulation der Stuhlsuspension (2 ml/kg Körpergewicht) wurde ohne Antibiotikum und/oder G-CSF eine 100%ige Mortalität in 5 Tagen erzielt. Durch alleinige Gabe von G-CSF ergab sich keine signifikante Verringerung der Mortalität. Durch Einsatz eines Antibiotikums in klinisch relevanter Dosierung konnte aber die Mortalitätsrate (Tabelle 1) gesenkt werden. Wurde nun G-CSF Prophylaxe hinzugefügt, fanden sich überraschend deutliche Unterschiede in Kombination mit und ohne G-CSF. Die Kombination Amoxicillin/Clavulansäure (11 mg/kg) + G-CSF und Cefuroxim/Metronidazol (10/3,5 mg/kg) + G-CSF (50 µg/kg) erbrachte eine reduzierte Mortalitätsrate von 60 und 50% auf 20 bzw. 17%.

Demgegenüber senkten Ceftriaxon/Metronidazol (10/3,5 mg/kg) sowie Amikacin/Metronidazol (25/5 mg/kg) die Mortalitätsrate wirkungsvoll (Tabelle 1). Aber mit G-CSF zusammen blieb der potenzierende, positive Effekt aus. Ceftriaxon/Metronidazol reduzierte die Mortalität auf 50%, mit G-CSF wurden Werte um 60% erzielt. Amikacin/Metronidazol ohne G-CSF wirkte zu 80%, mit G-CSF zu 70%

Tabelle 1. Ergebnisse der Behandlung mit Antibiotikum in Kombination mit und ohne G-CSF (G-CSF = Granulozyten-Colonie-Stimulierender Faktor)

Antibiotikum	Gruppengröße (n)	Mortalität (%) ohne G-CSF	Mortalität (%) mit G-CSF	χ^2-Test
Amoxicillin/ Clavulansäure	12	60	20	$p < 0,05$
Cefuroxim/ Metronidazol	12	50	17	$p < 0,05$
Ceftriaxon/ Metronidazol	10	50	60	$p = 0,65$
Amikacin/ Metronidazol	10	80	70	$p = 0,60$

mortalitätsvermindernd – ein nicht signifikantes Ergebnis. Diese Ergebnisse unterstützen eindrucksvoll, daß die Wahl des „richtigen" Antibiotikums von entscheidender Bedeutung für das aussagekräftige Resultat der Studien ist. Ratten sind zwar nicht Menschen, aber bestimmte Pathomechanismen teilen Mensch und Tier. Hierzu gehören die positiven Ergebnisse von klinischen Studien mit Antibiotikum alleine, die sich erst im Tierversuch, dann aber auch in klinischen Studien erwiesen haben.

Zusammenfassung

Der Einsatz verschiedener klinisch relevanter Antibiotika zeigt deutliche Unterschiede in der Interaktion mit G-CSF in einem klinisch relevanten Tiermodell der postoperativen Peritonitis. Diese Interaktionen von Zytokinen und Antibiotika erklären zum Teil das Scheitern bisheriger Sepsisstudien. Dies erhärtet nachdrücklich die Notwendigkeit der Untersuchung von Interaktionen vor dem Einsatz von G-CSF und anderen Zytokinen in Sepsisstudien, und zeigt erneut die große Bedeutung der Überprüfung in einem klinisch relevanten Tiermodell.

Summary

Several clinically relevant antibiotics produce various interactions with G-CSF. These interactions of cytokines and antibiotics explain failures in clinical trials on sepsis. However they demand strongly trial groups that analyse these interactions before using G-CSF and other cytokines in sepsis trials. In addition they emphasize again the importance of a clinically relevant animal model.

Literatur

1. Eidelmann LA, Sprung CL (1994) Why have new effective therapies for sepsis not been developed? Crit Care Med 22:1330–1334
2. Lorenz W, Weitzel F, Sitter H (1994) Consensus-assisted development of a study protocol on sepsis: an important difference from previous randomized trials. Theor Surg 9:63–67
3. Lorenz W, Reimund K-P, Weitzel F, Celik I, Kurnatowski M, Schneider C, Mannheim W, Heiske A, Neumann K, Sitter H, Rothmund M (1994) Granulocyte colony-stimulating factor prophylaxis before operation protects against lethal consequences of postoperative peritonitis. Surgery 116:925–934
4. Reimund K-P, Weitzel F, Lorenz W, Schneider C, Celik I, Rothmund M (1994) G-CSF bei postoperativer Peritonitis: Ein neues Prophylaxe-Konzept zur Senkung der Mortalität. Langenbecks Arch Chir Suppl: 227–231
5. Reimund K-P, Weitzel F, Lorenz W, Kurnatowski M, Celik I, Rothmund M (1994) G-CSF bei experimenteller faecaler Peritonitis zur Senkung der Mortalität. Acta Chir Austriaca 107:27
6. Celik I, Bauhofer A, Reimund, K-P, Lorenz W, Bartscherer M, Langbein S, Greger B, Rothmund M (1995) Prophylaxis and therapy with G-CSF in combination with antibiotic in a clinically relevant model of peritonitis. Naunyn-Schmiedeberg's Arch Pharmacol 351: R125

Dr. K.-P. Reimund, Klinik für Allgemeinchirurgie, Zentrum für Operative Medizin I, Philipps-Universität Marburg, Baldingerstraße, D-35033 Marburg

Pathogenetische Bedeutung der Endotoxintranslokation aus dem Gastrointestinaltrakt bei sekundärer Peritonitis

Pathophysiological relevance of the translocation of endotoxin from the GI-Tract in patients with secondary peritonitis

K. Buttenschoen, D. Berger, F. Chik-Torab und H. G. Beger

Abteilung für Allgemeinchirurgie, Universität Ulm, Steinhövelstraße 9, D-89075 Ulm

Hintergrund und Zielsetzung

Endotoxin ist als Trigger der Mediatorkaskade in der Pathogenese der gramnegativen Sepsis akzeptiert [2, 3]. Das Paradebeispiel der gramnegativen Sepsis in der Chirurgie ist die sekundäre Peritonitis. Der Gastrointestinaltrakt ist das Reservoir für Endotoxin. Bis 1990 war der Begriff der Translokation auf die Passage von lebenden Bakterien durch die Darmwand bis in die mesenterialen Lymphknoten und weitere Gewebe beschränkt. 1990 dehnten Alexander et al. das pathophysiologische Konzept der Translokation aus und definierten es als die Passage von lebenden und toten Mikroben sowie allen mikrobiellen Produkten durch die anatomisch intakte intestinale Barriere [1]. Bei Störungen der Homöostase mit Akute-Phase-Reaktion transloziert somit Endotoxin aus dem Verdauungstrakt in die Zirkulation. In der Literatur ist die Methodik zur Bestimmung der Endotoxinkonzentration im Blut unterschiedlich und führte zu uneinheitlichen und teils widersprüchlichen Ergebnissen [2, 6, 7]. Insbesondere sind die Hinweise für den Einfluß des Endotoxins auf den klinischen Verlauf der Sepsis spärlich. Die vorliegende Untersuchung beschreibt die mit Hilfe eines sensitiven Testes bestimmte Endotoxinämiekinetik bei sekundärer Peritonitis. Außerdem wird der Zusammenhang der Höhe des Endotoxinplasmaspiegels mit der Häufigkeit des Auftretens septischer Komplikationen, der Art der bakteriologischen Besiedelung der Abdominalhöhle sowie der Lokalisation der Perforation im Magen-Darm-Trakt evaluiert.

Methodik

Bei 28 Patienten mit diffuser eitriger sekundärer Peritonitis und Sepsissyndrom nach R. C. Bone wurde prä- und postoperativ Blut zur Endotoxinbestimmung gewonnen [5]. Aus der Peritonealhöhle wurde intraoperativ Flüssigkeit zur bakteriologischen Untersuchung asserviert. Die Endotoxinkonzentration wurde mit dem Limulus-Amöbozytenlysat-Test mit chromogener Modifikation gemessen [4]. Ein Lungenversagen wurde definiert bei Vorliegen eines Horowitzquotienten (p_aO_2/FiO_2) < 300, ein renales Versagen bei einer Serumkreatininkonzentration > 150 µmol/l, trotz adäquater Volumentherapie und ein hepatisches Versagen bei simultaner Erhöhung der Serumkonzentrationen von Bilirubin, GOT und GPT um jeweils mindestens das doppelte der oberen Normgrenze. Differenzen wurden mit dem Mann-Whitney U-Test und dem Wilcoxon-Test überprüft. Signifikanz wurde bei $p < 0,05$ angenommen. Aufgrund des Pilotcharakters der Studie wurde auf eine Korrektur bezüglich multipler Testung verzichtet.

Ergebnisse

Der Endotoxinplasmaspiegel war präoperativ signifikant gegenüber dem Normalkollektiv erhöht ($0,25 \pm 0,05$ vs $0,05 \pm 0,025$ EU/ml). Unmittelbar postoperativ trat ein weiterer Anstieg bis $0,48 \pm 0,07$ EU/ml auf, der über 6 h persistierte. Bis zum 10. postoperativen Tag sanken die Endotoxinwerte langsam ab, waren aber immer höher als die Normalwerte. Zwischen der Höhe des Endotoxinplasmaspiegels und dem Auftreten eines Organversagens sowie der Mortalität bestand ein gleichsinniger Zusammenhang. Bei Patienten, die im Krankheitsverlauf ein pulmonales Versagen entwickelten, war der Endotoxinspiegel am Tag 1, 2 und 5, beim renalen Versagen am Tag 3 – 8, beim hepatischen Versagen am Tag 4 – 6 und bei verstorbenen Patienten am Tag 2 – 5 signifikant erhöht (Abb. 1 a – c). Der mittlere Endotoxinplasmaspiegel war unabhängig von der Lokalisation der GI-Traktperforation (oberer GI-Trakt vs unterer GI-Trakt: prä-OP $0,28 \pm 0,07$ vs $0,22 \pm 0,07$ EU/ml, post-OP $0,42 \pm 0,08$ vs $0,43 \pm 0,07$ EU/ml). Das Muster der bakteriologischen Besiedelung der Peritonealhöhlenflüssigkeit hinsichtlich der Gramfärbbarkeit hatte auch keinen signifikanten Einfluß auf den Endotoxinspiegel im Blut. Konnten nur gram-negative Bakterien aus der Peritonealflüssigkeit kultiviert werden ($n = 8$), lag der Endotoxinblutspiegel bei $0,23 \pm 0,1$ EU/ml, konnten nur gram-positive Bakterien oder keine Bakterien kultiviert werden ($n = 9$), lag die Endotoxinkonzentration bei $0,23 \pm 0,07$ EU/ml, lag eine Mischflora vor ($n = 11$), so betrug die Endotoxinämie $0,27 \pm 0,08$ EU/ml.

Schlußfolgerung

Die Endotoxintranslokation ist bei der sekundären Peritonitis der entscheidende pathogenetische Mechanismus, auf dem Endotoxin in das Blut gelangt. Der Beitrag der Bakterien in der infizierten Bauchhöhle zur Endotoxinämie spielt eine untergeordnete Rolle, da die Höhe des Endotoxinplasmaspiegels nicht von der Lokalisation der Perforation im GI-Trakt abhängt und auch nicht von der Art der bakteriologischen Besiedelung. Das Ausmaß der Endotoxinämie korreliert mit der Häufigkeit septischer Komplikationen im Verlauf der Peritonitis.

Zusammenfassung

Bei 28 Patienten mit diffuser eitriger Peritonitis und Sepsissyndrom war der Endotoxinplasmaspiegel schon präoperativ erhöht. Die Operation erhöhte den Endoto-

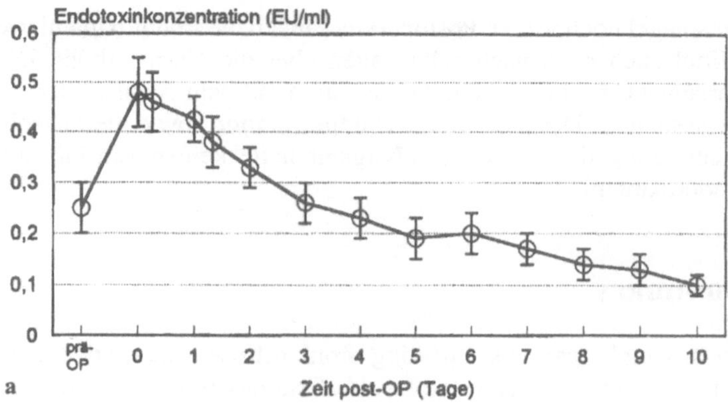

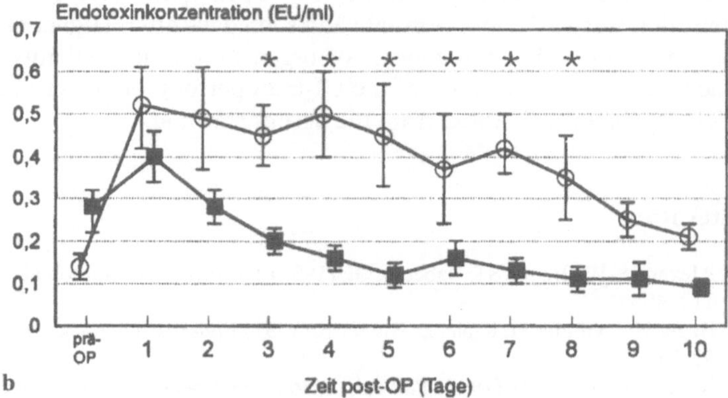

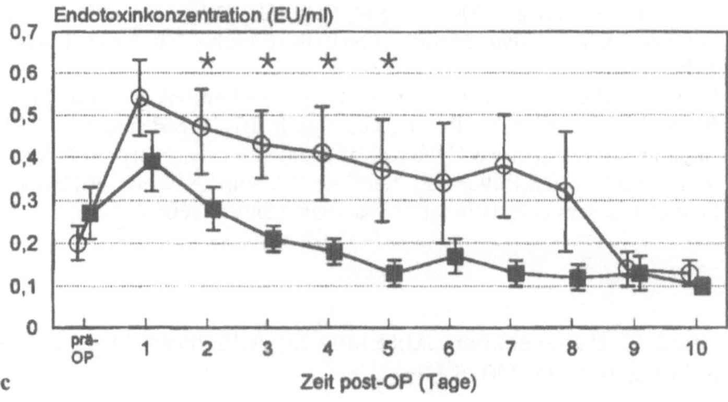

Abb. 1a–c. **a** Endotoxinkinetik bei Patienten mit sekundärer Peritonitis (n = 28; Mittelwerte ± SD). **b** Endotoxinkinetik bei Patienten mit sekundärer Peritonitis mit (n = 6, Kreis) und ohne (n = 22, Quadrat) Niereninsuffizienz (Mittelwerte ± SD; Stern, p < 0,05). **c** Endotoxinkinetik bei Patienten mit sekundärer Peritonitis; Überlebende (n = 21, Kreis) versus Verstorbene (n = 7, Quadrat) (Mittelwerte ± SD; Stern, p < 0,05)

xinspiegel noch weiter. Postoperativ sanken die Endotoxinämiewerte, waren aber im Mittel auch noch nach zehn Tagen über die Norm erhöht. Die Häufigkeit eines Organversagens und die Letalität waren mit dem Ausmaß der Endotoxinämie positiv assoziiert. Der Ort der GI-Traktperforation sowie die mikrobiologische Zusammensetzung der Peritonealflüssigkeit hatte keinen Einfluß auf das Ausmaß der Endotoxinämie.

Summary

Twenty-eight patients suffering from diffuse suppurative peritonitis and sepsis syndrome revealed elevated levels of endotoxin in the blood. This was obvious already preoperatively. Operative procedure caused additional increase of endotoxemia. Although endotoxemia decreased postoperatively the mean endotoxin concentration was still above normal values ten days after. Higher endotoxemia was associated with higher frequencies of organ failure and lethality. Endotoxemia was independent of the location of the GI-tract perforation as well as the pattern of the microorganisms cultivated from the peritoneal fluid.

Literatur

1. Alexander JW, Boyce ST, Babcock GF (1990) The process of microbial translocation. Ann Surg 212:496
2. Beger HG, Gögler H, Kraas E, Bittner R (1981) Endotoxin bei bakterieller Peritonitis. Chirurg 52:81
3. Berger D, Beger HG (1992) Pathophysiologische Grundlagen der Peritonitistherapie. Chirurg 63:147
4. Berger D, Marzinzig E, Marzinzig M, Beger HG (1988) Quantitative Endotoxin Determination in Blood – Chromogenic Modification óf the Limulus Amebocyte Lysate Test. Eur Surg Res 20: 128
5. Bone RC (1991) Let's agree on terminology: Definitions of sepsis. Crit Care Med 19:973
6. Schoeffel U, Lausen M, Ruf G, von Specht BU, Freudenberg N (1989) The overwhelming inflammatory response and the role of endotoxin in early sepsis. Prog Clin Biol Res 308:371
7. Van Deventer SJH, Buller HR, Ten Cate JW, Sturk A, Pauw W (1988) Endotoxemia: an early predictor of septicaemia in febrile patients. Lancet 1:605

Dr. med. K. Buttenschoen, Abteilung für Allgemeinchirurgie, Universität Ulm, Steinhövelstr. 9, D-89075 Ulm

Produktion von Granulozyten Colonie-Stimulierendem Faktor (G-CSF) und Aktivierung von neutrophilen Granulozyten im hämorrhagischen Schock

Granulocyte Colony-Stimulating Factor (G-CSF) production and neutrophil activation in hemorrhagic shock

Ch. Hierholzer[1], E. Kelly[1], T.R. Billiar[1] und D.J. Tweardy[2]

Departments of Surgery[1] and Medicine[2], University of Pittsburgh

Einleitung

Im hämorrhagischen Schock werden Entzündungsprozesse in Gang gesetzt, die zu Funktionsstörungen und Organschäden führen können. Besondere Bedeutung hat die Aktivierung von neutrophilen Granulozyten (PMN) in den kritischen Organen wie z.B. Leber und Lunge. In der Literatur galt das Hauptinteresse bisher den pro-inflammatorischen Zytokinen TNFα, IL-1 und IL-6 sowie dem immunosuppressiven Zytokins TGFβ [1]. Weniger den hämatopoetischen Wachstumsfaktoren, wie z.B. G-CSF, G-CSF (Granulozyten Colonie-stimulierender Faktor) ist essentiell für die Produktion und Freisetzung von PMN aus dem Knochenmark und aktiviert PMN in vitro. In der vorliegenden Studie wird untersucht, ob G-CSF zur Rekrutierung und Aktivierung von PMN in Entzündungsherden beitragen kann [2]. Ein neu identifiziertes Protein aus der Gruppe der sogenannten STAT-Proteine (signal transducers and activators of transcription), StatG, stellt einen hochspezifischen und sensitiven Marker von G-CSF induzierter PMN Aktivierung dar [3].

Methodik

Schockprotokoll: Die vorliegende Studie wurde von der Ethikkommission für Tierexperimente der Universität Pittsburgh genehmigt und ist in Übereinstimmung mit den Richtlinien für die Haltung und Verwendung von Labortieren des National Institutes of Health (USA). Das Studiendesign umfaßt 4 Gruppen: 2 Gruppen wurden einem kompensierten hämorrhagischen Schock (initiale Schockphase, in der den Tieren kontinuierlich Blut entnommen werden muß, um den angestrebten mittleren arteriellen Blutdruck von 40 mm Hg (MAP) aufrechtzuerhalten) bis zum Endpunkt der Kompensation ausgesetzt und mit Kristalloiden bis zu einem physiologischen mittleren arteriellen Blutdruck von 80 mm Hg auftransfundiert. Diese Tiere wurden nach 4 oder 8 Stunden nach Volumensubstitution getötet. 2 weitere Gruppen wurden einem dekompensierten hämorrhagischen Schock zugeführt. Nach Ablauf der Kompensationsphase wird der Blutdruck in dieser zweiten Phase instabil und erfordert

Volumensubstitution, um den Zieldruck von 40 mmHg aufrechtzuerhalten. Die Tiere wurden so lange im dekompensierten Schock gehalten, bis 35% des in der kompensierten Schockphase entnommenen Blutungsvolumens reinfundiert wurde. Anschließend wurde der Blutdruck mit Kristalloiden normalisiert. Euthanasie erfolgte ebenfalls nach 4 oder 8 Stunden. Jeder Schockgruppe wurde eine Vergleichsgruppe gegenübergestellt, in der alle anästhetischen und chirurgischen Eingriffe außer dem Blutungsschock vorgenommen wurden. Für Narkose und Analgesie wurden Inhalation von Penthrane und intravenöse Applikation von Nembutol in der Dosierung von 40 mg/kg KG verwendet.

Isolierung von RNA und Amplifikation mittels PCR (polymerase chain reaction): Zur Bestimmung von G-CSF mRNA-Spiegeln wurde RNA von Lunge, Leber und terminalem Ileum extrahiert und in qualitativer und semiquantitativer RT-PCR analysiert. Für die semiquantitative RT-PCR wurden radioaktiv markierte Primer verwendet. Die relative Signalintensität der Banden (gemessen durch Volumenintegration im Phosphor Imager Laserscanner) entspricht der unterschiedlichen Expression von G-CSF mRNA.

Elecktrophoretic mobility shift assay (EMSA) zur Bestimmung von StatG-Aktivierung: Die Aktivierung von StatG in neutrophilen Granulozyten (PMN) kann in einem elektrophoretischen Mobilitätsshift Assay (EMSA) nachgewiesen werden. STAT-Proteine binden an radioaktiv markierte Oligonukleotide, die DNA-Bindungsstellen im Zellnukleus entsprechen. Oligonukleotide, die durch aktivierte STAT-Proteine gebunden werden, durchlaufen ein 10% Polyacrylamid-Gel langsamer als ungebundene Oligonukleotide.

Statistik: Für statistische Berechnungen wurde der Mann-Whitney-U-Test verwendet.

Ergebnisse

Die Kompensationsphase wies eine durchschnittliche Länge von 66 Minuten auf. Während dieser Phase wurde den Tieren ein Blutungsvolumen von 7,8 ml im Mittel entzogen. In den kompensierten Schockgruppen fand sich eine 0-Letalität. Die Dekompensationsphase dauerte 91 Minuten. In dieser Zeit wurden 35% des Blutungsvolumens (2,7 ml im Durchschnitt) zur Aufrechterhaltung des Zieldrucks von 40 mmHg (MAP) retransfundiert. Die Letalitätsrate betrug 20%.

In qualitativer RT-PCR wurde die lokale Produktion von G-CSF mRNA in Lunge, Leber und terminalem Ileum nachgewiesen. G-CSF fand sich sowohl in den Schocktieren als auch in den Kontrolltieren. Unbehandelte Ratten zeigten keine Expression von G-CSF. Das amplifizierte Fragment wies die designierte Größe von 560 bp auf. In semiquantitativer RT-PCR wurde die mRNA-Expression bestimmt. Im Gesamtvergleich wiesen alle Schocktiere in den untersuchten Organen, Lunge, Leber und Ileum, signifikant höhere G-CSF-Spiegel als Kontrolltiere auf (p<0.0001). Innerhalb der Organsysteme wurde die Produktion von G-CSF zu unterschiedlichen Zeitpunkten nach Volumensubstitution und hinsichtlich der Schwere des Schocks analysiert. In der Lunge wiesen die Tiere mit kompensiertem

Schock nach 4 Stunden signifikant höhere G-CSF-Werte als Kontrolltiere auf (p < 0,05).

Dekompensierte Schocktiere hatten 4 Stunden nach Volumensubstitution (p < 0,05) und 8 Stunden nach Volumensubstitution (p < 0,05) gesteigerte G-CSF-Spiegel im Vergleich zu Kontrolltieren. Der kritische Zeitpunkt nach Volumensubstitution, der unabhängig von der Schockschwere signifikante Unterschiede zwischen Schock- und Kontrolltieren zeigt, beträgt 4 Stunden (p = 0,02). Unabhängig vom Zeitpunkt der Volumensubstitution bot der dekompensierte Schock die beste Diskriminierung zwischen Schock- und Kontrolltieren (p = 0,06).

Auch in der Leber war nach 4 Stunden in der kompensierten Schockgruppe eine signifikant gesteigerte G-CSF Produktion nachweisbar (p < 0,05). Für den dekompensierten Schock waren die Unterschiede zwischen Schock- und Kontrolltieren nach 4 Stunden (p < 0,05) signifikant und persistierten nach 8 Stunden (p < 0,05). Der kritische Zeitpunkt nach Volumensubstitution lag unabhängig von der Schockschwere bei 4 Stunden. Unabhängig vom Zeitpunkt der Volumensubstitution zeigte der dekompensierte Schock die größten Unterschiede in der mRNA-Produktion von G-CSF zwischen Schock- und Kontrolltieren. Im dritten Organ, Ileum, zeigten diese Gruppen ebenfalls signifikante Ergebnisse. Aktivierung von StatG in zirkulierenden PMN wurde in 9 von 10 Schocktieren gefunden. In Kontrolltieren wurde in 5 von 10 Tieren StatG-Aktivierung nachgewiesen.

Diskussion

Im hämorrhagischen Schock wird eine Kaskade von Entzündungsprozessen in Gang gesetzt. Die Aktivierung von neutrophilen Granulozyten (PMN), die die wesentlichen Mediatoren auf zellulärer Ebene darstellen, hat besondere Bedeutung in den kritischen Organen, wie z. B. Lunge und Leber. G-CSF vermittelt die Aktivierung von PMN und führt zu quantitativen und qualitativen Veränderungen [4]. Die Resultate zeigen erhöhte lokale G-CSF mRNA-Spiegel in den Organen Lunge, Leber und Ileum im hämorrhagischen Schock. Das Ausmaß der G-CSF Produktion kann durch Schwere und Dauer des Schocks sowie durch Organspezifität beeinflußt werden. Möglicherweise spielen lokale Konzentrationen von Sauerstoffradikalen, Transkriptionsfaktoren, Zytokine und andere Mediatoren, die die G-CSF Genexpression steuern, eine Rolle [5]. Die gesteigerte mRNA Expression ist bereits nach 4 Stunden nachweisbar. G-CSF ist essentiell für die Produktion der PMN und erhöht akut die Zahl der zirkulierenden PMN durch Verkürzung der Reifungszeit und Beschleunigung der Freisetzung aus dem Knochenmark. Die qualitativen Veränderungen der PMN umfassen insbesondere den Zustand des Primings für die Produktion von Sauerstoffradikalen, die Freisetzung von Proteasen und die Adhäsion an Endothelzellen. In der vorliegenden Untersuchung wird die G-CSF-induzierte Aktivierung von PMN durch Nachweis von StatG-Aktivierung demonstriert. StatG ist ein latenter Transkriptionsfaktor im Zytosol, der nach Rezeptorbindung von G-CSF aktiviert wird. Es ist zu vermuten, daß lokale G-CSF-Produktion zur lokalen Rekrutierung und Aktivierung von PMN führt. G-CSF könnte PMN-induzierte Organschädigung verstärken oder akzentuieren und einen Beitrag zu Dekompensation und Organversagen leisten.

Zusammenfassung

Sprague-Dawley-Ratten wurden einem kompensierten oder dekompensierten hämorrhagischen Schock mit einem mittleren arteriellen Druck von 40 mm Hg ausgesetzt. Nach Volumensubstitution wurden die Tiere zu verschiedenen Zeitpunkten (4 oder 8 Stunden) getötet. Nach 4 Stunden zeigten beide Schockgruppen erhöhte Werte von G-CSF mRNA in semiquantitativer PCR im Vergleich zu Kontrolltieren, die keinem Schock ausgesetzt waren. Nach 8 Stunden persistierten signifikante Unterschiede in der dekompensierten Schockgruppe. Diese Ergebnisse zeigen, daß im hämorrhagischen Schock die G-CSF-Produktion in der Lunge, Leber und Ileum erheblich gesteigert wird. Die Schwere und die Dauer des Schocks stellen entscheidende Parameter für die G-CSF-Produktion dar. Der Nachweis von G-CSF-induzierter StatG-Aktivierung in zirkulierenden PMN gelang in 9 von 10 Schocktieren im Vergleich zu 5 von 10 Kontrolltieren. Daraus kann gefolgert werden, daß erhöhte lokale G-CSF-Spiegel zur Rekrutierung und Aktivierung von PMN beitragen.

Summary

Hemorrhagic shock (HS) initiates a series of inflammatory processes that contribute to organ injury and dysfunction, which includes the activation of polymorphonuclear cells (PMN) at critical sites such as the liver and the lung. G-CSF activates PMN via a signaling cascade that includes a distinct member of the signal transducers and activators of transcription (STAT) protein family: StatG. Sprague-Dawley rats were subjected to mild or severe HS (MAP 40 mm Hg) followed by resuscitation times ranging from 4 to 8 hours. At the 4 hour time point mild and severe HS groups showed statistically significant differences in levels of G-CSF expression between shock and sham animals as determined by semiquantitative PCR in all organs studied. However, by 8 hours the differences in G-CSF mRNA levels occured only in the severe shock groups. G-CSF expression is enhanced in the lung, liver and gut following HS. Critical parameters are duration and severity of shock. Examination of StatG activation in circulating neutrophils demonstrated activation in 9 of 10 shock animals versus only 5 of 10 sham animals. PMN traversing the circulation of these tissues bind G-CSF and become activated as determined by StatG activation. Thus, increased local G-CSF levels may contribute to PMN recruitment and activation in HS.

Literatur

1. Chaudry IH, Ertel W, Ayala A (1993) Alterations in inflammatory cytokine production following hemorrhage and resuscitation. In: Schlag G, Redl H, Traber DL (eds) Shock, Sepsis and Organ Failure, Third Wiggers Bernard Conference. Springer Verlag, Berlin, pp 73–127
2. Cotran R (4th Edition) Inflammation and repair (Chapter 2). In: Robbins Pathologic Basis of Disease, pp 39–61

3. Tweardy DJ, Wright TM, Ziegler SF, Baumann H, Chakraborty A, White SM, Dyer KF, Rubin KA (1995) Granulocyte colony-stimulating factor rapidly activates a distinct STAT-like protein in normal myeloid cells Blood 86:4409–4416
4. Lieschke GJ, Burgess AW (1992) Granulocyte colony-stimulating factor and granulocyte-macrophage colony-stimulating factor. N Engl J Med 327:28–35
5. Shenkar R, Abraham E (1993) Effects of Hemorrhage on Cytokine Gene Transcription (Vol 12) In: Mary Ann Liebert, Inc (Publ) Lymphokine and Cytokine research, pp 237–247

Dr. med. Christian Hierholzer, Department of Surgery, University of Pittsburgh, Biomedical Science Tower W1504, Pittsburgh, PA 15261, USA

Vergleich eines Standardimmunglobulins mit einem IgM-angereicherten Immunglobulin in einem tierexperimentellen Infektionsmodell

Comparison of a standard immunoglobulin with an IgM-enriched immunoglobulin in an infection model in animals

P. Wiesel, D. Nitsche, S. Oesser und J. Seifert

Chirurgische Forschung der Klinik für Allgemeine Chirurgie und Thoraxchirurgie der Universität Kiel

Einleitung

Der Einsatz von IgM-angereicherten Immunglobulinen bei postoperativen septischen Infektionen führte nach elektiven herzchirurgischen Operationen [1] zu einer raschen Verminderung der Komplikationen und bei abdominal-chirurgischen Eingriffen mit septischen bzw. pulmonalen Komplikationen zu einer Erniedrigung der Letalitätsrate auf 4% bzw. 12% [2, 3]. Deswegen sollte in einer tierexperimentellen Studie an einem standardisierten Infektionsmodell überprüft werden, ob Unterschiede zwischen einem herkömmlichen IgG-Präparat und einem IgM-angereicherten Immunglobulinpräparat in Bezug auf Bakterientoxizität und Endotoxinneutralisation zu beobachten sind.

Methodik

Eine standardisierte intraabdominelle Infektion wurde bei Wistar-Ratten durch die i.p. Applikation von 2×10^9 Keimen erreicht. Es handelte sich dabei um ein Gemisch aus gleichen Teilen von E. coli, Ps. aeruginosa und Kleb. pneumoniae. 6 Gruppen zu je 10 Tieren wurden gebildet, wobei die ersten 3 Gruppen einmal Albumin, kommerzielles IgG (Fa. Biotest) und IgM-angereichertes Immunglobulin (Fa. Biotest; 5s 1034) in einer Dosierung von 250 mg/kg i.v. appliziert bekamen. Diese Infusionen erfolgten in einem Zeitraum von 30 min unmittelbar nach der Bakterieninokulation. Bei den anderen 3 Gruppen wurde genauso verfahren, nur bekamen diese Tiere nach der Infusion von Immunglobulin bzw. Albumin i.v. ein Antibiotikum (Zienam, Fa. MSD) in einer Dosierung von 14 mg/kg verabreicht. In regelmäßigen Zeitintervallen wurden Blutproben entnommen und darin die Bakterienzahl durch Ausplatten und Anzüchten sowie der Endotoxingehalt mittels Limulustest bestimmt.

Langenbecks Arch Chir Suppl I (Forumband 1996)

Tabelle 1. Bakterienzahl und Plasmaendotoxin bei septischen Ratten, die mit Albumin, Intraglobin F oder IgM-angereichertem Immunglobulin behandelt worden waren und zusätzlich ein Antibiotikum bekamen

	Bakterienanzahl (cfu/ml) nach zusätzlicher Gabe eines Antibiotikums			Plasmaendotoxinkonzentration (pg/ml) nach zusätzlicher Gabe eines Antibiotikums		
	Albumin	Intraglobin F	IgM-ange-reichert	Albumin	Intraglobin F	IgM-ange-reichert
0	0	0	0	0	0	0
1	743±140	738±130	490±230	10±2,8	35±3,2	32±5,3
2	23±15	0	4±3	195±25,3	58±6,1	33±3,9
3	10±5	0	0	204±23,3	72±4,5	36±5,9
4	0	0	0	198±14,9	48±4,4	24±4,2
5	0	0	0	209±14,5	37±3,1	19±2,6

Ergebnisse

Wie aus Abb. 1 ersichtlich, steigt in der mit Albumin behandelten Kontrollgruppe die Bakterienkonzentration im peripheren Blut von 0 auf über 10000 CFU/ml in der Zeit von 5 Stunden an. Wesentlich geringer ist der Anstieg bei Tieren, die mit einem herkömmlichen Gammaglobulin (Intraglobin F) behandelt worden waren. Nach 5 Stunden ist eine hoch signifikante Verminderung der Bakterien um den Faktor 3 auf 2843 CFU/ml festzustellen. Die stärkste Reduktion der Keimzahl im peripheren Blut wurde bei Tieren beobachtet, die mit dem IgM-angereicherten Präparat behandelt worden waren. Im Vergleich zur Kontrollgruppe ist nach 5 Stunden eine Keimzahlreduktion um den Faktor 180 festzustellen. Vergleicht man die Werte des normalen Immunglobulins mit den Werten des IgM-angereicherten Immunglobulins, so sind die Bakterienzahlen nach der Applikation von IgM-angereichertem Immunglobulin zu jedem Zeitpunkt signifikant niedriger als nach der Therapie mit dem normalen Immunglobulin, wobei über die Beobachtungszeit der Wirkungsunterschied immer größer wird.

In der Abb. 2 ist die Endotoxinkonzentration im Plasma dargestellt. In der Albumin-kontrollgruppe steigt sie nach 5 Stunden auf 58±5,4 pg/ml an, während sie in beiden Behandlungsgruppen zwischen der 1. und der 2. Stunde ein Maximum erreicht, was bei 37±4,3 bzw. 45±5,9 pg/ml liegt. Danach fallen die Endotoxinwerte in beiden Gruppen auf 24±2,4 pg/ml ab.

Die zusätzliche Gabe eines Antibiotikums bewirkt, daß sowohl in der Albumin-kontrollgruppe als auch in den beiden Behandlungsgruppen die Keimzahl im peripheren Blut nach einem geringen Anstieg in der ersten Stunde ab der 3. Stunde gleich 0 ist.

Während die Endotoxinkonzentration im Plasma der Albumin-Kontrolltiere auf 209±14,5 pg/ml ansteigt, ist sowohl durch die Applikation von normalen Immunglobulinen als auch durch die Applikation von IgM-angereichertem Immunglobulin eine signifikante und drastische Reduktion der Endotoxinkonzentration auf Werte zwischen 20 und 70 pg/ml festzustellen.

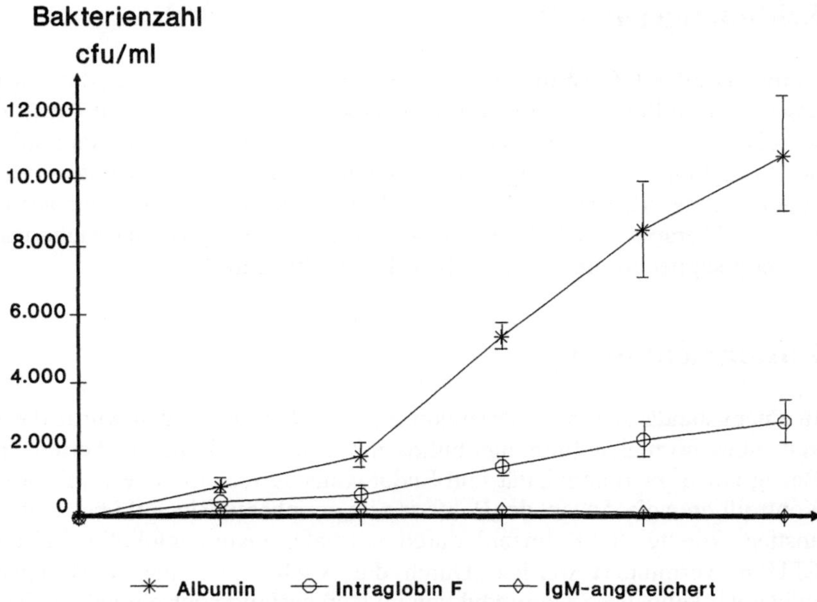

Abb. 1. Bakterienzahl im peripheren Blut von septischen Ratten, die mit Albumin, Intraglobin F bzw. IgM-angereichertem Immunglobulin behandelt worden waren

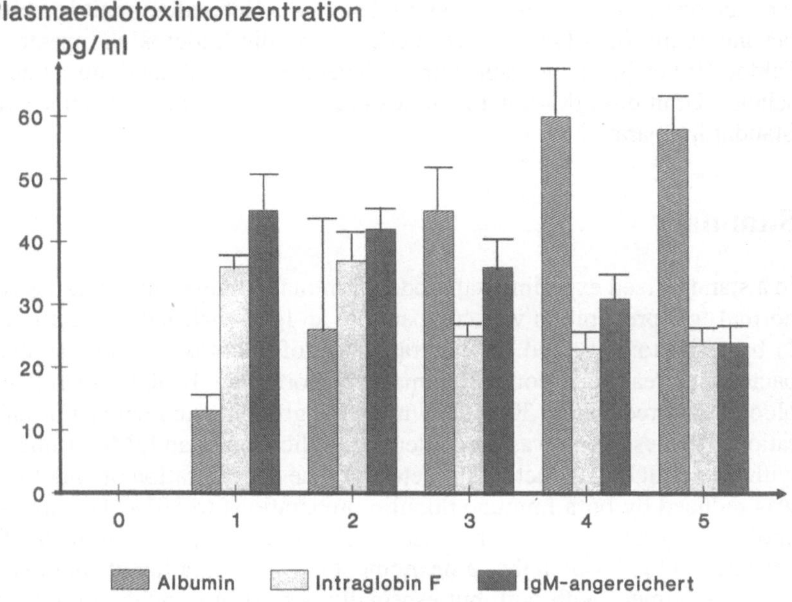

Abb. 2. Plasmaendotoxinkonzentration von septischen Ratten, die mit Albumin, Intraglobin F oder IgM-angereichertem Immunglobulin behandelt worden waren und zusätzlich ein Antibiotikum bekamen

Schlußfolgerung

Kommerzielles IgG ist in der Lage, eine Bakteriämie zu vermindern, wobei IgM-angereicherte Präparate einen 10fach stärkeren Effekt aufweisen. Auch die Endotoxinkonzentration im Plasma wird durch beide Präparate signifikant reduziert. Bei der zusätzlichen Freisetzung von Endotoxin durch Antibiotika zeigt sich, daß IgM-angereicherte Präparate Endotoxin stärker neutralisieren können als normales IgG. Für die Therapie von Infektionen scheint damit ein IgM-angereichertes Präparat besser geeignet als ein normales IgG-Standardpräparat.

Zusammenfassung

In einem standardisierten intraabdominellen Infektionsmodell wurde die Wirksamkeit eines normalen Immunglobulins mit einem IgM-angereicherten Präparat in Bezug auf Bakterientoxizität und Endotoxinneutralisation überprüft. Während bei Kontrolltieren die Anzahl der Bakterien im peripheren Blut auf über 10000 CFU/ml anstieg, konnte die Keimzahl durch normales Gammaglobulin auf unter 3000 CFU/ml vermindert werden. Durch die Applikation eines IgM-angereicherten Präparates kann diese Keimreduktion im Durchschnitt noch einmal um die Faktor 10 vermindert werden. Durch beide Immunglobulinpräparate gleichermaßen wird Endotoxinkonzentration im Plasma um die Hälfte reduziert. Die zusätzliche Applikation eines Antibiotikums bewirkt zwar in allen Gruppen eine drastische Keimzahlverminderung, in der Kontrollgruppe jedoch gleichzeitig einen signifikanten Anstieg der Endotoxinkonzentration. Durch die Behandlung mit Immunglobulinen, besonders mit dem IgM-angereicherten, kann die Endotoxinkonzentration um den Faktor 10 verringert werden. Für die Therapie von intraabdominellen Infektionen scheint damit ein IgM-angereichertes Präparat besser wirksam zu sein als ein IgG-Standardpräparat.

Summary

In a standardized experimental model of intraabdominal infection the efficancy of a normal IgG preparation was compared to an IgM-enriched preparation with regard to bacterial toxicity and the neutralization of endotoxin. Whereas the number of bacteria increased in control animals to more than 10000 CFU/ml in peripheral blood it was reduced to 3000 CFU/ml in the group treated with a normal IgG preparation. The best result was seen after the application of an IgM-enriched preparation with the result of a reduction of factor 10. The concentration of endotoxin in plasma was reduced by both immunoglobulin preparations to 50%. The application of an antibiotic agent drastically reduced in all three groups the number of bacteria in peripheral blood. But in the same moment the concentration of endotoxin increased. By the treatment with both but especially with IgM-enriched immunoglobulin the endotoxin concentration in plasma was reduced by factor 10. For the treatment of abdominal infections IgM-enriched immunoglobulin preparations seem to be more effective than normal gammaglobulin preparations.

Literatur

1. Kress HG, Scheidewig C, Engelhardt W, Wallasch H, Elert O (1989) Prediction and prevention by immunological means of septic complications after elective cardiac surgery. Second Vienna Shock Forum, 1031–1035
2. Kreymann G, Grosser S, Buggisch P (1991) Überlebensrate internistischer Intensivpatienten mit Sepsis oder septischem Schock unter der Therapie mit IgM-angereicherten Immunglobulinen. Intensivmed Notfallmed 28:438–441
3. Schedel I, Dreikhausen U, Nentwig B, Höckenschnieder M, Rauthmann D, Balikcioglu S, Coldewey R, Deicher H (1991) Treatment of gramnegative septic shock with an immunoglobulin preparation: A prospective randomized clinical trial. Crit Care Med 19:1104–1113

Prof. Dr. J. Seifert, Chirurgische Forschung der Klinik für Allgemeine Chirurgie und Thoraxchirurgie der Univ. Kiel, Michaelisstr. 5, D-24105 Kiel

Monoklonale Antikörper gegen P- und E-Selektin zur therapeutischen Beeinflussung der Leukozytensequestration im quergestreiften Muskel nach Endotoxinämie in der Balb/c-Maus

Monoclonal antibodies to P- and E-Selectin for therapeutical interference with leukocyte sequestration in striated muscle of the Balb/c-mouse after endotoxinemia

D. Nolte[1], M. Schmitt[1], B. Kinner[1], C. Galanos[2], D. Vestweber[3] und K. Meßmer[1]

[1] Institut für Chirurgische Forschung, Klinikum Großhadern, Universität München
[2] Max-Planck-Institut für Immunbiologie, Freiburg
[3] Institut für Immunbiologie, Universität Münster

Einleitung

Die durch Endotoxin induzierte Sequestration von Leukozyten ist von zentraler Bedeutung für die Propagation des septischen Krankheitsbildes und die Pathogenese des multiplen Organversagens. Endotoxin führt über die Freisetzung von Entzündungsmediatoren sowie Zytokinen (Il-1β, TNF-α) zu einer Aktivierung von zirkulierenden Leukozyten, die über spezifische Zell-Zell- bzw. Zell-Matrix-Interaktionen in das perivaskuläre Gewebe auswandern können. Den ersten Schritt stellt dabei das „Rollen" der Leukozyten am mikrovaskulären Endothel dar, das über Adhäsionsmoleküle aus der Familie der Selektine (L-, E-, und P-) mediiert wird. Die nachfolgende Adhärenz und Emigration wird über Adhäsionsmoleküle der Immunglobulin-Superfamilie (ICAM-1; PECAM-1) sowie der β_2-Integrine (CD11/CD18 Rezeptorkomplex) vermittelt [1].

Verschiedene therapeutische Maßnahmen zur selektiven Blockade der Endotoxin-induzierten Leukozyten/Endothel-Interaktion haben gezeigt, daß die Blockade des Leukozytenadhäsionsmoleküls CD11b/CD18 durch monoklonale Antikörper sowie die gentechnische Deletion von ICAM-1 mit einer signifikant gesteigerten Überlebensrate beim Endotoxinschock einhergehen [2, 3]. Ziel der vorliegenden Untersuchungen war es, die therapeutische Wirksamkeit von monoklonalen Antikörpern, die gegen die endothelialen Selektine (L- und P-Selektin) gerichtet sind, auf die durch Endotoxin induzierte Leukozytensequestration im quergestreiften Muskel bei der Balb/C-Maus zu untersuchen.

Methodik

Tiermodell: Die Versuche wurden an 20–23 g schweren Balb/c-Mäusen durchgeführt, denen in Allgemeinanästhesie (125 mg kg^{-1} Ketavest®; 15 mg kg^{-1} Rompun® i.p.) Titankammern in die Rückenhaut sowie venöse Verweilkatheter in die Vena jugularis implantiert wurden. Dieses Modell erlaubt die intravitalmikroskopische Analyse der Mikrozirkulation im quergestreiften Hautmuskel [4].

28

Intravitalmikroskopie: In jeder Präparation wurden 4–6 postkapilläre Venolen (20–60 µm Durchmesser) vor Injektion von Endotoxin (2 mg kg^{-1} KG i. v.; S. abortus-equi) und 1 h, 5 h, 8 h und 24 h danach. Die identischen Gefäßsegmente wurden im weiteren Ablauf des Versuchs mehrfach analysiert. Die mikroskopischen Bilder werden auf Videoband aufgezeichnet und off-line mit Hilfe eines computergestützten Auswertesystems analysiert [5]. Rollende Leukozyten sind angegeben als Zellen, die innerhalb einer Minute das beobachtete Gefäßsegment passierten, adhärente Leukozyten als Anzahl der Zellen pro mm^2 Gefäßoberfläche, die sich innerhalb einer Beobachtungszeit von 0,5 min nicht vom Endothel lösten.

Versuchsprotokoll: Die Versuchstiere wurden vor Inversuchnahme randomisiert der Kontrollgruppe (n = 6) bzw. Behandlungsgruppe (n = 6) zugeteilt. 48–72 h nach Implantation der Rückenhautkammern und venösen Verweilkatheter wurden die Ausgangswerte bestimmt. Die identischen Gefäßsegmente wurden vor und 1 h, 5 h, 8 h und 24 h nach Injektion von Endotoxin analysiert. 10 Minuten vor Endotoxininjektion erhielten die Tiere einen Bolus von anti-P-Selektin mAk oder anti-E-Selektin mAk (je 2 mg kg^{-1} KG i. v.). Die Kontrolltiere erhielten äquivalente Mengen eines nichtbindenden Isoantikörpers (IgG$_{2a}$, Ratte).

Ergebnisse

Bei den mit Kontrollantikörpern behandelten Versuchstieren führte die intravenöse Injektion von Endotoxin in den ersten 5 h nach Applikation zu einem signifikanten

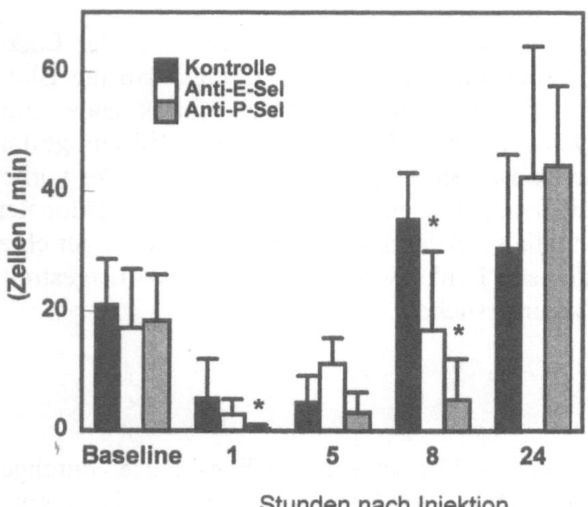

Abb. 1. Leukozytenrollen in postkapillären Venolen vor Injektion von Endotoxin (2 mg kg^{-1} KG i. v., S. abortus-equi Endotoxin) im quergestreiften Muskel bei der Balb/c-Maus und 1 h, 5 h, 8 h und 24 h nach Exposition. Die Tiere wurden behandelt mit irrelevanten Kontrollantikörpern (IgG$_{2a}$ Ratte; Kontrolle) oder monoklonalen Antikörpern gegen P-Selektin (anti-P-Sel) oder E-Selektin (anti-E-Sel). Mittelwerte ± SD, n = 6, * P < 0.05 vs. Kontrolle, Kruskall-Wallis Test

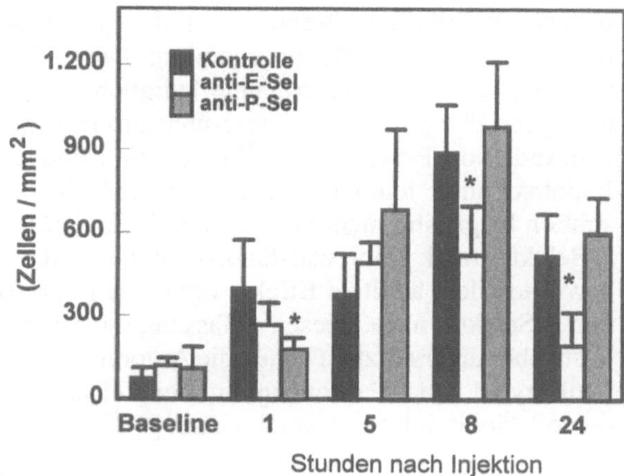

Abb. 2. Leukozytenadhärenz in postkapillären Venolen vor Injektion von Endotoxin (2 mg kg^{-1} KG i. v., S. abortus-equi Endotoxin) im quergestreiften Muskel bei der Balb/c-Maus sowie 1 h, 5 h, 8 h und 24 h nach Exposition. Die Kontrolltiere wurden behandelt mit irrelevanten Kontrollantikörpern (IgG$_{2a}$ Ratte; Kontrolle) oder monoklonalen Antikörpern gegen P-Selektin (anti-P-Sel) oder E-Selektin (anti-E-Sel). Mittelwerte ± SD, n = 6, * P < 0.05 vs. Kontrolle, Kruskall-Wallis Test

Abfall der Zahl rollender Leukozyten, gefolgt von einem signifikanten Wiederanstieg 8 h und 24 h später (Abb. 1). Dies war begleitet von einem Anstieg der Leukozytenadhärenz in der Frühphase (1 h bis 5 h) um das ~ 4fache und in der späteren Phase (8 h und 24 h) auf das ~ 8fache der Ausgangswerte (Abb. 2). Das Leukozytenrollen konnte 1 h nach Endotoxin mit anti-P-Selektin mAk vollständig blockiert werden, wohingegen das Leukozytenrollen 8 h später sowohl durch anti-P- als auch anti-E-Selektin Antikörper reduziert werden konnte. Die Leukozytenadhärenz ließ sich bei den mit anti-P-Selektin mAk behandelten Tieren 1 h nach Endotoxin signifikant vermindern. In der Spätphase war bei den mit anti-E-Selektin mAk behandelten Tieren der Anstieg der Leukozytenadhärenz effektiv vermindert, während durch P-Selektin-Blockade keine Inhibition erzielt werden konnte.

Diskussion

In dem verwendeten Mikrozirkulationsmodell bei der Balb/c-Maus ist das Leukozytenrollen in postkapillären Venolen unter physiologischen Bedingungen vollständig über P-Selektin mediiert, während unter den Bedingungen von Ischämie/Reperfusion sowohl P- als auch L-Selektin eine funktionelle Rolle spielen [6, 7]. In der vorliegenden Studie konnte erstmals gezeigt werden, daß die selektive Blockade von P- oder E-Selektin zu einer Verminderung der durch Endotoxin induzierten Leukozyten/Endothel-Interaktion führt.

Die Ergebnisse nach Endotoxinämie weisen auf ein komplexes Zusammenspiel der beiden Adhäsionsmoleküle bei der Sequestration von Leukozyten hin. So wurde die Adhärenz von Leukozyten in der Frühphase (1 h nach Endotoxin) zum überwiegenden Teil durch P-Selektin, in der Spätphase (8 h, 24 h nach Endotoxin) vornehmlich durch E-Selektin mediiert. Durch Blockade von P-Selektin konnten Coughlan et al. die Neutropenie lediglich in den ersten 20 Minuten nach Endotoxingabe blockieren [8]. Diese und unsere Ergebnisse legen nahe, daß alleinige Blockade von P-Selektin die Margination und Sequestration von Leukozyten bei Endotoxinämie temporär blockieren, jedoch die Kinetik der Leukozytensequestration langfristig nicht beeinflussen kann. Die Tatsache, daß die anti-P- oder anti-E-Selektin mAk keine vollständige Blockade der Leukozyten/Endothel-Interaktion bewirkten, legt additive Effekte der beiden Selektine und/oder zusätzliche Effekte von L-Selektin nahe. Diese Auffassung wird durch Untersuchungen von Bosse und Vestweber unterstützt, in denen die Autoren zeigen konnten, daß die Emigration von Leukozyten in das Peritoneum nur bei gleichzeitiger Blockade von L- und P-Selektin vollständig inhibiert werden kann [9].

Zusammenfassung

Die funktionelle Bedeutung der Adhäsionsmoleküle P-Selektin und E-Selektin wurde erstmals am Mikrozirkulationsmodell der Balb/c-Maus bei Endotoxinämie untersucht. Injektion von S. abortus-equi Endotoxin (2 mg kg^{-1} KG i. v.) führte zu einer signifikanten Verminderung der Zahl rollender Leukozyten 1 h und 5 h nach Injektion, gefolgt von einem signifikanten Anstieg 8 h und 24 h nach Exposition. Leukozytenrollen und -adhärenz konnten 1 h nach Endotoxin nur mit anti-P-Selektin mAk signifikant reduziert werden, wohingegen das Leukozytenrollen 8 h nach Endotoxin durch beide Antikörper reduziert werden konnte. In der Spätphase war nur bei den mit anti-E-Selektin mAk behandelten Tieren der weitere Anstieg der Leukozytenadhärenz blockiert. Die Ergebnisse dieser Studie legen die additive Blockade von P- und E-Selektin bei gramnegativer Sepsis als therapeutische Strategie nahe.

Summary

The functional role of the leukocyte adhesion molecules P-selectin and E-selectin in endotoxinemia was analyzed in the microcirculation model of the Balb/c-mouse. Injection of endotoxin (2 mg kg^{-1} KG iv, S. abortus-equi) led to a significant decrease of rolling leukocytes 1 h and 5 h after injection, followed by a significant increase 8 h and 24 h after administration. Leukocyte rolling and sticking were significantly reduced by anti-P-selectin mAb 1 h after endotoxin injection, while leukocyte rolling was reduced at 8 h post-endotoxin by both anti-P-selectin and anti-E-selectin mAb. At 8 h and 24 h post-endotoxin, the further increase in leukocyte sticking was only seen in animals treated with anti-E-selectin mAb. These results imply the additive blockade of P- and E-selectin in endotoxinemia as useful therapeutic strategy.

Literatur

1. Butcher EC (1991) Leukocyte-endothelial cell recognition – three (or more) steps to specificity and diversity. Cell 67:1033–1036
2. Burch RM, Noronhablob L, Bator JM, Lowe VC, Sullivan JP (1993) Mice treated with a leumedin or antibody to Mac-1 to inhibit leukocyte sequestration survive endotoxin challenge. J Immunol 150:3397–3403
3. Xu H, Gonzalo JA, Pierre YS, Williams IR, Kupper TS, Cotran RS, Springer TA, Gutierrez-Ramos J-C (1994) Leukocytosis and resistance to septic shock in intercelullar adhesion molecule-1 deficient mice. J Exp Med 180:95–109
4. Nolte D, Hecht R, Schmid P, Botzlar A, Menger MD, Neumueller C, Sinowatz F, Vestweber D, Messmer K (1994) Role of Mac-1 and ICAM-1 in ischemia-reperfusion injury in a microcirculation model of Balb/c-mice. Am J Physiol 36:H1320–H1328
5. Zeintl H, Sack F-U, Intaglietta M, Messmer K (1989) Computer assisted leukocyte velocity measurement in intravital microscopy. Int J Microcirc Clin Exp 8:293–302
6. Nolte D, Schmid P, Jäger U, Botzlar A, Roesken F, Hecht R, Uhl E, Messmer K, Vestweber D (1994) Leukocyte rolling in venules of striated muscle and skin is mediated by P-selectin, not by L-selectin – Rapid Communication. Amer J Physiol-Heart Circ Phy 36:H1637–H1642
7. Nolte D, Vestweber D, Hecht R, Meßmer K (1994) Monoclonal antibodies to L- and P-selectin reduce postischemic reperfusion injury in striated muscle. Langenbecks Arch Chir Forum 399–403
8. Coughlan AF, Hau H, Dunlop LC, Berndt MC, Hancock WW (1994) P-selectin and platelet-activating factor mediate initial endotoxin-induced neutropenia. J Exp Med 179:329–334
9. Bosse R, Vestweber D (1994) Only simultaneous blocking of the L- and P-selectin completely inhibits neutrophil migration into mouse peritoneum. Eur J Immunol 24:3019–3024

Dr. Dirk Nolte, Institut für Chirurgische Forschung, Klinikum Großhadern, Universität München, Marchionistr. 15, D-81377 München

Stellenwert der erweiterten diagnostischen Laparoskopie beim Oesophaguscarcinom

The value of extended diagnostic laparoscopy in the diagnosis of oesophageal carcinoma

Stefan J. M. Kraemer, H. J. Stein, H. Feussner und J. R. Siewert

Chirurgische Klinik und Poliklinik der Technischen Universität München am Klinikum rechts der Isar, D-81675 München

Zusammenfassung

Die erweiterte diagnostische Laparoskopie (EDL) wird vermehrt zum präoperativen Staging gastrointestinaler Tumoren eingesetzt. Im Rahmen einer prospektiven Studie führten wir an 57 Patienten mit Adeno- bzw. Plattenepithelcarcinom des Oesophagus eine EDL durch. Bei 8,7% der untersuchten Patienten fanden sich mittels der klassischen bildgebenden Diagnostik nicht darstellbare Lebermetastasen. An weiteren relevanten Zusatzbefunden fanden sich in der EDL eine zuvor nicht erkannte Peritonealcarcinose bei 5,3% der Patienten, eine positive Lavagezytologie bei 3,5% und eine Leberszirrhose bei 8,7% der Patienten. Ein wesentlicher diagnostischer Zugewinn ergab sich bezüglich des Tumorstadiums vor allem bei Adenocarcinom des distalen Oesophagus, während sich der diagnostische Gewinn beim Plattenepithelcarcinom des Oesophagus im Wesentlichen auf Aussagen zur Leberfunktion (Szirrhose, Steatosis hepatis) der untersuchten Patienten beschränkte.

Summary

Extended diagnostic laparoscopy (EDL) is increasingly used in the preoperative staging of abdominal malignancies. 57 patients with adeno- or squamouscell carcinoma of the esophagus underwent EDL under an ongoing prospective study protocol. In 8,7% of these patients previously by the classical imaging methods like ultrasonography, CT-scan or MRI undetected liver metastases were found by EDL. Additional relevant findings by EDL were previously undected peritoneal carcinosis (5,3%) and liver cirrhosis in 8,7% of the patients. In patients with adenocarcinoma of the lower esophagus EDL added substantial information to the tumorstaging, while in those patients with squamouscell carcinoma of the esophagus the profit of EDL was limited to findings regarding the operability of the patient such as liver function (cirrhosis, fatty liver, etc.).

Die erweiterte diagnostische Laparoskopie (EDL) wird vermehrt im Rahmen des präoperativen Stagings gastrointestinaler Tumoren eingesetzt. Präoperatives Staging beim Oesophaguscarcinom ist nur dann sinnvoll, wenn die Ergebnisse des Stagings Einfluß auf die Behandlung haben. Wenn die Operation als einzige therapeutische Möglichkeit zur Verfügung steht, profitieren bei fortgeschrittenen Tumoren nur die Patienten vom präoperativen Staging, bei denen eine Operation aufgrund der Tumorprogression vermieden werden sollte. Multimodale Therapiekonzepte und Konzepte, welche stadienabhängig durchgeführt werden, verlangen eine hohe Präzision beim präoperativen Staging um die Patienten zu selektieren, die entweder primär einer Operation oder einer präoperativen neoadjuvanten Chemotherapie zugeführt werden sollen. Obwohl moderne bildgebende Verfahren routinemäßig zur Diagnostik von Oesophaguscarcinomen angewandt werden, ergeben sich besonders in fortgeschrittenen Tumorstadien diagnostische Lücken.

Wir untersuchten den Stellenwert der EDL im Rahmen der präoperativen Abklärung von Patienten mit Oesophaguscarcinom.

Patienten und Methoden

In einer noch laufenden prospektiven Studie führten wir seit Januar 1995 bei allen Patienten, die uns zur Resektion eines Oesophaguscarcinoms zugewiesen worden waren, zusätzlich zu den etablierten Staging-Untersuchungen (Endoskopie mit endoluminalem Ultraschall und Biopsie, Abdomensonographie, Oesophagusbreischluck, CT Thorax/Abdomen, sowie Untersuchungen zur funktionellen Abklärungen von Leber, Lungen und Nieren) eine EDL durch.

Als Einschlußkriterien in die Studie galten der Nachweis eines histologisch gesicherten Plattenepithel- oder Adenocarcinoms des Oesophagus, sowie der Ausschluß einer Fernmetastasierung mittels der klassischen bildgebenden Diagnostik. Bei allen Patienten waren entweder die primäre Resektion oder eine präoperative neoadjuvante Therapie mit anschließender Resektion geplant.

Die Laparoskopie erfolgte nach einem standardisierten Protokoll. Zunächst wurden in Allgemeinnarkose nach Erzeugen des Pneumoperitoneums 4 Trokare plaziert. Ein 10 mm Trokar am Nabel diente als Optiktrokar für eine 10 mm 30° Optik. Unter Sicht wurden als Arbeitstrokare im linken Mittelbauch je ein 10 mm Trokar und ein 5 mm Trokar plaziert. Ein weiterer 5 mm Trokar im Oberbauch diente zum Einbringen einer Magenfaßzange zur Exploration der Bursa. Nach der Exploration und Videodokumentation von linkem und rechtem Oberbauch sowie rechtem und linkem Mittel- und Unterbauch erfolgte vor jeder weiteren chirurgischen Manipulation die Entnahme von abdomineller Flüßigkeit oder Aszites zur Untersuchung auf freie Tumorzellen in der Abdominalhöhle. Bei Patienten, bei denen sich keinerlei Aszites fand, erfolgte zunächst eine Spülung des Oberbauches mit 250 ml Kochsalzlösung, welche dann als Lavagezytologie untersucht wurden. Im Anschluß daran erfolgte die laparoskopische Ultraschalluntersuchung (LUS) mit einem flexiblen laparoskopischen 10 mm Ultraschallkopf. Besonderer Wert wurde hierbei auf die Suche von Lymphknotenmetastasen am Truncus coeliacus, sowie Organmetastasen in den parenchymatösen Oberbauchorganen gelegt, insbesondere auf das Vorhandensein von Lebermetastasen. Im Anschluß an die LUS erfolgte obligat die Eröffnung und Inspektion der Bursa omentalis. Biopsieentnahme erfolgte ausschließlich primärtumorfern. Von einer Biopsie von suspekten Truncuslymphknoten wurde ebenfalls abgesehen. Obligat wurde eine Leberstanzbiopsie durchgeführt. Nach Abschluß der Biopseentnahmen erfolgte erneut die Entnahme einer Lavagezytologie und eine abschließende Abdominallavage mit 0,5%-igem Taurolidin.

Ergebnisse

Es wurden bis November 1995 insgesamt 57 Patienten mit Oesophaguscarcinom einer EDL unterzogen. 32 dieser Patienten waren an einem Plattenepithelcarcinom erkrankt, wovon 20 Tumore einen Bezug zum Tracheobronchialsystem aufwiesen, während 12 infrabifurkal lokalisiert waren. Bei 23 Patienten lag ein Adenocarcinom des distalen Oesophagus vor. Zwei der untersuchten Patienten hatten ein undifferenziertes Carcinom. Insgesamt 43 der laparoskopierten Patienten hatten einen lokal bereits fortgeschrittenen Tumorbefund (T3/T4Nx), während 13 Patienten einen locoregional begrenzten Tumor aufwiesen (T1/T2Nx).

An relevanten, bislang aus der konventionellen präoperativen Diagnostik nicht bekannten Befunden, fanden sich bei 5 der 57 laparoskopierten Patienten Lebermetastasen (8,7%). Eine vorher nicht bekannte Peritonealcarcinose fand sich bei 3 Patienten (5,3%). In der Lavagezytologie fanden sich bei 2 Patienten (3,5%) freie Tumorzellen in der Abdominalhöhle. Bei 5 Patienten (8,7%) konnte eine vorher weder aus der bildgebenden Diagnostik, noch anhand der Laborchemie gesicherte Leberzirrhose nachgewiesen werden. Insgesamt ergaben sich somit durch die EDL 15 wesentliche bisher nicht bekannte Befunde bei 11 der untersuchten 57 Patienten (19%).

Aufgeschlüsselt nach histologischem Befund fanden sich bei den 32 Patienten mit Plattenepithelcarcinom des Oesophagus eine bislang nicht bekannte Lebermetastase (3%). Eine bislang nicht bekannte Leberzirrhose fand sich bei 5 der untersuchten 32 Patienten mit Plattenepithelcarcinom (15%). Eine Peritonealcarcinose konnte bei dieser Patientengruppe nicht gesehen werden. In den durchgeführten Lavagezytologien fanden sich keine freien Tumorzellen in dieser Gruppe. Somit fanden sich insgesamt 6 neue Befunde bei 32 Patienten (18%).

In der Gruppe der Patienten mit Adenocarcinomen des distalen Oesophagus konnten bei 4 von 25 Patienten (16%) Lebermetastasen nachgewiesen werden. 3 Patienten hatten eine Peritonealcarcinose, während bei 2 Patienten in der Lavagezytologie freie Tumorzellen gefunden werden konnten. Patienten mit Leberzirrhose gab es in dieser Gruppe nicht. Insgesamt fanden sich somit 9 Zusatzbefunde bei 5 Patienten (20%) mit Adenocarcinom des distalen Oesophagus.

Lymphknotenvergrößerungen am Truncus Coeliacus wurden mittels laparoskopischem Ultraschall untersucht. Bei 7 von 20 Patienten mit Adenocarcinom (35%) fanden sich pathologisch vergrößerte Lymphknoten, während nur bei 2 von 25 Patienten mit Plattenepithelcarcinom (8%) pathologische Lymphknoten gesehen wurden. Insgesamt wurden bei 9 von 45 geschallten Patienten (20%) Lymphknotenvergrößerungen beobachtet. 29 dieser Patienten wurden einer Oesophagektomie unterzogen. Histopathologisch fand sich dann bei 10 dieser 29 Patienten ein Lymphknotenbefall. Damit weist der LUS im Rahmen der EDL beim Staging von

Oesophaguscarcinomen eine Sensitivität von 70% auf, bei einer Spezifität von 100%.

Die EDL ist eine invasive Untersuchungsmethode. Die Mortalität der EDL beim präoperativen Staging des Oesophaguscarcinoms lag bei 0%. Als einzige Komplikation wurde bei der Präparation der Bursa omentalis ein Gefäßclip auf die Arteria gastroepiploica gesetzt, wodurch bei diesem Patienten eine Magenschlauchbildung unmöglich gemacht wurde und er nach Oesophagektomie mittels eines Coloninterponates rekonstruiert werden mußte.

Der durchschnittliche Zeitaufwand für eine EDL liegt bei durchschnittlich 45 Minuten.

Zusammenfassung

Die EDL erbringt bei Patienten mit Adenocarcinom im distalen Oesophagus wesentlichen diagnostischen Zugewinn bezüglich des Tumorstadiums. Der klinische Stellenwert der EDL im präoperativen Staging von Patienten mit Plattenepithelcarcinom des Oesophagus ist als eher gering zu bewerten. Die EDL bringt hier jedoch einen diagnostischen Gewinn bezüglich der allgemeinen Operabilität der Patienten wie zum Beispiel der Leberfunktion (Leberzirrhose, Steatosis hepatis).

Die EDL ist in den Händen des erfahrenen Laparoskopikers als eine sichere Untersuchungsmethode zu werten. Der durchschnittliche Zeitaufwand liegt bei 45 Minuten pro Untersuchung.

Literatur

Dagnini G, Caldrioni MW, Marin G, Buzzaccarini O, Tremolada C, Ruol: Laparoscopy in abdominal staging of esophageal carcinoma: report of 369 cases. Gastrointest Endosc 32:400–402, 1986

Molloy RG, Mc Courtney JS, Anderson JR: Laparoscopy in the management of patients with cancer of the gastric cardia and oesophagus. Br. J. Surg.: 82:352–354, 1995

Shandall A, Johnson C: Laparoscopy or scanning in oesophageal and gastric carcinoma? Br J Surg 72:449–451, 1985

Watt I, Stewart I, Anderson D, Bell G, Anderson JR: Laparoscopy, ultrasound and computed tomography in cancer of the oesophagus and gastric cardia: a prospective comparison for detecting intra-abdominal metastases. Br J Surg: 76:1036–1039, 1989

Dr. Stefan J.M. Kraemer, Chirurgische Klinik und Poliklinik
der Technischen Universität München am Klinikum rechts der Isar,
Ismaningerstraße 22, D-81675 München

Einfluß eines Pneumoperitoneums auf Hämodynamik, intestinale Mikrozirkulation und postoperative Integrität des Darmes: Kohlendioxid versus Helium

Influence of a pneumoperitoneum on hemodynamics, small bowel microcirculation and postoperative integrity of the gut: carbon dioxide versus helium

U. Holthausen[1], M. Nagelschmidt[2], S. Dimmeler[2], T. Minor[3], A. Paul[1], E. Neugebauer[2] und H. Troidl[1]

[1] II. Chirurgischer Lehrstuhl der Universität zu Köln. Klinik Köln-Merheim, D-51109 Köln
[2] Biochemische und Experimentelle Abteilung, II. Chirurgischer Lehrstuhl der Universität zu Köln, D-51109 Köln
[3] Institut für Experimentelle Medizin, Universität zu Köln, D-50931 Köln

Einleitung

Die laparoskopische Chirurgie ist in kürzester Zeit für eine zunehmende Zahl und Art von Operationen eine populäre Technik geworden.

Im Vergleich zu Standardverfahren und neuen alternativen Behandlungskonzepten wurde sie unter der Vorstellung entwickelt, mehr Komfort für den Patienten, weniger Trauma bei gleicher Sicherheit und Effektivität zu bedeuten [4]. Obwohl diese als „minimal invasive procedure" beschriebene Operationstechnik für zahlreiche Parameter als sicher und vorteilhaft gilt, häufen sich andererseits Befunde, daß die intraabdominelle Insufflation von Kohlendioxid (CO_2) nachteilige Auswirkungen auf das kardiopulmonale System haben kann [1]. Darüber hinaus wurde beobachtet, daß bereits unter dem klinisch üblicherweise angelegten intraabdominellen Druck von 15 mmHg Einschränkungen der intestinalen Makro- und auch Mikrozirkulation auftreten [2]. Eine brauchbare Alternative zum CO_2 für die Anlage eines Pneumoperitoneums (PP) könnte Helium (He) sein. Nach experimentellen und klinischen Untersuchungen konnten Nachteile wie z. B. die Hyperkapnie durch ein PP mit He vermieden werden [3]. Aus den dargestellten Erkenntnissen ergibt sich die Frage, inwieweit die zu beobachtenden Zirkulationsstörungen pathologische bzw. klinisch relevante Bedeutung besitzen. Wir untersuchten daher unter experimentellen Bedingungen über hämodynamische Parameter hinaus auch eventuelle Zeichen einer lokalen Gewebeschädigung am Intestinum während der PP-Hochdruckphase und im Verlauf der anschließenden Restitutionsphase für die o. g. Gase.

Methodik

Die Versuche wurden an 14 Hausschweinen (weiblich, 18–23 kg) als Terminalversuche durchgeführt. Nach Prämedikation wurden die Tiere gewogen; nach Anlegen einer EKG-Dreipunktableitung folgte die Punktion einer Ohrvene. Nach Narkoseeinleitung mit Ketanest und Fentanyl wurden die Tiere über eine Tracheotomie intubiert, relaxiert und beatmet, die Narkose wurde über eine kontinuierliche Infusion mit Fentanyl, Dormicum und Brevimytal durchgeführt. Ein ZVK sowie ein Swan-Ganz-Katheter wurde in die Vv. Jugulares eingebracht, ein arterieller Zugang erfolgte über einen Ast der A. Femoralis. Eine tonometrische pHi-Sonde wurde peroral in den Magen vorgeschoben. Über eine mediane Laparotomie erfolgte die Plazierung eines Portalvenenkatheters, einer jejunalen pHi-Sonde und einer Verres-Nadel. Durch zweireihige fortlaufende Naht wurde das Abdomen gasdicht verschlossen. Nach Abschluß einer Steady-State-Phase wurde für 180 Minuten ein Pneumoperitoneum mit CO_2 bzw. He mit einem Druck von 15 mm Hg angelegt. Nach Ablassen des PP folgte eine weitere Beobachtungsphase von 120 Minuten. Während des gesamten Versuches wurden in der Steady-State-Phase, während und nach der Phase des PP gemäß eines festgelegten Zeitplanes Messungen zur Hämodynamik sowie Bestimmungen der Parameter GOT, LDH, GLDH, Laktat, Nitrat, Leukozyten, TNF, Histamin, Interleukine, Blutgase und pHi-Werte durchgeführt. Direkt vor Tötung des Versuchstieres wurde nach Relaparotomie eine Darmprobe für die Messung des Energiestoffwechselstatus entnommen. Die Meßdaten wurden anhand One-Way-ANOVA und zweier Verfahren (Least Significant Difference (LSD) und Bonferroni) auf Signifikanzen mit $P < 0{,}05$ überprüft.

Ergebnisse

Hämodynamische/respiratorische Parameter: Der MAP steigt unter CO_2-PP signifikant an. HZV und Cardiac Index nehmen unter CO_2- und He-PP signifikant ab, steigen jedoch nur für die He-Gruppe in der Restitutionsphase wieder auf Ausgangswerte an. Der pulmonalkapilläre Verschlußdruck steigt in beiden Gruppen unter PP signifikant an, in der CO_2-Gruppe allerdings auf ein deutlich höheres Niveau, kehrt nach Desufflation wieder auf Ausgangswerte zurück. Auch der portalvenöse Druck steigt für beide Gase während der Hochdruckphase signifikant an. Venöser und arterieller CO_2-Partialdruck steigen nur in der CO_2-Gruppe während des PP an; damit korreliert ein Absinken des venösen und arteriellen pH-Wertes. Diese Veränderungen restituieren sich nach Ablassen des PP. Unter He-PP kommt es nicht zur Azidose. Die arterio-venöse Sauerstoffdifferenz steigt für beide Gruppen signifikant an, erholt sich für die CO_2-Tiere nicht vollständig in der weiteren Beobachtungsphase.

Tonometrie: Der mukosale Magen-pHi-Wert ändert sich im gesamten Versuchsablauf nicht signifikant. Anders verhält es sich mit den jejunalen pHi-Werten: unter CO_2- und He-PP fällt dieser Wert signifikant ab, unter He jedoch in geringerer Ausprägung, im Sinne einer erniedrigten mukosalen Zirkulation. In der Restitutionsphase kommt es in allen Fällen wieder zu einem Anstieg des mukosalen pHi auf das Niveau der Ausgangswerte.

Metabolische Parameter: GOT, LDH und GLDH bleiben unter den experimentellen Bedingungen ohne wesentliche Schwankungen im Normalwertbereich. Laktat- und Nitrat-Werte, Histamin, TNF und Interleukine bleiben ohne signifikante Änderungen im Versuchsverlauf. Die Leukozytenzahl steigt in der CO_2-Gruppe während der

Hochdruckphase signifikant an, in der He-Gruppe kommt es nur zu einem tendenziellen und wesentlich geringeren Anstieg unter Signifikanzniveau. Kein gemessener Wert zeigt eine Störung der intestinalen Integrität an.

Energiestoffwechselstatus: Ein signifikant höherer Gehalt an ATP der entnommenen Darmprobe nach HePP deutet eine bessere Mikrozirkulation als nach CO_2-Insufflation an.

Zusammenfassung

Ein CO_2-PP hat Auswirkungen auf Säure-Base-Haushalt und hämodynamische Stabilität; erhöhter abdomineller Druck und Gewebeazidose beeinflussen die intestinale Zirkulation. Zielgrößen unserer Studie waren intestinale Mikrozirkulation unter PP mit CO_2 und He und mögliche Langzeit-Effekte durch Reperfusion. Die Untersuchung wurde an 14 gesunden Schweinen vorgenommen. Nach einer Steady-State-Phase wurde für 180 Min. ein PP mit CO_2 (n = 7) oder He (n = 7) angelegt, danach folgte ein weiterer Beobachtungszeitraum von 120 Min. Gemessene Variablen waren Hämodynamik, Tonometrie, metabolische Parameter und Energiestoffwechselstatus von Darmgewebeproben. Ein CO_2-PP verursacht eine stärkere Belastung durch hämodynamische und azidotische Effekte als ein He-PP. Jejunaler pHi-Wert und Energiestoffwechselstatus des Darmes zeigen tendenziell, daß ein He-PP die intestinale Zirkulation weniger beeinträchtigt als das CO_2-PP. Metabolische Parameter zeigen unter beiden Gas-PP bei den gesunden Tieren keine Effekte.

Summary

A carbon dioxide pneumoperitoneum (CO_2-PP) causes systemical effects on acid-balance and hemodynamic stability. Elevated abdominal pressure and tissue acidosis influence intestinal circulation. In our study we focussed on a possible reduction of gut microcirculation during PP with CO_2 and Helium (He) and possible long-term effects from reperfusion. We investigated on 14 healthy pigs. After a teady-state period a PP was created with CO_2 (n = 7) or He (n = 7) for 180 min., followed by a further investigation period of 120 min. Measured variables were hemodynamics, tonometry, metabolic parameters and energy-metabolic status of gut tissue probes. A CO_2-PP causes more severe hemodynamic and acidotic effects. In tendency a He-PP is of less negative influence regarding intestinal integrity in respect to tonometric values and a significant higher level of ATP in gut tissue probes. None of the metabolic parameter showed significant effects regardless of the type of gas.

Literatur

1. Ho HS, Saunders CJ, Corso FA, Wolfe BM (1993) The effects of CO_2 pneumoperitoneum on hemodynamics in hemorrhaged animals. Surgery 114:318–388
2. Ishizaki Y, Bandai Y, Shimomura K, Abe H, Ohtomo Y, Idezuki Y (1993) Changes in splanchnic blood flow and cardiovascular effects following peritoneal insufflation of carbon dioxide. Surg Endosc 7:420–423
3. Leighton T, Pianim N, Liu SY, Kono M, Klein S, Bongard F (1992) Effectors of hypercarbia during experimental pneumoperitoneum. Am Surg 58:717–721
4. Troidl H, Spangenberger W, Langen R, Al-Jaziri A, Eypasch E, Neugebauer E, Dietrich J (1992) Laparoscopic cholecystectomy: technical performance, safety and patient's benefit. Endoscopy 24:252–261

Dr. Ulla Holthausen, II. Chirurgischer Lehrstuhl der Universität zu Köln, Klinik Köln-Merheim, Ostmerheimer Straße 200, D-51109 Köln

Laparoskopische oder konventionelle Hernienreparation mit oder ohne Implantat. Eine prospektiv-randomisierte Studie

Laparoscopic or conventional inguinal hernia repair with or without mesh implant. A prospective-randomized trial

J. Zieren, H. U. Zieren, S. Said und J. M. Müller

Klinik und Poliklinik für Chirurgie, Universitätsklinikum Charité, Berlin (Direktor: Prof. Dr. J. M. Müller)

Zielsetzung

Leistenhernienreparationen gehören zu den häufigsten chirurgischen Eingriffen. Die aktuelle Diskussion um den Stellenwert spannungsfreier Reparationsverfahren in der laparoskopischen oder offenen Technik haben wir zum Anlaß genommen, in einer prospektiv-randomisierten Studie die konventionelle Reparation nach Shouldice (SH) mit den spannungsfreien Methoden der laparoskopischen transabdominellen-präperitonealen Technik (TAPP) und dem offenen Plug and Patch repair (PP) zu vergleichen.

Methodik

Studienanlage

Die Studie wurde als prospektiv-randomisierte Phase-II-B-Studie angelegt. Einschlußkriterien waren primäre einseitige Leistenhernien ohne Einklemmung. Ausschlußkriterien waren Rezidivhernien, eingeklemmte Hernien, Gerinnungsstörungen und eine manifeste Herzinsuffizienz (Grad NYHA III/IV). Als Hauptkriterien wurden festgelegt: Komplikationen, Rezidive, Schmerzen. Als Nebenzielkriterien wurden erfaßt: OP-Zeit, Dauer der stationären Behandlung, der Einschränkung alltäglicher Verrichtungen, der Arbeitsunfähigkeit und die Materialkosten. Quantitative Merkmale wurden mit dem t-Test für unverbundene Stichproben, Häufigkeitsverteilungen mit dem *chi-Quadrat*-Test verglichen. Das Signifikanzniveau wurde auf 5 %, d. h. $p \leq 0,05$ festgelegt.

Studienablauf

Nach Stratefizierung der Patienten hinsichtlich Alter, Geschlecht und Größe der Hernie erfolgte die präoperative Randomisierung. Es erfolgte eine klinische Nachuntersuchung am 7. postoperativen Tag, nach 3 und jeweils 6 Monaten. Die Messung der Schmerzen wurde mit einer visuellen Schmerzanalogskala (VAS) zweimal täglich über 1 Monat durchgeführt. Die Berechnung der Materialkosten umfaßte die alleinigen Materialkosten im OP.

Operationsverfahren

SH und PP wurden in der Regel in Lokalanästhesie (in Anlehnung an AMID, 1) und TAPP in Intubationsnarkose durchgeführt. Die Shouldice-Operation erfolgte in der von Schumpelick [6] beschriebenen Originalmethode. Bei der Plug and Patch-Operation wurde anders als von Gilbert [2] beschrieben in allen Fällen eine Reparation mit dem Plug und dem Onlay-Patch durchgeführt. Die TAPP wurde wie bereits beschrieben [3] durchgeführt.

Ergebnisse

Vom 1.9.1994 bis zum 1.9.1995 wurden 120 Patienten (SH: 40; Plug: 40 und TAPP: 40) operiert. Die Alters-. und Geschlechtsverteilung war aufgrund der Stratefizierung in allen Gruppen gleich und es wurden jeweils 12 Frauen und 28 Männer behandelt. Das Durchschnittsalter lag bei 48 ± 17 Jahren. Es handelte sich in jeder Gruppe um 18 laterale und 16 mediale Leistenhernien, in 6 Fällen lag eine kombinierte Hernie vor. Die Einteilung der Leistenhernien nach Schumpelick [6] war in den drei Gruppen ohne signifikanten Unterschied (Stadium A: 35%; Stadium B: 47%; Stadium C: 18%). Bei 71 Patienten erfolgte eine Lokalanästhesie (SH: 34; PP: 37) und 9 Patienten wünschten eine Intubationsnarkose. Die Komplikationsrate unterschied sich nicht signifikant (SH: 2,5%: 1 Wundhämatom; PP: 5%: 1 oberflächlicher Wundinfekt, 1 Wundhämatom; TAPP: 2,5%: 1 Wundhämatom). Am Operationstag waren die postoperativen Schmerzen bei PP signifikant am geringsten (Mittelwert VAS: SH: 6,4; PP 1,5; TAPP: 3,6). Am 2. postoperativen Tag betrugen die Schmerzen bei SH 5,6; bei PP 3,3 und bei TAPP 3,2. Im weiteren Verlauf fielen bei PP und TAPP die Werte bis zum 3. postoperativen Tag unter 1,0 und waren bis zum Ende der 3. postoperativen Woche signifikant niedriger als bei SH. Bei einer durchschnittlichen Nachuntersuchungszeit von derzeit 7 Monaten ist kein Rezidiv aufgetreten. Die reine Operationszeit (Hautschnitt bis Verband) war im Durchschnitt bei PP signifikant am kürzesten (SH: 58, PP: 43; TAPP 76 Minuten). Die alleinigen Materialkosten im OP bei Verwendung von Einwegtrokaren sind für SH niedriger als für PP und TAPP (SH: 70; PP 120; TAPP 700,– DM).

Die durchschnittliche Klinikdauer (SH: 4; PP:2; TAPP: 4 Tage), Einschränkung der alltäglichen Aktivität (SH: 11; PP: 4; TAPP: 3 Tage) und Arbeitsunfähigkeit (SH: 26; PP: 18; TAPP: 16 Tage) waren bei PP und TAPP signifikant kürzer als bei SH.

Diskussion

Verschiedene randomisierte Studien [4, 5, 7, 8] haben einen Vorteil der spannungsfreien Reparation gegenüber konventionellen Verfahren hinsichtlich postoperativer Schmerzen und Dauer der Rekonvaleszenz ergeben. In den bislang vorliegenden Studien wurde jeweils nur ein spannungsfreies mit einem konventionellen Verfahren verglichen. Erstmalig wurden in unserer Studie die laparoskopische mit der offenen spannungsfreien und konventionellen Verfahren verglichen. Neben geringeren postoperativen Beschwerden und schnellerer Rekonvaleszenz nach spannungsfreier

Hernienreparation zeigen die früh-postoperativen Ergebnisse vor allem, daß der PP offensichtlich den gleichen Behandlungskomfort bietet wie das laparoskopische Verfahren. Darüber hinaus ist es jedoch deutlich kostengünstiger und kann zudem in Lokalanästhesie durchgeführt werden. Zur validen Beurteilung der Rezidivraten sind die derzeitigen Nachbeobachtungszeiten noch zu kurz, so daß die Rezidivraten nicht abschließend bewertet werden können.

Zusammenfassung

In einer prospektiv-randomisierten Studie zur Behandlung primärer Leistenhernien wurden jeweils 40 Operationen in der Technik nach Shouldice (SH), Plug and Patch repair (PP) sowie laparoskopisch als TAPP durchgeführt. 90% der offenen Operationen wurden in Lokalanästhesie durchgeführt. Die Komplikationsrate unterschied sich nicht signifikant (SH: 2,5%; PP: 5%; TAPP: 2,5%). Am Operationstag waren die postoperativen Schmerzen bei PP signifikant niedriger als bei SH und TAPP. Im weiteren Verlauf waren die Schmerzen bei PP und TAPP vergleichbar und signifikant niedriger als nach SH. Bei einer Nachuntersuchungszeit von durchschnittlich 7 Monaten ist bislang kein Rezidiv aufgetreten. Die Operationszeit war beim PP (43 min) signifikant kürzer als bei SH (58 min) und TAPP (76 min). Die Materialkosten waren bei SH am geringsten (SH: 70,–; Plug 120,–; TAPP 700,– DM). Die durchschnittliche Klinikdauer, Einschränkung alltäglicher Verrichtungen und Arbeitsunfähigkeit waren bei PP und TAPP vergleichbar und signifikant kürzer als bei SH.

Summary

A prospective-randomized study of 120 patients with primary inguinal hernia who underwent shouldice operation (SH; n = 40), plug and patch repair (PP; n = 40) or laparoscopic transperitoneal repair (TAPP; n = 40) was performed. 90% of the open procedures were performed in local anaesthesia. There was no significant difference in postoperative complications (SH: 2.5%; PP: 5%; TAPP: 2.5%). At the operation day mean pain score was significant lower after PP than after TAPP and SH. In the further course pain score was comparable after PP and TAPP and was significant lower than after SH. After a mean follow-up of 7 month there has been no recurrence. Mean operation time of PP (43 min) was significant shorter than of SH (58 min) and TAPP (76 min). Operation cost of SH (70,– DM) was less expensive than PP (120,– DM) and TAPP (700,– DM). Mean hospitalization time, rehabilitation to normal activity and return to work were comparable between PP and TAPP and significant shorter than after SH.

44

Literatur

1. Amid PK, Shulman AG, Lichtenstein IL (1994) A five-step technique for local anaesthesia in inguinal hernia repair. Chirurg 65:388–390
2. Gilbert AI (1992) Sutureless repair of inguinal hernia. Am J Surg 163:331–335
3. Kunz R, Schütze F, Beger HG (1993) Laparoskopischer Bruchpfortenverschluß der Leistenhernie. Chirurg 64:341–345
4. Millikan KW, Kosik, ML, Doolas A (1994) A prospective comparison of transabdominal preperitoneal laparoscopic hernia repair versus traditional open hernia repair in a university setting. Surg Laparosc Endosc 4:247–253
5 Payne HP, Grininger LM, Izawa MT, Podoll EF, Lindahl PJ, Balfour J (1994) Laparoscopic or open inguinal herniorrhaphy? Arch Surg 129:973–981
6. Schumpelick V, Töns Ch, Kupczyk-Joeris D (1991) Operation der Leistenhernie. Klassifikation, Verfahrenswahl, Technik und Ergebnisse. Chirurg 62:641–648
7. Stoker DL, Spiegelhalter DJ, Singh R, Wellwood JM (1994) Laparoscopic versus open inguinal hernia repair: randomised prospective trial. Lancet 343:1243–1245
8. Vogt DM, Curet MJ, Pitcher DE, Martin DT, Zucker KA (1995) Preliminary results of a prospective randomized trial of laparoscopic onlay versus conventional inguinal herniorrhaphy. Am J Surg 169:84–90

Dr. med. Jürgen Zieren, Chirurgische Klinik und Poliklinik, Universitätsklinikum Charité, Schumannstraße 20/21, D-10098 Berlin

Einfluß verschiedener Gase in der Laparoskopie auf das Tumorzellwachstum. Vorläufige Ergebnisse einer experimentellen Studie im Rattenmodell

Influence of different gases on the tumor cell growth in laparoscopic surgery. Prelimanary results of an experimental study in a rat model

C. A. Jacobi[1], R. Sabat[2], J. Ordemann[1] und J. M. Müller[1]

[1] Chirurgische Universitätsklinik Berlin, Charité (Direktor: Prof. Dr. J. M. Müller)
[2] Institut für Klinische Immunologie der Charité (Direktor: Prof. Dr. H. D. Volk)

Einleitung

Eine potentielle Gefahr laparoskopischer Operationen von malignen Tumoren stellt die Entwicklung von Tumormetastasen in den Trokaren und das frühzeitige Auftreten von Tumorrezidiven dar. Trotz unklarer Pathogenese, wird hauptsächlich die instrumentelle Manipulation sowie eine hierdurch bedingte Kontamination der Instrumente und der Bauchhöhle für das Auftreten dieser Phänomene verantwortlich gemacht [1, 2, 3]. Zusätzlich wird die tunnelförmige Wundfläche der Trokarinzision als optimale Vorraussetzung für eine Implantation von Tumorzellen angesehen [1]. O'Rourke et al. berichteten über 3 Rezidive, die bereits 3 Wochen nach laparoskopischer Entfernung eines Gallenblasenkarzinoms auftraten [3]. Die beschriebenen Rezidive traten nicht nur im Bereich der Bergeinzision, sondern auch in anderen Trokarinzisionen auf. Die Implantation von Tumorzellen in die Bauchwand ist deshalb nicht allein durch die lokale Verschleppung von Tumorzellen bei der Entfernung des Tumors zu erklären. Eine mögliche Ursache des vermehrten Tumorzellwachstums könnte in der Verwendung von Kohlendioxid zum Aufbau des Pneumoperitoneums liegen. Ein vermehrtes Tumorwachstum wäre theoretisch durch eine direkte Beeinflußung der Zellen selbst oder aber durch Veränderung der immunologischen Funktion des Patienten denkbar. Impfmetastasen sind in der offenen Chirurgie sehr selten und könnten ein typisches Phänomen der laparoskopischen Chirurgie darstellen, welches diese Technik bei malignen Erkrankungen in Frage stellen würde. In einer experimentellen Studie haben wir deshalb zunächst invitro den Einfluß von Kohlendioxid, sowie Luft und Helium auf das Tumorzellwachstum untersucht und die Ergebnisse im Rattenmodell überprüft.

Methodik

Tumorzellen und Tiere
Die Adenokarzinomzellen der Ratte DHD/K12/TRb (ECACC) wurden in Dulbeccos MEM and Hams F10 Medium im Verhältnis 1:1 unter der Zugabe von 10% feta-

lem Rinderserum, 2 mmol Gluthamin und 1000 IU/ml Penicillin-Streptomycin kultiviert. In einem Abstand von 24 Stunden wurde eine bakterielle oder mykotische Verunreinigung der Zellsuspension ausgeschlossen. 20 männliche BD IX-Ratten (Iffa-Credo, L'Arbresle, Frankreich) wurden vor Versuchsbeginn für mindestens 7 Tage unter standardisierten Laborbedingungen gehalten.

Versuchsaufbau
Für die in-vitro Messungen wurden die Tumorzellen in einer Konzentration von 5×10^6 Zellen/10 ml Medium in einer Kulturflasche entweder mit Kohlendioxid, Druckluft oder Helium für insgesamt 3 Stunden begast. In der Kontroll-Gruppe erfolgte keine zusätzliche Begasung. Hiernach wurden die Zellen abzentrifugiert, gewaschen und in einer Konzentration von 1×10^4 Zellen in insgesamt 18 Wells einer Mikrotiterplatte pro Gruppe eingesät und bei 37 °C im Brutschrank kultiviert. In einem Abstand von 24 Stunden erfolgte die Abtrypsinisierung der Zellen in je 3 Wells pro Gruppe, die Färbung und Doppel-Bestimmung der lebenden und toten Zellen über insgesamt 6 Tage.

Bei den ex-vivo Versuchen erfolgte eine Randomisierung der Ratten (Kohlendioxid, Druckluft, Helium, Kontrolle) und die intraperitoneale Applikation von 5×10^6 Zellen/pro Tier. Nach einer Laparoskopie wurde das Pneumoperitoneum mit den verschiedenen Gasen für 3 Stunden aufrecht erhalten. In der Kontroll-Gruppe wurden nach der Zellimplantation keine weiteren Manipulationen vorgenommen. Am Ende der Insufflation erfolgte in allen Gruppen die Laparotomie und eine Lavage mit 12 ml des Kultur-Mediums zur Bergung der Zellen. Nach Bestimmung der Zellzahl in der Lavageflüssigkeit wurden die Zellen abzentrifugiert, das Verhältnis von Makrophagen und Tumorzellen mittels Differentialblutbild bestimmt und die Zellen widerum eingesät. Nach 3 Tagen erfolgte in diesem Versuch die Splittung der Zellen und eine erneute Einstellung der Zellen auf 1×10^4 Zellen in insgesamt 18 Wells pro Gruppe. Hiernach wurde wiederum das Zellwachstum in den einzelnen Gruppen untersucht. Alle in-vitro und ex-vivo Versuche wurden fünfmalig wiederholt und die Ergebnisse in den Gruppen mit dem Mann-Whitney-U Test auf signifikante Unterschiede geprüft.

Ergebnisse

Bei den in-vitro Experimenten ergab sich im Vergleich zur Kontrollgruppe ein signifikant vermehrtes Tumorzellwachstums bei Druckluft und bei CO_2 ($p < 0,03$). Bereits am dritten Tag nach Begasung der Zellen waren die lebenden Zellen in diesen beiden Gruppen signifikant erhöht ($p < 0,05$). Dagegen hatte Helium einen supprimierenden Einfluß auf das Tumorzellwachstum. Am sechsten Tag nach Insufflation war die Anzahl der lebenden Tumorzellen pro Well in der Helium-Gruppe 12mal kleiner als in den anderen Gruppen ($p < 0,01$).

Nach Begasung der Zellen in der Ratte zeigten sich die gleichen signifikanten Veränderungen der Wachstumskinetik. Verglichen mit der Kontrollgruppe ergab sich eine Stimulation des Tumorzellwachstums bei Druckluft und CO_2. ($p < 0,05$). Helium zeigte einen supprimierenden Einfluß auf die Wachstumskinetik, ein signifikant niedrigeres Zellwachstum als in der Kontrollgruppe wurde aber nicht nachgewiesen. Nachdem die Zellen gesplittet und erneut eingesät waren, zeigte sich dieser Unterschied im Wachstumsverhalten der Zellen noch deutlicher. Eine exponentielle signifikante Steigerung der Tumorzellvermehrung wurde bei CO_2 ab dem dritten und bei Druckluft ab dem vierten Tag nach Splittung nachgewiesen.

Diskussion

Der Einfluß von verschiedenen Gasen auf die Wachstumskinetik von Tumorzellen ist bislang nicht untersucht worden, obwohl eine Reihe von klinischen und experimentellen Beobachtungen hierdurch möglicherweise zu erklären wären. Ein vermehrtes Tumorzellwachstum nach Laparotomie im Vergleich zur Laparoskopie im Rattenmodell wird durch eine geringere Immun-Suppression erklärt [1]. Unsere Ergebnisse legen die Vermutung nahe, daß eine Stimulation des Tumorzellwachstums durch den in der Raumluft vorhandenen Sauerstoff zumindestens teilweise für den beobachteten Unterschied verantwortlich ist. Desgleichen könnte die erhöhte Tumorinzidenz und das vermehrte Tumorzellwachstum in der Laparoskopie-Gruppe im Vergleich zur Kontrollgruppe durch die Verwendung von Kohlendioxid und nicht durch die perioperative Belastung bei der Laparoskopie erklärt werden. Da der intraperitoneale Druck in der Laparoskopie-Gruppe nur 4 bzw. 6 mm Hg entsprach, war die perioperative Belastung möglicherweise nur geringfügig höher als bei einer Punktion. Erstaunlicherweise führte Helium zu einer verminderten Teilungsrate der Tumorzellen.

Der Mechanismus ist bisher weitgehend unklar und ist Gegenstand laufender Studien. Die geringeren Unterschiede im Tumorzellwachstum ex-vivo ist möglicherweise durch den zusätzlichen Einfluß von Peritoneal-Makrophagen sowie unterschiedlicher Funktionen der Immunabwehr bei den verwendeten Ratten zu erklären.

Der derzeitige Stand unserer Untersuchungen läßt sich folgendermaßen zusammenfassen:

1. Der Unterschied im Tumorwachstum zwischen Laparoskopie und Laparotomie ist wahrscheinlich teilweise durch das Eindringen von Raumluft in die Abdominalhöhle verursacht.
2. Beim Kolonkarzinom stimuliert Kohlendioxid das Tumorzellwachstum in-vitro und ex-vivo im Rattenmodell.
3. Helium hat keinen stimulierenden Einfluß auf das Tumorzellwachstum in-vitro und in-vivo im Rattenmodell.

Zusammenfassung

In einer experimentellen Studie wurde der Einfluß verschiedener Gase in der Laparoskopie auf das Wachstumsverhalten von Kolonkarzinomzellen untersucht. Nach Insufflation der Zellen in-vitro mit CO_2, Druckluft und Helium für insgesamt 3 Stunden, konnte eine signifikante Stimulation des Wachstums bei Druckluft und CO_2 sowie eine Hemmung der Zellteilung bei Helium im Vergleich zur Kontrollgruppe nachgewiesen werden. Im zweiten Versuch wurden 5×10^6 syngene Kolon-karzinomzellen bei Ratten intraperitoneal appliziert und eine Laparoskopie mit den verschiedenen Gasen durchgeführt. Die Zellen wurden durch Lavage geborgen und die Wachstumskinetik bestimmt. Auch in diesem Versuch zeigte sich eine Stimulation bei bei Druckluft und CO_2 sowie eine Hemmung der Zellteilung bei Helium.

Summary

In an experimental study we investigated the influence of different gases utilized for pneumoperitoneum in laparoscopic surgery on the cell growth of colon adeno-carcinoma in vitro and ex vivo. After insufflation of the colon adenocarcinoma DHD/K12/TRb in vitro with carbon dioxide, air and helium for 3 hours the cell growth was significantly increased following the insufflation of carbon dioxide and air and decreased after helium in comparison to the control group. In the second study, rats underwent intraperitoneal application of 5×10^6 cells of the syngeneic colon adenocarcinoma and laparoscopy with insufflation of the different gases for 3 hours. After laparotomy, lavage and centrifugation, the cells were cultured for six day and the kinetics of cell growth were determined. Again stimulation of tumor cell growth was seen after insufflation of carbon dioxide and air, while helium suppressed cell growth.

Literatur

1. Allendorf JD, Bessler M, Kayton M, Whelan R, Treat M, Nowygrod R (1995) Tumor groth after laparotomy or laparoscopy. Surg Endosc 9:49–52
2. Allendorf JD, Bessler M, Kayton ML, Oesterling SD Treat MR, Nowygrod R, Whelan RL (1995) Increased Tumor establishment and growth after laparotomy vs laparoskopy in a murine model. Arch Surg 130:649–65
3. O'Rourke N, Price PM, Kelly S, Sikora K (1993) Tumor inoculation during laparoscopy. Lancet 7, 342 (8867):3681–3685

Dr. C.A. Jacobi, Chirurgische Klinik, Humboldt Universität zu Berlin, Charité, Schumannstraße 20/21, D-10098 Berlin

Tesa-Technik oder Handnaht? Die zwei chirurgischen, minimal invasiven Alternativen zur Endoskopie in der Behandlung des Verschlußikterus

Tesa-Technique or suture? Two minimally invasive alternatives to endoscopic stenting in the treatment of obstructive jaundice

O. Schöb[1], M. Weber[1], R. Schmid[1], R. Schlumpf[1], F. Largiadèr[1] und K. A. Zucker[2]

[1] Departement Chirurgie, Klinik für Viszeralchirurgie und Forschungsabteilung, Universität Zürich
[2] Dept. of Surgery, Division of Surgical Endoscopy, University of New Mexico

Einführung

Die biliäre und gastroenterale Bybasschirurgie ist durch den Einsatz minimal invasiver chirurgischer Techniken neu belebt worden [1–3]. Funktionell ist der chirurgische biliäre Bypass der endoskopischen Stentung überlegen und mit deutlich geringeren Reinterventionsraten wegen Okklusion, Tumoreinwachsung und Cholangitis behaftet. Der Nachteil des invasiven Zuganges (Laparotomie) ist überwunden und bei gleichzeitigem Vorliegen einer enteralen Passagebehinderung kann diese in der gleichen Sitzung minimal invasiv behoben werden [4].

Dennoch, die Anlage einer bilidigestiven Anastomose ist auch in der konventionellen Chirurgie anspruchsvoll. Es sind daher neue Techniken notwendig um die endoskopische Stentung mit einem funktionell überzeugenden laparoskopischen Behandlungskonzept herauszufordern.

Diese experimentelle Arbeit vergleicht zwei laparoskopische Techniken – eine maschinelle bilidigestive Anastomose (TESA = transient endoluminally stented anastomosis) mit einer handgenähten Choledochojejunostomie.

Methodik

In zwei Gruppen zu je 7 Landschweinen (45 kg) wurde zunächst eine Ligatur des D. choledochus unmittelbar supraduodenal durchgeführt. 8–10 Tage später erfolgte nach sonographischer Bestimmung des Gallengangdurchmessers (>10 mm) laparoskopisch die Anlage einer Roux-Y-Choledochojejunostomie. Die Roux-Y-Schlinge wurde mit Hilfe des EPR 18/70 und eines 25 mm Zirkularstaplers vollständig intraabdominal angelegt [5]. In Gruppe A wurde die end-zu-seit-Choledochojejunostomie mit Hilfe des TESA maschinell angelegt und in Gruppe B erfolgte eine seit-zu-seit-Choledochojejunostomie mit PDS 5,0.

50

Operationsvorbereitung und Monitoring

Alle Tiere wurden zur Vorbereitung und Intubation sediert mit Tiletamine HCL Zulazepam HCL 1:1 (Telazol® 4 mg/kg) und Xylazine HCL (Rompun® 2 mg/kg). Die Eingriffe erfolgten in Halothan Inhalationsnarkose 1,5–2%. Perioperativ wurde eine single shot Antibiotikaprophylaxe verabreicht (5 Mio Penicillin G i.m.). vier Tage präoperativ und bis zwei Wochen über die zweite Operation hinaus wurde eine Ulcusprophylaxe mit Omeprazol (Prilosec® 20 mg/Tag) durchgeführt um Magenulcera in der Phase der biliären Okklusion zu vermeiden [6, 7].

Intraoperativ wurde EKG, O_2-Sättigung und endexspiratorische CO_2 Messungen permanent erhoben und via peripher venösem Zugang 2–4 Liter physiologische Kochsalzlösung infundiert.

Operationstechnik

Fünf Zugänge alle 12 mm werden auf Nabelhöhe halbkreisförmig quer durch das Abdomen (Pneumoperitoneum 15 mmHg, CO_2) plaziert. Der Zugang im Mittelbauch rechts des Nabels wird für die Bildung der Roux-Y-Schlinge auf 33 mm erweitert, um Tabaksbeutelgerät (EPR 18/70) und Zirkularstaplerteile dort einzuführen [5]. Die Choledochojejunostomie wird dann wie folgt angelegt:

Gruppe A: Tesa-Technik (Abb. 1A–E): Das blinde Ende der Roux-Schlinge wird beim 33 mm Zugang mit dem Zweitgenerationsapplikator (Abb. 1E) intubiert. Nach ca. 10 cm Intubationstiefe wird der stenttragende Zentraltrokar (Stent aus PGA, Ø7 mm/9 mm, Länge 24 mm, Widerhaken an der Oberfläche, 0,5 mm auftragend, Mikron AG Biel, Switzerland) antimesenterial perforiert. Die dadurch entstandene Öffnung in der Darmschlinge wird durch Verknoten der vorher dort mit dem EPR 18/70 plazierten Tabaksbeutelnaht eingeengt. Am erweiterten zirkulär freipräparierten Gallengang wird eine Endoloopligatur (Melzerknoten) vorgelegt und anschließend der Gang proximal der alten Ligatur quer eröffnet. Im nächsten Schritt kann der Stent in den Gallengang vorgeschoben und dort fixiert werden durch Anziehen der Endoloopligatur. Beim Abschießen des Applikators erfolgen drei Arbeitsschritte: Zuerst wird durch Vorschieben der äußeren Rohre der Darm über den „gestenteten" Gallengang invertiert (Abb. 1B). Durch Vortreiben des äußersten Rohres wird das Elastomer vom Applikator abgestreift und die Darmwand endoluminal auf den Gallengang fixiert, in dem der Stent als Widerlager dient (Abb. 1C). Zuletzt kann durch Rückzug des Zentraltrokars (Deflation des Ballons) der Applikator zurückgezogen werden.

Gruppe B: Für die Naht der Anastomose wird das blinde Ende der Roux-Schlinge mit einem GIA verschlossen. Der Gallengang und die Darmschlinge werden dann mit einer spitzen Klinge (Bard Parker Size 11) auf einer Länge von ca. 12 mm eröffnet. An der Hinterwand erfolgt eine fortlaufende Naht mit PDS 5,0, wobei das Fadenende mit einem Lapraty® gesichert wird und zuerst in der proximalen Ecke am Darm von innen nach außen gestochen wird. Dadurch plaziert sich der Lapraty endoluminal und behindert nicht die Sicht für die fortlaufende Naht. In der distalen Ecke erfolgt zuletzt ein Ausstich am Darm und wiederum die Sicherung der Naht mittels Lapraty. Die Naht der Vorderwand geschieht in Einzelknopftechnik PDS 5,0, wobei jeweils bis zu drei Nähte vorgelegt werden müssen, um bis zum Schluß eine genügende Sicht für die Stichplazierung sicherzustellen.

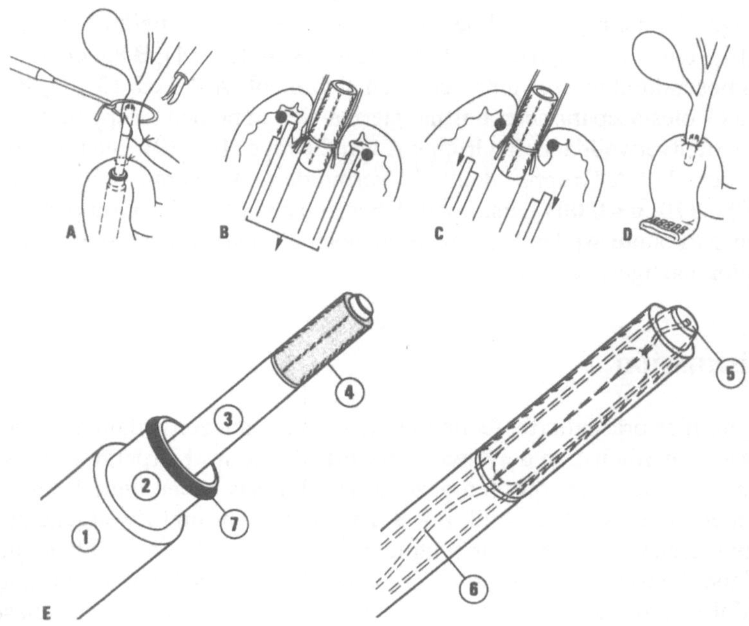

Abb. 1 A – E. **A** Zustand nach Perforation der Darmschlinge und Einführen des resorbierbaren Stentes in den erweiterten D. choledochus (10 Tage nach Ligatur). **B** Schematische Darstellung der Applikatorstellung vor dem Abschießen des Elastomeres. **C** Endoluminale Fixation der invertierten Darmschlinge auf den „gestenteten" Gallegang. **D** Situation nach Entfernung des Applikators. Temporäre Stentung der Anastomose mit dem resorbierbaren PGA-Stent für 3 – 4 Wochen. **E** Applikatorspitze und Zentraltrokar mit Stent: *1* Vorschieberohr für das Abschießen des Elastomeres. *2* Darminvertierrohr. *3* Stentrückhalterohr (bewirkt eine Stabilisierung des Stentes beim Zurückziehen des Applikators um Zug an der Anastomose zu vermeiden). *4* Stent aus PGA mit Widerhaken an Oberfläche. *5* Zentraltrokar mit zirkulärer Schneide. *6* Zweilumiger Ballonkatheter (dient der Stentfixation auf dem Applikator und ermöglicht Kontrastinjektion während der Anastomosenanlage). *7* Elastomer

Postoperativer Follow-up
Am dritten postoperativen Tag waren die Tiere voll enteral ernährt (Beginn am 1. Tag mit 1/3 Ration). Blutentnahmen und Gewichtskontrolle erfolgten am 2. Tag und dann wöchentlich. Die TESA-Tiere wurden zusätzlich in wöchentlichen Abständen geröntgt, um die Stentverweildauer und die Stentresorption zu kontrollieren. Nach 6 Wochen wurden die Tiere für 6 Monate in eine Tierfarm gegeben. Dann erfolgte die Endkontrolle mit Kontrastdarstellung des Bypass, Autopsie und Histologie der Anastomosenregion.

Ergebnisse

Beide Gruppen zeigten gut funktionierende biliäre Bypass mit sofortigem Abfluß des Kontrastmittels durch stenosefreie Anastomosen. Die Durchmesser des Gallenganges 3 cm am proximal der Anastomose waren präoperativ: **A** 12,2 cm (10−15), **B** 14,0 cm (11−17), nach 6 Monaten: **A** 8,8 cm (5−14), **B** 8,6 cm (5−14). Die Anastomosendurchmesser unterschieden sich nicht: **A** 4,7 cm (3−7), **B** 4,9 cm (3−9). Die Cholestaseparameter normalisierten sich in beiden Gruppen innerhalb 7 Tagen. Die Stentverweildauer in Gruppe A war 24 Tage (19−30). Die Laparoskopiezeit war in der TESA-Gruppe deutlich vermindert **A** 94 min (70−110), **B** 149 min (105−170) **p < 0,001**. Histologisch bestand zwischen den Gruppen kein Unterschied und es konnte weder Stentmaterial noch Fadenrestmaterial in der Anastomosenregion nachgewiesen werden.

Diskussion

Beide hier präsentierte Techniken haben im Langzeitverlauf über 6 Monate, trotz massivem Wachstum der Tiere (Vervierfachung des Körpergewichtes) keine Stenosierungen der Anastomosen gezeigt. Die Bypass haben ohne Reintervention funktioniert. Die TESA-Technik mit 9 mm PGA-Stent und Zweitgenerationsapplikator bringt technische Vereinfachung und Zeitersparnis bei der Anlage dieser kleinkalibrigen Anastomosen. Nach ca. 3−4 Wochen ist der Stent soweit abgebaut, daß er endoluminal ausgeschieden wird und eine fremdmaterialfreie Anastomose resultiert. Die Cholestaseparameter sind auch bei der manuellen Anastomosenanlage sehr rasch gesunken, ohne daß eine transiente externe Drainage der Gallenwege bestand. Möglicherweise ist durch das laparoskopische Nähen die Traumatisierung der Anastomosenregion vermindert und die primäre interne Ableitung genügend [8, 9].

Beide Techniken sind für die Palliation der biliären Obstruktion empfehlenswert und insbesondere bei nicht radikal operablen Patienten in noch gutem Allgemeinzustand der endoskopischen Stentung vorzuziehen.

Zusammenfassung

Zwei experimentelle laparoskopische Techniken für die Herstellung einer Roux-Y-Choledochojejunostomie werden vorgestellt und verglichen im Langzeitverlauf über 6 Monate. Beide Techniken ergeben funktionell gute und vergleichbare biliäre Bypass. Die TESA-Technik hat den Vorteil der kürzeren Operationszeiten (maschinelle Anastomosierung) und der Fremdmaterialfreiheit in der Anastomosenregion nach ca. 4 Wochen. Die Resultate dieser experimentellen Studie zeigen, daß laparoskopisch die Roux-Y-Choledochojejunostomie sicher und mit guter Langzeitfunktion hergestellt werden kann.

Summary

Two experimental laparsocopic techniques of Roux-en-Y-choledochojejunostomy are presented and compared in the long-term follow-up over 6 months. The results were technically and functionally identical but the TESA-technique demonstrated significantly shorter operating time and the advantage of a completely foreign material-free anastomosis after reabsorption of the PGA-stent fragments during the fourth week of follow-up. The presented laparoscopic techniques appear to offer a very reasonable therapy for non-resectable peri-ampullary tumors combining the benefits of minimally invasive endoscopic stent placement with the functional results and lower readmission of conventional Roux-en-Y-choledochojejunostomy.

Literatur

1. Schöb O, Schmid R, Schlumpf R, Largiadèr F (1994) Experimentelle laparoskopische Choledochojejunostomie mit Ableitung nach Y-Roux. Langenbeck Arch Chir Forum 1994: 445–449
2. Schöb O, Schlumpf R, Schmid R, Heinzelmann M, Uhlschmid GK, Largiadèr F (1994) Laparoscopic Treatment of Biliary and Gastric Outlet Obstruction. Surg Lap Endosc 5:288–295
3. Shimi S, Banting S, Cuschieri A (1992) Laparoscopy in the management of pancreatic cancer: endoscopic cholecystojejunostomy for advanced disease. Brit J Surg 79:317–319
4. Fletcher DR, Jones RM (1992) Laparoscopic cholecystojejunostomy as palliation for obstructive jaundice in inoperable carcinoma of pancreas. Surg Endosc 6:147–149
5. Schöb O, Schmid R, Schlumpf R, Klotz HP, Spiess M, Largiadèr F (1995) New anastomosis technique for (Laparoscopic) Instrumental Small Diameter Anastomosis. Surg Endosc 9:444–449
6. Terblanche J, van H, Hickman R (1978) The prevention of peptic ulceration by highly selective vagotomy in a new peptic ulcer experimental model: the bile duct-ligated pig. Surgery 84:206–211
7. Watson RG, Vinik AI, van H, Hickman R, Terblanche J (1978) The effect of gastrin on gastric ulceration in pigs after bile duct ligation. South Afr Med J 54:1019–1021
8. Petzold A (1989) [Comparative animal experiments of bile duct anastomoses using microsurgical technics]. [German]. Zeitschrift für Experimentelle Chirurgie, Transplantation und Künstliche Organe 22:244–253
9. Rolles K, Dawson K, Novell R, Hayter B, Davidson B, Burroughs A (1994) Biliary anastomosis after liver transplantation does not benefit from T-tube splintage. Transplantation 57:402–404

Dr. med. O. Schöb, Oberarzt, Klinik für Viszeralchirurgie, Universitätsspital, Rämistrasse 100, CH-8091 Zürich

Gewebe- und Thromboseschutz in der Mikrovaskular-chirurgie. Der Einfluß von Low Dose ASS

Tissue and thrombosis protection in microvascular surgery. The effect of Low Dose Aspirin

F.-W. Peter[1,2], J. H. Barker[1], G. L. Anderson[3] und H. U. Steinau[2]

[1] Division of Plastic and Reconstructive Surgery, University of Louisville School of Medicine, Louisville, Kentucky, USA
[2] Klinik für Plastische Chirurgie und Schwerbrandverletzte, BG-Universitätsklinken Bergmannsheil, Bochum
[3] Department of Physiology and Biophysics, University of Louisville School of Medicine, Louisville, Kentucky, USA

Einleitung

Obwohl das Risiko eines Fehlschlages beim freien Gewebetransfer/der Replantation in den letzten Jahren abgenommen hat, kommen Gewebe- und Replantverluste weiterhin vor [1]. Die Hauptursache ist der thrombotische Verschluß der anastomosierten Gefäße: Risikozone I. Gelegentlich stirbt das trans-/replantierte Gewebe bei offenen Anastomosen ab. In diesem Fall ist die Perfusion auf dem Niveau der Gewebemikrozirkulation gestört [2]. Gemäß neuerer Untersuchungen muß sie als eigene Risikozone: Risikozone II angesehen werden [3].

Acetylsalicylsäure (ASS) moduliert den Arachidonsäuremetabolismus [4]. In niedriger Dosierung (1–5 mg/kg KG) hemmt sie nur die Thrombozytencyclooxygenase und damit die Thromboxan A_2-Synthese. Thromboxan A_2 ist ein potenter Plättchenagonist und Vasokonstriktor. Die endotheliale und glattmuskuläre Cyclooxygenase und damit die Prostaglandin I_2-Synthese wird nicht beeinflußt. Prostaglandin I_2 ist ein Plättchenantagonist und Vasodilatator [5, 6].

Basierend auf den Wirkungsmechanismen von Low Dose ASS ist es Ziel dieser Studie zu untersuchen, ob die Substanz in der Lage ist, *beide* Risikozonen günstig zu beeinflußen, eine Forderung, die an ein ideales Antithrombotikum zu stellen ist [7].

Methodik

Die Untersuchung wurde in zwei Abschnitten durchgeführt. Im ersten wurde die Thrombusbildung an Anastomosen (Risikozone I), im zweiten die Gewebemikrozirkulation (Risikozone II) analysiert.

56

Abschnitt I: Anastomosen
Es wurde der Einfluß von Low Dose ASS auf die Thrombusbildung an arteriellen und venösen Mikroanastomosen, d.h. auf die maximale Thrombusgröße und die Thrombusgröße am Ende des Versuchs (nach 60 min.) mit Hilfe der Gefäßtransillumination untersucht. Die Versuche wurden an 100–140 g schweren männlichen Wistarratten durchgeführt. Untersuchte Gruppen (jeweils n = 10):

Gruppe 1: Thrombogene Anastomose an der A. femoralis, ASS-Injektion.
Gruppe 2: Thrombogene Anastomose an der A. femoralis, Kochsalz-Injektion.
Gruppe 3: Thrombogene Anastomose an der V. femoralis, ASS-Injektion.
Gruppe 4: Thrombogene Anastomose an der V. femoralis, Kochsalz-Injektion.

Abschnitt II: Gewebemikrozirkulation
Am Modell des isolierten M. cremaster, der den freien Gewebetransfer simuliert [8], wurde der Einfluss von Low Dose ASS auf die funktionelle Kapillardichte, die Durchmesser der A_2- und A_3-Arteriolen in der Muskelmikrozirkulation und die Zahl der sichtbaren Emboli über einen Zeitraum von 6 Stunden intravitalmikroskopisch untersucht. Ratten gleichen Gewichts, Geschlechts und Rasse wie in Abschnitt 1 wurden 2 Gruppen zugeordnet (jeweils n = 8):

Gruppe 1: Muskelisolation, thrombogene Anastomose proximal, ASS-Injektion.
Gruppe 2: Muskelisolation, thrombogene Anastomose proximal, Kochs.-Injektion.

Ergebnisse

Abschnitt I: Anastomosen
Wie Abb. 1 zeigt, reduziert Low Dose ASS an der arteriellen Anastomose signifikant die Thrombusgröße am Ende des Versuchs, d.h. nach 60 min. An der venösen

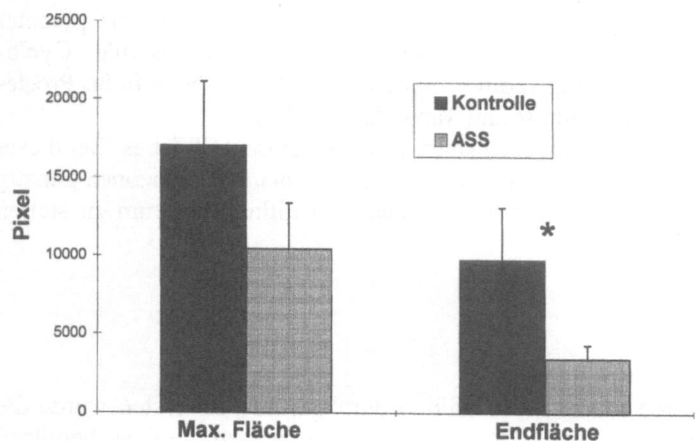

Abb. 1. Thrombusgröße an der arteriellen Anastomose in der Kontroll- und der ASS-Gruppe. *: Signifikanter Unterschied zwischen den Gruppen. Max. Fläche: Maximale Thrombusgröße; Endfläche: Thrombusgröße am Ende des Versuchs (p = 0.049)

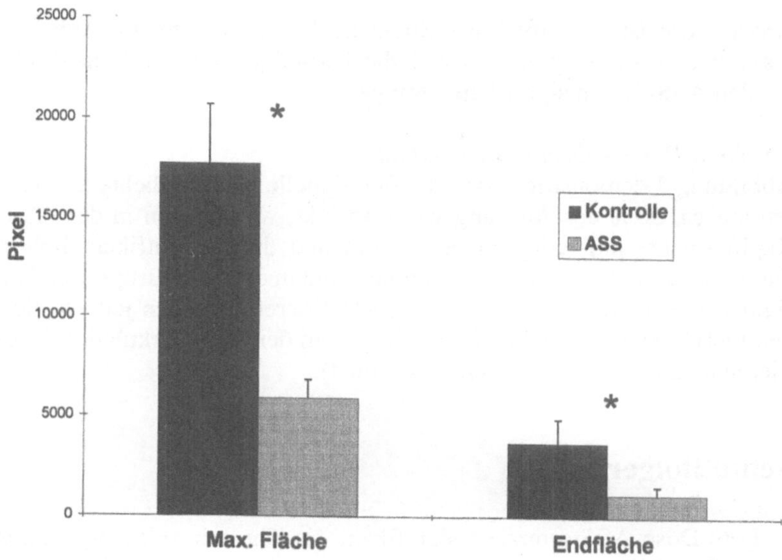

Abb. 2. Thrombusgröße an der venösen Anastomose in der Kontroll- und der ASS-Gruppe. *: Signifikanter Unterschied zwischen den Gruppen. Max. Fläche: Maximale Thrombusgröße (p = 0,0013); Endfläche: Thrombusgröße am Ende des Versuchs (p = 0,033)

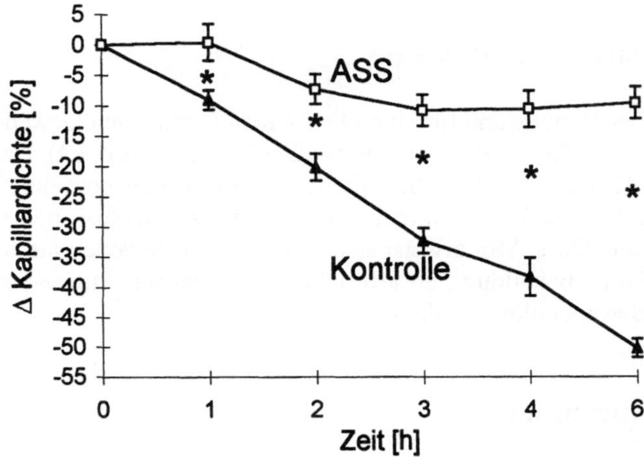

Abb. 3. Kapillare Perfusion im M. cremaster in der ASS- und der Kontrollgruppe, gezeigt in % Änderung von den Ausgangswerten (Zeit 0) während der 6stündigen Beobachtungszeit. *: Signifikanter Unterschied zwischen den Gruppen zu jedem Messzeitpunkt. Gesamtsignifikanz: p = 0,002

Anastomose ist der protektive Effekt noch ausgeprägter (s. Abb. 2): Sowohl die maximale Thrombusgröße als auch die Thrombusgröße am Ende des Versuchs sind bei den ASS-Tieren signifikant geringer.

Abschnitt II: Gewebemikrozirkulation
Abbildung 3 demonstriert, daß die funktionelle Kapillardichte bei den Kontrolltieren auf ca. 50% des Ausgangswerts absinkt, wohingegen in der ASS-Gruppe die Kapillardichte auf lediglich 90% sinkt und damit signifikant höher bleibt. Die Durchmesser der A_2- und A_3-Arteriolen sind in der ASS-Gruppe tendenziell größer, signifikante Unterschiede zu den Kontrolltieren bestehen jedoch nicht (nicht abgebildet). Die Zahl der sichtbaren Emboli in der Mikrozirkulation ist bei den ASS-Tieren tendenziell höher (nicht abgebildet).

Schlußfolgerungen

- Low Dose ASS reduziert signifikant die Thrombusbildung an arteriellen und venösen Mikroanastomosen.
- Low Dose ASS schützt die Mikrozirkulation des trans-/replantierten Gewebes und hilft einen Mechanismus zu verhindern, der für das Transplantatversagen bei offenen Anastomosen verantwortlich ist.
- Low Dose ASS ist die einzige Substanz, für die ein Schutz beider Risikozonen in der Mikrovaskularchirurgie nachgewiesen ist.

Zusammenfassung

Der Hauptgrund für einen Fehlschlag beim freien Gewebetransfer/der Replantation ist die Thrombose der Anschlußgefäße (Risikozone I). Daneben kann es zum Trans-/Replantatversagen bei offenen Anastomosen kommen. Dann liegt der Grund in einer gestörten Mikrozirkulation des angeschlossenen Gewebes (Risikozone II). Low Dose ASS erweist sich in beiden Risikozonen als wirksam, d. h. reduziert die Thrombusbildung an arteriellen und venösen Mikroanastomosen und schützt die Gewebemikrozirkulation.

Summary

The main reason for trans- and replant failure is thrombotic occlusion of the anastomsed vessels (risk zone I). Occasionally failure occurs with patent anastomoses. In this case perfusion is obstructed at the level of tissue microcirculation (risk zone II). Low dose aspirin protects both risk zones, i. e. it reduces thrombus formation at arterial and venous microanastomoses and maintains tissue capillary perfusion.

Literatur

1. Buncke HJ (1992) Advances in Microvascular Free Tissue Transfer: Foreword. Clin Plast Surg 19,4:XI–XII
2. Barker JH, Acland RD, Anderson GL, Patel J (1992) Microcirculatory Disturbances Following the Passage of Emboli in an Experimental Free-Flap Model. Plast Reconstr Surg 90,1:95–102
3. Johnson PC, Barker JH (1992) Thrombosis and Antithrombotic Therapy in Microvascular Surgery. Clin Plast Surg 19:799–807
4. Vane JR, Flower RJ, Botting RM (1990) History of Aspirin and its Mechanism of Action. Stroke 21,12; Suppl. 4:12–23
5. Packham MA (1982) Mode of Action of Acetylsalicylic Acid. In: Barnett HJM, Hirsh J, Mustard JF (Hrsg.) Acetylsalicylic Acid. New Uses for an Old Drug. Raven Pess, New York, S 63–82
6. Patrono C (1990) Acetylsalicylic Acid. In: Messerli FH (Hrsg) Cardiovascular Drug Therapy. W.B. Saunders Company, Philadelphia London Toronto Montreal Sydney Tokyo, S 1423–1433
7. Weinzweig N, Gonzalez M (1995) Free Tissue Failure is *Not* an All-or- None Phenomenon. Plast Reconstr Surg 96:648–660
8. Barker JH, Gu JM, Anderson GL, O'Shaughnessy M, Pierangeli S, Johnson PC, Galletti G, Acland RD (1993) The Effects of Heparin and Dietary Fish Oil on Embolic Events and the Microcirculation Downstream from a Small-Artery Repair. Plast Reconstr Surg 91,2:335–343

Dr. med. F.-W. Peter, University of Louisville, 332 MDR Building, 511 S. Floyd Street Louisville, KY, 40292, USA

Adenoviraler Gentransfer als alternative Immuntherapie bei Xenotransplantationen peripherer Gewebe

Adenoviral gene transfer – an alternative immunotherapy in peripheral xenotransplantation

D. Hebebrand[1], K. Drazan[2], N. F. Jones[3] und H. U. Steinau[1]

[1] Klinik für Plastische Chirurgie und Schwerbrandverletzte, BG-Universitätsklinik „Bergmannsheil", Bochum
[2] Departement of Surgery, School of Medicine, UCLA, Los Angeles
[3] Divison of Plastic and Reconstructive Surgery, Handsurgery, UCLA, Los Angeles

Einleitung

Bei diskordanten Xenotransplantationen ist im Regelfall mit einer hyperakuten Abstoßungsreaktion zu rechnen. Die Initialphase dieses Vorganges ist von einer Aktivierung der Komplementkaskade gekennzeichnet. Die Überlebenszeit xenotransplantierter parenchymatöser Organe konnte im Tierexperiment an konkordanten Spezies unter hochdosierter Immunsuppression bereits auf über 100 Tage verlängert werden [7]. Die Ergebnisse peripherer Xenotransplantationen bleiben hinter diesen Resultaten bislang zurück.

Adenovirale Vektoren basieren auf dem Genom des humanen Adenovirus des Serotyps 5. Die Deletion der E1-Region führt zu deren Transformationsunfähigkeit und Replikationsunfähigkeit. Die Einbringung einer Kassette eines Reportergens, welches unter Kontrolle des Cytomegalie-Promotors für β-Galaktosidase kodiert, ermöglicht mit einer standardisierten Methodik die Identifikation transfizierter Zellen in einem Gewebeverband. Durch direkte Injektionen konnten mit derartigen Vektoren bereits Muskelzellen, Nervenzellen, Lungenepithelien, Blasenepithelien, Leberzellen und Gefäßendothelien transfiziert werden. Ein Perfusionsmodell für periphere Gewebe existiert bislang nicht. Die diffuse Transfektion des Gefäßbaumes eines Transplantates mit Proteinen, die einen hemmenden Einfluß auf die Aktivierung der Komplementkaskade haben, könnte einen neuen Ansatz in der Transplantation xenogener Gewebe ermöglichen.

Ziel dieses Experimentes war es zu untersuchen, ob und in welchem Maße Gefäßendothelien, Muskelzellen und Nervenzellen eines Composite Graft mit adenoviralen Vektoren durch Perfusionsmethoden erreicht werden können.

Methodik

Adenoviraler Vektor
Der Vektor wurde durch Deletion der E1-Region des viralen Genomes gewonnen, welche durch eine Kassette ersetzt wurde, die den Kontrollvektor für LacZ cDNA

für E. coli enthält. In 293-Zellen wurden bis zu 10^{11} plaqueformende Einheiten pro Milliliter generiert.

Transplantation und Gentransfer
In Ketamin/Azepromazin/Atropin-Narkose wurde in zwei Gruppen zu je 18 Tieren die Hinterläufe freigelegt und die Femoralgefäße präpariert. Die Muskelgruppen wurden abgesetzt und der Hautmantel zurückgeschlagen. Anschließend erfolgte die Darstellung der unteren epigastrischen Gefäße sowie der Muskeläste über dem M. bizeps femoris. Letztere wurden anschließend mit einer Feinnadel (33 Gauge) kannüliert. Die anschließende Perfusion erfolgte mit einer Geschwindigkeit von 0,016 ml/min über 90 Minuten. Die Perfusionsmenge lag im Mittel bei 1,45 ml je Extremität. Die femoralen Gefäße wurden dann anastomosiert in standardisierter mikrochirurgischer Technik mit Nylon 11×0. Die Muskelbäuche wurden readaptiert und der Hautmantel repositioniert.

In Gruppe I wurden nach 48 Stunden alle Tiere eingeschläfert und die Hinterläufe aufpräpariert. Aus Muskelbäuchen und Nervensegmenten wurden Biopsien entnommen und für Gefrierschnitte eingelegt. Dann erfolgte die Perfusion mit X-Gal, einer enzymatischen Lösung, welche alle transfizierten Zellen durch eine intensive Blaufärbung zur Darstellung bringt. Nach vier Stunden wurden die Präparate in 1,25% Glutaraldehyd fixiert. Zur internen Kontrolle erfolgte die gleiche Prozedur an allen kontralateralen Hinterläufen.

Die Biopsien wurden mit standardisierter Schichtdicke (5 micron) in 1,25% Glutaraldehyd bei 4 °C fixiert, in X-Gal für 4 Stunden bei 37 °C inkubiert und mit Eosin gegengefärbt. Unter dem Mikroskop wurde anschließend die Blaufärbung bei 20facher Vergrößerung bestimmt. Das Ausmaß der Genexpression wurde bestimmt nach der Anzahl der angefärbten Zellen pro Sichtfeld. Hierbei wurde Grad I ohne Anfärbung gewertet. Grad II bedeutete eine leichte Anfärbung (bis 10% der sichtbaren Zellen), Grad III eine mittlere Anfärbung (bis 25% der sichtbaren Zellen) und Grad IV eine starke Anfärbung (mehr als 25% der sichtbaren Zellen). Darüber hinaus wurden die Sequenzen für Galaktosidase im Test-und Kontrollgewebe durch eine Polymerase-Kettenreaktion (PCR) identifiziert.

In Gruppe II erfolgte ein analoges Vorgehen. Zur Bestimmung der Persistenz des Kontrollvektors wurden nach 24 Stunden jeweils zwei Tiere eingeschläfert und untersucht. In beiden Versuchsgruppen wurden Gewebeproben aus den Abdominalgefäßen, der Leber, der Milz und der Lungen entnommen und auf β-Galaktosidase untersucht.

Ergebnisse

Gruppe I: Bei allen Versuchstieren konnte nach Anastomosierung eine Reperfusion des Hinterlaufes erzielt werden. Innerhalb von 36 Stunden starben sechs Tiere, wovon drei eine Thrombosierung der Femoralgefäße aufwiesen. Nach 48 Stunden wiesen 93% der Muskelschnitte und 79% der Nervenbiopsien eine Expression des Markergens auf.

Gruppe II: Von 18 erfolgreich reperfundierten Hinterläufen konnten 16 in die weitere Untersuchung mit einbezogen werden. Zwei Tiere starben innerhalb der ersten 24 Stunden. Nach 48 Stunden lag die Transfektion für Muskelbiopsien in dieser Gruppe bei 82% gegenüber 68% bei Nervengeweben. Nach 96 Stunden war eine zunehmende Abnahme der Blaufärbung festzustellen, welche schließlich nach 21 Tagen nicht mehr feststellbar war.

Nach 90minutiger Perfusion konnte in beiden Gruppen bei Muskelgeweben eine Transfektionsrate von bis zu 50% erzielt werden gegenüber 20% bei Nervenschnitten. Zwischen den Mäusestämmen (Balb C/C3H) ergaben sich keine Unterschiede hinsichtlich Intensität und Verteilung.

Diskussion

Nach Perfusion eines Composite Graft mit adenoviralen Vektoren konnte eine hohe Transfektionsrate der untersuchten Zielgewebe festgestellt werden. Bisher publizierte Daten weisen nach lokaler Applikation eine vergleichbare Konzentration des Markervektors in verschiedenen Geweben auf. Hierbei konnten durch Applikation ins Liquor Astrocyten, Dendriten und Gliazellen transfiziert werden [5]. Umschriebene Genexpression konnte nach lokaler Injektion im Muskelgewebe von Mäusen [2, 9] und in glatter Herzmuskel von Schweinen [3] erzielt werden. Darüberhinaus liegen Berichte über gelungene Transfektionen an Lebern, Lungen und Blasen vor [1, 6, 8]. Die Effektivität und Sicherheit des in-vivo Gentransfers mit adenoviralen Vektoren hat bereits zu begrenzten klinischen Gentherapieversuchen zur Behandlung der cystischen Fibrose geführt.

Die Beschränkungen des Perfusionsmodells liegen zunächst in der mangelhaften Penetration der Viruspartikel nach Organdurchflutung. In unserer Versuchsreihe zeigte sich jedoch ein deutlicher Unterschied in der Genexpression, wenn die Dauer der Perfusion und die Menge der Perfusionslösung variiert wurden. Kirshenbaum et al. [4] konnten in ihrem Modell ebenfalls eine strenge Abhängigkeit vom Verhältnis Vektorkonzentration zu Gewebegröße feststellen. Erst nach 90-minutiger langsamer Perfusion und gleichzeitiger Druckkontrolle über das ablaufende Gefäßsystem konnten wir unsere Ergebnisse reproduzierbar halten. Dennoch zeigte sich trotz diffuser und weiträumiger Verteilung die höchste Konzentration im Bereich der durchspülten Gefäßwände.

Eine weitere Begrenzung der Methode zeigten sich bislang in der zeitlich limitierten Persistenz des Vektors im Zielgewebe. Nach 21 Tagen konnte in den untersuchten Gewebeproben keine Genexpression mehr nachgewiesen werden. Ursächlich hierfür kann die Immunantwort des Wirtes sein, eine intrazelluläre Degradation des viralen Genoms oder eine sogenannte „Down-Regulation" der Transkriptasen. Die Verlängerung der Expression kann in Zukunft möglicherweise über die Auswahl des Promotors erzielt werden. Darüberhinaus muß die Rolle eines spezifischen Rezeptors diskutiert werden, der die Penetration der Viren steuert. Genauere Kenntnisse hierüber sind bislang nicht verfügbar.

Das Verteilungsmuster der adenoviralen Vektoren mit einer deutlichen Präsenz im Bereich der Gefäßwände und der angrenzenden Muskulatur lassen gegenwärtig an einen Einsatz bei der Xenotransplantation peripherer Gewebe denken. Möglicherweise können Sequenzen für inhibitorische Proteine oder monoklonale Antikörper eingeschleust werden, die eine hyperakute Abstoßungsreaktion be-

64

einflußen können um den Aufwand und Einsatz systemischer Immunsuppressiva zu senken.

Zusammenfassung

In einem Modell der isolierten Extremitätenperfusion wurde Verteilung und Persistenz adenoviraler Vektoren an Hinterläufen untersucht. Die Intensität der Genexpression des β-Galaktosidasevektors war im Muskelgewebe bei 90-minutiger Perfusion nach 48 Stunden am höchsten und konnte 21 Tage nachgewiesen werden. Im Nervengewebe konnte eine geringere Transfektionsrate festgestellt werden, die jedoch in 79% aller Biopsien nachweisbar war. Die Verteilung konnte in allen Gewebeabschnitten nachgewiesen werden mit der stärksten Ausprägung im Bereich des Gefäßsystems. Der Einsatz immunmodulierender Zytokine, inhibitorischer Proteine oder monoklonaler Antikörper kann möglicherweise durch adenoviralen Gentransfer im Bereich des Gefäßendothels und der angrenzenden Muskulatur die Ergebnisse nach Xenotransplantation verbessern.

Summary

In this model of isolated limb perfusion the persistence and distribution of adenoviral vectors were evaluated. Following perfusion for 90 minutes in muscle tissue intensity of gene expression of a β-galaktosidase marker gene was found to be highest after 48 hours. The persistence of the gene could be shown for 21 days. Although nerve tissues demonstrated a lower transfection rate there were still 79% positive for the control vector. The widespread of gene expression could be shown in all tissues with a maximum in and around the vessles. The insertion of sequences in the vascular system and muscles by adenoviral vectors encoding for immunomodulating cytokines, inhibitory proteins or monoclonal antibodies might improve the results of xenotransplantation.

Literatur

1. Brody SL, Crystal RG (1994) Adenovirus-mediated in vivo gene transfer. Ann N Y Acad Sci 716:90–101; discu
2. Davis HL, Demeneix BA, Quantin B, Coulombe J, Whalen RG (1993) Plasmid DNA is superior to viral vectors for direct gene transfer into adult mouse skeletal muscle. Hum Gene Ther 4: 733–740
3. Guzman RJ, Lemarchand P, Crystal RG, Epstein SE, Finkel T (1993) Efficient gene transfer into myocardium by direct injection of adenovirus vectors. Circ Res 73:1202–1207
4. Kirshenbaum LA, MacLellan WR, Mazur W, French BA, Schneider MD (1993) Highly efficient gene transfer into adult ventricular myocytes by recombinant adenovirus. J Clin Invest 92: 381–387
5. Le Gal La Salle G, Robert JJ, Berrard S, Ridoux V, Stratford-Perricaudet LD, Perricaudet M, Mallet J (1993) An adenovirus vector for gene transfer into neurons and glia in the brain. Science 259:988–990

6. Moullier P, Friedlander G, Calise D, Ronco P, Perricaudet M, Ferry N (1994) Adenoviral-mediated gene transfer to renal tubular cells in vivo. Kidney Int 45:1220–1225
7. Murase N, Starzl TE, Demetris AJ, Valdivia L, Tanabe M, Cramer D, Makowka L (1993) Hamster-to-rat heart and liver xenotransplantation with FK506 plus antiproliferative drugs. Transplantation 55:701–707; discuss
8. Shaked A, Csete ME, Drazan KE, Bullington D, Wu L, Busuttil RW, Berk AJ (1994) Adenovirus-mediated gene transfer in the transplant setting. II. Successful expression of transferred cDNA in syngeneic liver grafts. Transplantation 57:1508–1511
9. Stratford-Perricaudet LD, Makeh I, Perricaudet M, Briand P (1992) Widespread long-term gene transfer to mouse skeletal muscles and heart. J Clin Invest 90:626–630

Dr. D. Hebebrand, Klinik für Plastische Chirurgie und Schwerbrandverletzte, BG-Universitätsklinik „Bergmannsheil", Bürkle-de-la-Camp-Platz 1, D-44789 Bochum

Hyperbarer Sauerstoff als Adjuvans in der Therapie der Streptokokken-Myositis

Hyperbaric oxygen as an adjunct in the treatment of streptoccocal myositis

D. Erdmann[1], J. Hussmann[2], W. A. Zamboni[2] und G. Germann[1]

[1] Abteilung für Verbrennungen, Plastische und Handchirurgie, Plastische Chirurgie, BG Unfallklinik, Ludwigshafen
[2] Institute for Plastic and Reconstructive Surgery, Department of Surgery, Southern Illinois University School of Medicine, Springfield, Illinois (USA)

Einleitung

Nekrotisierende Weichteilinfektionen der Haut, Subkutis, Faszie und Muskulatur werden in Zusammenhang mit verschiedensten traumatischen Wunden und seltener nach chirurgischen Eingriffen beobachtet.

Anfang der 90er Jahre erschienen insbesondere in der Sensationspresse Großbritanniens Artikel über sogenannte neue „Killer Bakterien" und „Fleisch-fressende Bakterien", die zu einer Unruhe und Besorgnis in der Bevölkerung führten. Kausative Organismen dieser schweren und u. U. letalen Weichteilinfektionen sind keine neuen Erreger, vielmehr eine seit langem bekannte aerobe und anaerobe Bakterienflora, sowie häufiger bakterielle Mischinfektionen.

Ein Effekt von Hyperbarem Sauerstoff (Hyperbaric Oxygen, HBO) in der Behandlung der aeroben Streptokokken-Myositis wurde bisher nicht wissenschaftlich kontrolliert untersucht. Die HBO-Therapie wird seit einigen Jahren, insbesondere in den USA, wiederentdeckt und kann durch die erweiterten Indikationen als „neues" Behandlungskonzept betrachtet werden.

Methodik

Das von Eagle beschriebene Modell der standartisierten Streptokokken-Myositis der Maus war die Grundlage der Untersuchungen [1]. Die Muskulatur des linken Oberschenkels von Swiss Webster Mäusen (n = 34, 18–24 gm; Harlan Sprague Dawley Inc., Indianapolis, IN, USA) wurde mit 0,1 ml einer reinen Streptokokkus pyogenes-Suspension ($1-3 \times 10^9$ Colony forming Units, CFU) inokkuliert. Diese C-203 Kultur (ATCC, Rockville, MD, USA) ist als Gruppe A-Streptokokkus identifiziert und wurde in früheren Studien von Eagle [1] und Stevens und Mitarbeitern [2] verwendet.

Die Präparation der Bakterien-Suspension ist ausführlich in der Literatur beschrieben [2].

Vier Behandlungsgruppen wurden randomisiert:

1. *Kontrollgruppe*
2. *HBO-Therapie*: 100% Sauerstoff unter 2,5 atmospheres absolute (ATA) für 90 min dreimal pro Tag mit Beginn der Behandlung unmittelbar nach Bakterien-Inokkulation in der Überdruckkammer (Reimers Engineering Inc., Alexandria, VA, USA).
3. *Penizillin-Therapie*: Penizillin G (98 mg/kg) intraperitoneal (IP) zweimal pro Tag für fünf Tage mit Beginn der Applikation 12 Stunden nach Inokkulation.
4. *Kombinierte HBO/Penizillin-Therapie*: Penizillin G (98 mg/kg) IP und HBO Behandlung zweimal pro Tag fünf Tage.

Mortalität (Überlebenstage) und Bakterienwachstum im Muskelgewebe wurden zum Zeitpunkt des Todes bzw. nach 21 Tagen Beobachtung zwischen den Gruppen verglichen. Das exzidierte Muskelgewebe wurde unter aseptischen Bedingungen gewogen, zerkleinert und mit 1 ml einer 0,1% NaCl-Lösung verdünnt. Serien-Verdünnungen wurden zweifach auf Soja-Agar Kulturplatten ausgestrichen und die Anzahl der gewachsenen Bakterien-Kolonien nach 24 und 48 Stunden ausgezählt und als Colony forming Units (CFU) pro gm Muskelgewebe erfaßt.

Der numerische Vergleich der Mortaliät (Überlebenstage) und des Bakterien-wachstums zwischen den Gruppen erfolgte durch die One Way Analysis of Variance (ANOVA). Statistische Unterschiede zwischen den einzelnen Gruppen wurde durch den Student t-Test auf Signifikanz (p $\leq$ 0,05) überprüft.

Ergebnis

Alle Versuchstiere zeigten Zeichen der schweren lokalen und systemischen Infektion 12 Stunden nach Bakterien-Inokkulation.

Die ausschließich mit HBO behandelten Tiere (Gruppe 2) zeigten keine statistisch signifikanten Unterschiede in der Überlebenszeit und im Bakterienwachstum im Vergleich zur Kontrollgruppe. Die Penizillin-Therapie (Gruppe 3) führte zu einer signifikant verlängerten Überlebenszeit und einem reduzierten Bakterienwachstum im Vergleich zur Kontrollgruppe. Eine signifikant verlängerten Überlebenszeit und ein reduziertes Bakterienwachstum resultierte aus dem kombinierten Behandlungsschema (Gruppe 4) im Vergleich zur Kontrollgruppe und Penizillin-Therapie (Gruppe 3):

mean $\pm$ SEM und sqrt CFU $\times$ 10^8 mean $\pm$ SEM

Gruppe	Mortalität (Überlebenstage)	Streptokokken CFU/gm ($\times 10^8$)
Kontrollgruppe	2,4 $\pm$ 0,16	3,8 $\pm$ 0,95
HBO	2,4 $\pm$ 0,22	2,62 $\pm$ 0,51
Penizillin	11,5 $\pm$ 0,94 *	1,25 $\pm$ 0,24 *
HBO/Penizillin	17,1 $\pm$ 1,33 **	0,36 $\pm$ 0,14 **

* p $\leq$ 0,05 vs Kontrollgruppe.
** p $\leq$ 0,05 vs Kontrollgruppe und Penizillin-Therapie.

Diskussion

Wundinfektionen durch Gruppe A-Streptokokken werden in der Regel durch adaequate und frühzeitige Antibiotikatherapie ausreichend therapiert. In einer geringeren Anzahl von häufig immun-supprimierten Patienten kann eine ausgedehnte, rasch fortschreitende, nekrotisierende Weichteilinfektion auftreten. Klinische Beschreibungen des Krankheitsbildes sind u. a. „progressive Gangrän", „nekrotisierende Faszitis und Zellulitis" und „Myositis". Angaben zur Mortalität in der Literatur reichen bis zu 85 % [3]. Die derzeitige Hypothese zum Pathomechanismus der invasiven Gruppe A-Streptokokken Infektion beinhaltet die Freisetzung sogenannter „pyrogenic exotoxins A (SPEA) und B (SPEB)", die zur Freisetzung Gewebedestruierender Zytokine durch Monozyten/Makrophagen und Lymphozyten führt. Die Invasivität des Erregers wird durch das Streptokokken-Endotoxin M gesteigert, das die Bakterien-Phagozytose durch neutrophile Granulozyten (PMN) hemmt [4].

Die prinzipielle Behandlung nekrotisierender Weichteilinfektionen besteht aus einer hochdosierten, systemischen Antibiotikatherapie und dem radikalen chirurgischen Debridement mit Fasziotomie. Verschiedene retrospektive klinische Studien zeigten verbesserte Überlebensraten und geringere Amputationsraten in Patienten mit anaeroben, insbesondere durch Clostridien verursachte Weichteilinfektionen und gemischten bateriellen Weichteilinfektionen [5]. HBO als mögliche Therapie aerober Infektionen wurde erstmals 1965 in der Literatur erwähnt [6].

Die Ergebnisse unserer Untersuchungen demonstrieren eine verbesserte Überlebensrate und ein reduziertes Bakterienwachstum in der Streptokokken-Myositis der Maus durch HBO als Adjuvans der standartisierten Antibiotikatherapie. Ein direkter „antibiotischer" Effekt auf den aeroben bakteriellen Erreger ist unwahrscheinlich. Mögliche Mechanismen sind die Ödem-Reduktion im entzündlichen Gewebe [7] und eine damit verbesserte Gewebeperfusion und höhere lokale Antibiotikakonzentration; eine Reduktion der entzündlichen Gewebehypoxie [8] und der durch Hypoxie verursachten Gewebenekrose; eine durch den erhöhten Sauerstoff-Gradienten gesteigerte Angiogenese und damit verbesserte Wundheilung [9]; und die in vitro demonstrierte gesteigerte Bakterien-Phagozytose durch PMN [10].

Zusammenfassung

Nekrotisierende Weichteilinfektionen werden durch aerobe, anaerobe und gemischte bakterielle Flora verursacht. Ein Effekt von Hyperbarem Sauerstoff (HBO) in der Therapie der aeroben Streptokokken-Myositis wurde bisher nicht wissenschaftlich kontrolliert untersucht.

Die Behandlung mit HBO als Adjuvans der standartisierten Antibiotikatherapie der Streptokokken-Myositis resultierte in einer signifikant verlängerten Überlebenszeit und einem reduzierten Bakterienwachstum in der Maus. Mögliche bereits in der Literatur beschriebene Mechanismen sind Ödem-Reduktion, Reduktion der lokalen Gewebehypoxie, Stimulation der Angiogenese und gesteigerte Bakterien-Phagozytose.

70

Summary

Necrotizing soft tissue infections are caused by aerobic, anaerobic, and mixed bacterial flora. The effect of Hyperbaric Oxygen (HBO) in the treatment of aerobic Streptococcal myositis has not not been scientifically evaluated.

HBO as an adjunct to standard antibiotic therapy of Streptococcal myositis resulted in prolonged survival and reduced bacterial growth in a mouse model. Possible mechanisms which have been mentioned in the literature include edema reduction, reduction of local hypoxemia, stimulation of angiogenesis, and increased bacterial phagocytic killing.

Literatur

1. Eagle H (1952) Experimental approach to the problem of treatment failure with penicillin. Group A streptococcal infection in mice. Am J Med 13:389–399
2. Stevens DL, Gibbons AE, Bergstrom R, Winn V (1988) The Eagle effect revisited: efficacy of clindamycin, erythromycin, and penicillin in the treatment of streptococcal myositis; J Inf Dis 158:23–28
3. Adams EM, Gudmundsson S, Yocum DE, Haselby RC, Craig WA, Sundstrom WR (1985) Streptococcal myositis. Arch Intern Med 145:1020–1023
4. Stevens DL (1992) Invasive group A streptococcus infections. Clin Infect Dis 14:2–13
5. Riseman JA, Zamboni WA, Curtis A, Graham DR, Konrad HR, Ross DS (1990) Hyperbaric oxygen therapy for necrotizing fasciitis reduces mortality and the need for debridements. Surgery 108:847–850
6. Ollodart R, Blair E (1965) High-pressure oxygen as an adjunct in experimental bacteremic shock. JAMA 191:736–739
7. Nylander G, Nordström H, Eriksson E (1984) Effects of hyperbaric oxygen on oedema formation after scald burn. Burns 10:193–196
8. Silver IA (1978) Tissue pO_2 changes in acute inflammation. Adv Exp Med Biol 94:796–774
9. Knighton DR, Silver IA, Hunt TK (1981) Regulation of wound healing angiogenesis: effect of oxygen gradients and inspired oxygen concentrations. Surgery 90:262–270
10. Mandell G (1974) Bactericidal activity of aerobic and anaerobic polymorphonuclear neutrophils. Infect Immun 9:337-341

Dr. Detlev Erdmann, Abteilung für Verbrennungen, Plastische und Handchirurgie, Plastische Chirurgie, BG Unfallklinik Ludwigshafen, Ludwig-Guttmann-Straße 13, D-67071 Ludwigshafen

Die Leukozytenakkumulation in der Dünndarmwand nach Okklusion der A. mesent. sup. und Therapie des Reperfusionsschocks mit Dopamin, isotonem und hyperton-hyperonkotischem Volumenersatz

The accumulation of leukocytes in the intestinal wall after occlusion of the superior mesenteric artery and treatment of the reperfusion shock with dopamine, isotonic and hypertonic/hyperoncotic resuscitation

J. Jonas[1], A. Alebrahim[1], A. Heimann[2] und O. Kempski[2]

[1] Klinik für Allg. u. Abdominalchirurgie
[2] Institut für Neuropathophysiologie der Johannes Gutenberg Universität Mainz, Langenbeckstr.1, D-55101 Mainz

Einleitung

Die Leukozyten sind ein wichtiger Faktor in der Entstehung des Reperfusionsschadens. Der Nachweis der Leukozytenakkumulation erfolgt experimentell durch die Messung der leukozytenspezifischen Myeloperoxidase-Aktivität in der Mucosa des Darms oder durch die direkte Beurteilung des intravaskulären Leukozytenverhaltens mit der intravitalen Mikroskopie, die vorwiegend an den Mesenterialgefäßen durchgeführt wird. Neuere Studien zeigten jedoch, daß die Leukozytenakkumulation nicht in allen Darmwandschichten identisch ist [1, 4].

In zahlreichen experimentellen Studien wird zudem die Problematik des Reperfusionsschocks umgangen, in dem nur Teile des Dünndarms in den Versuch einbezogen und der übrige Dünn- und Dickdarm exstirpiert wird [4]. Im klinischen Krankheitsbild des akuten Verschlusses der Arteria mesenterica superior (AMS) muß jedoch der Erhalt und damit auch die Reperfusion des gesamten Darms angestrebt werden. Der Reperfusionsschock kann die metabolische Regeneration des ischämischen Darms verzögern und möglicherweise auch die Akkumulation der Leukozyten in der Darmwand beeinflussen. Im Tiermodel sollte der Einfluß der Therapie des Reperfusionsschocks (Dopamin, isotone und hyperton/hyperonkotische Volumensubstitution) auf die Kreislaufparameter und die Leukozytenakkumulation untersucht werden.

Material und Methodik

Das Versuchsmodell wurde bereits beschrieben [3]. Die randomisierte Einteilung der Gruppen erfolgte nach Beendigung der Präparation. Die präischämische Stabilisierungsphase betrug 30 Minuten, die Ischämie- und die Reperfusionsphase 2 h.

Gruppe 1 (N = 6) bildete die Kontrollgruppe ohne Therapie. Zu Beginn der Reperfusion wurde in *Gruppe 2* (N = 6, DOPA) eine blutdruckabhängige Dopamininfusion (5 – 50 µg/Min), in *Gruppe 3* (n = 6,ISO) eine isotone (40 ml/kg 0,9% NaCl in 30 Min.) und in *Gruppe 4* (N = 6, HHES) eine hyperton/hyperonkotische Volumentherapie (5 ml/kg 7,5% NaCl/10% Hydroxyäthylstärke 200 000/0,5 in 5 Min.) eingeleitet.

EKG und Blutdruck (Monitor Siemens Sirecust 404-1) wurden fortlaufend registriert. Die Messung der Kreislaufparameter (Swan-Ganz) er folgten am Ende der Stabilisierungsphase, nach 30, 60, 120 Min. Ischämie und nach 15, 30, 60, 120 Min. Reperfusion. Die Plasmavolumenveränderungen wurden aus den Veränderungen des Hämatokrits berechnet.

Das Experiment wurde mit 30 ml 7,4% KCl nach 120 Minuten Reperfusion beendet. Innerhalb einer Minute nach Herzstillstand wurde ein ca. 5 cm langer Abschnitt des Ileums entnommen und in 10% Formalin-Lösung fixiert. Die Präparate (Hämatoxylin-Eosin Färbung) wurden mikroskopisch (Orthoplan Leitz, Wetzlar, Vergößerung 100 – 200X) ohne Kenntnis der Gruppenzugehörigkeit beurteilt. Der Epithelschaden wurde entsprechend der Einteilung („Grading") von Chiu [2] beurteilt. Für die Beurteilung der Leukozytenakkumulation wurde die Naphtol AS-D Chlorazetatesterase-Färbung [5] verwendet. In der Submucosa und den Muskularisschichten des Dünndarms wurden die Leukozyten mit einem computergestützten Bildgebungsverfahren (Amiga 2000, Sony Colour Videocamera SSC-C370P, Software Prof. Kempski, Mainz) in jeweils 20, sich nicht überlappenden Fenstern (Größe 0,016 mm^2) ausgezählt. Die Ergebnisse werden als Anzahl/mm^2 dargestellt.

Die statistische Auswertung der Ergebnisse erfolgte mit dem Wilcoxon-Test für verbundene und unverbundene Stichproben (Software SAS Institute Co., Cary USA, Mean ± SEM). Signifikanzen werden ab einem p-Wert < 0,05 im Vergleich zur Kontrollgruppe angegeben.

Ergebnisse

Der durchschnittliche systolische Blutdruck betrug 97 – 105 mm Hg in der Stabilisierungsphase bei einem HZV von 4,1 – 5,0 l/Min. (Abb. 1). Die RR-Werte stiegen leicht während der Ischämiephase mit einem gleichzeitigem Abfall des HZV um 22 – 25%. In der Reperfusion ergaben sich für die DOPA-Gruppe keinerlei Verbesserungen dieser Werte. Für die ISO-Gruppe zeigte sich eine vorübergehende signifikante Abschwächung des Blutdruckabfalls (83 ± 2 mm Hg) und des HZV innerhalb der ersten 30 Minuten der Reperfusion. Das HZV ist nach hyperton/hyperonkotischer Therapie dauerhafter und am Ende der Reperfusion signifikant gegenüber allen Gruppen verbessert.

Die Laser-Doppler Messungen des Ileums lagen in der Stabilisierungsphase bei 24 – 26 LD-Units und am Ende der Ischämiephase bei 9 – 12 LD-Units. In der

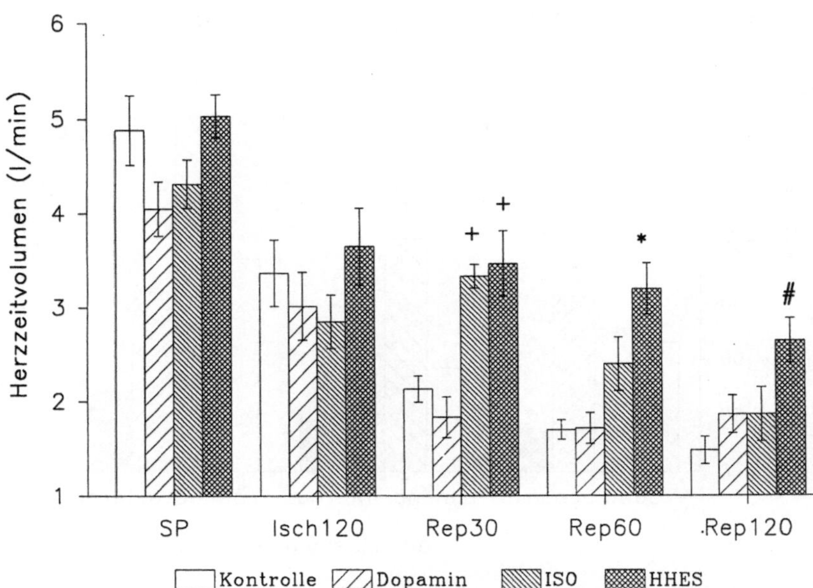

Abb. 1. Verhalten des Herzzeitvolumen nach zweistündiger Okklusion der A. mesenterica superior [SP = Stabilisierungsphase, Isch = Ischämie, Rep = Reperfusion; ISO = isotone Reperfusion, HHES = hyperton/hyperonkotische Reperfusion, $p < 0,05$, * vs. alle Gruppen, + vs. Kontrolle und DOPA, # vs. Kontrolle]

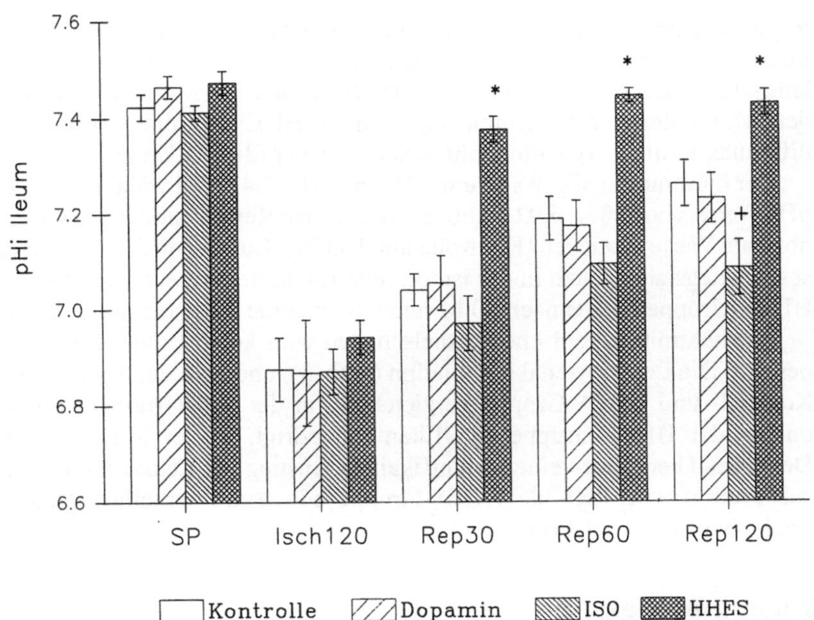

Abb. 2. Veränderungen des tonometrisch ermittelten, intramuralen pHi des Ileums [SP = Stabilisierungsphase, Isch = Ischämie, Rep = Reperfusion; ISO = isotone Reperfusion, HHES = hyperton/hyperonkotische Reperfusion, $p < 0,05$, * vs. alle Gruppen, + vs. Kontrolle und DOPA]

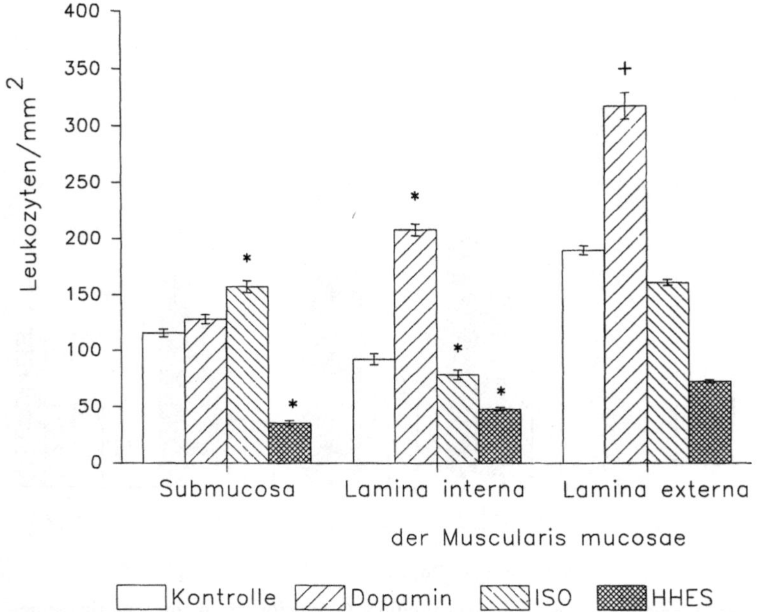

Abb. 3. Leukozytenakkumulation in der Wand des Ileums [ISO = isotone Reperfusion, HHES = hyperton/hyperonkotische Reperfusion, $p < 0,05$, * vs. alle Gruppen, + vs. ISO und HHES]

Reperfusionsphase zeigte sich in der DOPA-Gruppe keinerlei Verbesserung der intestinalen Perfusion (18 – 20 LD-Units). Eine isotone Reperfusion führte zu einer langsamen Zunahme der Werte (22 LD-Units nach 120 Minuten), die aber unterhalb den Werten der Kontrollgruppe lagen. In der HHES-Gruppe war dagegen eine signifikante, inititale Hyperämiephase nachweisbar (36 LD-Units).

Der intramurale pHi des Ileums (Mean 7,41 – 7,47) fiel während der Ischämie auf pHi-Werte von 6,87 – 6,92 (Abb. 2), die in der Reperfusion nur langsam auf subnormale Werte anstiegen (Kontrolle und DOPA). Eine signifikante Verzögerung dieses Anstiegs zeigte sich in der isoton reperfundierten Versuchsgruppe, während die HHES-Gruppe bereits nach 30 Minuten wieder die Ausgangswerte erreichte.

Der lichtmikroskopische Epithelschaden wies keine Unterschiede in den Gruppen auf. Die Leukozytenakkumulation (Abb. 3) innerhalb der Submucosa war in der Kontroll- und DOPA-Gruppe vergleichbar, in der ISO-Gruppe signifikant erhöht und in der HHES-Gruppe signifikant erniedrigt. In der Muscularis führte eine Dopamin-Therapie zu einem signifikanten Anstieg der Leukozyten, eine Volumensubstitution in der ISO- und HHES-Gruppe jedoch zu einer teilweisen Reduktion der Leukozytenakkumulation.

Zusammenfassung

Im Tiermodell wurden nach einer zweistündigen Okklusion der Arteria mesenterica superior und verschiedenen Therapieformen zu Beginn der zweistündigen Reperfusionsphase (Dopamin, isotone und hyperton/hyperonkotische Volumensubstitution) die Paramter der zentralen Hämodynamik (Blutdruck, Swan-Ganz Katheter) und der intestinalen Perfusion (Laser-Doppler und Tonometrie) erfaßt und die Leukozyten-akkumulation innerhalb der Wand (Submucosa, Muscularis) histologisch ausge-wertet. Eine Dopamin-Therapie hatte keinen Einfluß auf die zentrale Hämodynamik oder die intestinale Perfusion, führte aber zu einer signifikanten Leukozyten-akkumulation innerhalb der Muscularis der Darmwand. Eine isotone Volumen-substitution hatte nur eine kurzfristige Verbesserung der hämodynamischen und Perfusionsparameter zur Folge, die nach hyperton/hyperonkotischer Therapie deut-licher ausfiel und von signifikant längerer Dauer war. In beiden Gruppen wurde eine verminderte Akkumulation innerhalb der Muscularis, aber ein unterschiedliches Verhalten in der Submucosa beobachtet. Eine initiale Therapie des Reperfusions-schocks scheint einen Einfluß auf die Leukozytenakkumulaton innerhalb der Dünn-darmwand zu besitzen.

Summary

In an already described pig model the reperfusionshock after 2 hours of superior mesenteric artery occlusion was treated with dopamine, isotonic and hypertonic/hyperoncotic resuscitation. No kind of treatment could restore blood pressure and cardiac output. Hypertonic/hyperoncotic resuscitation showed significant attenuated shock parameters with a significant hyperemic intestinal perfusion reaction (laser doppler) and a restoration of the tonometrical calculated pHi of the ileum after 30 minutes of reperfusion. Leukocyte accumulation was increased by Dopamine in the intestinal muscular layer, but decreased after using isotonic or hypertonic/hyper-oncotic resuscitation. These results suggest an influence of the shock treatment on the leukocyte accumulation within the intestinal wall.

Literatur

1. Boyd AJ, Sherman IA, Saibi FG (1994) Intestinal microcirculation and leukocyte behavior in ischemia-reperfusion injury. Microvasc Research 47:355–368
2. Chiu CJ, McArdle AH, Brown R, Scott HJ, Gurd FN (1979) Intestinal mucosal lesion in low flow states. Arch Surg 101:478–483
3. Jonas J, Kempski O, Heimann A, Junginger Th (1994) Sauerstoffmetabolismus und intramuraler pH des Dünndarms bei mesenterialer Ischämie und Verhalten der Mikrozirkulation nach hyper-ton-hyperonkotischem Volumenersatz. Langenbecks Arch Chir Forum 93–98
4. Kurtel H, Tso P, Granger DN (1992) Granulocyte accumulation in postischemic intestine: role of the leukocyte glycoprotein CD11/CD18. Am J Physiol 262:G878–G882
5. Moloney WC, McPheson L, Fliegelman L (1960) Esterase activity in leucocytes demonstrated by the use of Naphtol AS-D Chloacetate substrate. J Histochem Cytochem 200–207

Dr. Jörg, Jonas, Klinik für Allg. und Abdominalchirurgie, Langenbeckstraße 1, D-55131 Mainz

Beeinflussung der hepatischen Mikrozirkulation nach warmer Ischämie durch einen unspezifischen Endothelinantagonisten (Bosentan)

The impact of a non-selective endothelin-antagonist (Bosentan) on the hepatic microcirculation after warm ischemia

T. A. Koeppel[1], T. Kraus[1], J. C. Thies[1], O. Schneider[1], P. Schemmer[1], S. Post[2], M. M. Gebhard[3] und G. Otto[1]

[1] Chirurgische Universitätsklinik, Universität Heidelberg
[2] Klinik und Poliklinik für Allgemeinchirurgie, Universität Göttingen
[3] Institut für Experimentelle Chirurgie, Universität Heidelberg

Einleitung

Endothelin-1 (ET-1) gehört zu einer Gruppe von Isopeptiden, die u. a. starke vasokonstriktorische Eigenschaften besitzen und von Endothelzellen *de novo* synthetisiert werden können. Durch seine Wirkung auf die glatte Muskulatur von Gefäßen ist ET-1 auch an der Blutflußregulation des Splanchnikusgebietes beteiligt [1]. Bei Untersuchungen zum Ischämie-/Reperfusionsschaden der Leber konnten erhöhte Serumkonzentrationen von ET-1 nach warmer Ischämie nachgewiesen werden. Dabei führte die Applikation von ET-1-Antikörpern während der Reperfusionsphase zu einer verbesserten Makrohämodynamik und Reduktion der Leberzellschädigung [2]. Der direkte Einfluß von ET-1 auf den postischämischen mikrovaskulären Blutfluß und der Leukozyten-Endothelinteraktion wurde *in vivo* bisher nicht untersucht. Ziel dieser Studie war es, durch Hemmung endothelinspezifischer Effekte eine Verbesserung der hepatischen Mikrozirkulation nach warmer Ischämie zu erzielen. Hierzu wurde der Einfluß eines unspezifischen Endothelinrezeptor-Antagonisten (Bosentan) auf den Ischämie-/Reperfusionsschaden der Leber mit der in vivo-Fluoreszenzmikroskopie (IVM) untersucht.

Material und Methoden

Marterial und Versuchsablauf: Als Versuchstiere wurden insgesamt 12 männliche Wistar-Ratten (217–258 g) verwendet. Nach Einleitung einer Kombinationsnarkose (Ketamin, Phenobarbital i. v.) wurde der linke Leberlappen für insgesamt 70 min abgeklemmt (= warme Ischämie). Die 6 Tiere der Versuchsgruppe erhielten 1 min vor Entfernung des Clips Bosentan (Ro-47-0203) in einer Konzentration von 15 mg pro kg KG intravenös verabreicht. Tiere der Kontrollgruppe erhielten stattdessen dieselbe Menge an Ringer-Lösung. In der Reperfusionsphase wurde der Leberlappen zur Intravitalmikroskopie auf eine spezielle Vorrichtung ausgelagert und die Mikrozirkulation mittels der IVM beobachtet [3]. Meßparameter waren sinusoidale Perfusion und Leukozyten-Endothelinteraktion. Sinusoidale Diameter wurden in modifizierter Weise nach Marzi bestimmt [4].

78

Statistik: Alle Daten werden als Mittelwerte SEM dargestellt. Unterschiede zwischen einzelnen Gruppen wurden durch den Student-t-Test oder dem Wilcoxon-Test ermittelt und bei $p < 0,05$ als signifikant beurteilt. Parameter mit Mehrfachmessungen innerhalb eines Tieres wurden einer mehrdimensionalen Varianzanalyse in hierarchischem („nested") Design zugeführt (Faktoren Versuchsgruppe, Einzelexperiment innerhalb der Gruppe, Zeitpunkt der Messung nach Reperfusion).

Ergebnisse

Blutdruck und sinusoidale Durchmesser: Beide Kollektive wiesen keine signifikanten Unterschiede im mittleren arteriellen Blutdruck auf (Kontrollen: $106 \pm 3,3$ mmHg, Bosentan: $99 \pm 8,5$ mmHg, $p > 0,05$) (MW $\pm$ SEM). Allerdings führte die Gabe von Bosentan zu einer signifikanten Zunahme des mittleren Durchmessers der Sinusoide von 9,9 µm auf 10,6 µm ($p < 0,01$).

Sinusoidale Perfusion: Störungen der sinusoidalen Perfusion konnten in beiden Gruppen beobachtet werden. Periportal (Zone 1) konnte eine Reduktion des Anteils nicht-perfundierter Sinusoide von $10,8\% \pm 1,0$ auf $2,5\% \pm 0,7$, midzonal (Zone 2) von $11,1\% \pm 0,9$ auf $3,1\% \pm 0,7$ und zentral (Zone 3) von $9,1\% \pm 1,2$ auf $2,6\% \pm 0,8$ erzielt werden ($p < 0,0001$).

Leukozytenadhäsion: Durch quantitative Auswertung des Leukozytenstickings in Sinusoiden ließ sich eine Reduktion von $87,4 \pm 6,4$ auf $60,8 \pm 5,5$ adhärenter WBC pro mm² Leberoberfläche ($p < 0,001$) nach Gabe von Bosentan feststellen. Temporäre Interaktionen (Rolling) von WBC mit dem Endothel postsinusoidaler Venolen nahmen von $22,7\% \pm 0,8$ auf $16,2\% \pm 0,9$ ab. Die Zahl der permanent adhärenter WBC wurde von $178,3 \pm 27,6$ auf $112,1 \pm 13,7$ WBC pro mm² Endotheloberfläche durch Bosentan reduziert ($p = 0,0001$).

Schlußfolgerung

Während Leberischämie und in der Reperfusionsphase hervorgerufene Veränderungen im Bereich der Sinusoide manifestieren sich postischämisch als Störungen der Mikrozirkulation und können zu einem lokalen, in schweren Fällen aber auch zum generellen Versagen der kapillären Perfusion führen [5]. Nach 2-stündiger warmer Ischämie der Leber ist die Konzentration des starken Vasokonstriktors ET-1 im Lebervenenblut von Ratten erhöht. Da ET-1 parakrine Eigenschaften besitzt, wird vermutet, daß intrahepatisch sehr viel höhere Konzentrationen vorliegen [2]. ET-1 wirkt nicht nur auf glatte Muskelzellen der Gefäßmuskulatur, sondern u.a. auch auf perisinusoidale, kontraktile Ito-Zellen [1, 6]. Die Applikation von Bosentan führte in unserer Sudie zu einer signifikanten Reduktion nicht-perfundierter Sinusoide und zu einer leichten Erhöhung sinusoidaler Diameter. Denkbar wäre, daß durch Inhibition einer endothelinbedingten Vasokonstriktion im Bereich präsinusoidaler Gefäße eine Erhöhung des sinusoidalen Blutflusses und somit eine Verbesserung der Gewebsoxygenierung in der frühen Reperfusionsphase erzielt werden konnte. Unsere Ergebnisse lassen jedoch keine klaren Rückschlüsse zu, da keine Messungen zu Blutdrücken in der Leberarterie/-vene und Gewebs-pO_2 im Rahmen dieser Untersuchung erfolgten. Der Ischämie-/Reperfusionsschaden der Leber ist mit einer Aktivierung des Endothels verbunden, die zu einer verstärkten Expression von Adhäsionsmolekülen auf der Endotheloberfläche führt [5]. Die beobachtete Reduktion adhärenter Leukozyten in unserer Studie ist möglicherweise Folge einer herabgesetzten Expression von endothelialen und leukozytären Adhäsionsmolekülen, die als Sekundäreffekt im Rahmen einer verbesserten Mikrozirkulation während der Reperfusionsphase aufgetreten sein könnte. Andererseits wurde bereits in Herz- und Gehirngewebe der Einfluß von ET-1 auf die Expression endothelialer Adhäsionsmolekülen nachgewiesen, die zu einer verstärkten Leukozyten-Endothelinteraktion führte [1]. Denkbar wäre somit auch eine Abschwächung direkter Effekte von ET-1 auf Leukozyten und das Endothel durch die rezeptorblockierende Wirkung von Bosentan. Ob ET-1 ebenfalls an der Regulation von Adhäsionsmolekülen in Sinusoiden und postsinusoidalen Venolen nach warmer Ischämie beteiligt ist, sollte Gegenstand weiterführender Studien sein. Unsere Ergebnisse liefern weitere Aspekte zur Pathophysiologie des Ischämie-/Reperfusionsschadens der Leber. Die Applikation von Endothelinantagonisten könnte ein neues Therapiekonzept darstellen, um das Auftreten primärer Leberfunktionsstörungen nach warmer Ischämie zu vermindern und bedarf somit weiterer Untersuchungen.

Zusammenfassung

Es gibt Hinweise, daß Endothelin-1 (ET-1) an Störungen der hepatischen Mikrozirkulation nach warmer Ischämie beteiligt ist. Ziel dieser Studie war es, den Einfluß eines unspezifischen Endothelinrezeptor-Antagonisten (Bosentan) auf den Ischämie-/Reperfusionsschaden der Leber mit der in vivo-Fluoreszenzmikroskopie (IVM) zu untersuchen. Bei männlichen Wistar-Ratten (n = 12) wurde der linke Leberlappen für insgesamt 70 min abgeklemmt (= warme Ischämie). Die Versuchsgruppe (n = 6) erhielt 15 mg Bosentan (Ro-47-0203) pro kg Körpergewicht 1 min vor Reperfusion. Kontrollen (n = 6) wurden mit einem äquivalenten Volumen Ringer-Lösung behandelt. Zwischen 20–90 min nach Reperfusion wurde die hepatische Mikrozirkulation beobachtet. Die Gabe von Bosentan verminderte die Zahl nicht-perfundierter Sinusoide sowie adhärenter WBC in Sinusoiden und Venolen. Sinusoidale Durchmesser nahmen nach Behandlung mit Bosentan zu. Unseren Ergebnissen zufolge führt die Verabreichung eines unspezifischen Endothelinantagonisten zu einer verbesserten Mikrohämodynamik nach warmer Ischämie der Rattenleber.

Summary

There is evidence that endothelin-1 (ET-1) is involved in disturbances of the hepatic microcirculation after warm ischemia. In this study we investigated the influence of a non-selective endothelinreceptor-antagonist (Bosentan) on ischemia/reperfusion damage of the liver by means of intravital fluorescence microscopy (IVM). Clamping of the left liver lobe was performed in 12 male Wistar rats for 70 min. The treatment group (n = 6) received 15 mg Bosentan per kg body weight 1 min prior to reperfusion. Controls (n = 6) received an equivalent amount of Ringer's solution. Between 20 – 90 min after reperfusion the heptic microcirculation was studied. Application of Bosentan reduced the number of non-perfused sinusoids and adherent leukocytes in sinusoids and venules. Sinusoidal diameters increased after treatment with Bosentan. Our results imply a beneficial impact of Bosentan on hepatic microhemodynamics after warm ischemia in rat livers.

Literatur

1. Bauer M, Zhang JX, Bauer I, Clemens MG (1994) ET-1 induced alterations of hepatic microcirculation: sinusoidal and extrasinusoidal sites of action. Am J Physiol; 267:G143–G149
2. Nakamura S, Nishiyama R, Serizawa A, Yokoi Y, Suzuki S, Konno H, Baba S, Muro H (1995) Hepatic release of Endothelin-1 after warm ischemia. Transplantation 59 (5):679–684
3. Post S, Palma P, Gonzalez AP, Rentsch M, Menger MD (1994) Timing of arterialization in liver transplantation. Ann-Surg 220(5):691–698
4. Marzi I, Walcher F, Bühren V (1993) Macrophage activation and leukocyte adhesion after liver transplantation. Am J Physiol 265:G172–177
5. Vollmar B, Menger MD, Glasz J, Leiderer R, Messmer K (1994) Impact of leukocyte-endothelial cell interaction in hepatic ischemia-reperfusion injury. Am J Physiol 267:G786–G793
6. Goto M, Takei Y, Kawano S, Nagano K, Tsuji S, Masuda E, Nishimura Y, Okumura S, Kashiwagi T, Fusamoto H, Kamada T (1994) Endothel in is involved in the pathogenesis of ischemia/reperfusion liver injury by hepatic microcirculatory disturbances. Hepatology 19 (3): 675–681

Dr. Thomas Koeppel, Chirurgische Universitätsklinik, Im Neuenheimer Feld 110, D-69120 Heidelberg

Einfluß der Rekonstruktionsmethode nach Gastrektomie auf die Sekretion von GIP und dessen Bedeutung für die Insulinsekretion

The influence of the type of reconstruction after total gastrectomy on the release of GIP and its importance for the release of insulin

A. Schwarz[1], H. Friess[2], K. Usinger[1], M. W. Büchler[2], H. G. Beger[1]

[1] Chirurgische Klinik I, Universität Ulm
[2] Klinik für Viszerale und Transplantationschirurgie, Universität Bern

Nach Gastrektomie kommt es zu einer pathologischen Glucosetoleranz. Diese kann verhindert werden durch Rekonstruktion unter Erhalt der Duodenalpassage (DP), was mit einer massiven Steigerung der Insulinsekretion verbunden ist [1, 7]. Sowohl tierexperimentelle [5, 6] als auch klinische Untersuchungen [3] zeigen, daß auch durch Gabe von GIP eine massive Insulinsekretion ausgelöst werden kann.

Wir untersuchten daher in einer prospektiven randomisierten klinischen Studie die Veränderungen der Sekretionskinetik von GIP und Insulin in Abhängigkeit vom Rekonstruktionsverfahren nach Gastrektomie.

Patientengruppen und Methodik

Im Zeitraum von 1990–1993 wurden an der Chirurgischen Klinik I der Universität Ulm 60 konsekutive Patienten mit Magenkarzinomen vor Gastrektomie randomisiert und den folgenden 5 Gruppen à 12 Patienten zugeteilt: **U10**: Gastrektomie mit Ersatzmagen („Ulmer Magen") und Erhalt der Duodenalpassage (DP), Pouchlänge (PL) 10 cm. **U20**: wie U10, jedoch PL 20 cm. **R10**: Rekonstruktion nach Rodino, PL 10 cm. **R20**: wie R10, jedoch PL 20 cm. **YR**: Y-Roux-Rekonstruktion ohne Pouch. **Ko**: Kontrollgruppe magengesunder, nicht voroperierter Patienten.

Zur Erfassung der Sekretionskinetik von GIP und Insulin erfolgte 6 Monate postoperativ ein standardisierter Nahrungsstimulationstest (400 kcal; 50 g KH, 15 g Protein, 15 g Fett), bei dem über einen Zeitraum von 180 Minuten insgesamt 11 Blutabnahmen zu den Zeitpunkten 0, 5, 10, 20, 30, 45, 60, 90, 120, 150 und 180 Minuten erfolgten.

Bestimmt wurden unter anderem Insulin (RIA der Firma CIS Iostopen Diagnostik GmbH; Gif-Sur-Yvette Cedex, France) und GIP (RIA, Kit Phoenix Ph. Inc., RK-027-27).

Die statistische Auswertung erfolgte mittels Mann-Whitney-Test. Als Signifikanzniveau wurde für den Fehler erster Ordnung eine Irrtumswahrscheinlichkeit von mindestens p = 0,01 festgesetzt.

Ergebnisse

Die 5 Gruppen zeigten eine homogene Verteilung hinsichtlich Alter, Geschlecht, Risikofaktoren, Tumorstadium und R-Resektion.

Bei Erhalt der Duodenalpassage (U10 und U20) kommt es zu einem massiven Anstieg der Sekretion von GIP und Insulin, wobei allerdings der Peak beim Insulin

Tabelle 1. Maximalkonzentration von GIP und Insulin nach Stimulation 6 Monate postoperativ

	U10	U20	R10	R20	YR	Ko
GIP (pg/ml)	5292* ± 326	4740* ± 321	3938 ± 218	38545 ± 228	3088 ± 466	2262 ± 297
Insulin (μU/ml)	158* ± 12,0	130* ± 13,6	22 ± 2,5	45 ± 4,7	33 ± 3,8	37 ± 2,5

n = 72; MW ± SEM; * p > 0,01.
U10: Ulmer Ersatzmagen (EM), Pouchlänge (PL) 10 cm; **U20**: Ulmer EM, PL 20 cm; **R10**: Rodino-EM, PL 10 cm; **R20**: Rodino-EM, PL 20 cm, **YR**: Y-Roux-Rekonstruktion ohne EM; **Ko**: Kontrollgruppe.

Tabelle 2. Mittlere Anstiegsgeschwindigkeit zum Gipfel von GIP und Insulin 6 Monate postoperativ

	U10	U20	R10	R20	YR	Ko
GIP (pg/min)	199,9* ± 12,2	158,5* ± 10,7	103,8 ± 5,7	82,2 ± 4,9	92,9 ± 9,1	47,5 ± 6,2
Insulin (μ/U/min)	4,08* ± 0,4	2,68* ± 0,3	0,90 ± 0,1	2,00 ± 0,2	1,40 ± 0,2	0,68 ± 0,1

n = 72; MW ± SEM; *p < 0,01.

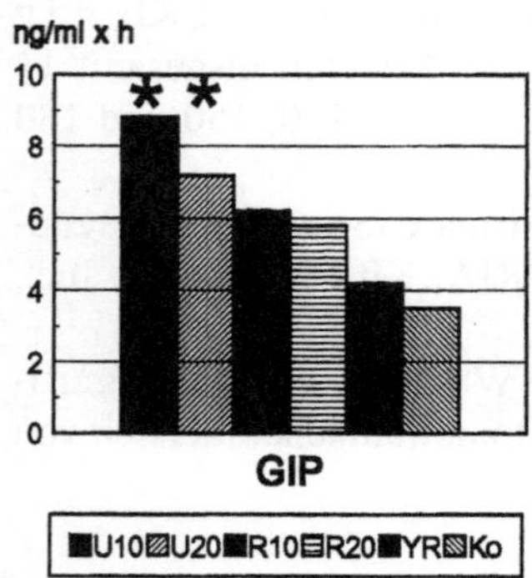

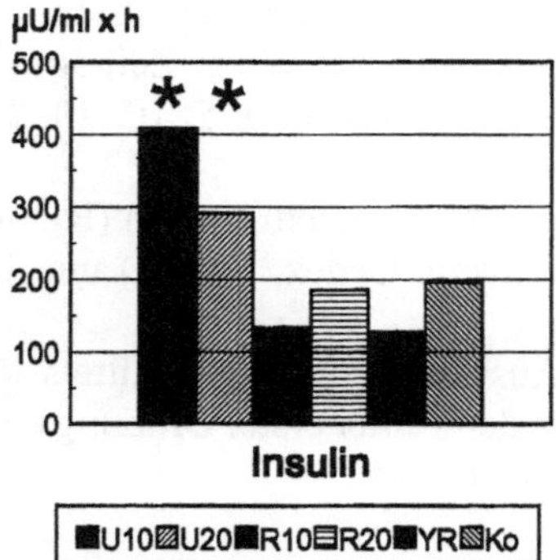

Abb. 1. Gesamtfreisetzung von GIP und Insulin nach Stimulation 6 Monate postoperativ (Flächenintegral; n = 72; * p < 0,01)

erst 10 Minuten später als beim GIP erreicht wird. Für GIP und Insulin gilt gleichermaßen, daß sowohl Maximalkonzentration (Tabelle 1), Anstiegsgeschwindigkeit bis zum Gipfel (Tabelle 2) als auch die Gesamtsekretionskapazität (Flächenintegral unter der Kurve, Abb. 1) bei Erhalt der Duodenalpassage (U10 und U20) statistisch signifikant größer ($p < 0{,}01$) sind als bei Aufhebung der Duodenalpassage.

Diskussion

Die Plasmakonzentration von GIP steigt bei direktem Kontakt von enteral zugeführten Nährstoffen mit der Duodenalschleimhaut, vor allem nach Glucose- und Fettzufuhr. Die Magenentleerungsgeschwindigkeit bzw. die Geschwindigkeit, mit der Nahrungsbestandteile in den Dünndarm gelangen, ist von Bedeutung für die Freisetzung von GIP [4].

Wie tierexperimentelle [5, 6] als auch klinische Untersuchungen [3] zeigten, wird durch Gabe von GIP eine massive Insulinsekretion ausgelöst. GIP potenziert die Glukose-stimulierte Insulinsekretion. Eine akute Erniedrigung der zirkulierenden GIP-Spiegel durch Gabe von neutralisierenden Antiseren bewirkt eine Abschwächung der Insulinsekretion nach enteraler Glucosezufuhr [2]. Diese Erkenntnisse stehen in Einklang mit unseren Studienergebnissen. Nach Gastrektomie und Rekonstruktion unter Erhalt der Duodenalpassage ist die Nahrungspassage ins Duodenum beschleunigt, was zu einer stärkeren GIP-Sekretion führt. Die verstärkte GIP-Sekretion ist einer der Faktoren für die Steigerung der Insulinsekretion (enteroinsulinäre Achse), wodurch letztendlich eine Störung der Glucosehomöostase verhindert wird.

Zusammenfassung

Nach Gastrektomie kommt es bei Erhalt der Duodenalpassage zu einer signifikanten Erhöhung der Plasmaspiegel und der Sekretionskapazität von GIP. Der schnelle GIP-Anstieg ist einer der Ursachen für die massive Insulinsekretion und ist daher mitverantwortlich für die Vermeidung einer pathologischen Glucosetoleranz durch Erhalt der Duodenalpassage.

Summary

After total gastrectomy the release of GIP is significantly higher when the duodenal passage is preserved. The increased release of GIP is one of the main reasons for the higher insulin release. This is one of the mechanisms how a pathological glucose tolerance can be avoided by preserving the duodenal passage.

84

Literatur

1. Bittner R, Beger HG, Willert B, Marzinzig E (1979) Über die Bedeutung der Duodenalpassage für die Insulin- und Gastrinsekretion des Patienten nach totaler Magenentfernung. Langenbecks Arch Chir [Suppl] Chir Forum 1979: 119–123
2. Ebert R, Creutzfeldt W (1982) Influence of gastric inhibitory polypeptide antiserum on glucose-induced insulin secretion in rats. Endocrinology 111:1601–1606
3. Dupré J, Ross SA, Watson D, Brown JC (1973) Stimulation of insulin secretion by gastric inhibitory polypeptide in man. J Clin Endocrinol Metab 37:826–828
4. Jorde R, Schulz TB, Burhol PG, Schulz LB (1981) The response of plasma gastric-inhibitory polypeptide to slow and fast glucose ingestion in Billroth II resected patients and normal controls. Regulatory Peptides 2:391–399
5. Pederson RA, Schubert HE, Brown JC (1975) Gastric inhibitory polypeptide. Its physiologic release and insulinotropic action in the dog. Diabetes 24:1050–1056
6. Rabinovitch A, Dupré J (1974) Effects of the gastric inhibitory polypeptide present in impure pancreozymin-cholecystokinin on plasma insulin and glucagon in the rat. Endocrinology 94:1139–1144
7. Schwarz A, Büchler M, Usinger K, Rieger H, Glasbrenner B, Friess H, Kunz R, Beger HG (1996) The importance of the duodenal passage and pouch volume after gastrectomy and reconstruction with the Ulm Pouch. World Journal of Surgery 20:60–67

Dr. A. Schwarz, Chirurgische Klinik I, Universität Ulm, Steinhövelstraße 9, D-89075 Ulm

Die Resorption von Enzymen aus dem Magen-Darm-Trakt und ihr Effekt auf die Wundheilung

The absorption of enzymes from the gut and their effect with regard on wound healing

J. Seifert, D. Siebrecht und J. P. Lange

Chirurgische Forschung der Klinik für Allgemeine Chirurgie und Thoraxchirurgie der Universität Kiel

Einleitung

Klinische Studien belegen [1–3], daß oral verabreichte Enzyme sowohl die Wundheilung als auch die Reparaturprozesse im Gewebe verbessern können. Da Enzyme wegen ihrer Proteinstruktur im Magen-Darm-Trakt einem Abbauprozeß unterworfen sind, wird ihre Resorption und Wirksamkeit bezweifelt. Deswegen sollte mit neuen Untersuchungstechniken tierexperimentell geklärt werden, ob und welche Mengen von bestimmten Enzymen resorbiert werden können, ob sie in einem Wundgebiet nachweisbar sind und ob die Abschwellung eines traumatisch induzierten Ödems durch eine orale Enzymtherapie beeinflußt werden kann.

Methodik

Zur Untersuchung der Resorption erhielten erwachsene Wistar-Ratten 10 mg eines mit ^{123}J-markierten Enzyms (Trypsin, Chymotrypsin, Amylase, Papain und Pankreatin) intragastral mittels eines Magenschlauches appliziert. Pro Enzym wurden 10 Tiere gefüttert. Über die Beobachtungszeit von 6 Stunden wurden in regelmäßigen Abständen Blutproben aus der Schwanzvene entnommen und darin die Radioaktivität in einem Szintillationsmeßgerät bestimmt. Danach wurden die Tiere getötet und im gesamten Magen-Darm-Trakt die darin verbliebene Radioaktivität und somit nicht resorbierten Enzyme bestimmt. Weiterhin wurde aus dem Ductus thoracicus eine Lymphprobe entnommen. Sowohl mit dem Serum als auch mit der Lymphe wurde eine Radiochromatographie mit Sephadex G-25 durchgeführt, um den Anteil an degradierten und großmolekularen Enzymen zu bestimmen. Mittels eines spezifischen polyklonalen Antiserums wurden die Enzyme im Serum und in der Lymphe im Agargel-Doppeldiffusionstest identifiziert.

Um den Nachweis zu erbringen, daß die Enzyme nach der Resorption auch im Gewebe und insbesondere im verletzten Gewebe wiederzufinden sind, wurden je 3 Tiere pro Enzym 1 Woche lang pro Tag mit 500 mg des entsprechenden Enzyms gefüttert. Danach wurde bei allen Tieren eine definierte Hautwunde von 1 cm gesetzt und die Fütterung noch 2 Tage lang fortgesetzt. Die Hautwunde wurde exzidiert und in dem Wundgewebe mit immunhistologischen Methoden mittels polyklonaler spezifischer Antikörper nach Enzymablagerungen im Gewebe gesucht. Kontrolltiere wurden mit physiologischer Kochsalzlösung gefüttert.

In einer weiteren Untersuchungsserie sollte nachgewiesen werden, daß oral verabreichte Enzyme ein traumatisch induziertes Ödem therapeutisch beeinflussen können. Dazu wurde bei Wistar-Ratten in Narkose ein Hinterpfotenödem induziert. Das Volumen des Ödems wurde gemessen und mit der nicht verletzten kontralateralen Pfote verglichen. Eine Gruppe von Tieren wurde mit 500 mg pro Tag eines Enzyms oral behandelt, während die Kontrolltiere 0,9% NaCl-Lösung bekamen. Das Ausmaß des Ödems wurde über 48 Stunden beobachtet.

Ergebnisse

Wie in Abb. 1 dargestellt, ist bei allen Tieren ein signifikanter Anstieg der Radioaktivität im Blut festzustellen. Jedoch bestehen deutliche Unterschiede zwischen den Enzymen. Die geringsten Anstiege sind nach der Applikation von Papain und Chymotrypsin zu erkennen, während nach der Applikation von Amylase und Pankreatin relativ hohe Maxima schon nach 1 Stunde feststellbar sind. Alle Werte fallen spätestens nach 3 Stunden bis zum 6-Stunden-Wert wieder ab.

Die quantitative Analyse der insgesamt über die Beobachtungszeit resorbierten Enzymmengen zeigt noch deutlicher, daß sehr große Unterschiede zwischen den Enzymen zu beobachten sind. Während Trypsin eine Resorptionsrate von 49% und Chymotrypsin von 38% aufwies, wird die Amylase nur zu 10%, Papain zu 26% und Pankreatin zu 36% resorbiert (s. Abb. 2).

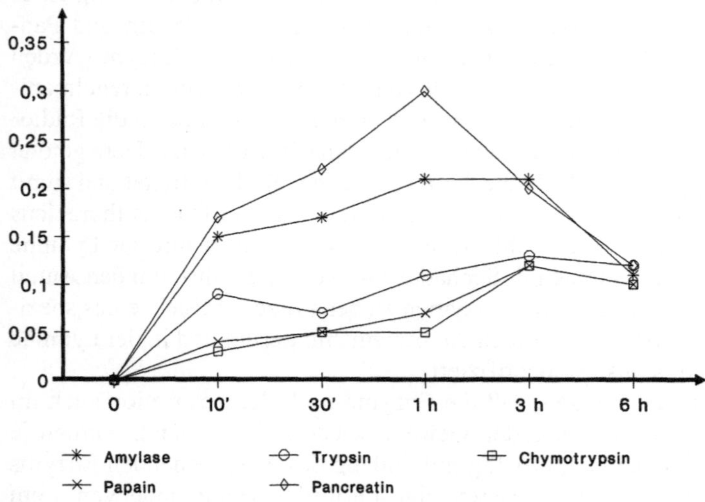

Abb. 1. Radioaktivität in Prozent der applizierten Dosis pro ml Blut nach enteraler Verabreichung verschiedener radioaktiv markierter Enzyme. Pro Enzym wurden 10 Tiere untersucht; Mittelwerte

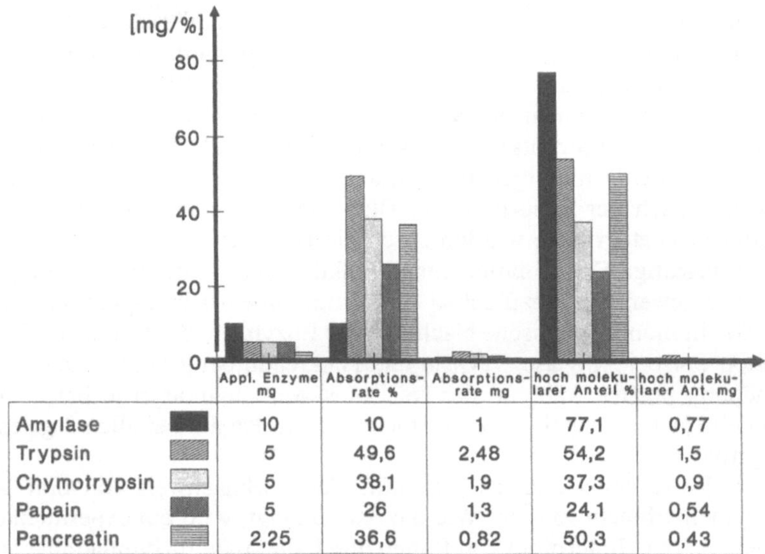

Abb. 2. Applizierte Menge der verschiedenen Enzyme, Resorptionsrate, resorbierte Enzymmenge und makromolekularer Anteil der Enzyme im Blut; Mittelwerte; n = 10

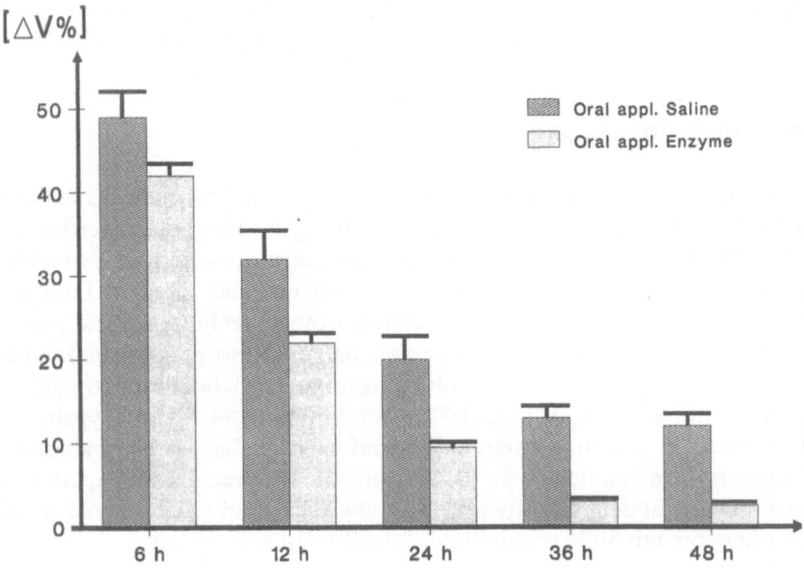

Abb. 3. Volumendifferenz zwischen ödematöser und nicht verletzter Pfote nach oraler Enzymbehandlung bzw. 0,9 % NaCl-Applikation bei Kontrolltieren (n = 10 pro Gruppe)

88

Die bisherigen Angaben schlüsseln noch nicht auf, welcher Anteil der Enzyme im großmolekularen Zustand und welcher im degradierten resorbiert worden ist. Die molekulargewichtsabhängige Auftrennung mit der Radiochromatographie zeigt, daß Amylase zu einem hohen Prozentsatz von 77%, Trypsin und Pankreatin zu einem mittleren Prozentsatz von 54% bzw. 50% und Chymotrypsin und Pankreatin zu einem relativ niedrigen Prozentsatz von 37% bzw. 24% in großmolekularem Zustand nach der Resorption im Blut wiederzufinden sind. Die Ergebnisse der Radiochromatographie wurden durch die Befunde des Agargel-Doppeldiffusionstestes bestätigt. Die großmolekulare Fraktion der Säulenchromatographie reagierte mit dem jeweiligen spezifischen Antiserum mit einer Präzipitationslinie.

Der immunhistologische Nachweis der Enzyme in der Wunde nach oraler Applikation war bei Amylase, Trypsin und Pankreatin bei jeweils 3 untersuchten Tieren eindeutig positiv, während der Nachweis von Chymotrypsin bei 2 Tieren positiv und einem Tier negativ und der Nachweis von Papain bei allen 3 getesteten Tieren negativ war.

In der letzten Untersuchung sollte der Wirknachweis von oral verabreichten Enzymen erbracht werden. Wie die Abb. 3 zeigt, wird ein experimentell erzeugtes Ödem an der Hinterpfote von Ratten durch die orale Enzymtherapie schneller zum Abschwellen gebracht als bei Kontrolltieren. Die Unterschiede in der Ödemschwellung sind nach 12 Stunden signifikant (p < 0,05) und bleiben es bis zum Versuchsende nach 48 Stunden. Nach 24 Stunden bewirkt die Enzymtherapie eine Reduktion des Ödems, die doppelt so groß ist als bei den Kontrollen. Mit zunehmender Beobachtungszeit wird der Unterschied zu den Kontrolltieren immer größer.

Die Untersuchungen zeigen, daß oral verabreichte Enzyme in der großmolekularen Form resorbiert werden können. In Wunden können sie je nach resorbierter Enzymmenge nachgewiesen werden. Eine orale Enzymtherapie bewirkt beim experimentellen Rattenpfotenödem eine signifikante Reduktion des Ödems.

Zusammenfassung

Verletztes Gewebe kann durch die Wirkung von Enzymen schneller und besser abheilen. Mit den vorliegenden Untersuchungen sollte belegt werden, daß oral verabreichte Enzyme in der großmolekularen Form resorbiert werden können, daß sie in einem Wundgebiet wiederzufinden sind und daß sie ihre Funktion nach der Resorption nicht verloren haben. Mittels isotopentechnischer und immunhistologischer Methoden konnte gezeigt werden, daß die Resorptionsraten mit den gemessenen Konzentrationen im Blut übereinstimmen. Radiochromatographische Untersuchungen haben ergeben, daß 77% der Amylase, 54% von Trypsin und 50% von Pankreatin in großmolekularem Zustand nachweisbar waren, während Papain und Chymotrypsin deutlich unter 40% lagen. Alle Enzyme bis auf Papain waren immunhistologisch in den Schnittwunden nachweisbar. Ein Ödem wurde durch orale Enzymtherapie um 50% gegenüber Kontrolltieren vermindert.

Damit konnte gezeigt werden, daß oral verabreichte Enzyme zum Teil in der großmolekularen, immunologisch intakten Form resorbiert werden können und nach der Resorption ihre funktionellen Eigenschaften nicht verloren haben.

Summary

Enzymes can induce a better and more effective healing of injured tissue. It should be investigated, whether orally applied enzymes can be absorbed in the macromolecular form, whether these enzymes can be detected in wounds and whether they are effective after the absorption. With isotopic and immunohistological methods it could be demonstrated that the absorption rates correlate with the concentrations in blood. Radiochromatographic investigation did reveal that 77% of amylase and 54% of trypsin and 50% of pancreatin are in macromolecular form whereas the percentage with regard to papain and chymotrypsin was below 40%. All enzymes without papain could be detected in wounds with immunohistological methods. Orally applied enzymes were able to reduce edema 50% better than in control animals.

It could be demonstrated that orally applied enzymes are partly absorbed in the macromolecular form and that they can act in wounds and edema.

Literatur

1. Baumüller M (1990) Der Einsatz von hydrolytischen Enzymen bei stumpfen Weichteilverletzungen und Sprunggelenksdistorsionen. Eine klinische Doppelblindstudie. Allgemeinmedizin 19:178–182
2. Rahn HD, Kilic M (1990) Die Wirksamkeit hydrolytischer Enzyme in der Traumatologie. Ergebnisse nach 2 prospektiven randomisierten Doppelblindstudien. Allgemeinmedizin 19: 183–187
3. Werk W, Chapa Alvarez JR, Noriega ER, Gonzales RO (1979) Ein Polyenzympräparat zur Beschleunigung der Narbenbildung. Proktologie 3:28–29

Prof. Dr. J. Seifert, Chirurgische Forschung der Klinik für Allgemeine Chirurgie und Thoraxchirurgie der Univ. Kiel, D-24105 Kiel

Mikrozirkulationsstörung des Gastrointestinaltraktes – Voraussetzung oder Folge der Darmbarrierestörung nach elektiven abdominellen Eingriffen?

Change of gut barrier function during anaesthesia and surgery – a prospective clinical trial

E. Bölke, D. Berger, M. Graf und H.G. Beger

Chirurgische Klinik I, Universität Ulm

Einleitung

Die Translokation von Bakterien ist nach Trauma oder Verbrennung klinisch und experimentell gut dokumentiert [1, 2, 3, 4]. 1995 haben wir auch die Endotoxintranslokation nach der Koloskopie sowie bei herzchirurgischen Eingriffen nachgewiesen [9, 10]. Ziel der jetzt vorliegenden Studie war es die Inzidenz der bakteriellen Translokation und Endotoxinämie während abdomineller Eingriffe und ihre Zeitkorrelation zur veränderten Durchblutung der Darmmucosa zu messen. Außerdem sollte die Zeitsequenz, wann das Endotoxin die systemische Blutzirkulation während und nach chirurgischer Manipulationen erreicht, untersucht werden. Plasma-Spiegel von Thromboxan-B_2, 6-Ketoprostaglandin-F-1-α und Leukotrien-C_4 wurden zu bestimmten chirurgisch definierten Zeitpunkten untersucht, um Mediatoren, die hämodynamisch aktiv sind oder mit Bestandteilen der Plasmamembran reagieren, mit der Translokation von Bakterien und bakteriellen Bestandteilen, zu korrelieren.

Patienten und Methodik

Der intramucosale pH-Wert des Magens oder des Sigmas (pHi) wurde mit einer nach Narkoseeinleitung plazierten Tonometriesonde (Fa. Tonometrics, Boston, USA) gemessen [5, 6]. Mit Hilfe dieser Sonde wird der mucosale pCO_2 gemessen und hierüber der pH-Wert des Gewebes errechnet. Bestimmt wurden Endotoxin (ETOX) als Parameter bakterieller Bestandteile durch eine chromogene Modifikation des Limulus-Amöbozyten-Lysat Test [7, 8] und die hämodynamisch aktiven Mediatoren Leukotrien-C_4 (LTC$_4$)-, 6-Ketoprostaglandin-F-1-α (PGF) und Thromboxan-B_2 (TxB$_2$)- durch käufliche „ELISA"-Testkits (Bierman et Co., Bad Nauheim, FRG). Ebenso wurde IL-6 als Parameter der Akut-Phase-Reaktion [9, 10] mit einem „ELISA" quantifiziert (Dianova Co., FRG) und das C-reaktive Protein (CrP) nephelometrisch (Fa. Behring Co., Marburg, FRG) nachgewiesen. Die oben genannten Parameter wurden bei 52 Patienten (36 Männer, 16 Frauen) im Alter von 33 – 77 Jah-

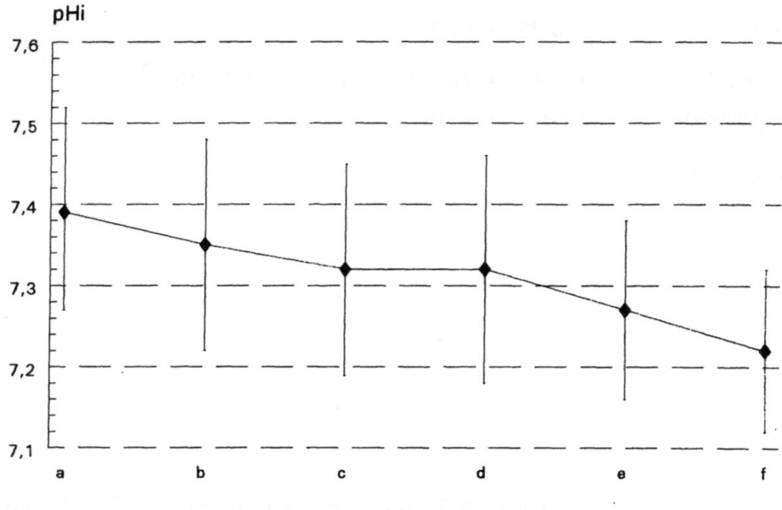

Abb. 1. Verlauf des intramucosalen pHi während elektiven bauchchirurgischen Operationen. Auf der Ordinate findet sich der intramucosale pHi, die Abszisse zeigt die intra- und postoperativen Abnahmezeitpunkte für die Tonometrie-Messung. a = nach Narkoseeinleitung, b = Hautschnitt, c = nach Organmobilisation, d = Hautnaht, e = 2 Stunden postoperativ, f = 6 Stunden postoperativ. Gezeigt werden die Mittelwerte mit Standardabweichung

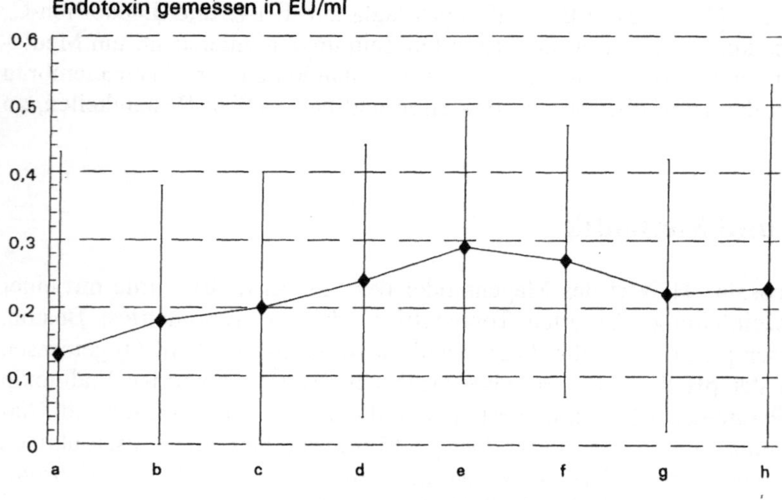

Abb. 2. Endotoxinplasmaspiegel bei elektiven bauchchirurgischen Operationen. Die Ordinate gibt den Endotoxinplasmaspiegel in EU/ml an. Auf der Abszisse finden sich die prä-, intra- und postoperativen Abnahmezeitpunkte für die Endotoxinbestimmung. a = vor Narkose, b = nach Einleitung der Narkose, c = Einsetzen des Bauchrahmens, d = Organmobilisation, e = Hautnaht, f = 2 Stunden postoperativ, g = 6 Stunden postoperativ, h = 1. p. o. Tag. Gezeigt werden die Mittelwerte mit Standardabweichung

ren (56 ± 9,4 Jahre), die sich einem resezierenden Eingriff am Pankreas (n = 22), Magen (n = 9), Kolon (n = 11), Rektum (n = 9), sonstigen (n = 1) unterziehen mußten, prä-, intra- und postoperativ bestimmt. Außerdem wurden bei 34 Patienten intraoperativ zum Zeitpunkt der Organmobilisation mesenteriale Lymphknoten aus dem Ileocoecalbereich entnommen und anschließend bakteriologisch untersucht. Für die statistische Auswertung wurden der Wilcoxon- und der Chi_2-Test verwendet. Aufgrund des Pilotcharakters der Studie verzichteten wir auf Adjustierung bezüglich multiplen Testen.

Ergebnisse

Der pHi fiel kontinuierlich von 7,38 (± 0,12) nach Narkoseeinleitung bis auf 7,22 (± 0,1) 6 Stunden postoperativ ab (Abb. 1). Der Endotoxinspiegel stieg bereits nach Narkoseeinleitung signifikant von 0,13 (± 0,3) EU/ml auf 0,18 (± 0,2) EU/ml an, erreichte ein Maximum mit 0,29 (± 0,2) EU/ml (Mittelwerte mit Standardabweichung) gegen Ende der Operation und blieb bis 24 Stunden postoperativ auf einem erhöhten Niveau (Abb. 2). Die Konzentration der Arachidonsäureprodukte nahm intraoperativ während der Organmobilisation zu. LTC_4 veränderte sich während der Beobachtungszeit nicht. (Tabelle 1) Eine bakterielle Translokation in die mesenterialen Lymphknoten fand sich bei 12 von 34 Patienten zum Zeitpunkt der Organmobilisation, wohingegen 50 von 56 Patienten zu diesem Zeitpunkt einen erhöhten Endotoxinplasmaspiegel aufwiesen (0,24 ± 0,2 EU/ml). IL-6 war bereits unmittelbar postoperativ signifikant erhöht, während CrP erst nach 24 Stunden einen signifikanten Anstieg von 23 ± 42 auf 111 ± 59 mg/l gegenüber den Ausgangswert zeigte (Tabelle 1).

Diskussion

Die vorliegende Untersuchung zeigte eine offenbar durch die Operation bedingte Endotoxinämie und einen Anstieg der Akut-Phase-Parameter. Die Inzidenz der bakteriellen Translokation war hierbei geringer als die der Endotoxinämie. So konnte nur bei 35,3 % (12/34) eine bakterielle Besiedelung der mesenterialen Lymphknoten zum Zeitpunkt der Organmobilisation festgestellt werden, während zur selben Zeit bei nahezu 90 % (50/56 Patienten) eine Endotoxinämie nachweisbar war. Somit scheint die Endotoxinämie vor der bakteriellen Translokation aufzutreten. Auffallend war außerdem eine Endotoxintranslokation bereits kurz nach Narkoseeinleitung. Die während und nach der Einleitung durchgeführten Manipulationen wie Verabreichen von sedierenden, analgesierenden und relaxierenden Medikamenten, Intubation, Legen eines zentralvenösen bzw. arteriellen Zugangs sowie Aufspritzen des periduralen Katheters scheinen schon früh eine Störung der Darmbarriere, in dieser Studie gemessen am Abfall des pHi und der Endotoxintranslokation, zu bewirken. Hingegen waren die Arachidonsäureprodukte erst während der Organmobilisation erhöht, so daß sie nicht als Auslöser der Darmbarrierestörung in Betracht kommen. Ebenso scheint der Abfall des intramucosalen pHi, welcher einen indirekten Parameter für die Splanchnicusdurchblutung darstellt, nach der Endo-

Tabelle 1. Verlauf der Plasmaspiegel von Arachidonsäureprodukte- und Il-6 während elektiven bauchchirurgischen Eingriffen. Angegeben sind die intra- und postoperativen Mittelwerte mit Standardabweichung

	vor Einleitung	nach Einleitung	Hautschnitt	Organmobilisation	Hautnaht	2 h p.o.	6 h p.o.	24 h p.o.
TxB2 (pg/ml)	126±198	165±311	292±937	*163±208	134±201	77±62	57±43	n.e.
PGF (pg/ml)	86±154	85±118	89±125	*175±250	*114±161	75±92	73±114	n.e.
LTC4 (pg/ml)	79±82	113±150	78±62	79±82	74±88	76±77	80±85	n.e.
IL-6 (ng/ml)	28±34	n.e.	n.e.	n.e.	n.e.	*374±467	*384±431	*248±231

n.e. = nicht evaluiert.

* = <0,05 verglichen mit dem Wert vor Einleitung.

toxinämie aufzutreten. Da man aber für die Tonometriemessung eine Äquilibrierungszeit von mindestens 30 Minuten benötigt und ein Ausgangswert vor Einleitung nicht vorhanden ist, ist eine genaue Interpretation des zeitlichen Zusammenhangs zwischen Auftreten der Endotoxinämie und Abfall des intramucosalen pHi nicht möglich. Es scheint aber die Endotoxinämie dem Abfall des pHi vorauszugehen. Dies legt den Schluß nahe, daß die Endotoxintranslokatin ein häufiges Phänomen darstellt, das eine Triggerfunktion für die Aktivierung der Arachidonsäurekaskade sowie das Ingangsetzen der Akut-Phase-Reaktion besitzt. Ebenso hat das Endotoxin einen Einfluß auf die Splanchnicusdurchblutung [5] und kann zu einem pHi-Abfall führen.

Zusammenfassung

Die Darmbarriere gemessen an der Translokation von Endotoxin wird bereits durch die Narkoseeinleitung gestört. Die dargestellten hämodynamisch aktiven Mediatoren kommen als Auslöser nicht in Betracht. Der pHi als Parameter der Mikrozirkulation fällt intraoperativ frühzeitig ab, und es besteht eine zeitliche Kongruenz zwischen Auftreten der Endotoxinämie und frühzeitigem Abfall des pHi. Aufgrund des Zeitbedarfs der pHi-Messung läßt sich aber kein kausaler Zusammenhang zwischen beiden Parameter erstellen.

Summary

It is well established that several factors such as endotoxemia or intestinal ischemia and reperfusion influence the prognosis of severly ill patients. The aim of this study was to elucidate the time sequence between intra- and postoperative endotoxemia, change of intramucosal pHi and mediator release in 52 patients who underwent major abdominal surgery. A significant increase of endotoxin plasma levels was found after induction of anaesthesia whereas the arachnidonic cascade was activated thereafter. A decrease of the pHi was found after skin incision. As expected the acute phase reaction was induced postoperatively. CrP rose at the 1st postoperative day, reaching a maximum at day 2. IL-6 levels peaked 2 and 6 h postoperatively after abdominal surgery. Because of the equilibration time needed for tonometry and the lack of pHi determination prior to anaesthesia, an exact interpretation of the correlation between endotoxemia and pHi may be difficult, but endotoxin translocation seems to preceed.

Literatur

1. Ledingham, IM, McCartney AC, Ramsay G, Wright I (1988) Endotoxins as mediators. Prog Clin Biol Res 264:125–134
2. Nakagawa, K, Matsubara S, Ouchi K, Owada Y, Yajima Y (1986) Endotoxemia after abdominal surgery. Tohoku J Exp Med 150:273–280
3. Winchurch, RA, Thupari JN, Munster AM (1987) Endotoxemia in burn patients: levels of circulating endotoxins are related to burn size. Surgery 102:808–812

4. Deitch EA, Berg RD (1987) Bacterial translocation from the gut: a mechanism of infection. J Burn Care Rehabil 8:475–4 82
5. Andersen LW, Landow L, Baek L, Jansen E, Baker S (1993) Association between gastric intramucosal pH and splanchnic endotoxin, antibody to endotoxin, and tumor necrosis factor-alpha concentrations in patients undergoing cardiopulmonary bypass. Crit Care Med 21:210–217
6. Fiddian-Green et al. (1987) Predictive value of the stomach wall pH for complications after cardiac operations: Comparison with other monitoring. Critical Care Med 15 (2):153–156
7. Berger D, Schleich, Seidelmann M, Beger HG (1991) Demonstration of an interaction between transferrin and lipopolysaccharide – an in vitro study. European Surgical Research 23 (5–6): 309–316
8. Berger D (1993) Surgical procedures for the elimination of endotoxins. Klin. Anaesthesiol. Intensivther. 45:81–89
9. Berger D, Bölke E, Hügel H, Seidelmann M, Hannekum A, Beger HG (1995) New aspects concerning the regulation of the postoperative acute phase reaction during cardiac surgery. Clinica Chimica Acta 239:121–130
10. Berger D, Bölke E, Stanescu A, Beger HG (in press) Endotoxemia and mediator release during colonoscopy. Endoscopy

Dr. med. Edwin Bölke, Abteilung für Allgemeinchirurgie, Universität Ulm, Steinhövelstraße 9, D-89075 Ulm

Effekte der modifizierten Hämoglobinlösung DCLHb™ auf die Mikrozirkulation des quergestreiften Muskels nach Ischämie-Reperfusion

Effects of the modified hemoglobin solution DCLHb™ on the microcirculation of striated skin muscle after ischemia-reperfusion

S. Pickelmann, D. Nolte, K. Meßmer

Institut für Chirurgische Forschung, Klinikum Großhadern, Ludwig-Maximilians-Universität München

Einleitung

Stromafreie Hämoglobinlösung (SFH) – ein sauerstofftransportierendes Blutersatzmittel – führte unter den pathophysiologischen Bedingungen von Ischämie-Reperfusion zu einer Exazerbation des Reperfusionsschadens [1]. Als ein möglicher diesem Phänomen zugrundeliegender Mechanismus wurde postuliert, daß stromafreies Hämoglobin als Fenton-Reagenz über den Haber-Weiss-Mechanismus die Bildung zytotoxischer Hydroxyl-Radikale induziere und damit zur gesteigerten Aktivierung von Leukoyzten im ischämischen Gewebe beitrage [2]. Es ist bekannt, daß die Aktivierung von Leukozyten, mit nachfolgender Adhäsion und Emigration ins perivaskuläre Gewebes für die Ausprägung des Reperfusionsschadens des quergestreiften Muskels mitverantwortlich ist [3]. Inwieweit chemisch modifizierte Hämoglobinlösungen wie Diaspirin-Crosslinked Hemoglobin (DCLH™) die Bildung von Sauerstoffradikalen zu induzieren vermögen, ist nicht bekannt. Ziel dieser Studie war es daher, den Einfluß von DCLHb™ auf die Mikrozirkulation des quergestreiften Hautmuskels unter den pathophysiologischen Bedingungen von Ischämie-Reperfusion zu untersuchen.

Methodik

Mittels intravitaler Fluoreszenzmikroskopie wurde die Mikrozirkulation des Hautmuskels in der Rückenhautkammer am wachen syrischen Goldhamster quantitativ analysiert. Präparation und Katheterimplantation erfolgten 24–48 h zuvor unter Ketamin/Rhompun Narkose. Vor Induktion einer 4stündigen Druckischämie und nach Reperfusion wurden zu festgelegten Zeitpunkten (0,5 h, 2 h, 24 h) die Leukozytenadhärenz sowie die Extravasation von FITC-Dextran (FITC-Dx, Mr 150000)

98

untersucht [4]. Die Tiere erhielten entweder 5 ml/kg KG 6% Dextran 60 (Dx-60; M_r 60000; Schiwa, Deutschland) oder 5 ml/kg KG 10% DCLHb™ (Baxter Healthcare Corp., Chicago, USA) 15 min vor Reperfusion als Bolus intravenös injiziert. In jeder Präparation wurden 4–6 postkapilläre Venolen (Ø 20–60 μm) untersucht. Die identischen Gefäßsegmente wurden im weiteren Versuchsablauf computergesteuert aufgesucht, die mikroskopischen Bilder auf Videoband aufgezeichnet und off-line mit Hilfe eines computergestützten Auswertesystems analysiert [5]. Adhärente Leukozyten wurden definiert als Zellen, die sich innerhalb einer Beobachtungszeit von 0,5 min nicht vom Endothel lösten (Anzahl Zellen pro mm^2 Endotheloberfläche).

Ergebnisse und Diskussion

Nach 4stündiger Druckischämie war nach intravenöser Injektion von DCLHb™ die Anzahl adhärenter Leukozyten zwei Stunden nach Reperfusion im Vergleich zur Dx-60 behandelten Versuchsgruppe signifikant vermindert (Abb. 1). Bei den mit DCLHb™ behandelten Tieren fand sich 24 h nach Reperfusion eine signifikante Verminderung der Extravasation des Plasmamarkers FITC-Dextran im Vergleich zu der mit Dx-60 behandelten Kontrollgruppe (Abb. 2).

Die Hypothese, daß auch modifizierte Hämoglobinlösungen wie DCLHb™ als Fenton-Reagenz die Freisetzung zytotoxischer Hydroxyradikale induzieren, ließen Zweifel bezüglich der klinischen Anwendbarkeit von DCLHb™ unter pathophysiologischen Bedingungen aufkommen. Untersuchungen unserer Arbeitsgruppe haben ergeben, daß nach hypervolämischer Infusion sowie isovolämischer Hämodilution mit DCLHb™ kein Anstieg der Leukozyten-Endothel Interaktion beobachtet wird und nicht mit einer Beeinträchtigung der mikrovaskulären Perfusion zu rechnen ist [6]. Die vorliegenden Ergebnisse sprechen dafür, daß DCLHb™ im postischämischen Gewebe keine vermehrte Bildung von freien Sauerstoffradikalen mit nachfol-

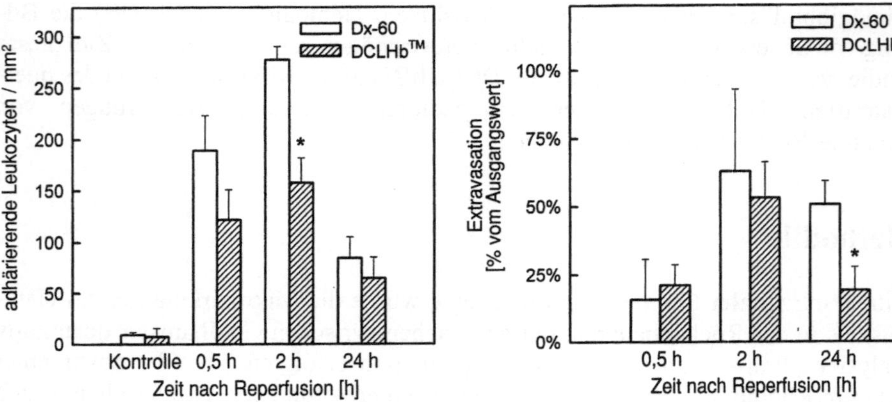

Abb. 1 u. 2. Leukozyten-Adhärenz in postkapillären Venolen und venöse Extravasation vor 4stündiger Druckischämie sowie 0,5 h, 2 h und 24 h nach Reperfusion. Die Tiere erhielten entweder Dextran-60 (Dx-60) oder Diaspirin Crosslinked Hemoglobin (DCLHb™) 15 min vor Reperfusion intravenös injiziert. Mittelwerte ± SEM, n = 7, * p < 0,05 vs. Dx-60, Mann-Whitney U-Test

gender Induktion der Leukoyzten-Adhärenz auslöst. Dies steht in Übereinstimmung mit Daten von einem Ischämie-Reperfusions-Modell der Niere, in welchem nachgewiesen werden konnte, daß DCLHb™ keine vermehrte Bildung von Sauerstoffradikalen verursacht [7]. Experimentelle Untersuchungen zur therapeutischen Wirksamkeit von DCLHb™ erbrachten eine effektive Verminderung des postischämischen Schadens sowohl im Gehirn [8] als auch im Herzmuskel [9].

Als Gründe für die Elimination früher beobachteter Nebenwirkungen von stromafreiem Hämoglobin und DCLHb™ kommen zum einen die Reduktion der Verunreinigung durch Membranphospholipide, zum anderen die chemische Modifikation, nämlich durch kovalente Bindungen zwischen α-β-Heterodimeren des DCLHb™-Moleküls in Betracht [10]. Um künftig die Vergleichbarkeit von Studien mit modifizierten Hämoglobinlösungen gewährleisten zu können, muß gefordert werden, daß deren Gehalt, speziell an Phospholipiden angegeben wird.

Zusammenfassung

Die Ergebnisse dieser Studie sprechen gegen die Hypothese, daß die Anwesenheit von Diaspirin Crosslinked Hemoglobin (DCLHb™) im Plasma zu einer Exazerbation des postischämischen Reperfusionsschadens führt. Auf Grund der Verminderung der Leukozyten-Adhärenz sowie der Extravasation von Plasma als Zeichen verminderter Ödembildung im ischämisch-vorgeschädigte Gewebe, erscheint die Anwendung von DCLHb™ bei der Therapie des Reperfusionsschadens sinnvoll.

Summary

The results of the current study indicate that the presence of Diaspirin Crosslinked Hemoglobin (DCLHb™) in blood plasma does not exacerbate reperfusion-injury in postischemic tissue. The reduction of the number of adhering leukocytes to postcapillary venular endothelial cells as well as the reduction of macromolecular leakage with subsequent extravasation of plasma to the perivascular tissue and edema formation favour the treatment of reperfusion-injury with DCLHb™.

Literatur

1. Dawidson I, Drukker S, Hedlund B, Marks DH, Reisch J (1988) Deleterious effects of stroma-free hemoglobin used as resuscitative fluid for rats with ischemic intestinal shock. Crit Care Med 16:606–609
2. Sadrzadeh SM, Graf E, Panter SS, Hallaway PE, Eaton JW (1984) Hemoglobin. A biologic fenton reagent. J Biol Chem 259:14354–14356
3. Smith JK, Grisham MB, Granger DN, Korthuis RJ (1989) Free radical defense mechanisms and neutrophil infiltration in postischemic skeletal muscle. Am J Physiol 256:H789–H793
4. Nolte D, Menger MD, Messmer K (1995) Microcirculatory models of ischemia-reperfusion injury in skin and striated muscle. Int J Microcirc Clin Exp 15(Suppl.): 9–16
5. Zeintl H, Sack FU, Intaglietta M, Messmer K (1989) Computer assisted leukocyte adhesion measurement in intravital microscopy. Int J Microcirc Clin Exp 8:293–302

6. Nolte D, Botzlar A, Hecht R, Csapo C, Menger MD, Messmer K (1994) Diaspirin crosslinked hemoglobin: evaluation of effects on the microcirculation of striated muscle. Artif Cells Blood Substit Immobil Biotechnol 22:587–592

7. Pincemail J, Detry O, Philippart C, Defraigne JO, Franssen C, Burhop K, Deby C, Meurisse M, Lamy M (1995) Diaspirin crosslinked hemoglobin (DCLHbTM): Absence of increased free radical generation following administration in a rabbit model of renal ischemia and reperfusion. J Free Radicals Biol Med (in press)

8. Cole DJ, Schell RM, Drummond JC, Przybelski RJ, Marcantonio S (1993) Focal cerebral ischemia in rats: effect of hemodilution with alpha-alpha cross-linked hemoglobin on brain injury and edema. Can J Neurol Sci 20:30–36

9. McKenzie JE, Cost EA, Scandling DM, Ahle NW, Savage RW (1994) Effects of diaspirin crosslinked haemoglobin during coronary angio plasty in the swine. Cardiovasc Res 28:1188–1192

10. Dracker RA (1995) The development and use of oxygen-carrying blood substitutes. Immunol Invest 24:403–410

Sven Pickelmann, Institut für Chirurgische Forschung, Klinikum Großhadern, Ludwig-Maximilian-Universität München, Marchioninistr. 15 , D-81377 München

Anti-TNF-α Antikörper reduzieren die proinflammatorische Antwort nach Ischämie/Reperfusion der Leber *in vivo*

Anti-TNF-α antibody attenuates the proinflammatory response following liver ischemia/reperfusion in vivo

G. A. Wanner[1], P. Müller[2], M. D. Menger[1] und W. Ertel[3]

[1] Abteilung für Klinisch-Experimentelle Chirurgie, Universität des Saarlandes, Homburg/Saar;
[2] Institut für Chirurgische Forschung, Ludwig-Maximilians-Universität München und
[3] Klinik für Unfallchirurgie, Universitätsspital Zürich

Einleitung

Die Ischämie und Reperfusion der Leber führt zu einer massiven Freisetzung von Tumornekrosefaktor α (TNF-α), Interleukin 1α (IL-1α) und Interleukin 6 (IL-6) aus Kupfferzellen (KC). Dies resultiert in einer Zytokinämie und systemischen inflammatorischen Reaktion (SIRS), mit Funktionseinschränkungen und signifikanten Gewebeschäden von Leber, Lunge, und Niere [1]. *In vivo* und *in vitro* Versuche [2–4] zeigten, daß TNF-α den Trigger für die Aktivierung der proinflammatorischen Zytokinkaskade darstellt. Ziel dieser Studie war, den Effekt der Neutralisation von TNF-α *in vivo* mittels monoklonaler Antikörper auf die Freisetzung proinflammatorischer Zytokine aus KC nach Ischämie/Reperfusion der Leber zu untersuchen.

Material und Methoden

Die Untersuchungen wurden an männlichen Sprague-Dawley Ratten, 300–350 g Körpergewicht, durchgeführt.

Neutralisation von TNF-α in vivo: Sieben Tiere wurden 60 Minuten vor dem ischämischen Insult mit einem monoklonalen Antikörper gegen TNF-α (Ziege-anti-Maus; TN3 19.12, Celltech, 1,5 mg/kg Körpergewicht), 14 Tiere mit einem isotypenspezifischen IgG$_1$ i. v. behandelt.

Modell – Ischämie/Reperfusion der Leber: Die Tiere wurden in Äthernarkose laparotomiert. Mittels eines mikrochirurgischen Gefäßclips wurde in den anti-TNF-α vorbehandelten Tieren, sowie in 7 IgG$_1$ vorbehandelten Tieren (Placebo) durch Abklemmen des Ligamentum hepatoduodenale eine komplette Ischämie der Leber über 20 Min. induziert. Sieben weitere IgG$_1$ vorbehandelte Tiere (Kontrolle) wurden lediglich laparotomiert, ohne eine Leberischämie zu induzieren. Nach 60 Minuten

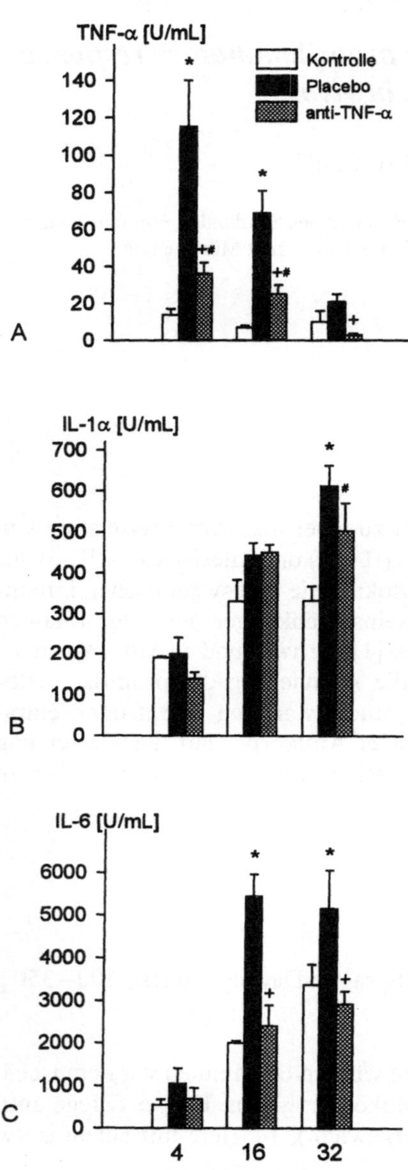

Abb. 1 A – C. TNF-α- [U/ml] (A), IL-1α- [pg/ml] (B) und IL-6 [U/ml], (C) Konzentrationen in Kupfferzell-Überständen. Kupfferzellen wurden von scheinoperierten Tieren (Kontrolle, n = 7) und von Tieren nach 20 Minuten Ischämie und 60 Minuten Reperfusion der Leber präpariert, wobei 60 Minuten vor dem ischämischen Insult entweder ein monoklonaler anti-TNF-α Antikörper (anti-TNF-α, n = 7) oder isotypenspezifisches IgG_1 (Placebo, n = 7) appliziert wurde. Zellkultur-Überstände wurden nach 4, 16 und 32 Stunden geerntet und die Zytokinkonzentrationen gemessen. Die Daten sind als Mittelwert $\pm$ SEM dargestellt. * $p < 0,05$ Placebo versus Kontrolle; [+] $p < 0,05$ anti-TNF-α versus Placebo, [#] $p < 0,05$ anti-TNF-α versus Kontrolle; Varianzanalyse gefolgt von Student-Newman-Keuls-Test

Reperfusion bzw. zum entsprechenden Zeitpunkt nach Scheinoperation wurden Kupfferzellen für *in vitro* Untersuchungen isoliert.

Separation von Kupfferzellen: Zur Gewinnung der KC wurde die V. portae kanüliert, die Leber *in situ* mit 37 °C warmer Ca^{2+}-freier Hank'scher Lösung perfundiert und explantiert. Die Digestion des Bindegewebes wurde durch *ex-situ* Perfusion mit 37 °C warmer Kollagenaselösung (Sigma, St. Louis, MO) (0,05 %, Typ IV, biologische Aktivität 380 U/ml) erzielt. Die gewonnene Zellsuspension wurde in 4 °C kaltem Click's Medium (Irvine Sci., Santa Ana, CA) durch ein Filternetz (150 µm Maschenweite; Nybolt, Zürich, Schweiz) pipettiert und die Hepatozyten durch Zentrifugation abgetrennt. Die verbleibenden Nichtparenchymzellen (NPC) wurden zur Abtrennung von toten Zellen und Debris über einen Dichtegradienten (25 % Metrizamide; Nycomed, Oslo, Norwegen) zentrifugiert. Anschließend wurden die Zellen in Plastik-Kulturplatten (24-well; Costar, Cambridge, MA) auf eine Dichte von 2×10^6/ml/well eingestellt. Nach einer Inkubationszeit von 4 Std. bei 37 °C im Brutschrank (5 % CO_2) wurden nicht-adhärente Zellen durch Waschen der Platten entfernt. Nach 4, 16 und 32 Std. Inkubationszeit wurden die KC-Überstände gesammelt, filtriert und bis zur Messung der Zytokine bei −70 °C eingefroren.

Zytokinmessungen: Die Aktivität von TNF-α und IL-6 in Kupfferzell-Überständen wurden mittels Bioassays (WEHI 164 für TNF-α, 7TD1 für IL-6) [5], die IL-1α Konzentrationen mit RIA (Cytokine Sciences, Boston, MA) gemessen.

Ergebnisse

Ischämie und Reperfusion der Leber führt zu einer signifikant ($p < 0,05$) erhöhten spontanen Freisetzung von TNF-α, IL-1α und IL-6 aus KC im Vergleich zu scheinoperierten Kontrollen (Abb. 1A – C). Die Applikation von anti-TNF-α Antikörper vor Ischämie/Reperfusion der Leber bewirkte eine signifikante ($p < 0,05$) Reduktion der TNF-α und IL-6 Freisetzung aus Kupfferzellen im Vergleich zur Placebo-Gruppe (Abb. 1A, C). Die Freisetzung von IL-1α war nicht verändert (Abb. 1B). Die Kinetik-Analyse *in vitro* zeigte eine Reduktion der TNF-α Freisetzung zu allen Zeitpunkten (−69 %, −64 %, −86 %, nach 4, 16, 32 Std.), jedoch waren die Werte nach 4 und 16 Std. im Vergleich zu denen scheinoperierter Kontrollen signifikant ($p < 0,05$) erhöht (Abb. 1A). Die IL-6 Freisetzung war nach 16 und 32 Std. Inkubation auf Werte der scheinoperierten Kontrollen reduziert (−56 % bzw. −44 % im Vergleich zur Placebo-Gruppe) (Abb. 1B).

Diskussion

Die Neutralisation von TNF-α während Ischämie/Reperfusion der Leber *in vivo* reduziert die TNF-α- und IL-6-Freisetzung aus postischämischen Kupfferzellen, während die Freisetzung von IL-1α unbeeinflußt ist. Dies legt den Schluß nahe, daß TNF-α seine eigene und die überschießende Freisetzung von IL-6 nach Ischämie/

Reperfusion der Leber triggert. Die Freisetzung von IL-1α scheint durch einen von TNF-α unabhängigen Mechanismus reguliert zu werden. Da IL-1 in hohen Konzentrationen ähnlich zytotoxisch wie TNF-α reagiert, kann die nach Leberischämie und Reperfusion auftretende systemische Inflammation durch alleinige Neutralisation von TNF-α nicht vollständig inhibiert werden.

Zusammenfassung

Ischämie und Reperfusion der Rattenleber führen zu einer gesteigerten Freisetzung von proinflammatorischen Zytokinen aus Kupfferzellen. Die *in vivo* Immunisierung mit anti-TNF-α Antikörper reduziert die Freisetzung von TNF-α und Interleukin-6 aus Kupfferzellen, während die IL-1α Freisetzung durch anti-TNF-α Antikörper nicht beeinflußt wird.

Summary

In a rat model, hepatic ischemia/reperfusion resulted in enhanced release of proinflammatory cytokines by Kupffer cells. Pretreatment with anti-TNF-α antibody *in vivo* 60 minutes prior to hepatic ischemia/reperfusion attenuated TNF-α and IL-6 release by Kupffer cells, however, did not affect the release of IL-1α.

Literatur

1. Wanner GA, Ertel W, Müller P, Höfer Y, Leiderer R, Menger MD, Meßmer K (1996) Liver ischemia/reperfusion induces a systemic inflammatory response through Kupffer cell activation. Schock 5 (1):34–40, 1996
2. Ertel W, Morrison MH, Ayala A, Perrin MM, Chaudry IH (1991) Anti-TNF monoclonal antibodies prevent haemorrhage-induced suppression of Kupffer cell antigen presentation and MHC class II antigen expression. Immunology 74:290–297
3. Dinarello CA, Cannon JG, Wolff SM, Bernheim HA, Beutler B, Cerami A, Figari IS, Palladino MA Jr., O'Connor JV (1986) Tumor necrosis factor (cachectin) is an endogenous pyrogen and induces production of interleukin 1. J Exp Med 163:1433–1450
4. Fong Y, Tracey KJ, Moldawer LL, Hesse DG, Manogue KB, Kenney JS, Lee AT, Kuo GC, Allison AC, Lowry SF, Cerami A (1989) Antibodies to cachectin/tumor necrosis factor reduce interleukin 1β and interleukin 6 appearance during lethal bacteremia. J Exp Med 170:16 27–1633
5. Ertel W, Morrison MH, Ayala A, Chaudry IH (1991) Chloroquine attenuates hemorrhagic shock-induced suppression of Kupffer cell antigen presentation and major histocompatibility complex class II antigen expression through blockade of tumor necrosis factor and prostaglandin release. Blood 78:1781–1788

G.A. Wanner, Abteilung für Klinisch-Experimentelle Chirurgie, Universitätsklinik Homburg, Universität des Saarlandes, Oscar-Orth-Str., D-66421 Homburg/Saar

Antioxidative Therapie bei körperlichem Streß – Eine klinische, experimentelle Untersuchung

Anti-oxidative therapy before exhaustive exercise – a clinical and experimental trial

B. Poch[1], M. H. Schoenberg[1], F. Gansauge[1], M. Grünert-Fuchs[2], A. Hartmann[3] und H. G. Beger[1]

[1] Abteilung Chirurgie I, Universität Ulm, D-89069, Ulm
[2] Abteilung Sport- und Leistungsmedizin, Universität Ulm, D-89069, Ulm
[3] Abteilung Medizinische Genetik, Universität Ulm, D-89069, Ulm

Die Toxizität hochreaktiver Sauerstoffradikale (OR) ist heute unbestritten. Trotzdem haben diese pathophysiologischen Erkentnisse bislang nur zu wenigen, therapierelevanten Konsequenzen geführt. Klinische Studien (z. B. Sepsisstudien), welche sich mit der Wirkung von OR beschäftigen scheitern oft an der komplexen, klinischen Situation. Auch unter starker, anaerober körperlicher Belastung entsteht ein Ungleichgewicht zwischen Sauerstoffbedarf und Sauerstoffangebot und hierdurch möglicherweise Sauerstoffradikale [5, 6]. Diese könnte durchaus als standardisierbares, reproduzierbares und klinisches Modell zur Untersuchung der Wirkung von OR und deren therapeutische Beeinflußbarkeit Verwendung finden. Indirekte Wirkungen von OR, z. B. erhöhte Lipidperoxidationsprodukte nach extensiver Belastung ließen sich sowohl im Tierexperiment [1], als auch im klinischen Belastungsversuch am Menschen [3, 4] nachweisen. DNA Veränderungen nach sportlicher Belastung wurden nachgewiesen, sobald die anaerobe Schwelle während der sportlichen Aktivität überschritten wurde [6]. Bei einigen Untersuchungen konnte ein protektiver Effekt einer antioxidativen Therapie aufgezeigt werden [5]. Dies sind indirekte Hinweise dafür, daß OR ursächlich für diese Schäden sind. Die direkte Messung freier Sauerstoffradikale, bzw. freier, reaktiver Elektronen nach und unter anaerober Belastung wurde bislang nicht durchgeführt. Deshalb versuchten wir OR nicht nur indirekt sondern auch direkt und quantitativ über die Elektronenresonanzspektroskopie im Serum nach körperlicher Belastung nachzuweisen. Zum weiteren Beweis einer Beteiligung von OR untersuchten wir den Einfluß einer hochdosierten Vitamin-E-Prophylaxe auf die Folgen des oxidativen Streßes nach sportlicher Betätigung.

Methodik

Acht gesunde, männliche Probanden unterschiedlichen Trainingsstandes zwischen 20 und 40 Jahren wurden am Laufband bis zur Erschöpfungsgrenze belastet. Raucher sowie adipöse Probanden wurden ausgeschlossen. Ab 2 Tagen vor dem Belastungstest mußten die Probanden sich körperlich schonen. Die Belastung wurde an einem Laufband mit einer Steigung von 1,5% und Laufgeschwindigkeit von 6 km/h begonnen. Alle 3′ wurde eine Pause von 30″ eingelegt und die Geschwindigkeit um 2 km/h bis zur Erschöpfung des Probanden gesteigert. Vor dem zweiten, entsprechenden Versuch, nahmen die Probanden für zwei Wochen 1200 mg/dieVitamin E oral ein.

Vor, 15′ und 24 h nach der Belastung wurden Blutproben entnommen und folgende Bestimmungen durchgeführt:

Über die Elektronenspiresonazrespektrometer (ESR)-Technik wurde, -mit OXANOH als Spin-Trapper, die Freisetzung von OR im Blut direkt nachgewiesen (Nilsson, et al. 1989). Hierzu wird während der Blutabnahme dem Vollblut OXANOH unmittelbar zugesetzt und nach 30″ das Serum abzentrifugiert und sofort im flüssigen Stickstoff tiefgefroren. OXANOH reagiert mit freien Elektronen und wird zu OXANO., einem stabilen Radikal reduziert. OXANO. akkumuliert und kann im ESR quantitativ gemessen werden. Die OXANO. Konzentration ist der Radikalenaktivität im Serum direkt proportional. DNA-Veränderungen wurden über den single cell gel (SCG)-Tests, bei welcher DNA Strangbrüche mit großer Sensitivität diagnostiziert werden können, bestimmt (Singh, et al. 1988). Hierzu werden 4 µl Vollblut auf dem Objektträger in Agarose eingebetet und die DNA denaturiert. Nach der elektrophoretischen Auftrennung der DNA wird diese mit Ethidiumbromid gefärbt. Strangbrüche der DNA werden unter dem Fluoreszensmikroskop über die Schweiflänge der aufgetrennten DNA von jeweils 50 Zellen quantitativ ausgemessen.

Malondialehyd (MDA), – ein Maß der Lipidperoxidation, wurde nach Yagi (1984) im Serum bestimmt.

Die Bestimmung der Anzahl der neutrophilen Granulozyten (PMN)/mm^2 im Serum erfolgte maschinell im Cell Sorter.

Zur Abschätzung des Antioxidanzienstatus wurden die Vitamine A, C, E wurden im HPLC nach Rudy et al. (1989), sowie das Spurenelement Selen jeweils im Serum ermittelt.

Ergebnisse

Die Vitamine A, C und das Spurenelent Selen waren in beiden Versuchsgruppen während des gesamten Experimentes im Normbereich. Sie ließen keine Bewegung erkennen. Die Vitamin E-Konzentration im Serum war zunächst im Normbereich und unter Belastung stabil. Nach durchgeführter Substitution stieg die Vitamin E Konzentration von 6,1 ± 2,3 µg/ml deutlich an und lag mit 17 ± 7 µg/ml über dem Normbereich. Auch jetzt blieben die Serumspiegel belastungsunabhängig stabil.

Unter Belastung kommt es bei allen Experimenten zu einem signifikanten Anstieg der PMN Leukozyten (Abb. 1 b). Vor Belastung zeigt sich mit und ohne Vitamin-E Substitution eine vergleichbare OR-Konzentration im Serum. Unter Belastung steigt die Radikalenkonzentration im Serum in der Gruppe ohne Vitamin-E Substitution signifikant an (Abb. 1 a). Besonders vor Vitamin-E Substitution zeigt sich tendentiell ein schwacher Anstieg des Malondialdehyds unter Belastung (Abb. 1 c). Nach Vitamin E-Substitution ist die MDA-Konzentration unter Ruhebedigungen signifikant niedriger. Das tailmoment des SCG-Tests, welche die Häufig-

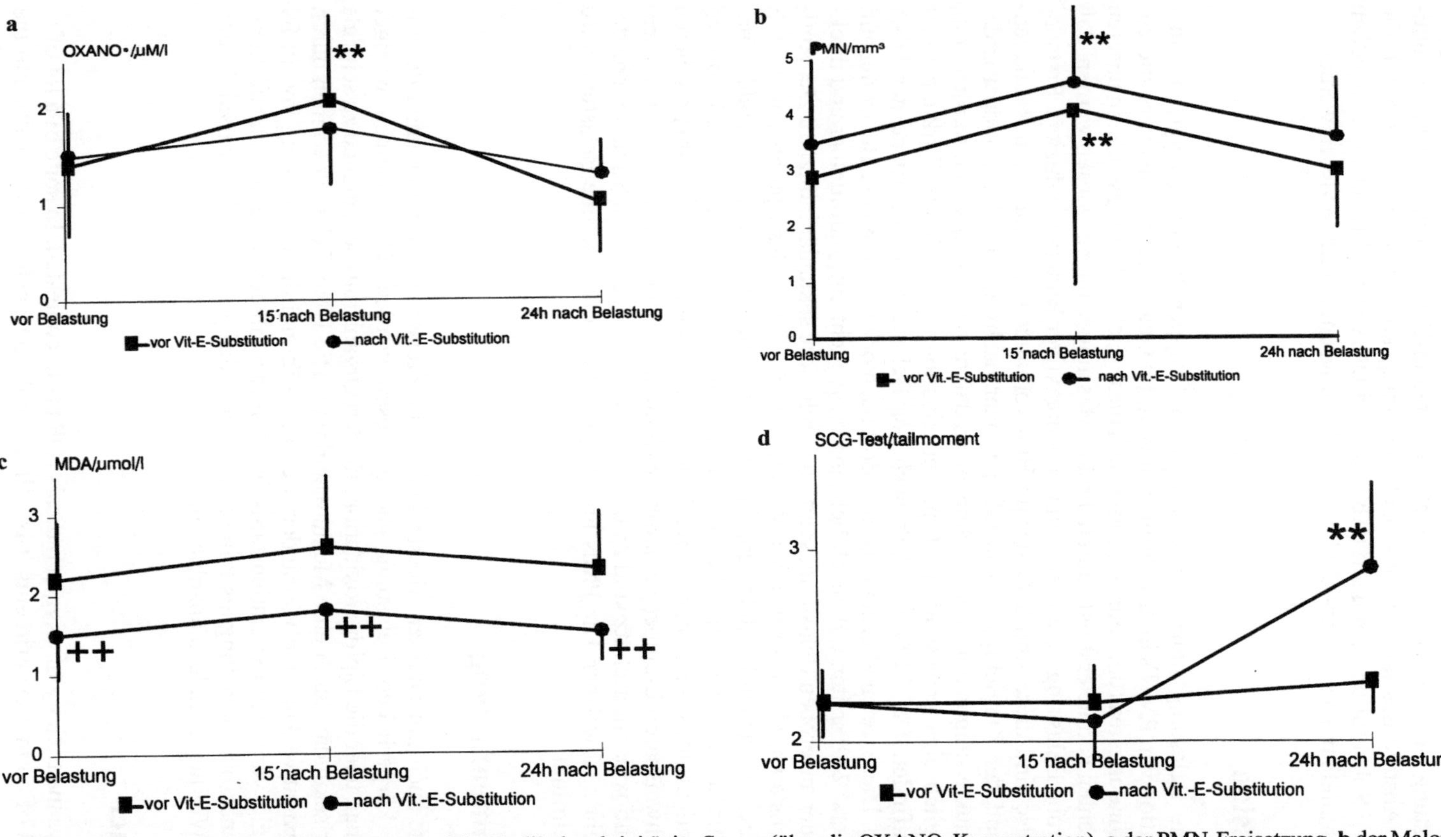

Abb. 1a–b. Die Abbildung zeigt den Verlauf der Radikalenaktivität im Serum (über die OXANO. Konzentration). **a** der PMN-Freisetzung, **b** der Malondialdehykonzentration im Serum, **c** und der DNA-Strangbrüche (tailmoment des SCG-Tests), **d**, vor, 15′ nach und 24 h nach anaerober Belastung. Es werden jeweils die Werte vor Vitamin E Substitution den Werten nach Vitamin E Substitution gegenübergestellt. Signifikante Unterschiede (p<0,001) werden gegenüber den Werten vor Belastung (**) und zwischen den Gruppen (++) angegeben (nonparametrische, paarige Testung)

keit von DNA Strangbrüchen widerspiegelt, unterscheidet sich unter den Gruppen vor Belastung nicht. Während es jedoch vor Vitamin-E-Substitution zu einem signifikanten Anstieg des tailmoments nach Belastung kommt, wird dieser durch die Vitamin-E Substitution verhindert (Abb.1d). Die DNA Strangbrüche können jedoch nicht unmittelbar, sondern erst 24 h nach Belastungsende nachgewiesen werden.

Diskussion

Sportliche Belastung führt, wie von anderen Gruppen bereits gezeigt, zu einer Mobilisation von PMN's in das peripheren Blut. Im Gegensatz zu einer persistierenden Entzündungsreaktion, normalisieren sich diese nach Belastungsende. In unseren Experimenten konnte erstmals durch direkte Messungen nachgewiesen werden, daß die anaerobe Belastung eine Freisetzung hochreaktiver Radikale induziert. Erstaunlicherweise sind diese sind trotz der im Blut vorhandenen, natürlichen Radikalenfänger und der Kurzlebigkeit von OR peripher nachweisbar. Die Lipidperoxidationsprodukte steigen nur unwesentlich an, so daß davon ausgegangen werden muß, daß lediglich eine unwesentliche Lipidperoxidation, – als direkte Wirkung freier OR, stattfindet. Der SCG-Test läßt nach der Belastung Strangbrüche der DNA erkennen. Diese treten allerdings nicht sofort nach oder während der Belastung auf, sondern erst 24 h später. Offensichtlich sind diese nicht eine unmittelbar und direkte Folge der anaeroben Belastung, sondern durch diese sekundär induziert. Der Antioxidantienstatus, als Ausdruck der Vitamine A, C, E und des Spurenelementes E bleibt durch die anaerobe Belastung unverändert. Unter hochdosierter, oraler Vitamin-E Substitution ist es möglich diesen anzuheben. Als Folge des verbesserten Antioxantienstatuts nehmen, bei unveränderter Radikalenbildung, die im peripheren Blut nachweisbaren Lipidperoxidationsprodukte ab. Unter diesem deutlich verbesserten Antioxidantienschutz sind 24 h nach Belastungsende keine Strangbrüche der DNA mehr nachweisbar. Die PMN Freisetzung durch die anaerobe Belastung wird nicht beeinflußt.

Zusammenfassung

Es konnte auch mit direkten Messtechniken die Freisetzung von OR unter der anaeroben, körperlichen Belastung nachgewiesen werden. OR scheinen weniger unmittelbar, über die Lipidperoxidation, für den Organismus schädigend zu sein, als vielmehr sekundär durch eine Mediatorwirkung. Die DNA-Schäden können durch die antioxidative Therapie vermindert werden, während die Freisetzung von PMN unabhängig vom Antioxidantienstatus ist. Darüber hinaus scheint sich die kurzzeitige, anaerobe Belastung als klinisches, standardisiertes Modell zur Evaluierung der OR-Wirkung geradezu anzubieten.

Abstract

Nowadays the toxicity of oxygen radicals (OR) is uncontested. In spite of a lot of *in vitro* and of animal experiments it is still difficult to transform the results into the clinical routine. This is caused by the complex clinical situation. Therefore we tried to establish a human, reproducable and standardized model, allowing to study clinically the effects of OR and specific therapies. It is supposed by indirect measurements, that exhaustive exercise generates OR. Direct measurements of OR are missed. To evaluate the clinical meaning of this model for OR-research and therapy human subjects were asked to run on a treadmill until exhaustion and blood samples were taken before, 15′ and 24 h after the run. Malondialdehyde (MDA) a marker of lipid peroxidation was measured in the serum of probands in tests with and without vitamin supplementation for 14 days. Intake of vitamin E for 14 days led to a clear increase in vitamin E serum concentrations. MDA concentrations were significantly decreased following vitamin E supplementatioon but not significantlv changed 15 min and 24 h after a run. OR in the serum were measured directly by spin trapping. It could be shown that radical activity increases significantly while exhaustive exercise. This can partly be pervented by vitamin E treatment.The single cell gel test (SCG test) was used to study DNA damage in peripheral white blood cells (WBC). A clear increase in DNA strang breakage was observed in the 24 h sample of all probands. When the volunteers were given a supplement of vitamin E (12000) mg daily for 14 days prior to a run exercise induced DNA damage was clearly reduced in all probands. Our results demonstrate that vitamin E prevents exercise induced DNA damage and indicate that DNA breakage occurs in WBC after exhaustive exercise as a consequence of oxidative stress. These results prove the clinical valence of exhaustive exercise for OR research.

Literatur

1. Davies, KJA, Quintanilha AT, Brooks GA, Packer L (1982) Free radicals and tissue damage produced by exercise. Biochem Biophys Res Commun 107:1198–1205
2. van Gossum A, Kurian R, Whitwell J, Jeejeebboy KN (1988) Decrease in lipid peroxidation measured by breath pentane output in normals after oral supplementation with vitamin E. Clin Nutr 7:53–57
3. Sumida S, Tanaka K, Kiato H, Nakadoma F (1989) Exercise-induced lipid peroxidation and leakage of enzymes before and after vitamin E supplementation. Int J Biochem 21: 835–838
4. Sjödin B, Hellsten-Westing Y, Apple FS (1990) Biochemical mechanisms for oxygen free radical formation during exercise. Sports Med 10:236–254
5. Aruoma OI (1994) Free radicals and antioxidant strategies in sports. J Nutr Biochem 5:370–381
6. Hartmann A, Plappert U, Raddatz K,Grünert-Fuchs M, Speit G (1994) Does physical activity induce DNA damage? Mutagenesis 9:269–272

Dr. Bertram Poch, Abteilung Chirurgie I, Universität Ulm, Steinhövelstraße 9, D-89069 Ulm

Die Bedeutung der enteralen Nahrungspassage für die Genexpression des Glukosetransporters GLUT2

Significance of enteral feeding for the gene expression of the glucose transporter GLUT2

J. Klempnauer[1], O. H. Brenning[1], M. Tiedge[2], S. Lortz[2] und S. Lenzen[2]

[1] Klinik für Abdominal- und Transplantationschirurgie
[2] Institut für Klinische Biochemie der Medizinischen Hochschule Hannover

Einleitung

Nach großen bauchchirurgischen Eingriffen oder Polytrauma besitzt ein frühzeitiges enterales Nahrungsangebot in der postoperativen Phase möglicherweise einen günstigen Effekt durch Verminderung der Katabolie und Verhinderung der bakteriellen Translokation [1]. Für die Aufrechterhaltung der gastrointestinalen Barrierefunktion spielen Kohlenhydrate und ihre Resorption im Dünndarm eine zentrale Rolle. An einem tierexperimentellen Modell wurde die gestörte Barrierefunktion des Darmes bei fehlender enteraler Nahrungszufuhr durch Bestimmung der Genexpression von Glukosetransportern bestimmt. Es wurde untersucht, in welcher Weise die Genexpression der verschiedenen Hexosetransporter SGLT1 und GLUT2 durch die enterale Nahrungspassage reguliert wird [2].

Material und Methoden

Tiere: An ingezüchteten Ratten des Stammes LEW wurde zunächst eine isogene zusätzliche heterotope Dünndarmtransplantation mit oralem Blindverschluß und distaler E/S Ileoileostomie vorgenommen (n = 12). Es wurden männliche Ratten im Alter von 3 bis 4 Monaten und einem Gewicht von 250 ± 50 g verwendet. Die Tiere entstammten der Zucht des Zentralen Tierlabors der Medizinischen Hochschule, wo sie in Gruppen von 3 Tieren in Käfigen hinter Infektionsbarrieren in vollklimatisierten Räumen mit konstantem Tag-Nacht-Rhythmus gehalten wurden. Die Ratten hatten freien Zugang zu pelletiertem, autoklaviertem Futter und zu Leitungswasser aus Tränkeflaschen.

Spenderoperation: Die Spender wurde 24 Stunden vor der Explantation vom Futter abgesetzt. Zur Narkose wurde Ketanest (75 – 100 mg/kg i.m.) verwendet. Der Dünndarm wurde vom Treitzschen Band bis zur Ileocoecalklappe mobilisiert. Die Gefäßversorgung wurde durch die A. mesenterica superior sichergestellt, der venöse Abfluß erfolgte über die Pfortader. Nach offenem Absetzen des aboralen Dünndarms erfolgte eine orthograde Spülung des Darmlumens mit physiologischer Kochsalzlösung. Danach wurde das orale Ende des Dünndarms unterhalb des Duodenal-C ligiert und abgesetzt. Das Dünndarmtransplantat wurde mit 4 °C kalter heparinisierter (50 I. E./ml) physiologischer Kochsalzlösung perfundiert. Bis zur Implantation wurde das Transplantat in 4 °C kalter Kochsalzlösung aufbewahrt. Die Organentnahme war stets innerhalb 30 Minuten abgeschlossen.

Empfängeroperation: Der Empfänger war zuvor ebenfalls 24 Stunden nüchtern. Der arterielle Gefäßanschluß des Transplantates erfolgte durch eine End-zu-Seit Anastomose zwischen A. mesenterica superior des Transplantates und der infrarenalen Aorta des Empfängers. Für den venösen Abfluß wurde eine End-zu-Seit Anastomose zwischen der Pfortader des Transplantates und der infrarenalen V. cava des Empfängers hergestellt. Danach wurde eine End-zu-Seit Ileoileostomie angelegt. Unmittelbar nach der Operation hatten die Empfänger wieder Zugang zu Wasser, dem Glucose beigesetzt war. Zugang zu Futter erhielten die Tiere ab dem zweiten postoperativen Tag.

Sekundär orthotope Dünndarmtransplantation: Nachdem die Empfänger des isogenen heterotopen Dünndarmtransplantates 6 Wochen überlebt hatten, wurde das heterotope in ein orthotopes Dünndarmtransplantat umgewandelt. Der eigene Dünndarm wurde unterhalb des Duodenums durchtrennt und proximal der Ileoileostomie ligiert und abgesetzt. Nach Ligatur und Absetzen der einzelnen Dünndarmarkadengefäße konnte der eigene Dünndarm vollständig entfernt werden. Anschließend wurde das ligierte Ende des Transplantates entfernt und es erfolgte eine End-zu-End Jejunojejunostomie zwischen Spender-und Empfängerdarm, womit die Kontinuität des Gastrointestinaltraktes wieder hergestellt wurde. Auch nach dieser Operation erhielten die Tiere sofort Zugang zu Wasser mit Glucosezusatz, Zugang zu Futter wurde ab dem zweiten postoperativen Tag ermöglicht. Nach weiteren 6 postoperativen Wochen standen die Tiere für die Untersuchung der Glucosetransporter und der Stabilität der gastrointestinalen Barriere zur Verfügung.

Nachweis der SGLT1 und GLUT2 Genexpression: Nach Entnahme von Darmsegmenten wurden Enterozyten durch osmotische Ablösung der Mukosa isoliert. Für die Northern Blot Analyse wurde die RNA aus den Enterozyten durch saure Phenolextraktion isoliert. Die Hybridisierung erfolgte mittels spezifischer antisense cRNA Sonden für die Hexosetransporter SGLT1 und GLUT2. Bei der Western Blot Analyse wurde mikrosomales Protein von isolierten Enterozyten durch SDS/PAGE fraktioniert und auf eine PVDF Membran transferiert. Die Detektion des Proteins erfolgte durch einen Anti Ratten GLUT2 Antikörper.

Ergebnisse

Bisher wurde an 14 Ratten eine isogene heterotope Dünndarmtransplantation durchgeführt, wobei an 9 dieser Tiere zum Zeitpunkt der sechsten postoperativen Woche eine quantitative Untersuchung der Glucosetransporter im Transplantat stattfand. Im weiteren Verlauf des Versuchs wurde zum gleichen Zeitpunkt bei 5 Tieren eine

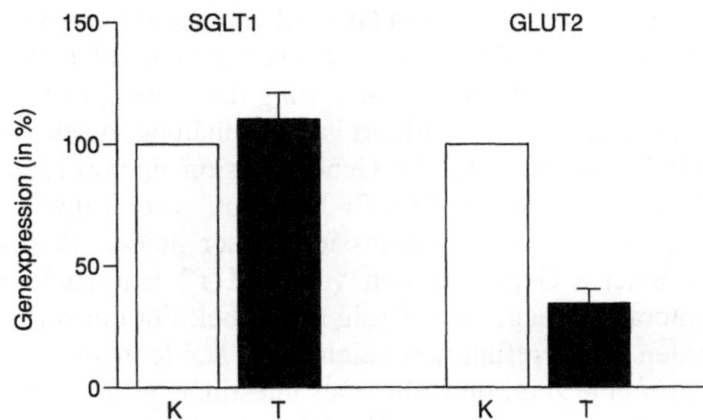

Abb. 1. Genexpression der Glukosetransporter SGLT1 und GLUT2 nach sechswöchiger Ausschaltung eines Dünndarmtransplantats (T) aus der enteralen Nahrungspassage. Die Angaben erfolgen in Prozent im Vergleich zur Genexpression bei unbehandelten Kontrollen (K)

sekundär orthotope Transplantation durchgeführt und die Transplantate nach Ablauf von 6 weiteren Wochen untersucht. In normalen Ratten nahm die Expression der Hexosetransporter SGLT1 und GLUT2 in Richtung vom Duodenum zum Ileum hin deutlich ab. 24stündiges Hungern (n = 8) führte zu keiner Veränderung der Genexpression im Vergleich zu Normalkontrollen (n = 8). Wurde ein Dünndarm über sechs Wochen aus der enteralen Nahrungspassage ausgeschaltet, war schon makroskopisch eine Atrophie des Dünndarmtransplants sichtbar, die auch histologisch nachgewiesen wurde. Es kam zu einer signifikanten (p ≤ 0,01 im U-Test nach Mann/Whitney) Verringerung der GLUT2 Expression auf durchschnittlich 40 % (Abb. 1). Die Werte wurden auf die normale Genexpression in unbehandelten Kontrolltieren bezogen. Die Expression des SGLT1 war jedoch nicht verändert. Erste präliminäre Ergebnisse an fünf Tieren zeigen, daß es nach Einschluß des zusätzlich verpflanzten Dünndarms in die Passage zu einer Normalisierung der Genexpression von GLUT2 innerhalb weiterer sechs Wochen kam. Auch die zwischenzeitliche Atrophie des Darmes bildete sich makro- und mikroskopisch vollständig zurück.

Diskussion

An einem mikrochirurgischen Modell an ingezüchteten Ratten wurde die Bedeutung der enteralen Nahrungsaufnahme für die Regulation der Genexpression der Hexosetransporter SGLT1 und GLUT2 im Darm und ihr Einfluß auf die Steuerung des intestinalen Glukosetransports unter den Bedingungen der normalen und gestörten Darmfunktion untersucht. Hierzu wurde ein bewährtes mikrochirurgisches Modell der Dünndarmtransplantation eingesetzt und modifiziert. Ein zusätzlich transplantierter zweiter Darm wurde für sechs Wochen aus der Nahrungspassage ausgeschaltet und nach Entfernung des eigenen Darms später wieder in die Passage eingeschaltet. Mit Hilfe dieses Modells lassen sich nicht nur die Hexosetransporter, sondern auch andere Funktionen des Darmes im Rahmen der gastrointestinalen Barriere untersuchen. Unsere Ergebnisse zeigen deutlich, daß die Genexpression des Glukosetransporters GLUT2 von der enteralen Nahrungspassage reguliert wird. Wird der Dünndarm langfristig von der enteralen Nahrungspassage ausgeschlossen, kommt es zu einer Verminderung der Genexpression auf über die Hälfte des Ausgangswertes. Dieser Effekt ist zeitabhängig. Nach eintägigem Fasten war noch kein Effekt auf die GLUT2 Genexpression nachweisbar. Interessanterweise blieb die Genexpression von SGLT1 konstant, so daß dies ein Indiz für eine differentielle Regulation der Genexpression dieser beiden Hexosetransporteres ist [3, 4]. Die reduzierte Genexpression von GLUT2 war nach Einschalten des Darms in die enterale Passage vollständig reversibel. Für die Aufrechterhaltung der gastrointestinalen Barrierefunktion spielen die Kohlenhydrate und ihre Resorption im Dünndarm eine zentrale Rolle. Der intestinale Glukosetransport, die Genexpression und damit letztlich auch die Funktion des Glukosetransporters GLUT2 werden wesentlich über das enterale Nahrungsangebot reguliert. Es ist zur Zeit nicht bekannt, ob andere Substrate die Hexosen in allen Funktionen ersetzen können. Grundsätzlich scheint jedoch die jejunale Substratapplikation in jedem Fall das zentrale Element der Genregulation von GLUT2 zu sein [5], auch wenn als zusätzliche protektive Komponente noch der Fasergehalt der Nahrung zu berücksichtigen ist.

Zusammenfassung

Am Modell der isogenen akzessorischen Dünndarmtransplantation an der Ratte wurde die Bedeutung der enteralen Nahrungspassage für die Genexpression von GLUT2 und SGLT1 untersucht. War der akzessorische Dünndarm sechs Wochen lang aus der Nahrungspassage ausgeschlossen, kam es zu einer signifikanten Verminderung der Genexpression von GLUT2, aber nicht von SGLT1. Wurde das akzessorische in ein orthotopes Dünndarmtransplantat umgewandelt, kam es wieder zu einer Normalisierung der GLUT2 Genexpression. Die enterale Nahrungspassage spielt demnach eine wichtige Rolle in der Regulation der Genexpression von GLUT2.

Summary

A rat model of isogenic accessory small bowel transplantation was used to investigate the significance of enteral feeding for the gene expression of GLUT2 and SGLT1. When the accessory bowel was excluded for six weeks from the enteric passage, the expression of GL UT2 but not SGLT1 was significantly reduced. When the accessory small bowel transplant was converted into an orthotopic position the expression of GLUT2 normalized again. Thus enteral feeding plays an important role in the regulation the gene expression of GLUT2.

Literatur

1. Deitch EA (1992) Multiple organ failure. Ann. Surg. 216:117–134
2. Philpott DJ, Butzner JD, Meddings JB (1992) Regulation of intestinal glucose transport. Can J Physiol Pharmacol 70:1201–1207
3. Menge H, Riecken EO (1986) Adaptationformen der Dünndarmschleimhaut und ihre klinische Bedeutung. Internist 27:665–671
4. Miyamoto K, Hase K, Takagi T, Fujii T, Taketani Y, Minami H, Oka T, Nakabou Y (1993) Differential response of intestinal glucose transporter mRNA transcripts to levels of dietary surgery. Biochem J 295:211–215
5. Suchner U, Senftleben U, Askanazi J, Peter K (1993) Nichtenergetische Bedeutung der enteralen Ernährung bei kritisch kranken Patienten. Transfusionsmed 20:38–46

Prof. Dr. Jürgen Klempnauer, Klinik für Abdominal-und Transplantations-Chirurgie, Medizinische Hochschule Hannover, Konstanty-Gutschow-Straße 8, D-30625 Hannover

MHC Restriktion zytotoxischer Antikörper nach allogener Knochentransplantation

MHC-restriction of cytotoxic antibodies to bone allografts

K.-U. Lewandrowski[1], W.W. Tomford[2], D. Springfield[2] und H.J. Mankin[2]

[1] Berufsgenossenschaftliche Kliniken Bergmannsheil, Bochum
[2] Massachusetts General Hospital, Boston MA 02114

Einleitung

Eine antikörperabhängige zytotoxische Rejektion parenchymatöser Organtransplantate ist umfassend beschrieben [7]. Ähnliche Reaktionen werden nach Transplantation allogenen Knochens vermutet [2, 5, 8], da die durch den MHC kodierten Transplantationsantigene auch von den zelluären Komponenten des Knochens exprimiert werden [9, 10]. Eine mögliche Konsequenz der nachfolgenden Allostimulation immunkompetenter Zellen ist die beschleunigte Resorption [1, 6], so daß es zur Rejektion des Knochentransplantates und in der Folge zu einem frühzeitigen mechanischen Versagen kommen könnte. Bei Empfängern humanen allogenen Knochens ist jedoch bisher nicht das Auftreten von spenderspezifischen zytotoxischen Antikörpern in Relation zum klinischen Verlauf untersucht worden. In unser Untersuchung verglichen wir deshalb den MHC-Klasse-I-Typus von Knochenspender und -Empfänger und testeten Empfängersera gegen Spender-T-Zellen auf spezifische zytotoxische Antikörper.

Methodik

Es wurden 15 Patienten untersucht, die zusammen 17 Transplantate von verschiedenen Knochenspendern erhalten hatten (Tabelle 1). Zwei Patienten hatten je zwei Knochentransplantate von ebenfalls verschiedenen Spendern erhalten (Fall 1, 2 und Fall 14, 15). Von den untersuchten Patienten waren 10 weiblichen und 5 männlichen Geschlechts, das Durchschnittsalter betrug 52 Jahre, wobei der jüngste Patient 20 Jahre, der älteste Patient 72 Jahre alt war. Die Indikation zur Knochentransplantation wurde zur Überbrückung größerer Knochendefekte gestellt, entweder im Rahmen von TEP-Revisionen oder nach Resektion von Knochentumoren. Von den Transplantaten wurde weder das Periost, noch das Knochenmark entfernt. Aus abdominellen Lymphknoten wurden Spender-T-Zellen extrahiert. Anhand von T-Lymphozyten wurden mittels serologischer Methoden Klasse-I-Transplantationsantigene typisiert. Von Spender und Empfänger wurde der MHC-Klasse-I-Typus nach Zuordnung der Transplantationsantigene zu bekannten crossreaktiven Gruppen (CREG) verglichen [3, 4].

Tabelle 1. Patienten, Diagnose, Indikation, Allograft-Typ, Crossmatch und klinisches Ergebnis

Fall	Geschlecht	Alter	Diagnose/Indikation	Allograft-Typ	Cross-Match	Klinisches Ergebnis
1	weiblich	62	Revision Hüft-TEP	proximales Femur		⊕
2	weiblich	62	Revision Hüft-TEP	proximales Femur		⊕
3	weiblich	48	Revision Hüft-TEP	proximales Femur	⊕	⊕
4	weiblich	27	Chondrom	Humerus Diaphyse	⊕	⊕
5	weiblich	72	Malignes Fibrohistozytom	distales Femur	⊕	⊕
6	weiblich	30	Revision Knie-TEP	distales Femur	⊕	Non-Union, Wundinfektion
7	weiblich	44	Enchondrom	Tibia Diaphyse		⊕
8	männlich	64	Metastase Nierenzellkarzinom	proximaler Humerus	⊕	⊕
9	männlich	70	Leiomyosarkom	Tibia Diaphyse	⊕	Wundinfektion
10	männlich	70	Osteosarkom	proximales Femur		Verstorben
11	weiblich	69	Osteosarkom	Femur Diaphyse	⊕	Wundinfektion
12	weiblich	20	Osteosarkom	Tibia Diaphyse	⊕	Non-Union
13	weiblich	31	Osteosarkom	Femur Diaphyse		Non-Union
14	weiblich	56	Chondrosarkom	Hemipelvis		⊕
15	weiblich	56	Chondrosarkom	Femur Diaphyse		⊕
16	männlich	58	Malignes Fibrohistozytom	Femur Diaphyse		⊕
17	männlich	51	Chondrosarkom	Femur Diaphyse		⊕

Das Empfängerserum wurde vor der Operation als auch in verschiedenen Intervallen postoperativ gewonnen und gegen Spender-T-Zellen gekreuzt (Crossmatch). Es wurden sowohl positive, als auch negative Kontrollen einbezogen, wobei ein Crossmatch bei einem Minimum von 80 % avitaler Spenderzellen als positiv bewertet wurde.

Bei positivem Spender-Empfänger-Crossmatch wurden die Empfängersera gegen ein Zellpanel von 44 bekannten Klasse-I-Determinanten gekreuzt, um so die serologische Spezifität zytotoxischer Antikörper zu bestimmen.

Daneben wurde das Ergebnis der Knochentransplantation in gleichen Zeitintervallen auch klinisch und radiologisch bewertet. Die Transplantation wurde als erfolgreich bewertet, wenn ein Jahr nach der Operation die Extremität ohne orthetische Hilfsmittel voll belastet werden konnte und Komplikationen nicht aufgetreten waren.

Ergebnisse

Der postoperative Beobachtungszeitraum variierte zwischen 26 und 56 Monaten. Der Crossmatchtest war bei 8 der 17 Fälle positiv (Tabelle 1). Bis auf eine Patientin, die bereits präoperativ ein positives Crossmatch aufwies, war bei keinem der Patienten innerhalb des ersten postoperativen Monats eine Reaktion im Crossmatchtest nachweisbar. Die Sera von den Empfängern mit negativem Crossmatch zeigten entweder keine oder nur geringe Panelreaktivität. In Tabelle 2 ist der MHC-Klasse-I-Typus von Spender und Empfänger aufgeführt. Ein MHC-Mismatch im HLA-C-Locus war grundsätzlich unbedeutend und führte in keinem Fall zur Bildung zytotoxischer Antikörper. Dem gegenüber führte ein Mismatch in den „public" Epitopen der A2-9-27-B17 CREG und der B7 CREG des HLA-A oder HLA-B-Locus dagegen fast immer zur Bildung eines dominanten spenderspezifischen zytotoxischen Antikörperidiotyps (Tabelle 2, fett), der bei den Fällen 3, 4, 5, 6, 8, 9, 11 und 12 durch den Panelreaktivitätstest identifiziert und durch ein positives Crossmatch nachgewiesen wurde (Tabelle 1). Nur in einem Fall wurden Alloantikörper gegen 2 antigene Determinanten des MHC-Klasse-I-Moleküls festgestellt (Fall 12). Ein gutes Match in den „public" Epitopen des MHC-Klasse-I Moleküls der A2-9-27-B17 und B7 CREG wurde bei den Fällen 1, 2, und 7 beobachtet (Tabelle 2, schattiert). Der Crossmatchtest war bei diesen 3 Patienten negativ (Tabelle 1). Es bestand keine Korrelation zwischen Crossmatch, Alter, Geschlecht, vorhergehenden Schwangerschaften und klinischem Verlauf. Bei 2 der 8 Patienten mit zytotoxischen Antikörpern traten postoperativ Wundinfektionen auf. Bei 2 weiteren Patienten mit positivem Crossmatch wurde eine verzögerte Heilung an den Osteosynthesestellen festgestellt, die bei einem der beiden Patienten von einer Wundinfektion begleitet war. Die übrigen 11 Patienten, von denen 4 eine humorale Immunantwort gegen das Transplantat entwickelten, hatten einen gutes Behandlungsergebnis (Tabelle 1).

Tabelle 2. Empfänger/Spender Klasse-I-HLA-Typus

Empfänger/ Spender	Klasse I HLA Typus							
Fall 1	A1	A2	B8	**B18**	BW6		CW7	
Spender 1	A3	A2	B8	**B35**	BW6		CW4	
Fall 2	A1	A2	**B8**	B18	BW6		CW7	
Spender 2	A3	A2	**B27**	B35	BW6	**BW4**	CW2	CW4
Fall 3	**A1**	**A2**	**B8**	**B27**	BW4	BW6	CW1	CW7
Spender 3	**A23**	**A25**	**B18**	**B49**	BW4	BW6		
Fall 4	A2	**A3**		B35	BW6		CW4	CW5
Spender 4	A2	**A1**	**B8**	B35	BW6		CW4	
Fall 5	A3	**A32**	**B44**		**BW4**		CW3	
Spender 5	A1	**A2**	**B8**	**B35**	**BW6**		CW4	
Fall 6	A1	**A24**	B8	**B41**	BW6			CW7
Spender 6	A1	**A2**	B8	**B35**	BW6		CW4	
Fall 7	**A2**	A24	B15(63)	B35	BW4	BW6	CW4	
Spender 7	**A68**	AX	BX	B35		BW6	CW4	
Fall 8	A3	**A11**	**B7**	**B55**	BW6		CW3	CW7
Spender 8	A1	**A2**	**B8**	**B35**	BW6		CW4	
Fall 9	**A3**	**A11**	**B7**	B60	BW6		CW3	CW7
Spender 9	**A23**	**A25**	**B18**	B49	BW6	**BW4**		
Fall 10	**A1**	**A11**	**B8**	**B57**	BW4	BW6	CW6	CW7
Spender 10	**A2**	A23	**B44**	**B49**	BW4	BW6		
Fall 11	**A1**	**A1**			BW4	BW6		
Spender 11	**A23**	**A25**	**B18**	**B49**	BW4	BW6		
Fall 12	**A1**	**A30**	**B13**	**B49**	**BW4**			
Spender 12	A2	A3	B8	B35	**BW6**		CW4	
Fall 13	**A2**		**B44**	B51	BW4		CW1	
Spender 13	**A1**	A3	**B60**	B51	BW4	**BW6**	CW3	
Fall 14	**A26**	**A29**			**BW4**	BW6		
Spender 14	**A2**	**A3**	**B8**	**B35**	**BW6**	BW6	CW4	
Fall 15	A2		**B8**	B55	BW6			
Spender 15	A2	A3	**B35**	BX	BW6		CW4	
Fall 16	A1	**A24**	**B7**	**B18**	BW6		CW3	CW7
Spender 16	A3	**A26**	**B57**	**B62**	BW6		CW4	
Fall 17	**A1**	A2	**B7**	B18	BW4	BW6	CW7	
Spender 17	**A11**	**A24**	**B35**	BX	BW4	BW6	CW1	

Fett: Mismatch in „public" Epitopen des MHC-Klasse-I-Moleküls.
Schattiert: Gutes Match in „public" Epitopen des MHC-Klasse-I-Moleküls.

Zusammenfassung

Bei Rejektionsepisoden parenchymatöser Organe wird häufig eine antikörperabhängige Zytotoxizität beobachtet. Über die Bedeutung und Mechanismen einer humoralen Immunantwort gegen allogene Knochentransplantate ist jedoch wenig bekannt. Deshalb untersuchten wir das Auftreten von zytotoxischen Alloantikörpern bei 15 Patienten, die frisch gefrorene allogene Knochentransplantate von verschiedenen Spendern erhalten hatten. Durch Testung der Empfängersera gegen ein Zellpanel von 44 bekannten Klasse-I-Determinanten wurden spenderspezifische Alloantikörper identifiziert. Daraus wurde durch Vergleichen des HLA-Typus das Mismatch zwischen Spender und Empfänger bestimmt. Anschließend wurden diese Daten mit dem Crossmatchtest korreliert. Die Ergebnisse dieser Studie weisen darauf hin, daß allogene Knochentransplantate häufig eine antikörperabhängige Zytotoxizität in ihrem Empfänger hervorrufen. Mit einer Ausnahme wurden bei allen Patienten, nur ein dominanter spenderspezifischer Idiotyp zytotoxischer Alloantikörper gegen die „public" Domänen des MHC-Klasse-I-Moleküls gebildet. Hier besteht möglicherweise ein klinischer Ansatz, um das HLA-Matching von Knochenspendern und -Empfängern zu vereinfachen und eine mögliche Rejektion allogener Knochentransplantate zu vermindern.

Summary

Antibody-dependent cytotoxicity is commonly observed during rejection periods of parenchymal organ transplants. However, little is known about the significance and mechanisms of a humoral immune response to bone allografts. We evaluated the presence of cytotoxic antibodies in fifteen patients who received seventeen large frozen bone allografts. Donor specific antigens were identified by testing reactivity of recipient serum against a cell panel of 44 different class I determinants. HLA class I mismatches were evaluated by tissue typing all donors and recipients. These data were correlated with the crossmatch test. Results suggest that large frozen bone allografts frequently evoke an antibody-dependent cytotoxicity in their host. In all but one patient, development of one predominant donor specific idiotype of cytotoxic alloantibody against the "public" domains of the MHC class-I molecule was noted. This may provide the basis for a more practical approach to HLA matching in the transplantation of bone allografts in humans and therefore decrease the relevance of potential immunologic rejection.

Literatur

1. Bertolini DR, Nedwin GE, Bringman TS, Smith DD, Mundy GR (1986) Stimulation of bone resorption and inhibition of bone formation in vitro by human tumour necrosis factors. Nature 319:516–518
2. Friedlaender GE, Strong DM, Sell KW (1984) Studies on the antigenicity of bone. II. Donor specific anti-HLA antibodies in human recipients of freeze-dried allografts. J Bone Joint Surg 66-A:107–112
3. Fuller AA, Rodey GE, Parham P, Fuller TC (1990) Epitope map of the HLA-B7 CREG using affinity-purified human alloantibody probes. Hum Immunol 28:306–325

4. Fuller AA, Trevithick JE, Rodey GE, Parham P, Fuller TC (1990) Topographic map of the HLA-A2 CREG epitopes using human alloantibody probes. Hum Immunol 28:284–305
5. Goldberg VM, Powell A, Shaffer JW, Zika J, Bos GD, Heiple KG (1985) Bone grafting: Role of histocompatibility in transplantation. J Orthop Res 3:389–404
6. Gowen M, MacDonald BR, Hughes DE, Skjodt H, Russell RG (1986) Immune cells and bone resorption. Adv Exp Med Biol 208:261–273
7. Halloran PF, Wadgymar AR, Ritchie S, Falk SK, Srinivasa NS (1990) Significance of the anti-class I-mediated rejection. Transplantation 49:85–91
8. Muscolo DL, Caletti E, Schajowicz F, Araujo ES, Makino A (1987) Tissue-typing in human massive allografts of frozen bone. J Bone Joint Surg 69-A:583–595
9. Stevenson S, Li XQ, Martin B (1991) The fate of cancellous and cortical bone after transplantation of fresh and frozen tissue-antigen-matched and mismatched osteochondral allografts in dogs. J Bone Joint Surg 73-A:1143–1156
10. Tomford WW, Springfield DS, Mankin HJ, Hung HH, Lewandrowski KU, Fuller TC (1994) The immunology of large frozen bone allograft transplantation in humans. Antibody and T-lymphocyte Response and their effects on results. Trans Orthop Res Soc: 82

Dr. med. Kai-Uwe Lewandrowski, Chirurgische Universitätsklinik und Poliklinik „Bergmannsheil", Bürkle-de-la-Camp Platz 1, D-44789 Bochum

Zur Wertigkeit klassischer und nicht-klassischer Haupthistokompatibilitätsantigene (MHCs) und ihrer Bedeutung für die non-adaptive Immunantwort nach Herz-Transplantation im Rattenmodell

About the role of classical and non-classical major histocompatibility antigens (MHCs) and their impact on the non-adaptive immune response after heart transplantation in the rat model

B. Dreßke, X. Zhu und F. Fändrich

Klinik für Allgemeine Chirurgie und Thoraxchirurgie, Christian-Albrechts-Universität, Kiel

Einleitung

Im Mittelpunkt der akuten allogenen Abstoßung nach solider Organtransplantation steht die T-Zell-vermittelte antigenspezifische Immunantwort des Empfängers, die durch einen komplexen humoralen Abwehrmechanismus zusätzlich verstärkt wird [1]. Weitgehende Unklarheit besteht in der Frage, welche Zellpopulation(en) diese zielgerichtete spezifische Immunreaktion gegen Alloantigene des Transplantates einleiten. In diesem Kontext gewinnen natürliche Killerzellen (NKz), eine dritte lymphatische Zellpopulation, zunehmend an Bedeutung, da sie ohne vorherige Sensibilisierung (non-adaptiv) allogene lymphatische Zellen erkennen und innerhalb weniger Stunden nach Transplantation eliminieren können [2]. Diese auch als allogene lymphozytäre Cytotoxizität (ALC) bezeichnete Aktivität ist NKz-vermittelt und wird über Rezeptormoleküle gesteuert, die allospezifisch MHC-Klasse-I Antigene unterschiedlicher Haplotypen diskriminieren können [3]. Aufgrund dieser Fähigkeit zur non-adaptiven, aber dennoch allospezifischen, Immunantwort sollte der Stellenwert von NKz und anderen Effektorzellen der unspezifischen Immunantwort, wie Makrophagen (Mϕ), im Rahmen der Abstoßung nach allogener Herztransplantation (HTx) am Ratteninzuchtmodell näher untersucht werden. Ferner sollte mit dieser experimentellen Studie die Bedeutung nicht-klassischer MHC-Klasse-I Antigene der RT1.C-Region der Ratte als primäre Zielmoleküle der NKz-vermittelten Immunantwort geklärt werden, wozu entsprechende intra-MHC rekombinante Inzuchtstammkombinationen untersucht wurden.

Methodik

Tiere und Tiergruppen: Die heterotope HTx erfolgte nach der von Ono et al [4] beschriebenen Technik in Äthernarkose für folgende Rattenstammkombinationen: I. allogen: DA [RT1.A^a,B^a/D^a,C^{av1}] $\Rightarrow$ LEW[RT1.A^l,B^l/D^l,C^l]; II: syngen: LEW $\Rightarrow$ LEW; III. intra-MHC-rekombinant: LEW.1LM1 [RT1.A^{l}B^l/D^{l}C^{lm1}] $\Rightarrow$ LEW;

124

IV. LEW.1R15 [RT1.A^l,B^l/D^l,C^{r15}] $\Rightarrow$ LEW und V. LEW.1LV3 [RT1.A^l,B^l/D^l/C^{lv3}] LEW. Zur Ermittlung der Überlebenszeiten wurden pro Tiergruppe zwischen 4 und 12 Tiere transplantiert. (Die Autoren danken Herrn K. Wonigeit, Universität der medizinischen Hochschule Hannover, für die großzügige Überlassung der intra-MHC-rekombinaten Inzuchtstämme).

Histologie und Immunhistochemie: Zur Beurteilung der Kinetik, der Migration und des Verteilungsmusters verschiedener alloreaktiver Effektorzellen wurden folgende Zellmarker zur Phenotypisierung immunhistochemisch nach 3 h und 12 h sowie am 1., 3., 7., 21. und > 60. postoperativen Tag (POT) in Transplantat und Milz mittels APAAP-Färbung [5] evaluiert: Ki-T1R (pan-T-Zellen), KiB1R (pan-B-Zellen), Ki-M2R (Makrophagen [Mϕ]) und 3.2.3 (anti-NKR-P1 auf NK-Zellen).

Durchflußcytometrie: Zur Einzelzellidentifikation wurden Lymphozyten über einen Ficoll-Hypaque Dichtegradienten aus Milzzellen transplantierter Tiere zu den oben genannten Zeitpunkten isoliert und mit folgenden, als F(ab')2-Fitc- oder PE konjugierter, monoklonalen Antikörpern (mAk) markiert: anti-CD3, anti-CD4, anti-CD8, anti-NKR-P1, anti-Ox-3.

Statistik: Die Ergebnisse der Überlebensraten wurden nach *Kaplan-Meier* analysiert und nach dem generalisiertem *log-rank-test* nach Mantel-Cox verglichen. Die Prüfung auf Normalverteilung erfolgte mit dem Statistikprogramm von Astute (Model 1), Universität Leeds, England. Paarvergleiche wurden nach Prüfung mit dem *F-test* mittels dem geeigneten *Student's t-Test* durchgeführt.

Ergebnisse

Die RT1-Regionen des Rattengenoms kodieren, analog dem humanen HLA-Komplex, die Hauptkompatibilitätsantigene der Ratte. Während die vom RT1.A-Lokus determinierten Antigenstrukturen eine hohe Bindungsaffinität für cytotoxische T-Zellen (CD8) aufweisen, können die non-klassischen, über den RT1.C-Lokus kodierten und exprimierten Zelloberflächenantigene als entscheidende Signalgeber zur NK-Zellaktivierung betrachtet werden [4]. Dieses spiegelt sich auch bei Verwendung vollallogener und intra-MHC-rekombinanter Inzuchtstammkombinationen im hier untersuchten Modell der heterotopen HTx wieder. Wie Abb. 1 zeigt, führt die vollallogene HTx zur akuten Abstoßung der Transplantate nach durchschnittlich 6,8 ($\pm$0,6) Tagen. Dagegen ist ein Transplantatversagen nach isolierter RT1.C-Differenz für den rekombinanten LEW.1R15-Stamm (Gruppe IV) im Mittel erst nach 20 ($\pm$0,8) Tagen nachweisbar (p < 0,0001). Interessanterweise sind die anderen rekombinanten RT1.C- Spender Differenzen nicht in der Lage, im LEW-Empfänger eine akute oder chronische Form der Transplantatrejektion herbeizuführen. HTx in diesen Gruppen (III und V) zeigten die gleiche Transplant-Überlebenszeit wie die syngene Kontrolltiergruppe (II). Die histologische Untersuchung der Herzen zeigte für Tiere der Gruppe I deutliche Zeichen der akuten Abstoßung (großflächig verteilte Infiltration mononukleärer und polymorphkerniger Zellinfiltrate, Myolysen, Nekrosen kleiner Gefäße und frische hämorrhagische Blutungs-

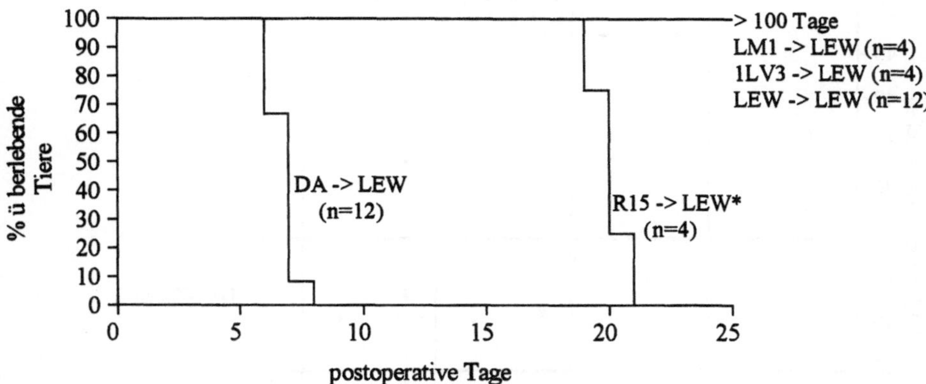

Abb. 1. Die nach Kaplan-Meier generierten Transplant-Überlebenszeiten der verschiedenen Inzuchtstammkombinationen sind dargestellt. Nach vollallogener HTx (Haplotypdifferenz für den RTLA.A, B/D und C-Lokus) betrug die durchschnittlicht Überlebenszeit 6,8 (± 0,6) Tage. Hingegen verlängerte sich diese nach HTx von LEW.1R15 $\Rightarrow$ LEW auf 20 (± 0,8) Tage. Zwei andere intra-MHC-rekombinante Stämme (LEW.1LM1 und LEW.1LV3) wurden dagegen nicht von LEW-Empfängertieren abgestoßen und zeigten das gleiche Transplantatüberleben wie syngene Kontrolltiere

areale), während nach HTx von Herzen des Stammes LEW.1R15 eine vornehmlich chronische Transplantatabstoßung erfolgte (progressive Endokard-, Myokard- und Epikardfibrose, vermehrte Infiltration des Endo- und Epikard mit B- und Plasmazellen und deutlich vergrößerte Myozyten in Verbindung mit interstitieller Stromafibrosierung).

Die immunhistochemische Auswertung zur Evaluation der Bedeutung der NKz - und Mϕ-Population im Rahmen der vollallogenen Organtransplantation zeigte eine frühzeitige, nach 3 h beginnende Invasion dieser Effektorzellen der unspezifischen Immunantwort in das Transplantatinterstitium sowie in das Gefäßendothel kleiner Arterien. Diese erreichte mit der Infiltration großer Zellcluster bereits nach 24 Stunden ihren Höhepunkt, die sowohl im Endo, Epi- und Myokard als auch in den Gefäßscheiden der Koronarien und kleinerer parenchmaler Arteriolen nachweisbar waren. Dagegen waren T-Zellen erstmalig nach 2 Tagen perivaskulär und subendokardial vereinzelt nachweisbar. B-Zellen und Plasmazellen waren erstmalig am 3. POT nachzuweisen. Die Durchflußzytometrie der unterschiedlichen Lymphozytenpopulationen in Milzen transplantierter Tiere zeigte eine progrediente Zunahme NKR-P1$^+$-Zellen von 3 h bis 7 Tage in Milzen vollallogener Tiere, die am Tag 7 ihren Höhepunkt erreichte und zu diesem Zeitpunkt signifikant (p < 0,01) über der syngenen Kontrolle lag. CD8$^+$-Zellen zeigten ein paralleles kinetisches Profil, wogegen die Frequenz CD4$^+$-Milzzellen am POT 7 signifikant gegenüber syngen transplantierten Tieren abfiel (p > 0,01), wie in Abb. 2 dargestellt. Einer schnellen Rekrutierung NKR-P1$^+$- und CD8$^+$-Zellen aus der Milz (bereits nach 3 h) folgt dann, zum Zeitpunkt der Abstoßung, eine vermehrte Rezirkultation in die Milz, wogegen

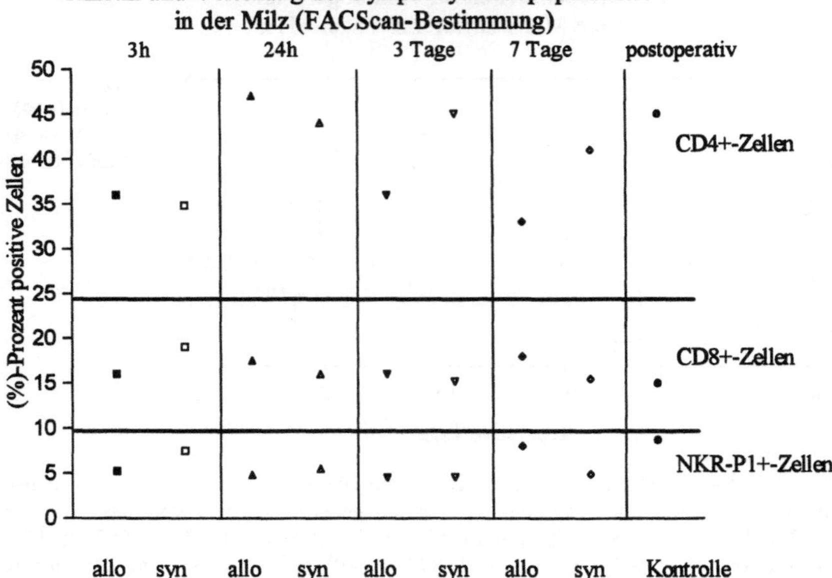

Abb. 2. Die Graphik zeigt eine Übersicht über den prozentualen Anteil der CD4[+], CD8[+] und NKR-P1[+]-Zellen in der Milz HTx-Tiere zu verschiedenen Zeitpunkten. Geschlossene Symbole repräsentieren Tiere, die vollallogen (DA $\Rightarrow$ LEW) transplantiert wurden, das offene Symbol zeigt hierzu im Vergleich den syngenen Kontrollansatz (LEW $\Rightarrow$ LEW) des analogen, mittels Durchflußzytometrie bestimmten, monoklonalen Antikörpers. Jedes Symbol stellt den Mittelwert aus Einzelmessungen von 4–6 Tieren pro Gruppe und Zeitpunkt dar. Signifikante Unterschiede wurden bei Paarvergleichen für NKR-P1 und CD8 zum Zeitpunkt 3 h und 7 Tage (p < 0,01) und für CD4-mAk zum Zeitpunkt 3 und 7 Tage (p > 0,01) gefunden

Klasse-II positive T-Helferzellen zu diesem Zeitpunkt ihre stärkste Rekrutierung erfahren (Abb. 2).

Diskussion

Die hier dargelegten Ergebnisse zeigen einen klaren Zusammenhang zwischen Schweregrad und Zeitverlauf der akuten Abstoßung und dem Ausmaß der MHC-Differenzen für klassische MHC-Klasse-I- und II-Antigene (Gruppe I) und nonklassischen MHC-Klasse-I-Molekülen. Wie erwartet verläuft die Abstoßung bei komplettem „mismatch" für RT1.A, B/D und C signifikant akuter als bei alleiniger Differenz für den RT1.C-Lokus. RT1.C-Produkte können sowohl Aktvierungssignale für cytotoxische T-Zellen (allerdings dann non-MHC-restringiert), die humorale Immunantwort (Antikörper) [6] aber auch für NK-Zellen darstellen [3]. Trotz der geringeren Expressiondichte der RT1.C-Produkte (z. B. auf Lymphozyten) im Vergleich zu den klassischen RT1.A-Antigenen, können RT1.C restringierte

Zelloberflächenmoleküle allospezifisch von LEW-Empfängertieren erkannt werden, wie durch die unterschiedlichen Transplantatüberlebensraten herztransplantierter Tiere gezeigt wurde. Inwieweit der NKz-vermittelten ALC hier ein besonderer Stellenwert beizumessen ist, ist Gegenstand weiterer Experimente, die sich der in-vivo NK-Zellaktivierung – oder Depletion bedienen. Der Vergleich zwischen der Rekrutierung cytotoxischer Effektorzellen nach syn- und allogener HTx konnte eine signifikant stärkere und schnellere Infiltration NKR-P1$^+$-Zellen und von Mϕ nachweisen, deren Rezirkulation in die Milz und andere lymphatische Keimzentren nach frühzeitigem Alloantigenkontakt im Transplantat eine wichtige Rolle bei der allospezifischen T-Zellantwort beizumessen ist. In diesem Kontext ist auch die Bedeutung des von NKz sezernierten Zytokinprofils hinzuweisen, welches im wesentlichen Zytokine der Th-1 T-Zellantwort (Interleukin-2 und Interfernon-γ) aufweist [7].

Zusammenfassung

Die Bedeutung von Effektorzellen der unspezifischen Immunantwort (NK-Zellen und Makrophagen) wird nach allogener Transplantation solider Organe nachwievor kontrovers diskutiert. Die hier vorliegende Studie zeigt am Beispiel der allogenen HTx im Ratteninzuchtmodell, daß sowohl die zeitliche Rekrutierung dieser Effektorzellen als auch das histomorpholgische Ausmaß ihrer Verteilung im Transplantat im Vergleich zur syngenen Transplantation deutlich verstärkt sind. Bei der Aktivierung der Empfänger NK-Zellpopulation scheint den Genprodukten der RT1-C-Region eine besondere Rolle zuzukommen, da diese, wie am Beispiel intra-MHC-rekombinanter Kombinationen gezeigt, zur chronischen Abstoßung innerhalb von 3 Wochen nach Transplantation führen können.

Summary

The impact of non-adaptive effector cells (NK-cells and macrophages) following allogeneic transplantation of solid organs is still subject of controversies. The here presented study outlines the importance of these cell subpopulations in terms such as kinetic recruitment into the transplant and extent of histopathomorphologic tissue injury within the organ. Both are significantly enhanced in the allogeneic as compared to the syngeneic setting. Protein products coded for by the RT1.C-region of the rat have been shown to function as NK-cell activation molecules and appear to exert an influence on the rejection process, since, in certain strain combinations, they can lead to chronic rejection within 3 weeks following transplantion.

Literatur

1. Bradley JA, Bolton EM (1992) The T-cell requirements for allograft rejection. Transplantation Reviews 6:115–129
2. Heslop BF, McNeilage LJ (1983) Natural cytotoxicity: early killing of allogeneic lymphocytes in rats. Immunol Rev 73:35–51
3. Vaage JT, Naper C, Lovik G, Lambracht D, Rehm A, Hedrich HJ, Wonigeit K, Rolstad B (1994) Control of rat natural killer cell-mediated allorecognition by a major histocompatibility complex region encoding nonclassical class I antigens. J Exp Med 180:641–651
4. Ono K, Lindsey ES (1969) Improved technique of heart transplantation in rats. J Thorac Cardiovasc Surg 57:225–229
5. Cordell JL, Falini B., Erber WN, Ghosh AK, Abdulaziz Z, MacKonald S, Pulford KAF, Stein H, Mason DY (1984) Immunoenzymatic labeling of monoclonal antibodies using immune complexes of alkaline phosphatase and monoclonal anti-alkaline phosphatase (APAAP complexes). J Histochem Cytochem 32:219–229
6. Günther E, Wurst W, Wonigeit K, Epplen T (1985) Analysis of the rat major histocompatibility system by southern blot hybridization. J Immunol 134:1257–1261

B. Dreßke, Klinik für Allgemeine Chirurgie und Thoraxchirurgie, Christian-Albrechts-Universität, Arnold-Heller-Str. 7, D-24105 Kiel

Elektrophysiologische Veränderungen der Cardiomyocyten bei Abstoßung nach Herztransplantation

Electrophysiological alterations of myocytes during rejection after heart transplantation

O. Grauhan[1], F. Schnalke[2], J. Müller[1], C. Knosalla[1], G. Siegel[2] und R. Hetzer[1]

[1] Deutsches Herzzentrum Berlin
[2] Physiologisches Institut der Freien Universität Berlin

Einleitung

Obwohl die Endomyocardbiopsie in der Abstoßungsdiagnostik nach Herztransplantation als Goldstandard gilt, ist sie als invasives Verfahren mit einer Reihe von Nachteilen behaftet: Sie ist belastend, relativ teuer und nicht in kurzen Abständen wiederholbar. Darüber hinaus zeigte sich in den letzten Jahren, daß sie in 10–20% der Fälle mit falsch negativen und falsch positiven Befunden behaftet ist [9]. Aus diesem Grund sind in den letzten Jahren diverse nicht invasive Methoden entwickelt worden. Dabei erwiesen sich neben der Echocardiografie vornehmlich elektrocardiografische Verfahren als klinisch einsetzbar [6, 8]. Verschiedene Autoren konnten bei Abstoßung nach Herztransplantation eine Abnahme der Voltageamplitude des QRS-Komplexes, eine verlangsamte Erregungsausbreitungsgeschwindigkeit sowie Änderungen im Frequenzspektrum des EKG nachweisen, wobei die Frage nach den diesen Phänomenen zugrundeliegenden Änderungen auf zellulärer Ebene ungeklärt blieb. Von Kritikern der elektrophysiologischen Verfahren wurden die bei schwereren Abstoßungen in der Biopsie sichtbaren Myocytolysen als ursächlich angesehen. Nach unseren bisherigen Erfahrungen führt eine einsetzende Abstoßung jedoch bereits frühzeitig, also vor dem Einsetzen einer irreversiblen Myocardschädigung, zu einem Abfall der Voltageamplitude im intramyocardial abgeleiteten EKG (IMEG) [4, 5]. Ziel der vorliegenden Studie war es daher, die abstoßungsbedingten Veränderungen in der Elektrophysiologie der Myocyten zu beschreiben.

Material und Methoden

Sechs Beagles wurden einer heterotopen Halsherztransplantation unterzogen [5]. Der weitere Verlauf wurde durch serielle Myocardbiopsien und tägliche Registrierung der intramyocardialen Voltageamplitude (IMEG) verfolgt. Die Biopsien wurden nach den Richtlinien der Internationalen Gesellschaft für Herz- und Lungentransplantation (ISHLT) ausgewertet, das IMEG wurde bereits an anderer Stelle ausführlich beschrieben [1, 5]. Neben einer Induktion mit 250 mg Methylprednisolon über 3 Tage erhielten die Tiere eine Immunsuppression mit Cyclosporin A, Prednison und Azathioprin, bevor nach 10 Tagen eine Abstoßung durch Reduktion der Immunsuppression eingeleitet wurde. Bei einem 20%igen Verlust der Voltageamplitude (IMEG) wurden die Versuche beendet und je ein Papillarmuskel entnommen, um das Ruhemembranpotential (RMP), die maximale Anstiegssteilheit in der Depolarisation (dV/dt_{max}) und die Dauer des Aktionspotentials bis zum Zeitpunkt der 75%igen Repolarisation (APD_{75}) zu bestimmen. Hierzu wurden die Proben in oxigenierte Krebslösung gebracht und die Cardiomyocyten zur Ableitung der Einzelzellpotentiale mit einer Standard-Mikroelektrode punktiert. Punktionen, die ein Ruhemembranpotential von < -60 mV ergaben, wurden nicht berücksichtigt und als Fehlpunktionen gewertet, wobei die Zahl der Fehlpunktionen notiert wurde. Als Kontrollpräparat diente ein bereits bei der Transplantation entnommener Papillarmuskel. Nach der elektrophysiologischen Untersuchung wurden auch die Papillarmuskeln nach den Richtlinien der ISHLT auf den Grad der Abstoßung untersucht.

Ergebnisse

Die histologische Auswertung sowohl der abgestoßenen Papillarmuskeln als auch des Myocards um die IMEG-Elektroden, die einen 20%igen Abfall der Voltage zeigten, ergab eine Abstoßung mit dem ISHLT-Grad 3a/b. Die als Kontrolle bei der Transplantation entnommenen Papillarmuskeln zeigten keine Abstoßung (ISHLT-Grad 0).

Bei den Mikropunktionsversuchen lag das Ruhemembranpotential gesunder Myocyten (Kontrolle) bei $-80,5$ mV ($\pm 1,2$ mV). Die maximale Anstiegssteilheit in der Depolarisationsphase lag bei 260,1 V/sec ($\pm 6,7$ V/sec) und die Aktionspotentialdauer (APD_{75}) bei 188,4 msec ($\pm 3,5$ msec). Die Fehlpunktionsrate lag bei 18%. Im abgestoßenen Myocard fanden sich unterschiedliche Myocytenpopulationen: Die erste Population (Typ I) zeigte eine maximale Anstiegssteilheit von 234,0 V/sec ($\pm 9,6$ V/sec) und unterschied sich darin nicht von der Kontrollgruppe ($P > 0,01$), wies jedoch mit 324,4 msec ($\pm 9,3$ msec) eine deutlich längere APD_{75} als die gesunden Myocyten auf ($P < 0,001$). Die zweite Myocytenpopulation (Typ II) zeigte zwar eine maximale Anstiegssteilheit von nur 91,8 V/sec ($\pm 9,9$ V/sec) und blieb damit deutlich hinter den gesunden Myocyten zurück ($P < 0,001$), wies jedoch mit 170,2 msec ($\pm 7,6$ msec) eine im Vergleich zur Kontrollgruppe unveränderte APD_{75} auf ($P > 0,01$). Die Ruhemembranpotentiale der beiden abgestoßenen Populationen lagen bei $-79,5$ mV ($\pm 2,0$ mV) (Typ I) bzw. bei $-84,1$ mV ($\pm 1,7$ mV) (Typ II) und waren damit im Vergleich zur Kontrolle unverändert ($P > 0,01$). Im abgestoßenen Myocard lag die Fehlpunktionsrate bei 41%.

Diskussion

Die in dieser Studie durch Mikropunktion untersuchten abgestoßenen Myocardproben zeigten ebenso wie die um die IMEG-Elektroden entnommenen Proben einheitlich den histologischen Befund einer Abstoßung Grad 3a/b. Diese Abstoßung führte zu einem etwa 20%igen Abfall der intramyocardial abgeleiteten Voltage-amplitude (IMEG). In einer früheren Studie konnten wir zeigen, daß sich Abstoßungen dieser Ausprägung mit einer vollständigen „restitutio ad integrum" behandeln lassen [5]. Es kann also davon ausgegangen werden, daß die Mikropunktionsbefunde an Myocyten mit voll reversiblen Funktionseinschränkungen und nicht in Myocard mit strukturellen Schädigungen erhoben wurden.

Bei den Punktionen zeigte sich, daß im abgestoßenen Myocard Zellpopulationen unterschiedlicher Funktionszustände zu finden sind: Myocyten mit normalem Ruhemembranpotential und uneingeschränkter maximaler Depolarisationsgeschwindigkeit, jedoch verlängerter Aktionspotentialdauer (Typ I), und Myocyten mit normalem Ruhemembranpotential, verzögerter maximaler Depolarisationsgeschwindigkeit aber normaler Aktionspotentialdauer (Typ II). Die Fehlpunktionsrate von 18% im gesunden Myocard ist auf die Tatsache zurückzuführen, daß es aus methodischen Gründen nicht gelingt, mit jeder Punktion eine Zelle zu treffen. Die im Vergleich dazu hohe Rate an „Fehlpunktionen" im abgestoßenen Myocard (41%) dürfte nicht darauf zurückzuführen sein, daß die Zellen seltener getroffen wurden, denn die von Castejon histologisch dargestellte, abstoßungsbedingte Zellschwellung würde eher zu einer Abnahme der Fehlpunktionsrate führen [2]. Offensichtlich sind hier Zellen einer weiteren Population (Typ III) punktiert worden, deren Ruhemembranpotential deutlich beeinträchtigt war und die fälschlicherweise als Fehlpunktion interpretiert wurden. Da die Aufrechterhaltung des Ruhemembranpotentials von stoffwechselabhängigen Ionenpumpen abhängig ist, ist der wesentliche Unterschied von Typ I- und Typ II-Zellen gegenüber Typ III-Zellen darin zu sehen, daß diese über einen noch unbeeinträchtigten zellulären Energiehaushalt verfügen.

Walpoth et al. und Fraser et al. konnten zeigen, daß die Abnahme energiereicher Phosphate im Myocard erst beim Übergang der Abstoßung vom ISHLT Grad 2 zum Grad 3a/b auftritt [3, 7]. Dies deckt sich mit den Ergebnissen von Castejon, der zeigen konnte, daß auch Diameter und Volumen der Myozyten als Folge eines intrazellulären Ödems erst zu diesem Zeitpunkt signifikant zunehmen [2]. Aus diesen Befunden folgt, daß Typ III-Zellen zu diesem Zeitpunkt aus Typ I und/oder Typ II-Zellen hervorgehen. Die Abnahme der Voltageamplitude (IMEG) bei Abstoßungen von ISHLT Grad 2 kann daher nicht auf das Vorhandensein von Typ III-Zellen zurückgeführt werden. Ob Typ I- und Typ II-Zellen aus auf die Abstoßung unterschiedlich reagierenden Myocyten hervorgehen oder ob sie unterschiedliche Stadien der Schädigung repräsentieren, läßt sich durch diese Studie nicht klären. Die Veränderungen beider Populationen sind jedoch auf eine Beeinträchtigung des stoffwechselunabhängigen, membranständigen Ionentransport (Na$^+$-Carrier-System, Ca^{++}-Kanal vom T-Typ) zurückzuführen und erklären die elektrophysiologischen Veänderungen der Abstoßungen vom ISHLT Grad 2.

Zusammenfassung

Im Rahmen der Abstoßung nach Herztransplantation kommt es bereits frühzeitig (ISHLT Grad 2) zur Beeinträchtigung des stoffwechselunabhängigen, transmembranösen Ionentransportes mit Verlängerung der Aktionspotentialdauer (Typ I-Zellen) oder Beeinträchtigung der maximalen Depolarisationsgeschwindigkeit

(Typ II-Zellen). Bei fortschreitender Abstoßung (ISHLT Grad 3a/b) kommt es zu einer Störung des Zellstoffwechsels mit konsekutivem Zusammenbruch des Ruhemembranpotentials (Typ III-Zellen). Alle 3 Stadien der funktionellen Störung (Typ I–III) sind reversibel und treten bei mittelschwerer Abstoßung (ISHLT Grad 3a/b) nebeneinander auf.

Summary

During rejection after heart transplantation an impairment of metabolic-independent ionic currents occurs early (ISHLT grade 2) with prolonged action potential duration (type I cells) or limited maximal upstroke velocity (type II cells). The ongoing rejection (ISHLT grade 3a/b) leads to a restriction of the cell metabolism with a consecutive breakdown of the resting membrane potential (type III cells). All 3 stages of functional impairment (type I–III) are reversible and occur simultaneously during moderate rejection (ISHLT 3a/b).

Literatur

1. Billingham ME, Cary NRB, Hammond ME, Kemnitz J, Morboe C, McCallister HA, Snovar DC, Winters GL, Zerbe A (1990) A working formulation for the standardisation of nomenclature in the diagnosis of heart and lung transplantation: Heart rejection study group. J Heart Transplant 9:587–593
2. Castejon R, Gamallo C, Cabo J, Diez-Pardo JA, Ruiz MR, Cordovilla R (1990) Electrophysiologic changes during acute rejection of heterotopically transplanted rat hearts. J Heart Lung Transplant 10:100–105
3. Fraser CD, Chacko VP, Jacobus WE, Pillai R, Bando K, Soulen RL, Hutchins GM, Reitz BA, Baumgartner WA (1988) ^{31}P NMR bioenergetic changes in rejecting heterotopic heart transplants are reversible with augmented immunotherapy. Surg Forum 39:270–272
4. Grauhan O, Warnecke H, Müller J, Knosalla C, Voss A, Hetzer R (1991) Detection of cardiac allograft rejection from intramyocardial electrogram recordings. PACE 14 (II): 753
5. Grauhan O, Warnecke H, Müller J, Knosalla C, Cohnert T, Voss A, Hetzer R (1993) Intramyocardial electrogram recordings for diagnosis and therapy monitoring of cardiac allograft rejection. Eur J Cardiothorac Surg 7: 489–494
6. Müller J, Warnecke H, Spiegelsberger S, Hummel M, Cohnert T, Hetzer R (1993) Reliable noninvasive rejection diagnosis after heart transplantation in childhood. J Heart Transplant 12: 189–198
7. Walpoth BH, Tschopp A, Lazeyras F, Galdikas J, Tschudi J, Altermatt H, Schaffner T, Aue WP, Althaus U (1993) Magnetic resonance spectroscopy for assessing myocardial rejection in the transplanted rat heart. J Heart Lung Transplant 12:271–282
8. Warnecke H, Müller J, Cohnert T, Hummel M, Spiegelsberger S, Siniawski H, Lieback E, Hetzer R (1992) Clinical heart transplantation without routine endomyocardial biopsy. J Heart Transplant 11:1093–1102
9. Zerbe TR, Arena V (1988) Diagnostic reliability of endomyocardial biopsy for assessment of cardiac allograft rejection. Human Pathology 19:1307–1314

Dr. O. Grauhan, Deutsches Herzzentrum Berlin, Augustenburger Platz 1, D-13353 Berlin

Pathomorphologische und immunfunktionelle Charakterisierung Transplant-gegen-Wirt-induzierter Schädigungen nichtlymphatischer Zielorgane nach solider Organtransplantation im Rattenmodell

Pathomorphologic and immunofunctional characterization of graft-versus-host-induced injuries in non-lymphatic target organs after solid organ transplantation in the rat model

F. Fändrich[1], T. Jahnke[1], J. Schröder[1] und N. Zavazava[2]

Klinik für Allgemeine Chirurgie und Thoraxchirurgie[1] und Institut für Immunologie[2], Christian-Albrechts-Universität zu Kiel, Kiel

Einleitung

Die willkürlich limitierte Augmentation der Transplantat-gegen-Wirt Reaktion (GvHR) durch simultane Knochenmark (KM)- und Organtransplantation desselben Spenders wird derzeit in experimentellen und klinischen Studien erprobt [1]. Das Konzept der iatrogenen Verstärkung der GvHR basiert auf der Annahme einer, durch zusätzliche Gabe immunkompetenter Zellen des Spenders, verbesserten Interaktion der spender- und empfängerspezifischen Immunantwort [2]. Die temporär erhöhte Präsenz spenderspezifischer Antigene korreliert mit der Suppression der empfängerspezifischen Immunantwort gegen Transplantatantigene und ermöglicht, so die konzeptuelle Überlegung, die Langzeitakzeptanz transplantierter Organe [3]. Das Risiko der durch die zusätzliche KMTx vermittelten Induktion einer akuten GvH-Erkrankung scheint, nach den bisher vorliegenden klinischen Ergebnissen gering zu sein.

Das semiallogene Transplantationsmodell (Eltern → F1-Hybride/GvH-Modell) erlaubt die Untersuchung der einseitigen vom Transplantat gegen den Wirt gerichteten Immunreaktion. Es wurde deshalb benutzt, um am Beispiel der Dünndarmtransplantation zu untersuchen, inwieweit die zusätzliche Gabe spenderspezifischen Knochenmarks die GvHD verstärkt, welche Effektorzellen die Inzidenz und Manifestation der GvHD beeinflussen, welchem zeitlichen und migratorischen Verteilungsmuster diese Zellen unterliegen, und welche nicht-lymphatischen Zielorgane im Verlauf der akuten GvH-Erkrankung patho- und histomorphologische Veränderungen aufweisen.

Methodik

Tiere und Tiergruppen: Zur Etablierung eines semiallogenen GvH-Modells erfolgte die heterotope DDTx [4] männlicher DA[RT1.^{aaav1}] Inzuchtratten auf männliche F1-Hybride, einer Kreuzung zwischen DA und LEW[RT1.^{l}] Ratten. Alle Operationen wurden in Äthernarkose unter aseptischen Kautelen und gemäß den, im Umgang mit Wirbeltieren bestehenden rechtlichen Verordnungen, durchgeführt. Folgende Tiergruppen wurden untersucht: I. DA (DD) $\Rightarrow$ F1; II. DA (DD + 2,5×10^8 Knochenmarkszellen, KM) $\Rightarrow$ F1; III. DA (DD) $\Rightarrow$ F1 (FK-506, 1mg/kg×Kg/Tag, i.m., Tag 0–14) und IV. F1 (DD) $\Rightarrow$ F1. An den postoperativen Tagen 3, 7, 10, 14 und 21 erfolgte die elektive Entnahme lymphatischer und nicht-lymphatischer GvH-Zielorgane (Milz, Thymus, Mesenteriallymphknoten [MLK], respektive Dünndarm, Haut und Leber) und deren histologische und immunhistochemische Untersuchung.

Histologie und Immunhistochemie: Zur Beurteilung des Ausmaßes der GvH-vermittelten Organschädigungen wurden entnommene Organe in Paraffin eingebettet und die 5 µm dicken Schnitte mit Hämatoxilin-Eosin, PAS oder nach Giemsa gefärbt. Zur immunhistochemischen Evaluierung wurden die Kryostatgewebeschnitte (4 µm) in der von Cordell [5] angegebenen Technik mit folgenden monoklonalen Antikörpern (mAk), gefärbt: Ki-T1R (pan-T-Zellen), Ki-B1R (pan-B-Zellen), Ki-M2R (Makrophagen), 3.2.3 (anti-NKR-P1 auf NK-Zellen), KiS3R (Topoisomeraseantigen als Proliferationsmarker von Zellmitosen). Die Auswertung der positiv gefärbten Zellen wurde durch zwei unabhängige Begutachter vorgenommen, die die Zuordnung der Schnitte zu den Tiergruppen nicht kannten. An seriellen Gewebeschnitten wurde pro Schnitt die positiv gefärbte Zellzahl an 4–6 anatomisch gleichen Arealen (der Größe 0,030 mm²) unter 630× Vergrößerung mit Hilfe eines Zeiss Lichtmikroskops ausgezählt und anschließend gemittelt.

Präparation der Knochenmarkszellen (KMz): KMz wurden aus Femur, Tibia- und Humerusknochen von DA-Spendertieren nach mehrmaligem Ausspülen mit HBSS und Passage durch ein Nylonsieb gewonnen. Die T-Zellpopulation wurde nicht depletiert. Vitalitätsprüfung der Zellsuspension erfolgte mit Trypan-Blau. Das transferierte Zellinokulum enthielt zwischen 5 und 25×10^7 Spenderzellen und wurde dem Empfängertier intravenös über die Schwanzvene verabreicht.

Statistik: Die Ergebnisse der Überlebensraten wurden nach Kaplan-Meier analysiert und nach dem generalisiertem *log-rank-test* nach Mantel-Cox verglichen. Die Prüfung auf Normalverteilung erfolgte mit dem Statistikprogramm von Astute (Model 1), Universität Leeds, England. Paarvergleiche wurden nach Prüfung mit dem *F-test* mittels dem geeigneten *Student's t-Test* durchgeführt.

Ergebnisse

Simultane KM und DDTX von DA-Spendertieren auf F1-Hybride verstärkte den Verlauf der aGvHD signifikant. Als Ausdruck der Schwere der durch zusätzliche KMTx induzierten GvHD, fand sich eine hochsignifikante Verkürzung der Überlebensrate dieser Tiere (n = 9) auf 10,1 (±0,8) Tagen gegenüber 16,1 (±0,9) Tagen nach isolierten DDTx (n = 24), (p < 0,01), (Abb. 1). Durch 14tägige Immunsuppression in der Dosierung von 1 mg FK-506/kg × Kg konnte die GvHD in Empfängertieren (n = 10) komplett unterdrückt werden. Kombiniert KM/DDTx-transplantierte F1-Empfängertiere manifestierten erste Zeichen einer GvHD im Durchschnitt

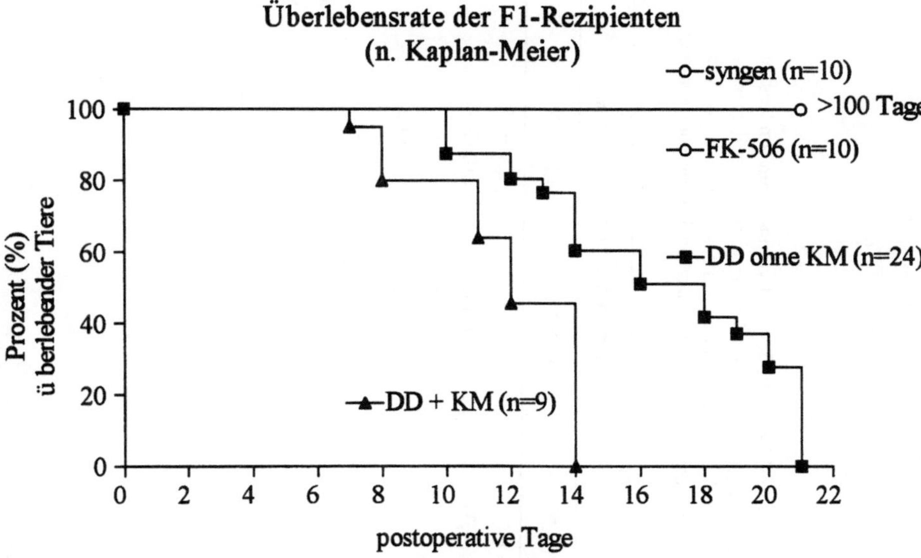

Abb. 1. Die Überlebenskurven der Tiere aller 4 Versuchsgruppen sind dargestellt. Kombinierte DD- und KMTx (n = 9) Tiere verkürzte die durchschnittliche Lebenszeit im Vergleich zur isolierten DDTX (DD ohne KM, n = 24) von 16,1 (± 0,9) auf 10,1 (± 0,8) Tage (p < 0,01). Immunsuppression mit FK-506. 1 mg/kg × Kg, i. m., über 14 Tage inhibierte die aGvHD komplett für > 100 Tage und war klinisch von der syngenen Kontrollgruppe nicht zu unterscheiden

bereits nach 5,7 (± 0,7) Tagen, während diese in Gruppe 1 erst am 10. (10,2 ± 1,2) postoperativen Tag auftrat, (p < 0,01). Die mittlere Überlebenszeit nach Auftreten der ersten GvH-Symptome (Rötung der Pfoten und Nase und Piloerektion) betrug für Tiere der Gruppe I 7,3 (± 2,4) Tage, wogegen Tiere der Gruppe II nur noch 3,75 (± 0,7) Tage lebten (p < 0,01). Die histologische Auswertung der H. E. und Giemsa gefärbten Paraffinschnitte zeigte eine erhebliche Verstärkung der Zielorganschädigung durch zusätzliche KM-gabe. Diese beinhaltete eine stärkere Zerstörung der B- und T-Zellareale lymphatischer Organe (Milz und MLK) als auch ein progredienteres Stadium der Leberportalfeldschädigung (Endothelschwellung, Einzelzellnekrosen und Gallengangsokklusion) sowie der Haut (exfoliative Dermatitis mit erheblicher mononukleärer und polymorphkerniger Zellinfiltration). Die Schwere der beobachteten GvHD korrelierte streng positiv mit der Anzahl NKR-P1+-Zellen in Peyer'schen Plaques und Lamina propria der Spendertransplantate (SPP + SLP), wie die immunhistochemische Auswertung zeigte. Interessanterweise führte auch die Immunsuppression mit FK-506 zu einer erheblichen Migration von Wirt-NK-Zellen in lymphatische Kompartimente des Dünndarmtransplantates, Tabelle 1. In gleichem Maße zeigten nichtlymphatische Zielorgane wie Leber und Haut eine Zunahme NKR-P1+-Zellen und KiS3R+-Zellen innerhalb der ersten 7 – 14 Tage (nur Gruppe I + II). Diese Vermehrung proliferierender Zellen trat in Tieren der Gruppe II früher (Tag 7) als in Rezipienten der Gruppe I auf (Tag 14). Umgekehrt verursachte die simultane KM-DDTx eine frühere Depletion von T- und B-Zellen lymphatischer Zielorgane (Thymus, MLK und Milz). In Tieren mit schwerster

Tabelle 1. Kinetik und Verteilung NKR-P1 positiver Zellen nach seniallogener DDTx. Die Migrationskinetik NKR-P1$^+$-Lymphozyten (im wesentlichen NK-Zellen) und deren Verteilung innerhalb der Peyer'schen Plaques und der Lamina propria des Transplantates und der Empfängerdünndarms ist tabellarisch dargestellt. Angegeben ist der aus 4–6 ausgewerteten Arealen ermittelte Durchschnitt NKR-P1$^+$-Zellen aus jeweils 4–6 Tieren pro Versuchsgruppe, und (in Klammern darunter) die Standardabweichung in Prozent des Mittelwertes. Das Auftreten und die Stärke der GvHD korrelierte streng mit der Dichte NKR-P1$^+$-Zellen in SSP im Vergleich zu syngenen und immunsupprimierten Tieren

	Tag 3 nach DDTx		Tag 7 nach DDTx		Tag 14 nach DDTx	
	SPP/EPP[a]	SLP/ELP	SPP/EPP	SLP/ELP	SPP/EPP	SLP/ELP
DA (DD) > F1, KT[b]	2,3/0,5 (1,6)/(0,3)	2,7/5,7 (0,4)/(3,9)	0,6/2,9 (0,4)/(0,6)	6,2/7,2 (2,0)/(4,3)	0,5/7,3 (0,9)/(7,8)	4,6/3,2 (2,0)/(2,7)
DA (DD + KM) > F1, KT	4,5/0,8 (2,7)/(1,2)	4,9/3,1 (2,9)/(1,4)	n.b.[c]	n.b.	10,8/0,2 (8,2)/(0,3)	3,9/6,7 (2,8)/(4,5)
DA (DD) > F1, FK-506	0,1/0,0 (1,2)/(0,0)	5,8/7,4 (2,1)/(3,5)	0,0/0,1 (0,0)/(0,3)	4,6/9,8 (3,5)/(4,3)	0,5/2,8 (0,8)/(1,3)	3,8/6,2 (2,8)/(1,8)
F1(DD) > F1	0,1/0,0 (0,1)/(0,0)	0,8/7,9 (0,6)/(3,9)	0,9/0,9 (0,1)/(1,1)	1,7/2,4 (1,4)/(0,9)	0,3/0,4 (0,1)/(0,4)	4,2/3,1 (3,9)/(3,3)

[a] SPP = Spender Peyer'sche Plaques, EPP = Empfänger Peyer'sche Plaques.

[b] KT = keine Therapie des F1-Empfängertieres.

[c] n.b. = nicht beurteilt.

GvHD (7/24 in Gruppe I und 6/9 in Gruppe II) verursachte die GvH-vermittelte Immunreaktion eine komplette Zerstörung der lymphatischen Kompartimentalisierung lymphatischer Organe (vollständige Auflösung der T- und B-Zellareale, ersetzt durch fibröses Stromagewebe), welche durch FK-506 Therapie unterdrückt wurde.

Die immunfunktionelle Untersuchung der F1-T-Zellantwort mittels gemischter einseitiger Lymphozytenkultur zeigte am 3. postoprativen Tag eine verstärkte T-Zellproliferation von F1-Milzzellen gegen syngene F1-Stimulatorzellen. (Ergebnisse nicht dargestellt).

Diskussion

Durch simultane KM- und DDTx läßt sich die aGvHD im F1-Hybriden signifikant verstärken. Unsere Ergebnisse zeigen für das semiallogene GvH-Modell den strengen Zusammenhang zwischen der Menge an transplantierten immunkompetenten Spenderzellen und der daraus resultierenden immunogenen anti-Wirtreaktion. Die initiale Rekrutierung wirteigener natürlicher Killerzellen in die Keimzentren lymphatischer Organe des Spenders und Empfängers stellt einen wichtigen Abwehrmechanismus der non-adaptiven Immunantwort des Empfängertieres zur Abwendung der GvHR dar. Überraschend und bisher neu war hierbei die Beobachtung der gesteigerten migratorischen Aktivität wirteigener NK- Zellen in die Lamina propria des Transplantates unter immunsuppressiver Therapie mit FK-506. Allerdings blieb hierbei die simultane Vermehrung proliferierender KiS3$^+$-Zellen aus, im Gegensatz zu Tieren die klinisch manifest an einer aGvHR erkrankten. Diese Daten zeigen die Bedeutung der zusätzlichen antigenen Knochenmarkskomponente als ein wesentliches Effektorelement bei der Verstärkung der GvHR. Die durch sie beschleunigte Kinetik des Austausches und der Proliferation immunkompetenter Zellen zwischen Empfänger und Transplantat wird somit dem Konzept der einleitend geforderten Augmentation spenderspezifischer Antigenpräsenz gerecht. Allerdings, so unsere Beobachtungen, wird dieser Austausch durch die FK-vermittelte Suppression proliferierender Zellen in einer kritischen – aber wahrscheinlich immunologisch notwendigen – Phase der Immuninteraktion zwischen Spender und Empfänger vereitelt.

Zusammenfassung

Während die akute Transplantat-gegen-Wirt Erkrankung (GvHD) einerseits eine gefürchtete und häufige Komplikation nach allogener Knochenmarkstransplantation (KMTx) darstellt, wird sie andereseits nach Transplantation solider Organe nur selten beobachtet. Sie endet jedoch, wie für Einzelfälle nach Leber, Milz/Pankreas, Lunge- und Dünndarmtransplantation (DDTx) beschrieben, meist letal, wenn die ihr zugrundeliegenden Immunreaktionen zur klinischen Manifestation führen. Die vorliegende experimentelle Untersuchung verglich die isolierte DDTx mit dem Einfluß der simultanen Eltern-DD + KMTx im semiallogenen Modell (P → F1) für die Frage der Inzidenz und des klinischen Verlaufes der aGvHD und der mit ihr verbundenen Zielorganschädigung in Leber, Haut und Gastrointestinaltrakt. Grad und

Schwere der GvH-vermittelten klinischen und pathomorphologischen Veränderungen waren proportional der Menge transplantierter immunkompetenter Zellen und der Anzahl proliferierender Zellen in den GvH-assoziierten Zielorganen, sowie umgekehrt proportional der initialen anti-parentalen NK- und T-Zellaktivität des F1-Wirttieres.

Summary

While acute graft-versus-host disease (GvHD) is implicated with deleterious morbidity and a high mortality rate following allogeneic bone marrow transplantation (BMTx), comparable complications after transplantation of solid vascularized organs are apparently rare. However, as observed for single cases after liver, spleen-pancreas, lung, and small bowel transplantation (SBTx) GvHD often progresses and reaches a lethal outcome if the involved immunological reactions lead to clinical manifestation. The here presented study compared isolated SBTx with the impact of simultaneous parental SB + BMTx in a semiallogeneic model (P → F1) on incidence and clinical course of GvHD and related injury of target organs such as liver, skin, and gastrointestinal tract. Grade and severity of GvH-mediated clinical and pathomorphological alterations were directly proportional to the amount of transplanted immunocompetent cells and the number of proliferating cells in GvH-associated target organs, and indirectly proportional to the initial anti-parental NK- and T-cell activity of F1 recipients.

Literatur

1. Starzl TE, Demetris AJ, Trucco M, Ramos H, Zeevi A, Rudert WA, Kocova M, Ricordi C, Ildstad S, Murase N (1992) Systemic chimerism in human female recipients of male livers. Lancet 340:876–877
2. Starzl TE, Demetris AJ, Trucco M, Murase N, Ricordi C, Ildstad S, Ramos H, Todo S, Tzakis A, Fung JJ, Nalesnik M, Zeevi A, Rudert WA, Kocova M (1993) Cell migration and chimerism after whole organ transplantation: the basis of graft acceptance. Hepatology 17:1127–1152
3. Bushell A, Pearson TC, Morris PJ, Wood KJ (1995) Donor-recipient microchimerism is not required for tolerance induction following recipient pretreatment with donor-specific transfusion and anti-CD4 antibody: Evidence of a clear role for short-term antigen persistence. Transplantation 59:1367–1371
4. Fändrich F, Waaga AM, Schröder J, Schweizer E, Schroeder P (1994) Tissue dependent alteration of the MHC-I and -II expression after the use of deoxyspergualin for suppression of the graft-versus-host disease in small bowel transplantation. Transpl Proc 26:1592–1593
5. Cordell JL, Falini B, Erber WN, Ghosh AK, Abdulaziz Z, MacKonald S, Pulford KAF, Stein H, Mason DY (1984) Immunoenzymatic labeling of monoclonal antibodies using immune complexes of alkaline phosphatase and monoclonal anti-alkaline phosphatase (APAAP complexes). J Histochem Cytochem 32:219–229

Dr. med. Fred Fändrich, Klinik für Allgemeine und Thoraxchirurgie der Christian-Albrechts-Universität zu Kiel, Arnold-Heller-Straße 7, D-24105 Kiel

Immunologische Veränderungen innerhalb der Mukosa und Muskularis intestinaler Transplantate während chronischer Abstoßung

Immunological changes within the mucosa and muscularis of chronically rejecting intestinal transplants

P. F. Heeckt[1,*], W. M. Halfter[2], A. K. Nüssler[1], W. H. Schraut[3], H. G. Beger[1] und A. J. Bauer[4]

[1] Chirurgie Klinik I, Universitätsklinikum Ulm
[2] Department of Neurobiology
[3] Department of Surgery
[4] Department of Medicine/Division of Gastroenterology, University of Pittsburgh School of Medicine, Pittsburgh, USA

Einleitung

Wir haben kürzlich im Rattenmodell gezeigt, daß subklinische chronische Abstoßungsreaktionen intestinaler Transplantate eine signifikante Destruktion der intrinsischen Nervenzellen mit konsekutiver Abnahme der neuromuskulären Transmission verursachen und damit zwangsläufig zu Motilitätsstörungen führen [1]. Chronische Abstoßung erzeugt zudem eine Verdickung der intestinalen Muskulatur, die durch zelluläre Hyperplasie und Hypertrophie bedingt ist. Diese muskulären Veränderungen gehen mit einer signifikanten Minderung der mechanischen Kontraktionskraft der glatten Muskelzellen einher [2]. Noch bevor Veränderungen in der Mukosa zu beobachten sind kommt es in unserem Modell zu einer fortschreitenden Abnahme der aktiven Beweglichkeit der Dünndarmmuskulatur durch Verlust des koordinierten Zusammenspiels der enteralen Muskel- und Nervenzellen. Es kommt also schon frühzeitig zu teilweise irreparablen Schäden der Struktur und Funktion. Da es durch herkömmliche Mukosabiopsien nicht möglich ist diese ersten pathophysiologischen Veränderungen zu erkennen, können therapeutische Gegenmaßnahmen nicht rechtzeitig ergriffen werden [3]. Eine Rettungstherapie mit FK 506 führt zu diesem Zeitpunkt immerhin zu einer signifikanten Besserung der Transplantatfunktion [4]. In der vorliegenden Studie haben wir daher untersucht, welche Immunzellen im Stadium subklinischer chronischer Abstoßung die intestinale Muskulatur infiltrieren und ob sich charakteristische immunologische Veränderungen innerhalb der Mukosa des Transplantats finden lassen. Die Diagnose chronischer Abstoßung könnte dann durch Beurteilung einfacher Mukosabiopsien frühzeitig gestellt werden.

* Unterstützt durch die Deutsche Forschungsgemeinschaft (He 2043/1-1).

140

Methodik

Einzeitige, orthotope Dünndarmtransplantation wurde in der vollallogenen Ratten-
kombination (ACI-LEW) durchgeführt. Hierbei fungierte der ACI-Rattenstamm
jeweils als Spender und Lewis-Ratten als Empfänger. Als Kontrolle für Veränderungen, die nicht durch die Abstoßungsreaktion sondern durch den Transplantationsvorgang verursacht wurden, dienten syngene (ACI zu ACI) Transplantate. Alle
operierten Tiere erhielten eine kombinierte Anästhesie mit Methoxyfluran (Inhalation) und Pentobarbital (50 mg/kg KG intraperitoneal). Chronische Abstoßung wurde durch temporäre Gabe des Immunsuppressivums Cyclosporin (15 mg/kg KG Tag
0 – 6 täglich i.m., 7 – 28 jeden zweiten Tag) erreicht. Nach Absetzen der Immunsuppression kam es zur Ausbildung einer typischen, histologisch dokumentierten,
chronischen Abstoßung, die am 90. postoperativen Tag noch subklinisch verblieb.
Zu diesem Zeitpunkt wurden Gefrierschnitte aus dem proximalen Anteil des Transplantats angefertigt und immunhistologisch für MHC-1 (Spender und Empfänger),
T-Zellen (CD4, CD8), B-Zellen (MRC OX-33), Makrophagen (ED1, ED2), Natural
Killer-Zellen (HNK-1) und PMN-Leukozyten (Myeloperoxidasenachweis) gefärbt.

Ergebnisse

Histologisch signifikante strukturelle Veränderungen der Mukosa wurden während
der gesamten Studienperiode in keiner Gruppe beobachtet. Alle Tiere waren 90 Tage
nach Transplantation klinisch unauffällig ohne Anzeichen chronischer Abstoßung
(konstantes Gewicht, keine Diarrhoe).

MHC-1: Chronische Abstoßung war durch eine Repopulation der lamina propria
durch empfängerspezifische (anti-Lewis) MHC-1 positive Zellen und eine massive
Hochregulierung der spenderspezischen (anti-ACI) MHC-1 Expression in der Muskularis externa gekennzeichnet. Syngene Transplantate wiesen gegenüber Kon-
trolldärmen keine Unterschiede in der MHC-1 Expression auf.

T-Lymphozyten: Innerhalb der Muscularis kam es bei chronischer Abstoßung zu
einer leichten Zunahme CD4 und CD8 positiver Zellen, die in syngenen Transplantaten nicht beobachtet wurde. Die Dichte CD4 und CD8 positiver Lymphozyten in
der Mukosa war in keiner der untersuchten Gruppen signifikant verschieden.

Makrophagen, Natural Killer Zellen, PMN-Leukozyten: Chronische Abstoßung
führte zu einer massiven Infiltration der Muskularis mit diesen Zelltypen, die in syngenen Transplantaten nicht beobachtet wurde. Besonders dichte Ansammlungen
dieser infiltrierenden, nicht-spezifischen Immunzellen fanden sich zwischen der
zirkulären und longitudinalen Muskelschicht im Gebiet des Plexus myentericus.
Eine unterschiedliche Zelldichte innerhalb der Mukosa konnte während chronischer
Abstoßung nicht beobachtet werden.

B-Lymphozyten: Interessanterweise konnten MRC OX-33 positive B-Zellen
während chronischer Abstoßung in der Mukosa praktisch nicht mehr nachgewiesen

werden und waren auch in der Muskularis vermindert. Syngene Transplantate wiesen keinen B-Zellverlust in der Mukosa oder Muskularis auf.

Zusammenfassung

Unsere Untersuchungen zeigen, daß sich charakteristische immunologische Veränderungen in der Mukosa chronisch abstoßender Transplantate ereignen, bevor histologische Schäden sichtbar werden. Der bis jetzt ungeklärte B-Zell Verlust innerhalb der Mukosa chronisch abstoßender Transplantate könnte gut als früher Marker chronischer Abstoßung dienen, falls sich diese Ergebnisse beim Menschen bestätigen sollten, da Mukosabiopsien einfach und für den Transplantatempfänger kaum belastend endoskopisch durchgeführt werden können. Die massive Infiltration der Muskularis und des Plexus myentericus mit Makrophagen, NK-Zellen und PMN-Leukozyten erklärt die von uns früher beobachteten strukturellen und funktionellen Veränderungen der intestinalen Muskulatur und Nerven während chronischer Abstoßung und die vermehrte Zytokinkonzentration innerhalb der intestinalen Muskelschicht.

Summary

Clinical experience has shown that chronic rejection of small bowel transplants can hardly be detected by mucosal biopsy before the onset of symptoms such as diarrhea and weight loss. Our previous animal studies have shown that this is due to the fact that chronic rejection primarily affects the graft's muscularis externa and myenteric nerve plexus before changes become visible at the mucosal level. Severe functional alterations within the graft caused by chronic rejection can at least partly be reversed by FK 506 rescue therapy. In the present study, we therefore investigated the effect of chronic subclinical rejection on the distribution of immune cells within the gut wall. Subclinical chronic rejection after allogeneic orthotopic small bowel transplantation in ACI-LEWIS rats was achieved by a 4-week course of immunosuppression (CsA 15 mg/kg). Allografts were compared to syngeneic grafts (ACI-ACI) and age-matched control intestine (ACI). Transplanted animals were sacrificed on postoperative day 90. Frozen cross-sections were obtained and immunohistochemically stained for a panel of immune cells. Chronic rejection was associated with complete repopulation of the lamina propria by host-derived MHC-1 positive mononuclear cells and an upregulation of donor specific MHC-1 (anti-ACI) in the muscularis externa. The amount of CD8 positive T-suppressor cells, NK-cells (HNK-1), macrophages (ED 2) and neutrophiles in the lamina propria remained unchanged. T-helper cells (CD4) were markedly decreased but still present whereas the mucosa appeared completely void of B-cells (MRC OX-33). Chronic rejection showed a massive infiltration of the muscularis externa with macrophages, natural killer cells, and neutrophiles. These infiltrates were particularly dense around the myenteric plexus. Staining intensity for CD4 and CD8 positive lymphocytes was only moderately elevated. B-cells were almost not detectable in the muscularis of control or chronically rejecting specimen. Syngeneic grafts exhibited no changes in the distribution

142

of intestinal immune cells compared to controls. Our results clearly show that macrophages, natural killer cells and neutrophiles are the predominant cell types infiltrating both intestinal muscle layers and the myenteric plexus during chronic rejection. These natural immune cells, possibly supported by specific immune cells such as CD4 and CD8 lymphocytes, could be responsible for elevated cytokine levels within the muscularis leading to significant structural and functional changes of smooth muscle and nerves. We could also demonstrate that immunological changes occur within the graft's mucosa far before histological changes can be detected. The complete mucosal depletion of B-cells promises to be an excellent marker for early chronic rejection as mucosal specimen can easily be obtained by routine endoscopic biopsy.

Literatur

1. Heeckt PF, Halfter WM, Schraut WH, Bauer AJ (1993) Sequelae of chronic rejection on morphology and function of orthotopic and heterotopic small bowel transplants. J Gastrointest Mot 5:196
2. Heeckt PF, Halfter WM, Schraut WH, Lee KKW, Bauer AJ (1993) Small bowel transplantation and chronic rejection alter rat intestinal smooth muscle structure and function. Surgery 114:449–457
3. Schmidt T, Oberhuber G, Korözsi G, Margreiter R (1989) Histologic pattern of small bowel allograft rejection in the rat: mucosal biopsies do not provide sufficient information. Gastroenterology 89:1529
4. Heeckt PF, Halfter WM, Schraut WH, Lee KKW, Bauer AJ (1995) Functional impairment of enteric smooth muscle and nerves caused by chronic intestinal allograft rejection regresses after FK-506 rescue therapy. Transplantation 59:159–164
5. Su GL, Heeckt PF, Wang Q et al. (1994) Quantitative PCR analysis of IFN-gamma, IL-2 and IL-10 mRNA in the inflammatory millieu of intestinal chronic rejection. Gastroenterology 106: A573

Dr. med. Peter F. Heeckt, Chirurgie Klinik I, Universitätsklinikum Ulm, Steinhövelstraße 9, D-89070 Ulm

Über die Möglichkeit der Revitalisierung ischämisch geschädigter Lebern von herztoten Spendern vermittels Superoxiddismutase und gasförmigen Sauerstoffs *

On reconditioning ischemically altered livers from non-heart beating donors by superoxide dismutase and gaseous oxygen

T. Minor, H. Klauke, S. Saad and W. Isselhard

Institut für Experimentelle Medizin, Universität zu Köln

Die klinische Lebertransplantation hat sich etabliert als effektive Therapie chronisch progredienter Lebererkrankungen, die auf andere Weise nicht mehr zu beherrschen sind [1, 2]. Ein limitierender Faktor für die größere Verbreitung dieser Methode liegt in der geringen ischämischen Toleranz der Leber [3] und in den z. T. mit der ischämischen Vorschädigung verknüpften sogenannten Reperfusionsschäden, welche sich unter der Wiederdurchblutung nach erfolgreicher Organtransplantation manifestieren [4, 5]. Durch die geringe ischämische Toleranz der Leber ist es bislang nicht möglich, Lebern von auch nur kurze Zeit toten Spendern nach Eintreten des Herzkreislaufversagens für eine Transplantation zu nutzen. Ab einer Warmischämiezeit von etwa 30 min reduziert sich die Überlebensrate des Organs nach Transplantation drastisch auf unter 20 % [5, 6].

Durch die daraus resultierende Begrenzung auf hirntote, kreislaufstabile Spender ergibt sich zur Zeit ein deutliches Mißverhältnis zwischen verfügbaren Organen und dem klinischen Bedarf zur Lebertransplantation [1].

Die Tatsache, daß durch Sauerstoffinsufflation eine Netto-Synthese von energiereichen Phosphaten unter Konservierungsbedingungen möglich ist [7], führte zu der Überlegung, mit dieser Methode auch vorgeschädigte Lebern mit stark beeinträchtigtem Energiestoffwechselstatus wiederverwertbar zu machen.

Somit könnten auch Lebern zur Transplantation nutzbar gemacht werden, wenn durch Herzstillstand des Spenders bereits eine ischämische Belastung der Leber erfolgt ist. Zur experimentellen Überprüfung der o. g. These wurden folgende Versuche durchgeführt.

Methodik

Lebern männlicher Wistar Ratten wurden in Ethernarkose blutleer gespült mit 20 ml heparinisierter Ringerlsg. und 10 ml UW-Lsg., exzidiert und bei 4 °C für 24 h in

* Herrn Universitätsprofessor Dr. Wolf Isselhard gewidmet zum 65. Geburtstag.
Gefördert aus Mitteln der Deutschen Forschungsgemeinschaft (DFG Mi 470/2-1).

UW-Lsg. gelagert (Gruppe 1). Lebern der Gruppen 2 und 3 wurden erst 30 min nach Tötung und Herzstillstand des Spenders entnommen, freigespült und gelagert. Es erfolgte keine Gabe von Heparin oder anderen Medikamenten. In Gruppe 3 wurden die Lebern anschließend während der hypothermen Lagerung mit gasförmigem reinem Sauerstoff über das venöse Gefäßbett mit einem auf 18 mm Hg begrenzten Druck durchströmt. Den Freispüllösungen wurden in diesem Fall 6000 IE Superoxiddismutase beigegeben, um eine oxidative Gewebeschädigung durch die Zufuhr des Sauerstoffs in das ischämische Organ zu vermeiden. Zur Simulation der langsamen Aufwärmung während der Organimplantation [8] wurden alle Lebern vor Reperfusion ohne Sauerstoffgabe für 30 min in physiologische Lösung bei 25 °C verbracht. Die Reperfusion erfolgte rezirkulierend bei 37 °C mit 3 ml/g/min Krebs-Henseleit-Lsg. über 45 min.

Ergebnisse und Diskussion

Abbildung 1 zeigt den Gehalt der Lebern an energiereichen Adeninnukleotiden am Ende der 24stündigen Lagerungszeit. Trotz einer 30minütigen warmischämischen Vorschädigung, an deren Ende die hepatischen ATP-Gewebespiegel bereits auf 1,25 µmol/g und die Summe der Adeninnukleotide auf 10,5 µmol/g abgefallen waren, fand sich nach 24 h Sauerstoffpersufflation in Gruppe 3 eine vollständige Regeneration der hepatischen Energiereserven mit signifikant erhöhten Nukleotid-Gewebespiegeln im Vergleich zu den Gruppen 1 und 2.

Unter der postischämischen Reperfusion fanden sich weitgehend unauffällige Meßwerte für die Lebern der Gruppe 1, mit nur geringgradigen Abweichungen von den modellbedingten Kontrollwerten (vgl. Tabelle 1).

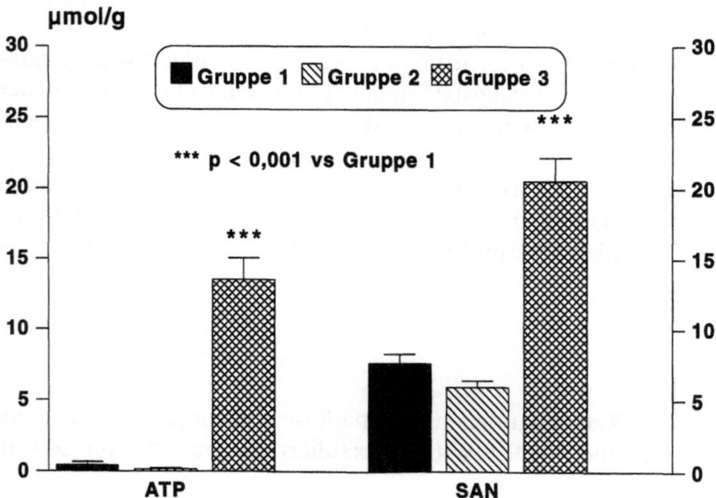

Abb. 1. Energiestoffwechselstatus am Ende der hypothermen Lagerung ohne (Gruppe 1) bzw. mit 30 min warmischämischer Vorschädigung in vivo ohne (Gruppe 2) oder mit Konditionierungsbehandlung (Gruppe 3). Einzelheiten siehe Text. (ATP: Adenosintriphosphat; SAN: Summe der Adeninnukleotide)

Tabelle 1. Ergebnisse nach Reperfusion von Lebern nach unterschiedlichen ischämischen Lagerungsbedingungen

	Kontrolle	Gruppe 1	Gruppe 2	Gruppe 3
MDA (nmol/g)	215 ± 23	359 ± 201	297 ± 70	304 ± 180 ns
PVP (mmHg)	$6{,}0 \pm 0{,}8$	$6{,}6 \pm 1.6$	$9{,}0 \pm 0{,}8$ [a]	$5{,}3 \pm 0{,}8$ [b] ns
Galle (μl/g/45 min)	$27{,}3 \pm 5{,}2$	$17{,}7 \pm 4{,}0$	$4{,}0 \pm 1{,}7$ [a]	$21 \pm 4{,}7$ [b] ns
ALT (mU/l/g)	327 ± 74	933 ± 208	8465 ± 3042 [a]	684 ± 200 [b] ns

MDA, Gewebsgehalt an Malondialdehyd (HPLC Technik, [9]); PVP, portalvenöser Perfusionsdruck; ALT, Alanin-aminotransferase (Maximalwert im Perfusat).
[a] $p < 0{,}05$; ns: nicht signifikant vs Gruppe 1, Anova, Dunnett Test).
[b] $p < 0{,}05$ vs. Gruppe 2.

Nach herkömmlicher Konservierung vorgeschädigter Lebern (Gruppe 2) zeigten sich jedoch im Vergleich mit frisch entnommenen Lebern schwerwiegende Störungen der Gewebeintegrität und Funktion. Es kam zu einem signifikanten Anstieg des portalvenösen Perfusionsdruckes und der Transaminasenfreisetzung (Alanin-Aminotransferase), sowie zu einer signifikanten Minderung der hepatischen Galleproduktion unter der Reperfusion.

Durch die beschriebene Behandlung mit periischämischer Zufuhr gasförmigen Sauerstoffs während der hypothermen Lagerung konnten jedoch sowohl eine Lipidperoxidation vermieden, als auch eine vollständige Erholung der Lebern bewirkt werden, die funktionell denen der Gruppe 1 gleichwertig waren.

Zusammenfassend zeigen diese Ergebnisse eine Möglichkeit auf, vorgeschädigte Lebern von herztoten Spendern durch eine kombinierte Behandlung mit SOD und nachfolgender aerober Konservierung in UW Lösung unter Sauerstoffpersufflation derart wiederherzustellen, daß sie frisch entnommenen und normal konservierten Lebern funktionell ebenbürtig scheinen. Der hierfür erforderliche technische Aufwand kann als gering angesehen werden, die Transportfähigkeit des konservierten Organs bleibt erhalten und die Gefahr einer Erregerverschleppung durch kontaminierte Geräteteile besteht nicht.

Zusammenfassung

Die Revitalisierung warmischämisch vorgeschädigter Lebern während hypothermer Lagerung in UW-Lösung durch antioxidative Spülung mit Superoxid-Dismutase und gasförmiger Sauerstoffpersufflation ist beschrieben. Dabei kann unter der postischämischen Reperfusion in vitro eine funktionelle Integrität des Organs erreicht werden, welche derjenigen von frisch konservierten Lebern ebenbürtig ist.

Summary

A technique has been developed for the reconditioning of warmischemically predamaged liver grafts during consecutive cold storage in UW solution by antioxidant rinse with superoxide dismutase and gaseous oxygen persufflation. Functional integrity of the graft could thus be rendered comparable to freshly preserved livers upon reperfusion in vitro.

Literatur

1. Clavien PA, Harvey PRC, Strasberg SM (1992) Preservation and reperfusion injuries in liver allografts. Transplantation 53:957–978
2. Starzl TE, Demetris AJ, VanThiel D (1989) Liver transplantation. N Engl J Med 321:1014–1022
3. Sumimoto K, Inagaki K, Ito H, et al. (1987) Ischemic damage prevention by coenzyme Q10 treatment of the donor before orthotopic liver transplantation: Biochemical and histologic findings. Surgery 102:821–827
4. Goode HF, Webster NR, Howdle PD, et al. (1994) Reperfusion Injury, Antioxidants and Hemodynamics During Orthotopic Liver Transplantation. Hepatology 19:354–359
5. Minor T, Chung CW, Yamamoto Y, Obara M, Saad S, Isselhard W (1992) Evaluation of Antioxidant Treatment with Superoxide Dismutase in Rat Liver Transplantation after Warm Ischemia. Eur Surg Res 24:333–338
6. Casavilla A, Ramirez C, Shapiro R, et al. (1995) Liver and kidney transplantation from non-heart beating donors: The Pittsburgh experience. Transplant Proc 27:710–712
7. Minor T, Isselhard W (1996) Synthesis of high energy phosphates during cold ischemic rat liver preservation with gaseous oxygen insufflation. Transplantation (1996) 61:20–22
8. Minor Th, Yamaguchi T, Isselhard W (1995) Effects of taurine on liver preservation in UW solution with consecutive rewarming in the isolated perfused rat liver. Transplant Int 8:174–179
9. Minor Th, Sturz J, Klauke H, Isselhard W (1995) Reduction of oxidative tissue injury and endothelial dysfunction by graduated reperfusion after cardioplegic arrest in isolated rat hearts. Free Radic Biol Med 18:621–626

Priv. Doz. Dr. Th. Minor, Institut für Experimentelle Medizin der Universität, Robert-Koch-Straße 10, D-50931 Köln

Isolierte extrakorporale Perfusion transgener, humanen Decay-Accelerating-Factor (hDAF) exprimierenden Schweinelebern mit Humanblut

Isolated extracorporeal perfusion of transgenic, human Decay-Accelerating-Factor (hDAF) expressing porcine livers with human blood

Ch. Pöhlein[1], A. Pascher[1], D. Abendroth[2], M. Jochum[3], D.J.G. White[4] und C. Hammer[1]

[1] Institut für Chirurgische Forschung, Klinikum Großhadern, LMU München
[2] Chirurgische Klinik, Abt. Chirurgie II, Universitätsklinik Ulm
[3] Institut für Klin. Chemie und Biochemie, Chirurgische Klinik Innenstadt München
[4] Dept. of Surgery and Pathology, Cambridge University, GB

Einleitung

Extrakorporale Schweineleberperfusionen könnten in naher Zukunft das Überleben von Patienten mit fulminantem, akutem Leberversagen sichern, wenn nicht rechtzeitig ein geeignetes humanes Spenderorgan zu Verfügung steht. Angesichts stagnierender Organspenderzahlen resultiert ein Bedarf für eine effektive und wirksame Therapie, welche Patienten vor dem völligen Ausfall ihrer eigenen Leber bewahrt und deren spontane Regeneration ermöglicht [1]. In den vergangenen Jahrzehnten und besonders in den vergangen 2 Jahren wurden wiederholt extrakorporale Leberperfusion am Menschen klinisch mit nur geringem Erfolg eingesetzt [2, 3, 4]. Hauptproblem hierbei ist die sog. hyperakute, xenogene Abstoßungsreaktion (HXA), ausgelöst durch präformierte, natürliche Antikörper (PNAK) und Complement Aktivierung (KA) gegen Endothel- und Sinusoidalzellen des xenogenen Organs [5, 6]. Das von uns entwickelte und erprobte, vollisolierte System erlaubt die Beobachtung der HXA und ihrer immunologischen, physiologischen und morphologischen Konsequenzen bei der Perfusion von xenogenen Lebern mit Humanblut [7]. Nur eine für den Patienten akzeptable, stabile Verhinderung dieser unmittelbar nach Reperfusion einsetzenden Prozesse gewährleistet eine erfolgreiche Therapie. Abgesehen von der Entfernung der PNAK aus dem Plasma des Patienten bietet die Blockade der klassischen und alternativen KA in der Schweineleber selbst möglicherweise eine neue Methode zur Verhinderung der HXA. Der Einsatz hDAF auf dem Endothel exprimierender Lebern transgener Schweine sollte dadurch die HXA reduzieren [8, 9] und die Überlebenszeit der xenogenen Leber verlängern [10].

Methodik

Die Studie verglich die Ergebnisse xenogener Perfusion von 3 Lebern transgener Schweine (TNP; mittleres Lebergewicht: 535 ± 42 g) und 6 Lebern normaler Schweine (NP; mittleres Lebergewicht: 689 ± 29 g) mit frischem, heparinisiertem Humanblut. Als Kontrolle wurden 6 Läufe mit gleichpräpariertem Humanblut im

Perfusionssystem ohne Organeinsatz absolviert. Die transgenen Schweine wurden von Dr. D. J. G. White von der University of Cambridge, GB und die normalen Spenderschweine vom Versuchstiergut der LMU München bereitgestellt. Nach Prämedikation und Einleitung der Narkose mit Azaperon, Diazepam und Metomidate i. m. erfolgte die Tracheotomie mit anschließender Narkosefortleitung durch Fentanyl und Pancuronium i. v. und N_2O/O_2 per inhalationem. Unter ständiger EKG-Kontrolle wurden zentral venöser und arterieller Zugang für stabile Probenentnahme, Narkotikaapplikation und Blutdruckmessung angelegt. Nach kombiniertem Ober- und Unterbauchschnitt, anschließender Abdomeneröffnung und medianer Sternotomie folgte die Präperation des Leberhilus und der distalen Aorta abdominalis und V. cava unterhalb der Abgänge der Aa. renalis. Nach Einbringen eines Flushkatheteres in die distale Aorta abdominalis und Ligatur der A. mesenterica sup., distale Ligatur der Aorta abdominalis und V. cava, erfolgte die Katheterisierung der Portalvene mit distaler Ligatur und die Eröffnung der suprahepatischen V. cava intrathorakal. Danach wurde sofort mit der retrograd aortalen und portalen Schwerkraftperfusion mit 2 l 4 °C kalter University of Wisconsin Konservierungslösung begonnen und parallel eine Kardioplegie des präparieten Herzens durchgeführt. Anschließend erfolgte unmittelbar die Explantation von Leber, Herz und Nieren nach klinisch üblichem Entnahmeschema für entsprechende Perfusionsexperimente. Nach einer Kaltischämiephase von 92 ± 9 min für die Nachpräparation und Katheterisierung von V. portae, A. hepatica com., leberproximaler V. cava und D. choledochus und Ligatur der leberdistalen V. cava wurde die Leber in das Perfusionssystem eingesetzt. Das Perfusionsmodell erlaubte isolierte xenogene ex vivo Leberperfusionen unter stetiger Fluß, Druck, Temperatur, pH und Blutgaskontrolle, ohne signifikante Verringerung der Leukozyten und Thrombozytenzahlen im Perfusat durch das System selbst aufgrund des Einsatzes eines von uns entwickelten Oxygenators. Die Leber befand sich, umschlossen von einem Plastikbeutel, in einer mit 37 °C warmem Wasser gefüllten Perfusionskammer, welche die Simulation der inspiratorischen, intraabdominellen Druckamplitude von ± 15 cm H_2O erlaubte, und in einer deutlich verbesserten Perfusionsqualität resultierte (Abb. 1). Das Perfusat wurde aus 1000 ml frischem, heparinisierten (20 IE/ml) Humanblut zweier gesunder Spender mit gleicher Blutgruppe (A, B, 0) und Rhesusfaktor mit Ringerlösung und Humanalbumin hergestellt, welches auf einen Hämatokrit von 30 % und ein Volumen von ca. 1,6 l standardisiert war. Die druckkontrollierte Perfusion wurde auf 180 min begrenzt und Plasmaproben zu den Zeitpunkten 0, EF, 5, 15, 30, 60, 90, 120, 180 min nach Reperfusion bei -80 °C asserviert. Als EF wurde das Erstperfusat mit einem Volumen von ca. 1 ml/g Lebergewicht bei Reperfusionsbeginn separat ausgeleitet und anschließend der Kreislauf geschlossen. Während und nach Perfusion wurden folgende Parameter gemessen: Lebergewicht (LG: g), Galleproduktion (GP: ml/h), Gefäßwiderstand (GW: mmHg · min/ml), Gesamtleukozytenzahl und Leukozytendifferenzierung (WBC: Zellen/µl), Thrombozytenzahl (Plt: Zellen/µl), Kalium (mmol/l), LDH, AST, ALT, GLDH und CK (U/l). Humane PNAK wurden durch Hemagglutinationstiter im Plasma gegen Schweineerythrozyten ermittelt (Hggt) und KA im Plasma durch CH50 und AP50 (%) für den klassischen und alternativen Weg und durch direkten Proteinnachweis für C3 und C4 (mg/l). Humaner TNFα, IL-6, IFNγ, 6kPGF1α, IL-1β und IL-1RA (pg/ml) wurden mittels ELISA und RIA (Hermann Biermann Diagnostika GmbH) im Perfusat gemessen und semiquantita-

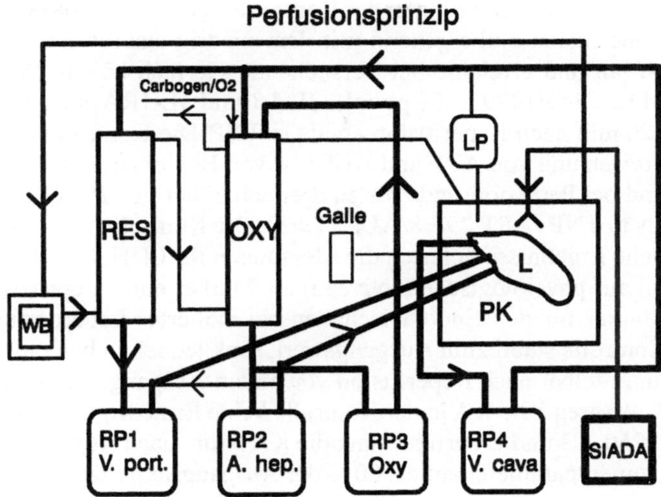

Abb. 1. Schematische Darstellung des isolierten, xenogenen ex vivo Leberperfusionssystems. WB: Wasserbad 37 °C; RES: Venöses Reservoir; OXY: Oxigenator; LP: Lenzpumpe für Perfusionsbeutel; L: Leber; PK: Perfusionskammer; SIADA: Simulation der inspiratorisch, intraabdominellen Druckamplitude; RP1 V. port.: Rollerpumpe für Support der V. portae; RP2 A. hep.: Rollerpumpe für Support A. hepatica; RP3 OXY: Rollerpumpe für Oxigenatorkreislauf; RP4 V. cava: Rollerpumpe für venöse Verteilung

tiv Immunhistologie (IH) für IgG, IgM und Komplementfaktoren (C4d, C4c, C3d, C3c, P und MAK C5b-9) nachgewiesen. Ein statistischer Vergleich war aufgrund der niedrigen Versuchszahl in TNP nicht möglich. Jedoch konnte NP gegen die Kontrolle mittels Varianzanalyse (** $p < 0{,}05$) und die beiden Gruppen selbst (Wilcoxontest * $p < 0{,}05$) getestet werden.

Ergebnisse

Das LG stieg bei NP um 14,1 %, bei TNP nur um 9,0 %. Die GP war bei TNP im Vergleich zu in vivo gleich, während sie bei NP um 28,6 % höher lag als in vivo. Der arterielle GW war in TNP ($0{,}43 \pm 0{,}03$) deutlich geringer als in NP ($1{,}25 \pm 0{,}10$) 60 min nach Reperfusion. WBC und Plt sanken bei TNP (5 min: 67 %/65 %) und NP (5 min: 56 %/73 %) gleich schnell und deutlich ausgeprägt unmittelbar nach Reperfusion gegenüber dem Ausgangswert irreversibel ab. Die Kontrolle zeigte auch nach 180 min keine signifikante Reduktion von WBC und Plt (180 min: 20 %/26 %). Der WBC Abfall war überwiegend durch Adhärenz von Granulo- und Monozyten am Endothel des Xenografts bedingt [7]. Die Lymphozytenzahl blieb unbeeinflußt. Die Freisetzung von TNFα und IL-6 war in allen untersuchten Gruppen gleich, begann jedoch in NP früher als in TNP und der Kontrolle. IFNγ zeigte in der Kontrolle keine Veränderung zum Ausgangswert, stieg in TNP und NP (signifikant) jedoch deutlich an ($114 \pm 20/147 \pm 25$ pg/ml). 6kPGF1α, ein stabiler Metabolit des Prostacyclins, zeigte keine Änderung in der Kontrolle. Jedoch stieg 6kPGF1α in TNP 60 min nach Reperfusion einhergehend mit dem niedrig stabilisierten GW deutlich gegenüber NP an und erreichte bei Versuchende vierfach höhere Werte als in NP (180 min: $5118 \pm 743/1499 \pm 136$ pg/ml). IL-1β und IL-1RA stiegen in NP deutlich stärker 120 min nach Reperfusion an als in TNP. Die Kontrolle zeigte keinen Anstieg. Die Freisetzung von AST und ALT war von Beginn an in NP deutlich höher als in TNP und bei Perfusionsende bis zu dreifach höher in NP (AST 591 ± 157/ALT 168 ± 60) als in TNP (AST 29 ± 8/ALT 11 ± 3). Die Kontrolle zeigte keine Veränderung. Ähnliche Ergebnisse lieferten die Messungen für LDH, GLDH und Kalium (in TNP stabil auf physiologischem Niveau) als Marker einer Hepatozytennekrose und CK als Marker für den Endothelschaden bei isolierter Leberperfusion. Hggt blieb in der Kontrolle stabil zum Ausgangswert, sank jedoch in beiden Leberperfusionsgruppen unmittelbar nach Reperfusion von einem Ausgangstiter $>1:256$ auf einen Titer von 1. Während die KA in der Kontrolle keine Erniedrigung bei der Messung von CH50, AP50, C3 und C4 erfuhr, sank die KA 5 min nach Reperfusion in TNP für alle Komplementparameter auf ca. 80% der Ausgangsaktivität ab, blieb danach jedoch stabil. In NP verringerten sich CH50 und AP50 auf 65% bzw. 70% und sanken bis Perfusionsende weiter bis auf 55% des Ausgangswertes ab. Den gleichen Verlauf zeigten C3 und C4. Immunhistologisch ließen sich IgG und IgM in TNP und NP gleichermaßen häufig endothelgebunden nachweisen. Die endothelgebundenen Komplementfaktoren des klassischen Aktivierungswegs C4d und C4c, des alternativen Weges C3d und C3c und Properidin P, und der kombinierten Aktivierung durch Membranaktivierungskomplex MAK C5b-9 sind in NP deutlich immunhistologisch nachweisbar. In TNP ließen sich in durchschnittlich 18 Schnitten pro Organ praktisch keine Nachweise für die genannten Faktoren vor der C3-Aktivierungsebene führen.

Zusammenfassung

Das verwendete Perfusionsmodell zeigt einen deutlich verringerten Einfluß auf die beobachteten Parameter als ältere Modelle. Die isolierte, xenogene Leberperfusion transgener, hDAF exprimierender Schweine mit Humanblut zeigt eine gleichstarke Bindung präformierter, natürlicher Antikörper vom IgG und IgM Typ und eine gleichstarke Leuko- und Thrombozytensequestration wie die Xenoperfusion normaler Schweinelebern. Die beabsichtigte Blockade sowohl des klassischen als auch des alternativen Pfades der Komplementaktivierung durch die Endothelpräsentation von hDAF funktioniert effektiv, verringert eindeutig die HXA und resultiert in deutlich niedrigerer, leberspezifischer Enzym- und Kaliumfreisetzung und damit deutlich besserer Organvitalität, Integrität und Funktion. Diese transgen veränderten Schweinelebern stellen einen echten Fortschritt in der Xenotransplantationsforschung dar und sollten bei zukünftigen Perfusionsmodellen benutzt werden. Ihr Einsatz bei einem extrakorporalen „Bridging" am Patienten könnte in Zukunft Patienten mit fulminantem Leberversagen retten und in Kombination mit anderen von uns getesteten Verfahren eine echte Alternative zur Nottransplantation bilden, und somit Organe sparen.

Summary

The perfusion model used shows a less expressed influence on the measured parameters than former systems. The isolated, xenogeneic perfusion of transgenic, hDAF expressing porcine livers with human blood results in identical binding of preformed natural antibodies of IgG and IgM class and the same high leuco- and thrombocyte depletion like the xenoperfusion of normal livers. The blockade either of the classical and the alternative pathway of the complement cascade caused by endothel presentation of hDAF functions effectivly, reduces hyperacute xenogeneic rejection and results unambiguously in a lower release of specific hepatic encymes and potassium, which indicates better organ vitality, integrity and function. Those transgenic pig livers are promising a step forward in the research of xenotransplantation and should be used in such isolated perfusion experiments in the future. Their use in extracorporeal "bridging" could rescue patients with fulminant hepatic failure, and in combination with other techniques tested by our group they could be a real alternative to emergency transplantation in the future and save organs.

Literatur

1. Fox IJ, Langnas AN, Fristoe LW, Shaefer MS, Vogel JE, Antonson DL, Donovan JP, Heffron TG, Markin RS, Sorrell MF, Shaw jr. BW (1993) Successful application of extracorporeal liver perfusion: a technology whose time has come. AJG 88,11:1876–1881
2. Abouna GM, Cook JS, Fisher L, Still WJ, Costa G, Hume DM (1972) Treatment of acute hepatic coma by ex vivo baboon and human liver perfusions. Surgery 71,4:537–546
3. Makowka L, Cramer DV, Hoffman A, Sher L, Podesta L (1993) Pig liver xenografts as a temporary bridge for human allografting. Xeno 1,2:27–29
4. Burdick JF, Fair JH (1994) Xenoperfusion: the pig liver as a bridge. Xeno 2,1:3–5
5. Müdsam M, Suckfüll M, Pieske O, Höbel G, Babic R, Hammer C (1993) Die Rolle von präformierten natürlichen Antikörpern und Komplement bei der hyperakuten Abstoßung ex vivo perfundierter Herzen. Chirurg. Forum 1993 Langenbecks Arch.: 259–263
6. Chari RS, Collins BH, Magee JC, DiMaio M, Kirk AD, Harland RC, McCann RL, Platt JL, Meyers WC (1994) Brief report: Treatment of hepatic failure with ex vivo pig liver perfusion followed by liver transplantation. N Engl J Med 331,4:234–237
7. Pöhlein Ch, Lemmens P, Schön MR, Neuhaus P, Thiery J, Hammer C (1994) Xenogeneic ex vivo hemoperfusion of rhesus monkey livers with human blood. Transpl. Proc. 26,3: 1061–1062
8. White DJG (1994) Xenografting: present and future Xeno 2,1:1–2
9. Rosengard AM, Cary NRB, Horsley J, Belcher C, Langford G, Cozzi E, Wallwork J, White DJG (1995) Endothelial expression of human decay accelerating factor in transgenic pig tissue: A potential approach for human complement inactivation in discordant xenografts. Transpl. Proc. 27,1:326–327
10. Carrington CA, Richards AC, Cozzi E, Langford G, Yannoutsos N, White DJG (1995) Expression of human DAF and MCP on pig endothelial cells protects from human Complement. Transpl. Proc. 27,1:321–323

Ch. Pöhlein, Institut für Chirurgische Forschung, Klinikum Großhadern, Marchioninistraße 15, D-81366 München

Unterschiedliche Expression von TGF-β1 und TGF-β3 während der Fibrogenese bei chronischer Abstoßung von humanen Lebertransplantaten

Differential expression of TGF-β1 and TGF-β3 during fibrogenesis in chronic rejection of human liver allografts

G. Demirci, B. Nashan und R. Pichlmayr

Klinik für Abdominal- und Transplantationschirurgie, Medizinische Hochschule Hannover

Einleitung

In der Fibrogenese als generelle Reaktionsform der Leber auf zahlreiche chronische Schädigungen unterschiedlicher Genese spielen Lipozyten (Ito-Zellen) eine herausragende Rolle als Produzenten extrazellulärer Matrixmoleküle [1]. Über autokrine und Makrophagen (Mϕ)-vermittelte parakrine Regulationswege kommt es dabei zu einer Aktivierung und Transformation von Lipozyten zu Myofibroblasten-ähnlichen Zellen, die sich durch die Expression des Filamentproteins α-Aktin und eine im Vergleich zu ruhenden Lipozyten vielfach gesteigerte Kapazität zur Bindegewebsproduktion auszeichnen [2]. Während TGF-β1 (transforming growth factor-β1) bereits als einer der wichtigsten Mediatoren im Prozeß der Lipozyten-Aktivierung identifiziert wurde [3, 4], ist die Rolle der Isoform TGF-β3 in diesem Zusammenhang noch relativ unbekannt. Eine Fibrose gehört neben Duktopenie und Vaskulopathie zu den charakteristischen Kennzeichen einer chronischen Abstoßung von Lebertransplantaten. Zur Analyse der Fibrosemechanismen in einer Transplantsituation wurden deshalb die Verteilungsmuster von transplantat-infiltrierenden Makrophagen, Myofibroblasten-ähnlichen Zellen, verschiedenen Bindegewebsproteinen und insbesondere der Zytokine TGF-β1 und -β3 in chronisch abgestoßenen Lebertransplantaten untersucht. Zur Beantwortung der Frage einer eventuellen Korrelation zu fibrogenen Abläufen in nicht transplantierten Organen wurde Gewebe aus chronisch entzündlichen Lebern als Vergleichsmaterial eingesetzt.

Material und Methoden

Aus in flüssigem Stickstoff schnellgefrorenem Gewebe von 12 Patienten mit unterschiedlichen chronisch entzündlichen Lebererkrankungen (PBC, PSC, SSC, Hep. B, NANB-Hep.) und 10 Lebertransplantaten mit histologisch und klinisch gesicherter chronischer Abstoßung wurden 5 µm dünne Gefrierschnitte angefertigt und immunhistochemisch unter Anwendung der indirekten Immunperoxidase-Technik gefärbt. Gesundes Lebergewebe aus 8 Spenderorganen diente als Kontrollmaterial. Eingesetzt wurden monoklonale Antikörper zur Detektion von Bindegewebsproteinen (Fibronektin, Tenascin, Undulin, Kollagen VI), Makrophagen (25F9, 27E10), Myofibroblaste n-ähnlichen Zellen (α-Aktin) und TGF-β1 und -β3. Bezugsquellen waren Gibco BRL (Fibronektin), Boehringer Mannheim (α-Aktin) und Oncogene Science (TGF-β1, -β3). Antikörper gegen Tenascin, Undulin, Kollagen VI wurden von Dr. D. Schuppan, Freie Universität Berlin und Antikörper gegen Makrophagenmarker von Dr. C. Sorg, Münster, zur Verfügung gestellt. Die lichtmikroskopische Auswertung der Präparate erfolgte mittels einer semiquantitativen Graduierung von negativ (–) bis stark positiv (+++) entsprechend der Färbeintensität bzw. der Anzahl positiv gefärbter Zellen.

Ergebnisse

Im normalen Lebergewebe konnte neben einer moderaten gleichmäßigen Verteilung aller untersuchten Matrixmoleküle entlang von Sinusoidalwänden auch eine geringe Anzahl von Makrophagen und TGF-β1 und -β3-exprimierenden Zellen beobachtet werden. Alpha-Aktin als Kennmarker für Myofibroblasten-ähnliche Zellen, d. h. aktivierte/transformierte Lipozyten ließ sich in den Portalfeldern nicht oder nur vereinzelt nachweisen.

Bei chronischer Abstoßung fand sich eine kräftige Zunahme der untersuchten Bindegewebsproteine, die größte Intensität war dabei im Bereich von Zentralvenen zu beobachten. Außerdem zeigte sich eine ebenfalls perizentral konzentrierte Anhäufung von Makrophagen, Myofibroblasten-ähnlichen Zellen und TGF-β1. Für TGF-β3 konnte eine deutliche numerische Zunahme gleichmäßig über das Gewebe verteilter positiv gefärbter Zellen nachgewiesen werden.

In chronisch entzündlichem Lebergewebe zeigte sich eine im Vergleich zu chronischer Abstoßung ausgedehntere Fibrose mit Ausbildung von breiten Septen oder auch bereits knotigem Umbau. Innerhalb dieser Septen fiel eine starke Expression von α-Aktin und Matrixmolekülen auf. Korrelierend mit der Verteilung von Makrophagen ließ sich in den meisten Fällen auch eine Hochregulation von TGF-β1 in den Septen nachweisen. Dagegen wurden TGF-β3-exprimierende Zellen in einer niedrigeren Anzahl nur innerhalb parenchymatösen Gewebes gefunden.

Tabelle 1. Expressionsmuster in normalen Lebern im Vergleich zu chronischer Abstoßung und chronischer Entzündung

	Normal	Chronische Abstoßung		Chronische Entzündung	
		Zone 1, 2	Zone 3	Parenchym	Septen
Fibronektin	+/++	++	+++	++	+++
Mϕ	+	+/++	+++	++	+++
α-Aktin	±	+	++	±	+++
TGF-β1	+	+/++	+++	++	+++
TGF-β3	±	++	++	+	–

Im phänotypischen Vergleich zeigte sich eine große Ähnlichkeit zwischen α-Aktin-positiven, der Sinusoidalwand angelagerten Lipozyten und TGF-β3-exprimierenden Zellen. Dagegen schienen TGF-β1-positive Zellen morphologisch mit Makrophagen übereinzustimmen.

Diskussion

Sowohl in chronisch abgestoßenen als auch in chronisch entzündlichen Lebern wird eine verstärkte Ablagerung von extrazellulären Matrixmolekülen als Zeichen einer Fibrose bzw. Zirrhose beobachtet. Als mögliche Quelle der Bindegewebsproduktion findet sich eine erhöhte Anzahl α-Aktin-positiver, transformierter Lipozyten an Orten stärkerer Fibrosierung (Septen und perizentrale Areale). Die ebenso lokalisierte Akkumulation von Makrophagen und TGF-β1 stützt die Hypothese einer von Makrophagen ausgehenden, Zytokinvermittelten Aktivierung von Lipozyten. Während TGF-β1 vorwiegend in Bereichen erhöhter Fibroseaktivität gefunden wird und somit wohl nicht nur die Lipozyten-Transformation, sondern auch die stete Bindegewebsproduktion und damit die Aufrechterhaltung bereits gebildeter Fibroseherde fördert, zeigt sich TGF-β3 in einer großen Anzahl gleichmäßig über das Gewebe verteilter Zellen. Die im Vergleich zu normalen Lebern deutliche Zunahme TGF-β3-exprimierender, phänotypisch Lipozyten ähnelnder Zellen läßt auf eine proliferationsfördernde Funktion dieses Zytokins im Rahmen eines autokrinen Loops schließen. Die gleichmäßige Verteilung ohne räumliche Beziehung zu Arealen erhöhter Fibroseaktivität bzw. das völlige Fehlen in fibrotischen Septen deutet auf eine Beteiligung von TGF-β3 in Anfangsstadien der Fibrogenese hin.

Bei Korrelation der Beobachtungen in chronisch entzündlichen und chronisch abgestoßenen Lebern scheint der Vorgang der Fibroseentstehung trotz unterschiedlicher Triggerung (virale Infektion, Autoimmunerkrankung, Alloreaktion) ähnlichen Mechanismen zu folgen.

Zusammenfassung

Bei chronischer Abstoßung von Lebertransplantaten wird in Korrelation zu chronischer Entzündung nicht transplantierter Lebern eine Fibrose beobachtet, die sich auf eine Anreicherung von Makrophagen und Zytokinen und eine damit einhergehende Aktivierung und Transformation von Lipozyten zurückführen läßt. Dabei scheint TGF-β3 an einer autokrinen Stimulation der Lipozyten-Proliferation bei beginnender Fibrogenese, TGF-β1 dagegen an einer von Makrophagen ausgehenden Förderung der Lipozyten-Transformation und der damit verbundenen verstärkten Produktion von Bindegewebsfasern in späteren Fibrosestadien beteiligt zu sein.

Die Korrelation der Beobachtungen in chronisch entzündlichen und chronisch abgestoßenen Lebern spricht für eine ähnlichkeit der Fibrosemechanismen trotz unterschiedlicher Triggerung (virale Infektion, Autoimmunerkrankung, Alloreaktion).

Summary

In chronic inflammatory livers as well as in chronic rejected liver allografts increased production of extracellular matrix molecules is observed in accordance with macrophage infiltration and lipocyte transformation. While TGF-β3 seems to be involved in an autocrine stimulation of lipocyte proliferation in beginning fibrogenesis, apparently macrophage-derived TGF-β1 appears to take part in lipocyte transformation and maintenance of fibrotic deposit in later stages of fibrogenesis.

The correlation of observations in chronic inflammation and chronic rejection indicates similar fibrogenic mechanisms despite different triggering (viral infection, autoimmune disease, alloreaction).

Literatur

1. Friedman SL (1993) The cellular basis of hepatic fibrosis – Mechanisms and treatment strategies. N Engl J Med 328:1828–1835
2. Rockey DC, Boyles JK, Gabbiani G, Friedman SL (1992) Rat hepatic lipocytes express smooth muscle actin upon activation in vivo and in culture. J Submicrosc Cytol Pathol 24:193–203
3. Bachem MG, Sell KM, Melchior R, Kropf J, Eller T, Gressner AM (1993) Tumor necrosis factor alpha (TNFα) and transforming growth factor-β1 (TGF-β1) stimulate fibronectin synthesis and the transdifferentiation of fat-storing cells in the rat liver into myofibroblasts. Virchows Arch B Cell Pathol 63:123–130
4. Border WA, Noble NA (1994) Transforming growth factor-β in tissue fibrosis. N Engl J Med 331:1286–1292

Cand. med. G. Demirci, Klinik für Abdominal- und Transplantationschirurgie, Medizinische Hochschule Hannover, Konstanty-Gutschow-Str. 8, D-30625 Hannover

Einsatz von Immunoapherese zur Überwindung der hyperakuten Abstoßung von mit Humanblut perfundierten Schweinelebern

Use of immunoapheresis for preventing hyperacute rejection of porcine livers ex vivo perfused with human blood

A. Pascher[1], Ch. Pöhlein[1], M. Stangl[2], J. Thiery[3], J. Müller-Derlich[4] und C. Hammer[1]

[1] Institut für chirurgische Forschung, Klinikum Großhadern, LMU München
[2] Chirurgische Klinik, Klinikum Großhadern, LMU München
[3] Institut für klinische Chemie, Klinikum Großhadern, LMU München
[4] Therasorb GmbH, Unterschleißheim, Deutschland

Einleitung

Die extrakorporale Perfusion von Schweinelebern zur Behandlung des akuten Leberausfallkomas gewann in den letzten Jahren aufgrund des zunehmenden Organmangels in der Transplantation wieder an Bedeutung. Die bisherigen klinischen Erfahrungen [1] erbrachten jedoch keinen entscheidenden Fortschritt gegenüber früheren Therapieversuchen. Neben der optimalen Perfusionstechnik [2], sind grundlegende Fortschritte zur Überwindung der hyperakuten xenogenen Abstoßung notwendig [3]. Hinsichtlich der komplementvermittelten Abstoßungsreaktion zeichnen sich erfolgversprechende Ansätze ab. Dabei stehen die Verwendung transgener Spenderschweine, die das humane Komplement- Regulationsprotein „Decay Accelerating Factor" (hDAF) exprimieren [4] und der Einsatz des löslichen Komplementrezeptors 1 (sCR 1) im Vordergrund. Das Problem der antikörpervermittelten Abstoßungsreaktion bleibt davon jedoch unbeeinflußt. Neue, spezifische, verträgliche und verläßliche Verfahren zur Antikörperdepletion sind somit notwendig.

Kürzlich veröffentlichte Ergebnisse [5] beschreiben ein neuartiges Verfahren zur in vivo und in vitro Entfernung von Antikörpern. Es handelt sich dabei um die Immunoapherese mit Ig-Therasorb-Säulen. In der präsentierten Studie sollte die Wirksamkeit der Immunoapherese in xenogenen ex vivo Perfusionen von Schweinelebern untersucht werden.

Methodik

Die vorgestellte Studie umfaßte drei Versuchsgruppen. Alle Versuchstiere wurden durch das Lehr- und Versuchstiergut der LMU München bereitgestellt. In Gruppe 1 (G1; n = 6) wurden Schweinelebern mit frischem, heparinisiertem Humanblut perfundiert. Um den Einfluß des Immunoapheresesystems und -vorganges abschätzen zu können, gingen in Gruppe 2 (G2; n = 6) Zirkulationen über Leersäulen gemäß dem Immunoaphereseprotokoll voraus. Gruppe 3 stellte die eigentliche Versuchsgruppe mit Immunoapheresevorbehandlung dar. Nach Zentrifugation (10 min/ 3000 Upm) und Plasmaseparation wurden mittels Ig-Therasorb 100-Säulen Antikörper der Klassen IgG, IgM und IgA aus dem Plasma entfernt. Diese Säulen bestanden aus polyklonalen Schaf-anti-Human Antikörpern, die an Cyanogenbromid aktivierte Sepharosekugeln gekoppelt waren. Sie richteten sich spezifisch gegen alle vier IgG Subklassen sowie κ- und λ-Leichtketten. Zur Plasmaprozessierung und Säulenregeneration wurde ein Adsorption/Deadsorption Apparat (ADA, Medicap, FRG) eingesetzt. Eine parallele Anordnung zweier 100 ml fassender Ig-Therasorb-Säulen ermöglichte die abwechselnde und simultane Nutzung und Regeneration. Die Regeneration erfolgte mit 0,2 M Glycin/HCl Puffer (pH 2,8) und Spülung mit PBS und NaCl 0,9%.

Die Prämedikation der Schweine wurde mit Azaperon, Metomidate und Diazepam i.m. durchgeführt, die Narkose nach Tracheotomie als kombinierte Inhalations- und i.v.-Narkose mit einem Lachgas/Sauerstoffgemisch, Fentanyl und Pancuronium aufrecht erhalten. Intraoperativ bestand fortwährende EKG-, Druck- und Blutgasüberwachung. Nach portaler und aortaler Schwerkraftperfusion (100 cm H_2O) mit 4 °C kalter University of Wisconsin Konservierungslösung, wurde eine Hepatektomie durchgeführt. Anschließend erfolgte die ex situ Kaltpräparation für die arterielle und portale Perfusion. Präparations- und kalte Ischämiezeit betrugen insgesamt ca. 90 Minuten. Als Perfusat diente ca. 1000 ml frisch entnommenes, heparinisiertes (20 IE/ml) Humanblut zweier gesunder Spender, die in Blutgruppe (A, B, 0) und Rhesusfaktor übereinstimmten. Das Blut wurde mit Ringerlösung auf einen Hämatokrit von 30% verdünnt. Zu Beginn der Reperfusion wurde ein Blutvolumen (EF) von 1 ml/g Organgewicht als Ausspüllösung verworfen. Die druckkontrollierte vierstündige Perfusion lief unter fortlaufender Temperatur-, pH und Blutgaskontrolle ab. Die Organe befanden sich, wasserdicht verpackt, schwebend in einer wassergefüllten Perfusionskammer, in der durch ein externes Beatmungsgerät atemsynchrone Druckschwankungen simuliert wurden.

Während der Perfusion wurden zu zehn Zeitpunkten Blutproben entnommen. Ammoniak-, Bromosulphtalein (BSP) und Galaktosebelastungstests fanden nach 15 bzw. 120 min statt. Antikörper- und Komplementbestimmungen erfolgten nephelometrisch (Array Protein Systems, Beckmann Instruments, München). Xenoantikörper wurden mittels eines Schweine-Endothelzell-ELISA bestimmt.

Ergebnisse

Die Immunoapherese bewirkte eine signifikante Reduktion von IgM, IgG und IgA, einschließlich xenoreaktiver IgM und IgG Antikörper (Anova on ranks, $p < 0,05$) (Tabelle 1).

Zur Bewertung veränderter Organphysiologie wurden mehrere Parameter herangezogen. Der Anstieg des Nettogewichts nach Organperfusion aufgrund Ödembildung, Hyperämie, Hämorrhagie u.ä., betrug in G3 7,2% * ($p < 0,05$), in Lebern aus G2 und G1 jedoch 21,0 bzw. 14,2%. Die auf 500 g Lebergewicht standardisierte Galleproduktion war mit 21,1 ml/4 h in Gruppe 3 signifikant höher als in G1 (13,0 ml/4 h) und G2 (8,5 ml/4 h). Die Perfusionsexperimente erbrachten keinen wesentlichen Unterschied hinsichtlich des Sauerstoffverbrauches zwischen G1, G2

Tabelle 1. Prozentuale Reduktion der Antikörper-Plasmakonzentrationen (Mittelwert/SEM)

	G2	G3
	Säulen ohne Antikörper	Säulen mit Antikörpern
IgG	29,7/1,2%	95,0/1,5%*
IgM	39,1/1,8%	72,3/3,0%*
IgA	30,4/1,2%	81,5/5,1%*
Xenoreaktive IgG	16,7/2,8%	80,0/2,9%*
Xenoreaktive IgM	18,4/2,2%	51,0/6,6%*

* Anova on Ranks, p < 0,05.

Tabelle 2. Retention (%) nach Bromosulphtalein (BSP)- und Galaktose-Belastungstest (Mittelwerte)

Test	Perfusionszeit	Retention		
		G1	G2	G3
BSP-Elimination	15 min	–	0%	0%
	20 min	–	100%	100%
	30 min	–	80,0%	56,3%*
	60 min	–	63,5%	29,0%*
	90 min	–	53,6%	28,3%*
Galaktose-Elimination	120 min	–	1,3%	1,1%
	125 min	–	100%	100%
	130 min	–	76,9%	68,0%*
	135 min	–	73,0%	53,4%*
	150 min	–	45,4%	26,3%*
	180 min	–	32,6%	17,0%*

* Anova on Ranks, p < 0,05.
G1: Kontrollgruppe 1 – Perfusion mit Humanblut ohne Vorbehandlung; G2: Kontrollgruppe 2 – Perfusion nach Zirkulation über Leersäulen; G3: Versuchsgruppe – Perfusion nach immunoapheretischer Vorbehandlung des Perfusats.

und G3. Zur Beurteilung des Zellschadens und der zellulären Integrität wurden mehrere Standardparameter der Diagnostik von Lebererkrankungen bestimmt. Für die Transaminasen GOT und GPT, GLDH und CK und Kalium ergaben sich im Verlauf signifikant niedrigere Werte nach Reduktion der Antikörperkonzentration.

Die Leberfunktion wurde hinsichtlich Synthese- und Eliminationsleistung untersucht. Von der Schweineleber hergestelltes Albumin wurde qualitativ mittels Gelelektrophorese im Perfusat aller Lebern in allen drei Versuchsgruppen nachgewiesen. Ob diesem Phänomen ein aktiver oder ein passiver Prozeß durch Zellschädigung zugrunde liegt, bleibt ungeklärt. Lebern, die geringeren Antikörperkonzentrationen ausgesetzt waren, produzierten deutlich mehr Harnstoff als Kontrollebern (p < 0,05). Bei gleicher Anfangskonzentration von 12 – 13,6 mg/dl, stieg der Harn-

160

stoff auf 35,0 mg/dl in Gruppe 3 gegenüber 23,2 bzw 29,3 mg/dl in den Kontrollen G1 und G2. Unterschiedliche Belastungstests sollten Auskunft über die Eliminationsleistung für verschiedene Testsubstanzen in der frühen und späten Phase der Perfusion geben. BSP-Elimination und Galaktose-Belastungstest erbrachten signifikant niedrigere Retentionswerte in G3 verglichen mit G2 (Tabelle 2). Die NH_3-Werte unterschieden sich 15 min nach Belastung mit Ammoniumcitrat ebenfalls signifikant mit niedrigeren Ammoniakkonzentrationen in G3.

Zusammenfassung

In vierstündigen, xenogenen ex vivo Perfusionsversuchen mit Schweinelebern bewirkte die effektive Reduktion von IgG, IgM und IgA Antikörpern, incl. der xenoreaktiven Antikörper, mittels Immunoapherese eine Verbesserung der Organintegrität und Organfunktion gegenüber Kontrollversuchen. Daher erscheint eine Anwendung dieser Methode in unterschiedlichen Bereichen der Xenotransplantation, jedoch speziell in der therapeutisch verwendeten extrakorporalen Schweineleberperfusion, zur Erhöhung der Organüberlebenszeiten aussichtsreich.

Summary

4 hour ex vivo xenoperfusions of porcine livers with human blood after antibody depletion by immunoapheresis revealed an improval of liver integrity and function compared to controls. Hence, an application of this method in several fields of xenotransplantation, especially in the therapeutic use of extracorporeal pig liver perfusion, for prolonging graft survival appears promising.

Literatur

1. Makowka L, Cramer DV, Hoffman A, Breda M, Sher L, Eiras-Hreha G, Tuso PJ, Yasunaga C, Cosenza CA, Wu GD, Chapman FA, Podesta L (1995) The use of a pig liver xenograft for temporary support of a patient with fulminant hepatic failure. Transplantation 59/12:1654–1659
2. Neuhaus P, Neuhaus R, Vonnahme F, Pichlmayr R (1983) Verbesserte Möglichkeiten des temporären Leberersatzes durch ein neues Konzept der extracorporalen Leberperfusion. In: Schreiber HW (Hrsg) Chirurgisches Forum 1983 für exp. und klin. Forschung. Springer, Berlin Heidelberg, S 223–227
3. Robson SC, Candinas D, Hancock WW, Wrighton C, Winkler H, Bach FH (1995) Role of endothelial cells in transplantation. Int Arch Allergy Immunol 106:305–322
4. Rosengard AM, Cary NRB, Langford GA, Tucker AW, Wallwork J, White DJG (1995) Tissue expression of human complement inhibitor, Decay-Accelerating Factor, in transgenic pigs. Transplantation 59/9:1325–1333
5. Leventhal JR, John R, Fryer JP, Witson JC, Müller-Derlich J, Remiszewski J, Dalmasso AP, Matas AJ, Bolman III RM (1995) Removal of baboon and human antiporcine IgG and IgM natural antibodies by immunoadsorption. Transplantation 59/2:294–300

A. Pascher, cand. med., Institut für chirurgische Forschung, Klinikum Großhadern, Marchioninistr. 15, D-81366 München

Welche Faktoren bewirken die hyperakute Xenotransplantat-abstoßung bei inaktiviertem Komplementsystem, noch bevor zelluläre Mechanismen einsetzen?

Non-cellular mechanisms causing delayed hyperacute rejection in complement-depleted rats?

H. Grimm, P. Mages, G. Lindemann, M. Potthoff und U. Bohnet

Klinik für Allgemein- und Thoraxchirurgie der Justus-Liebig-Universität Gießen

Einleitung

Nach dem gegenwärtigen Forschungsstand wird die hyperakute Abstoßung von Xenotransplantaten in diskordanten Specieskombinationen durch präformierte Antikörper vermittelt, die das Komplementsystem aktivieren. Am Ende der Aktivierungskaskade zerstört ein Proteinkomplex (Membrane Attack Complex) die Endothelzellmembranen des Xenotransplantates. Cobravenomfaktor inaktiviert das Komplementsystem und verzögert die hyperakute Abstoßung von Minuten auf Tage. Er verändert letztendlich aber nicht das histologische Bild der Abstoßung [1]. Es ist also unklar, welcher Mechanismus zur verzögerten hyperakuten Abstoßung bei inaktiviertem Komplementsystem führt. Unter der Vorstellung, daß Antikörper ohne Vermittlung des Komplementsystems über die Antikörper-vermittelte zelluläre Zytotoxizität (ADCC) Zellschäden auslösen und die verzögerte Abstoßung bewirken, setzten wir Plasmapherese und Cobravenomfaktor einzeln oder modifiziert-kombiniert ein. Dadurch wurde bei inaktivertem Komplementsystem zusätzlich der Antikörperspiegel reduziert. Völlig unerwartet war die Intervallkombination mit zweitägigem Abstand am wirkungsvollsten, obwohl zu diesem Zeitpunkt die Antikörperspiegel wieder rekonstituiert waren.

Material und Methoden

Meerschweinchen (BNF Gießen, 250–300 g) und Ratten (Sprague Dawley, 250–350 g) dienten als Herzspender bzw. Empfänger. Unter Narkose (0,315 mg Fentanylzitrat/kg KG i. m.) wurden der Empfänger laparotomiert, die linke Niere entfernt und die Nierengefäße mit der sog. Cuff-Technik präpariert und das Transplantat anastomosiert (modifiziert nach [4]). Die kalte Ischämiezeit betrug weniger als 5 Minuten. Jede experimentelle Gruppe bestand aus 6 Tieren. Kontrolltiere wurden lediglich transplantiert. Weitere 6 Tiere wurden vor der Transplantation plasmapheriert. 1,5 Plasmavolumina wurden abfiltriert (Polypropylenfasermikrofilter, Fa. Fresenius, Porendurchmesser 0,5 µm) und Plasmaersatz (7 % Humanalbumin) reinfundiert. Eine weitere Gruppe erhielt neben der Plasmapherese 0,4 IE gereinigten Cobravenomfaktor (Fa. Sigma)/kg KG alle 8 h i. v. Tiere der letzten Gruppe wurden zunächst plasmapheriert und erst nach zwei Tagen komplementdepletiert (CVF) und dann transplantiert. Vor und nach jedem therapeutischen Schritt wurden IgM-Antikörperspiegel (Immundiffusion nach Mancini) und Komplementaktivität im Serum C′H 50 (Komplementbindungsrektion nach Mayer) bestimmt und Lymphozyten bzw. mononukleäre Zellen des peripheren Blutes mit Dichtegradientenzentrifugation gewonnen. Mononukleäre Zellen wurden mit 25, 50 und 100 µg Concanavalin A/10^6 Zellen stimuliert und inkubiert. Im Kulturüberstand wurden die Zytokine α-TNF und IL-6 mit speziellen ELISA-Kits (Fa. Endogen) bestimmt und das Sekretionsmaximum ermittelt. Rattenlymphozyten reagierten in einer gemischten Lymphozytenreaktion mit Meerschweinchenlymphozyten.

Der Verlauf der Funktionsrate der Herztransplantate wurde nach der Kaplan-Meier-Methode berechnet, Unterschiede zwischen den Transplantatüberlebenszeiten mit dem Mantel-Haenszel χ^2-Test ermittelt. Die restlichen Untersuchungsergebnisse waren normalverteilt (Kolmogorov-Smirnov-Test) und wurden mit dem Student t-Test ausgewertet.

Ergebnisse

Durch die kombinierte Anwendung von Plasmapherese (PP) und Cobravenomfaktor (CVF) wurde die Abstoßungszeit von $13,4 \pm 4,5$ min auf $28 \pm 6,1$ Stunden hochsignifikant verlängert. Bei zweitägigem Abstand (2 d) zwischen Plasmapherese und Komplementdepletierung bzw. Transplantation (Tx) wurde die Abstoßungszeit weiter auf $72 \pm 9,7$ Stunden verlängert. Während der zweitägigen Pause war der Antikörperspiegel (AK) nach ursprünglicher Reduktion auf 35 % wieder auf das Ausgangsniveau angestiegen (2350 ± 802 gg. 2285 ± 781 mg/l). Das Komplementsystem war in beiden Gruppen vollständig inaktiviert. Der Stimulationsindex der gemischten Lymphozytenreaktion (MLR) war von 0,45 wieder auf 0,74 angestiegen.

Tabelle 1. Abstoßungszeiten, Antikörperspiegel (AK), Komplementaktivität C′H50, immunhistologische Abstoßungszeichen (Rx), Zytokinsekretionspotential mononukleärer Zellen (SP) und MLR-Index in den verschiedenen experimentellen Gruppen

Regime	Abstoßzeit	AK [mg/l]	C′H50	Rx	SP	MLR-Index
Tx	**13,4 min** $\pm 4,5$ min	**2285** ± 781	**20** ± 6	0	α-TNF: **307** ± 12 IL-2: **4,1** ± 2	**1,0**
PP + Tx	**4,9 h** $\pm 1,2$ h	**710** ± 184	**7** $\pm 1,4$	0	α-TNF: **208** ± 11 IL-2: **3,7** $\pm 1,7$	**0,45**
PP + CVF + Tx	**28 h** $\pm 6,1$ h	**800** ± 191	**0**	0	α-TNF: **208** ± 11 IL-2: **3,7** $\pm 1,7$	**0,45**
PP + 2d + CVF + Tx	**72 h** $\pm 9,7$ h	**2350** ± 802	**0**	0	α-TNF: **82** ± 12 IL-2: **0,2** $\pm 0,07$	**0,74**

In beiden Gruppen fanden sich immunhistologisch (Rx) keine zellulären Abstoßungszeichen. α-TNF- und IL-6-Sekretionspotential (SP) peripherer mononukleärer Zellen waren 2 Tage nach Plasmapherese deutlich reduziert gegenüber dem Zeitpunkt unmittelbar nach Plasmapherese.

Diskussion

Sowohl Plasmaaustausch [5] als auch Cobravenomfaktor [1] verlängerten die hyperakute Abstoßung in früheren Studien beträchtlich. Die kombinierte Anwendung wurde bisher nicht ausgetestet. In unseren Untersuchungen verdreifachte die konsekutive Kombination von Plasmapherese und Cobravenomfaktor mit zweitägigem Abstand die Xenotransplantatabstoßungszeit gegenüber der simultanen Kombination trotz renormalisierter Antikörperspiegel. Zelluläre Abwehrvorgänge spielten bei diesem Phänomen keine Rolle, denn im Transplantat fanden sich keine spezifischen Immunzellen und der unmittelbar nach der Plasmapherese reduzierte MLR-Stimulationsindex war wieder rekonstituiert. Antikörpervermittelte zelluläre Zytotoxizitätsmechanismen, wie von einigen Autoren vorgeschlagen [3] spielen in unserem Modell zumindest in den ersten drei Tagen des Abstoßungsprozesses keine Rolle. Noch bevor zelluläre Mechanismen einsetzen, müssen also andere als die bisher bekannten Faktoren die retardierte hyperakute Abstoßung bewirken. Nach unseren Untersuchungen könnte analog zu Hypothesen anderer Publikationen [2] die Endothelzellaktivierung durch Zytokine die entscheidende Rolle spielen. Zumindest ist das maximale Zytokinsekretionspotential lymphozytärer Zellen zwei Tage nach Plasmapherese auf einem Tiefststand.

Zusammenfassung

Die Kombination von Plasmapherese und Cobravenomfaktor zur Minimierung der bislang anerkannten Faktoren der hyperakuten Abstoßung (präformierte Xenoantikörper und Komplementsystem) erwies sich am wirkungsvollsten bei konsekutiver Anwendung der einzelnen therapeutischen Maßnahmen mit zweitägigem Abstand. Das herkömmliche pathogenetische Kausalitätsmodell der hyperakuten Abstoßung vermag dieses Ergebnis nicht zu erklären. Nach den vorliegenden Untersuchungen spielen proinflammatorische Zytokine (α-TNF und IL-2) eine wichtige Rolle bei der retardierten hyperakuten Abstoßung.

Summary

The combination of plasmapheresis and cobra venom factor to minimize the presently accepted factors of hyperacute rejection (preformed xenoantibodies and complement system) proved to be most effective if the single therapeutic measures were applied with two days in between. The presently established pathogenetic causality model of hyperacute rejection fails to explain these results. Instead proinflammatory cytokines such as α-TNF and IL-2 seem to play an important role in the mechanims of delayed hyperacute rejection.

164

Literatur

1. Adachi H, Rosengard BR, Hutchins GM, Hall TS, Baumgartner WA, Borkon AM, Reitz BA (1987) Effects of Cyclosporine, Aspirin and Cobra Venom Factor on Discordant Cardiac Xenograft Survival in Rats. Transplant Proc 19:1145–1148
2. Blakely ML, Van der Werf WJ, Berndt MC, Dalmasso AP, Bach FH, Hancock WW (1994) Activation of Intragraft Endothelial and Mononuclear Cells during Discordant Xenograft Rejection. Transplantation 58:1059–1066
3. Fryer JP, Leventhal JR, Dalmasso AP, Chen S, Simone PA, Goswitz JJ, Reinsmoen NL, Matas AJ (1995) Beyond Hyperacute Rejection. Accelerated Rejection in a Discordant Xenograft Model by Adoptive Transfer of Specific Cell Subsets. Transplantation 59:171–176
4. Heron I (1973) A Technique for Accessory Cervical Heart Transplantation in Rabbits and Rats. Acta Pathol Scand 79:366
5. Reding R, Davies HS, White DJG, Wright LJ, Marbaix E, Alexandre GPJ, Squifflet JP, Calne RY (1989) Effect of Plasma Exchange on Guinea-Pig-to-Rat Heart Xenografts. Transplant Proc 21:543–536

PD Dr. H. Grimm, Klinik für Allgemein- und Thoraxchirurgie der Justus-Liebig-Universität Gießen, Klinikstraße 29, D-35383 Gießen

Hepatitis-C-Virämie in der Frühphase nach orthotoper Lebertransplantation (OLT): Hinweis auf hohen „turnover" der Serum-Virionen

Hepatitis-C-viremia in the early course after orthotopic liver transplantation (OLT): evidence for rapid turnover of serum virions

T. Berg[1], T. Fukumoto[2], W. O. Bechstein[2], M. Knoop[2], P. Neuhaus[2] und U. Hopf[1]

[1] Medizinische Klinik und
[2] Chirurgische Klinik und Poliklinik, Virchow-Klinikum, Humboldt Universität, Berlin

Einleitung

Bei chronisch Hepatitis-C-Virus (HCV)-infizierten Patienten kommt es nach OLT in nahezu allen Fällen zu einer Transplantat-Reinfektion [1–3]. Die Transplantat-Reinfektion führt in mindestens 50 % zu einer chronischen Hepatitis, die meist einen gutartigen Verlauf zeigt [1–3]. Es kommen jedoch auch schwere Verlaufsformen mit frühem Übergang in eine Leberzirrhose vor [4, 5]. Daher werden zur Zeit Behandlungsstrategien zur Verhinderung der Transplantathepatitis erprobt [6, 7]. Für den rationalen Einsatz einer antiviralen Therapie stellt die Kenntnis der Viruskinetik eine entscheidende Vorraussetzung dar. Bisher existieren jedoch nur wenige Daten über die Kinetik der HCV-Produktion und Clearance *in vivo* [8]. In vorliegender prospektiven Studie untersuchten wir die Kinetik der Hepatitis C-Virämie in der Frühphase nach OLT.

Methoden

Neun konsekutive Patienten (8 Männer, medianes Alter 40 Jahre, Spannweite 27 bis 62 Jahre), die aufgrund einer HCV-induzierten Leberzirrhose im Zeitraum von Januar 1995 bis Juni 1995 transplantiert worden sind, wurden untersucht. Alle Patienten erhielten in der ersten postoperativen Woche eine „quadruple" immunsuppressive Therapie mit Azathioprin, ATG, Prednisolon und Cyclosporin A oder Tacrolimus. Keiner der Patienten erhielt zu diesem Zeitpunkt eine zusätzliche immunsuppressive Therapie. Ab der zweiten postoperativen Woche erhielten alle Patient eine „triple" Immunsuppression (Azathioprin, Prednisolon und Cyclosporin A oder Tacrolimus). Akute Abstoßungsreaktionen wurden mit Steroid-Bolus-Therapie behandelt. Bei sechs der neun Patienten traten im Beobachtungszeitraum akute Abstoßungsreaktionen auf. Vor Therapie einer klinisch vermuteten Abstoßungsreaktion wurde stets eine Leberbiopsie durchgeführt. Seren der Patienten wurden prospektiv vor OLT und soweit möglich täglich nach OLT bis zum 30. postoperativen Tag gesammelt und sofort bei −80 °C gelagert. HCV-RNA wurde mittels

166

qualitativer PCR (HCV-Amplicor™, Roche Diagnostic Systems; Detektions-Limit: 100 Kopien/ml) und quantitativer PCR (HCV-Monitor™, Roche Diagnostic Systems; Detektions-Limit: 1000 Kopien/ml) bestimmt. HCV-Genotypisierung erfolgte mittels HCV-GEN-ETI-K-DEIA (Sorin, Biomedica).

Ergebnisse

Die mittleren präoperativen HCV-RNA-Konzentrationen lagen bei $3,1 \pm 1,3 \times 10^5$ Kopien/ml. In den ersten drei Tagen nach OLT kam es zu einer signifikanten Abnahmen der mittleren HCV-RNA-Konzentrationen im Serum, verglichen mit den präoperativen Werten ($0,15 \pm 0,6 \times 10^5$, $0,16 \pm 0,6 \times 10^5$, und $0,7 \pm 0,5 \times 10^5$ Kopien/ml am postoperativen Tag 1, 2, und 3; $p < 0,05$) (Abb. 1). Die meisten Patienten zeigten dabei eine Reduktion der HCV-RNA-Konzentrationen auf $< 5\%$ (Mittel 4,3%) der präoperativen Werte. Darüberhinaus waren am 2. postoperativen Tag vier der neun Patienten mittels qualitativer PCR (Detektionslimit 10–100 Kopien/ml) negativ für HCV-RNA. Diese dramatische Abnahme der Virämie in den ersten 2 Tagen nach Entfernung der infizierten Leber spricht für eine kurze Halbwertszeit der Hepatitis-C-Viren im Serum. Anhand vorliegender Daten scheint die Serum-Halbwertszeit für HCV bei < 24 Stunden zu liegen, da die HCV-RNA-Konzentrationen am ersten postoperativen Tag bei allen Patienten deutlich unter 50% der präoperativen Werte lagen. Das bedeutet, daß täglich mehr als 50% der Serum-Virionen ersetzt werden müssen, um ein „steady state" zu erhalten. Ein Anstieg der HCV-RNA-Konzentrationen zeigte sich drei bis sieben Tage nach OLT bei allen außer

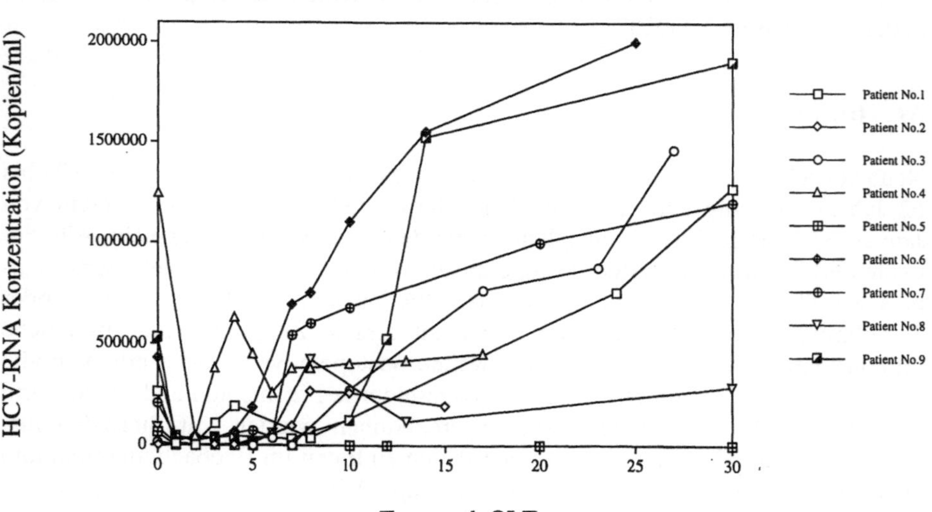

Abb. 1. Verlauf der Hepatitis-C-Virämie in den ersten Tagen nach Lebertransplantation (OLT) bei 9 HCV-RNA-positiven Patienten. Tag 0 entspricht der HCV-RNA-Konzentration 1–3 Tage vor Lebertransplatation (OLT). Die Verteilung der HCV-Genotypen war wie folgt: Genotyp 1a bei Patient No. 3, 7, 8, 9; Genotyp 1b bei Patient No. 1, 2, 4, 6 und Genotyp 3a bei Patient No. 5

einem Patienten. Am 8. postoperativen Tag überstiegen die mittleren HCV-RNA Konzentrationen die präoperativen Werte und waren signifikant höher als an den ersten drei postoperativen Tagen ($3,6 \pm 1,0 \times 10^5$ Kopien/ml, $p < 0,05$). Danach kam es bei den meisten Patienten zu einem weiteren Anstieg der HCV-RNA-Konzentration (im Mittel auf $11,6 \pm 2,8 \times 10^5$ Kopien/ml) (Abb. 1). Der Verlauf der HCV-RNA Konzentration korrelierte weder mit dem Auftreten akuter Abstoßungsreaktionen noch mit der Gabe zusätzlicher immunsuppressiver Therapie (Steroid Bolus). Der Anstieg der HCV-RNA-Konzentration war nicht mit einem Anstieg der Transaminasen assoziiert. Dies spricht gegen einen direkten zytopathischen Effekt der HCV-Replikation.

Zusammenfassung

Die Kinetik der Hepatitis-C-Virämie wurde bei neun Patienten mit HCV induzierter Leberzirrhose in der Frühphase nach OLT mittels kompetitiver PCR untersucht. Die HCV-RNA Konzentrationen zeigten in den ersten zwei Tagen nach OLT einen dramatischen Rückgang auf bis zu 0,04% (Mittel 4,3%) der präoperativen Werte. Zu einem Anstieg der Virämie kam es zwischen drei und sieben Tagen nach OLT bei acht der neun Patienten. Der dramatische Rückgang der Hepatitis-C-Virämie in den ersten zwei Tagen nach OLT spricht für eine kurze Präsenz der Hepatitis-C-Viren im Serum. Eine deutliche HCV-Replikation beginnt in der Regel wenige Tage nach OLT, was für eine frühe Reinfektion des Transplantates spricht. Für neue Therapiestrategien zur Verhinderung der HCV-induzierten Reinfektionshepatitis könnte daher ein früher Behandlungsbeginn (evtl. intraoperativ) erforderlich sein.

Summary

To study the kinetics of hepatitis-C-viremia, serum HCV-RNA concentrations were prospectively measured in 9 patients with HCV induced cirrhosis during the first month after OLT by a competitive polymerase chain reaction. In the first two days after OLT, HCV concentrations rapidly declined to as low as 0.04% (mean, 4.3%) of the preoperative values. HCV-RNA concentrations started to increase between three to seven days after OLT in all but one patient. Viremia continued to increase, thereafter, in most patients. We demonstrated a rapid decline of hepatitis-C-viremia after OLT suggesting a high turnover of serum virions. Marked replication of HCV normally starts within few days after OLT indicating early reinfection of the graft. We believe that the knowledge of the HCV kinetics after OLT may serve as a theoretical basis for the timing of anti HCV treatment.

168

Literatur

1. Wright TL, Donegan E, Hsu HH, Ferrell L, Lake JR, Kim M, Combs C, Fennessy S, Roberts JP, Ascher NL, Greenberg HB (1992) Recurrent and acquired hepatitis-C-Viral infection in liver transplantation recipients. Gastroenterology 103:317–322
2. König V, Bauditz J, Lobeck H, Lüsebrink R, Neuhaus P, Blumhardt G, Bechstein WO, Neuhaus R, Steffen R, Hopf U (1992) Hepatitis-C-virus reinfection in allografts after orthotopic liver transplantation. Hepatology 16:1137–1143
3. Shah G, Demetris AJ, Gavaler JS, Lewis JH, Todo S, Starzl TE, Van Thiel DH (1992) Incidence, prevalence, and clinical course of hepatitis C following liver transplantation. Gastroenterology 103:323–329
4. Martin P, Munoz SJ, Di-Bisceglie AM, Rubin R, Waggoner JG, Armenti VT, Moritz MJ, Jarrel BE, Maddereyet W (1991) Recurrence of hepatitis-C-virus infection after orthotopic liver transplantation. Hepatology 13:719–721
5. Franza A, Miguet JP, Bresson-Hadni S, Coaquette A, Lab M, Njoya O, Vanhems P, Becker MC, Rouget C, Mantion G, Gillet M (1991) Prevalence of hepatitis-C-virus antibodies in orthotopic liver transplantation: a sequential study of 72 patients. Transplant. Proc. 23:1506
6. Gane EJ, Tibbs CJ, Ramage JK, Portmann BC, Wiliams R (1995) Ribavirin therapy for hepatitis-C-infection following liver transplan tation. Transpl Int. 8:61–64
7. Mazzaferro V, Regalia E, Pulvirenti A, Palazzo U, Andreola S, Pasquali M, Baratti D, Romano F, Zuin M, Gennari L, Bonino F, Tagger A (1995) Effect of interferon and Ribavirin prophylaxis after liver transplantation in HCV-RNA-positive patients. Hepatology 22:287A (abstract)
8. Zeuzem S, Schmidt JM, Lee J-H, Rüster B, Roth WK (1995) Dynamics of Hepatitis-C-virus turnover in vivo. Hepatology 22:287A (abstract)

Dr. Thomas Berg, Abteilung für Innere Medizin, m.S., Hämatologie/Onkologie, Virchow-Klinikum der Humboldt Universität, Augustenburger Platz 1, D-13353 Berlin

Komplementinhibition als neues Therapiekonzept zur Reduktion des Konservierungs-/Reperfusionsschadens bei der Lebertransplantation

Complement inhibition as a new therapeutic concept for reduction of ischemia/reperfusion injury after liver transplantation

T. Lehmann, T. Koeppel, M. Kischfink[1], J. Thies, S. Post[2] und G. Otto

[1] Chirurgische Klinik und Immunologisches Institut der Ruprecht-Karls-Universität Heidelberg
[2] Chirurgische Klinik der Georg-August-Universität Göttingen

Einleitung

Das Komplementsystem ist ein potentes Mediatorsystem der Entzündungsvermittlung, der Erregerabwehr und der Antigenverarbeitung. Zu seinen wesentlichen Aufgaben gehört die Aktivierung von Abwehrzellen, die Zerstörung von Zielzellen sowie die Opsonisierung von Fremdpartikeln als Vorbedingung für deren Phagozytose [1]. Von besonderer Bedeutung ist das Komplementsystem in den Fällen, in denen es zu einer massiven, nicht mehr zu regulierenden Aktivierung kommt, wie z. B. im Rahmen des Konserverungs-/Reperfusionsschadens in der Transplantationsmedizin [2, 3]. In der Leber kommt der wesentlich durch die Komplementkaskade vermittelten Aktivierung von Leukozyten und Kupfferzellen bei der Pathogenese dieser Gewebeschädigung eine zentrale Rolle zu. Sowohl im Modell des Myokardinfarktes [4], als auch der warmen Leberischämie [5] konnte mittels Gabe eines löslichen Komplementrezeptors Typ 1 (sCR1) eine deutliche Reduktion des Ischämie-/Reperfusionsschadens erzielt werden. Ziel dieser Studie ist es intravitalmikroskopisch den wesentlichen Einfluß des Komplementsystemes auf den Konservierungs-/Reperfusionsschaden nachzuweisen und eine Therapiemöglichkeit aufzuzeigen.

Methodik

Die syngene, orthotope Lebertransplantation wurde an männlichen Lewis-Ratten mit einem Gewicht von 200–280 g durchgeführt. Die Spenderleber wurde über die kanülierte, infrarenale Aorta mit 10 ml UW-Lösung von 4 °C perfundiert und bei dieser Temperatur für 24 h gelagert. Vor Implantation wurde das Organ mit 10 ml kalter, 5%iger Humanalbuminlösung durchspült. Bei den Empfängertieren wurde zur Applikation der Fluoreszenzfarbstoffe, von Volumen sowie kontinuierlichem Blutdruckmonitoring die V. jugularis und die A. carotis kanüliert. Die Leberimplantation an der Ratte wurde nach bekannter Technik [6] mittels fortlaufender Naht der suprahepatischen V. cava und Cuff-Anastomosen von V. cava inferior, V. portae und arterieller Rekonstruktion [7] durchgeführt. Zur quantitativen Bestimmung der Galleproduktion wurde der Gallengang kanüliert. V. portae und A. hepatica wurden bei Reperfusion simultan freigegeben. Die intravitalmikroskopische Untersuchung in standardisierter Weise [8] begann 30 min nach Reperfusion für einen Beobachtungszeitraum von 100 min. Versuchstiere erhielten intravenös 1 min vor Reperfusion in Ringer gelöstes sCR1 (T Cell Sciences, Cambridge, USA) in der Dosierung 15 mg/kg KG. Kontrolltieren wurde adäquat Ringer-Lösung appliziert. Gegenstand der Beobachtung waren azinäre und sinusoidale Perfusion, Leukozytensticking in Sinusoiden und postsinusoidalen Venolen, Leukozytenrolling in Venolen, sowie Kupfferzell-Phagozytoseaktivität mittels intraarteriell applizierter Latex-Beads. Mit der multifaktoriellen Varianzanalyse wurden die statistischen Daten nach erfolgter Bild-zu-Bild Videoanalyse ermittelt.

Ergebnisse

Für jeden untersuchten mikrozirkulatorischen Parameter konnte zwischen Versuchs- und Kontrollgruppe ein signifikant unterschiedliches Ergebnis erzielt werden. Die Ergebnisse sind in der Tabelle 1 im einzelnen aufgeführt.

Schlußfolgerung

Die Ergebnisse dieser Studie lassen die Folgerung zu, daß dem Komplementsystem eine wesentliche Bedeutung bei dem multifaktoriellen Geschehen des Konservierungs-/Reperfusionsschadens zukommt. sCR1 bindet offensichtlich in hohem Maße

Tabelle 1

(alle Werte: MW ± SEM)	sCR1	Ringer-Kontrolle	P-Wert
Nicht perfundierte Azini (%)	$2,8 \pm 0,6$	$5,6 \pm 1$	0,05
Sinusoidale Perfusion (% aller Azini)	$87 \pm 0,7$	$47 \pm 0,8$	0,0001
Leukozyten-Sticking sinusoidal (/mm² Leberoberfläche)	$68 \pm 4,7$	353 ± 13	0,0001
Leukozyten-Sticking in Venolen (/mm² Endothel)	307 ± 22	1100 ± 60	0,0001
Leukozyten-Rolling in Venolen (% aller fließenden Leukozyten)	$7,3 \pm 0,3$	$23 \pm 0,8$	0,0001
Kupffer-Zellen Phagozytose-Aktivität (adhärente Latex-Beads)	$32 \pm 1,9$	$38 \pm 1,2$	0,0002
Gallefluß (standardisiert pro 100 mg Lebergewebe und 90 min in ml)	$5,5 \pm 0,4$	$2,9 \pm 0,6$	0,004

intravasal frei zirkulierende aktivierte C3b-Moleküle, bevor sie an auf Leukozyten- und Kupfferzelloberflächen befindlichen Rezeptoren des Typ 1 binden können. Die intravitalmikroskopische Beobachtung einer transplantierten Rattenleber zeigt nach Applikation von sCR1 hochsignifikante Verbesserungen der mikrozirkulatorischen Parameter hinsichtlich des Reperfusionsschadens: Die Anzahl komplett nicht perfundierter Azini ist reduziert, die sinusoidale Perfusion pro Azinus ist wesentlich verbessert, das Leukozyten-Sticking sowohl in Sinusoiden als auch in postsinusoidalen Venolen vermindert sich dramatisch wie auch das Leukozyten-Rolling in Venolen. Die Phagozytose-Aktivität der Kupffer-Zellen ist nach Komplementinhibition signifikant reduziert. Entsprechend der intravitalmikroskopischen Ergebnisse verdoppelt sich die Galleproduktion als Parameter der Transplantatfunktion in der Versuchgruppe im Vergleichszeitraum. Die Komplementinhibition könnte im klinischen Einsatz zu einer Verminderung der reperfusionsbedingten Organdysfunktion und -schäden beitragen.

Zusammenfassung

Dem Komplementsystem kommt eine bedeutsame Rolle bei der Pathogenese des Konservierungs-/Reperfusionsschadens zu. Mittels Einsatz eines löslichen Komplementrezeptors sollte eine Inhibition des Komplementsystems bei der Rattenlebertransplantation intravitalmikroskopisch hinsichtlich mikrozirkulatorischer Parameter untersucht werden. Hierbei konnte eine wesentliche, signifikante Verbesserung aller untersuchter mikrozirkulatorischer Untersuchungspunkte einschließlich der hepatozellulären Exkretion nachgewiesen werden. Diese Beobachtungen zeigen, daß der Konservierungs-/Reperfusionsschaden durch Komplementinhibition bedeutsam vermindert werden kann, was eine therapeutische Interventionsmöglichkeit nahelegt.

Summary

There is increasing evidence that complement plays a decisive role in postischemic inflammatory tissue injury. The complement system seems to be a major mediator involved in activation of leukocytes and Kupffer cells after reperfusion. In this study we demonstrate the influence of complement inhibition using a soluble complement receptor type 1 (sCR1) on microcirculatory parameters after liver transplantation. Application of sCR1 1 min prior to reperfusion leads to highly improved acinar and sinusoidal perfusion, reduced leukocyte-sticking in sinusoids and venules as well as leukocyte-rolling in venules and depressed Kupffer cell phagocytic activity. Bile flow as a parameter for organ function was doubled in the sCR1-group. Our results indicate that sCR1 could become a therapeutic option for clinical application in organ transplantation.

Literatur

1. Rother K, Till GD (1988) The complement system. Springer: Berlin, Heidelberg, New York
2. Baldwin WM, Pruitt SK, Brauer RB, Daha MR, Sanfilippo F (1995) Complement in organ transplantation. Transplantation 59:797–808
3. Kirschfink M (1994) Störungen des Komplementsystems: Klinik und Diagnostik. Dtsch med Wschr 119:307–310
4. Weisman HF, Bartow T, Leppo MK, Marsh HC, Carson GR, Concino MF, Boyle MP, Roux KH, Weisfeldt ML, Fearon DT. Soluble human complement receptor type 1: In vivo inhibitor of complement suppressing post-ischemic myocardial inflammation and necrosis. Science 249:146–151
5. Jaeschke H, Farhood A, Bautista AP, Spolarics Z, Spitzer JJ (1993) Complement activates kupffer cells and neutrophils during reperfusion after hepatic ischemia. Am J Physiol 264: G801–809
6. Kamada N, Calne RY (1983) A surgical experience with five hundret thirty liver transplants in the rat. Surgery 93:6–69
7. Steffen R, Ferguson DM, Krom RAF (1989) A new method for orthotopic rat liver transplantation with arterial cuff anastomoasis to the recipient common hepatic artery. Transplantation 48: 166–168
8. Marzi I, Takei Y, Knee J, Menger MD, Gores GJ, Bühren V, Trentz O, Lemasters JJ, Thurman RG (1990) Assessment of reperfusion ijury by intravital fluorescence microscopy following liver transplantation in the rat. Tranplant Proc 22:2004–2005

Dr. med. Thorsten Lehmann, Chirurgische Universitätsklinik, Kirschnerstraße 1, D-69120 Heidelberg

Toleranzentwicklung nach Lebertransplantation und Immunsuppression mit monoklonalen Antikörpern gegen CD25 und CD54

Tolerance induction after liver transplantation and immunosuppression with monoclonal antibodies against CD25 and CD54

H.-J. Gassel[1], A. Greiner[2], V. Eckstein[1], A. M. Gassel[2], W. Timmermann[1] und A. Thiede[1]

[1] Chirurgische Universitätsklinik Würzburg (Direktor: Prof. Dr. A. Thiede)
[2] Pathologisches Institut der Universität Würzburg (Vorstand: Prof. Dr. H. K. Müller-Hermelink)

Nachdem die meisten technischen und logistischen Probleme gelöst sind, darf die orthotope Lebertransplantation als etabliertes klinisches Therapieverfahren zur Behandlung terminaler Leberschäden angesehen werden. Heute stehen zwei immunologische Problemkreise im Vordergrund des klinischen Interesses und der experimentellen Forschung: 1. Chronische Abstoßungsvorgänge, die zum Transplantatverlust in der Spätphase führen, 2. spezifische Nebenwirkungen der konventionellen Immunsuppressiva sowie die signifikante Rate der Induktion von Tumoren, die eine langfristige Immunsuppression häufig einschränken.

Ein Ansatz zur Lösung dieser Probleme besteht in der Entwicklung neuer immunsuppressiver Protokolle mit dem Ziel einer selektiven Immunsuppression zur Induktion spezifischer Nichtreaktivität gegen das Spenderantigen. Die hier vorgestellte temporäre Immunsuppression mit monoklonalen Antikörpern (mab) erstreckt sich auf die frühe afferente Phase der Immunantwort. Zum Einsatz kommen mab gegen ein Aktivierungsantigen (Interleukin-2-Rezeptor: IL-2R CD25) sowie gegen ein Adhäsionsmolekül (intercellular adhesion molecule: ICAM-1, CD54).

In eigenen Vorarbeiten wurde die prinzipielle immunsuppressive Wirksamkeit eines Anti-CD25 mab gezeigt [1]. Der immunsuppressive Effekt einer Anti-CD54-Therapie wurde nach Herztransplantation nachgewiesen [2]. Insbesondere die Kombinationstherapie mit beiden monoklonalen Antikörpern und einer niedrig dosierten Gabe eines konventionellen Immunsuppressivums sollte auf ihre synergistische Wirksamkeit überprüft werden.

Material und Methoden

Die orthotope Rattenlebertransplantation (ORLT) erfolgte in Standardtechnik mit Arterialisierung des Transplantates [3]. Als Versuchstiere dienten Inzuchtratten der Stämme Dark Agouti (DA, RT1a) und Lewis (LEW, RT1l). Zur Immunsuppression wurden Ciclosporin A (CsA) in Dosierungen von 0,25 mg/kg/d bis 3,0 mg/kg/d bzw. Tacrolimus (FK 506) in Dosierungen von 0,025 mg/kg/d bis 0,1 mg/kg/d i.m. einmal täglich von Tag 0 bis Tag 13 p. op. appliziert. Als Anti-CD25 mab diente NDS 61 [4]

174

in einer Dosierung von 600 µg/kg/d, als CD54 mab wurde 1A-29 [2] in Dosierungen von 10 bzw. 30 µg/kg/d eingesetzt. Sämtliche mab wurden von Tag 0 bis Tag 13 intravenös appliziert. An den postoperativen Tagen 5, 10, 15, 30 sowie 100 wurden Leberbiopsien zur histologischen und immunhistologischen Untersuchung entnommen und mit monoklonalen Antikörpern gegen CD25, CD54, Spender- und Empfänger-MHC-Klasse I-Antigene in Immunperoxidasetechnik gefärbt. Zum Vergleich dienten HE-gefärbte Präparate. Zur durchflußzytometrischen Analyse wurden in der Frühphase (d +10 p.o.) und in der Spätphase (d + 100 p.o.) Milz, mesenteriale Lymphknoten (MLK) und Blut entnommen und in Standardtechnik mit monklonalen Antikörpern gegen CD25, CD54, sowie Spender- und Empfänger-MHC-Klasse-I-Antigen untersucht.

Ergebnisse

Ohne Immunsuppression starben alle LEW-Empfänger innerhalb von 14 Tagen nach Transplantation einer DA-Leber an einer akuten, histologisch gesicherten Abstoßungsreaktion.

In Abb. 1a sind die Überlebenszeiten nach allogener orthotoper Rattenlebertransplantation und temporärer Immunsuppression mit CsA in verschiedenen Dosierungen dargestellt. Monotherapie mit CsA in einer Dosierung von 3 mg/kg/d führte zum Langzeitüberleben aller Tiere. Nach Dosisreduktion kam es zu einer deutlich verringerten Langzeitüberlebensrate mit 67% bei 1,0 mg/kg/d, bei 0,5 und 0,25 mg/kg/d überlebten keine Tiere langfristig. 0,25 mg/kg/d wurde als subtherapeutische Dosis definiert.

Analog zur CsA-Titration war der Effekt von FK 506 streng dosisabhängig (Abb. 1b). Bei therapeutischer Dosis (1 mg/kg/d) überlebten alle Tiere langfristig. Die Dosisreduktion auf 0,05 mg/kg/d resultierte im Langzeitüberleben von 57% der Tiere; bei 0,035 mg/kg/d (subtherapeutische Dosis) überlebten 33% der Tiere langfristig. Anti-CD54 mab erwies sich als Monotherapie nicht wirksam (Abb. 1b). Nach Kombination von subtherapeutischen Dosen CsA bzw. FK 506 mit dem Anti-CD25 mab überlebten mehr als 70 bzw. 80% der Tiere langfristig. Dieser synergistische Effekt war statistisch hochsignifikant (p < 0,001), Dreifachtherapie mit Anti-CD25 + Anti-CD54 + CsA verstärkte die Wirkung, daß alle Empfänger langfristig überlebten (Abb. 1c). Nach Dreifachtherapie mit FK 506 + Anti-CD25 + Anti-CD54 überlebten über 80% der Tiere langfristig (Abb. 1c).

Zur Überprüfung des Toleranzstatus wurden den Tieren dieser Kombinationsgruppen in der Spätphase heterotope Herztransplantate verpflanzt. Spenderspezifische (DA) Herztransplantate wurden langfristig akzeptiert. Dagegen wurden Drittstammtransplantate (BN) im normalen Intervall abgestoßen.

Histologisch entwickelte sich die Toleranz der Empfängertiere in den mit der Dreifachkombination behandelten Gruppen ohne Hinweis auf eine Abstoßungsreaktion. Im Gegensatz dazu zeigten die Tiere nach hochdosierter Monotherapie mit CsA oder FK 506 regelmäßig eine temporäre zelluläre Abstoßungsreaktion nach Absetzen des CsA bzw. FK 506 am Tag 13 p.op. Diese Abstoßungsreaktion war jedoch selbstlimitierend, so daß in der Spätphase über 80% dieser Tiere eine normale Leberhistologie aufwiesen.

Überlebensrate [%]
Abb. 1a
100
80
60
40
20
0
Kontrolle (n=8)
CSA 3,0 mg/kg (n=5)
CSA 1,0 mg/kg (n=10)
CSA 0,5 mg/kg (n=9)
CSA 0,250 mg/kg (n=8)
Tag post OP
0 10 20 30 40 50 60 70 80 90 100
Überlebensrate [%]
Abb. 1b
100
80
60
40
20
0
FK 506 0,1 mg/kg (n=10)
FK 506 0,05 mg/kg (n=7)
FK 506 0,035 mg/kg (n=6)
1A-29 30 µg/kg (n=6)
1A-29 10 µg/kg (n=6)
Tag post OP
0 10 20 30 40 50 60 70 80 90 100
Überlebensrate [%]
Abb. 1c
100
80
60
40
20
0
NDS-61 + 1A-29 + CsA (n=9)
NDS-61 + 1A-29 + FK 506 (n=6)
Tag post OP
0 10 20 30 40 50 60 70 80 90 100
pos. Zellen [%]
Abb. 1d
1
0,8
0,6
0,4
0,2
0
Spender MHC-Klasse-I
allogen unbehandelt
NDS-61 + 1A-29 + CsA
Früh- Spätphase
Milz
Früh- Spätphase
Blut
Früh- Spätphase
mes. Lymphknoten

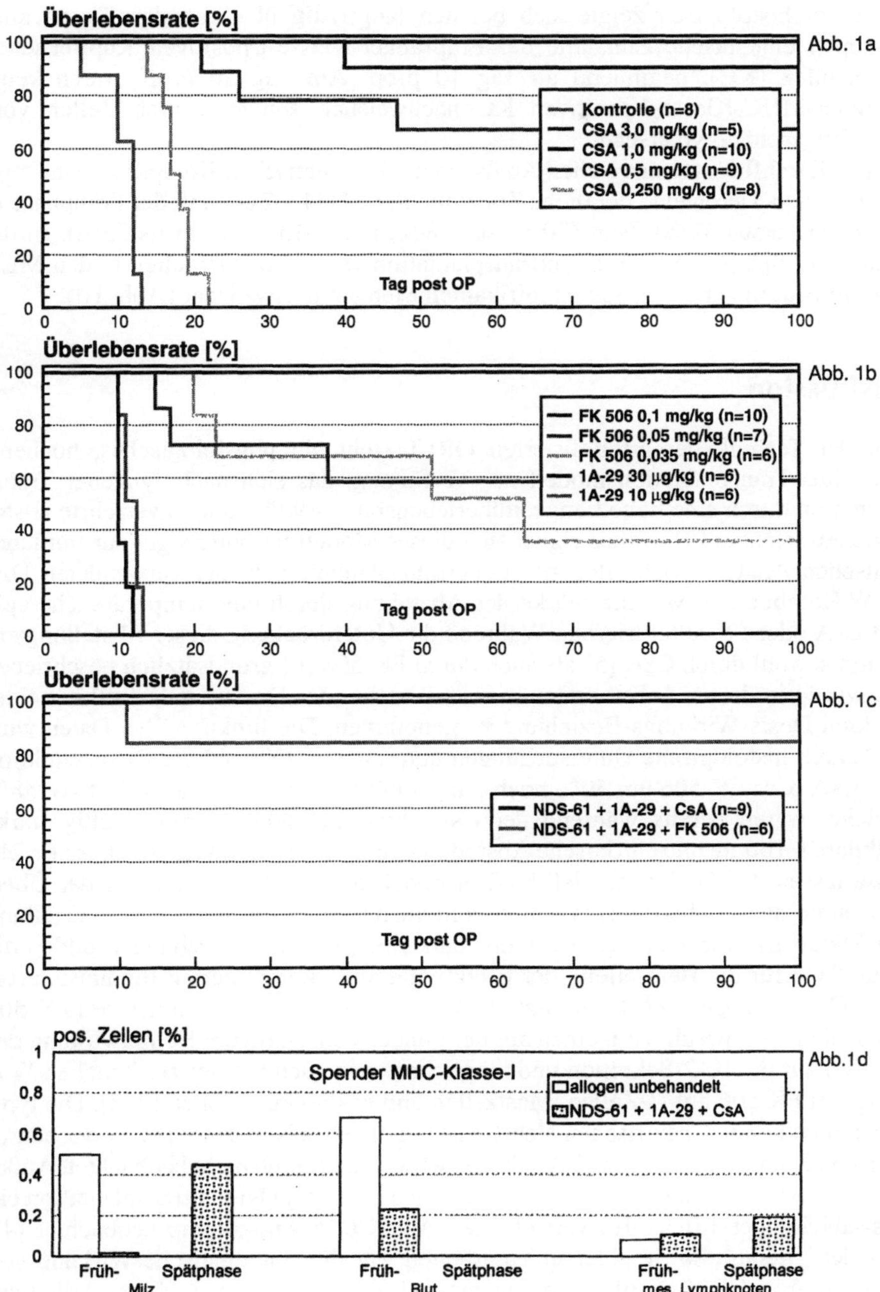

Abb. 1 a – d

Immunhistologisch zeigte sich bei den langfristig überlebenden Tieren aller Gruppen eine rasche Zunahme der Empfänger-Klasse-I-positiven Kupffer'schen Sternzellen (KC), beginnend an Tag 10 p.op. Am Tag 30 p.op. waren keine Spender-MHC-Klasse-I-positiven KC nachweisbar, sondern durch Zellen vom Empfängerphänotyp ersetzt.

Die durchflußzytometrischen Analysen der lymphatischen Kompartimente zeigten bei allen Tieren eine deutliche Zunahme der CD54 + Zellen in der Frühphase in Milz (75 versus 52%), Blut (70 versus 48%) und MLK (61 versus 35%). In der Früh- und Spätphase nach Lebertransplantation waren Spenderzellen in den MLK und im Blut in geringen, aber signifikanten Mengen nachweisbar (Abb. 1 d).

Diskussion

Mit der Technik der arterialisierten ORLT steht ein physiologisches, hochentwickeltes Transplantationsmodell zur Verfügung, das sich nach syngener Transplantation durch eine hohe Langzeitüberlebensrate (> 90%) und unversehrte Histologie auszeichnet [9]. Daher eignet sich dieses Modell besonders gut zur immunologischen Analyse nach allogener Lebertransplantation. In der verwendeten DA-LEW-Kombination war die Stärke der Abstoßung durch eine temporäre Therapie mit CsA oder FK 506 titrierbar. Während die Unterdrückung dieser Abstoßungsreaktion sowohl durch CsA [5] als auch durch FK 506 [6] grundsätzlich beschrieben ist, wurde in dieser Arbeit erstmals eine Titration der Dosis zur Ermittlung einer exakten Dosis-Wirkungs-Beziehung vorgenommen. Die funktionellen Daten wurden durch histologische Untersuchungen untermauert. Obwohl die Dosisreduktion von CsA bzw. FK 506 um 50% noch Langzeitüberlebensraten von 90% bzw. 58% erzielte, waren bereits während der CsA- bzw. FK 506-Therapie mäßig starke zelluläre Infiltrate und chronische Abstoßungsreaktionen nachweisbar. Diese Ergebnisse lassen den Schluß zu, daß im Tiermodell die isolierte Bewertung der Überlebensrate nach Lebertransplantation kein ausreichendes Maß für die Beurteilung der Stärke eines Immunsuppressivums darstellt. Diese Untersuchungen bilden die Grundlage für die Beurteilung der Effektivität einer kombinierten Immunsuppression. Die – bezogen auf die applizierte Menge – stärkere Wirksamkeit des FK 506 gegenüber CsA beruht zum einen auf der hundertfach stärkeren Hemmwirkung des FK 506 auf die IL-2-Sekretion und möglicherweise auch auf der zusätzlichen Wirkung des FK 506 auf B-Zellen, Mastzellen und eosinophile Zellen [7, 8]. Die typischen medikamentspezifischen Nebenwirkungen, etwa Nephrotoxizität oder neurologische Komplikationen sowie Diabetes, wurden an Ratten nicht beobachtet. Außer nach Lebertransplantation [1] wurde auch nach Herz- und Nierentransplantation ein dosisabhängiger Effekt des verwendeten Anti-CD25-Antikörpers beobachtet [4]. Aus der Literatur sowie eigenen Vorarbeiten war die synergistische Wirkung von CsA und Anti-CD25-Antikörpern bekannt [1]. Erstmals konnte in dieser Arbeit der synergistische Effekt von FK 506 und Anti-CD25-mab nachgewiesen werden. Es darf der Schluß gezogen werden, daß klinische Studien zum kombinierten Einsatz der beiden Therapeutika angezeigt sind, da durch die gezeigte Dosisreduktion des FK 506 die gefürchteten spezifischen Nebenwirkungen erheblich gesenkt werden können.

Der hier benutzte Anti-CD54 mab zeigte als Monotherapeutikum keine immunsuppressive Wirksamkeit. Ergebnisse anderer Arbeitsgruppen zum Einsatz von Anti-CD54 nach experimenteller Lebertransplantation liegen nicht vor. Während sich eine Monotherapie mit Anti-CD54 nach Dünndarmtransplantation [8] als therapeutisch nicht wirksam erwies, war insbesondere die Kombination mit dem gegen den Liganden des ICAM-1, das LFA-1-wirksamen Antikörpers stark immunsuppressiv wirksam [2]. Die Therapie mit Anti-CD54 mab führt zu einer Blockierung der Leukozyteninteraktion mit dem Endothel und verhindert so die initiale Entzündungsreaktion und Zytokinfreisetzung, die dann zur Einwanderung antigenspezifischer zirkulierender Immunzellen in den initialen Entzündungsherd führen würde. Offensichtlich reicht diese frühe Blockade nach Lebertransplantation in diesem Modell jedoch nicht aus. Die hier dargestellten Beobachtungen erlauben den Schluß, daß auch für die klinische Lebertransplantation die Dreifachkombination mit simultanem Angriff auf drei Schaltstellen des Immunsystems in der frühafferenten Phase Bedeutung erlangen könnte.

Der in dieser Arbeit immunhistologisch geführte Nachweis des Ersatzes der Spender-KC durch Empfängermakrophagen wurde durch Transplantatretransplantation auf seine In vivo-Relevanz geprüft. Durch temporäre Immunsuppression in LEW-Empfängern langfristig akzeptierte DA-Lebern wurden in naive LEW-Ratten retransplantiert und dann nicht mehr abgestoßen [9]. Mit dem Austausch verbunden ist offenbar eine Immunogenitätsreduktion der Transplantate. Der als Mikrochimärismus bezeichnete Zustand der Koexistenz von Spender- und Empfängerimmunzellen im immunkompetenten Gewebe des Empfängers wurde beim Menschen [10] beschrieben. Auch in dieser Arbeit wurde der Nachweis von Spenderlymphozyten in Empfängerorganen mit Hilfe von Doppelfärbungen geführt. Schlußendlich bleibt jedoch die Frage offen, ob dieser Chimärismus Ursache oder Folge der Toleranz ist. Nur funktionelle Untersuchungen der Zellen können diese Fragestellung klären.

Zusammenfassend läßt sich feststellen, daß die hier vorgestellten immunsuppressiven Protokolle zur kombinierten Immunsuppression mit monoklonalen Antikörpern gegen Aktivierungsantigene und Adhäsionsmoleküle mit der subtherapeutischen Dosis an CsA und FK 506 im Rattenmodell eine Toleranz erzielen lassen, die sich ohne Auftreten einer temporären Abstoßungsreaktion entwickelt. Transplantatadaptation und Mikrochimärismus wurden in diesen Tieren nachgewiesen. Weitere funktionelle Untersuchungen sind nötig, um die Bedeutung dieser Phänomene zu charakterisieren. Klinische Studien sind angezeigt, um neben der immunsuppressiven Effektivität dieser Therapie mögliche Nebenwirkungen zu prüfen.

Zusammenfassung

Die klinische Lebertransplantation ist mit zwei immunologischen Problemkreisen behaftet: 1) Chronische Abstoßungsreaktionen führen zum Transplantatverlust. 2) Spezifische Nebenwirkungen und die Induktion maligner Tumoren schränken die konventionelle Immunsuppression ein. Eine Lösung dieser Probleme besteht in der Entwicklung immunsuppressiver Protokolle zur Entwicklung spezifischer Immuntoleranz. In der vorliegenden experimentellen Studie wurden Toleranzentwicklung nach temporärer selektiver Immunsuppression und zugrundeliegende Mechanismen nach Lebertransplantation an der Ratte untersucht.

Die orthotope Rattenlebertransplantation wurde in der voll allogenen DA(RT1a)-LEW(RT1l)-Kombination in Aethernarkose vorgenommen. FK 506 bzw. CsA wurden in therapeutischer bzw. subtherapeutischer Dosis allein oder in Kombination mit monoklonalen Antikörpern gegen CD25 (IL-2R) und CD54 (ICAM-1) für 14 d p. op. appliziert. Heterotope Herztransplantate dienten zur Toleranztestung. Funktionelle histologische und immunhistologische Untersuchungen wurden durchflußzytometrischen Analysen gegenübergestellt.

Alle LEW-Empfänger verstarben nach Transplantation einer DA-Leber ohne Immunsuppression. Hingegen überlebten alle Tiere nach temporärer Immunsuppression mit CsA + CD25 + CD54, 80 % überlebten nach Therapie mit FK506 + CD25 + CD54 (CsA bzw. FK 506 in subtherapeutischer Dosis). Im Gegensatz zu Empfängern nach Monotherapie mit FK 506 oder CsA entwickelten die mit monoklonalen Antikörpern therapierten Tiere Immuntoleranz. Histologisch zeigten diese Tiere keine Abstoßungsreaktion. Immunhistologisch fand sich der Ersatz Kupffer'scher Sternzellen durch Empfängermakrophagen. Durchflußzytometrisch persistierten Spenderlymphozyten in Lymphknoten und Milz.

Mit dem hier erstmals vorgestellten Protokoll selektiver Immunsuppression ist Toleranz nach Lebertransplantation experimentell induzierbar. Als zugrundeliegende Mechanismen werden Transplantatadaptation und Mikrochimärismus gezeigt. Somit scheinen klinische Studien zum Einsatz dieses Protokolls angezeigt.

Summary

Clinical liver transplantation involves two immunologic problems 1) chronic rejection with loss of grafts. 2) Specific side-effects and induction of malignant tumors limit conventional immunosuppression. Protocols of selective immunosuppression may help to solve these problems. This experimental trial assessed tolerance after temporary selective immunosuppression in rat liver transplantation.

Orthotopic rat liver transplantation (ORLT) was performed in the fully allogeneic DA(RT1a)- LEW(RT1l) combination. FK506 or CsA were administered in therapeutic or subtherapeutic doses alone or combined with mab against CD25 (IL-2R) and CD54 (ICAM-1) for 14d p. op. Tolerance was assessed by heterotopic heart transplantation.

All LEW recipients died after transplantation of a DA liver without immunosuppression, while, with temporary immunosuppression by CsA + CD25 + CD54, all with FK 506 + CD25 + CD54 (CsA or FK 506 in subtherapeutic dose) therapy, 80 % survived long-term. Contrary to FK 506 or CsA monotherapy, mab treated recipients developed immunotolerance without any histological rejection. Immunohistologically recipients' macrophages replaced Kupffer cells. Donors' lymphocytes persisted flow-cytometrically in lymphonodes and spleen.

With this first presentation of a protocol of selective immunosuppression tolerance after liver transplantation can be induced experimentally. The basic mechanisms seem to be graft adaptation and microchimerism. Clinical trials are necessary to assess this protocol.

Literatur

1. Gassel H-J, Rommel T, Engemann R, Hamelmann H (1991) Synergistische Wirkung von Anti-IL-2R-Antikörper und Ciclosporin A bei der Immunsuprression nach orthotoper Rattenlebertransplantation. Langenbecks Arch Chir Suppl Forum 196–199
2. Isobe M, Yagita H, Okomurabe Y, Ihara A (1992) Specific acceptance of cardiac allograft after treatment with antibodies to ICAM-1 and LFA-1. Science 255:1125–1127
3. Engemann R, Ulrichs K, Thiede A, Müller-Ruchholtz W, Hamelmann H (1982) Value of a physiological liver transplant model in rats. Transplantation 33:566–567
4. Tellides G, Dallman MJ, Kupiec-Weglinski JW, Diamantstein T, Morris PF (1987) Functional blocking of the IL-2 receptor may be important in the efficacy of IL-2R antibody therapy. Transplant Proc (a), 19:4231–4233
5. Engemann R (1989) Die orthotope Lebertransplantation. Funktionelle, morphologische und immunologische Untersuchungen zur Toleranz allogener Rattenlebertransplantate. Thieme Copythek, Stuttgart-New York
6. Murase N, Dungoo K, Todo S, Cramer DV, Fung JG, Starzl TE (1990) Transplantation 50:186–189
7. Thomson AW, Starzl TE (1993) New immunosuppressive drug: Mechanistic insights and potential therapeutic adavances. Immunol Rev 136:7–107
8. Yamataka T, Kobayeshi H, Yagita H, Okumura K, Tamatani T, Miyasaka M (1993) The effect of anti-ICAM-1 monoclonal antibody treatment on the transplantation of the small bowel in rats. J Pediat Surg 28:1451–1457
9. Gassel H-J, Tellides G, Engemann R, Morris PJ (1988) Cyclosporine A in orthotopic rat liver transplantation: influence on MHC antigen expression and graft adaptation. Transplant. Proc 20:1081–1090
10. Starzl TE, Demetris AJ, Murase N, Ricordi C, Trucco M (1992) Cell migration, chimerism, and graft acceptance. Lancet 339:1579–1582

Dr. med. H.-J. Gassel, Chirurgische Univ.-Klinik, Josef-Schneider-Straße 2, D-97080 Würzburg

NO fördert Tumorwachstum durch Lymphozytensuppression – Versuche in vivo

NO supports tumor growth by suppression of lymphocytes – experiments in vivo

G. H. Leder [1,2], M. Oppenheim [2], M. Rosenstein [3], R. Hoffman [2], M. T. Lotze [2] und H. G. Beger [1]

[1] Chirurgische Klinik I, Univ. Ulm, D-89075 Ulm,
[2] Depts. of Surgery and
[3] Radiation Oncology, University of Pittsburgh, Pittsburgh, PA, 15261, USA

Einleitung

Das Stickstoffmonoxidradikal (NO) wirkt in verschiedenen in vitro [1, 2] und in vivo Modellen [3, 4] antitumoral. Andererseits hemmt es zytotoxische, für die immunologische Tumorabwehr wichtige Lymphozyten [5]. Epidemiologisch gilt es sogar als karzinomfördernd [6]. Die Gründe für diese gegensätzlichen Eigenschaften sind unklar. Wir untersuchten deshalb das Tumorwachstum in einem murinen Metastasenmodell unter Interleukin 2 (IL-2)- und Aminoguanidin-bedingter (AG) Beeinflussung von Lymphozytenaktivität und NO-Konzentration.

Methode

MC 38 Zellen, die Zellinie eines murinen Colonadenokarzinoms (überlassen von Prof. Dr. Steven Rosenberg, National Cancer Institute, Bethesda, MD) wurden in vitro in RPMI 1640 Medium kultiviert. Das Medium war mit 10% hitzeinaktiviertem fötalem Kälberserum, 2 mM Glutamin, 100 µg/ml Streptomycin und 100 IU/ml Penicillin (Gibco, Grand Island, NY) versetzt. Zur Induktion der Lungenmetastasen wurden die Zellen zunächst in 4 °C kalter Hanks Buffered Salt Solution (HBSS, Gibco) suspendiert. Die Tumorzellen wurden durch die Schwanzvene in 1 ml gewöhnlich in 6 (Spannweite 4 – 9) weibliche, altersgleiche, mit Ohrenmarken gekennzeichnete C57BL/6-Mäuse (The Jackson Laboratory, Bar Harbor, ME) eingespritzt. Die Tiere wurden zufällig auf 4 verschiedene Behandlungsgruppen verteilt und dreimal täglich mit verschlüsselten Lösungen i.p. injiziert: HBSS (Kontrolle), dem Hemmer der NO-Synthetase Aminoguanidin (AG, 250 mg/kg Körpergewicht, Sigma, St. Louis, MO) dem Lymphozytenstimulanz und indirektem Induktor der NO-Synthetase IL-2 (600 000 IU, recombinant human, Chiron, Emeryville, CA, in einem Experiment 400 000 IU) und der Kombination von AG und IL-2. Die Behandlung begann zum Zeitpunkt von mikroskopisch nachweisbarer Metastasierung 3 Tage nach Tumorinokulation und dauerte 4 Tage (in einem Experiment 3 Tage). Innerhalb von 8 Stunden nach der letzten Injektion wurden die stabilen Endprodukte von NO (NO_2^-/NO_3^-) im Plasma mit einem auf der Griess Reaktion [7] basierenden automatisierten Verfahren bestimmt. Die Versuche wurden zwischen dem 12. und 19. Tag beendet. In diesem Zeitraum wirkten die Tiere noch nicht krank. Es bestand aber genügend Zeit für eine Tumorregression. Nach transtrachealer Schwärzung der Lungen mit Tusche wurden die durch Bleichen mit Fekette-Lösung weiß erscheinenden Metastasen an der Lungenoberfläche gezählt. Erst nach Auswertung wurden die Versuchsgruppen entschlüsselt. Insgesamt wurden 4 Experimente durchgeführt mit Tumorinokula von $0,15 \times 10^6$ (Exp. 1), $0,5 \times 10^6$ (Exp. 2, 3) und $1,5 \times 10^6$ (Exp. 4) Zellen.

Alle Angaben für Metastasen und NO-Konzentration erfolgen in Prozent des Mittelwertes der Kontrollen.

Statistischer Test: Mann-Whitney einseitig.

Ergebnisse und Diskussion

Aminoguanidin senkte wie erwartet [8] im Mittel die NO_2^-/NO_3^- im Vergleich zu den als 100% gesetzten HBSS-Kontrollen. Ferner wurde die mittlere Zahl der Lungenmetastasen verringert (Abb. 1). Die im Mittel höchsten NO_2^-/NO_3^- fanden sich erwartungsgemäß [9] im Serum von IL-2 behandelten Mäusen (Abb. 2). Wie beabsichtigt,

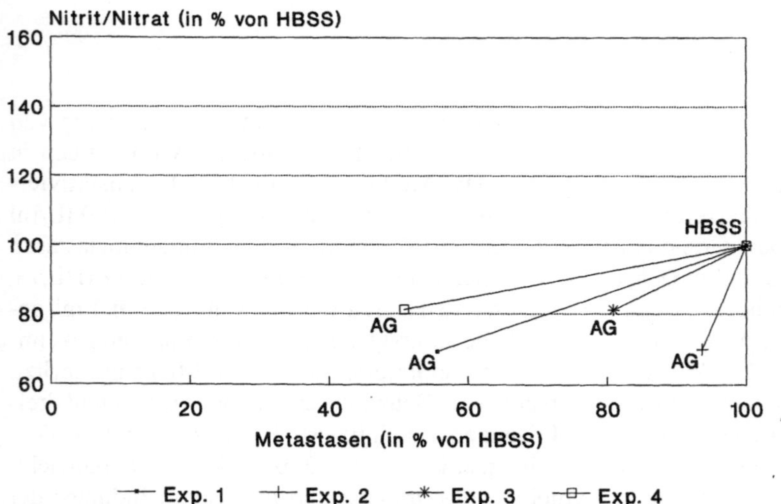

Abb. 1. Aminoguanidin verringert die Nitrit/Nitratspiegel im Serum und die Zahl der Lungenmetastasen. Alle Mittelwerte der AG-Gruppen liegen links von den mit 100% angegebenen der HBSS-Gruppen und tiefer. Zur Verdeutlichung der Lage zueinander sind die Punkte eines Experiments durch Geraden verbunden. Alle Geraden steigen von links unten nach rechts oben an

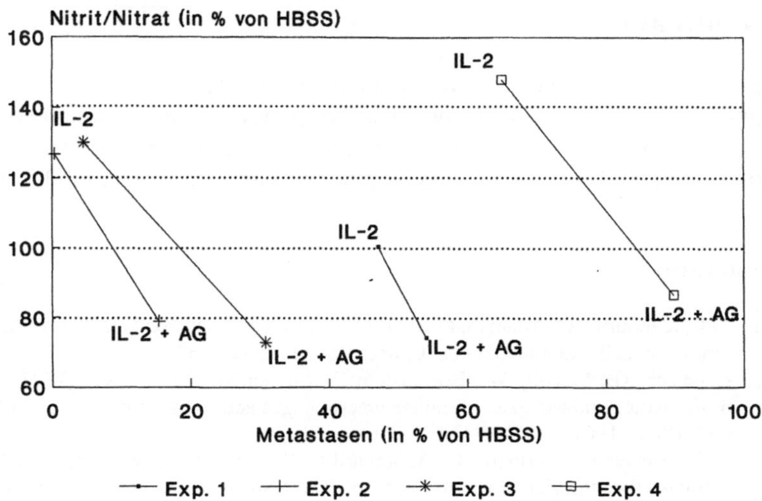

Abb. 2. IL-2 bewirkt die höchsten Nitrit/Nitratspiegel und die niedrigste Lungenmetastasierung. Die Zugabe von AG reduziert die Nitrit/Nitratspiegel aber verschlechtert die antitumorale Wirkung von IL-2. Die in Prozent der HBSS-Gruppen dargestellten Mittelwerte der IL-2 Gruppen liegen oben und links, die von IL-2 + AG unten und jeweils rechts vom entsprechenden IL-2 Wert. Die Verbindungsgeraden der einzelnen Experimente zeigen einen Abfall von links oben nach rechts unten. Die Untersuchung auf Richtungsunterschiede der Geraden in den beiden Abb. ergibt p = 0,014

zeigten diese Tiere im Mittel eine deutliche Reduktion der Lungenmetastasierung. Die Hypothese, durch zusätzliche Gabe von AG zu IL-2 und damit einhergehender Erniedrigung der NO_2^-/NO_3^- die Therapie zu verbessern, bestätigte sich jedoch nicht. Im Mittel wurden zwar NO_2^-/NO_3^- vergleichbar wie bei AG allein erreicht. Der therapeutische Erfolg blieb jedoch hinter dem von IL-2 zurück. NO kann demnach auch in vivo gegensätzliche Effekte hervorrufen: allerdings, nur im Sonderfall massiver Lymphozytenstimulation durch z. B. IL-2 wirkt es antitumoral, im allgemeinen aber, ohne gleichzeitige externe Lymphozytenaktivierung hemmt es die Lymphozyten, begünstigt damit das Tumorwachstum und dürfte damit ein wesentlicher Faktor in der Schwächung der körpereigenen Tumorabwehr sein.

Zusammenfassung

Eine erniedrigte NO-Produktion verminderte in einem murinen Metastasenmodell im Mittel das Tumorwachstum. Bei gleichzeitiger Lymphozytenstimulation durch IL-2 wirkte eine gesteigerte NO-Produktion aber auch antitumoral. NO kann danach sowohl tumorbegünstigend als auch -hemmend wirken, letzteres aber nur bei gleichzeitiger Lymphozytenstimulation, so daß ihm im allgemeinen eine Rolle bei der Schwächung der körpereigenen Abwehr zukommen dürfte.

Summary

Decreased NO synthesis was associated with reduced mean tumor growth in a murine metastasis model but when lymphocytes were simultaneously stimulated with IL-2 high NO levels even were antitumoral. NO therefore may act both tumor promoting and, only as long as lymphocytes are stimulated, inhibitory.

Literatur

1. Li L, Kilbourn RG, Adams J, Fidler IJ (1991) Role of nitric oxide in lysis of tumor cells by cytokine-activated endothelial cells. Cancer Res 51:2531–2535
2. Lorsbach RB, Murphy WJ, Lowenstein CJ, Snyder SH, Russell SW (1993) Expression of the nitric oxide synthase gene in mouse macrophages activated for tumor cell killing. J Biol Chem 268:1908–19013
3. Farias-Eisner R, Sherman MP, Aeberhard E, Chauhuri G (1994) Nitric oxide is an important mediator for tumoricidal activity in vivo. Proc Natl Acad Sci 91:9407–9411
4. Xie K, Huang S, Dong Z, Gutman M, Fidler IJ (1995) Direct correlation between expression of endogenous inducible nitric oxide synthase and regression of M5076 reticulum cell sarcoma hepatic metastases in mice treated with liposomes containing lipopeptide CGP 31362. Cancer Res 55:3123–3131
5. Hoffman RA, Langrehr JM, Billiar TR, Currran RD, Simmons RD (1990) Alloantigen-induced activation of rat splenocytes is regulated by the oxidative metabolism of l-arginine. J Immunol 145:2220–2226
6. Ohshima H, Bartsch H (1994) Chronic infections and inflammatory processes as cancer risk factors. Possible role of nitric oxide in carcinogenesis. Mutat Res 305:253–264
7. Green LC, Wagner DA, Glogowski J, Skipper P, Wishnok JS, Tannenbaum SR (1982) Anlysis of nitrate, nitrite and [^{15}N] nitrate in biological fluids. Anal Biochem 126:131–138
8. Corbett JA; Tilton RG, Chang K, Hasan KS, Ido Y, Wang JL, Sweetland MA, Lancaster JR jr, Williamson JR, McDaniel ML (1992) Aminoguanidine, a novel inhibitor of nitric oxide formation, prevents diabetic vascular dysfunction 41:552–556
9. Miles D, Thomsen L, Balkwill F, Thavasu P, Moncada S (1994) Association between biosynthesis of nitric oxide and changes in immunological and vascular parameters in patients treated with interleukin-2. Eur J Clin Invest 24:287–290

Dr. G. H. Leder, Chirurgische Klinik I, Univ. Ulm, Steinhövelstr. 9, D-89075 Ulm

Weitere Untersuchungen zur Bedeutung von Mutationen im Tumorsuppressorgen CDKN2 beim Adenokarzinom des Pankreas

Further investigations of the significance of mutations in the CDKN2 tumor suppressor gene in pancreatic adenocarcinoma

D. Bartsch[1,3], D. W. Shevlin[2], M. P. Callery[1], M. Rothmund[3], S. A. Wells Jr.[1] und P. J. Goodfellow[1]

[1] Department of Surgery and
[2] Department of Pathology, Washington University School of Medicine, St. Louis, USA;
[3] Klinik für Allgemeinchirurgie der Philipps-Universität Marburg

Einleitung

Das Tumorsuppressorgen CDKN2 (MTS1, p16^{INK4a}) scheint eine zentrale Rolle in der Tumorgenese des duktalen Pankreaskarzinoms zu spielen. CDKN2 ist mutiert oder deletiert in einer großen Anzahl von Pankreaskarzinomzellinien, -xenografts und primären Adenokarzinomen des Pankreas [1, 2]. Vererbte CDKN2-Mutationen sind mit einem erhöhten Risiko für die Entstehung von Pankreaskarzinomen in Krebsfamilien assoziiert [3, 4, 5]. Da CDKN2-Mutationen ein häufiges Ereignis beim Adenokarzinom des Pankreas darstellen und selten bei anderen Neoplasien des Gastrointestinaltraktes auftreten, haben wir eine Serie von Experimenten durchgeführt, um den diagnostischen und prognostischen Wert von CDKN2-Mutationen für das duktale Pankreaskarzinom zu bestimmen [6]. In diesem Bericht beschreiben wir unsere erweiterten Studien über CDKN2-Mutationen beim Pankreaskarzinom.

Patienten und Methoden

Die Studie umfaßt die Analyse von klinischen Daten und Gewebeproben von 62 Patienten mit insgesamt 6 histologisch unterschiedlichen Pankreastumoren (siehe Tabelle 1). Chronisches Pankreatitisgewebe war von 30 Patienten verfügbar. Ein Teil der Patienten war bereits Bestandteil unserer initialen Serie [6].

DNA wurde nach beschriebenem Protokoll entweder von frisch gefrorenen oder in Paraffin eingebetteten Normal- und Tumorgeweben isoliert [2, 6]. Tumorpräparate, die zur DNA Präparation benutzt wurden, wiesen nach Gewebemikrodissektion einen Tumorzellanteil von mindestens 40% auf.

CDKN2-Mutationen wurden mittels der Einzelstrang-Konformationsvarianten-Analyse (SSCV) und nachfolgender direkter DNA-Sequenzierung identifiziert [2, 6].

Tabelle 1. Verfügbare Pankreasgewebe zur genetischen Analyse

Tumortyp	Anzahl*
Duktales Adenokarzinom	51
Tumorstadium I + II	15
Tumorstadium III	32
Tumorstadium IV	4
Zystadenokarzinom	2
Mucinöses Zystadenom	2
Seröses Zystadenom	2
Solid-papilläres Neoplasma	1
Inselzellkarzinom	4
Alle Tumoren	62
Tumor assoziierte CP	17
CP ohne Tumor	13
Alle CP	30

* Ein Teil der Gewebe ist Bestandteil der initialen Serie [6].
CP – chronische Pankreatitis.

41 Patienten (25 Männer, 16 Frauen) mit einem duktalen Adenokarzinom des Pankreas waren entweder bereits an ihrem Tumor verstorben oder hatten eine postoperative Nachbeobachtungszeit von mindestens 12 Monaten. Die postoperative Überlebenszeit dieser Patienten wurde ausgewertet und die Kaplan-Meier Überlebenskurven berechnet. Der Einfluß von 8 Parametern auf die postoperative Überlebenszeit wurde, wie kürzlich beschrieben, in einer univariaten und multivariaten statistischen Analyse mittels Wilcoxon-Test und dem Cox-Regressionsmodell ausgewertet [6]. Die Parameter waren Alter, Geschlecht, Rasse, Tumordifferenzierung, Tumorgröße, Tumorstadium, Gegenwart einer CDKN2-Mutation und Durchführung einer postoperativen Chemotherapie. $P < 0,05$ wurde als statistisch signifikanter Unterschied gewertet.

Ergebnisse

In dieser Serie wurden 62 primäre Pankreastumoren und 30 chronische Pankreatitisgewebe auf CDKN2-Mutationen untersucht (Tabelle 1). Insgesamt wurden bei 21 (40,5%) von 51 Adenokarzinomen des Pankreas eine Mutation identifiziert. In den anderen 11 Tumoren unterschiedlicher Histologie und in den 30 chronischen Pankreatitisgeweben konnten keine CDKN2-Mutationen nachgewiesen werden. Damit lag die Häufigkeit von CDKN2 Mutationen, wie kürzlich beschrieben, bei 40% und CDKN2-Mutationen wiesen eine Spezifität von 100% für das duktale Adenokarzinom des Pankreas auf [6]. Erwähnenswert ist auch, daß bei einer Patientin mit einem nicht resezierbaren Adenokarzinom dieselbe CDKN2-Mutation, die im Tumor gefunden wurde, auch in der DNA, die aus Stuhlproben der Patientin extrahiert wurde, nachgewiesen werden konnte.

Das Auftreten von CDKN2-Mutationen korrelierte weder mit dem Alter, dem Geschlecht oder der Rasse der Patienten, noch mit dem Tumorstadium, der Tumorgröße oder der Tumordifferenzierung.

CDKN2-Mutationen hingegen waren mit dem aggressivsten Tumorphänotyp assoziiert. Die mediane Nachbeobachtungszeit der 41 Patienten mit einem Pankreasadenokarzinom, die in die Überlebenzeitanalyse eingeschlossen werden konnten, betrug 16 Monate (Spannbreite $1-77$ Monate). Die mediane postoperative Überlebenszeit der Patienten mit CDKN2-Mutation positivem Tumor (n=17) war mit 8 Monaten (Spannbreite $1-77$ Monate) gegenüber einer Überlebenszeit von 16,5 Monaten (Spannbreite $6-60$ Monate) bei Patienten mit CDKN2-Mutation negativen Tumoren (n=24) signifikant verkürzt (p=0,014). Eine statistisch signifikante Beziehung zwischen CDKN2-Mutation und Überlebenszeit zeigte sich auch bei Betrachtung der Untergruppe von Patienten im Tumorstadium III (n=26, 11 CDKN2-Mutation positiv, 15 CDKN2-Mutation negativ, p=0,033). Eine statistische Auswertung der Tumorstadien I, II und IV konnte wegen der geringen Patientenzahlen nicht durchgeführt werden, obwohl sich die gleiche Tendenz andeutete. In der univariaten Analyse zeigten auch die Parameter Tumorgröße und befallene Lymphknoten einen signifikant negativen Einfluß auf die postoperative Überlebenszeit (p=0,0001 und p=0,045). Alter, Geschlecht und Rasse der Patienten, sowie Tumordifferenzierung und ob der Patient eine adjuvante Chemotherapie erhielt zeigten keinen signifikanten Einfluß auf die Überlebenszeit. Zwischen den Patienten mit CDKN2-Mutation positiven Pankreaskarzinomen und CDKN2-Mutation negativen Pankreaskarzinomen bestand kein statistisch signifikanter Unterschied bezüglich Alter, Geschlecht, Rasse, Lymphknotenstatus, Tumorgröße und erhaltener adjuvanter Chemotherapie.

Um den Effekt der in der univariaten Analyse statistisch signifikanten Parameter CDKN2-Mutation, Tumorgröße und Lymphknotenstatus auf die Überlebenszeit simultan zu eruieren, wurde eine multivariate Analyse mittels dem Cox-Regressionsmodell durchgeführt. Hierbei ergab sich, daß die Parameter CDKN2-Mutation und Tumorgröße als unabhängige prognostische Variablen statistisch signifikant die Überlebenszeit beeinflussen (p=0,013, Risk-Ratio 3,166 und p=0,002, Risk-Ratio 4,798). Obwohl der Parameter Lymphknotenstatus tendenziell die Überlebenszeit zu beeinflussen schien, war dies nicht statistisch signifikant (p=0,153, Risk-Ratio 2,453).

In dieser relativ kleinen Patientenserie zeigte sich, gemessen an der postoperativen Überlebenszeit, eine direkte Beziehung zwischen der Gegenwart einer CDKN2-Mutation und reduzierter Ansprechbarkeit des Tumors auf adjuvante Chemotherapie. 15 (36,5%) von 41 Patienten mit Pankreaskarzinomen erhielten eine postoperative adjuvante Chemotherapie. Patienten mit CDKN2-Mutation negativen Tumoren (n=11, 2 Stadium I, 1 Stadium II, 6 Stadium III, 2 Stadium IV) überlebten im Median 19 Monate, wobei Patienten mit CDKN2-Mutation positiven Tumoren (n=4, 1 Stadium I, 2 Stadium III, 1 Stadium IV) im Median nur 5,5 Monate überlebten (p=0,04).

Zusammenfassung

Wir haben 62 Pankreastumoren unterschiedlicher Histologie und 30 chronische Pankreatitisgewebe daraufhin untersucht, ob Mutationen im Tumorsuppressorgen CDKN2 (MTS1, p16) diagnostischen und/oder prognostischen Wert für das duktale Adenokarzinom des Pankreas besitzen. CDKN2-Mutationen wurden in 21 (40,5%) von 51 duktalen Adenokarzinomen des Pankreas entdeckt. Es wurden keine CDKN2-Mutationen in den anderen Tumortypen oder den chronischen Pankreatitisgeweben identifiziert. Diese erweiterte Serie bestätigt, daß ein signifikanter Teil der Pankreasadenokarzinome identifizierbare CDKN2-Mutationen trägt. Die mediane Überlebenszeit der Patienten mit CDKN2-Mutation positiven Pankreaskarzinomen betrug nur die Hälfte der medianen Überlebenzeit der Patienten mit Pankreaskarzinomen ohne CDKN2- Mutation (p = 0,014). CDKN2-Mutationen stellen einen Marker zur Differentialdiagnose zwischen Pankreaskarzinom, anderen Pankreasneoplasien und der chronischen Pankreatitis dar. CDKN2 ist ein potentiell bedeutsamer prognostischer Marker für Patienten mit duktalem Adenokarzinom des Pankreas.

Summary

We investigated 62 pancreatic tumors of different histologic types and 30 chronic pancreatitis specimens for mutations in the CDKN2 tumor suppressor gene to evaluate whether CDKN2 is of diagnostic or prognostic value for the ductal adenocarcinoma of the pancreas. CDKN2 mutations were identified in 21 (40.5%) of 51 ductal adenocarcinomas and in none of the other tumors nor in the chronic pancreatitis specimens. This expanded series confirms that a significant proportion of pancreatic adenocarcinomas carries detectable CDKN2 mutations. For those patients for whom follow-up was available, the median survival for those with CDKN2 mutation positive tumors was only half of that of patients with CDKN2 mutation negative tumors (p = 0.014). CDKN2 mutation is valuable in distinguishing between pancreatic adenocarcinoma and other pancreatic tumors or chronic pancreatitis. CDKN2 represents a potentially important prognostic marker for patients with pancreatic adenocarcinoma.

Literatur

1. Caldas C, Hahn SA, da Costa LT, Redston MS, Schutte M, Seymour AB, Weinstein CL, Hruban RH, Yeo CJ, Kern SE (1994) Frequent somatic mutations and homozygous deletions of the p16 (MTS1) gene in pancreatic adenocarcinoma. Nature Genet 8:27–32
2. Bartsch D, Shevlin DW, Tung WS, Kisker O, Wells SA Jr, Goodfellow PJ (1995) Frequent mutations of CDKN2 in primary pancreatic adenocarcinoma. Genes Chromosom Cancer 14:189–195
3. Whelan AJ, Bartsch D, Goodfellow PJ (1995) A familial syndrome of pancreatic cancer and melanoma associated with mutation in CDKN2. N Engl J Med 333:975–977
4. Goldstein AM, Fraser MC, Struewing JP, Hussussian CJ, Ranade K, Zametkin DP, Fontaine LS, Organic SM, Dracopoli NC, Clark WH, Tucker MA (1995) Increased risk of pancreatic cancer in melanoma-prone kindreds with p16[INK4] mutations. N Engl J Med 333:970–974

5. Gruis NA, Sandkuijl LA, van der Velden PA, Bergman W, Frants RR (1995) CDKN2 explains part of the clinical phenotype in Dutch familial atypical multiple-mole melanoma (FAMMM) syndrome families. Melanoma Research 5:169–177
6. Bartsch D, Shevlin DW, Callery MP, Norton JA, Wells SA Jr, Goodfellow PJ. Reduced survival in patients with pancreatic adenocarcinoma associated with CDKN2 mutation. J Natl Cancer Inst, in press

Dr. Detlef Bartsch, Department of Surgery, Washington University School of Medicine, Box 8109, CSRB Rm 3356, 660 S. Euclid Avenue, St. Louis, MO 63110

Alternatives Splicing des CD44 im humanen Pankreaskarzinom

Alternative splicing of CD44 in human pancreatic cancer

C. Scharnweber, F. Gansauge, S. Gansauge und H. G. Beger

Abteilung Chirurgie I, Universität Ulm, D-89069, Ulm

Einleitung

Die Familie der CD44 Moleküle stammt von einem einzelnen Gen, das auf dem Chromosom 11p lokalisiert ist und umfaßt 20 Exone, die 50 Kilobasen umfassen [1]. Die CD44-Moleküle sind auf vielen Zelltypen exprimiert und werden mit einer Reihe adhäsiver Zell-Zell und Zell-Matrix-Interaktionen in Zusammenhang gebracht [2, 3]. Durch alternatives „splicing" der mRNA entstehen unterschiedliche Isoformen, die Insertionen unterschiedlicher Länge in dem extrazellulären Anteil des Moleküls bewirken (v3 – v10). Im Gegensatz zu CD44-Standard (keine Insertionen, CD44s), der ubiquitär exprimiert wird, sind die CD44 Isoformen (CD44v) auf wenige Zelltypen wie z.B. Keratinozyten, aktivierten Lymphozyten, Makrophagen und einige Epithelzellen (Blase, Magen, Uterus) beschränkt [4, 5].

Aberrante Expression der CD44-Splice Varianten wurde in mehreren Karzinomen gefunden und insbesondere die Isoform, die das variante Exon 6 enthält, wurde mit Metastasierungspotential in Zusammenhang gebracht [7]. Wir haben kürzlich gezeigt, daß auf duktalen Zellen des Pankreas und duktalen Pankreaskarzinomen eben diese Variante des CD44 (CD44v6) exprimiert wird [8]. Ziel der vorliegenden Studie war es festzustellen, inwieweit sich die CD44v6-enthaltenden Isoformen im gesunden Pankreas von denen, die im Karzinom zu finden sind, unterscheiden.

Material und Methoden

Gewebe und Zellinien: Normales Pankreasgewebe (n = 8) und Pankreaskarzinomgewebe (n = 24) wurde unmittelbar nach Entnahme in flüssigem Stickstoff tiefgefroren. Die humanen Pankreaskarzinom-Zellinien wurden in Dulbecco's modified Eagles Medium (DMEM), das 10% fötales Kälberserum enthielt, bei 5% CO_2-Atmosphäre kultiviert.

Immunhistologie: Gefrierschnitte wurden 10 Minuten in eiskaltem Methanol fixiert, in PBS (Phosphate buffered saline) gewaschen und mit dem Primärantikörper für eine Stunde inkubiert. Nach zwei weiteren Waschschritten mit PBS wurden die Schnitte 30 Minuten lang mit einem Peroxidase-konjugierten Zweitantikörper inkubiert. Anschließend wurde die Antikörperbindung durch Zugabe von Diaminobenzidin sichtbar gemacht. Nach Gegenfärbung mit Hämatoxylin wurden die Schnitte im Lichtmikroskop ausgewertet.

Reverse Transcription-PCR Amplification und Exon-spezifische Analyse: Die reverse Transkription und Exon-spezifische Analyse wurde wie vor kurzem beschrieben durchgeführt [8]. RNA wurde aus Gewebe oder Zellinien isoliert und mittels eines für CD44 3'spezifischen Primers des konstanten Exons 17 (C12A) in cDNA umgeschrieben. Für die Exon-spezifische PCR-Amplifikation wurden Exon-spezifische Primer 5' eingesetzt. Die PCR-Produkte wurden anschließend auf ein 1,25% Agarosegel aufgetragen und nach Färbung mit Ethidiumbromid unter UV-Licht bei einer Wellenlänge von 590 nm ausgewertet.

Ergebnisse

In der Immunhistologie zeigte sich im gesunden Pankreasgewebe eine deutliche Anfärbung der duktalen Zellen mit einem anti-CD44v6 spezifischen Antikörper. Ebenso war CD44s auf den duktalen Zellen exprimiert. Im Pankreaskarzinom waren neben einer Überexpression von CD44s und CD44v6 zudem noch andere Splicevarianten, die im normalen Pankreas nicht vorhanden waren, exprimiert (CD44v5: 80%, CD44v7: 4%, CD44v7/8: 72%, CD44v10: 12%). In der Exon-spezifischen PCR zeigten sich im gesunden Gewebe hauptsächlich drei Isoformen (CD44v3, CD44v6 und CD44v6–10), wohingegen bei den Pankreaskarzinomen viele verschiedene Isoformen auftraten. Insbesondere fiel auf, daß sich die Hauptkette nicht wie beim gesunden Pankreasgewebe auf die varianten Exone v6–v10 beschränkte, sondern daß hier eine Kettenverlängerung um die varianten Exone v5, v4, v3 und v2 aufgetreten war. Die Expression der varianten CD44 Exone im gesunden Pankreasgewebe, im Pankreaskarzinom und in Zellinien ist in Tabelle 1 zusammenfassend dargestellt.

Tabelle 1. CD44-Hauptketten im Pankreaskarzinom und gesundem Pankreas

	v8–v10	v6–v10	v5–v10	v4–v10	v3–v10	v2–v10
Gesundes Pankreas	4/8	4/8	0/8	0/8	0/8	0/8
Pankreaskarzniom	3/24	0/24	2/24	10/24	5/24	4/24
Pankreaskarzinom-Zellinien	2/9	0/9	1/9	2/9	0/9	4/9

Diskussion

Das Pankreaskarzinom zeigt im Vergleich zu gesundem Pankreasgewebe mehrere Veränderungen bezüglich des Expressionsmusters des CD44: Zum einen kommt es zu einer Überexpression des CD44s und der CD44-Splicevarianten, zum anderen kommt es zu einer veränderten Kettenzusammensetzung, die in längeren Splicevarianten, die zumindest aus v5−v10 bestehen, resultiert. Obwohl derzeit noch unklar ist, welche Funktionen von den Splicevarianten wahrgenommen werden, scheint die Expression längerer Splicevarianten einen gewissen Vorteil für die Karzinomzellen darzustellen, da nahezu alle untersuchten Pankreaskarzinomzellinien und -Gewebe diese Veränderungen zeigten.

Zusammenfassung

Immunhistologische Untersuchung von 24 Pankreaskarzinomen und 9 Pankreaskarzinom Zellinien zeigten eine unterschiedliche Expression der CD44 Varianten. Im Gegensatz zu gesundem Pankreasgewebe zeigten die Karzinome eine deutliche Überexpression der Epitope, die von dem varianten Exon v5 codiert werden. CD44v6 fand sich sowohl auf den duktalen Pankreaszellen als auch auf den Karzinomen. Die RNA-Spliceanalyse zeigte einen deutlichen Unterschied zwischen normalem Pankreasgewebe und Karzinomen: Im normalen Pankreas zeigten sich drei Isoformen mit den Splicevarianten CD44v3, CD44v6 und CD44v6−10, wohingegen in über 80% der Karzinome und Zellinien neben vielen Splicevarianten eine Hauptkette detektierbar war, die neben v6−v10 um die varianten Exone v4 und v5 verlängert war (v4−v10). Diese Daten legen nahe, daß nicht das Vorhandensein allein, sondern die Kettenzusammensetzung bzw. die Kettenverlängerung um das variante Exon 5 bei der veränderten Funktion des CD44 im Pankreaskarzinom von Bedeutung ist.

Summary

Immunhistochemical screening of pancreatic adenocarcinomas from 24 different patients and 9 pancreatic carcinoma cell lines revealed variant CD44 expression in all specimens tested. In contrast to normal pancreatic tissue carcinomas were strongly positive for epitopes encoded by variant exons v5, whereas v6 was expressed on carcinoma cells as well as normal ductal pancreatic cells. Analysis of RNA expression revealed clear differences between normal pancreatic tissue and tumor specimens. In normal pancreas v6 and v3 solely and one major chain consisting of v6−v10 were expressed, whereas in pancreatic carcinoma multiple splice variants were detected. In about 80% of all carcinoma cases and all cell lines tested the exon v5 appeared in the chain containing at least v4−v10. These data thus far suggest that not the presence but the chain composition of the CD44 variant chains could be important for their altered function because one of the major differences between normal and cancer tissue is the linkage of CD44v5 to the CD44v6-containing chain.

194

Literatur

1. Screaton GR, Bell MV, Jackson DG, Cornelis FB, Gerth U, and Bell JI (1992) Genomic structure of DNA encoding the lymphocyte homing receptor CD44 reveals at least 12 alternatively spliced exons. Proc Natl Acad Sci USA 89:12160–12164
2. Picker LJ, Nakache M, and Butcher EC (1989) Monoclonal antibodies to lymphocyte homing receptors define a novel class of adhesion molecules on diverse cell types. J Cell Biol 109: 927–937
3. John TS, Meyer J, Idzerda R, and Gallatin WM (1990) Expression of CD44 confers a new adhesive phenotype on transfected cells. Cell 60:45–52
4. Aruffo A, Stamenkovic I, Melnick M, Underhill CB, and Seed B (1990) CD44 is the principal cell surface receptor for hyaluronate. Cell 61:1303–1313
5. Koopman G, Heider KH, Horst E, Adolf GR, vam den Berg A, Ponta H, Herrlich P, and Pals ST (1993) Activated human lymphocytes and aggressive non-Hodgkin's lymphomas express a homologue of the rat metastasis-associated variant of CD44. J Exp Med 177:897–904
6. Stamenkovic I, Aruffo A, Amiot M, and Seed B (1991) The hematopoietic and epithelial forms of CD44 are distinct polypeptides with differen adhesion potentials for hyaluronate-bearing cells. EMBO J 10:343–348
7. Günthert U, Hofmann M, Rudy W, Reber S, Zöller M, Haussmann L, Matzku S, Wenzel A, Ponta H, and Herrlich P (1991) A new variant of glycoprotein CD44 confers metastatic potential to rat carcinoma cells. Cell 65:13–24
8. Gansauge F, Gansauge S, Zobywalski A, Scharnweber C, Link, KH, Nussler AK, and Beger HG (1995) Differential expression of CD44 splice variants in human pancreatic adenocarcinoma and in normal pancreas. Cancer Res 55:5499–5503

Christian Scharnweber, Abteilung Chirurgie I, Universität Ulm, Steinhövelstraße 9, D-89075 Ulm

Expression von C-erbB Rezeptoren (EGF-R, C-erbB2), TGFα und P53 während der experimentellen Karzinogenese des primären Leberkarzinoms

Expression of C-erbB Receptors (EGF-R, C-erbB2), TGFα and P53 in Experimental Hepatocarcinogenesis

D. Birk, A. Formentini, A. Buck, F. Gansauge und H.G. Beger

Chirurgische Klinik I der Universität Ulm, Steinhövelstr. 9, D-89075 Ulm

Die Hepatokarzinogenese ist ein über mehrere Jahre verlaufender, auf morphologisch unterscheidbaren, präneoplastischen Läsionen aufbauender Prozess. Auf molekularer Ebene wurden bisher verschiedene, diesen Prozess begleitende Phänomene festgestellt. Obwohl eine konstitutionelle Aktivierung von zellulären Protoonkogenen, die Inaktivierung von Tumorsuppressorgenen, als auch die Überexpression von Wachstumsfaktoren von mehreren Arbeitsgruppen gezeigt werden konnte, ist eine prädominante leberspezifische molekulare Karzinomsequenz bisher nicht entdeckt worden [1]. Ein Hauptgrund hierfür ist der schwierige Zugang zu präneoplastischen Veränderungen beim Menschen und die fehlende Möglicheit der genauen zeitlichen Zuordnung.

Eine Erforschung dieser Veränderungen ist deshalb nur im Tiermodell möglich. Anhand der experimentellen nitrosamin induzierten Karzinogenese am syrischen Goldhamster sollte die Expression von Wachstumsfaktoren (Epidermal Growth Factor Rezeptor (EGF-R), C-erbB2 Rezeptor, Transforming Growth Factor α, (TGFα)) sowie die Aktivierung des Tumorsuppressorgens P53 im zeitlichenen Verlauf, parallel zu den histologischen Veränderungen, untersucht werden.

Methoden

An 48 syrischen Goldhamstern wurden nach dem von Mizumoto [2] erarbeiteten Protokoll durch Applikation von BOP (N-Nitrosobis(2-oxopropyl)amine) primäre Leberkarzinome erzeugt. Die Tumorinduktion erfolgte am Tag 1 der Versuchsreihe durch intraperitoneale Injektion mit 70 mg BOP/kg Körpergewicht, zusätzlich erfolgten 3 einwöchige Augmentationszyklen (nach 3, 5, und 7 Wochen), die durch cholinfreie Diät mit viermaliger intraperitonealer Gabe von 500 mg/kg D.L-Ethionin sowie einmaliger Applikation von 800 mg/kg L-Methionin und 20 mg/kg BOP gekennzeichnet waren.

Projekt gefördert durch die Forschungsförderung der Universität Ulm (P.244,Bi,1995).

Nach 7, 8, 9, 11, 12, 14, 16 und 18 Wochen wurden Gruppen mit je 6 Tieren in terminaler Nembutalnarkose getötet und die Organe entnommen. 12 Tiere dienten als Kontrolle, wovon 6 Tiere nach Woche 7 und 6 Tiere nach Woche 18 untersucht wurden. Für die histologischen als auch für die molekularbiologischen Untersuchungen wurde jeweils ein Segment aus dem linken Leberlappen verwendet. Aus diesem Gewebe erfolgte zusätzlich zur normalen histologischen Begutachtung im HE gefärbten Präparat die quantitative Bestimmung von EGF-R, C-erbB2, TGFα und P53 (Wildtyp) aus einem durch Zerpulverung im Mörser unter Zugabe von flüssigem Stickstoff hergestellten Gewebehomogenat. Nach Gesamtproteinbestimmung des Zellhomogenates erfolgte die Messung der untersuchten Peptide mit Hilfe eines ELISA Kit (Fa. Oncogene science). Zur qualitativen Kontrolle wurden mit den entsprechenden Sekundärantikörpern (Fa. Dako) die immunhistochemischen Färbungen an 6 µm Kryoschnitten durchgeführt. Statistik: Um signifikante Unterschiede der gemessenen Konzentrationen zu ermitteln, wurde der Wilkoxon-Rank-Sum Test angewandt. Ein p-Wert < 0,05 wurde als signifikant erachtet.

Ergebnisse

Histologisch fanden sich nach 7 Wochen erste Veränderungen in Form von toxischer Parenchymverfettung, Hyperplasie der Hepatozyten und beginnende Fibrosierung der Glissonschen Felder. Nach 12 Wochen zeigte sich eine zunehmende Lumenerweiterung der Gallengänge mit Epithelhypertrophie und dysplastischen Veränderungen Grad I – II. Im weiteren Verlauf fanden sich nach 16 – 18 Wochen zystisch adenomatöse Gallengangsproliferate mit Dysplasien Grad III bei fast allen untersuchten Tieren. Nach 18 Wochen konnte zusätzlich bei 50 % der Tiere kleine infiltrativ wachsende Tumore festgestellt werden, die meist ein Mischbild von hepatozellullären und cholangiozellulären Anteilen aufwiesen.

Die Bestimmung der Rezeptorkonzentrationen erbrachte bereits in der Frühphase der Karzinogenese eine hochsignifikante Überexpression des EGF Rezeptors auf 1,31 (fmol/ml)/g Protein, somit eine 15fache Erhöhung zu den Kontrollgruppen (Kontrolle nach 7 Wochen 0,06 (fmol/ml)/g Protein, Kontrolle nach 18 Wochen 0,09 (fmol/ml)/g Protein). Im weiteren Verlauf blieben die gemessenen Rezeptorkonzentrationen mit leichten Schwankungen auf diesem hohen Niveau (siehe Tabelle 1), ohne eine weitere Progression oder einen signifikanten Abfall zu zeigen. Im Gegensatz hierzu zeigte der Verlauf der gemessenen Konzentrationen von C-erbB2 keinen Anstieg im Verlauf der Karzinogenese. Die gemessenen Konzentrationen der behandelten Tiere unterschieden sich nicht signifikant von denen der Kontrolltiere (Verumgruppen 3,1 – 4,1(fmol/ml)/g Protein, Kontrollgruppen 3,2 – 3,4 (fmol/ml)/g Protein. Die TGFα Konzentrationen waren ähnlich wie die EGF-R Werte bereits nach 7 Wochen hochsignifikant erhöht und verblieben bis zur 16. Woche auf ca. das 10fache der gemessenen Kontrollen erhöht (Verumgruppen 2980 – 4910 (pg/ml)/g Protein, Kontrollgruppen 340 – 420 (pg/ml)/g Protein). In der Karzinomwachstumsphase (ab Woche 16) fielen die gemessenen Konzentrationen leicht ab, waren aber weiterhin signifikant im Vergleich zu den Kontrollgruppen erhöht (siehe Tabelle 1). Die gemessenen Konzentrationen für das Proteinprodukt des Tumorsuppressorgen P53 zeigten, wiederum ähnlich zum Verlauf der EGF-R Konzentrationen, eine frühe

Tabelle 1

Wochen	7	8	9	11	14	16	18	K 7	K 18
EGF-R	1,31	1,48	0,76	1,42	1,1	1,54	1,37	0,06	0,09
TGFα	3320	4910	2980	3240	3470	1980	1920	340	420
P53	2350	2240	2610	2290	1150	2390	2430	340	380
C-erbB2	4,1	3,3	3,1	2,3	3,8	3,6	3,1	3,2	3,4

Werte angegeben in Median EGF-R und C-erbB2 in (fm/ml)/g Protein, TGFα und P53 in (pg/ml)/g Protein K 7 und K 18 = Kontrollgruppen nach 7 und 18 Wochen

hochsignifikante Überexpression, die im zeitlichen Verlauf auf hohem Niveau verblieb (Verumgruppen 1150−2430 (pg/ml)/g Protein, Kontrollgruppen 340−380 (pg/ml)/g Protein).

In der qualitativen Kontrolle der Konzentrationsbestimmungen durch Immunhistochemie mit den entsprechenden im ELISA-assay angewandten Antikörpern konnte eine stark positive Farbreaktion für EGF-R, TGFα und P53 in den präneoplastischen Veränderungen (adenomatöse Gallengangsveränderungen, dysplastische Gangepithelien etc.) als auch im weiteren Verlauf in den infiltrativ wachsenden Tumoren gezeigt werden. Keine positive Farbreaktion fand sich hingegen für C-erbB2.

Diskussion

Primäre Leberkarzinome stellen mit einer Million Todesfälle pro Jahr eine der häufigsten bösartigen Tumore dar. Als äthiologische Faktoren sind mittlerweile die chronische Virushepatitis, Aflatoxinexposition wie auch seltenere hereditäre Erkrankungen (Hämochromatose, Glykogenosen u. a.) gesichert. Klinische Beobachtungen haben gezeigt, daß zwischen der verursachenden Grunderkrankung und der Manifestation des Karzinoms in der Regel mehrere Lebensdekaden liegen, so daß eine sequentielle über zahlreiche Schritte verlaufende Tumorgenese vermutet wird. Der erschwerte Zugang zu präneoplastischen Veränderungen beim Menschen erfordert die Untersuchung von molekularbiologischen Zusammenhängen im Tiermodell. An Proliferationsuntersuchungen im transgenen Mausmodell wurde die Karzinogenese über sog. „Ovalzellproliferationen" und adenomatöse Läsionen bis hin zu Tumoren untersucht [3]. Molekularbiologische Untersuchungen konnten bisher einige interessante Ergebnisse erbringen, jedoch sind diese zum Teil widersprüchlich. Fourel et al. wiesen im WHV induzierten Modell am Woodchuck eine Aktivierung des N-myc-Genes nach, was in Untersuchungen an humanen Tumoren jedoch nur in einem geringen Prozentsatz gezeigt werden konnte [4]. Boix et al. fanden eine Überexpression der c-met Tyrosinkinase in 50 % der untersuchten Leberkarzinome [5]. Zusammengefaßt haben die bisherigen Untersuchungen keine eindeutigen Ergebnisse, die auf eine spezifische Onkogenaktivierung hinweisen, erbringen können.

Von meheren Autoren wurde jedoch auf eine Überexpression von Wachstumsfaktoren, insbesonders von TGFα, in humanen Leberkarzinomen und Zellinien hingewiesen [1]. So fanden YEH et al. erhöhte Konzentrationen von TGFα im Urin von erkrankten Patienten [6]. Der Zeitpunkt der Überexpression als auch der Zielrezeptor sind bisher jedoch nicht eindeutig identifiziert worden. Die Ergebnisse dieser Untersuchung lassen nun erstmalig erkennen, daß dieses Phänomen sehr früh in der Karzinomsequenz anzusiedeln ist, zu einem Zeitpunkt, zu dem lediglich frühe präkanzeröse Veränderungen histologisch nachzuweisen sind. TGFα bindet an den EGF Rezeptor, nicht jedoch an den C-erbB2 Rezeptor. Die wachstumsstimulierende und mitogene Funktion von TGFα scheint also über diese Rezeptor-Ligand Verbindung ihre Wirkung auf die Zelle zu entfalten. Unterstützt wird diese These durch die gemessenen Rezeptorkonzentrationen. Lediglich EGF-R zeigte eine paralell zur TGFα verlaufende Überexpression, während die Konzentrationen von C-erbB2 in allen Phasen des Experimentes normal blieben. TGFα scheint also eine zentrale Rolle in der frühen Tumorinitiierung während der Hepatokarzinogenese einzunehmen. In welcher Weise diese Überexpression genetisch determiniert oder ob es lediglich als Epiphänomen einzustufen ist, muß Ziel weiterführender Untersuchungen sein. Es erscheint jedoch durchaus denkbar, daß eine antitumorale Therapie an der Unterbrechung dieser Rezeptor-Ligand Verbindung seinen Ansatz findet. Die ebenfalls sehr interessante Tatsache der frühen Überexpression des Proteinproduktes von P53 kann als Versuch der zellulären Gegenregulation zur malignen Transformation interpretiert werden. Zur genauen Einstufung sind weiterführende Untersuchungen wie der Nachweis von mutiertem P53 und Autoantikörpern noch erforderlich.

Zusammenfassung

Am Modell der nitrosamininduzierten Hepatokarzinogenese des syrischen Goldhamsters wurde die Überexpression der Wachstumsfaktoren EGF-Rezeptor, C-erbB2 Rezeptor und TGFα sowie das Proteinprodukt des Tumorsupressorgenes von P53 (Wildtyp) im zeitlichen Verlauf untersucht. Es zeigten sich im histologischen Präparat nach 7 Wochen erste präneoplastische Veränderungen. Bereits parallel hierzu konnte eine hochsignifikante Überexpression von TGFα, EGF-R und P53 registriert werden, die im weiteren Verlauf auf hohem Niveau verblieb. C-erbB2 wurde nicht vermehrt exprimiert. Qualitativ wurden diese Egebnisse durch immunhistochemische Färbung im Präparat bestätigt. TGFα, welches bekannterweise in humanen Leberkarzinomen überexprimiert ist, erscheint durch die Bindung an den EGF- Rezeptor bereits früh in der Hepatokarzinogenese seine mitogene Wirkung zu entfalten und ist möglicherweise hier von zentraler Bedeutung. Eine antitumorale Therapie könnte somit an der Unterbrechung dieser Rezeptor-Ligand Verbindung seinen Ansatz finden.

Summary

The experimental hepatocarcinogenesis was studied using the syrian hamster model where tumors are induced by application of nitrosamines. The concentration of EGF-R, C-erbB2, TGFα and P53 (wildtype) was measured and correlated with the histological findings. It was shown that in a very early stage where preneoplastic changes are subtle already a highly significant overexpression of TG Fα, EGF-R and P53 occurs, while concentrations of C-erbB2 remain low. It is therefore concluded that the receptor-ligand complex of TGFα and EGF-R may represent an important pathway by which early tumor initiation functions. These findings are supported by the fact that the C-erbB2 receptor which is not capable of binding TGFα is not over-expressed. The high concentrations of P53 could represent the activation of a cellular defense mechanism against the neoplastic changes occuring.

Literatur

1. Schirmacher P, Dienes HP (1995) Hepatozyten, Wachstumsfaktoren, Onkogenexpression. In: Beger HG, Manns M, Greten H (Hrsg) Molekularbiologische Grundlagen in der Gastroenterologie. Springer, Berlin, S 114–123
2. Mizumoto K, Tsutsumi M, Kitazawa D, Denda A, Konishi Y (1990) Usefulness of rapid production model for pancreatic carcinoma in male hamsters. Cancer Lett 49:211–215
3. Farber E, Sarma DSR (1987) Hepatocarcinogenesis: a dynamic cellular perspective. Lab Invest 56:4–22
4. Fourel G, Trepo C, Bougueleret L, Henglein B, Pozetto A, Tiolais P, Buendia MA (1990) Frequent activation of N-myc-Genes by hepadna virus insertion in woodchuck liver tumors. Nature 347:294–298
5. Boix L, Rosa JL, Ventura F, Castells A, Breuix J, Rodes J, Bartrons R (1994) C-met RNA over-expression in human hepatocellular carcinoma. Hepatology 19:88–91
6. Yeh JC, Tsai JF, Chuang LY, Yeh MW, Tsai JH, Florine DL, Tam JP (1987) Elevation of transforming growth factor alpha and its relationship to the epidermal growth factor and alpha-fetoprotein in patients with hepatocellular carcinoma. Cancer Res 7:896–901

Dr. med. Dieter Birk, Chirurgische Klinik I der Universität Ulm, Steinhövelstr. 9, D-89075 Ulm

Allelverlust von prädisponierenden Genen (BRCA1, BRCA2, AT, p53) bei Mammakarzinomen und deren Metastasen

Loss of heterozygosity (LOH) in breast cancer susceptibility genes (BRCA1, BRCA2, AT, p53) in breast carcinomas and their metastases

M. Hampl[1], J. Hampl[2], St. Frank[2], M. Hahn[1], M. Nagel[3], D. Ockert[3], G. Schackert[2], H.-D. Saeger[3] und H. K. Schackert[1]

Chirurgische Universitätsklinik der TU Dresden, Abteilung Chirurgische Forschung[1], Klinik für Neurochirurgie[2], Klinik für Viszeral-, Thorax- und Gefäßchirurgie[3]

Einleitung

Für die Entstehung von hereditären Formen des Mammakarzinoms sind Keimbahnmutationen in verschiedenen Genen ursächlich verantwortlich. Als erstes „Brustkrebsgen" wurde 1994 das BRCA1 Gen auf Chromosom 17q21 lokalisiert und sequenziert [4]. Das Genprodukt ist ein aus 1863 Aminosäuren bestehendes Protein, das die Funktion eines Tumorsuppressorgens hat. Das zweite Mammakarzinomgen BRCA2 wurde mittels Kopplungsanalyse auf Chromosom 13q12–13 lokalisiert, die Sequenzierung steht noch aus [10]. Das Tumorsuppressorgen p53, das in sporadischen Tumoren häufig mutiert vorliegt, ist als Keimbahnmutation im Rahmen des Li-Fraumeni Syndroms für ca. 1% aller Mammakarzinome verantwortlich [3, 7]. Neuere Untersuchungen weisen darauf hin, daß Trägerinnen des AT Gens (Ataxia teleangiectatica) neben einer allgemeinen Krebsprädisposition und gesteigerten Strahlensensibilität ein fünffach erhöhtes Risiko für Mammakarzinome aufweisen [6].

Gemäß der Knudsonschen Tumorsuppressorgenhypothese mutiert im Rahmen der Tumorentstehung ein Allel und das zweite Allel geht im Tumor verloren (loss of heterozygosity, LOH). Der Nachweis von LOH mittels Mikrosatellitenmarkern, die im Bereich der zu Mammakarzinomen prädisponierenden Gene liegen, kann somit als Hinweis auf eine zugrundeliegende Mutation in diesen Genen dienen [2]. Ziel unserer Untersuchung ist es, die Beteiligung der vier Gene (BRCA1, BRCA2, AT, p53) an der Genese und Progression spontaner Mammakarzinome und deren Fernmetastasen (Gehirn- und Leberfiliae) zu analysieren.

Patienten, Material und Methoden

Wir analysierten 15 Mammakarzinome, fünf Hirnmetastasen und eine Lebermetastase von insgesamt 20 Patienten, von denen zwei eine Familienanamnese aufwiesen (Patientin MB126: Schwester mit Mammakarzinom; Patientin MB41: Mutter mit 46 Jahren am Mammakarzinom verstorben, Schwester der Mutter mit Kolonkarzinom) und einer männlichen Geschlechtes war. Genomische DNA wurde aus tiefgefrorenem Tumormaterial, Normalgewebe bzw. EDTA Blut mittels des QIAampBlood/Tissue Kit (Fa. Qiagen) nach Protokoll des Herstellers isoliert. Die folgenden Mikrosatellitenprimer wurden eingesetzt:

BRCA1 Gen: D17S855, D17S1322, D17S1323 [1, 5],
BRCA2 Gen: D13S260, D13S267, D13S289 [9, 10] ,
AT Gen: D11S1294, D11S2179 (Gen Bank No.G00-198-493, G00-386-709),
p53: TP53 [8].

Daneben wurde je 1 Marker für das APC Gen (Mfd27), das DCC Gen (Mfd26, D18S34) und β-Actin Gen (635/636) getestet [8]. Das 5′ Ende eines der beiden PCR-Primer war fluoreszenzmarkiert. Die PCR wurde mit 100–500 ng DNA, 1×PCR Puffer, 2,0 mM $MgCl_2$, 200 µM d′NTP′s, 2,5U Taq (Perkin Elmer) und je 5 pmol Primer in 50 µl Reaktionsvolumen durchgeführt. Alle PCR Reaktionen wurden auf einem Perkin Elmer Thermocycler 9600 bei folgenden Bedingungen durchgeführt: Denaturierung 10 min bei 94 °C, gefolgt von 35 Zyklen mit je 1 min Denaturierung bei 94 °C, 2 min Annealing (60 °C für die BRCA1/2 Mikrosatelliten-primer, 54 °C für APC, DCC und β-Actin und 65 °C für TP53) und 2 min Extension bei 72 °C. Abschließend wurde eine Extension von 10 min bei 72 °C durchgeführt. 0,1–1 µl des PCR Produktes wurde mit 8 µl Stop solution (Formamide und Dextran blue 5%) verdünnt, 5 min bei 94 °C denaturiert und auf ein 6%iges Polyacrylamid Gel auf einem A.L.F. Sequenzierer (Fa. Pharmacia) analysiert. Das Verhältnis von Zellen mit Allelverlust (Tumorzellen) zu Zellen ohne Allelverlust (Normalzellen) wurde mittels relativer Quantifizierung ermittelt (Fragment Manager, Fa. Pharmacia Biotech). Ein Quotient größer als 1,5, welcher einem Anteil von 66% Normalzellen im Tumorgewebe entspricht, wurde als LOH gewertet.

Ergebnisse und Diskussion

Die Marker für die untersuchten Genloci waren hochinformativ (heterozygote Situation in 80–95%). In nachstehender Tabelle ist die Häufigkeit von LOH in Primärtumoren und Hirnmetastasen in Prozent angegeben:

	Informativ	LOH Primär TU (n=15)	LOH Metastasen (n=6)
BRCA1	90%	38%	83%
BRCA2	95%	50%	83%
AT Gen	95%	36%	50%
p53	95%	14%	50%
APC	90%	8%	50%
DCC	90%	23%	17%
β-Actin	80%	8%	25%

Bei dem einzigen männlichen Patienten fand sich ein kompletter Verlust des BRCA1 Gens, bei einer der beiden Patientinnen (MB41) mit Familienanamnese ließ sich in keinem der vier Mammakarzinomgene ein Allelverlust, bei der zweiten Patientin ein kompletter Verlust des BRCA2 Gens im Tumor nachweisen (MB126). Beim Vergleich von Primärtumoren und Fernmetastasen von Mammakarzinomen fand sich insgesamt eine deutliche Zunahme von LOH, die besonders deutlich bei den BRCA1 und BRCA2 Genen zu beobachten war (Zunahme von 38% bzw. 50% auf >80%).

Zusammenfassung

Mutationen in Genen, die zum Mammakarzinom prädisponieren, sind mit hereditären Formen des Brustkrebses assoziiert. In Hirn- und Lebermetastasen von Mammakarzinomen fanden wir eine deutliche LOH Zunahme von BRCA1 und BRCA2 im Vergleich zu den Primärtumoren, was auf eine zunehmende Beteiligung dieser Gene bei der Tumorprogression hinweist. Der Nachweis des Allelverlustes von Genen, die zum Mammakarzinom prädisponieren, hat deshalb nicht nur prognostische Bedeutung, sondern ist auch Teil einer Strategie zur Identifizierung von Patientinnen mit Keimbahnmutationen.

Summary

Mutations in breast cancer susceptibility genes are associated with hereditary breast cancer. Their involvement in brain and liver metastases of breast carcinomas as assessed by LOH screening is more frequent than in primary tumors. This suggests a possible role of BRCA1 and BRCA2 in tumor progression. The identification of LOH in breast cancer susceptibility genes has not only prognostic implications, but is also part of a strategy to identify patients with germline mutations.

Literatur

1. Anderson L, Friedman L, Osborne Lawrence S, Lynch E, Weissenbach J, Bowcock A, King M-C (1993) High-density map of the BRCA1 region of chromosom 17q12–q21. Genomics 17: 618–623
2. Futreal PA, Söderkvist P, Marks JR, Iglehart JD, Cochran C, Barrett JC, Wiseman RW (1992) Detection of frequent allelic loss on proximal chromosom 17q in sporadic breast carcinoma using microsatellite length polymorphisms. Cancer Research 52:2624–2627
3. Malkin D, Li FP, Strong LC (1990) Germ Line p53 mutations in a familial syndrom of breast cancer, sarcomas and other neoplasms. Science 250:1233–1238
4. Miki Y, Swensen J, Shattuck-Eidens D, Futreal A, Harshman K, Tavtigian S, Liu Q, Cochran C, Bennett LM, Ding W, Bell R, Rosenthal J, Hussey CH, Tran T, McClure M, Freye C, Hattier T, Phelps R, Haugen Strano A, Katcher H, Yakumo K, Gholami Z, Shaffer D, Stone S, Bayer S, Wray C, Bodgen R, Dayananth P, Ward J, Tonin P, Narod S, Bristow PK, Norris F, Helverinh L, Morrison P, Rosteck P, Lai M, Barrett JC, Lewis C, Neuhausen S, Cannon Albrigt L, Goldgar D, Wiseman R, Kamb A, Skolnick M (1994) A strong candidate for breast and ovarian cancer susceptibility gene BRCA1. Science 266:66–71

5. Neuhausen SL, Swensen J, Miki Y, Liu Q, Tavtigian S, Shattuck Eidens D, Kamb A, Hobbs MR, Gingrich J, Shizuya H, Kim UJ, Cochran C, Futreal PA, Wiseman RW, Lynch HT, Tonin P, Narod S, Cannon-Albright L, Skolnick MH, Goldgar DE (1994) AP1-based physical map of the region from D17S776 to D17S78 containing the breast cancer susceptibility gene BRCA1. Human Molecular Genetics, 11:1919–1926
6. Savitsky K, Bar-Shira A, Gilad S, Rotman G, Ziv Y, Vanagaite L, Tagle DA, Smith S, Uziel T, Sfez S, Ashkenazi M, Pecker I, Frydman M, Harnik R, Patanjali SR, Simmons A, Clines GA, Sartiel A, Gatti RA, Chessa L, Sanal O, Lavin MF, Jaspers NG, Malcolm RT, Arlett CF, Miki T, Weissman SM, Lovett M, Collins FS, Shiloh Y (1995) A single ataxia telangiectasia gene with a product similar to PI-3 kinase. Science 268:1749–1754
7. Srivastava S, Zou Z, Pirollo K, Blattner W, Chang EH (1990) Germ-line transmission of a mutated p53 gene in a cancer-prone family with Li-Fraumeni syndrome. Nature 348:747–749
8. Thibodeau, SN, Bren G, Schaid D (1993) Microsatellite instability in cancer of the proximal colon. Science Vol 260:816–819
9. Weissenbach J, Gyapay G, Dib C, Vignal A, Morissette J, Millasseau P, Vaysseix G, Lathrop M (1992) A second-generation linkage map of the human genome. Nature 359:794–801
10. Wooster R, Neuhausen SL, Mangion J, Quirk Y, Ford D, Collins N, Nguyen K, Seal S, Tran T, Fields P, Marshall G, Narod S, Lenoir GM, Lynch H, Feunteun J, Devilee P, Cornelisse CJ, Menko FH, Daly PA, Ormiston W, McManus R, Pye C, Lewis CM, Cannon-Albright LA, Ponder B, Peto J, Skolnick MH, Easton DF, Goldgar DE, Stratton MR (1994) Localization of a breast cancer susceptibility gene, BRCA2, to chromosom 13q12–13. Science 265: 2088–2090

Dr. M. Hampl, Universitätsklinikum der TU Dresden, Klinik und Poliklinik für Viszeral-, Thorax- und Gefäßchirurgie, Fetscherstr. 74, D-01307 Dresden

Erhöhung des Magenkarzinomrisikos durch die *Helicobacter pylori*-Infektion

Helicobacter pylori infection and gastric cancer

R. A. Hatz[1]*, N. Lehn[2], S. Leyh[2], M. F. Kaps[1], M. Stolte[3] und F.-W. Schildberg

[1] Chirurgische Klinik und Poliklinik, Klinikum Großhadern, Ludwig Maximilians Universität München
[2] Institut für Mikrobiologie und Hygiene, Klinikum Rechts der Isar, Technische Universität München
[3] Pathologisches Institut, Bayreuth

Einleitung

Seit der Wiederentdeckung des gram-negativen Bakteriums *Helicobacter* (früher *Campylobacter*) *pylori* im Jahre 1983 hat sich das Verständnis für die pathogenetischen Zusammenhänge der wichtigsten gastroduodenalen Erkrankungen grundlegend gewandelt [1]. Er gilt als Verursacher der chronisch aktiven Gastritis vom B Typ [2] und ist in 95% mit dem Ulcus duodeni und in 80% mit dem Ulcus ventriculi assoziiert. Die gezielte Eradikationstherapie von *H, pylori* führt in einem hohen Prozentsatz zum Abheilen von Ulzera bei einer geringen Rezidivrate (2–5%) [3]. Bei der *H. pylori*-Infektion bleibt die chronisch-aktive Entzündung der Magenschleimhaut bei den meisten Individuen über viele Jahre bestehen, was den Übergang in die chronisch-atrophische Gastritis mit Manifestation einer intestinalen Metaplasie begünstigt. Atrophie, intestinale Metaplasie und Gastritis sind eng mit einem erhöhten Magenkarzinom-Risiko assoziiert [4]. In ländlichen Gebieten Chinas, die ebenfalls ein hohes Karzinomrisiko aufwiesen, sind 90% der Kinder bereits im Alter von 10 Jahren infiziert (in Europa ca. 5%). Da angenommen wird, daß diese über einen langen Zeitraum bestehen muß, um die Spätveränderungen wie chronische Atrophie und intestinale Metaplasie zu bewirken, scheint bei früher Durchseuchung der Bevölkerung das Karzinomrisiko höher. Das Ziel der vorliegenden Arbeit war zu untersuchen, ob eine echte Assoziation der *H. pylori*-Infektion mit dem Magenkarzinom besteht. Weiterhin sollte die Assoziation in Bezug auf Tumorlokalisation und histologischen Typ näher charakterisiert und die Prävalenz bestimmter zytotoxinproduzierender *H. pylori*-Stämme bestimmt werden.

Patienten und Methoden

Die Assoziation zwischen *H. pylori* und Magenkarzinom wurde in einer prospektiven Fallkontrollstudie untersucht. Eingang in die Studie fanden 95 Patienten, die

---

* Unterstützt durch die Chiles Foundation, Portland Oregon, U.S.A.

206

im Zeitraum zwischen Oktober 1992 und Januar 1995 wegen eines Adenokarzinoms des Magens behandelt wurden. Alle stammten aus dem Süddeutschen Raum. Die histopathologischen Untersuchungen zur Gastritisbeurteilung und die Gewinnung von *H. pylori*-Stämmen der Patienten mit Magenkarzinom wurden an Corpus und Antrumbiopsien nicht-tumor befallener Bezirke der Schleimhaut durchgeführt, die bei einer Gastroduodenoskopie oder aus Operationspräparaten gewonnen wurden. Die Klassifikation des Tumorbefalls erfolgte nach dem TNM-Schema. Das Kontrollpatientenkollektiv (n = 93) setze sich aus Patienten zusammen, die im gleichen Zeitraum gastroskopiert wurden und die keine Anamnese für ein Ulkusleiden oder eine maligne Erkrankung des Magens aufwiesen. Da die *H. pylori*-Prävalenz bei Patienten mit höherem Alter ebenfalls höher ist, wurden zum Vergleich der *H. pylori*-Infektionsraten zwischen Magenkarzinom- und Kontrollgruppe zwei altersentsprechende Stichproben mit jeweils 70 Patienten gezogen. Dazu wurde jeweils einem Patienten aus der Magenkarzinomgruppe ein Kontrollpatient zugeordnet, der sich im Alter nicht mehr als um ein Jahr unterschied. Im Patientenserum wurde der Titer spezifischer IgG-Antikörper gegen HPLC-gereinigte *H. pylori*-Antigene mit dem Cobas Core Anti-*H-Pylori* EIA (Roche) quantitativ bestimmt. Schleimhautbiopsien wurden zur bakteriellen Kultur, Hämatoxylin-Eosin (HE) und Warthin-Starry (WS) Färbung entnommen. Die Gastritisgrade, die Aktivität der Gastritis und die intestinale Metaplasie wurden mit der HE-Färbung, der Grad der *H. pylori* Kolonisation in den nach WS gefärbten Präparaten beurteilt. Zum Nachweis von vakuolisierendem *H. pylori*-Zytotoxin wurden HeLa-Zellen (ATCC 49503) als Zielzellen verwendet.

Ergebnisse

Eine *Helicobacter pylori*-Infektion war serologisch signifikant häufiger bei Patienten mit einem Magenkarzinom als in der Kontrollgruppe nachzuweisen (Abb. 1). Dieses Ergebnis korrelierte eng mit dem direkten Erregernachweis in der Kultur und/oder Histologie. Das Chancenverhältnis, die Odds Ratio, als Schätzung des relativen Risikos für ein Magenkarzinom bei einer serologisch nachgewiesenen *H. pylori*-Infektion betrug 2,18 (95%-Vertrauensbereich 1,04 – 4,56).

Bei den im Rahmen der vorliegenden Studie untersuchten Patienten waren die Magenkarzinome ausgeglichen auf Kardia (n = 24), Korpus (n = 25) und Antrum (n = 21) verteilt. Serologisch waren Patienten mit einem Kardia-Karzinom signifikant seltener *H. pylori*-positiv als Patienten mit einem Karzinom im Korpus oder Antrum (Abb. 2).

In der vorliegenden Studie lag das Verhältnis von intestinalem zu diffusem Magenkarzinomtyp bei 1,3 (n = 38/28). Serologisch bestand kein Unterschied in der *H. pylori*-Prävalenz zwischen diffusem und intestinalem Typ.

In der Magenkarzinomgruppe konnte im HeLa-Zell-Assay statistisch signifikant häufiger zytotoxin-positive *H. pylori*-Stämme (58% toxin-positiv) gefunden werden als in der Kontrollgruppe (21% toxin-positiv). Bezieht man auch dieses Ergebnis in die Berechnung des relativen Risikos ein, steigt die Odds Ratio signifikant auf einen Wert von 5,49 an, d.h. für den Träger eines zytotoxin-positiven Stammes besteht verglichen mit einem Nichtinfizierten ein fünfeinhalbfach höheres Risiko an einem Magenkarzinom zu erkranken.

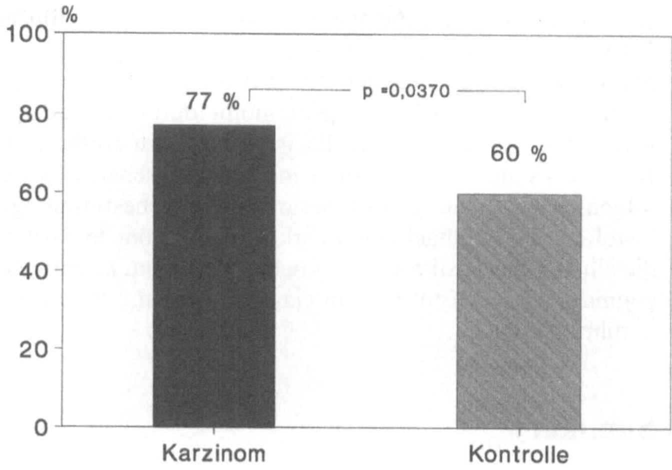

Abb. 1. Anteil der Patienten mit positiver *H. pylori*-Serologie in beiden Gruppen

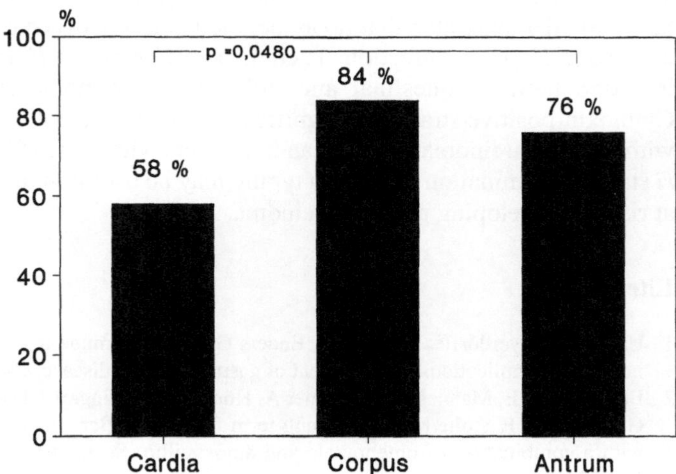

Abb. 2. Anteil der *H. pylori*-positiven Patienten mit einem Magenkarzinom in Abhängigkeit von der Tumorlokalisation

Zusammenfassung

Diese Studie ist die erste prospektive Untersuchung innerhalb eines bestimmten geographischen Lebensraumes der Bundesrepublik, die eindeutig belegt, daß Patienten mit einem Magenkarzinom signifikant häufiger eine *H. pylori*-Infektion aufweisen verglichen mit einer alterskorrelierten Kontrollgruppe. Die vorliegende Arbeit kann erstmalig das geringere Vorkommen der *H. pylori*-Infektion bei Kardia-Karzinomen im Vergleich zu Karzinomen in distalen Magenabschnitten eindeutig belegen. Man findet häufiger zytotoxin-produzierende Stämme, die möglicherweise eine höhere karzinogene Potenz besitzen. Für die klinische Praxis könnten diese Erkenntnisse eine umwälzende Bedeutung erlangen. In unserem Krankengut hätten bei Annahme eines kausalen Zusammenhangs zwischen Infektion und dem Magenkarzinom 26% bis 45% der Karzinome durch eine adäquate Eradikationstherapie vermieden werden können. Es ist deshalb zu fordern, daß die Bestimmung des *H. pylori*-Status des Patienten mit epigastrischen Beschwerden routinemäßig erfolgen sollte. Dies ist mit Serumantikörperbestimmung, mit ELISA und durch histologische Begutachtung möglich. Somit können Risikogruppen erkannt werden, die ein höheres Risiko aufweisen, ein Malignom zu entwickeln. Diese könnten einer engmaschigeren Kontrolle unterzogen werden oder einer Eradikationstherapie zugeführt werden.

Summary

This report outlines the results of the first prospective case-controlled study performed within a defined geographic area of southern Germany showing a significant association between *H. pylori* infection and gastric carcinoma. Furthermore, it can be clearly demonstrated that no association exists between carcinoma of the gastric cardia and *H. pylori* infection. There is no difference in *H. pylori* prevalence of the infection between intestinal and diffus-type carcinoma (Lauren classification). Cytotoxin-positive strains are significantly more frequently encountered in patients with gastric carcinoma (58%) than in patients without (21%) (p = 0.0012). *H. pylori* status determination and strain typing may be useful in identifying patient groups at risk for developing gastric carcinoma.

Literatur

1. Hatz RA, Bayerdörffer E, Lehn N, Enders G (1994) Immune response in *Helicobacter pylori* infection – implications for treatment of gastroduodenal disease. Clin Immunother 2:295–306
2. Bayerdörffer E, Mannes GA, Sommer A, Höchter W, Weingart J, Hatz R, Lehn N, Ruckdeschel G, Dirschedl P, Stolte M (1993) Long-term follow-up after eradication of *Helicobacter pylori* with a combination of omeprazole and amoxycillin. Scand J Gastroenterol (Suppl 196) 28: 19–25
3. Bayerdörffer E, Lehn N, Hatz RA, Mannes GA, Oertel H, Sauerbruch T, Stolte M (1992) Difference in expression of *Helicobacter pylori* gastritis in antrum and body. Gastroenterology 102:1575–1582
4. Sipponen P, Kekki M, Haapakoski J, Ihamaki T, Siruala M (1985) Gastric cancer risk in chronic atrophic gastritis: statistical calculations of cross-sectional data. Int J Cancer 35:173–177

Dr. med. Rudolf A. Hatz, Chirurgische Klinik und Poliklinik, Klinikum Großhadern, Ludwig Maximilians Universität München, Marchioninistr. 15, D-81377 München

Anhalt für eine systemische Komponente beim Magenkarzinom durch den Nachweis disseminierter Tumorzellen in Knochenmark, Leber und Milz

Evidence for systemic disease in solid gastric cancer by the detection of disseminated tumour cells in bone marrow, liver and spleen

K. U. Grützner, M. M. Heiss, D. Hempel, I. Funke, K.-W. Jauch und F. W. Schildberg

Chirurgische Klinik und Poliklinik; Klinikum Großhadern
Ludwig-Maximilians-Universität München (Direktor: Prof. Dr. F. W. Schildberg)

Einleitung

Das Magenkarzinom gehört trotz verbesserter Operationstechniken und radikaler Resektionsverfahren zu den Tumoren mit einer schlechten Kurz- und Langzeitprognose.

Ursache hierfür könnte eine bereits frühzeitig im Verlauf der Erkrankung stattfindende Dissemination einzelner Tumorzellen klononalen Ursprunges sein. In vorangegangenen Arbeiten konnten wir zeigen, daß dieser Zellnachweis im Knochenmark durch die Verwendung monoklonaler Antikörper (mAk) möglich ist. Darüber hinaus korreliert der Zellnachweis mit einer schlechten Prognose nach kurativer Resektion des Primärtumors [1]. Dies führte zu der Hypothese, daß der Tumorzellnachweis im Knochenmark als Indikator für eine systemische Generalisierung auf mikroskopischer Ebene zu sehen ist und damit der Zellnachweis potentiell auch in anderen Organen möglich sein sollte.

Von den parenchymatösen Organen des Oberbauches liegen sowohl die Leber wie auch die Milz im lymphatischen und kapillären Abstromgebiet des Magens. Die Leber steht im Zentrum des präoperativen Stagings, da sie, insbesondere beim Magenkarzinom vom intestinalen Typ nach Laurén, einen der Hauptmetastasierungsorte dieses Tumors darstellt.

Ziel der Arbeit war es, zu untersuchen, ob sich disseminierte epitheliale Zellen nicht nur im Knochenmark, sondern auch in Milz und Leber nachweisen lassen.

Unter Verwendung immunhistochemischer Methoden sollte die Dissemination epithelialer Tumorzellen in diesen Körperkompartments dargestellt werden.

Methodik

Intraoperativ wurde bei Patienten mit primärem Magenkarzinom aus beiden Beckenkämmen Knochenmark gewonnen. Die Splenektomie wurde aus onkologischen Gründen bei entsprechendem Tumorsitz und auch bei iatrogener Verletzung bei D2-Lymphknotendissektion durchgeführt. Für die immunhistochemische Untersuchung wurde ein Gewebekeil von etwa 1 cm Kantenlänge entnommen. Die Exzision eines Leberkeiles von etwa 5 – 10 mm Kantenlänge erfolgte als Probeexzision intraoperativ aus einem makroskopisch unverdächtigen Teil des Organs. Das Gewebestück wurde geteilt und die Hälfte ging dem Pathologen zur lichtmikroskopischen Untersuchung zu.

Nach Ficoll-Hypaque Dichtegradientenzentrifugation des Knochenmarkaspirates wurden pro Patient 10^6 mononukleäre Zellen in der Interphase separiert und in einer errechneten Zellzahl von je 10^5 pro Objektträger aufgebracht. Aus den Milzstücken wurden durch mechanische Zerkleinerung und 45minütige Inkubation in einer 0,05 % Kollagenase Lösung eine Einzelzellsuspension hergestellt und analog dem Knochenmark weiter verarbeitet. Die Detektion epithelialer Zellen auf den Objektträgern von Knochenmark und Milzpräparaten erfolgte mit dem monoklonalen Antikörper (mAK) CK-2 und unter Verwendung der APAAP (Alkalische Phosphatase anti-alkalische Phosphatase)-Färbetechnik [2]. CK-2 richtet sich gegen die Zytokeratinkomponente Nr. 18, die als intrazytoplasmatisches Strukturelement einschichtiger epithelialer Zellen und daraus abgeleiteter Karzinomzellen gefunden wird. Sowohl im Knochenmark als einem ausschließlich mesenchymalen Kompartiment wie auch in der Milz lassen sich normalerweise keine Zytokeratin-positiven Zellen finden. Die Präparate wurden auf das Vorhandensein positiv gefärbter Zellen hin ausgewertet.

Diese Methodik ist in der Leber nicht einsetzbar, da es zu Kreuzreaktionen des Antikörpers CK-2 mit den Gallengangs- und Leberepithelien kommt. Zur immunhistochemischen Detektion disseminierter Zellen wurden Gefrierschnitte der Leberbiopsien angefertigt. Wir verwendeten den mAK CORA, der ein 40 kD Glykoprotein, welches von zahlreichen gastrointestinalen Tumoren exprimiert wird, erkennt [3]. Hierbei zeigten sich jedoch Kreuzreaktionen mit Granulozyten, was eine eindeutige Beurteilung gerade in entzündlich veränderten Lebergewebe erschwerte. Eine stärkere Spezifität wurde durch den CEA-spezifischen mAk 6B10 erreicht, der das Epitop GOLD-3 erkennt und keine Kreuzreaktionen zeigte [4]. Der immunhistochemische Nachweis erfolgte mit der APAAP- und der Immunperoxidase Technik.

Ergebnisse

Bei 31 Patienten konnten synchron Knochenmarkaspirate und Leberschnitte untersucht werden. In 65 % (20/31) fanden sich positive Zellen im Knochenmark, während sich in der Leber in 61 % (19/31) positive Zellen nachweisen ließen. Der Nachweis Zytokeratin-positiver Zellen in Knochenmark und Leber in den einzelnen Stadien ist in Tabelle 1 detailliert dargestellt. Ein positiver Zellnachweis sowohl in der Leber wie auch im KM fand sich bei 16 der 31 Patienten (Chi-Quadrat; p = 0,0125). Bei drei Patienten fanden sich nur in der Leber und bei drei nur im Knochenmark Tumorzellen.

Es bestand keine Korrelation des Zellnachweises in der Leber mit anderen tumorbiologischen Faktoren (T, N, M, G, Laurén-Klassifikation, Lymphangiosis im Tumor).

Tabelle 1. Nachweis disseminierter epithelialer Zellen in Knochenmark und Leber bei 31 Patienten mit Magenkarzinom. Im Knochenmark erfolgte der Nachweis mit dem Antikörper CK-2, in der Leber mit dem CEA-spezifischen Antikörper 6B10

Stadieneinteilung	Anzahl der Patienten	Patienten mit CK-2 positiven Zellen im Knochenmark	Patienten mit CEA-positiven Zellen in der Leber
T 1/2	16	7/9 (44%)	9/7 (56%)
T 3/4	15	13/2 (87%)	10/5 (67%)
N 0	9	4/5 (44%)	4/5 (44%)
N1/2	22	16/6 (73%)	15/7 (68%)
M 0	24	15/9 (63%)	14/10 (58%)
M 1	7	5/2 (71%)	5/2 (71%)
G 1/2	12	7/5 (58%)	8/4 (67%)
G 3	19	13/6 (68%)	11/8 (60%)
intestinal	18	9/9 (50%)	10/8 (56%)
diffus	13	11/2 (85%)	9/4 (69%)

Tabelle 2. Nachweis disseminierter epithelialer Zellen in Knochenmark und Milz bei 18 Patienten mit Magenkarzinom. In Knochenmark und Milz erfolgte der Nachweis mit dem Antikörper CK-2

Stadieneinteilung	Anzahl der Patienten	Patienten mit CK-2 positiven Zellen im Knochenmark	Patienten mit CEA-positiven Zellen in der Leber
T 1/2	11	5/6 (45%)	5/6 (45%)
T 3/4	7	3/4 (43%)	2/5 (29%)
N 0	2	1/1 (50%)	0/2 (0%)
N 1/2	16	7/9 (44%)	7/9 (44%)
M 0	11	4/7 (36%)	4/7 (36%)
M 1	7	4/3 (47%)	3/4 (43%)
G 1/2	6	3/3 (50%)	1/5 (17%)
G 3	12	5/7 (42%)	6/6 (50%)
intestinal	11	4/7 (36%)	2/9 (18%)
diffus	7	4/7 (57%)	5/7 (71%)

Betrachtet man jedoch nur die Gruppe der Patienten mit Tumoren vom intestinalen Typ nach Laurén (n = 18) so zeigten 8 von 10 einen positiven Befund in Knochenmark und Leber während 7 von 8 an beiden Orten ohne Nachweis disseminierter Zellen blieben (Chi-Quadrat, p = 0,007).

Bei 18 Patienten wurden Knochenmark und Milz aufgearbeitet. Hier ließen sich bei 44% (8/18) Tumorzellen im Knochenmark und bei 39% (7/18) der Patienten Zellen in der Milz nachweisen (Tabelle 2). Bei den 7 Patienten mit einem positiven Zellnachweis in der Milz waren in 5 Fällen auch Zellen im Knochenmark detektierbar. Die Übereinstimmungsrate betrug somit 71%. (Chi-Quadrat; p = 0,088). Bei zwei Patienten fanden sich nur in der Milz, bei drei nur im Knochenmark Tumorzellen.

Während es keine Assoziation zwischen Zellnachweis in der Milz und dem T, N, M Stadium gab, bestand eine positive signifikante Korrelation zwischen dem Karzinomen vom diffusen Typ und einem Zellnachweis in der Milz (Chi-Quadrat; p = 0,03).

Diskussion

Wir konnten zeigen, daß unter Verwendung monoklonaler Antikörper sowie immunzytologischer und -histologischer Techniken zusätzlich zum Knochenmark auch in Leber und Milz disseminierte Tumorzellen nachgewiesen werden können.

In Knochenmark und Milz wurde der Antikörper CK-2, der die Forderung nach einem spezifischen und sensitiven Marker für epitheliale Zellen erfüllt, in einer vergleichbaren immunzytologischen Technik angewendet. Da die Leber aus Zellen unterschiedlichen Gewebetypes zusammengesetzt ist, mußte hier eine andere Methodik angewendet werden. Die Verwendung eines CEA-spezifischen Antikörpers kann die Spezifität der Methode erhöhen, erfährt aber ihre Begrenzung in der variablen CEA-Expression des Primärtumors. Die signifikante Übereinstimmung des Nachweises disseminierter Zellen in KM und Leber bei unserem Patientengut jedoch zeigt, daß diese Methode in der Lage ist die Dissemination auch in der Leber zu beschreiben. Dies unterstützt die Aussage, daß der Knochenmarkstatus als Surrogat-Marker für die systemische Dissemination des Magenkarzinoms auf Organebene angesehen werden kann.

Die Nachweisrate in der Leber beträgt bis zu 75 %. Läßt sich auch keine signifikante Assoziation zwischen etablierten Risikofaktoren und dem Zellnachweis beschreiben, so verdient dieser bei intestinalen Tumoren besondere Beachtung. Tumoren vom intestinalen Typ nach Laurén neigen im Gegensatz zum diffusen Typ eher zur Entwicklung von Leber- und Fernmetastasen. Die signifikante Übereinstimmung im Nachweis disseminierter Zellen in Knochenmark und Leber bei diesem Tumortyp spiegelt nicht nur die systemische Dissemination der Tumorerkrankung wider, die durch den Knochenmarkstatus beschrieben wird, sondern gibt möglicherweise auch Hinweise darauf, daß intestinale und diffuse Karzinome als unterschiedliche tumorbiologische Entitäten zu werten sind [5].

Aufgrund dieser Ergebnisse scheint der Nachweis disseminierter Zellen im Knochenmark kein auf das Knochenmark beschränktes Phänomen darzustellen, sondern vielmehr ein Indikator der systemischen Dissemination eines soliden gastrointestinalen Karzinoms auf Organebene zu sein. Damit bietet die Erhebung des Knochenmarkstatus nicht nur zum Zeitpunkt der Operation sondern auch im Längsschnittverlauf die Möglichkeit die Entwicklung dieser systemischen Komponente zu monitoren und adjuvante Therapieeffekte abschätzen zu können.

Zusammenfassung

Ziel der vorliegenden Untersuchung war es, zu untersuchen ob sich disseminierte epitheliale Zellen bei Patienten mit Magenkarzinom nicht nur im Knochenmark sondern auch in Leber und Milz nachweisen lassen. Hierzu wurde bei 31 Patienten gleichzeitig Knochenmark und Lebergewebe, bei 18 Patienten Knochenmark und Milzgewebe untersucht. In Knochenmark und Milz erfolgte der Zellnachweis mit dem Antikörper CK-2, in der Leber mit dem CEA-spezifischen Antikörper 6B10. Die Nachweisrate disseminierter Zellen in der Leber betrug 61% (19/31). Dies korrelierte signifikant (p=0,012) mit dem Nachweis im Knochenmark von 60% (20/31). In der Gruppe der Tumoren vom intestinalen Typ war diese Korrelation noch ausgeprägter (p=0,007). In der Milz ließen sich bei 44% (8/18) Patienten epitheliale Zellen nachweisen, bei den gleichen Patienten im Knochenmark 39% (7/18) wobei eine Übereinstimmungsrate von 71% bestand. Ein diffuser Tumortyp nach Laurén korrelierte positiv mit einen Tumorzellnachweis in der Milz (p=0,03). Unsere Ergebnisse zeigen, daß durch die Verwendung monoklonaler Antikörper zusätzlich zum Knochenmark auch in Leber und Milz disseminierte Tumorzellen nachweisbar sind. Der Zellnachweis im Knochenmark scheint somit kein isoliertes Phänomen zu sein, sondern ein Indikator für die systemische Dissemination auf Organebene.

Summary

The aim of this study was to find out if disseminated epithelial cells in patients with gastric cancer can also be detected in liver and spleen beside their presence in bone marrow. In 31 patients we examined bone marrow and liver tissue, in 18 patients bone marrow and single cell suspensions of splenic tissue. In bone marrow and spleen the monoclonal antibody CK-2 was used while the CEA-specific mab 6B10 was used in liver tissue. The detection rate of disseminated cells in the liver was 61% (19/31). There was a significant correlation (p=0,012) to the rate of cells in bone marrow 60% (19/31) of the same patient. The correlation was even stronger in intestinal type tumours (p=0,007). Disseminated cells could be detected in 44% (8/18) of the spleens an in 39% (7/18) of the patients bone marrow. A diffuse type of tumor according to Laurén was associated with the presence of disseminated cells in the spleen (p=0,03). These results suggest that by the use of monoclonal antibodies disseminated tumor cells in gastric cancer patients cell can not only be detected in bone marrow but also in liver and spleen. The detection of cells in bone marrow is not an isolated event but seems to be an indicator for systemic dissemination of a solid gastrointestinal tumor on organ level.

Literatur

1. Grützner KU, Heiss MM; Funke I, Pantel K, Jauch KW, Schildberg FW (1995) Langzeitergebnisse zur prognostischen Bedeutung der Tumorzelldissemination beim Magenkarzinom. In: Hierholzer G, Seifert J, Hartel W (Hrsg) Chirurgisches Forum '95 für experimentelle und klinische Forschung. Springer-Verlag Berlin Heidelberg, S. 587–591
2. Cordell JL, Falini B, Erber WN, Ghosh AK, Abdulaziz Z, Macdonald S, Pulford KAF, Stein H, Mason DY (1984) Immunoenzymatic labeling of monoclonal antibodies using immune complexes of alkaline phosphatase and monoclonal anti-alkaline phosphatase (APAAP complexes). J Histochem Cytochem 32:219–229

3. Göttlinger HG, Lobo FM, Grimm TW, Riethmüller G, Johnson JP (1988) Biochemical characterization and tissue distribution of the Cora antigen, a cell surface glycoprotein differentially
   expressed in malignant and benign gastrointestinal epithelia. Cancer Res 48 (8): 2198
4. Siebrecht M, Heiss MM, Enders G, Lamerz R, Brendel W (1989) Establishment of Isotype
   Switch Variants from CEA-specific Monoclonal Antibody 6B10 versus Epitope GOLD-3. In:
   Klapdor R (Hrsg) Recent Results in Tumour Diagnosis and Therapy. W. Zuckschwerdt Verlag,
   München Bern Wien San Francisco, S. 561–564
5. Laurén R (1965) The Two Histological Main Types of Gastric Cancer: Diffuse and so-called
   Intestinal Type Carcinoma. Acta Pathol Microbiol Scand 64:31–34

K. U. Grützner, Chirurgische Klinik und Poliklinik, Klinikum Großhadern, Ludwig-
Maximilians-Universität München, Marchioninistr. 15, D-81377 München

Wirksamkeit eines autogenen Meniskusersatzes aus Patellarsehne und Fascia lata im Hinblick auf Biomechanik und Knochendichteverteilung

Efficacy of autogenic meniscus replacement by patellar tendon coated with fascia lata in view of biomechanics and bone density pattern

G. Metak[1], H. Anetzberger[2], B. Haas[1], C. Stephan[1], M. Müller-Gerbl[2] und M. A. Scherer[1]

[1] Institut für Experimentelle Chirurgie der Technischen Universität München
[2] Anatomische Anstalt der Ludwig-Maximilians-Universität München

Einleitung

Die hohe Inzidenz von Arthrosen nach Meniskektomie [5] hat zu einer Vielzahl unterschiedlicher experimenteller Meniskusersatztechniken [1] geführt, deren Erfolgsbeurteilung auf morphologischen und mechanischen Kriterien beruht. Demgegenüber bietet die CT-Osteoabsorptiometrie (CT-OAM) [4] ein Verfahren an, um die Auswirkungen mechanischer Veränderungen über die Darstellung der subchondralen Mineralisierung zerstörungsfrei darzustellen und zu quantifizieren. Es sollten daher in einer experimentellen Studie einerseits anhand der Veränderungen der subchondralen Knochenplatte und andererseits anhand biomechanischer Tests die Folgen der Meniskektomie und die Wertigkeit eines autogenen Meniskusersatzes untersucht werden, um sie einander gegenüberzustellen und Rückschlüsse auf die jeweilige mechanische Beanspruchung des Kniegelenkes zu ziehen.

Fragestellung:
Können durch autogenen Meniskusersatz aus Patellarsehne und Fascia lata die biomechanischen Pathomechanismen nach Meniskusverlust verringert und eine Fehlbelastung verhindert werden?

Material und Methoden

Bei je 7 weiblichen Merinoschafen wurde nach Genehmigung durch die Aufsichtsbehörde am linken Kniegelenk entweder der Innenmeniskus komplett entfernt bzw. ein primärer Meniskusersatz durch ein fascien-umscheidetes Knochen-Band-Knochen-Transplantat aus der Patellarsehne durchgeführt [3], zur Kontrolle dienten

17 bis 28 gesunde Kniegelenke bzw. die rechten Kniegelenke der operierten Tiere.

1 Jahr postoperativ wurde die subchondrale Knochendichteverteilung mittels der *CT-Osteoabsorptiometrie nach Müller-Gerbl et al.* [4] dargestellt. Die Kniegelenke wurden dabei im CT im Abstand von 2 mm sagittal geschichtet. Zur weiteren Auswertung wurde mittels eines Bildverarbeitungsprogrammes (ANALYZE®) zunächst die Gelenkfläche dreidimensional rekonstruiert. Nach anschließender selektiver Darstellung der subchondralen Knochenplatte in den Einzelschnitten erfolgte eine Darstellung der Dichteverteilung über eine „Maximum-intensity-projection". Die verschiedenen Houndsfieldstufen wurden in 200er Schritten zusammengefaßt und zur Veranschaulichung in Falschfarben umgesetzt. Abschließend wurden beide Bilder übereinanderprojiziert, wodurch reproduzierbare Mineralisierungsmuster einer Gelenkfläche entstehen. Zur Bestimmung der Lage der Dichtemaxima wurden die Flächenschwerpunkte der Zonen höchster Dichte nach definierter Anlage eines Koordinatensystems ermittelt, und die Daten statistisch ausgewertet (Paardifferenztest nach Wilcoxon).

Nach Entfernung der Muskulatur wurden an den kompletten Kniegelenken nicht zerstörende Kompressionstests bis 350 N und antero-posteriore Translationsmessungen in einer Universalprüfmaschine durchgeführt. Anschließend erfolgten Zerreißtests von Stanzproben mit einer Sollbruchstelle von 1 mm² (Doppelmessungen) aus den Transplantaten und intakten Menisci (jeweils in Hauptverlaufsrichtung der Kollagenfasern).

Ergebnisse

Die *Reißfestigkeit* von Stanzproben aus dem Transplantat (8,7±2,9 N/mm²) unterscheidet sich nach einem Jahr statistisch nicht von der nativer Patellarsehnen, erreicht jedoch keinesfalls Werte intakter Menisci (44,1±12,3 N/mm²). Bei den *Kompressionsversuchen* kommt es nach medialer Meniskektomie zu einer Verringerung des axialen Translationsweges bei 350 Newton (t350) und Zunahme der Steifigkeit bei Testung der Kniegelenke in 60° Flexion als Ausdruck der verlorenen Pufferfunktion des Meniskus. Nach Meniskusersatz ist die Steifigkeit wieder niedriger, die t350 wieder höher (p<0,05), es werden zum Teil übernormale Werte erreicht. Der Translationsweg bei 70 N (t70) und die Compliance verhalten sich analog (Abb. 2). Während die *anterior-posteriore Translation*, die unmittelbar nach Meniskektomie erhöht ist, nach einem Jahr aber durch arthrotisch degenerative Veränderungen des Gelenkes abgenommen hat, ist sie 1 Jahr nach Meniskusersatz vermehrt.

Das *Verteilungsmuster der subchondralen Mineralisierung* zeigt auf der gesunden Seite bei allen Versuchstieren sowohl in der lateralen als auch in der medialen Gelenkfläche die Zonen höchster Dichte jeweils zentral, diese fallen gleichmäßig zu den Randbereichen hin ab. Dabei sind die Dichtemaxima an der medialen Gelenkfläche im Vergleich zur lateralen Gelenkfläche etwas mehr ventral gelegen. Nach Meniskektomie kommt es bei allen Tieren am medialen Tibiaplateau zu einer Verschiebung der Dichtemaxima zum Rand hin. Die statistische Auswertung ergibt im Vergleich zur gesunden Seite eine signifikante Verschiebung des Dichtemaximums

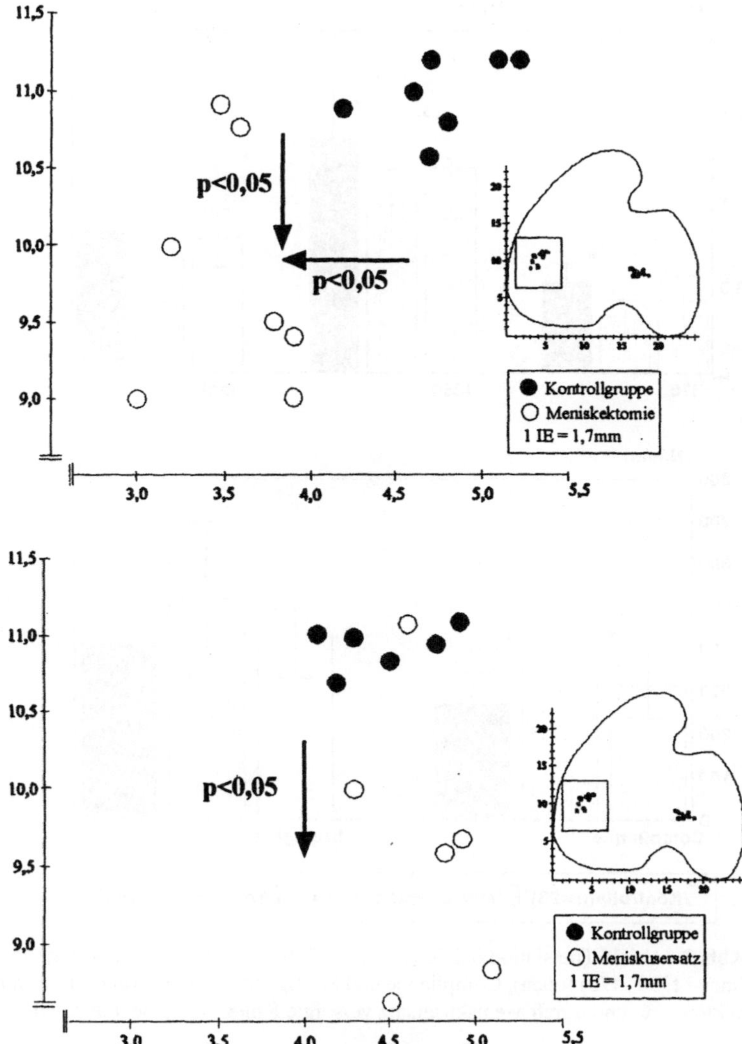

Abb. 1. CT-Osteoabsorptiometrie des medialen Tibiaplateaus: Oben: Signifikante Verschiebung des Knochendichtemaximums nach dorsal und medial nach Innenmeniskektomie. Unten: Nach Meniskusersatz kommt es zwar zu einer signifikanten Dorsalverschiebung, die Verschiebung zum medialen Rand bleibt jedoch vollkommen aus

an der medialen Gelenkfläche – jeweils im Mittel um 1,2 IE (ca. 2 mm) nach dorsal ($p < 0,5$) und nach medial ($p < 0,5$). An der lateralen Gelenkfläche hingegen kommt es zu keiner statistisch nachweisbaren Verschiebung der Dichtemaxima. Die Dichtemaxima liegen jedoch im Vergleich zur gesunden Seite nicht konstant zentral. Nach Meniskusersatz kommt es an der medialen Gelenkfläche nur zu einer Verschiebung des Dichtemaximums nach dorsal (1,2 IE, $p < 0,05$) entsprechend der vermehrten ap-Translation, während die pathologische Verschiebung zum medialen

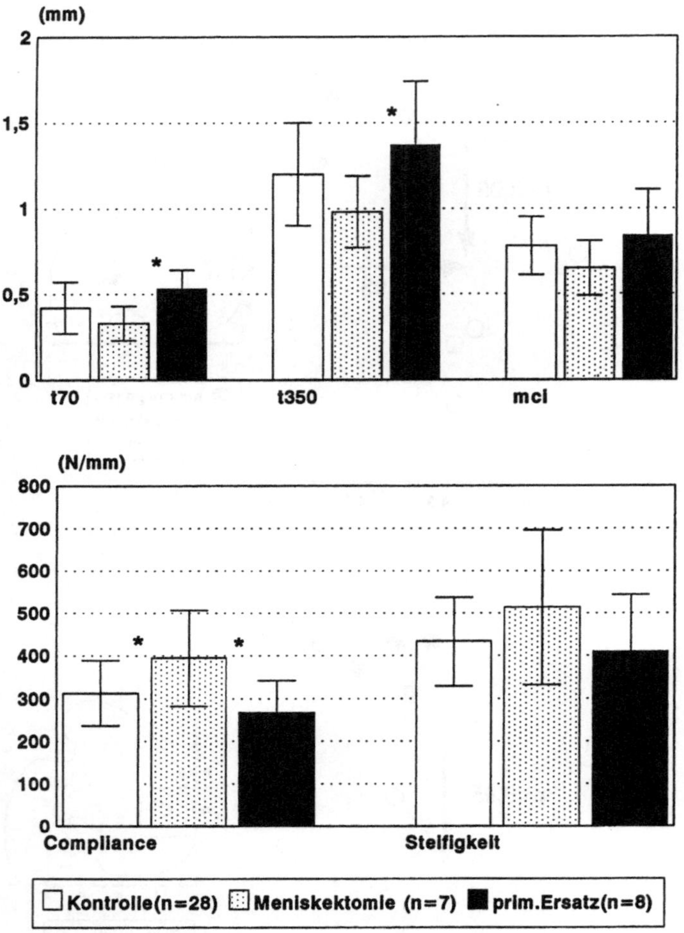

Abb. 2. Axiale Translation bei 70 (t70) bzw. 350 (t350) Newton, modifizierter Compliance-Index (mci = t350−t70) (oben), Compliance und Steifigkeit bei 350 N (unten) für intakte, medial meniskektomierte und durch Meniskusersatz versorgte Kniegelenke bei 60° Flexion (* p<0,05)

Rand nicht auftritt. An der lateralen Gelenkfläche kommt es ebenfalls zu keiner statistisch nachweisbaren Verschiebung (Abb. 1).

Der flächenbezogene makroskopische *Chondromalazie-Index* beträgt bei gesunden Kniegelenken (n=28) 46, ist nach Meniskektomie auf 275 erhöht und nach Meniskusersatz mit 99 deutlich niedriger.

Diskussion

Die quantitative Auswertung der Mineralisierungsmuster mittels CT-OAM – auch am Lebenden durchführbar – ist neben morphologischer Beurteilung ein weiteres sehr geeignetes Hilfsmittel zur Beurteilung neuer gelenksrelevanter Operationsmethoden. Im Gegensatz zu Druckmeßfolienversuchen, die nur ein momentanes Bild der Druckverteilung im Gelenk ergeben, spiegelt die CT-OAM die Anpassung des subchondralen Knochens entsprechend dem Wolff'schen Gesetz an geänderte Belastungsverhältnisse im Zeitverlauf wider. Während die biomechanischen Methoden durch in vitro Simulation einer Belastung den Meniskusersatz überprüfen, zeigt die CT-OAM die in vivo Auswirkungen auf das Kniegelenk.

Auf der gesunden Seite lag das Dichtemaximum in der CT-OAM an beiden Gelenkflächen jeweils zentral, was auf eine gleichmäßige Spannungsverteilung hinweist. Auf der meniskektomierten Seite zeigte sich eine signifikante Verschiebung des medialen Dichtemaximums in die dorsomediale Randzone, nach Meniskusersatz hingegen lediglich eine Verschiebung nach dorsal, dies korreliert zu der gemessenen vermehrten antero-posterioren Translation bei den Kniegelenken mit Meniskusersatz.

Die niedrige Reißfestigkeit der Stanzproben läßt keine direkte Aussage über die tatsächliche Funktionsfähigkeit des Transplantates zu. Demgegenüber konnte mit der Kompressionstestung ein eindeutiger stoßdämpfender Effekt der Meniskustransplantate belegt werden. Daß dabei die gemessenen Werte zum Teil über die Normalwerte hinausschießen, kann mehrere Gründe haben. Einerseits muß die vermehrte anterior-posteriore Translation in dieser Gruppe mit ins Kalkül gezogen werden, andererseits spielen die Materialeigenschaften des Ersatzgewebes dabei eine Rolle. Für den Dämpfungseffekt, der durch Umwandlung von Druck- in Zugspannung erfolgt [2], ist die stabile Knochenverankerung unabdingbare Voraussetzung.

Sowohl die biomechanischen als auch die osteoabsorptiometrischen Befunde nach Meniskusersatz weisen darauf hin, daß eine Verbesserung der mechanischen Situation durchaus – wenn auch nicht in allen Fällen – erreicht werden kann.

Zusammenfassung

Der an 14 Merinoschafen im Vergleich zu meniskektomierten bzw. gesunden Kniegelenken überprüfte Meniskusersatz aus Patellarsehne und Fascia lata übernimmt trotz niedriger Reißfestigkeit im Kniegelenk eine puffernde und lastverteilende Funktion. Die Verschiebung der Knochendichtemaxima als Ausdruck der verlagerten Hauptbelastungszone des Tibiaplateaus nach Meniskektomie kann durch den vorgestellten Meniskusersatz teilweise verhindert werden, was sich morphologisch in geringeren Arthrosezeichen und Knorpelschäden äußert. Der vorgestellte autogene Meniskusersatz verhindert zumindest teilweise die zur Gelenkdestruktion führenden biomechanischen Pathomechanismen.

Summary

Meniscus replacement by a autogenic patellar tendon and fascia lata composite graft was proved in 14 merino sheep in comparison to meniscectomy and untouched knees. In spite of low tensile strength the grafts take over load distribution and buffer function. The displacement of the bone density maximum following medial meniscectomy can be partially prevented by the proposed autogenic meniscus replacement. This can be shown morphologically by decreased cartilage damage. The biomechanical pathomechanism which is responsible for the destruction of the joint is reduced.

Literatur

1. Kohn D (1994) Meniskusersatz. Orthopäde 23:164–170
2. Kummer B (1994) Biomechanik des Meniskus. Orthopäde 23:90–92
3. Metak G, Scherer MA, Nickisch F, Henke J, Herfeldt K, Blümel G (1995) Autogener Meniskusersatz aus Patellarsehne und Fascia lata – eine experimentelle Studie am Schaf. Langenbecks Arch Chir Forum 1995: 85–90
4. Müller-Gerbl M, Putz R, Kenn R. (1992) Demonstration of subchondral bone density patterns by three-dimensional CT-Osteoabsorptiometry as a noninvasive method for in vivo assessment of individual long-term stresses in joints. J Bone Miner Res 7:411–417
5. Tapper EM, Hoover NW (1969) Late results after meniscectomy. J bone Joint Surg 51A: 517–526

Priv.-Doz. Dr. med. Gerhard Metak, Institut für Experimentelle Chirurgie der Technischen Universität München, Ismaninger Str. 22, D-81675 München

Verschieden konservierter allogener kortikaler Knochen zum Defektersatz in Interaktion mit Titanimplantat und Knochenzement – eine experimentelle Studie am Kaninchen

Differently preserved allogenic cortical bone for defect reconstruction in combination with a titanium implant and bone cement – an experimental study in rabbits

K. Ott[1], R. Ascherl[2], B. Güssregen[1] und G. Metak[1]

[1] Institut für experimentelle Chirurgie der Technischen Universität München
[2] Orthopädische Klinik der Medizinischen Hochschule zu Lübeck

Einleitung

Die allogene Knochentransplantation hat einen festen Platz in der Traumatologie und Orthopädie eingenommen. Um die bekannten Infektionsrisiken bei der allogenen Knochentransplantation auszuschalten, werden zahlreiche Konservierungsmethoden erprobt [4]. Erstrebenswert sind vor allem Verfahren, die eine HIV-Inaktivierung der Transplantate ermöglichen, ohne die biologische Qualität des Knochens gravierend zu verändern [6].

Maßgeblich für den Wiederaufbau großer kortikaler Defekte ist die Stabilität und biologische Wertigkeit des verwendeten Knochens. Da im Zusammenhang mit Revisionseingriffen, wie bei Hüftgelenksendoprothesen, häufig Kortikalisdefekte des Femurs beobachtet werden, wäre eine Überbrückung der Defektstrecke durch transplantierten Knochen in Kombination mit einer Prothese wünschenswert. Durch die kortikale Rekonstruktion sollte die Stabilität der Revisionsprothese, die Festigkeit des Femurschaftes und die optimale Kraftübertragung auf das proximale Femur zur Vermeidung von Osteolysen gewährleistet sein [3].

Ziel dieser Arbeit ist es, im ersatzschwachen Lager auf der Zugseite der Kaninchentibia die Wertigkeit von unterschiedlich konserviertem Knochen in Interaktion mit Titanimplantat und Knochenzement im Hinblick auf die Möglichkeit zum Wiederaufbau kortikaler Defekte zu untersuchen.

Material und Methoden

Nach Genehmigung durch die Aufsichtsbehörde wurden bei 42 Bastardkaninchen in Vollnarkose an der medialen Tibia mittels eines Hohlbohrers Kortikalisscheiben mit einem Durchmesser von 6 mm entfernt und durch unterschiedlich vorbehandelte, gleich große allogene Kortikalistransplantate ersetzt. Die Transplantate einer Gruppe werden zur Hälfte zentral durch einen Titanstift in Press-Fit-Technik in der Gegenkortikalis fixiert. Die andere Hälfte erhält zusätzlich eine Palacos®-Manschette um den Titanstift.

222

Versuchsplan: 6 Gruppen zu 7 Tieren (Beobachtungszeitraum 16 Wochen): bestrahlt (30 kGy, tiefgekühlt), autoklaviert (134 °C, 3 Min., 2,8 bar), tiefgefroren (4 Wochen bei – 70 °C), jeweils zementiert bzw. zementfrei.

Untersuchungsmethoden: Radiologische Untersuchungen (t/0, 4, 8, 12 und 16 Wochen p. op.), spätstatische Skelettszintigraphie (45 MBq Technetium 99 m – Methylendiphosphonat nach 4, 8 und 16 Wochen, Region-of-Interest-Methode), polychrome Sequenzmarkierung (PSM) zur Verlaufsbeobachtung der Knochenintegration und des Remodelings (2 Tage prä op. Calcein 5 mg/kg, nach 4 Wochen Tetracyclin 30 mg/kg, nach 8 Wochen Alizarin 30 mg/kg, nach 12 Wochen Xylenolorange 90 mg/kg s. c.), Kontaktröntgen mit folienlosen Filmen nach 16 Wochen, Hartschliffhistologie nach Fuchsin-Lichtgrün-Oberflächenfärbung.

Ergebnisse

Das Kontaktröntgen läßt nach 16 Wochen keine Abgrenzung des Transplants vom Wirtsknochen mehr zu. Radiologisch zeigt sich, daß die Überbrückung des Osteotomiespalts bereits innerhalb der ersten 4 Wochen beginnt. Verzögert werden die autoklavierten Transplantate integriert. Die Einheilung der autoklavierten zementierten Grafts erfolgt zu der 4. und 8. Woche signifikant schlechter im Vergleich zu den gefrorenen zementlosen ($p < 0{,}01$) und den bestrahlten zementierten ($p < 0{,}05$). Zementlose Transplantate werden schneller eingebaut als die zementierten. In der 8. Woche sind die gefrorenen zementierten signifikant schlechter integriert als die gefrorenen zementlosen und die bestrahlten zementierten (jeweils $p < 0{,}05$). Die retardierte Integration der autoklavierten Allografts, sowie der gute Einheilungsverlauf der anderen Allografts kann aus Abb. 1a ersehen werden.

Szintigraphisch zeigen alle Gruppen in der 4. Woche ihr Aktivitätsmaximum, danach kommt es zum chronologischen Aktivitätsabfall (Abb. 1b). Die autoklavierten Gruppen zeigen im Vergleich zu den anderen Gruppen geringere Werte in der 4. und 8. Woche, während die 16. Woche im Vergleich erhöhte Werte, im Sinne eines verminderten und noch nicht abgeschlossenen Remodelings, zeigt.

Auch die Histologie verifiziert den schlechten Umbau der autoklavierten Transplantate nach 16 Wochen. Es zeigt sich lediglich mäßige Knochenneubildung im Transplantat, während die bestrahlten Transplantate vorwiegend aus neugebildetem Knochen bestehen. Signifikant schlechter verhält sich der Umbau der autoklavierten zementlosen Transplantate im Vergleich zu den gefrorenen zementierten und zementlosen und den bestrahlten zementierten und zementlosen, ebenso der autoklavierten zementierten zu den bestrahlten zementierten und zementlosen (jeweils $p < 0{,}05$). An der Grenzfläche Lager-Transplantat sind die gefrorenen und bestrahlten Grafts mit Geflecht- und Lamellenknochengemisch ähnlich zu bewerten, während bei den autoklavierten der Geflechtknochen dominiert. Die höchste Organisation mit Geflecht- und Lamellenknochen zeigen am Transplantat-Titan-Übergang die bestrahlten Gruppen. Der Knochenzement ist in Form eines vor allem bindegewebigem Interface bei den autoklavierten Transplantaten am wenigsten stabil integriert.

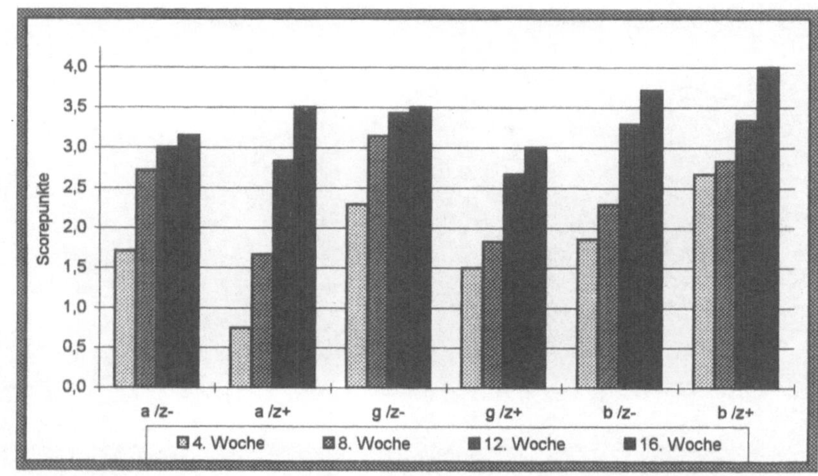

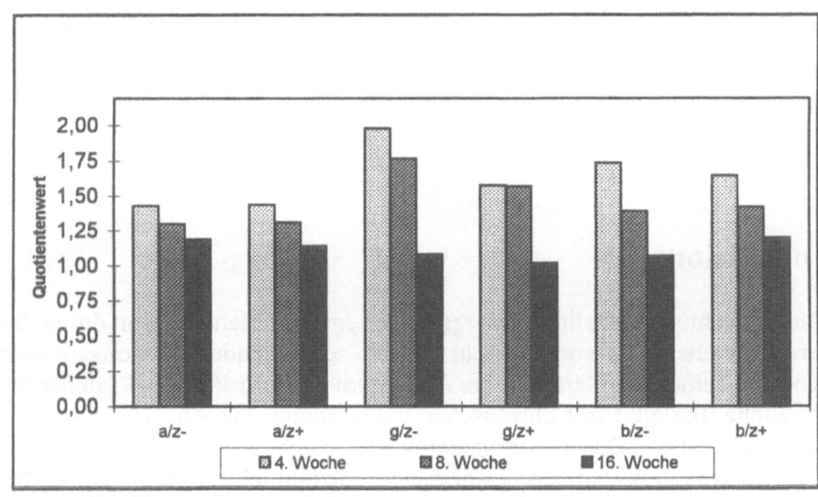

Abb. 1 a, b. **a** Radiologische Bewertung der Transplantateinheilung (0 = keine Reaktion, 4 = komplette Integration). **b** Szintigraphische Auswertung (> 1 = gesteigerte Aktivität im Vergleich zum Referenzbereich). a: autoklaviert, g: tiefgefroren, b: bestrahlt, z-: zementlos, z+: zementiert

Bei der PSM zeigen die bestrahlten Transplantate alle p. op. verabreichten Fluorochrome, während bei den anderen Gruppen betimmte Banden in den Transplantaten fehlen. Die schlechte Durchbauung der autoklavierten Transplante korreliert mit verstärkter Ausprägung von Xylenolbanden, die einen verspäteten Umbau signalisieren. Die starke Anreicherung von Tetracyclin bei den bestrahlten Transplantaten beweist den frühen Umbaubeginn, während bei den gefrorenen und autoklavierten zementierten Transplantaten die Tetracyclinbanden teilweise fehlen (Abb. 2).

224

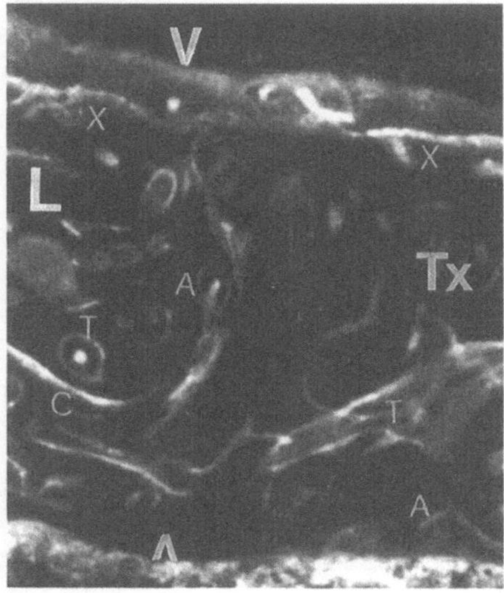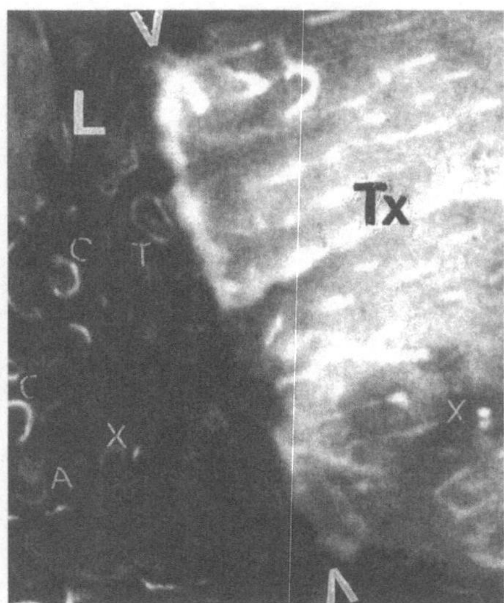

Abb. 2. Fluoreszenzmikroskopie (13fach) der PSM-Hartschliffpräparate eines bestrahlten (links) und eines autoklavierten (rechts) Transplantates. (Pfeile: Transplantatgrenze, Tx: Transplantat, L: Lager, C: Calcein, T: Tetracyclin, A: Alizarin, X: Xylenol)

Diskussion

Die schlechtere Einheilung der zementierten Transplantate kann durch die schlechtere Blutversorgung von endostal und die schädigende Polymerisationswärme des Knochenzements erklärt werden. Außerdem wird für PMMA-Knochenzement eine mögliche Toxizität mit chronischer Entzündungsreaktion und Granulombildung beschrieben [10]. Das als Implantatmaterial verwendete reine Titan zeigt gute biologische Toleranz und keine Auslösung entzündlicher Reaktion [8]. Die von uns v. a. beim autoklavierten Knochen beschriebenen decalzifizierten Interface-Membranen, beobachtet Piatelli [7] auch bei unbehandeltem Knochen, allerdings nur 30% der Implantatoberfläche betreffend. Dies erlaubt den Schluß, daß die Titan-Knochen-Grenzfläche ein Gebiet dynamischer biologischer Aktivität ist.
Der schlechtere Umbau der autoklavierten Transplantate ist bedingt durch die fehlende Fähigkeit zur Osteoinduktion; der neugebildete Knochen wird ausschließlich der Osteokonduktion zugeschrieben [5]. Osteoinduktiv sind gefrorene und betrahlte Allografts [1, 2]. Die leichte Retardierung der gefrorenen Transplantate wird möglicherweise durch die Restantigenität dieser Transplantate bewirkt [9].

Zusammenfassung

Der bestrahlte allogene Knochen ist dem gefrorenen Knochen bezüglich der Einheilung und des Remodelings mindestens gleichwertig und ist dem autoklavierten

Knochen eindeutig überlegen. Angesichts der ausgeschlossenen Infektionsübertragung und der vorhandenen Osteoinduktion bei mit 30 kGy bestrahltem Knochen könnte das gammasterilisierte Transplantat bei Prothesenwechseloperationen mit Knochendefekt Bedeutung erlangen [2, 6].

Summary

The irradiated allogenic bone seems to be at least equal to the deep frozen allograft with regard to its integration behavior, definitely superior to the autoclaved allogenic bone. Because of the loss of disease transmission by irradiation with 30 kGy and the persisting osteoinduction this type of bone graft could gain importance for revision surgery due to massive bone defects [2, 6].

Literatur

1. Ascherl R, Morgalla M, Geisdörfer K, Schmeller M-L, Langhammer H, Lechner F, Blümel G (1986) Experimentelle Untersuchungen und klinische Aspekte zur Kältekonservierung allogener Spongiosa. Orthopäde 15:22–29
2. Dziedzic-Goclawska A, Ostrowski K, Stachowicz W, Michalik J, Grzesik W (1991) Effect of Radiation Sterilization on the Osteoinductive Properties and the Rate of Remodeling of Base Implants Preserved by Lyophilization and Deep-Freezing. Clin Ortho Rel Res 272:30–37
3. Head W, Wagner R, Emerson R, Malinin T (1994) Revision Total Hip Arthroplasty in the Deficient Femur with a Proximal Load-Bearing Prosthesis. Clin Orthop Rel Res 298:119–126
4. Knaepler H, v. Garrel T, Gürtler L (1994) Die allogene Knochentransplantation – eine aktuelle Standortbestimmung. Dt Ärzteblatt 91:798–802
5. Kreicbergs A, Köhler P (1989) Reconstruction of Large Diaphyseal Defects by Autoclaved Reimplanted Bone: An Experimental Study in the Rabbit. In: Aebi M, Regazzoni P.: Springer, Berlin Heidelberg: S. 198–207
6. Kühne J-H, Refior H (1993) Möglichkeiten zur HIV-Inaktivierung homologer Knochentransplantate. Unfallchirurgie 19:313–317
7. Piatelli A, Trisi P, Passi P, Piatelli M, Cordioli G (1994) Histochemical and confocal laser scanning microscopy study of the bone-titanium interface: an experimental study in rabbits. Biomaterials 15/3:194–200
8. Rae T (1986) The biological response to titanium and titanium-aluminium-vanadium alloy particles. Biomaterials 7:37–40
9. Schratt HE, Spyra JL, Ascherl R, Lechner F, Blümel G (1988) Zur Antigenität von kältekonserviertem Knochen – Experimentelle und klinische Untersuchungen. In: Schriefers KH et al.: Springer, Berlin Heidelberg: S. 131–136
10. Thomson LA, Law FC, James KH, Matthew CA, Rushton N (1992) Biocompatibility of particulate polymethylmethacrylate bone cements: a comparative study in vitro and in vivo. Biomaterials 13/12:811–818

Priv.-Doz. Dr. med. Gerhard Metak, Institut für Experimentelle Chirurgie der Technischen Universität München, Ismaninger Str. 22, D-81675 München

Der Einfluß der Konservierungsart auf die Einheilung allogener Knochentransplantate. Experimentelle Langzeituntersuchungen an der Ratte

The influence of different preservation methods on the incorporation of bone allografts. A long-term experimental study in rats

H.-E. Schratt[1], J. L. Spyra[2], G. Voggenreiter[3], R. Ascherl[4] und H. Tscherne[1]

[1] Unfallchirurgische Klinik, Medizinische Hochschule Hannover
[2] Nuklearmedizinische Klinik und Poliklinik, Klinikum R. d. Isar der TU München
[3] Unfallchirurgische Klinik, Gesamthochschule Essen
[4] Orthopädische Klinik und Poliklinik der Universität zu Lübeck

Einleitung und Fragestellung

Bedingt durch die zunehmende Gefahr einer Virusübertragung durch allogene Knochentransplantate [4, 7] werden vermehrte Anforderungen an die Organisationsstrukturen einer Knochenbank gestellt. Da der damit verbundene organisatorische Aufwand jedoch erheblich ist, und ein theoretisches Restrisiko für die Virusübertragung bestehen bleibt, wird zunehmend die Sterilisation von Knochentransplantaten klinisch angewendet, da sie das Restrisiko eliminieren und den organisatorischen Aufwand senken kann. Doch trotz der raschen Verbreitung solcher sterilisierter Knochentransplantate in der klinischen Anwendung ist bislang nur sehr wenig über die biologischen Eigenschaften so behandelter Transplantate bekannt. Es war daher das Ziel unserer Untersuchungen, die biologischen Einbauvorgänge von sterilisierten allogenen Kortikalistransplantaten (Tx) mit dem Einbauverhalten konventionell konservierter Tx zu vergleichen.

Material und Methodik

Die Versuche wurden durch die zuständige Regierungsbehörde genehmigt, alle Bestimmungen des Tierschutzes wurden eingehalten.

Als Versuchsgruppen verwendeten wir zum einen autoklavierte (134 °C, 5 Minuten Autoklavieren) Tx (= AKL) sowie strahlensterilisierte (25 kGy) Transplantate (= STR). Für beide Methoden ist die Virusabtötung – das entscheidende Ziel der Sterilisation! – nach den derzeitigen Erkenntnissen gesichert [5], wobei bei autoklavierten Transplantaten auf eine Beschränkung der Tx-Größe geachtet werden muß, da sonst im Inneren des Tx-Bereichs keine ausreichende Temperatur erzielt werden kann [2].

Als Kontrollgruppen in unserer Versuchsanordnng dienten allogene Frisch-Tx (= FRI) sowie kältekonservierte (–80 °C, 4 Wochen Lagerungsdauer) Tx (= KÄL) und lyophilisierte Transplantate (= LYO).

Gefördert durch die Deutsche Forschungsgemeinschaft.

Die Untersuchungen wurden an einem Rattenmodell durchgeführt. Wir verwendeten dabei ein allogenes Transplantationsmodell (LEW × WIS). Als Transplantate dienten 1 cm lange, mechanisch von Knochenmark und Periost befreite, Tiba-Kortikalissegmente, die orthotop transplantiert wurden. Die Fixation erfolgte mittels intramedullärem Kirschnerdraht. Alle Operationen erfolgten unter aseptischen Bedingungen in Ketamin/Xylonest-Allgemeinanästhesie. Als Beobachtungszeitraum wählten wir 6, 24 und 48 Wochen p. Op.

Als Bewertungsparameter der Einheilung diente einerseits die Kontaktradiologie. Durch die Verwendung eines sehr feinkörnigen Filmes (KODAK X-OMAT MA) und Belichtung in einem Radiographic-Fluoroscopic-Inspection System (RADIO-FLUOR 120-PHILLIPS) konnte hier eine sehr hohe Auflösung erzielt werden. Die Beurteilung erfolgte anhand eines eigenen semiquantitativen Scores, in Anlehnung an die von Aebi et al. [1] angegebenen Parameter. Es wurde dabei sowohl der Transplantatumbau wie auch der Durchbau der Osteotomien beurteilt:

Radiologie - Score:
Prox. Osteotomie: 0–3 Pkt., Tx-Umbau: 0–4 Pkt., dist. Osteotomie: 0–3 Pkt.
⇒ max. 10 Pkt.

Die histologische Beurteilung der Einheilung erfolgte an entkalkten Paraffin-Längsschnitten der entnommenen Tibiae. Auch hier verwendeten wir einen eigenen semiquantitativen Score, der sich an die von Bos et al. [3] angegebenen Kriterien anlehnt:

Histologie - Score:
Prox. Osteotomie: 0–4 Pkt, Dist. Osteotomie: 0–4 Pkt., Tx-Umbau: 0–4 Pkt.,
Knochenmark-Regeneration: 0–4 Pkt ⇒ max. 16 Pkt.

Ergebnisse

Es wurden jeweils mindestens 7 Tiere/Gruppe/Beobachtungszeitpunkt untersucht.

Nach 6 Wochen war, mit Ausnahme der AKL-Gruppe (1,4 Pkt), in allen anderen Versuchsgruppen radiologisch bereits ein beginnender Durchbau der proximalen Osteotomie zu erkennen sowie erste Resorptionszeichen im Tx. Die Veränderungen bei der KÄL- und LYO-Gruppe waren hierbei etwas stärker ausgeprägt (4,0 bzw. 4,2 Pkt) im Vergleich zu den Frisch-Tx (3,4 Pkt) und den STR-Tx (3,8 Pkt). Nach 24 Wochen schien der Durchbau der beiden Osteotomien sowie der Umbau des Transplantates radiologisch sowohl bei der KÄL- wie auch der LYO-Gruppe weitgehend abgeschlossen. Bei den FRI-Tx war dies geringgradig verzögert, die STR-Gruppe hingegen zeigte zu diesem Zeitpunkt kaum Zeichen des Tx-Umbaus. Bei den autoklavierten Tx war lediglich ein „Brückenkallus" um das Transplantat ohne Umbau desselben nachzuweisen. Nach 48 Wochen war bei der STR-Gruppe die Tx-Resorption radiologisch ausgeprägter, während die autoklavierten TX nur geringe Umbauzeichen aufwiesen.

Bei der histologischen Analyse (Abb. 1) zeigte sich bei den FRI-, LYO- und KÄL-Tx nach 6 Wochen sowohl ein deutlicher Umbau der proximalen Osteotomie

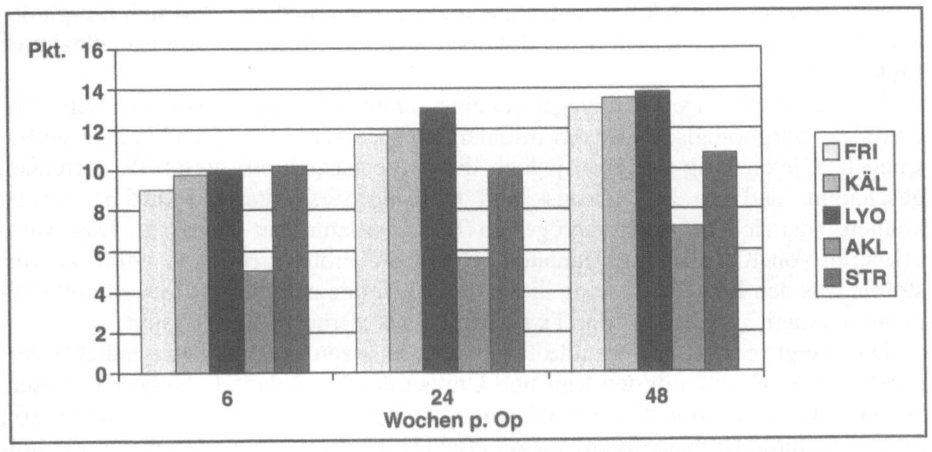

	FRI	KÄL	LYO	AKL	STR
6 Wochen p. Op	9,0 ± 1,2	9,8 ± 2,1	10 ± 0,4	5,0 ± 2,0	10,2 ± 0,8
24 Wochen p. Op	11,7 ± 0,5	12 ± 0,2	13,1 ± 0,4	5,6 ± 0,5	10,1 ± 0,5
48 Wochen p. Op	13,0 ± 1,8	13,5 ± 1,2	13,8 ± 0,3	7,1 ± 2,1	10,8 ± 1,5

Abb. 1

wie auch eine beginnende Resorption des Transplantats von intramedullär und vom Kallus ausgehend. Während jedoch bei den FRI-Tx nur Fasermark im Tx-Bereich nachweisbar war und bei den LYO- und KÄL-Tx nur in geringem Ausmaß Knochenmark zu finden war, zeigte sich bei den STR-Tx eine nahezu vollständige Ausfüllung des Markraums mit Knochenmark, was den hohen Anfangswert dieser Gruppe erklärt. Im weiteren Verlauf zeigte sich bei den FRI-, KÄL- und LYO-Tx ein zunehmender Durchbau der Osteotomien und ein vermehrter Umbau des Transplantates mit gleichzeitigem Auffüllen des intramedullären Raums mit Knochenmark. Dabei ergaben sich zwischen diesen Gruppen keine wesentlichen Unterschiede. Auffällig war jedoch, daß auch nach 48 Wochen der Tx-Umbau noch nicht abgeschlossen war, wie dies anhand der radiologischen Befunde zu vermuten gewesen wäre. Bei den strahlensterilsierten Tx zeigten sich über den gesamten Beobachtungszeitraum histologisch nur geringe Veränderungen, wobei hier im Verlauf ein teilweiser Umbau des Transplantats stattfand, gleichzeitig jedoch der intramedulläre Knochenmarkanteil abnahm. Bei den AKL-Tx war auch nach 48 Wochen nur ein mäßiger Durchbau der Osteotomien erreicht. Das Transplantat selbst wies nur vereinzelte lokale Resorptionszonen auf.

Diskussion

Die Untersuchungen zeigen, daß Kältekonservierung und Gefriertrocknung als gleichwertige Konservierungsverfahren für den Knochen betrachtet werden müssen. Radiologisch und histologisch ergeben sich bei der Beobachtung des

230

Einbauverhaltens solcher Transplantate keine Unterschiede, so daß sich morphologisch kein Korrelat einer Antigenreduktion durch diese Konservierungsmaßnahmen findet.

Strahlensterilisierte Tx hingegen scheinen in ihrer Antigenität deutlich reduziert, was sich morphologisch an dem initialen Einsprossen des Knochenmarks widerspiegelt. Gleichzeitig scheinen jedoch die Proteinstrukturen dieser Tx dermaßen geschädigt, daß die Einheilungs- und Umbauprozesse kaum induziert werden können, was sich im stark verzögerten Transplantatumbau ausdrückt. Das Autoklavieren von Knochentransplantaten scheint die Proteinstrukturen völlig zu zerstören, was den Ein- und Umbau dieser Transplantate erheblich verzögert und vielmehr zu einem „Umbauen" des Tx in Form eines „Brückenkallus" führt.

Dies zeigt jedoch, daß intakte Knochensubstanzen (Knochenantigenität?) vorhanden sein müssen, um den Ein- und Umbau der Transplantate zu gewährleisten, da durch die Resorption dieser Stoffe immunkompetente Zellen aktiviert werden [6], die die weiteren Umbauvorgänge regulieren [8]. Eine Destruktion dieser Stoffe hingegen verhindert die Aktivierung solcher Vorgänge und führt zu einem „Umwachsen" dieser Tx, ähnlich Fremdkörpern. Eine klinische Anwendung der autoklavierten Tx kann deshalb anhand dieser experimentellen Studie nicht empfohlen werden. Ebenso sollte dies zeigen, daß eine Zerstörung der Knochenantigenität nicht Ziel eines Konservierungsverfahrens für Knochentransplantate sein darf.

Zusammenfassung

In einem experimentellen Rattenmodell wurde der Ein- und Umbau von strahlen- bzw. hitzesterilisierten Knochentransplantaten verglichen. Als Vergleichskontrolle dienten allogene Frischtransplantate sowie kältekonservierte und lyophilsierte Tx. Der Beobachtungszeitraum betrug insgesamt 48 Wochen. Dabei zeigte sich bei der histologischen Analyse nur ein mäßiger Umbau der strahlensterilisierten Tx bis zum Versuchsende. Die autoklavierten Tx hingegen wurden nur durch einen „Brückenkallus" umbaut, ohne wesentliche Resorption. Kältekonservierte, lyophilisierte und Frisch-Transplantate wiesen untereinander ein vergleichbar gutes Einheilungsverhalten auf, wobei die Umbauvorgänge – im Gegensatz zum radiologischen Bild – zum Versuchsende noch nicht abgeschlossen waren.

Conclusion

The incorporation of autoclaved and irradiated bone grafts has been compared. As control groups we have used fresh, cryopreserved and lyophilized bone tx. The observation period was up to 48 weeks. In histological analysis, we have found a poor incorporation of irradiated grafts, but the results of the autoclaved group were even worse. There was no incorporation, only a kind of "bridge callus" around the graft. The other groups showed good incorporation with comparable results to each other, but in contrary to the X-ray, incorporation was not finished at the 48th week.

Literatur

1. Aebi M, Schwarzenbach O, Regazzoni P, Perren SM (1986) Der segmentale diaphysäre Knochenersatz im Tiervesuch. Hefte Unfallheilkd 181:276–279
2. Böhm P, Stihler J (1995) Intraosseous temperature during autoclaving. Journal Bone Joint Surg 77 B:649–653
3. Bos GD, Goldberg VM, Gordon NH, Dollinger BM, Zika JM, Powell AE, Heiple KG (1985) The long-term fate of fresh and frozen orthotopic bone allografts in genetically defined rats. Clin Orthop 197:245–254
4. Conrad EU, Gretch DR, Obermeyer KR, Moogk MS, Sayers M, Wilson JJ, Strong MD (1995) Transmission of the hepatitis – C virus by tissue transplantation. J Bone Joint Surg 77 A:214–224
5. Conway B, Tomford WW, Hirsch MS (1990) Effects of gamma irradiation on HIV-1 in a bone allograft model. Trans Orthop Res Soc 15:225
6. Hulth A (1980) Fracture healing. A concept of competing healing factors. Acta Orthop Scand 51:5–8
7. Schratt H-E, Regel G, Kiesewetter B, Tscherne H (1995) HIV-Infektion nach allogener Knochentransplantation, Unfallchirurg: in Druck
8. Schratt H-E, Spyra JL, Ascherl R, Blümel G (1990) Die Knochenheilung – ein immureaktiver Vorgang? Zbl Chir 115:1045–1052

Dr. H.-E. Schratt, Unfallchirurgische Klinik, Medizinische Hochschule, D-30623 Hannover

Systemische Freisetzung von Prostaglandinen nach elektiven Eingriffen am Bewegungsapparat im Vergleich zu Frakturen

Systemic release of prostaglandines following elective orthopedic surgery compared with fractures

F. Gebhard, M. Rösch*, W. Strecker, L. Kinzl und U.B. Brückner*

Abteilung für Unfallchirurgie, Hand- und Wiederherstellungschirurgie und
* Sektion Chirurgische Forschung, Abteilung für Allgemeinchirurgie, Universität Ulm

Jede Gewebsverletzung führt zu einer Stimulation der endothelialen Prostanoid-produktion [4]. Neben einer erhöhten lokalen Synthese der Prostaglandine am Ort der Verletzung findet man auch einen Anstieg der Konzentration im peripheren Blut. So wurden erhöhte Plasmaspiegel von Prostacyclin (PGI_2), Thromboxan (TxA_2), Prostaglandin (PG)$F_{2\alpha}$, PGM und PGE_2 bei Patienten mit Polytrauma, Knochen-frakturen oder Thoraxverletzungen gemessen [2, 3, 4]. Beim Bruch eines Knochens ensteht lokal eine Implosion, vergleichbar der Kavitationswelle von Hochgeschwin-digkeitsgeschossen. Die Energieumsetzung bewirkt einen ausgedehnten lokalen Gewebsschaden [6]. Die Fragestellung dieser Untersuchung war daher, ob und inwieweit ein unterschiedlicher Anstieg dieser vasoaktiven Mediatoren bei Elektiv-eingriffen am Knochen (Osteotomie) im Vergleich zu Frakturen der unteren Extre-mität zu beobachten ist und ob diese Prostanoide hierbei als Maß der Verletzungs-schwere dienen können.

Material und Methoden

In einer prospektiven Studie wurden 41 Patienten (27 m., 14 w., Durchschnittsalter 34 (19-72) Jahre) mit elektiven Osteotomien an der unteren Extremität (*Gruppe A*) sowie 18 Patienten (12 m., 8 w., 31 (18-46) Jahre) mit Frakturen der unteren Ex-tremität (*Gruppe B*, ISS Ø 14) hinsichtlich ihrer Freisetzungsreaktion von Prosta-noiden untersucht. Der Schweregrad der Frakturen entsprach einem Abbreviated Injury Score (AIS) von < 3.

Bezüglich der Medikamentenanamnese wurde darauf geachtet, daß präoperativ keine (Dauer)Medikation bestand, welche die Prostaglandinsynthese entscheidend beeinflussen würde (z.B. Cyclooxygenase-Inhibitoren vom Typ Aspirin® oder ande-re nichtsteroidale Antiphlogistika). Aber auch postoperativ wurden solche Sub-stanzen peinlichst vermieden.

Nach schriftlicher Einwilligung wurden den Patienten aus Gruppe A präoperativ, unmittelbar postoperativ und am 1. postoperativen Tag jeweils venös Blutproben entnommen. Bei den Patienten der Gruppe B erfolgte die erste Blutentnahme unmittelbar nach stationärer Aufnahme (im Mittel 45 min nach dem Unfall) sowie 6 Std und 24 Std danach.

Jeweils 4 ml peripher-venöses Blut wurden in eine EDTA-Monovette® (Sarstedt, Nümbrecht), in die 0,2 ml Indomethacin zur Hemmung der Cyclooxygenase vorgelegt waren, abgenommen, danach 15 min lang bei 4 °C mit $2.500 \times g$ (Modell 3K12; Sigma, Osterode) zentrifugiert und der Überstand bei $-70\,°C$ eingefroren. Die Konzentrationen der Prostanoide Thromboxan (TxA_2) und Prostacyclin (PGI_2) wurden als ihre stabilen Metabolite 6-keto-$PGF_{1\alpha}$ bzw. TxB_2 mittels ELISA-Technik (Amersham, Braunschweig) gemessen. $PGF_{2\alpha}$ wurde über ein Enzym-Immunoassay (IBL, Hamburg) bestimmt. Die Nachweisgrenze nach Solide-Phase-Extraction betrug für alle Mediatoren 10 pg/ml.

Alle Ergebnisse sind in Prozent der Ausgangswerte (Baseline) angegeben. Als Baseline wurde der Mittelwert der Plasmaspiegel eines (gesunden) Normalkollektives (n = 50) definiert.

Da die Bedingungen einer Normalverteilung nicht zutrafen, werden die Werte als Median (der Übersichtlichkeit halber jedoch ohne Angabe der Perzentile) dargestellt. Zur Prüfung statistisch signifikanter Unterschiede wurde die nichtparametrische Varianzanalyse nach Friedman durchgeführt, gefolgt vom Dunn-Test. Eine Irrtumswahrscheinlichkeit von $p \leq 0,05$ wurde als signifikant angesehen.

Ergebnisse

Beide Gruppen waren in ihrer Zusammensetzung hinsichtlich Alter und Geschlecht vergleichbar. Weder lagen besondere Vorerkrankungen noch eine Begleitmedikation mit Cyclooxygenase-Inhibitoren im Beobachtungszeitraum vor. Alle operativen Eingriffe verliefen komplikationslos, Infektionen traten während der Studie nicht auf.

In beiden Gruppen wurde eine Freisetzungsreaktion der Prostaglandine nachgewiesen. Patienten der Gruppe B mit Frakturen hatten jedoch unmittelbar bei Aufnahme deutlich höhere Plasmaspiegel, welche innerhalb von 24 Std einen Rückgang erkennen ließen.

– Prostacyclin

Nach operativem Trauma mit selektiver Gewebs- und Knochenverletzung in Gruppe A konnte über den gesamten Beobachtungszeitraum keine deutliche Ausschüttung dieses Mediators beobachtet werden. Ein anderes Verhalten zeigten jedoch die Patienten der Gruppe B. Bereits bei Aufnahme in die Klinik waren die Plasmaspiegel erhöht, wobei die Freisetzungsreaktion erst postoperativ statistisch relevant wurde. Innerhalb von 24 Std erreichten beide Gruppen wieder Ausgangswerte (Abb. 1).

– Thromboxan

TxA_2 stieg bei jeder Osteotomie unmittelbar nach Beendigung der Operation auf über 300 % der Ausgangswerte ($p < 0,05$) an. Diese Konzentrationserhöhung blieb während des 1. postoperativen Tages nahezu erhalten. Patienten der Gruppe B mit Frakturen wiesen eine wesentlich stärkere (> 7fach) Freisetzungsreaktion unmittel-

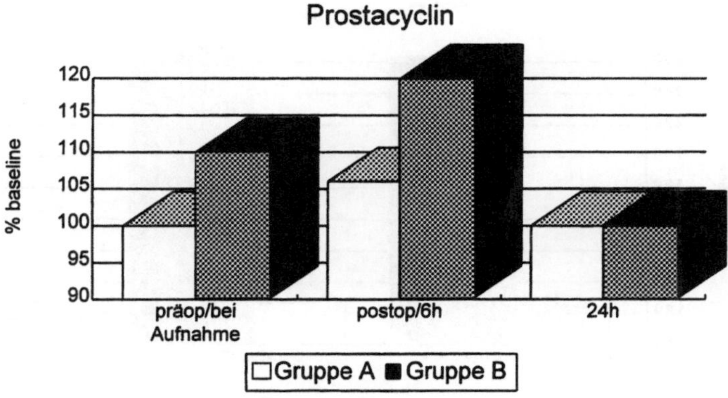

Abb. 1. Keine erkennbare Freisetzungsreaktion nach elektiver Osteotomie (Gruppe A), aber deutlicher Anstieg von PGI_2 bei Patienten mit Frakturen (Gruppe B)

Thromboxan

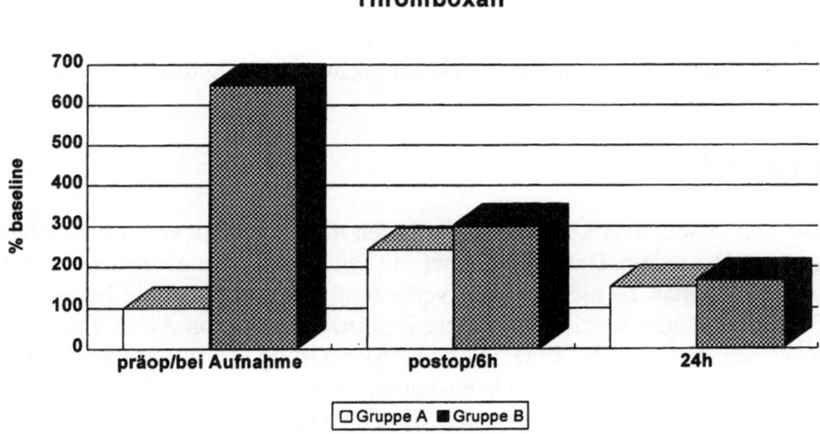

Abb. 2. Deutliche ($p < 0,05$) Freisetzung von TxA_2 nach Osteotomie (Gruppe A). Massive posttraumatisch erhöhte TxA_2 Plasmaspiegel nach Fraktur (Gruppe B). Trotz rückläufiger Tendenz keine Normalisierung innerhalb von 24 Stunden in beiden Gruppen

bar bei Aufnahme auf. Diese zeigte zwar innerhalb von 24 h eine rückläufige Tendenz, erreichte jedoch in dieser Zeitspanne nicht wieder Normalwerte (Abb. 2).

– Prostaglandin $F_{2\alpha}$

Unmittelbar nach der Operation ließ sich bei Gruppe A ein mäßiger systemischer Anstieg der Konzentration verzeichnen, der jedoch statistisch nicht faßbar war. Bereits am 1. postoperativen Tag wurden die präoperativ gemessenen Plasmaspiegel wieder erreicht. Patienten mit Frakturen an der unteren Extremität offenbarten bei der Aufnahme deutlich ($p < 0,05$) erhöhte Plasmaspiegel. Die primär operative Maß-

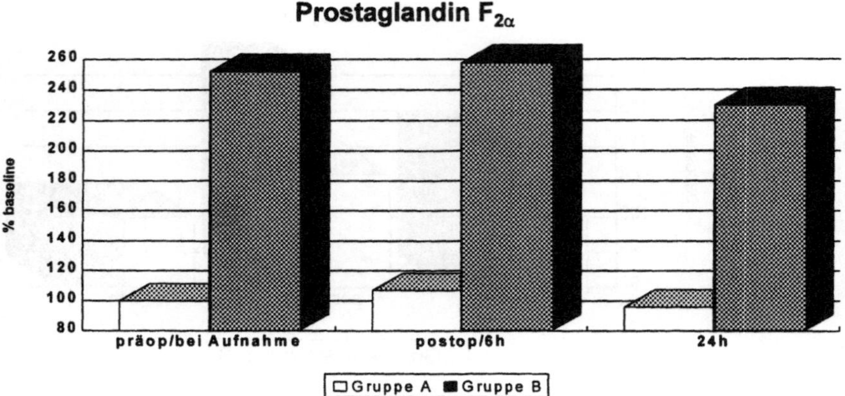

Abb. 3. Mäßige passagere Freisetzung von PGF$_{2\alpha}$ nach Osteotomie (Gruppe A). Anhaltend massiv erhöhte Plasmaspiegel nach Fraktur (Gruppe B) ohne erkennbare Tendenz zur Normalisierung

nahme bedingte eine geringe zusätzliche Freisetzungsreaktion, welche innerhalb von 24 Std keine wesentliche Rückbildungstendenz erkennen ließ (Abb. 3).

Diskussion

Die gemessenen AA-Metabolite werden überwiegend aus Endothelzellen freigesetzt. Bei jedem Trauma ist daher mit einer Freisetzungsreaktion in unterschiedlichem Ausmaß zu rechnen. Bei Verletzung der Lunge konnte beispielsweise eine für dieses Organ spezifisch erhöhte Freisetzungsreaktion dieser Prostanoide nachgewiesen werden [2]. Eine ähnliche Aktivierung ist in unterschiedlichem Ausprägungsgrad auch bei der Osteosynthese von Frakturen mittels Marknagel nachgewiesen worden [8]. Insbesondere das Aufbohren des Markraumes führte zu deutlich erhöhten Plasmaspiegeln von TxA$_2$ [5, 8]. Unklar war jedoch bislang der Mechanismus, d.h. ob der Gefäßschaden oder die Zerstörung der Knochensubstanz entscheidend für diese Freisetzungsreaktion ist.

Die Ergebnisse dieser Studie lassen klar erkennen, daß die Verletzung der knöchernen Integrität im Sinne einer Osteotomie zu keiner wesentlichen Aktivierung des Arachidonsäurezyklus führt. Die geringe postoperative Erhöhung der Plasmaspiegel von PGI$_2$, TxA$_2$ und PGF$_{2\alpha}$ ist als Ausdruck des gesamten operativen Traumas und nicht alleinig als Folge der Osteotomie anzusehen. Diese Freisetzungsreaktionen sind auch innerhalb von 24 Stunden praktisch reversibel.

Anders hingegen verhält es sich bei Frakturen mit größeren Weichteilschäden. Hier liegen bereits bei Aufnahme in die Klinik, im Mittel 45 Minuten nach dem Unfall, massiv erhöhte Plasmaspiegel von TxA$_2$ und PGF$_{2\alpha}$ vor. Da eine Osteotomie trotz Verletzung der umgebenden Weichteile im Vergleich dazu nicht einen derartigen Anstieg dieser Parameter provozierte, kann die Ursache dieser massiven Reaktionen eben nicht allein durch die Fraktur selbst bedingt sein. Unsere Ergebnisse lassen sich über die biomechanische Beschreibung der freigesetzten Energie bei einer Fraktur gut deuten [6]. Der durch den Bruch verursachte Weichteilschaden mit Gewebszerreißungen ist wesentlich größer, bewirkt entsprechende Endothelverletzungen und ist somit für die massive Erhöhung dieser vasoaktiven Prostanoide im peripheren Blut verantwortlich.

Besondere Bedeutung erlangt dieser Befund, wenn man berücksichtigt, daß TxA_2 einer der Mediatoren ist, die in der Vorphase eines Multiorganversagens erhöht sind und denen diesbezüglich sogar prognostische Bedeutung zugesprochen wird [1, 7]. Es ist also sicherlich nicht sinnvoll, bei Patienten mit massiver unfallbedingter Freisetzung vasoaktiver Prostanoide, z.B. bei Thoraxtraumen [2, 3] oder Frakturen, operative Verfahren zu wählen, die eine zusätzliche Prostanoidfreisetzung bewirken [5, 8] und damit bahnend für Organdysfunktionen bis hin zum Organversagen sein können. Schonende Osteosyntheseverfahren sind hier primär die Therapie der Wahl.

Zusammenfassung

Prostanoide sind Mediatoren, die insbesondere bei Verletzung von endothelialen Oberflächen freigesetzt werden. Beim Bruch eines Knochens entstehen über lokal hohe mechanische Energien entsprechende Gewebsschäden. Die im peripheren Blut auftretenden erhöhten Plasmaspiegel können hierbei als Maß der Verletzungsschwere dienen. *Ziel* dieser Untersuchung war daher die Analyse der Freisetzungsreaktionen von Entzündungsmediatoren aus der Gruppe der Arachidonsäure (AA) Metabolite bei Elektiveingriffen in der Traumatologie im Vergleich zu Extremitätenverletzungen. 41 Patienten mit elektiven Operationen an Knochen (Gruppe A) und 18 Patienten mit unfallbedingten Extremitätenverletzungen (Gruppe B) wurden perioperativ bzw. bei stationärer Aufnahme hinsichtlich der Freisetzung von Prostacyclin (PGI_2), Thromboxan (TxA_2) und Prostaglandin(PG)$F_{2\alpha}$ untersucht. Alle erfaßten AA-Metabolite ließen eine posttraumatisch bzw. perioperativ erhöhte Freisetzung erkennen. Obgleich die Zeitspanne zwischen Trauma und der ersten Messung der kurzlebigen Prostanoide in Gruppe B wesentlich länger war, offenbarten diese Patienten eine insgesamt massivere Freisetzungsreaktion im Vergleich zu den Patienten mit Wahleingriffen am Knochen (Gruppe A). Diese Ergebnisse lassen den Schluß zu, daß nicht die Verletzung der knöchernen Integrität, sondern die ungerichtete Schädigung der umgebenden Weichteile als Hauptauslöser der posttraumatischen „Entzündungs"reaktion anzusehen ist. Gleichzeitig unterstützen diese Resultate die empirisch gewonnene Empfehlung einer äußeren Frakturstabilisierung bei schweren Weichteilschäden und offenen Frakturen. Die systemisch nachweisbare Freisetzungsreaktion dieser Mediatoren erklärt auch die Beeinträchtigung pulmonaler Funktionen beim reinen Extremitätentrauma.

Summary

Prostanoids are inflammatory mediators released from endothelial cells following (local) tissue damage. Bone fractures are associated with a discharge of high local energy, thus resulting in marked tissue trauma in the area of cavitation. Plasma levels of prostanoids therefore might be possible markers of the inflammatory response and the severity of trauma. The *aim* of this study was to elucidate the release of arachidonic acid (AA) metabolites following elective surgery (osteotomy) in comparison to long bone fractures of the lower extremity. 41 patients with osteotomy (group A) and 18 patients with bone damage (group B) were monitored perioperatively with regard to the release of prostacyclin (PGI_2), thromboxane (TxA_2), and prostaglandin $(PG)F_{2\alpha}$. All AA metabolites revealed a clear-cut release following trauma. Despite the longer lasting interval between trauma and the first blood sampling on hospital admission in group B there was a markedly pronounced release of prostanoids in patients with fractures compared to osteotomy. These results suggest that the damage to the soft tissue surrounding the fracture zone rather causes the systemic inflammatory response than the bone injury (fracture; osteotomy) itself. Our results support the empirical recommendation of external fracture fixation in large soft tissue injury and open fractures. The systemic release of prostanoids, thus influencing vascular permeability and resistance explain the likely impairment of pulmonal function often observed after long bone fractures.

Literatur

1. Deby-Dupont G, Braun M, Lamy M, Deby C, Pincemail J, Faymonville ME, Damas P, Bodson L, Lecart MP, Goutier R: Thromboxane and prostacyclin release in adult respiratory distress syndrome. Intensive Care Med 1987; 13:167
2. Gebhard F, Marzinzig M, Brückner UB, Gerngroß H, Hartel W: Activation of inflammatory mediators following lung tissue resection. Intensive Care Med 1994; 20 (Suppl 1):84
3. Gebhard F, Kelbel MWR, Strecker W, Kinzl L, Brückner UB: Pattern-specific release of prostanoids in polytraumatized patients. Shock 1995; 3 (Suppl 1):50
4. Neuhof H: Eicosanoids in trauma and traumatic shock. In: Schlag G, Redl H (eds) Pathophysiology of Shock, Sepsis, and Organ Failure. Springer, Berlin Heidelberg New York 1993; pp 79–91
5. Pape HC, Dwenger A, Grotz M, Kaever V, Negatsch R, Kleemann W, Regel G, Sturm JA, Tscherne H: Does the reamer type influence the degree of lung dysfunction after femoral nailing following severe trauma? J Orthop Trauma 1994; 8:300
6. Perren SM, Basics aspects of internal fixation. In: Müller ME, Allgöwer M, Schneider R, Willenegger H (eds): Manual of Internal Fixation. Springer, Berlin Heidelberg New York 1990; pp 4–8
7. Roumen RM, Redl H, Schlag G, Zilow G, Sandtner W, Koller W, Hendriks T, Goris RJ: Inflammatory mediators in relation to the development of multiple organ failure in patients after severe blunt trauma. Crit Care Med 1995; 23:474
8. Strecker W, Gonschorek O, Fleischmann W, Brückner UB, Beyer M, Kinzl L: Thromboxane – Cofactor of pulmonary disturbances in intramedullary nailing. Injury 1993; 24:68

F. Gebhard, Abteilung für Unfallchirurgie, Universität Ulm, Steinhövelstr. 9, D-89075 Ulm

In vivo-Messung der Stabilität thorakolumbaler Wirbelsegmente nach Ausheilung instabiler Frakturen

In vivo stiffness of lumbar spinal segments after healing of burst fractures

L. Rudig[1], J. Degreif[1], H.-J. Wilke[2], K.Wenda[1] und L. Claes[2]

[1] Klinik und Poliklinik für Unfallchirurgie der Universitätsklinik Mainz
[2] Abt. Unfallchirurgische Forschung und Biomechanik der Universität Ulm

Einleitung und Fragestellung

Die operative Behandlung thorakolumbaler Wirbelfrakturen wird kontrovers diskutiert. Eine ausschließlich dorsale Instrumentation zur Korrektur der frakturbedingten Fehlstellung steht einem kombinierten dorsoventralen Vorgehen gegenüber. Das beabsichtigte Ziel einer knöchernen Fusion der instrumentierten Wirbelsegmente wird hierbei erreicht durch Entfernung der angrenzenden Bandscheibe und Anteilen des frakturierten Wirbels mit Überbrückung des Defektes durch einen corticospongiösen Beckenkammspan [3] oder eine transpedikuläre Spongiosaplastik [1].

Eigene klinisch-radiologische Nachuntersuchungen mit einem ausschließlich dorsalen Vorgehen zeigen, daß gute Ausheilungsergebnisse auch ohne Fusion des verletzten Bewegungssegmentes erzielt werden können. Wir sind daher der Ansicht, daß unser Therapiekonzept zu einer ausreichenden Stabilität der unfallverletzten Wirbelsegmente führt.

Ziel der vorliegenden Untersuchungen war es, diese Hypothese biomechanisch zu überprüfen, indem wir die Steifigkeit der instrumentierten Wirbelsegmente zum Zeitpunkt der Implantatentfernung untersuchten.

Methodik

Die Untersuchungen wurden an 8 Patienten (4 weiblich, 4 männlich) durchgeführt, welche über die experimentelle Fragestellung informiert waren und ihr schriftliches Einverständnis zur Studienteilnahme gegeben hatten. Alle Patienten hatten thorakolumbale Wirbelkörpertrümmerfrakturen erlitten (BWK 12, LWK 1, Typ A und B), welche mittels AO Fixateur interne und direkter, sonographisch kontrollierter Reposition eines stenosierenden Hinterkantenfragmentes [2] aufgerichtet und stabilisiert worden waren. 9 Monate postoperativ wurde der Fixateur interne entfernt. Nach Demontage der Gewindestangen verlängerten wir die rechtsseitigen Schanzschen Schrauben ober- und unterhalb des ehemals frakturierten Wirbels mit Gestängen auf exakt 200 mm. Über sterile Kraftmeßdosen konnten definierte Kräfte

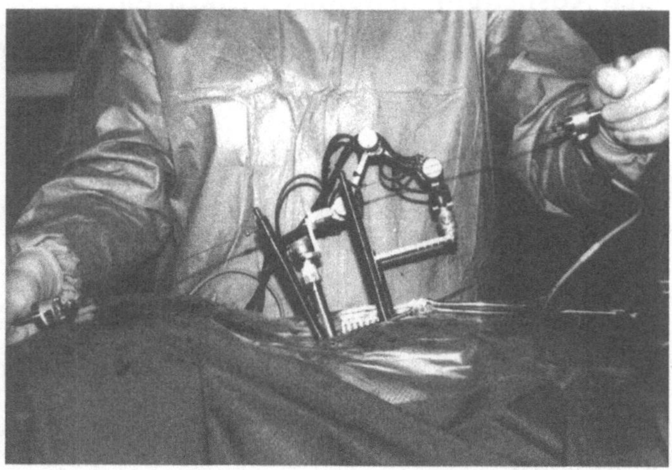

Abb. 1. Intraoperative Stabilitätsprüfung

eingeleitet werden. Die linksseitigen Schanzschen Schrauben ober- und unterhalb des ehemals frakturierten Wirbels verlängerten wir mit 100 mm langen Stäben, an welchen eine elektrogoniometrische Gliederkette [5] fixiert wurde, die die Bewegung der Segmente beim Einleiten der Kräfte in den drei Translations- und den drei Rotationsachsen aufzeichnete.

Wir führten Messungen in Flexion, Extension, Rechtsrotation und Linksrotation durch. Zur Erzeugung einer Flexion (Extension) zogen wir an dem oberen rechten Stab in kraniale (kaudale) Richtung, an dem unteren rechten Stab kaudalwärts (kranialwärts). Analog wurden die beiden rechtsseitigen Stangen bei der Linksrotation nach außen, bei der Rechtsrotation nach innen gezogen (Abb. 1).

Die Messungen starteten in ungeladenem Zustand, anschließend wurden die Kräfte in beiden Meßdosen simultan auf 50 N erhöht, sodann auf 0 N nachgelassen. Zur Erfassung des Kriechphänomens [4] führten wir 3 Meßzyklen pro Bewegungsrichtung durch und bestimmten die 3-dimensionale Bewegungsauslenkung des Segmentes bei maximalem Moment.

Zur Beschreibung der Bewegung des jeweiligen Wirbelkörperzentrums war die Kenntnis der Orientierung der Schanzschen Schrauben im Raum erforderlich, welche wir aus Computertomographie und seitlichen Röntgenaufnahmen erhielten. Nach mathematischer Koordinatentransformation der aufgenommenen und computerverarbeiteten Daten entsprachen die gemessenen Werte den aktuellen Rotationswinkeln der jeweiligen Wirbelkörperzentren um 3 Achsen. Die in der jeweiligen Bewegungsrichtung erzielten Rotationswinkel setzten sich aus der summierten Auslenkung zweier Bewegungssegmente zusammen, da bisegmental instrumentiert war. Durch Quotientenbildung aus dem maximalen Moment = 10 Nm (50 N × 200 mm) und der bei maximalem Moment erzielten halbierten Gradauslenkung der beiden Wirbelsegmente errechneten wir die mittlere Steifigkeit pro Bewegungssegment in Nm pro Grad für die jeweilig untersuchte Bewegungsrichtung. Um den Einfluß des Muskeltonus auf die Meßergebnisse bestimmen zu können, wurden bei zwei

Probanden die Messungen unmittelbar nach Injektion eines Muskelrelaxans wiederholt.

Ergebnisse

2 der 8 Patienten schieden wegen ausgeprägter Lockerungen der Schanzschen Schrauben aus der Studie aus. 6 Patienten wurden nach dem methodisch dargestellten Konzept untersucht. Die Prüfung der vorliegenden Veränderungsfestigkeit der Schanzschen Schrauben vor der Kraftteinleitung hatte allenfalls geringfügige Schraubenlockerungen ergeben, die sich bei der Versuchungsdurchführung nicht als störend erwiesen, da bei Einleitung der Momente die Schrauben nach Durchlaufen des geringen Spiels fest in ihrem Lager anschlugen und beim Nachlassen der Krafteinleitung ihre Ausgangsstellung wieder einnahmen. Wir beobachteten keine Zunahme der allenfalls geringen Lockerungen während der jeweiligen Meßzyklen: Der mittlere Fehler der jeweiligen Drehwinkel betrug 0,1°. Folgende mittlere Segmentsteifigkeiten (Mittelwert ± Standardabweichung in Nm/°) wurden bestimmt:

Flexion: 7,4 ± 3,0 Nm/°   Extension: 6,9 ± 3,6 Nm/°
Rechtsrotation: 6,9 ± 0,8 Nm/° Linksrotation: 7,1 ± 1,6 Nm/°

Die Wiederholung der Messung bei 2 Probanden unmittelbar nach Injektion eines Muskelrelaxans ergab ein allenfalls geringes Nachlassen der Steifigkeiten im zweiten Durchgang.

Zusammenfassung

In der vorliegenden Studie wurden erstmals in vivo-Segmentsteifigkeiten der thorakolumbalen Wirbelsäule ermittelt. Die Messungen erfolgten an 8 Patienten zum Zeitpunkt der Metallentfernung, bei denen instabile Wirbelfrakturen durch Fixateur interne und direkte Reposition eines stenosierenden Hinterkantenfragmentes stabilisiert worden waren. Unter Verwendung einer dreidimensionalen elektrogoniometrischen Gliederkette und bei Einleitung definierter Momente auf die Schanzschen Schrauben konnten bei 6 von 8 Patienten Segmentsteifigkeiten ermittelt werden, die mit den in vitro und an unverletzten Kadaverwirbelsäulen bestimmten Steifigkeitswerten anderer Arbeitsgruppen [6] vergleichbar waren. Zwei der 8 Probanden schieden wegen ausgeprägter Schraubenlockerung aus dem Untersuchungsprogramm aus. Unterschiedliche Narkosetiefen mit mittlerer und vollständiger Muskelrelaxation führten nicht zu einer nennenswerten Beeinflussung der gemessenen Steifigkeiten. Die vorliegenden Ergebnisse zeigen, daß instabile thorakolumbale Wirbelfrakturen ohne Stabilitätsverlust der unfallverletzten Segmente ausheilen können. Eine Fusion der unfallverletzten Segmente ist somit nicht in jedem Fall zwingend erforderlich.

Summary

This study investigated for the first time in vivo stiffness of the thoracolumbar spine. We tested 8 patients at the time of implant removal after healing of thoracolumbar fractures stabilized by AO internal fixator and reduction of a canal compromising fragment. Introducing defined forces to the Schanz screws and measuring the resulting three-dimensional segmental motion we were able to calculate the segmental stiffness on 6 of 8 patients. We found fairly good agreement between our in vivo results and the values of in vitro studies performed on cadaveric spines by others authors. 2 of 8 patients were excluded of the study because of considerable loosening of the Schanz screws. Different narcotic levels did not influence the segmental stiffness essentially. We conclude from our results that thoracolumbar burst fractures can heal without loss of stability of the traumatized segments. Therefore an obligatory interbody fusion didtn't seem required to prevent instability.

Literatur

1. Daniaux H (1986) Transpedikuläre Reposition und Spongiosaplastik bei Wirbelkörperbrüchen der unteren Brust- und Lendenwirbelsäule. Unfallchirurg 89:197–213
2. Degreif J, Wenda K, Hüwel G, Ritter G (1993) Die Reposition von Fragmenten der Wirbelkörperhinterkante unter intraoperativer sonographischer Kontrolle. Unfallchirurg 96:88–92
3. Feil J, Wörsdörfer O (1992) Ventrale Stabilisierung im Bereich der Brust- und Lendenwirbelsäule. Chirurg 63:856–865
4. Panjabi MM (1991) Dreidimensionale Testung der Stabilität von Wirbelsäulenimplantaten. Orthopäde 20:106–111
5. Wilke H-J, Ostertag G, Claes L (1994) Dreidimensionales Goniometermeßsystem zur Analyse von Bewegungen mit sechs Freiheitsgraden. Biomed Tech 39:149–155
6. Wilke H.J, Wolf S, Claes LE, Arand M, Wiesend A (1995) Stability increase of the Lumbar Spine With Different Muscle Groups. A Biomechanical in Vitro Study. Spine 20:192–198

Dr. L. Rudig, Klinik und Poliklinik für Unfallchirurgie des Universitätsklinkums Mainz, Postfach 39 60, D-55101 Mainz

Die Bedeutung von p53 bei Schilddrüsenkarzinomen

P53 mutations in human thyroid carcinomas

A. Stenger[1], C. Knabbe[2], R. Jung[2], R. P. Henke[3], A. Frilling[1] und C. E. Broelsch[1]

[1] Abt. für Allgemeinchirurgie, Universitäts-Krankenhaus Eppendorf, Hamburg
[2] Abt. für Klinische Chemie, Universitäts-Krankenhaus Eppendorf, Hamburg
[3] Institut für Pathologie, Universitäts-Krankenhaus Eppendorf, Hamburg

Einleitung

Mutationen im p53 Tumor-Suppressor Gen, lokalisiert auf Chromosom 17p, sind die häufigsten genetischen Alterationen bei zahlreichen Malignomen des Menschen. Veränderungen im p53-Gen können zu einem Verlust der Wachstumskontrolle durch das p53-Protein führen, die Zelle proliferiert unkontrolliert und der programmierte Zelltod ist außer Kraft gesetzt. Dadurch kommt es zur Überexpression und Akkumulation von p53-Protein in der Zelle, welches als Tumorantigen fungiert und zur Bildung von Antikörpern führen kann. In mehreren Studien wurde gezeigt, daß bei vielen Tumoren eine positive Korrelation der p53 Expression mit der Tumorprognose besteht. Wird im Tumor eine p53 Überexpression oder p53 Mutation nachgewiesen handelt es sich in der Regel um einen aggressiven, wenig oder undifferenzierten und proliferativen Karzinomtyp. Bei bis zu 35 % der Tumorpatienten sind Autoantikörper gegen mutiertes p53 nachweisbar, wobei der Prozentsatz abhängig vom Tumortyp ist. Das Ziel unserer Studie war es zu prüfen, ob bei Patienten mit einem Schilddrüsenkarzinom eine Korrelation zwischen dem Tumorstadium und der p53-Expression besteht.

Methodik

Für die Untersuchung wurde Tumorgewebe von 31 unterschiedlich differenzierten Schilddrüsenkarzinomen, die in den letzten 2 Jahren in unserer Abteilung operiert wurden, aufgearbeitet. Es erfolgte ein immunhistochemischer p53-Nachweis und parallel dazu die Tumor-DNA Untersuchung auf p53-Mutationen.

Immunhistochemie

Aus in formalinfixierten paraffineingebetteten Tumorgewebe wurden Schnitte mit einer Schnittdicke von 4µm angefertigt. Nach dem Trocknen und entparaffinisieren mit Xylol erfolgte die Entwässerung mit Ethanol. Die Schnitte wurden 20 min in Zitronensäurepuffer (6 mM) in der Mikrowelle aufgekocht, um die Bedingungen für die AK-Bindungsstelle zu optimieren. Zum Abblocken der endogenen Peroxidase wurde Wasserstoffperoxid (2%) verwendet. Unspezifische Reaktionen sollten durch die Anwendung von Normalserum (1:50) des Pferdes reduziert werden (ABC-Maus elite kit/Vectastain). Anschließend erfolgte die Gabe des spezifischen monoklonalen Primär-AK DO-7 (1:50) der Maus (Dako) sowie eines zweiten spezifischen bio-tinilierten AK (1:200) der Maus (Vectastain) und des Avidin-Biotin Peroxidase Komplexes (Vectastain) zur immunhistochemischen Markierung des zellulär gebundenen p53 Proteins. Sichtbar wurden die Verbindungen durch Diaminobenzidin (DAB) gemacht. Zwischen den einzelnen Arbeitsschritten wurde mit PBS-Puffer gespült. Eine Gegenfärbung des Schnittes erfolgte durch Hämalaun Gill Nr. 1 (Sigma). Positiv wurden die Schnitte bewertet, wenn mehr als 20% der Zellkerne eine p53 spezifische Reaktion zeigten. In jeder Versuchsreihe wurde eine Positiv- und Negativkontrolle mitgefärbt.

DNA-Extraktion und Amplifikation
DNA wurde bei 27 Karzinomen aus tiefgefrorenem Frischgewebe (–80° C) und bei vier Karzinomen aus in Paraffin eingebetteten Material gewonnen. Bei der DNA Gewinnung aus dem Frischgewebe wurde die Proteinase K Digestion mit der Phenol/Chloroform-Extraktion eingesetzt [1]. Die DNA aus in Paraffin eingebetteten Gewebe wurde durch Entparaffinisierung zweier 10 µm Schnitte mit Octane und Ethanol 100% und anschließender Trocknung des Gewebes gewonnen. Die Verdauung der Proben erfolgte bei 37 °C über Nacht mit Proteinase K (200 mg/l) in 100 µl Digestionspuffer (50 mM Tris-HCL, ph 8.0, 0,5 mM EDTA, 0,5% Tween 20). Nach der Inaktivierung der Proteinase K bei 95 °C für 10 Minuten sowie Chloroform/Phenol Extraktion wurde die gewonnene DNA in die PCR eingesetzt. Fünf spezifische p53-Primer wurden synthetisiert, um DNA-Amplifikate der Exons 4–9 zu isolieren [2]. Die PCR Ansätze (100 µl) setzten sich aus 10 µl je Primer, 0,8 µl dNTP (Pharmacia), 8 µl MgCl, 5 µl Tfl-Puffer und 2 µl Tfl-Polymerase (Biozym) zusammen. Insgesamt wurden 35 Zyklen durchlaufen mit 95 °C Denaturierung-Temperatur, 56 °C Annealing-Temperatur und 72 °C Extension-Temperatur. Eine Reinheitskontrolle der gewonnenen Amplifikate wurde mit einem 2% Agarosegel durchgeführt.

SSCP (single strand conformation polymorphism)
Die Proben wurden auf ein 8% Polyacrylamidgel (BIO-RAD), ohne Glycerin in einem Sequenzgelgerät (cti) aufgetragen und bei Raumtemperatur und Kühlung durch Ventilator 6 Stunden bei 12 Watt einer Sequenzierungsreaktion unterzogen.

Ergebnisse

Immunhistochemisch zeigten von 31 Schilddrüsenkarzinomen zwei follikuläre, zwei papilläre und ein anaplastisches Karzinom eine p53 spezifische Zellkernreaktion. Bei allen diesen fünf Tumoren lag ein fortgeschrittenes Tumorstadium (pT4, N1, Mx) vor. Der parallel durchgeführte p53-Nachweis der 31 Tumoren mittels PCR/SSCP der Exons 4-9 zeigte in zwei PCR-Produkten, einmal in einem anaplastischen Karzinom im Exon 5 und einmal in einem papillärem Karzinom im Exon 6 eine Konformationsänderung der Laufeigenschaft im DNA-Einzelstrang, als Hinweis auf ein mutiertes Allel. Zum Zeitpunkt der Erstellung des Manuskriptes lagen die Ergebnisse des Mutations-Nachweises mittels Sequenzierung noch nicht vor. Beide Tumoren waren auch in der Immunhistochemie p53 positiv gewesen. In allen anderen Tumor PCR-Produkten war keine Konformationsänderung nachweisbar.

Die Arbeitsgruppe Fagin et al. [2] untersuchte mittels PCR/SSCP normales Schilddrüsengewebe, benignes und malignes Schilddrüsentumorgewebe. Es ließen sich keine Mutationen in 6 normalen Schilddrüsengeweben, 31 Adenomen, 37 papillären und 2 medullären Karzinomen nachweisen. Lediglich konnte in 1/11 follikulären und 5/6 anaplastischen Karzinomen ein Mutations-Nachweis erfolgen. Die Studie zeigt, daß beim Schilddrüsenkarzinom eine positive Korrelation zwischen der p53 Mutation zur Tumorentdifferenzierung besteht. Ähnliche Ergebnisse weisen Simon et al. [6] bei 57 Schilddrüsenkarzinomen immunhistochemisch und mittels PCR/TGGE (temperature gradient gel electrophoresis) nach. In nur 7/57 Schilddrüsenkarzinomen (12,3 %) war eine Mutation nachweisbar. Alle 7 Karzinome zeigten ein aggressives und proliferatives Tumorverhalten. Soares et al. [5] untersuchte immunhistochemisch 65 Schilddrüsenkarzinome auf p53-Expression und Ito et al. [3] führte in 22 Schilddrüsenkarzinomen den p-53 Mutations-Nachweis in Exon 5–8 mittels PCR/RFLP (restriction-fragment-length polymorphism) durch. Ein p53-Nachweis war in beiden Studien nur in undifferenzierten Karzinomen möglich. Alle diese Studien zeigen, daß p53-Mutationen beim Schilddrüsenkarzinom selten sind, ihre Gegenwart jedoch ein Hinweis für ein meist schon fortgeschrittenes Tumorstadium ist.

Zusammenfassung

Mutationen im p53 Tumor-Suppressor Gen, lokalisiert auf Chromosom 17p, sind die häufigsten genetischen Alterationen beim Karzinom des Menschen. Es konnte gezeigt werden, daß bei vielen Tumoren eine positive Korrelation der p53 Expression mit der Tumorprognose besteht. Meistens zeichnen sich die Tumoren in denen p53 Mutationen nachgewiesen werden können durch eine schlechte Prognose und geringen Differenzierungsgrad aus. Tumorgewebe von 31 Patienten mit Schilddrüsenkarzinomen (16 papilläre, 8 follikuläre, 5 medulläre, 1 anaplastisches Schilddrüsenkarzinom und ein hoch malignes Non-Hodgkin Lymphom) haben wir auf p53 Mutationen untersucht. Immunhistochemisch waren 2 follikuläre, 2 papilläre und 1 anaplastisches Karzinom p53-Protein positiv. Bei allen 5 Karzinomen lag ein Tumorstadium pT4, N1, Mx vor. Die DNA-Analyse der 31 Karzinome auf Exon 4–9 mit spezifischen p53-Primern zeigte einen p53 Mutations-Nachweis in einem anaplastischem Karzinom im Exon 5 und in einem papillärem Karzinom im Exon 6. Beide Karzinome waren auch immunhistochemisch p53 positiv. Unsere Ergebnisse bestätigten, daß p53-Mutationen beim Schilddrüsenkarzinom selten sind, ihre Gegenwart jedoch ein Hinweis für ein meist schon fortgeschrittenes Tumorstadium mit schlechter Prognose ist.

246

Summary

Mutational changes in p53 tumor suppressor gene, located on chromosome 17p are the most frequent genetic alterations in malignant human tumors. In several carcinomas the tumor prognosis correlates with p53 expression. Most of the tumors in which p53 mutations are detectable are characterized by poor prognosis and low differentiation. We have studied tumor tissue of 31 patients with thyroid carcinoma for p53 mutations (16 papillary carcinomas, 8 follicular carcinomas, 5 medullary carcinomas, 1 anaplastic carcinoma and 1 highly malignant Non-Hodgkin lymphoma). Immunohistochemistry of all 31 carcinomas revealed p53 expression in 2 papillary, 2 follicular and 1 anaplastic carcinomas. All 5 tumors were histologically tumor staged as pT4, No, Mx. P53 mutations were detected only in 1 anaplastic carcinoma in exon 5 and in 1 papillary carcinoma in exon 6 by PCR/SSCP amplified DNA using primers bracketing the known hot spots on either exons 4–9. In both tumors p53 expression was also revealed by immunohistochemistry. We conclude that p53 mutations are rarely found in thyroid carcinomas and indicate poor prognosis.

Literatur

1. Blin N, Stafford D (1976) A general method for isolation of high-molecular-weight DNA from eukaryotes. Nucleic Acids Res 3:2303–2308
2. Fagin JA, Matsuo K, Karmakar A, Chen DL, Tang SH, Koeffler HP (1993) High prevalence of mutations of the p53 gene in poorly differentiated human thyroid carcinomas. J Clin Invest 91:179–184
3. Ito T, Seyama T, Mizuno T, Tsuyama N, Hayashi Y, Dohi K, Nakamura N, Akiyama M (1993) Genetic alterations in thyroid tumor progression: Association with p53 gene mutations. Jpn J Cancer Res 84:526–531
4. Murakami Y, Hayashi K, Hirohashi S, Sekiya T (1991) Aberrations of the tumor suppressor p53 and retinoblastoma genes in human hepatocellular carcinomas. Cancer Res 51:5520–5525
5. Soares P, Cameselle-Teijeiro J, Sobrinho-Simoes M (1994) Immunhistochemical detection of p53 in differentiated, poorly differentiated and undifferentiated carcinomas of the thyroid. Histopathology 24:205–210
6. Simon D, Goretzki PE, Gorelev V, Ebling B, Reishaus E, Lyons J, Haubruck H, Röher HD (1994) Significance of p53 in human thyroid tumors. World J Surg 18:535–541

Dr. med. Anya-Maria Stenger, Abt. für Allgemeinchirurgie, Chirurgische Klinik, Universitäts-Krankenhaus Eppendorf, Martinistr. 52, D-20246 Hamburg

Somatische Mutationen im RET-Protoonkogen bei Patienten mit sporadischem medullären Schilddrüsenkarzinom

Somatic mutations in the RET-Protooncogene in patients with sporadic medullary thyroid carcinoma

M. Liedke, M. Bockhorn, A. Frilling, W. Höppner und C. E. Broelsch

Abteilung für Allgemeinchirurgie, Chirurgische Klinik, Universitätskrankenhaus Hamburg-Eppendorf

Einleitung

Medulläre Schilddrüsenkarzinome stammen von den C-Zellen der Schilddrüse ab und können in einer sporadischen Form oder im Rahmen der multiplen endokrinen Neoplasie (MEN 2A und 2B) auftreten. Diese familiäre Tumorform ist durch mögliche, gleichzeitig oder unabhängig voneinander auftretende Adenopathien charakterisiert.

Das familiäre medulläre Schilddrüsenkarzinom (FMTC) ist durch das alleinige Auftreten eines MTC gekennzeichnet.

Die genetische Grundlage dieses Syndroms sind Mutationen im RET-Protoonkogen. Bei über 96 % der Patienten mit MEN 2A und FMTC können Mutationen in der cysteinreichen Domäne des RET-Protoonkogens im Exon 10, 11 und 13 nachgewiesen werden [2, 6]. Eine Punktmutation im Codon 918, Exon 16, die zu einem Austausch der Aminosäure Methion durch Threonin führt, ist für das Auftreten des MEN 2B Syndroms verantwortlich.

In Anlehnung an die Arbeit von Eng et al. [3] haben wir uns die Frage gestellt, welche Bedeutung MEN 2A/ FMTC bzw. MEN 2B spezifische Mutationen in Exon 10, 11 und 16 für die Karzinogenese und Identifizierung von sporadischen MTC haben. Dazu haben wir Tumorgewebe von 20 Patienten mit MTC auf Mutationen in diesen Exons untersucht.

Material und Methoden

Die genomische DNA wurde aus in Paraffin eingebettetem Tumorgewebe extrahiert. Von einem 10 µm dicken Paraffinschnitt wurde das überschüssige Paraffin entfernt und das Tumorgewebe dem Proteinase K Verdau über 12 h bei 55 °C zugeführt. Die DNA Extraktion basierte auf der Phenol/ Chloroform Methode.

Die DNA-Amplifikation erfolgte mittels PCR, um anschließend eine Mutationsanalyse in den Exons 10, 11 mit der SSCP und im Exon 16 mit dem Restriktionsenzymverdau mit FOK I und der nichtradioaktiven Sequenzierung vornehmen zu können.

Tabelle 1. Elektrophoresebedingungen für das Exon 10 und 11 des RET Protoonkogens

Exon	Gel %	Temperatur °C	Stromstärke V	Laufzeit h
10	12	45	300	12
11	12	4	300	4,5

Folgende Oligonukleotidprimer wurden dafür eingesetzt:

10F: GCAGCATTGTTGGGGGGACA
10R: TCCCTTTGTTGTTGGACCTCAGATGTGCTG
19s: GCAAGCAGCACCGAGACGAT
fRET: 5-AGGGATAGGGCCTGGGCTTC-3
rRET: 5-TAACCTCCACCCCAAGAGAG-3

Jede PCR Reaktion mit einem Endvolumen von 22 µl enthielt 40 ng genomische DNA, 0,125 µl Taq-Polymerase, 1,5 µl 25 mmol/l MgCl, 1 µl dNTPs 5 mmol/ Nukleotid, 2,5 µl 10× Puffer und die oben genannten Primer. Die PCR wurde mittels eines automatischen Thermocyclers (Dianova) mit einem Zyklus 95 °C/5 min, 55 – 60 °C/1 min., 72 °C/1 min und 40 Zyklen 95 °C/1 min, 55 – 65 °C/1 min und 72 °C/1 min durchgeführt. Das PCR Ergebnis wurde auf dem 3 % Agarose Gel kontrolliert. Für die SSCP Analyse wurden 5 µl PCR Amplifikat mit 2 µl 94 % Formamid und 1 µl 0,5M NaOH gemischt, dann 1 µl EDTA 10 mM hinzugegeben und für 2 min auf 94°C erhitzt und bis zum Beladen des Gels auf Eis gelagert. Die Elektrophorese wurde mit einer horizontalen Gelkammer (Quiagen) durchgeführt (Tabelle1).

Das Polyacrylamidgel wurde mit Silbernitratfärbung angefärbt und die spezifischen Bandenmusterkonstellationen sichtbar gemacht.

Der Restriktionsenzymverdau mit FOK I wurde für den Mutationsnachweis im Exon 16 (Codon 918) genutzt, da bis jetzt in diesem Exon immer die gleiche Punktmutation beschrieben wurde. 5 µl des PCR Produktes (Exon 16) wurden 2 µl Enzym Puffer, Aqua dest. und 0,5 µl FOK 1 (4 U/µl) hinzugegeben und für 1 Stunde bei 37 °C inkubiert.

Die nichtradioaktive Sequenzierung wurde mit 5-Digoxygenin markierten Primern nach dem Protokoll von Boehringer-Mannheim durchgeführt. Die DNA wurde in der PCR während 25 Zyklen bei 95 °C/ 36 sek, 45 °C/36 sek und 72 °C/60 sek amplifiziert. Der anschließende Gellauf erfolgte ebenfalls nach den Bedingungen von Boehringer-Mannheim.

Ergebnisse

20 sporadische MTC wurden auf somatische RET-Protoonkogen Mutationen in den Exons 10, 11 und 16 untersucht (Tabelle 2).

In 33 % der untersuchten Tumore konnte die MEN 2B typische Mutation im Exon 16, Codon 918, nachgewiesen werden.

Diese Mutation, die im intrazellulären Abschnitt der Tyrosinkinase lokalisiert ist, führt zum Methionin-Threonin Austausch (ATG → ACG). Die MEN 2A und FMTC typischen Mutationen konnten wir nicht nachweisen.

Tabelle 2. Prozentuale Verteilung der Mutationen in den Exons 10, 11 und 16 des RET Protoonkogens bei sporadischen MTCs

Exon	Codon	Mutation n %
10	609, 611, 618, 620	0
11	634	0
16	918	6

Diskussion

Keimbahnmutationen in der perizentromeren Region des Chromosoms 10 des RET-Protoonkogens sind für die Enstehung von MEN 2A, MEN 2B und FMTC verantwortlich [6, 7]. In 97% können die MEN 2A und FMTC typischen Keimbahnmutationen, in der cysteinreichen Domäne im Exon 10, 11 und 13 gefunden werden [1, 2, 3, 4]. Im Gegensatz dazu wird bei nahezu allen Patienten mit MEN 2B eine identische Punktmutation im Exon 16 festgestellt, die zu einem Austausch von Methionin gegen Threonin führt [1, 3, 5]. Die Arbeitsgruppe von Ponder et al. [3] untersuchte 1995 die MEN 2/FMTC spezifischen RET-Protoonkogen Mutationen an 71 sporadischen MTCs. Bei 15% der Tumore konnte eine MEN 2B typische Mutation gefunden werden. Unsere Ergebnisse stimmen mit diesen Beobachtungen von Eng et al. [3] überein.

In unserer Studie konnten wir in 33% der sporadischen MTCs die typische MEN 2B Mutation nachweisen, während wir keine Mutation in den spezifischen Exons für MEN 2A oder FMTC fanden. Die Befunde erlauben eine Diskriminierung zwischen den „sicheren" und „anscheinend" sporadischen MTCs, die in Wirklichkeit „Indexfälle" neuer MEN 2/FMTC Familien darstellen.

Zusammenfassung

Medulläre Schilddrüsenkarzinome (MTC) kommen sporadisch oder im Rahmen der multiplen endokrinen Neoplasie vor (MEN 2A oder 2B). Diese autosomal dominant vererbten Syndrome sind mit Mutationen im RET-Protoonkogen verbunden. Keimbahnmutationen in der cysteinreichen Domäne des RET-Protoonkogens der Exon 10, 11 und 13 führen zum MEN 2A und zum familiären C-Zell Karzinom (FMTC). MEN 2B Patienten hingegen weisen eine Mutation im Exon 16 auf. Um zu überprüfen, ob Mutationen im RET-Protoonkogen für die Detektion sporadischer MTC eine vergleichbare Bedeutung besitzen, haben wir mit Hilfe der PCR, dem Single Stranded Comfortional Polymorphism (SSCP) und der nichtradioaktiven Sequenzierung in 20 sporadischen MTCs eine Mutationsanalyse zum Nachweis MEN 2 spezifischer Mutationen vorgenommen. In 33% der Tumore konnte die typische MEN 2B Mutation nachgewiesen werden, während die spezifischen MEN 2A/ FMTC Mutationen in keinem der Tumore nachzuweisen waren. Mit diesen Ergebnissen kann zwischen „echten" MTCs und „scheinbar" sporadischen MTCs unterschieden werden, die in Wirklichkeit Indexfälle neuer MEN 2A/ FMTC Familien sind.

250

Abstract

Medullary thyroid carcinoma (MTC) occurs sporadically or as apart of inherited cancer syndrome, multiple endocrine neoplasia type 2A or 2B (MEN 2A or 2B). Germline mutations has been identified in cystein codons within exon 10, 11 and 13 for MEN 2A and familial medullary thyroid carcinoma (FMTC), whereas in MEN 2B mutation has been determinated exclusively in exon 16, the catalytic core region of the tyrosine kinase domain. To determinate if RET mutations similar to those in MEN 2A and 2B play a role in the carcinogenesis of sporadic MTC, we analysed 20 sporadic medullary carcinomas for somatic mutations in exon 10, 11 and 16 using PCR, Single Stranded Comfortional Polymorphism (SSCP) and nonradioactve sequencing. We found that 33% of sporadic MTC had MEN 2B specific mutations in codon 918 in exon 16, whereas in none of the tumors mutations in exon 10 and 11 were detectable. This findings allow to discriminate between "truely" sporadic and "apparently" sporadic MTC, that are index cases of new MEN 2/FMTC families.

Literatur

1. Carlson KM, Dou S, Chi D, Scarvada N, Toshima K, Jackson CE, Wells SA, Goodfellow Jr PJ, Donis-Keller H (1994) Single missense mutation in the tyrosine kinase katalytic domain of the RET Protooncogene is associated with multiple endocrine neoplasia type 2B. Proceeding of the National Academy of Science, USA 91:1579–1583
2. Donis-Keller H, Dou S, Chi D, Carlson KM, Toshima K, Lairemoore TC, Howe JR, Moley JF, Goodfellow P, Wells SA, Donis-Keller H (1993) Mutations in the RET Protooncogene are associated with MEN 2A and FMTC. Human Molecular Genetics 2:851–856
3. Eng C, Smith DP, Mulligan LM, Nagai MA, Healy CS, Ponder MA, Gardener E, Scheumann GFW, Jackson CE, Tunacliffe A, Ponder BAJ (1994) Point mutations within the tyrosine kinase domain of the RET Protooncogene in multiple endocrine neoplasia type 2B and related sporadic tumors. Human Molecular Genetics 3:237–241
4. Eng C, Smith DP, Healy CS, Frilling A, Rauhe F, Neumann HPH, Pfragner R, Behmel A, Lorenzo MJ, Stonehouse TJ, Ponder AM, Ponder BAJ (1995) Mutation of the RET Protooncogene in sporadic medullary thyroid carcinoma. Genes, Chromosomes and Cancer 12:209–212
5. Mulligan LM, Kwok JBJ, Eng C, Healy CS, Elsdorn MJ, Gardner E, Love DR, Mole SE, Moore JK, Papi L, Ponder MA, Telenius H, Tunnacliffe A, Ponder BAJ (1993) Germline mutations of the RET Protooncogene in multiple endocrine neoplasia type 2A. Nature 363:458–460
6. Hofstra RMW, Landsvater RM, Ceccherini I, Stulp RP, Stelwagen T, Luo Y, Pasini B, Höppner JWM, Ploos van Amstel KH, Romeo G, Lips CJM, Buys CHCM (1994) A mutations in the RET Protooncogene associated with multiple endocrine neoplasia type 2B and sporadic medullary carcinoma. Nature 367:375–376
7. Mulligan LM, Eng C, Healy CS, Clayton D, Kwok JBJ, Ponder MA, Gardner E, Frilling A, Jackson CE, Lehnert H, Neumann HPH, Thibodeau SN, Ponder BAJ (1994) Specific mutations of the RET Protooncogene are related to disease phenotype in MEN 2A and FMTC. Nature Genetics 6:70–74

Marc Liedke, Abteilung für Allgemeinchirurgie, Chirurgische Klinik, Universitätskrankenhaus Hamburg-Eppendorf, Martinistraße 52, D-20246 Hamburg

Zur therapeutischen Redifferenzierung menschlicher Schilddrüsenkarzinome mittels Retinsäure

Therapeutic redifferentiation of human thyroid carcinomas with retinoic acid

D. Simon[1], J. Köhrle[2], P.E. Goretzki[1] und H.-D. Röher[1]

[1] Klinik für Allgemeine und Unfallchirurgie, HHU Düsseldorf
[2] Medizinische Poliklinik der Universität Würzburg

Einleitung

Chirurgische Intervention und Radiojodtherapie sind bislang die einzig verfügbaren Maßnahmen mit erwiesener Wirksamkeit und prognostischer Relevanz in der Behandlung von differenzierten Schilddrüsenkarzinomen. Im Verlauf der Erkrankung kommt es jedoch bei etwa einem Drittel der Patienten zu einer Dedifferenzierung der Tumoren mit Verlust der Wachstumsregulation durch TSH und der Jodaufnahme [1]. Diese Tumoren weisen ein aggressives Wachstumsverhalten mit ausgedehnter lokoregionärer oder Fernmetastasierung auf. Da es für solcherart fortgeschrittene Tumoren bisher keine klinisch wirksame Behandlung gibt, sind Maßnahmen der Induktion einer Redifferenzierung von besonderem Interesse. In vitro und in vivo Studien konnten einen wachstumshemmenden und redifferenzierenden Effekt von Retinsäure auf Tumorzellen (Tumoren der Mamma, Lunge, Haut, Leukämie) nachweisen [2, 3]. In Parallelität führt Retinsäure in wenig differenzierten Schilddrüsenkarzinomen zu einer Hemmung der Proliferation und Steigerung der Jodaufnahme [4] sowie zu einer Reaktivierung des Enzyms I-5'-Dejodase, welches in normalen Thyreozyten hoch exprimiert ist [5]. Vor dem Hintergrund der in Zellkultur und Tierexperimenten sowie klinischen Anwendung bei anderen Tumoren gewonnenen Daten wurde Retinsäure bei Patienten mit wenig differenzierten und inoperablen Schilddrüsenkarzinomen eingesetzt. Ziel der Untersuchung war, eine Redifferenzierung mit Steigerung bzw. Wiederaufnahme der Radiojodspeicherung zu erzielen.

Methode

Es wurden 10 konsekutive Patienten mit differenziertem Schilddrüsenkarzinom für die Redifferenzierungstherapie mit Retinsäure ausgewählt. Eingangskriterien waren Inoperabilität und unzureichende oder fehlende Radiojodspeicherung. Inoperabilität wurde festgelegt bei ausgedehntem lokoregionären Tumorrezidiv mit Infiltration der Halsviszera oder Mediastinalorgane und/oder bei Fernmetastasierung. Vor Beginn und nach Beendigung der Therapie wurde die Radiojodspeicherung mittels einer Ganzkörper-Gammakamera quantifiziert sowie der Tumormarker Thyreoglobulin (TG) bestimmt. Eine nutritive oder iatrogene Jodkontamination wurde ausgeschlossen. 13-cis-Retinsäure wurde in einer Dosierung von 1,5–2 mg/kg Körpergewicht/Tag über 5 bis 6 Wochen verabreicht. Nebenwirkungen wurden klinisch (Trockenheit der Haut und Schleimhäute, Schwindel) und laborchemisch (Leberenzyme, Blutfette, Blutbild) einmal pro Woche erfaßt.

Eingang in die Studie fanden 10 Patienten, jeweils 3 mit follikulärem, 4 mit papillärem und 3 mit onkozytärem Tumor (1 pap./onkoz., 1 foll./onkoz. und 1 rein onkoz. Tu). Das Geschlechtsverhältnis war männlich zu weiblich 6:4, das Durchschnittsalter betrug 59 Jahre (49 J.–66 J.). 4 Pat. wiesen ein lokoregionär metastasiertes und 6 ein fernmet. Karzinom auf, 5 Tumore waren mäßig und 5 wenig differenziert. Alle Pat. waren mehrfach voroperiert, hatten sich mehrfachen Radiojodtherapien unterzogen, und 6 Pat. waren extern vorbestrahlt.

Ergebnisse

4 von 10 Patienten zeigten nach der Therapie mit Retinsäure eine Zunahme der Radiojodspeicherung, so daß sie einer erneuten Radiojodtherapie zugeführt werden konnten. Der histologische Tumortyp der responder war bei 2 Pat. ein foll., bei 1 Pat. ein pap. und bei 1 Pat. ein foll./onkozytäres Karzinom. Die bildgebend mittels CT oder MRT dokumentierte Tumorgröße zeigte vor und nach Therapie bislang keine Größenänderung. Der Thyreoglobulinspiegel als Ausdruck der Tumormasse zeigte bei 1 responder einen Abfall um 50%, bei den anderen 3 Pat. war der Wert unverändert. Allerdings war bei 1 non-responder gleichfalls ein TG-Abfall um 15% zu verzeichnen. Eine Tumorprogression mit Anstieg des TG-Spiegels fand sich bei 2 Pat. Die Verträglichkeit der Therapie war gut. Bei einem Pat. wurde die Therapie wegen Anstiegs der Leberenzyme abgebrochen. Trockenheit der Haut und Schleimhäute wurde bei allen Patienten beobachtet, führte jedoch nur bei 1 Pat. zu subjektiver Beeinträchtigung. Bei insgesamt 9 Pat. konnte die Therapie ohne Dosisreduktion zu Ende geführt werden.

Diskussion

Das therapeutische Konzept bei differenzierten Schilddrüsenkarzinomen gilt als standardisiert. Das chirurgische Vorgehen beinhaltet die Thyreoidektomie und gegebenenfalls die systematische lokoregionäre Lymphknotenausräumung, gefolgt von einer Radiojodtherapie und TSH-suppressiven Therapie. Tumorrezidive werden chirurgisch oder radiotherapeutisch angegangen. Eigene Untersuchungen haben nachgewiesen, daß etwa ein Drittel der Schilddrüsenkarzinome im Verlaufe der Erkrankung einen Differenzierungsverlust erfahren. Im Rahmen der Dedifferenzierung exprimieren die Tumoren keinen TSH-Rezeptor mehr, so daß vermutlich der Rezeptorverlust die fehlende TSH-suppressive Wirkung von Thyroxin bedingt. Für solche meist fortgeschrittene und therapeutisch ausgereizte Tumoren bietet Retinsäure den Ansatz zur Induktion der Redifferenzierung.

Wachstum und Differenzierung von malignen Zellen werden durch Retinoide inhibiert bzw. stimuliert. Dieser Effekt ist sowohl an soliden Tumoren als auch an Malignomen des hämatopoetischen Systems nachgewiesen [2, 3]. Retinsäure entfaltet über die Bindung ihrer Rezeptoren an spezifische DNA-Sequenzen und Induktion von mRNA ihre Wirkung. In der Zellkultur konnte gezeigt werden, daß Retinoide eine Reaktivierung der in den Jodstoffwechsel involvierten I-5'-Dejodase bewirken, welche in differenzierten Schilddrüsenkarzinomen gegenüber Normalgewebe vermindert ist. Die Steigerung der Enzymaktivität wurde nur bei differenzierten Schilddrüsenkarzinomen beobachtet, nicht jedoch bei anaplastischen Karzinomen. Weiterhin konnte in Xenotransplantationsexperimenten von Schilddrüsenkarzinomzellinien auf Nacktratten gezeigt werden, daß retinoidvorbehandelte Zellen kein Wachstum mit Karzinomcharakteristik aufwiesen, nicht vorbehandelte Zellen aber zu Tumoren mit Thyreoglobulinsekretion führten.

Basierend auf diesen experimentellen Grundlagen schien eine Therapie mit Retinoiden am Menschen bei in der Klinik bereits seit Jahren eingeführtem Medikament und guter Verträglichkeit gerechtfertigt. Die geringe Rate an Nebenwirkungen in der eigenen Studie belegt die Erfahrung, da lediglich 1 Pat. die Therapie wegen Anstieg der Leberenzyme abbrechen mußte. Eine Wiederaufnahme der Radiojodspeicherung konnte bei 4 von 10 Pat. erzielt werden. Der Effekt der Redifferenzierung scheint bei Tumoren mit follikulärem Wachstumsmuster günstiger zu sein (response bei 3 foll. bzw. foll./onkoz. Tu) als bei papillärem oder rein onkozytärem Tumortyp (no response 3/4 pap. Tu und 1/1 onkoz. Tu). Hinsichtlich der antiproliferativen Wirkung ist der Effekt von Retinoiden deutlich geringer. Nur bei 2 Pat. konnte anhand des TG-Spiegels eine Reduktion der Tumormasse vermutet werden (1 Responder, 1 Non-responder). Allerdings zeigten 3 von 4 Respondern eine Konstanz gegenüber der prätherapeutischen Zunahme des TG-Wertes, während 4 von 5 Nonrespondern eine deutliche Zunahme des TG-Spiegels verzeichneten. Inwieweit die Redifferenzierung mit erneuter Möglichkeit der Radiojodtherapie zu einer Verbesserung der Prognose und zu einem dauerhaften Effekt führt, kann zum jetzigen Zeitpunkt nicht gesagt werden. Weitere Untersuchungen mit einer größeren Patientenzahl sind erforderlich, um bessere Selektionskriterien für die Retinoidtherapie zu ermitteln. Neben klinischer Beobachtung sollen zukünftig experimentelle Untersuchungen am Tumorgewebe behandelter Patienten zusätzliche Informationen für das Verständnis des Therapieeffektes und die Patientenauswahl liefern.

Zusammenfassung

Auf Grund experimentell gewonnener Daten soll der Effekt von Retinoiden auf die Redifferenzierung von Schilddrüsenkarzinomen am Menschen in einer Therapiestudie untersucht werden. Maß für den Therapieerfolg soll die Wiederaufnahme der Radiojodspeicherung von differenzierten Schilddrüsenkarzinomen sein. Es wurden 10 Patienten mit fortgeschrittenem inoperablem Schilddrüsenkarzinom mit fehlender Radiojodspeicherung mit 13-cis-Retinsäure behandelt. 4 von 10 Patienten wiesen nach Therapie eine erneute Jodspeicherung auf, so daß eine Radiojodtherapie angeschlossen werden konnte. Tendenziell sprechen follikulär differenzierte Karzinome besser an als papilläre und onkozytäre Tumoren.

254

Summary

Based on experimental data the effect of retinoids on redifferentiation of thyroid carcinomas in humans was studied under conditions of a controlled clinical trial. Therapeutic success was judged by gain of previously lost uptake of radioiodine in differentiated thyroid carcinomas. 10 patients with advanced inoperable thyroid carcinoma and no radioiodine-uptake were treated with 13-cis-retinoic acid. 4 from 10 patients demonstrated gain of radioiodine-uptake and were followed by radioiodine therapy. A trend towards positive response of follicular tumor types in contrast to papillary and oxyphilic tumors could be observed.

Literatur

1. Goretzki PE, Simon D, Frilling A, Witte J, Reiners C, Grussendorf M, Horster FA, Röher HD (1993) Surgical reintervention for differentiated thyroid carcinoma. Br J Surg 80:1009–1012
2. Warrell RP, De The H, Wang ZY, Degos L (1993) Acute promyelocytic leucemia. NEJM 329:177–189
3. Kiemle-Kallee J, Porzsolt F (1993) Retinoide in der Onkologie. Dtsch Med Wschr 118: 390–394
4. Van Herle AJ, Agatep M, Padua DN,III, Totanes TL, Canlapan DV, Van Herle HML, Juillard GJF (1990) Effects of 13 cis-retinoic acid on growth and differentiation of human follicular carcinoma cells in vitro. JCEM 71:755–763
5. Schreck R, Schnieders F, Schmutzler C, Köhrle J (1994) Retinoids stimulate Type I Iodothyronine 5'-Deiodase activity in human follicular thyroid carcinoma cell-lines. J Clin Endocrinol Metab 79:791-798

PD Dr.med. Dietmar Simon, Klinik für Allgemeine und Unfallchirurgie, Heinrich-Heine-Universität, Moorenstraße 5, D-40225 Düsseldorf

Stellt die Ploidie ein eigenständiger prognostischer Faktor bei differenzierten Schilddrüsenkarzinomen dar?

Is ploidie a prognostically independent factor in differentiated thyroid carcinoma?

Th. Böttger und Th. Junginger

Klinik und Poliklinik für Allgemein- und Abdominalchirurgie, Johannes-Gutenberg-Universität Mainz

Maligne epitheliale Tumore der Schilddrüse umfassen ein breites morphologisches Spektrum von Carcinomen mit unterschiedlicher Aggressivität. Prognostisch relevante Faktoren basierend auf klinischen und histomorphologischen Parametern sind bekannt, dennoch werden innerhalb der Tumorentitäten Subtypen mit differenter Prognose beobachtet [6, 9, 10]. Ziel dieser Untersuchung war es daher den Stellenwert der Ploidie im Vergleich zu den bekannten die Prognose assoziierenden Faktoren zu überprüfen.

Krankengut und Methodik

Die Untersuchung wurde vorgenommen am archivierten paraffineingebetteten Tumormaterial von 75 Patienten (50 Frauen, 25 Männer, Durchschnittsalter 54,3 Jahre Range 16−80 Jahre) mit einem papillären (n=47) oder follikulären (n=28) Schilddrüsenkarzinom. Mit Ausnahme von 5 Patienten mit einem papillären Schilddrüsenkarzinom erfolgte in allen anderen Fällen eine Thyreoidektomie. Eine zentrale Neck dissektion wurde bei 15 Patienten und modifiziert radikale Neck dissektion bei 9 Patienten durchgeführt.

Nach nochmaliger histologischer Untersuchung des Tumormaterials, wurde das Tumorstadium entsprechend der TNM Klassifiation von 1987 neu bestimmt und der EORTC-Score sowie der AGES-Score berechnet. Die Einteilung der Risikogruppen wurde entsprechend den Angaben von Kerr (EORTC-Score) und Hay (AGES-Score) vorgenommen [6, 9].

Am paraffineingebetteten Tumormaterial aller Patienten erfolgte eine quantitative, bildanalytische DNS Cytometrie [2]. Als diploider Standard diente nicht-tumorröses Stromagewebe des gleichen Patienten. Zum Zeitpunkt der DNS-Analyse waren dem Untersucher die histomorphologischen Parameter und der Verlauf nicht bekannt.

Die Überlebensraten mit und ohne Rezidiv wurden nach Kaplan und Meier berechnet und verglichen (Logrank Test). Eine multivariate Analyse erfolgte mit der Cox Regression. Zur Beurteilung des Grades der Assoziationen von kategorischen

Variablen wurde der Ch^2 Test durchgeführt und Kontingenzkoeffizienten berechnet.

Ergebnisse

Papilläres Karzinom

Nach einer medianen Beobachungszeit von 42,4 (7–146) Monaten hatten 6 Patienten ein Rezidiv und 3 Patienten verstarben am Tumorleiden. Die 5-Jahresüberlebensrate betrug 94,6% und ohne Rezidiv 80,8%. Die rezidivfreie Überlebensrate war abhängig von der Ploidie und histomorphologischen Parametern (Tabelle 1). In einer multivariaten Regressionsanalyse hatte vor allem der DNS Gehalt (p=0,023) einen unabhängigen Einfluß auf die Prognose (Tabelle 2). In einer zweiten multivariaten Analyse unter Einschluß der Parameter Ploidie, Tumorstadium, EORTC-Score und AGES-Score hatte der DNS-Gehalt weiterhin einen unabhängigen additiven Einfluß auf die Prognose (p<0,05).

Follikuläres Karzinom

Bei einer medianen Nachbeobachtungszeit von 45,1 (5–142) Monate erlitten 7 Patienten ein Rezidiv und 6 Patienten vestarben am Tumorleiden sowie ein Patient aus anderer Ursache. Die 5-Jahres-Überlebensrate betrug 72,4% und ohne Rezidiv 68,2%. Die rezidivfreie Überlebensrate war abhängig von der Ploidie (p=0,005) (Abb. 1) und histomorphologischen Parametern (Tabelle 1).

Bei Korrelation der klinischen und histomorphologischen Parameter mit dem DNS-Gehalt fand sich eine strenge Assoziation zwischen der Tumorgröße (p=0,01), der pT Kategorie (p=0,06), dem Grading (p=0,04), dem EORTC-Score

Tabelle 1. Rezidivfreie Überlebenszeit in Abhängigkeit von klinischen und histomorphologischen Parametern bei differenzierten Schilddrüsenkarzinomen (univariate Analyse)

Parameter	Papilläres Karzinom (n = 47) p	Follikuläres Karzinom (n = 28) p
Ploidie	0,002	0,005
pT	0,02	0,03
pN	0,008	n.s.
pM	0,001	0,003
mikro-/makroinvasiv	0,04	n.s.
Gefäßinvasion	0,03	n.s.
EORTC-Score	0,003	0,0001
AGES-Score	0,006	0,01
Geschlecht	n.s.	n.s.
Alter <> 45 Jahre	n.s.	n.s.
Tumorgröße <> 1,5 cm	n.s.	n.s.
Grading	n.s.	0,0001
uni/multifokal	n.s.	0,01
gekapselt/nicht gekapselt	n.s.	n.s.

Tabelle 2. Multivariate Analyse der prognostisch unabhängigen Parameter beim papillären Schilddrüsenkarzinom

Parameter	b ± S.E.	Ch²	relatives Risiko
Ploidie	1,38 ± 0,61	0,023	3,97
Geschlecht	−2,92 ± 1,41	0,038	0,05
Gefäßinvasion	−3,45 ± 1,87	0,066	0,03
pT	1,42 ± 0,84	0,09	4,15
pM	1,7 ± 1,7	0,3	5,53
Alter	0,00 ± 0,04	0,98	1

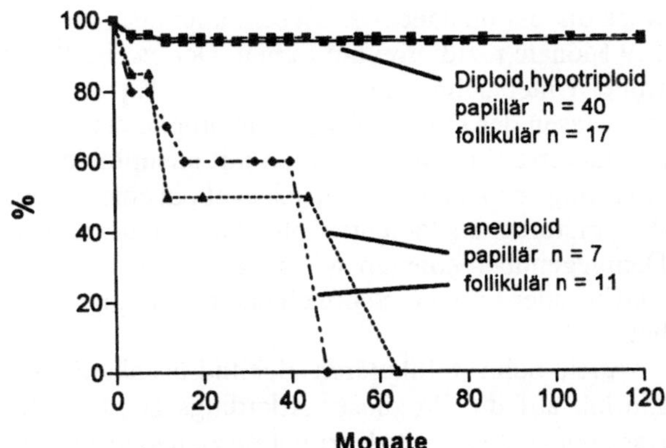

Abb. 1. Rezidivfreie Überlebensrate bei differenzierten Schilddrüsenkarzinomen in Abhängigkeit von der Ploidie

(p = 0,008) und dem AGES-Score (p = 0,006) mit dem DNS-Gehalt. Bei prognostisch ungünstigen histomorphologischen Parametern fanden sich statistisch signifikant vermehrt aneuploide Tumoren.

Diskussion

Die günstige Prognose der differenzierten Schilddrüsencarcinome mit einer 10-Jahres-Überlebensrate von 75 % macht die Beurteilung der prognostisch relevanten Faktoren problematisch. Unsere mediane Nachbeobachtungszeit betrug 42 bzw. 45 Monate bei einer maximalen Beobachtungszeit von 146 Monaten. Dies erklärt warum nicht alle bekannten prognostisch relevante Einflußgrößen in unserem Krankengut bestätigt werden konnten.

Für das therapeutische Vorgehen in der onkologischen Chirurgie ist die zuverlässige Beurteilung möglichst vieler, prognoseassoziierter Faktoren und dies am sinnvollsten bereits präoperativ notwendig. Die bisher bekannten prognostisch relevanten Faktoren basierend auf klinischen Parametern sowie auf der histomorphologischen Aufarbeitung am Paraffinschnitt werden diesen Vorstellungen nur mit Einschränkungen gerecht. Darüber hinaus wird der Differenzierungsgrad beim papillären Karzinom zur Beurteilung der Tumoraggressivität kontrovers diskutiert.

Der DNS-Gehalt der Tumorzelle kann bereits schon präoperativ an punktionszytologisch gewonnenem Material bestimmt werden [4, 8], wobei vergleichende Untersuchungen nachweisen konnten, das mit der hier verwandten bildanalytischen Methode sehr viel exakter der DNS-Gehalt bestimmt werden kann als mit der Flußzytometrie [4]. In Übereinstimmung mit anderen konnten wir zwischen langsam wachsenden diploiden bzw. hypotriploiden und aggressiven aneuploiden Tumoren differenzieren [1, 3, 4, 5, 7, 8]. Lediglich zwei von 40 Patienten mit einem diploiden oder hypotriploiden papillären Karzinom erlitten ein Rezidiv, wobei es sich in einem Fall um eine Lymphknotenmetastase nach Thyreoidektomie ohne Neck dissektion handelte. Dieser Patient ist nun nach Komplettierung des Eingriffes 139 Monate rezidivfrei am Leben. Der zweite Patient hatte bereits Fernmetastasen, wobei Untersuchnugen von Hamming [7] zeigen, daß beim Vorliegen von Fernmetastasen der DNS-Gehalt seine prognostische Bedeutung verliert. Im Gegensatz hierzu verstarben alle Patienten mit aneuploiden Tumoren innerhalb von 5 Jahren. Allerdings beobachteten Cusick et al., in einem wenn auch kleinem Krankengut, daß die verstorbenen Patienten ohnehin der bekannten Risikogruppe angehörten [4]. Demgegenüber konnten wir zeigen, daß die Ploidie auch im Vergleich mit dem AGES- oder EORTC-Score einen unabhängigen additiven Einfluß auf die Prognose hat.

Auch beim follikulären Schilddrüsenkarzinom hatte der DNS-Gehalt einen Einfluß auf die Prognose. Allerdings zeigte sich, im Gegensatz zum papillären Karzinom eine strenge Korrelation zu den histomorphologischen Parametern so daß eine multivariate Analyse zur Beurteilung der prognostisch unabhängigen Variablen nicht möglich war. Grant konnte in seinem Krankengut jedoch zeigen, daß auch beim follikulären Karzinom die Ploidie einen unabhängigen prognostischen Einfluß hat [5].

Diese Ergebnisse deuten daraufhin, daß auch bei kleinen papillären Schilddrüsenkarzinomen mit einem aneuploiden DNS-Gehalt eingeschränkt radikale Operationsverfahren nicht angestrebt werden sollten. Im Falle von prognostisch günstigen diploiden oder hypotriploiden Tumoren müssen weitere Untersuchungen abgewartet werden, ob nicht die Indikation zu eingeschränkt radikalen Operationsverfahren auch auf größere Tumoren ausgedehnt werden kann. Beim follikulären Karzinom hingegen bringt aufgrund unserer Ergebnisse die Ploidie keine über die bisher bekannten prognostisch relevanten Kriterien hinausgehende Information, so daß sie zur Zeit ohne therapeutische Relevanz ist.

Zusammenfassung

Am archivierten paraffineingebetteten Tumormaterial von 75 Patienten mit einem differenzierten Schilddrüsenkarzinom erfolgte eine bildanalytische DNS-Zytometrie. In der multivariaten Analyse hatte beim papillären Karzinom die Ploidie einen unabhängigen Einfluß auf die Prognose, die im Vergleich zum Tumorstadium, dem EORTC-Score und dem AGES-Score sogar eine zusätzliche Differenzierung ermöglichte. Die Ploidie hatte beim follikulären Karzinom lediglich in der univariaten Analyse einen Einfluß auf die Prognose. Aufgrund strenger Assoziationen mit bekannten prognostisch relevanten Faktoren war eine multivariate Analyse nicht möglich.

Summary

In this study we analyzed DNA ploidy as a potential prognostic parameter in different thyroid carcinoma. In the case of papillary cancer the multivariate analysis for the ploidy shows a strong and independent influence on the prognosis. Even when comparing with tumor stage, EORTC score and AGES score the ploidy allows an additional prognostic differentiation. In follicular carcinomas DNA ploidy had only in the univariate analysis an influence on the prognosis, a multivariate analysis was not possible due to the strong associations of the prognostic parameters.

Literatur

1. Bäckdahl M, Cartensen J, Auer G, Tallroath E (1986) Statistical evaluation of the prognostic value of nuclear DNA content in papillary, follicular, and medullary thyroid tumors. World J Surg 10:974–980
2. Böttger Th, Störkel S, Stöckle M, Gerber B, Vinh T, Junginger Th (1991) Bildanalytische DNS-Cytometrie – Eine Möglichkeit zur Beurteilung der Prognose bei duktalem Pankreascarcinomen. Chirurg 62:725–731
3. Camargo RS, Scafuri AG, de Tolosa EM, Ferreira EA (1992) DNA image cytometric analysis of differentiated thyroid adenocarcinoma specimens. Am J Surg. 164:640–645
4. Cusick EL, MacIntosh CA, Krukowski ZH, Ewen SWB, Matheson NA (1990) Comparison of flow cytometry with static densometry ij papillary thyroid carcinoma. Br J Surg 77:913–916
5. Grant, CS, Hay ID, Ryan JL, Bergstrahl EJ, Rainwater LM, Goellner JR (1990) Diagnostic and prognostic utility of flow cytometric DNA measurements in follicular thyroid tumors. World J Surg 14:283–290
6. Hay JD, Grant LS, Tayler WF, McConahey, WM (1988) Ipsilateral lobectomy versus bilateral lobar resection in papillary thyroid carcinoma: A retrospective analyses of surgical outcome using a novel prognostic scoring system. Surgery 102:1088–1095
7. Hamming JF, Schelfhout L, Cornelisse C, Velde CJH, Gosling BM, Hermans J, Fleuren GJ (1988) Influence of cellular DNA content on survival in different thyroid cancer. Cancer 58:2462–2468
8. Joensuu H, Klemi P, Erola E, Tuominen, J (1986) Influence of cellular DNA content on survival in different thyroid cancer. Cancer 58:2462–2467
9. Kerr DJ, Burt AD, Boyle P, MacFarlane GL, Storer AM, Brewin TB (1986) Prognostic factors in thyroid tumours. Br J Cancer 54:475–482
10. Tennvall J, Björklund A, Möller, Ranstam J, Akerman M (1986) Is the EORTC prognostic index of thyroid cancer valid in differentiated thyroid carcinoma? Cancer 57:1405–1414

Prof. Dr. Th. Böttger, Klinik und Poliklinik für Allgemein- und Abdominalchirurgie Johannes-Gutenberg-Universität, Langenbeckstr. 1, D-55101 Mainz

Ischämische Präkonditionierung verbessert die Myokard-konservierung isolierter Rattenherzen während tief-hypothermer globaler Ischämie

Ischemic Preconditioning improves myocardial preservation during deep hypothermic ischemia in the isolated rat heart

M. Karck, P. Rahmanian und A. Haverich

Klinik für Herz- und Gefäßchirurgie, Universität Kiel

Einleitung

Durch ein kurzes, vorgeschaltetes Ischämieintervall läßt sich die Toleranz gegen-über einem nachfolgenden, längeren Ischämieintervall erhöhen [1]. Eine denkbares klinisches Anwendungsgebiet dieses als „Ischämische Präkonditionierung" bezeichneten Phänomens liegt in der Myokardkonservierung vor Herztransplantation, da hierbei während der Ischämie sehr tiefe Konservierungstemperaturen zwischen 2 °C und 8 °C eingesetzt werden. Der heutige Wissensstand über Ischämische Präkonditionierung im Rahmen kürzerer Ischämieintervalle läßt sich jedoch nicht ohne weiteres auf die Bedingungen während längerer, tief-hypothermer Myokardischämie übertragen, da postuliert wurde, daß der protektive Präkonditionierungseffekt zeitlich limitiert sei. Diese Schlußfolgerung wurde aus Untersuchungen gezogen, in denen der protektive Präkonditionierungseffekt erlosch, wenn das nachfolgende Ischämieintervall länger als 90 Minuten war [2–4]. Deshalb sollte in der vorliegenden Studie untersucht werden, ob sich ein protektiver Präkonditionierungseffekt auch noch nach tiefer Hypothermie bei 4 °C – wie zur Spenderherzkonservierung erforderlich – nachweisen läßt. Zu diesem Zweck wurde die Wirksamkeit von fünf Konservierungsmethoden jeweils mit oder ohne zusätzliche Ischämische Präkonditionierung zur Protektion isolierter Rattenherzen vor globaler, tief-hypothermer Ischämie untereinander verglichen.

Material und Methode

Die Untersuchung wurde im „working-heart" Modell an isolierten Herzen männlicher Wistar-Ratten durchgeführt. Die Herzen wurden in Narkose entnommen und zunächst für 10 Minuten retrograd nach Langendorff mit modifizierter Krebs-Henseleit-Lösung (Zusammensetzung in mmol/l; NaCl: 118; KH_2PO_4: 1,2; KCl: 4,9; $CaCl_2$: 2,5; $MgSO_4$: 1,2; $NaHCO_3$: 25; Glucose: 11,1) bei einem Perfusionsdruck von 90 cm H_2O-Säule perfundiert. Das Perfusat (pH 7,4) wurde mit einem Gemisch aus 95% Sauerstoff und 5% Kohlendioxid begast und bei einer Temperatur von 37 °C gehalten. Nach 10 Minuten wurde dann durch Beginn antegrader Perfusion über eine linksatriale Kanüle (Perfusionsdruck: 20 cm H_2O) für 15 Minuten in den „working-heart" Modus umgeschaltet. Währenddessen wurden die Parameter Aortenflußvolumen/Minute (gegen eine Nachlast von 90 cm H_2O) und Koronarflußvolumen/Minute als präischämische Ausgangswerte gemessen. Über einen in den linken Ventrikel eingeführten Millar-Mikro-Tip-Catheter (Millar Instruments Inc., Houston Texas, USA) wurde das linksventrikuläre Druckmaximum (LVDP), die Herzfrequenz (HR) sowie die linksventrikuläre Druckanstiegsgeschwindigkeit (dP/dtmax) bestimmt. Die Herzen wurden daraufhin einer 5minütigen normothermen Ischämie mit nachfolgender 5minütiger Langendorff Reperfusion (präkonditionierte Herzen) oder einer 10minütigen Langendorff Perfusion (nicht-präkonditionierte Herzen) unterzogen. Hieran anschließend erfolgte die Induktion des Herzstillstandes bzw. die initiale Myokardkonservierung.

Die Untersuchung wurde in 5 experimentellen Gruppen durchgeführt (n = 20 pro Gruppe; 10 Versuche mit Ischämischer Präkonditionierung und 10 Versuche als nicht-präkonditionierte Kontrollen). In Gruppe 1 wurde die initiale Konservierung durch alleinige Oberflächenhypothermie bei 4 °C vorgenommen. Die Herzen der Gruppe 2 wurden für 3 Minuten mit University of Wisconsin Lösung koronar perfundiert; die der Gruppe 3 mit St.Thomas' Hospital Kardioplegielösung II, die der Gruppe 4 mit Bretschneiders' HTK Kardioplegielösung und die der Gruppe 5 mit kalter Blutkardioplegie wie sie in unserer Klinik für erwachsene Patienten eingesetzt wird (kalte Blutkardioplegielösung: 1 Volumenanteil Stammlösung mit Citratphosphatdextrose und Tromethamin/4 Volumenanteile heparinisiertes Blut von erwachsenen Spenderratten; Kaliumgehalt: 30,0 mmol/l).

Während der globalen Ischämie wurden alle Herzen für 10 Stunden in 4 °C kalter Ringerlösung gelagert. Danach erfolgte die normotherme Reperfusion, zunächst für 30 Minuten im Langendorff-Modus und anschließend erneut für 30 Minuten im „working-heart" Modus. Während der Reperfusion wurde die Regeneration der Myokardfunktion durch wiederholte Messung der funktionellen Parameter bestimmt. Während der prä- und postischämischen Perfusion wurde das Koronarsinus-Effluat gesammelt und darin die myokardiale Kreatinkinase-Aktivität gemessen (Granutest 2.5, E. Merck, Darmstadt, Germany). Am Ende der Reperfusion wurden die Herzen mit einer in flüssigem Stickstoff vorgekühlten Wollenberger-Zange schockgefroren. Der myokardiale Adenosintriphosphat (ATP)- sowie Kreatinphosphatgehalt wurde aus Perchlorsäureextrakten durch ein standardisiertes enzymatisches Testverfahren bestimmt.

Ergebnisse

Funktionelle Regeneration: Bei den präkonditionierten Herzen, die initial durch Oberflächenhypothermie allein und nachfolgend durch hypotherme Lagerung konserviert wurden (Gruppe 1), resultierte eine postischämische Regeneration des Aortenflußvolumens von 21,3 ± 5,7% des präischämischen Ausgangswertes. Unter den nicht präkonditionierten korrespondierenden Kontrollen wurde dagegen keine

Erholung des Aortenflußvolumens gemessen. Ein entsprechendes Ergebnis wurde erzielt, wenn die präkonditionierten Herzen mit UW-Lösung oder mit St. Thomas' Hospital Kardioplegielösung II konserviert wurden (Gruppen 2 und 3). Die in diesen Gruppen nach Ischämischer Präkonditionierung gemessenen Erholungsraten des Aortenflußvolumens von 25,7% beziehungsweise 10,4% waren signifikant höher (p < 0,05) als die der korrespondierenden Kontrollen ohne Präkonditionierung (8,5% bzw. 0%). Unter den Herzen, die mit Bretschneiders' Kardioplegielösung (HTK-Lösung) oder mit kalter Blutkardioplegie konserviert worden waren, wurden die numerisch höheren Erholungsraten des Aortenflußvolumens ebenfalls nach Ischämischer Präkonditionierung gemessen, obwohl die Unterschiede gegenüber den korrespondierenden Gruppen ohne Präkonditionierung nicht statistisch signifikant waren. Die beiden anderen Parameter der systolischen linksventrikulären Funktion (linksventrikulärer Spitzendruck und maximale Druckanstiegsgeschwindigkeit) stützten die Untersuchungsergebnisse der Regeneration des Aortenflußvolumens insoweit, als daß sich die präkonditionierten Herzen ungeachtet der Methode der Myokardkonservierung besser erholten als die korrespondierenden nicht-präkonditionierten Kontrollen. In Hinblick auf die postischämische Erholung des linksventrikulären Spitzendruckes waren alle numerischen Unterschiede zwischen den präkonditionierten und nicht-präkonditionierten Herzen bis auf diejenigen, die innerhalb der Gruppe 4 (Bretschneiders' Kardioplegielösung) gemessen wurden statistisch signifikant. Die mittleren Erholungsraten des Koronarflusses rangierten zwischen 55,6% und 68,8% innerhalb der Gruppen mit Ischämischer Präkonditionierung im Vergleich zu Werten zwischen 23,1% und 62,9% innerhalb der nicht-präkonditionierten Kontrollen. Verglichen mit den korrespondierenden Kontrollen ohne Präkonditionierung war der postischämische Koronarfluß der präkonditionierten Herzen damit entweder gleich oder höher. Hinsichtlich der

Tabelle 1. Regeneration nach 60 Minuten Reperfusion (in % der präischämischen Werte, Mittelwerte ± SEM). Gruppe 1, alleinige Oberflächenhypothermie bei 4 °C; Gruppe 2, University of Wisconsin Lösung; Gruppe 3, St. Thomas' Hospital Kardioplegielösung II; Gruppe 4, Bretschneiders' HTK Kardioplegielösung; Gruppe 5 kalte Blutkardioplegielösung; „P": Ischämische Präkonditionierung; „K": nicht-präkonditionierte Kontrollen; LVDP: linksventrikulärer Spitzendruck; dP/dtmax.: maximale linksventrikuläre Druckanstiegsgeschwindigkeit

Gruppe	Aortenflußvolumen	maximaler LVDP	dp/dtmax.
1P	21 ± 5*	46 ± 8*	25 ± 6
1K	0	21 ± 4	12 ± 5
2P	25 ± 3*	75 ± 4*	64 ± 4
2K	8 ± 3	56 ± 3	49 ± 5
3P	10 ± 2*	49 ± 6*	40 ± 6*
3K	0	30 ± 4	20 ± 3
4P	8 ± 3	40 ± 7	25 ± 7
4K	1 ± 1	36 ± 6	20 ± 6
5P	3 ± 1	47 ± 6*	26 ± 5*
5K	0	19 ± 1	3 ± 1

* p < 0,05 gegenüber korrespondierenden Kontrollen.

postischämischen Herzfrequenz wurden zwischen präkonditionierten und nicht-präkonditionierten Herzen innerhalb der einzelnen Versuchsgruppen keine Unterschiede festgestellt.

Kreatinkinase-Aktivität: Ungeachtet der Konservierungsmethode war die Kreatinkinase-Aktivität im Koronarsinus-Effluat der Herzen aus den Kontrollgruppen ohne Präkonditionierung während der ersten 15 Minuten der Reperfusion höher als in den korrespondierenden Gruppen mit Ischämischer Präkonditionierung (Mittelwerte in den Gruppen mit Ischämischer Präkonditionierung: 14,4–20,1 I.U./15 min/Herz; Mittelwerte in den Gruppen ohne Ischämische Präkonditionierung: 16,8–33,6 I.U./15 min/Herz). Diese numerischen Unterschiede waren innerhalb der Gruppe 3 (Konservierung mit St. Thomas' Hospital Kardioplegielösung II) statistisch signifikant.

Energiereiche Phosphate: Die myokardialen ATP-Konzentrationen lagen in den Gruppen mit Ischämischer Präkonditionierung im Mittel zwischen 8,0 und 21,5 µmol/g Trockengewicht und in den Gruppen ohne Präkonditionierung zwischen 7,3 und 16,1 µmol/g Trockengewicht. Für das Kreatinphosphat wurden in den Gruppen mit Ischämischer Präkonditionierung im Mittel zwischen 24,1 und 52,7 µmol/g Trockengewicht und in den Gruppen ohne Präkonditionierung 18,0 bis 52,2 µmol/g Trockengewicht gemessen. Innerhalb der experimentellen Gruppen fanden sich zwischen präkonditionierten und nicht-präkonditionierten Herzen keine signifikanten Unterschiede.

Diskussion

Die vorliegenden Untersuchungsergebnisse zeigen, daß Ischämische Präkonditionierung die Myokardkonservierung isolierter Rattenherzen während tief-hypothermer Globalischämie bei 4 °C verbessert. So ließ sich nach Präkonditionierung eine Erhöhung der postischämischen funktionellen Regenerationsraten nachweisen. Dieses Resultat war unabhängig davon, ob das Myokard initial durch Kardioplegielösung oder aber durch alleinige Oberflächenhypothermie konserviert worden war. Aufgrund der Tatsache, daß nach Hypothermieinduktion und nach Ischämischer Präkonditionierung ähnliche Stoffwechselveränderungen beobachtet werden können, wurde früher angenommen, daß beiden Methoden derselbe protektive Mechanismus zugrunde liegt [5]. Die von uns beobachtete durchweg bessere funktionelle Erholung der präkonditionierten Rattenherzen gegenüber den Herzen der nicht-präkonditionierten Kontrollen belegt allerdings, daß sich die protektiven Effekte von Hypothermie und Ischämischer Präkonditionierung addieren.

Innerhalb der präkonditionierten Herzen waren die Absolutwerte der Kreatinkinase-Aktivität im koronaren Effluat in allen Untersuchungsgruppen während der frühen Reperfusionsphase gegenüber den Kontrollen reduziert. Dieses Ergebnis könnte bedeuten, daß die nach ischämischer Präkonditionierung verbesserte funktionelle Regeneration in kausalem Zusammenhang mit einer reduzierten Zellschädigung steht, wobei dieser protektive Effekt insgesamt nicht so ausgeprägt zu sein scheint wie nach kürzeren Ischämieintervallen auf einem höheren Hypothermieniveau [6, 7]. Allerdings scheint unter normothermen Ischämiebedingungen nur dann eine Protektionsverbesserung zu erzielen zu sein, wenn das eigentliche Ischämieintervall eine Dauer von ca. 90 Minuten nicht überschreitet [2]. Unter hypothermen Ischämiebedingungen wurden hingegen andere Resultate erzielt: Hier kam der protektive Präkonditionierungseffekt erst nach relativ langen Ischämiezeiten und damit erst dann zur Geltung, wenn die hypothermie-bedingte Myokardprotektion nachließ [8, 9].

Die Beobachtung, daß Ischämische Präkonditionierung die Myokardprotektion auch während tief-hypothermer Globalischämie verbessert, könnte für die Organkonservierung im Rahmen der klinischen Herztransplantationen Bedeutung erlangen, da hier Ischämiezeiten bis zu 4 Stunden in Kauf genommen werden müssen.

Zusammenfassung

Im „working heart"-Modell des isolierten Rattenherzens wurde die Wirkung Ischämischer Präkonditionierung auf die Myokardprotektion zusätzlich zu rein hypothermer (Gruppe 1), kristalloid-kardioplegischer (Gruppe 2–4) sowie blut-kardioplegischer (Gruppe 5) Myokardkonservierung während zehnstündiger globaler Ischämie bei 4 °C untersucht. Ischämische Präkonditionierung erfolgte durch 5minütige normotherme Globalischämie mit anschließender 5minütiger Reperfusion (n = 10 pro Gruppe). Nicht-präkonditionierte Herzen dienten als Kontrolle (n = 10 pro Gruppe). Unabhängig von der Konservierungsmethode war die funktionelle Erholung der präkonditionierten Herzen besser als die der nicht-präkonditionierten Kontrollen. Der Gehalt an energiereichen Phosphaten nach 60minütiger Reperfusion unterschied sich im Vergleich zwischen präkonditionierten Herzen und korrespondierenden Kontrollen nicht signifikant. Während der frühen Reperfusionsphase wurde nach Ischämischer Präkonditionierung eine leichte Reduktion der myokardialen Kreatinkinase-Freisetzung beobachtet. Diese Untersuchung zeigt, daß die systolische Funktion isolierter Rattenherzen nach globaler, tief-hypothermer Ischämie durch Ischämische Präkonditionierung verbessert werden kann, und daß sich die protektiven Effekte von Hypothermie und Ischämischer Präkonditionierung addieren. Diese Form der endogenen Myokardprotektion war unabhängig davon wirksam, ob die Herzen initial durch Oberflächenhypothermie allein oder durch Kardioplegie konserviert wurden. Diese Ergebnisse könnten für die Myokardkonservierung im Rahmen der Herztransplantation Bedeutung erlangen.

Summary

Using isolated working rat hearts, ischemic preconditioning was investigated as an adjunct to isolated hypothermic (group 1), crystalloid (group 2–4) and non-crystalloid (group 5) preservation during a 10 hours period of global ischemia at 4 °C. Ischemic preconditioning was induced with one cycle of 5 minutes of normothermic ischemia and 5 minutes of reperfusion prior to the period of sustained hypothermic ischemia (n = 10 per group). Non-preconditioned hearts (n = 10 per group) were assessed for control. Ischemic preconditioning improved postischemic functional

266

recovery. High-energy phosphate contents after 60 minutes of postischemic reperfusion were not significantly different between preconditioned hearts and corresponding non-preconditioned control hearts. Creatine kinase leakage during early reperfusion was found to be reduced with ischemic preconditioning. Thus, we have demonstrated that ischemic preconditioning can improve contractile function after global hypothermic ischemia in the isolated rat heart and we have shown that this protection is additive to that of hypothermia induced protection during global ischemia at 4 °C. This endogenous mechanism of cardioprotection was effective regardless of whether preservation was accomplished using cardioplegic solution or topical hypothermia alone. This may have clinical implications in myocardial preservation for heart transplantation.

Literatur

1. Murry CE, Jennings RB, Reimer KA (1986) Preconditioning with ischemia: A delay of lethal cell injury in ischemic myocardium. Circulation 74:1124–1136.
2. Nao BS, McClanahan TB, Groh MA, Schott RJ, Gallagher KP (1989) The time limit of effective ischemic preconditioning in dogs (Abstract). Circulation 82 (Suppl III), III-271
3. Murry CE, Richard VJ, Jennings RB, Reimer KA (1991) Myocardial protection is lost before contractile function recovers from ischemic preconditioning. Am J Physiol 260:H796–H804
4. Murry CE, Jennings RB, Reimer KA (1986) Preconditioning myocardium for 5 min coronary occlusion infarct size limitation after 40 but not 180 minutes of sustained ischemia (Abstract). J Mol Cell Cardiol18 (Suppl III): 49
5. Murry CE, Richard VJ, Reimer KA, Jennings RB (1990) Ischemic preconditioning slows energy metabolism and delays ultrastructural damage during a sustained ischemic episode. Circ Res 66:913–931
6. Li GC, Vasquez JA, Gallagher KP, Lucchesi BK (1990) Myocardial protection with ischemic preconditioning. Circulation 92:609–619
7. Volovsek A, Subramanian R, Reboussin D (1992) Effects of duration of ischemia during preconditioning on myocardial function, enzyme release and energy production in the isolated working rat heart. J Mol Cell Cardiol 24:1011–1019
8. Cave AC, Hearse DJ (1992) Ischemic preconditioning and contractile function: studies with normothermic and hypothermic global ischemia. J Mol Cell Cardiol 24:1113–1123
9. Karck M, Haverich A (1995) Ischämische Präkonditionierung verbessert die Pumpfunktion isolierter Rattenherzen nach Globalischämie bei 4 °C. (Abstract) Z Kardiol 84:184

Dr. med. Matthias Karck, Klinik für Herz- und Gefäßchirurgie, Universität Kiel, Arnold-Heller-Str. 7, D-24105 Kiel

Überadditiver Schutzeffekt der antioxidativen Vitamine C und E sowie des Ca²⁺-Antagonisten Gallopamil gegenüber reaktiven Sauerstoffspezies im Myokard

Overadditive protection of the antioxidative vitamins C and E and of the Ca²⁺-antagonist Gallopamil against oxidative damage by reactive oxygen species in myocardium

T. Rinne[1], H.G. Olbrich[2], M. Skupin[1], P. Satter[1] und E. Mutschler[3]

[1] Abteilung für Thorax-, Herz- und Gefäßchirurgie, Zentrum Chirurgie, Universitätsklinik Frankfurt
[2] Abteilung für Kardiologie, Zentrum Innere Medizin, Universitätsklinik Frankfurt
[3] Pharmakologisches Institut für Naturwissenschaftler, Universitätsklinik Frankfurt

Einleitung

Experimentelle Studien über den postischämischen Reperfusionsschaden im Myokard haben gezeigt, daß der Peroxidation von Membranlipiden durch reaktive Sauerstoffspezies eine bedeutende Rolle zukommt [1, 2, 3, 4]. Die pathogenetische Beteiligung reaktiver Sauerstoffabkömmlinge konnte durch den Nachweis protektiver Effekte antioxidativer Substanzen wie Dismutase, Katalase [4] und anderer Antioxidantien an Ischämie-Reperfusions-Modellen gezeigt und durch ESR-Untersuchungen unterstrichen werden [2].

Neuere retrospektive Studien ergaben, daß die Mortalität an Koronarer Herzerkrankung (KHK) – bei der es rezidivierend zur Reperfusion ischämischen Herzmuskelgewebes kommt – invers mit den Plasmaspiegeln endogener antioxidativer Substanzen (insbesondere Vitamin C und E) korreliert [5, 6]. Unklar ist jedoch, ob die Vitamine C und E ihre protektive Wirkung indirekt, d.h. über eine Verhütung der Oxidation von LDL [7] entfalten, oder ob sie eine direkte Protektion der Herzmuskelzellen bewirken.

Untersuchungen an isolierten Herzmuskellen zeigten ferner, daß es nach oxidativen Schädigungen der Zellen auch zu einem massiven Kalziumioneneinstrom in die Herzmuskelzelle kommt [8]. Verschiedene Ca²⁺-Antagonisten erwiesen sich in diesem Zusammenhang als protektiv.

Vor diesem Hintergrund sollte in der vorliegenden Studie untersucht werden, ob die antioxidativen Vitamine C und E sowie der Ca²⁺-Antagonist Gallopamil eine direkte protektive Wirkung gegenüber dem toxischen Effekt reaktiver Sauerstoffspezies auf das Myokard besitzen. Da eine Regeneration von Vitamin E durch Vitamin C bekannt ist [9], wurde auch der Effekt einer kombinierten Anwendung beider Vitamine untersucht.

Methodik

1. Zellisolierung:
Herzmuskelzellen adulter Ratten wurden nach Langendorff in-vitro isoliert. Hierbei wurde das isolierte Herz über die Aorta kanüliert und mittels Krebs-Ringer-Hepes (KRH) Puffer plus 0,06% Kollagenase für 25 Minuten perfundiert und anschließend mechanisch zerkleinert. Die entstandene Zellsuspension wurde auf einen Sedimentationsgradienten (KRH plus 2% bovine serum albumin) aufgetragen, in dem die vitalen stäbchenförmigen Zellen von den geschädigten hyperkontrahierten Zellen getrennt und abschließend auf Petri-Schalen aufgetragen wurden. Am Ende der Zellisolierung stand eine Zellpopulation von ca. 95% vitaler stäbchenförmiger Kardiomyozyten zur Verfügung.

2. Induktion reaktiver Sauerstoffspezies:
Reaktive Sauerstoffspezies wurden durch Photoaktivierung des lichtsensitiven Farbstoffes Rose Bengal (10^{-7} M) erzeugt. Dieser setzt durch Übertragung seiner Anregungsenergie auf molekularen Sauerstoff ($^3O_2$) spezifisch Singulettsauerstoff ($^1O_2$) frei. Zur Aktivierung von Rose Bengal wurden isolierte Herzmuskelzellen mit Rose Bengal inkubiert und über einer reflektierenden Unterlage mittels Kaltlichtquelle für 90 sec beleuchtet.

3. Versuchsauswertung:
Isolierte Kardiomyozyten wurden in KRH-Puffer auf Petri-Schalen aufbewahrt und mit Rose-Bengal alleine oder in Kombination mit Vitamin C (10^{-5} M bis 10^{-2} M), Vitamin E (10^{-6} M bis 10^{-3} M), Vitamin C plus Vitamin E (Vit C 10^{-5} M plus Vit E 10^{-6} M und Vit C 10^{-4} M plus Vit E 10^{-5} M) oder Gallopamil (10^{-8} M bis 10^{-5} M) für 30 Minuten präinkubiert.

100 stäbchenförmige Kardiomyozyten wurden lichtmikroskopisch in einem zuvor markierten Bereich des Petri-Schälchens ausgezählt und die verbleibende Zahl vitaler Zellen (%) 15 Minuten nach Photoaktivierung des Rose Bengal bestimmt.

Ergebnisse

Präinkubation der Kardiomyozyten mit Rose Bengal führte nach Photoaktivierung innerhalb von 15 Minuten in dem beleuchteten Areal des Petri-Schälchens zum Aufrunden von $91{,}6 \pm 6{,}5\%$ der Zellen, Herzmuskelzellen in den nicht beleuchteten Arealen blieben vital.

Vorbehandlung der Zellen mit Vitamin C oder Vitamin E führte zu einer konzentrationsabhängigen Zunahme der Anzahl stäbchenförmiger Zellen. Die Anzahl stäbchenförmiger Zellen mit Vitamin C betrugen im Einzelnen $4{,}2 \pm 7{,}8\%$ (10^{-5} M), $10{,}4 \pm 14{,}9\%$ (10^{-4} M), $61{,}5 \pm 29{,}1\%$ (10^{-3} M) und $77{,}9 \pm 17{,}8\%$ (10^{-2} M), mit Vitamin E $11{,}6 \pm 10{,}1\%$ (10^{-6} M), $25{,}4 \pm 16{,}5\%$ (10^{-5} M), $70{,}0 \pm 8{.}1\%$ (5×10^{-5} M), $90{,}1 \pm 3{,}8\%$ (10^{-4} M) und $93{,}0 \pm 2{,}6\%$ (10^{-3} M).

Präinkubation der Herzmuskelzellen mit beiden Vitaminen gleichzeitig bewirkte einen überadditiven Effekt im Vergleich zu den Werten bei alleiniger Applikation beider Vitamine. Die Anzahl stäbchenförmiger Zellen betrug hier $28,2 \pm 19,9\%$ (Vit C 10^{-5}M + Vit E 10^{-6}M) sowie $63,5 \pm 9,9\%$ (Vit C 10^{-4}M + Vit E 10^{-5}M).

Der Ca^{2+}-Antagonist Gallopamil führte zum Erhalt von $5,5 \pm 11,9\%$ (10^{-8}M), $8,3 \pm 6,2\%$ (10^{-7}M), $13,0 \pm 16,1\%$ (10^{-6}M) und $16,3 \pm 13,9\%$ (10^{-5}M) stäbchenförmiger Kardiomyozyten.

Zusammenfassung

Ziel der in-vitro-Studie war es, einen möglichen protektiven Effekt der antioxidativen Vitamine C und E sowie des Ca^{2+}-Antagonisten Gallopamil gegenüber dem toxischen Effekt reaktiver Sauerstoffspezies auf isolierte Herzmuskelzellen adulter Ratten zu untersuchen. Reaktive Sauerstoffspezies (Singulettsauerstoff) wurden durch Photoaktivierung des lichtsensitiven Farbstoffes Rose Bengal erzeugt.

Die Vitamine C und E zeigten konzentrationsabhängig eine hohe protektive Wirkung gegen die toxische Wirkung reaktiver Sauerstoffspezies, die kombinierte Anwendung beider Vitamine bewirkte einen überadditiven Schutzeffekt. Der Ca^{2+}-Antagonist Gallopamil zeigte sich in geringem Ausmaß ebenfalls protektiv.

Summary

The aim of the present study was to examine weather the antioxidative vitamins C and E and even the Ca^{2+}-antagonist gallopamil may protect isolated cardiomyocytes of adult rats from oxidative damage by free oxygen radicals. Reactive oxygen spezies were generated by photoexcitation of the light-sensitive dye rose bengal, producing singlet-oxygen.

Vitamin C and E caused a dose-dependently increase of rod-shaped cardiomyocytes, the use of both vitamins simultaneously provided an overadditive protection. The Ca^{2+}-antagonist gallopamil showed a protective potential in a far less extent.

Literatur

1. Meerson FZ, Kagan VE, Kozlov YP, Belkina LM, Arkhipenko YV (1982) The role of lipid peroxidation in pathogenesis of ischemic damage and the antioxidant protection of the heart. Basic Research in Cardiology 77:465–485
2. Zweier JL, Flaherty JT, Weisfeldt ML (1987) Direct measurement of free radical generation following reperfusion of ischemic myocardium. Proceedings of the National Academy of Sciences of the USA 84:1404–1407
3. Tavazzi R, Lazzarino G, Di Pierro D, Oiardina B (1992) Malondialdehyde production and ascorbate decrease are associated to the reperfusion of the isolated postischemic rat heart. Free Radicals in Biology and Medicine 13(1):75–78
4. Woodward B, Zakaria MNM (1985) Effect of some radical scavengers on reperfusion induced arhythmias in the isolated rat heart. Journal of Molecular and Cellular Cardiology 17:485–493
5. Gey KF, Brubacher GB, Stähelin HB (1987) Plasma levels of antioxidant vitamins in relation to ischemic heart disease and cancer. American Journal of Clinical Nutrition 45:1368–1377

6. Riemersma RA, Wood DA, Macintyre CCA, Elton R, Gey KF, Oliver MFO (1989) Low plasma vitamin E and C increased the risk of angina in Scottish men. Annals of the New York Academy of Sciences of the USA 570:291–295
7. Frei B (1991) Ascorbic acid protects lipids in human plasma and low density lipoproteins against oxidative damage. American Journal of Clinical Nutrition 54:11135–11145
8. Ver Donck L, Van Reempts J, Vandeplassche G, Borgers M (1987) Effects of oxygen free radicals on intracellular Ca^{2+}-localisation in isolated cardiomyocytes. Journal of Molecular and Cellular Cardiology 19 (Supplement): 356
9. Sato K, Niki E, Shimasaki H (1990) Free radical-mediated chain oxidation of low density lipoproteins and ist synergistic inhibition by vitamin E and vitamin C. Archives of Biochemistry and Biophysics 279:402–405

Dr. med. T. Rinne, Zentrum Chirurgie, Abteilung für Thorax-, Herz- und Gefäßchirurgie, Universitätsklinik Frankfurt am Main, Theodor-Stern-Kai 7, D-60590 Frankfurt am Main

Hemmung von Allotransplantatabstoßung nach Photodynamischer Therapie Biologischer Gefäßprothesen

Inhibition of graft rejection by photodynamic therapy of arterial allografts

F. Adili, T. Schmitz-Rixen und G. M. LaMuraglia

Klinik und Poliklinik für Chirurgie der Universität zu Köln
Division of Vascular Surgery, Massachusetts General Hospital,
Harvard Medical School, Boston, Massachusetts, USA

Einleitung

Autologe Arterien- und Venentransplantate gehören zum unverzichtbaren Instrumentarium des Herz- und Gefäßchirurgen. Da gegenwärtig keine zufriedenstellenden synthetischen Prothesen für kleinkalibrige Gefäße (Durchmesser < 6 mm) existieren und autologe Arterien und Venen nur in begrenztem Umfang zur Verfügung stehen, besteht seit kurzem ein wiedererwachtes Interesse an der Transplantation allogener Gefäße [1]. Biologische Gefäßprothesen besitzen neben überlegener biomechanischer Eigenschaften, eine vergleichsweise hohe Infektresistenz und gestatten eine schnellere und vollständigere Reendothelialisierung im Vergleich zu synthetischen Ersatzmaterialien. Eine breite Anwendung biologischer Gefäßprothesen wurde bisher jedoch durch die erhöhte Inzidenz von Aneurysmabildung aufgrund einer chronischen Abstoßungsreaktion verhindert [2]. Die Immunisierung des Empfängers geht dabei in erster Linie von glatten Muskelzellen aus der Media des Transplantates aus [3]. Für die Funktion als Blutleiter sind diese Zellen jedoch nur von untergeordneter Bedeutung.

Photodynamische Therapie ist ein experimentelles Verfahren bei dem mit Hilfe von sichtbarem Licht, bestimmte Farbstoffe (Photosensitizer) aktiviert werden, d. h. Photonen absorbieren, und dabei entweder direkt freie Radikale bilden (Typ I-Reaktion) und/oder die Freisetzung von Sauerstoffradikalen aus molekularem Sauerstoff katalysieren (Typ II-Reaktion) [4]. Mit Hilfe eines Lasers kann der Photosensitizer gezielt aktiviert werden und so mit hoher Präzision, insbesondere proliferierende Zellen im Bestrahlungsgebiet eliminieren. In experimentellen Studien zur Hemmung von Intimahyperplasie in Arterien konnte dabei gezeigt werden, daß PDT, neben einer dauerhaften Eradikation glatter Muskelzellen aus dem behandelten Gefäßsegment, zu einer ungehinderten Reendothelialisierung führt ohne die strukturelle Integrität der Arterie zu kompromitieren [5, 6].

In der vorliegenden tierexperimentellen Studie sollte deshalb untersucht werden, ob eine PDT-induzierte Dezellularisierung arterieller Allotransplantate antigene Determinanten in der Prothese ausschaltet, die Bildung komplementaktivierter Antikörper im Empfänger verhindert und eine chronische Abstoßungsreaktion abwendet.

Methodik

ACI-Ratten (RT1a) erhielten nach Anästhesie mit 75 mg/kg Ketamin und 5 mg/kg Xylazin i.m. eine intravenöse Injektion mit dem Photosensitizer Chloro-Aluminium-Sulfoniertes Phthalozyanin, CASPc, (5 mg/kg). Vierundzwanzig Stunden später wurde die infrarenale Aorta entnommen. Nach Einbringen des Gefäßes in eine Lösung aus Natriumphosphatpuffer (pH 7,4) und 5 µg/ml CASPc, wurde die Aorta von extern bei einer Wellenlänge von 675 nm mit 100 J/cm^2 Laserlicht bestrahlt. Die Aorta wurde dann anschließend orthotop in Lewis Ratten (RT1^l) verpflanzt. Nach 2, 4 und 8 Wochen erfolgte die Entnahme der Transplantate. Neben einer morphometrischen Analyse, wurde die luminale Oberfläche mittels Rasterlektronenmikroskopie visualisiert und immunhistochemische Färbungen mit Faktor VIII- und anti-RT1a Antikörpern durchgeführt. Zellinfiltrate wurden auf CD4-, CD8- und ED1 Antigen-, sowie auf ICAM-1 Expression untersucht. Glatte Muskelzellen wurden mit Hilfe eines Antikörpers gegen α-Aktin charakterisiert. Zum Nachweis von Anti-ACI Antikörpern in den Sera der Lewis-Empfänger-Ratten, die auf eine Immunisierung der Empfängertiere hinweisend ist, wurde eine FACS Analyse mit Hilfe eines FITC-konjugierten, monoklonalen Maus-Anti-Ratte Kappa-Leichtketten Sekundärantikörpers durchgeführt. Die Fluoreseszenzsignale von nativen Lewis bzw. ACI Lymphozyten vor und nach Inkubation mit dem FITC-konjugierten Antikörper dienten als Negativkontrolle. Die Signale von Zellen, die mit einem Anti-Lewis Antikörper inkubiert wurden, dienten als Positivkontrolle.

Unbehandelte (C), ausschließlich mit Licht bestrahlte (LO), ausschließlich mit CASPc behandelte Allografts (PS) und Lewis-zu-Lewis Isografts (ISO) dienten ebenfalls als Kontrollen für die Photodynamische Therapie und das Transplantationsmodell. Zur statistischen Auswertung kamen eine Varianzanalyse mit post hoc Test nach Bonferoni und Tukey bzw. ein t-Test für verbundene Stichproben zur Anwendung.

Ergebnisse

Alle Transplantate (n = 63) waren zum Untersuchungszeitpunkt frei durchgängig. Zwischen C, LO und PS konnten in keiner der in dieser Studie untersuchten Parameter Unterschiede festgestellt werden.

Die luminale Oberfläche PDT-behandelter Allografts (n = 22) war vollständig mit Faktor VIII-positiven und RT1a-negativen Zellen bedeckt, während in C, LO und PS keine Repopulation der Intima zu beobachten war. Dies läßt den Schluß zu, daß es sich bei der spindelförmigen Monozellschicht in den PDT-Arterien um Endothelzellen vom Emfängertier (RT1^l) handelte. Die Media der PDT-Allografts war zu allen Zeitpunkten völlig zellfrei; in der Adventitia wurden überwiegend Fibroblasten nachgewiesen. Im Gegensatz zu normalen ACI-Aorten die sich stark mit Anti-RT^a (Anti-ACI) Antikörpern markieren ließen, blieben PDT-behandelte ACI-Aorten unmarkiert.

Die Anzahl CD4-, CD8- und ED1-positiver Zellen zeigte zu keinem Zeitpunkt signifikante Unterschiede zwischen PDT-behandelten Allografts und Isografts (n = 14). Demgegenüber demonstrierten C, LO und PS (n = 27) alle Zeichen einer

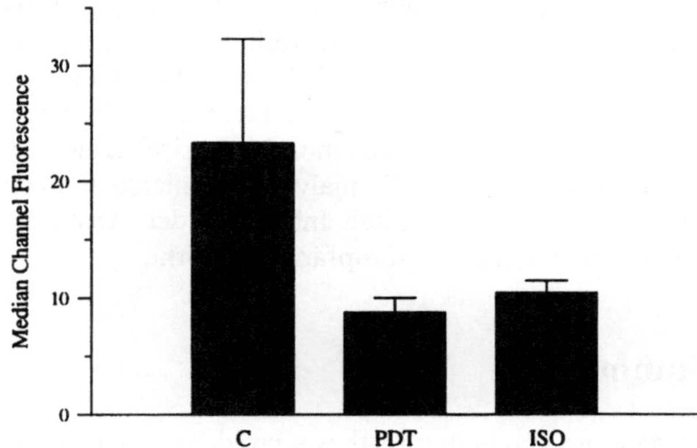

Abb. 1. FACS-Analyse der Empfängersera. Mittlere „Median Channel Fluorescence" ± Standardabweichung bei der FACS Analyse der Empfängersera. Die Verdünnung des Empfängerserums betrug hier 1:10. Unbehandelte Kontrollgruppe (C); (n=4). Tiere mit Photodynamischer Therapie behandelten Allografts (PDT); (n=5). Isotransplantatgruppe (ISO); (n=3). Bei der univariaten Varianzanalyse ergaben sich nach dem post hoc Test (Tukey) statistisch signifikante Unterschiede zwischen C versus PDT (p<0,01) und C versus ISO (p<0,04)

Abstoßungsreaktion mit Transplantatdilatation um 45% gegenüber dem Ausgangsdurchmesser (t-Test; p<0,05), Fragmentation der elastischen Laminae, transmurale Infiltration mit CD4-, CD8-, ED1- und ICAM-1-positiven Zellen und Bildung einer gegenüber PDT und ISO signifikant verdickten Neointima (p<0,05). In den Sera der unbehandelten Tiere waren nach 4 Wochen komplementaktivierte Antikörper gegen ACI-Lymphozyten nachweisbar. In der FACS Analyse (Abb. 1) wurde ein statistisch signifikanter Unterschied zwischen PDT bzw. ISO einerseits und C andererseits festgestellt.

Als Ergebnis dieser Untersuchung bleibt daher festzuhalten, daß histologische und immunhistochemische Charakteristika einer chronischen Abstoßungsreaktion nach Allotransplantation PDT behandelter Arterien nicht beobachtet werden konnten. Die Abwesenheit cytotoxischer Antikörper deutet zudem darauf hin, daß die Transplantate immunologisch inert und die Empfänger 8 Wochen nach Implantation nicht immunisiert waren. Weitere Untersuchungen sind erforderlich, um die Langzeitstabiltität PDT-behandelter Allografts und den Stellenwert dieses Verfahrens für die Entwicklung neuer biologischer Gefäßprothesen für den Einsatz beim Menschen zu evaluieren.

Zusammenfassung

Gegenwärtig existiert kein zufriedenstellendes synthetisches Ersatzmaterial für koronare oder kleinkalibrige periphere Gefäßrekonstruktionen. Eine breite Anwendung von homologen und heterologen Gefäßprothesen wird derzeit durch die erhöhte Inzidenz von Aneurysmabildung aufgrund chronischer Abstoßung verhindert. Da die Immunisierung des Empfängers durch Endothel- und glatten Muskelzellen aus

274

dem Transplantat erfolgt, sollte in der vorliegenden tierexperimentellen Studie untersucht werden, ob eine Dezellularisierung arterieller Allotransplantate durch Photodynamische Therapie (PDT) eine Abstoßungsreaktion verhindern kann. Zwei, vier und acht Wochen nach PDT arterieller Allografts in einem Transplantationsmodell bei der Ratte wurden morphometrische, elektronenmikroskopische, immunhistochemische und FACS-analytische Untersuchungen durchgeführt. Es zeigt sich, daß PDT eine vollständige Inhibition der Abstroßungsreaktion zwischen ACI-Transplantat und Lewis-Empfänger bewirkt.

Summary

To date, no synthetic prosthesis provides satisfactory long term results as bypass graft for the coronary circulation or small diameter peripheral vessels. Homologous and heterologous vascular grafts have been unsuitable so far for safe, long term replacement due to the associated chronic rejection process which ultimately leads to aneurysm formation. Since immunization of the host is most likely triggered by endothelial and vascular smooth muscle cells in the biologic graft, this study was designed to determine if photodynamic therapy (PDT) induced decellularization of vascular grafts inhibits chronic rejection.

In a rat model, arterial allografts were investigated 2, 4, and 8 weeks after ex vivo-PDT treatment, by means of morphometric analysis, immunohistochemistry, electronmicroscopy, and FACS analysis. Our findings suggest that chronic rejection of arterial allografts was completely inhibited by PDT.

Literatur

1. Da Gama AD, Sarmento C, Vieira T, Do Carmo GX (1994) The use of arterial allografts for vascular reconstruction in patients receiving immunosuppression for organ transplantation. J Vasc Surg 20:271–278
2. Mennander A, Tiisala S, Haltunen J, Yilmaz S, Paavonen T, Hävry P (1991) Chronic rejection in rat aortic allografts: an experimental model for transplant arteriosclerosis. Arterioscler Thromb 11:671–680
3. Dumont CE, Plissonier D, Guettier C, Michel JB (1993) Effects of glutaraldehyde on experimental arterial iso- and allografts in rats. J Surg Res 54:61–69
4. Henderson BW, Dougherty TJ (1991) How does photodynamic therapy work? Photochem Photobiol 55:145–157
5. Ortu P, LaMuraglia GM, Roberts GW, Flotte TJ, Hasan T (1992) Photodynamic therapy of arteries: a novel approach for treatment of experimental intimal hyperplasia. Circulation 85:1189–1196
6. LaMuraglia GM, ChandraSekar NR, Flotte TJ, Abbott WM, Michaud N, Hasan T (1994) Photodynamic inhibition of experimental intimal hyperplasia: acute and chronic effects. J Vasc Surg 19:321–331

Dr. med. Farzin Adili, Klinik und Poliklinik für Chirurgie der Universität Köln, Joseph-Stelzmann-Str. 9, D-50924 Köln

Experimentelle Optimierung der Haemodynamik distaler termino-lateraler Bypass-Anastomosen, Entwicklung einer neuen Anastomosenform

Experimental improvement of hemodynamics within termino-lateral bypass graft anastomoses, development of a new type of anastomosis

R. I. Rückert, U. Krüger, M. Heise, P. Müller und H. Scholz

Abteilung Gefäßchirurgie der Klinik und Poliklinik für Chirurgie der Medizinischen Fakultät (Charité) der Humboldt Universität Berlin

Einleitung

Die subendotheliale Intimahyperplasie (IH) stellt eine der Hauptursachen für die Ausbildung von Stenosen im Bereich von Anastomosen dar [1, 6]. Besondere Bedeutung hat die IH in termino-lateralen Anastomosen. Für die Entstehung der IH sind neben anderen Faktoren, wie etwa dem sogenannten compliance mismatch, haemodynamische Ursachen wahrscheinlich, die wesentlich durch die Geometrie des Anastomosenbereiches bestimmt werden [2, 4, 5, 7]. Die klinische Bedeutung der IH wächst mit abnehmendem Gefäßdurchmesser. So sind Spätverschlüsse von femoro-infragenualen Bypassen, und besonders bei cruraler distaler Anastomose, am wahrscheinlichsten durch die Ausbildung der IH zu erklären.

Eine Veränderung der Anastomosenform kann die Haemodynamik derart beeinflussen, daß der Anteil der für die Pathogenese der IH ursächlichen Strömungsanteile minimiert wird [7]. Das Ziel der vorliegenden experimentellen Arbeit bestand daher in der Optimierung der Strömung im Anastomosenbereich durch die Schaffung einer neuen termino-lateralen Anastomosenform.

Methodik

In einem geschlossenen hydromechanischen Kreislaufmodell wurden in vitro Untersuchungen des Strömungsverhaltens in termino-lateralen Anastomosen vorgenommen. Dieses Kreislaufmodell basiert auf dem gepulsten Zusammenschluß zweier Gefäße, von denen eines den systolischen, das andere den diastolischen Druck liefert, wobei die Druckwerte vorwählbar sind und geregelt werden. Zwei mit variabler Geschwindigkeit arbeitende Pumpsysteme (Masterflex®, Novodirekt Corp., Kelch BRD) füllen die Druckgefäße in Abhängigkeit von der gewählten Flußgeschwindigkeit. Der Zusammenschluß beider Gefäße wird über ein Proportionalmagnetventil (Fa. Buerkert, Ingelfingen BRD) gesteuert, dessen Kontrollspannung zusammen mit einem Windkessel die Form der Druckkurve bestimmt. Mit dem Kreislaufmodell wurde die pulsatile physiologische Strömung in der A. femoralis simuliert.

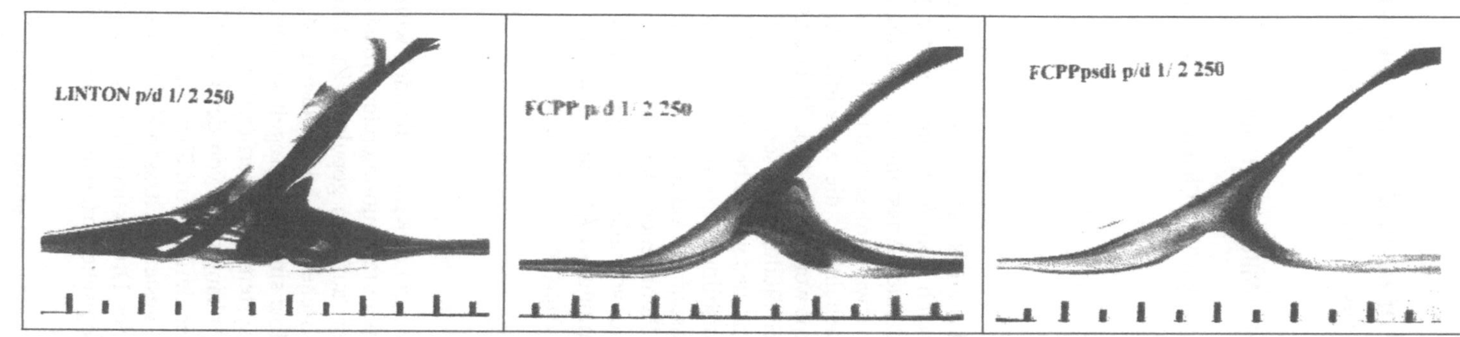

Abb. 1. Visualisierung der Strömungsverhältnisse im Anastomosenbereich durch Farbinjektion und -verteilung. Vergleich von Linton patch, FCPP und modifizierter FCPP bei einem pulsatilen Fluß von 250 ml/min, Reynolds-Zahl 295 und Stromteilung proximal/distal 1/2. Deutlich wird die in der FCPP gegenüber dem Linton patch bereits erreichte Harmonisierung der Strömung. Eine weitere Optimierung der Strömungsverhältnisse durch Ausschaltung der geringen Wirbelbildung und Rezirkulation in der „Fersen"-Region gelingt durch die Modifikation der FCPP (Verkleinerung des proximalen Schenkels der gabelförmigen Anastomose zur Adaptation an die Stromteilung)

Die Dauer jedes pulsatilen Zyklus betrug 1 s entsprechend der gewählten Frequenz von 1 Hz.

Die Analyse des Strömungsfeldes erfolgte unter Verwendung einer blutanalogen Flüssigkeit (Glycerol 85% in Wasser 1/1) mit einem Brechungsindex von 1,41 und einer Viskosität von 3,6 mPa · s. Es wurden elastische Silikon-Modelle (Silikonelastomer Sylgard 184, Fa. Dow Corning, USA, Brechungsindex 1,41) von 6 verschiedenen Formen von Anastomosen mit jeweils unterschiedlicher Geometrie hergestellt. Damit war ein Vergleich der bisher beschriebenen und klinisch angewendeten (termino-lateralen, composite, Linton patch, Miller collar, Taylor patch) mit der von uns neu entwickelten termino-lateralen gabelförmigen Anastomose mit Doppelbulbus, der sogenannten femoro-cruralen Patchprothese (FCPP) (Abb. 1) möglich. Von dieser Anastomosenform wurden zusätzlich zwei mögliche Modifikationen durch Verkleinerung des proximalen oder des distalen Schenkels hergestellt und in die Untersuchungen einbezogen. Die Strömungsverhältnisse wurden unter Variation der pulsatilen Flußbedingungen (Stromzeitvolumen 50, 100, ..., 400 ml/min., Reynolds-Zahl 59–472, Verhältnis proximaler/distaler peripherer Abflußwiderstand 1/2, 1/1, 2/1) mittels zweier Methoden analysiert. Die erste Methode beruhte auf der direkten Farbstoffinjektion in den Bypass, wobei das durch die Verteilung einzelner Farbfahnen bzw. die Auswascheffekte nach Farbfüllung der Anastomosenmodelle sichtbar gemachte Strömungsprofil mittels Video (S-VHS- Camcorder AG 455, S-VHS-Recorder AG 7350, Panasonic) aufgezeichnet wurde. Bei der zweiten Methode wurden die hochauflösende farbcodierte Duplex- und die Dopplersonographie (Acuson 128 XP/10, 3,5 MHz Linearschallkopf, Aperturgröße 3,8 cm, Modell L5, Doppler-Frequenz 3,5 MHz) zur Visualisierung und Analyse der Strömungsverhältnisse eingesetzt [5]. Die erhaltenen Dopplerspektren wurden der Frequenzananalyse nach Fourier (FFT) unterzogen. Die Analyse der Schallsignale wurde off-line mit einem PC-gekoppelten Meßsystem (MUSYCS/FAMOS, Fa. IMC Berlin) durchgeführt. Im ersten Schritt wurden mit Hilfe eines digitalen Filters (Typ Butterworth, Bandpaß mit fu = 700 Hz und fo = 1700 Hz) die Herzaktionen aus dem Schallsignal herausgefiltert. Dadurch konnte auf die sonst notwendige EKG-Triggerung verzichtet werden. Die optimale Filtercharakteristik wurde in Vorversuchen empirisch bestimmt. Das Filter wurde nach Bestimmung von Anfangs- und Endzeitpunkt jeder Herzaktion wieder deaktiviert. Für die Frequenzanalyse wurden jeweils fünf Herzaktionen herangezogen, von denen jede in einem automatisierten Ablauf in 20 Zeitschritte zerlegt und mittels Fast Fourier Transformation untersucht wurde. Die Ergebnisse der fünf Perioden wurden gemittelt, um zufällige Schwankungen zu reduzieren. Die Amplitudenwerte der Einzelfrequenzen wurden in Matrixform gespeichert, um eine quantitative Auswertung zu ermöglichen. Die Amplituden-Frequenz-Spektren wurden dreidimensional grafisch dargestellt.

Ergebnisse

Die Analyse der Farbverteilung und -bewegung im Anastomosenbereich zeigte komplexe Flußmuster, wobei die folgenden Strömungsphänomene auftraten (Abb. 1). Stauchung der Strömung an der Außenwand der Empfängerarterie mit konsekutiver Stromteilung und Auftreten eines Punktes der Stagnation der Strömung gegenüber der distalen Bypassöffnung in der Anastomose, Ablösung der Strömung von der Gefäßwand, Wirbelbildungen und definierte Regionen mit besonders niedriger Flußgeschwindigkeit bis zu einer Strömungsumkehr. Die Ausprägung der einzelnen Flußmuster war abhängig vom Stromzeitvolumen und damit der Reynolds-Zahl und von dem Verhältnis von proximalem und distalem peripherem Widerstand. Mit zunehmender Reynolds-Zahl traten sowohl in der „Fersen" (FR)- als auch in der „Spann"-Region (SR) der Anastomosen Wirbelzonen auf oder vergrößerten sich. In jeder Flußsituation waren jedoch die Wirbelbildungen in der FCPP-Anastomose am geringsten oder traten bei den vergleichsweise höchsten Reynolds-Zahl auf. Der Stagnationspunkt war für alle Anastomosenformen mit Ausnahme der FCPP lokalisierbar und bewegte sich mit zunehmender Reynolds-Zahl nach distal. Die geometrische Form der FCPP eliminiert den Punkt des Auftreffens der Strömung auf die Wand der Empfängerarterie und damit eine Zone hohen Druckes. Sie schafft statt der unphysiologischen Volumenzunahme aller anderen Anastomosen mit Querschnittsvergrößerung und damit notwendiger Flußgeschwindigkeitsabnahme in definierten Randzonen (HR, FR) die Kombination zweier termino-terminaler Anastomosen. Je nach der Flußsituation mit entsprechender Stromteilung traten aber in der FCPP noch Wirbel und Rezirkulationszonen auf (FR bzw. SR bei Stromteilung proximal/distal 1/2 bzw. 2/1). Als Vorteil der FCPP erwies sich die Möglichkeit der Anpassung ihrer Form an die entsprechende Flußsituation (Abb. 1). Durch Modifikation der Gabelform wurde eine annähernd laminare Strömung im gesamten Anastomosenbereich mit Ausschaltung oder Minimierung der o. g. Strömungsphänomene erreicht (Abb. 1).

Die farbcodierte Duplexsonographie lieferte eine semiquantitative Verteilung des Flußgeschwindigkeitsfeldes in der Anastomosenregion und bestätigte die Ergebnisse der farboptischen Methode. Der Vergleich der Anastomosenformen wurde in der Peak-Systole vorgenommen. Rezirkulationszonen und Zonen niedriger Strömungsgeschwindigkeit waren besonders deutlich abgrenzbar und in der FCPP am geringsten ausgeprägt oder nicht mehr nachweisbar (modifizierte FCPP). Die Farbduplexsonographie diente gleichzeitig als Basis des Dopplersonographie-Mappings zur selektiven Untersuchung der Anastomosenregion. Der Vergleich der 3D-Power-Spektren korrespondierender Punkte in den Randzonen der Anastomosen (FR und SR und nahe der Empfängerarterienwand gegenüber dem Bypass) zeigte niedrige Frequenzen und damit Flußgeschwindigkeiten und partiell eine Strömungsumkehr nahezu konstant in der FR und SR bei allen Anastomosenformen außer der FCPP und deren Modifikationen. Bei diesen neuen Anastomosenformen waren in der Systole an allen Punkten, insbesondere in der FR und SR, Anteile hoher Frequenzen entsprechender Amplitude vorhanden.

Es existieren hinreichend Daten für einen möglicherweise kausalen Zusammenhang zwischen Zonen niedriger Scherraten im wandnahen Anastomosenbereich und der Entstehung der IH (2–4). Daher kann durch die Optimierung der Haemodynamik in der neuen Anastomosenform bei deren klinischem Einsatz eine Minimierung der IH erwartet werden.

Zusammenfassung

In einem in vitro Kreislaufmodell wurden termino-laterale Anastomosen unterschiedlicher Geometrie mit dem Ziel einer Optimierung der Haemodynamik im Anastomosenbereich untersucht. Mittels einer farboptischen Methode und der Farbduplex- und Doppler-Sonographie mit Fast Fourier Transformation der Dopplerspektren wurden die Strömungsverhältnisse sämtlicher bekannter termino-lateraler Anastomosen mit einer von uns entwickelten neuen, der sogenannten FCPP-Anastomose, verglichen. Mit der gabelförmigen FCPP-Anastomose ist eine Optimierung der Strömungsverhältnisse im Bereich termino-lateraler Anastomosen möglich, die für die Entstehung der Intimahyperplasie günstige Flußmuster weitgehend ausschaltet.

Summary

Termino-lateral anastomoses of different geometric shapes were analyzed in an in vitro model of circulation aiming at optimal hemodynamics within the anastomotic site. Velocity flow fields of all established types of termino-lateral anastomoses were compared to our newly developed, so-called FCPP anastomosis with a dye injection and distribution technique and by means of color coded duplex and Doppler sonography including fast Fourier transformation. With the bifurcated FCPP anastomosis optimal flow velocity fields within the anastomotic site are obtained by elimination of flow patterns known to be associated with the development of intimal hyperplasia.

Literatur

1. Bassiouny HS, White S, Glagov S, Choi E, Giddens DP, Zarins CK (1992) Anastomotic intimal hyperplasia: Mechanical injury or flow induced. J Vasc Surg 15:708–717
2. Fei DY, Thomas JD, Rittgers SE (1994) The effect of angle and flow rate upon hemodynamics in distal vascular graft anastomoses: a numerical model study. J Biomech Eng 116:331–336
3. Ishibashi H, Sunamura M, Karino T (1995) Flow patterns and preferred sites of intimal thickening in end-to-end anastomosed vessels. Surgery 117:409–420
4. Ojha M, Cobbold RSC, Johnston KW (1994) Influence of angle on wall shear stress for an end-to-side anastomosis. J Vasc Surg 19:1067–1073
5. Rittgers SE, Bhambhani GH (1993) Doppler color flow images of iliofemoral graft end-to-side distal anastomotic models. Ultrasound Med Biol 19:257–267
6. Sottiurai VS, Yao JST, Batson RC, Sue SL, Jones R, Nakamura YA (1989) Distal anastomotic intimal hyperplasia: histopathologic character and biogenesis. Ann Vasc Surg 3:26–33
7. White SS, Zarins CK, Giddens DP, Bassiouny H, Loth F, Jones SA, Glagov S (1993) Hemodynamic patterns in two models of end-to-side vascular graft anastomoses: effects of pulsatility, flow division, Reynolds number, and hood length. J Biomech Eng 115:104–111

Dr. med. Ralph I. Rückert, Abteilung Gefäßchirurgie der Klinik und Poliklinik für Chirurgie der Medizinischen Fakultät (Charité) der Humboldt-Universität, Berlin, Schumannstr. 20/21, D-10117 Berlin

Lokale Applikation von Tissue Factor Pathway Inhibitor (TFPI) inhibiert Intimahyperplasie nach arteriellen Interventionen

Local application of Tissue Factor Pathway Inhibitor (TFPI) inhibits intimal hyperplasia induced by arterial interventions

N. M. Kania[1], D. M. Brown[2], G. Germann[1] und R. K. Khouri[2]

[1] Abteilung für Verbrennungen, Plastische und Handchirurgie, BG-Unfallklinik Ludwigshafen
[2] Division of Plastic Surgery, Washington University, St. Louis, MO, USA

Einleitung

Restenosen nach Thrombendarteriektomie, Bypasschirurgie oder Angioplastie sind häufig und machen oft erneute Eingriffe notwendig [1]. Hauptursache hierfür ist die Intima-hyperplasie, die sich in der Folge jeglicher Manipulation an der empfindlichen Intima entwickelt [2]. Die Intimahyperplasie ist das Ergebnis eines komplexen kaskadenartigen biologischen Prozesses, der mit der Aggregation von Thrombozyten an der Stelle der Intimaverletzung beginnt [3].

Tissue factor pathway inhibitor (TFPI) ist ein natürlich vorkommendes Glycoprotein, das den aktivierten Gewebefaktor-Faktor VIIa-Komplex, sowie Faktor Xa inhibiert [4]. In einem Thrombosemodell wurde bereits gezeigt, daß topisch appliziertes TFPI Thrombocytenaggregation und thromboembolischen Verschluß verhindert [5]. Die vorliegende Studie sollte untersuchen, ob die topische Applikation von TFPI zur Zeit der arteriellen Intervention die Intimahyperplasie nach Angioplastie oder Intimektomie verhindern kann. Zusätzlich sollte mit Hilfe von markiertem TFPI das frühe pathophysiologische Geschehen nach Intimektomie untersucht werden. Hierbei interessierte insbesondere der Ort und die Dauer der Bindung von TFPI im Bereich der Intimaverletzung.

Methodik

Bei 16 NZW Hasen wurde unter Anästhesie mit Ketamin (15 mg/kg) und Xylazine (5 mg/kg) die rechte A. carotis communis durchtrennt und das distale Ende evertiert. Mit einem Mikromesser wurde die Intima (etwa $1/4$ der Zirkumferenz) auf einer Strecke von 2 cm entfernt. Das Gefäß wurde dann mit 10-0 Nylon Einzelknopfnähten reanastomisiert. Bei den gleichen Tieren erfolgte an der linken A. carotis communis eine Ballonangioplastie mit einem durch eine proximale Arteriotomie eingebrachtem Fogartykathether. Unmittelbar vor Fertigstellung der Anastomose, bzw. dem Verschluß der Arteriotomie wurde das Gefäßlumen entweder mit 1 ml Kontrollpufferlösung (Dulbecco's Phosphatpuffer) oder TFPI (100 µg/ml) gespült.

Die postoperative Analgesie erfolgte mit oralem Paracetamol. Bei 4 Tieren aus jeder Gruppe wurden jeweils nach 2 und 4 Wochen die Arterien nach Perfusionsfixation bei physiologischem Druck entnommen. Aus den Querschnitten wurde nach Elastinfärbung die Intima/Media (I/M) Ratio errechnet.

Bei 8 weiteren Tieren wurde die zentrale Ohrarterie durchtrennt und reanastomosiert. Unmittelbar vor Fertigstellen der Anastomose wurde das Lumen mit 1 ml unkonjugierten Goldpartikeln (40 µg/ml) oder mit goldmarkiertem TFPI (TFPI*) gespült. Die Gefäße wurden nach 10 Minuten, 24 und 72 Std., sowie nach 1 Woche entnommen (n = 2 für jeden Zeitpunkt). Thrombozytenaggregation und Präsenz von TFPI* wurden elektronenmikroskopisch untersucht.

Ergebnisse (Abb. 1)

Intimektomie. Weder bei den TFPI behandelten Arterien noch in der Kontrollgruppe fand sich eine signifikante Intimahyperplasie nach zwei Wochen. Nach 4 Wochen jedoch fand sich bei den TFPI-behandelten Gefäßen eine signifikant geringere I/M-Ratio als in der Kontrollgruppe. Die I/M Ratio betrug $0{,}95 \pm 0{,}25$ in der Kontrollgruppe im Gegensatz zu $0{,}38 \pm 0{,}17$ bei den TFPI behandelten Arterien ($p < 0{,}05$).

Angioplastie. Auch hier war nach zwei Wochen kein signifikanter Unterschied zwischen TFPI- und Kontrollgruppe festzustellen. Nach vier Wochen jedoch betrug die I/M Ratio für die Kontrollgruppe $0{,}74 \pm 0{,}16$. Die Behandlung mit TFPI reduzierte die I/M Ratio auf $0{,}44 \pm 0{,}01$ ($p < 0{,}05$).

Markiertes TFPI (TFPI).* Die mit unkonjugierten Goldpartikeln behandelten Gefäße zeigten bereits nach zehn Minuten eine ausgeprägte Thrombozytenaggregation. Auch am ersten, dritten und siebten Tag fanden sich Thrombozytenaggregationen und Mikrothromben im Bereich der Anastomose.

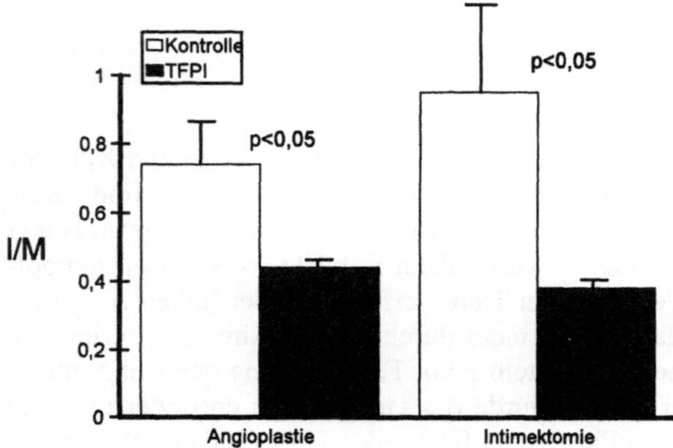

Abb. 1. Die Intima/Media Ratio (I/M) vier Wochen nach Angioplastie oder Intimektomie für mit Kontrollpufferlösung oder mit tissue factor pathway inhibitor (TFPI) behandelte Arterien

Das goldmarkierte TFPI* fand sich über den Verlauf des gesamten Beobachtungszeitraums in langsam abnehmender Menge an unreife Fibrinstränge gebunden. Es zeigten sich weder Thrombozytenaggregationen noch Thromben.

Diskussion

Intimahyperplasie als Ursache von Restenosen noch arteriellen Interventionen ist ein bekanntes Problem [3, 6]. Sowohl Thrombozytenaggregationshemmer wie Acetylsalicylsäure, als auch antithrombotische Substanzen wie Heparin sind potente Inhibitoren des thrombotischen Geschehens im Bereich einer Gefäßverletzung. Klinisch haben diese Substanzen jedoch wenig Einfluß auf die Ausbildung von Intimahyperplasie und nachfolgender Restenose [7, 8]. Im Unterschied zu Actylsalicylsäure und Heparin verbleibt vor Freigabe des Blutstroms lokal appliziertes TFPI am Ort der Intimaverletzung und verhindert durch „Versiegelung" der entstandenen Verletzung Thrombozytenaggregation damit den nachfolgenden kaskadenartigen Prozeß, der schließlich zur Intimahyperplasie führt. Lokale Applikation von TFPI zur Zeit der arteriellen Intervention inhibiert die Ausbildung von Intimahyperplasie nach Ballonangioplastie und Intimektomie. TFPI bindet spezifisch und irreversibel an die verletzte Gefäßwand, verhindert dort Thrombozytenaggregation und damit die Kaskade, die zur Intimahyperplasie führt. Hypothetisch könnte die klinische lokale Applikation von TFPI die Zahl der notwendigen Reinterventionen nach Thrombendarteriektomie, Bypasschirurgie und Angioplastie deutlich senken.

Zusammenfassung

Intimahyperplasie ist die Hauptursache für Restenosen nach arteriellen Interventionen. In einem Tiermodell an 16 Hasen, bei dem die Arteria carotis communis entweder einer Intimektomie oder einer Ballonangioplastie unterzogen wurde und vor Freigabe des Blutstroms entweder mit Kontrollpufferlösung oder mit TFPI (100 mg) gespült wurde, fand sich die Intima/Media (I/M) Ratio nach vier Wochen bei den TFPI-behandelten Gefäßen signifikant niedriger als bei den mit Kontrollpufferlösung gespülten Gefäßen (Intimektomie: $0{,}38 \pm 0{,}17$ gg. $0{,}95 \pm 0{,}25$, $p < 0{,}05$; Angioplastie: $0{,}44 \pm 0{,}01$ gg. $0{,}74 \pm 0{,}16$, $p < 0{,}05$). Bei 8 weiteren Hasen wurde Thrombozytenaggregation und Verbleib von goldmarkiertem TFPI (TFPI*) nach 10 Minuten, 24 und 72 Stunden, sowie nach einer Woche nach Reanastomosierung der zentralen Ohrarterie elektronenmikroskopisch untersucht.

TFPI* behandelte Gefäße zeigten im Gegensatz zu Kontrollen keinerlei Thrombozytenaggregation. TFPI* verblieb in abnehmender Konzentration im Beobachtungszeitraum von 7 Tagen an unreife Fibrinstränge gebunden. Die lokale Applikation von TFPI nach arteriellen Interventionen vor Freigabe des Blutstroms verhindert die Ausbildung von Intimahyperplasie durch „Versiegelung" der Intimawunde.

Summary

Intimal hyperplasia is the leading cause of restenosis following arterial interventions. In 16 NZW rabbits both common carotid arteries were either subjected to an intimectomy or a ballon angioplasty. Before restoring blood flow, the lumen of each vessel was irrigated with either control buffer or TFPI (100 µg). At 4 weeks the TFPI treated vessels demonstrated a significantly lower intima/media (I/M) ratio compared to controls following both intimectomy (0.38 ± 0.17 vs. 0.95 ± 0.25, $p < 0.05$), and angioplasty ($0,44 \pm 0,01$ vs. 0.74 ± 0.16, $p < 0.05$). In 8 additional rabbits the amount of platelet aggregation and the local persistence of gold labeled TFPI (TFPI*) was followed by EM at 10 minutes, 24 and 72 hours, and 1 week, following reanastomosis of the central ear artery. Compared to controls TFPI* treated vessels showed lack of platelet aggregation. Throughout the 7 days of follow up there was a persistence with a gradual decrease in the amount of TFPI* specifically bound to immature fibrin strands. Local application of TFPI at the time of arterial intervention before restoring blood flow inhibits intimal hyperplasia by "coating" the intimal injury.

Literatur

1. Bell MR, Berger PB, Bresnahan JF, Reeder GS, Bailey KR, Holmes DR Jr. (1992) Initial and long-term outcome of 354 patients after coronary balloon angioplasty and total coronary artery occlusions. Circulation 85:1003–1011
2. Clowes AW, Reidy MA, Clowes MM (1983) Mechanisms of stenosis after arterial injury. Lab Invest 49:208–215
3. Scharf R, Harker L (1987) Thrombosis and artherosclerosis: regulatory role of interactions among blood components and endothelium. Blut 55:131–144
4. Broze GJ Jr (1995) Tissue factor pathway inhibitor and the revised theory of coagulation. Annu Rev Med 46:103–112
5. Khouri RK, Koudsi B, Kaiding F, Ornberg RL, Wun TC (1993) Prevention of thrombosis by topical application of tissue factor pathway inhibitor in a rabbit model of vascular trauma. Ann Plast Surg 30:398–402
6. Zhang B, Wieslander JB (1994) Healing of a severe microarterial trauma: an experimental study. Microsurgery 15:130–140
7. Wilson NV, Salisbury JR, Kakkar VV (1994) The effect of low molecular weight heparin on intimal hyperplasia in vein grafts. Eur J Vasc Surg 8:60–64
8. Ragosta M, Gimple LW, Gertz SD, Dunwiddle CT, Vlasuk GP, Haber HL, Powers ER, Roberts WC, Sarembock IJ (1994) Specific factor Xa inhibition reduces restenosis after balloon angioplasty of artherosclerotic femoral arteries in rabbits. Circulation 89:1262–1271

Norbert M. Kania, Abteilung für Verbrennungen, Plastische und Handchirurgie, BG-Unfallklinik, Ludwig-Guttmann-Straße 13, D-67071 Ludwigshafen

Vernebeltes Prostaglandin E₁ (PGE₁) in Kombination mit Stickstoffmonoxid (NO) zur Therapie der pulmonalen Hypertonie – Eine neue Strategie in der thorakalen Organtransplantation?

Aerosolized prostaglandin E₁ (PGE₁) in combination with nitric oxide (NO) for the treatment of pulmonary hypertension – A new strategy in thoracic organ transplantation?

P. Krieg[1], Th. Wahlers[1], M. Hartrumpf[1], R. Rohde[1] und B. Schneider[2]

[1] Thorax-, Herz- und Gefäßchirurgie und
[2] Biometrie, Medizinische Hochschule Hannover

Einleitung

Nach Herz- und Lungentransplantationen stellt eine pulmonale Hypertonie (PH) eine schwer therapierbare Komplikation dar. Hypoxie, Hyperkapnie sowie die unphysiologische Situation des kardiopulmonalen Bypasses können zur Erhöhung des pulmonalvaskulären Widerstandes (PVR) beitragen [1] und damit zu einer Überlastung des rechten Ventrikels führen. Bei Lungentransplantationen können Ischämie- und Reperfusionsschäden des Transplantats eine pulmonale Hypertonie zusätzlich fördern. Weiterhin kann ein suboptimales Ventilations-Perfusions-Verhältnis zu einer reduzierten Oxygenierung führen, so daß die Myokardkontraktilität durch ein vermindertes Sauerstoffangebot beeinträchtigt wird.

Zur adäquaten Beurteilung der pulmonalen Hämodynamik ist eine energetische Betrachtung wichtig, da pulsatile Anteile von Druck und Fluß bis zu ca. 33% der gesamten rechtsventrikulären Leistungsabgabe betragen [2] und bei reiner Mittelwertbetrachtung von Druck und Fluß unberücksichtigt bleiben können. Eine genauere Beurteilung ist durch die in der vorliegenden Studie untersuchte pulmonalvaskuläre Input-Impedanz sowie daraus ermittelter Parameter [2, 3] möglich.

Ein inhalativ applizierter Vasodilatator weist im Vergleich zur intravenösen Therapie Vorteile auf, da inhalativ neben der Nachlastsenkung durch eine präferentielle Wirkung in ventilierten Lungenbezirken auch eine Verbesserung des gestörten Ventilations-Perfusions-Verhältnisses bewirkt werden kann. PGE₁ wird in der Lunge enzymatisch abgebaut [4], NO durch Bindung an Hämoglobin inaktiviert [5, 6]. Die somit zu erwartende Lungenselektivität dieser Stoffe bei inhalativer Gabe und deren Wirkung auf die pulmonale Hämodynamik, auch unter energetischem Aspekt, sollte in dieser Untersuchung geklärt werden.

Tabelle 1. Hämodynamische Parameter bei hypoxisch induzierter pulmonaler Hypertonie nach PGE_1-Inhalation bzw. PGE_1 + NO-Inhalation: Prozentuale Änderung gegenüber Hypoxie (H)

% Änderung gegen Hypoxie (H)	PAP	rPAP	PAF	PVR	tP	noP	oP	Z_0
H + PGE_1 5	−10,3	−5,7	+8,5	−20,9	+0,9	−0,3	+7,7	−8,6
H + PGE_1 5 + NO 10	−21,9 (*)	−41,4 *	+37,8 *	−59,1 *	+11,3	+7,2	+33,4	−17,3
H + PGE_1 5 + NO 50	−31,9 *	−49,5 *	+55,0 (*)	−73,3 *	+10,5	+2,3	+56,8 (*)	−15,8
H + PGE_1 20	−17,8 (*)	−13,8 *	−4,8	−25,7 *	−19,7 #	−19,4 #	−21,2 #	−32,1
H + PGE_1 20 + NO 10	−28,7 *	−31,3 *	+5,4	−46,6 *	−22,5 #	−24,4 #	−13,0	−35,1
H + PGE_1 20 + NO 50	−31,1 *	−25,1 (*)	+8,5	−57,2 *	−26,1 #	−26,6 #	−23,2	−21,9
H + PGE_1 80	−24,3 *	−8,0	−3,2	−29,8 (*)	−25,3 #	−25,1 (*)	−26,2	−21,2 (*)
H + PGE_1 80 + NO 10	−32,1 *	−23,8 (*)	+9,9	−54,6 *	−17,8	−26,6 #	+32,7	−0,3
H + PGE_1 80 + NO 50	−34,5 *	−17,8 #	+7,4	−57,2 (*)	−28,6	−31,9 #	−9,5	−32,0

Tabelle 2. Hämodynamische Parameter bei hypoxisch induzierter pulmonaler Hypertonie nach PGE_1 + NO-Inhalation: Prozentuale Änderung gegenüber Hypoxie (H) + PGE_1 in entsprechender Konzentration

% Änderung gegen H + PGE_1	PAP	rPAP	PAF	PVR	tP	noP	oP	Z_0
H + PGE_1 5 + NO10	−14,4 (*)	−32,6 *	+20,3 #	−48,4 *	+4,2	+0,9	+21,7	−7,1
H + PGE_1 5 + NO 50	−22,0 (*)(&)	−45,3 * (&)	+43,5 *	−64,5 (*)	+11,5	+4,8	+45,1 *	−3,6
H + PGE_1 20 + NO 10	−15,6 *	−19,4 *	+4,7 (*)	−30,8 *	−9,2	−11,0	−0,2	+11,9
H + PGE_1 20 + NO 50	−18,5 (*)	−12,1	+7,8	−44,5 * (&)	−13,3	−13,6	−11,9	+34,6
H + PGE_1 80 + NO 10	−12,9 (*)	−17,8 *	+11,2	−30,1 *	+9,7	−2,6	+83,1	+24,6
H + PGE_1 80 + NO 50	−14,6 ◇	−12,7 ◇	+14,1	−42,8 (*)	−0,1	−4,7	+27,7 (*)	−15,5

Tabelle 1 und 2: PAP = mittlerer pulmonalarterieller Druck; rPAP = relativer PAP (% des Aortendrucks); PAF = mittlerer pulmonalarterieller Fluß; PVR = pulmonalvaskulärer Widerstand; tP = gesamte Leistung; noP = nichtoszillierender Leistungsanteil; oP = oszillierender Leistungsanteil; Z_0 = charakteristische Impedanz des Pulmonalarterienstamms; H = Hypoxie; PGE_1 = Prostaglandin E_1; 5, 20 und 80 = Konzentrationen des PGE_1 in µg/ml; NO = Stickstoffmonoxid, NO 10 = NO 10 ppm; NO 50 = NO 50 ppm; gepaarter t-Test (Student) mit Bonferroni-Korrektur: * p<0,01; (*) 0,01 ≤ p<0,05; # 0,05 ≤ p<0,1; (&) 0,01 ≤ p<0,05 gegen H + PGE_1 + NO 10.

Methodik

Bei 14 Schweinen wurde unter kontinuierlicher intravenöser Fentanyl/Trapanal-Anästhesie eine hypoxieinduzierte (F_iO_2 <18%) pulmonale Hypertonie erzeugt. Aortendruck (AP), pulmonalarterieller Druck (PAP) und Fluß (PAF) wurden mittels Millar MIKRO-TIP-Drucksensoren bzw. Transonic Transit-time-Flußsensoren digital in Echtzeit registriert. Unter der pulmonalen Hypertonie wurde PGE_1 in Konzentrationen von 5, 20 und 80 µg/ml tubusnah vernebelt bzw. NO der Beatmung in Dosen von 10 und 50 ppm zugesetzt. Die registrierten Daten wurden EDV-unterstützt weiterverarbeitet. Berechnet wurden die Mittelwerte des PAP und PAF, relativer PAP (rPAP = PAP/AP) als Maß für Lungenselektivität sowie PVR. Das Frequenzspektrum der Druck- und Flußkurven wurde unter Durchführung einer Fourier-Analyse ermittelt und daraus das pulmonalvaskuläre Input-Impedanzspektrum errechnet. Daraus wurden die gesamte in den Lungenkreislauf abgegebene Leistung (tP), deren Anteile (oszillierende [oP] und nicht oszillierende [noP] Leistung) sowie die charakteristische Impedanz (Z_0) abgeleitet. Alle Messungen erfolgten jeweils unter Normoxie, Hypoxie sowie Hypoxie bei zusätzlicher Einwirkung von PGE_1 bzw. NO in den angegebenen Konzentrationen und Kombinationen (Tabellen 1 und 2). Hauptbezugswert für die Wirkung war die Ausgangshypoxie (Tabelle 1). Zur besseren Übersicht erfolgte die tabellarische Darstellung der Wirkungen von PGE_1 bzw. NO als relative Änderung der jeweiligen Parameter. Zur Darstellung der additiven Wirkung von NO wurden die prozentualen Änderungen bei zusätzlicher NO-Gabe gegenüber bereits bestehender PGE_1-Applikation aufgeführt (Tabelle 2). Die Datenanalyse erfolgte mittels gepaartem t-Test für die Absolutwerte gegenüber den jeweiligen Bezugswerten (Hypoxie bzw. Hypoxie + PGE_1). Unter Berücksichtigung einer Korrektur nach Bonferroni wurden Änderungen mit p < 0,01 als signifikant erachtet.

Ergebnisse

Hypoxie bewirkte eine signifikante (sig.) Erhöhung aller Parameter mit Ausnahme des mittleren pulmonalarteriellen Flusses (PAF), der pulsatilen Leistungsabgabe (oP) und der charakteristischen Impedanz (Z_0). Wie aus Tabelle 1 hervorgeht, hatte PGE_1 5 µg/ml (= PGE_1 5) allein bei keinem Parameter eine sig. Wirkung. Während der relative mittlere pulmonalarterielle Druck (rPAP) durch PGE_1 20 sig. gesenkt wurde, blieb dieser Effekt bei PGE_1 80 aus, obwohl der absolute mittlere pulmonalarterielle Druck (PAP) in diesem Fall sig. gesenkt wurde. Auch bei PGE_1 20 ergab sich eine PAP-Senkung (p < 0,05). Beide Konzentrationen bewirkten ferner eine Senkung des PVR (PGE_1 20: p < 0,01; PGE_1 80: p < 0,05). Außerdem zeigte sich, im Gegensatz zum PAF, bei der gesamten (tP) und nicht-oszillatorischen Leistungsabgabe (noP) zumindest eine Tendenz zur sig. Senkung. Die Anwendung von PGE_1 in Kombination mit NO bewirkte bei allen Konzentrationen eine meist sig. Reduktion des PAP, rPAP und PVR. Die Stärke der Senkung war beim PAP und PVR bezüglich des NO in der Regel dosisabhängig. Der PAF, welcher sich unter Hypoxie generell wenig änderte, wurde nur unter PGE_1 5 + NO gesteigert, da bei diesem Versuchsteil durch die Hypoxie bereits vorher eine leichte Senkung stattgefunden hatte. Die unter Hypoxie mäßig erhöhte intrapulmonale Leistungsabgabe wurde tendenziell wieder zurückgeführt (tP: PGE_1 20 + NO; noP: PGE_1 20 und 80 + NO), wobei sich auch hier hinsichtlich des NO Dosisabhängigkeit zeigte, bei noP zusätzlich bezüglich des PGE_1. oP und Z_0 zeigten unter der Anwendung von PGE_1 + NO keine sig. Änderung.

Betrachtet man die Effekte unter dem Aspekt der Zugabe von NO zu PGE_1 gegenüber dessen alleiniger Wirkung (Tabelle 2), so ergibt sich für den PAP, rPAP und PVR bei allen PGE_1-Konzentrationen eine Wirkungsverstärkung, die zumeist sig. oder tendenziell sig. war. Beim PAP und rPAP ergab auch die NO-Erhöhung von 10 und 50 ppm bei PGE_1 5 + NO eine tendenziell sig. Wirkungszunahme ($p < 0,05$), nicht aber bei höheren PGE_1-Konzentrationen. Keinen zusätzlichen Einfluß brachte die Zugabe von NO bei den Leistungsparametern (noP, tP) und bei Z_0. oP wurde durch NO-Erhöhung allerdings bei PGE_1 5 + NO 50 sig. gesteigert.

Diskussion

PGE_1 bei alleiniger Gabe bewirkt eine konzentrationsabhängige Senkung des PAP, wobei ein Wirkungsmaximum bezüglich des rPAP unter den getesteten Konzentrationen bei 20 µg/ml erreicht wurde. Der Anstieg des rPAP bei Erhöhung der PGE_1-Konzentration von 20 auf 80 µg/ml wurde durch eine Senkung des Systemdrucks verursacht. PGE_1 das bei der Lungenpassage normalerweise abgebaut wird, konnte bei 80 µg/ml offensichtlich nicht ausreichend inaktiviert werden und daher eine systemische Wirkung entfalten. Die Lungenselektivität scheint somit bei dieser Konzentration nicht mehr gegeben zu sein.

Die Zugabe von NO brachte beim PAP, rPAP und PVR eine Wirkungsverstärkung bzw. Verbesserung der Selektivität. Diese Zusatzwirkung war beim PAP, rPAP und PVR gerade bei kleinen PGE_1-Konzentrationen (5 µg/ml) besonders ausgeprägt, da die alleinige PGE_1-Wirkung bei dieser Dosis noch nicht nachgewiesen werden konnte. Beim PAP und rPAP brachte daher auch eine Dosissteigerung von NO 10 auf 50 ppm hier nochmals eine tendenziell sig. Wirkungszunahme ($p < 0,05$). Bei PGE_1-Konzentrationen von 20 und 80 µg/ml, die auch allein deutlich wirksam sind, zeigte eine Steigerung des NO von 10 auf 50 ppm jedoch eher eine Verminderung der Wirkung bezüglich des rPAP. Dies weist auf eine höhere Pulmonalselektivität des NO bei 10 ppm gegenüber 50 ppm hin, wenn es mit PGE_1-Konzentrationen von 20 und 80 µg/ml kombiniert wird. Ähnliches gilt für den PAP und den PVR, so daß bei höheren PGE_1-Konzentrationen eine kleinere NO-Konzentration (10 ppm) vorzuziehen wäre. Weiterhin konnte bei unbeeinflußten PAF durch PGE_1-Gabe die dafür aufzubringende tP tendenziell reduziert werden, so daß eine Verbesserung des Wirkungsgrades der pulmonalen intravaskulären Leistungsabgabe und somit des rechtsventrikulären Wirkungsgrades resultierte. Die Kombination mit NO brachte hierbei gegenüber der alleinigen PGE_1-Gabe keine weitere Verbesserung.

Unter diesem Aspekt sowie dem der potentiellen Toxizität von NO [1, 7, 8] bei alleiniger höherdosierter NO-Applikation ist neben der inhalativen Monotherapie mit PGE_1 20 µg/ml die therapeutische Anwendung der Kombination von PGE_1 20 µg/ml + NO 10 ppm zu erwägen, da hierbei ein Maximum an Pulmonalselektivität bei relativ geringer NO-Konzentration erzielt wurde.

Zusammenfassung

PGE_1-Vernebelung zeigte eine konzentrationsabhängige PAP-Senkung, wobei sich nur 20 µg/ml als pulmonalselektiv erwiesen, während 5 µg/ml keine Wirkung, 80 µg/ml eine Mitsenkung des Systemdrucks zeigten. PGE_1 20 und 80 µg/ml wirkten günstig auf den PVR, die pulmonale intravaskuläre Leistungsabgabe und deren Wirkungsgrad. Kombination mit NO brachte bezüglich des PAP, des relativen PAP und des PVR eine Wirkungsverstärkung mit der größten NO-Zusatzwirkung bei PGE_1 5 µg/ml. Bei höheren PGE_1-Konzentrationen war der Zusatzeffekt geringer, wobei NO 10 ppm dem NO 50 ppm überlegen war. Keine wesentliche Verbesserung zeigte der NO-Zusatz bezüglich der pulmonalen intravaskulären Leistungsabgabe (tP, noP) und deren Wirkungsgrad. Die inhalative Gabe von PGE_1 20 µg/ml mit und ohne NO 10 ppm sollte somit als postoperative Therapie der pulmonalen Hypertonie bei thorakalen Transplantationen erwogen werden.

Summary

Inhalation of PGE_1-aerosol reduced PAP in a dose-related manner. Only PGE_1 20 µg/ml revealed pulmonary selectivity, whereas 5 µg/ml showed no effect and 80 µg/ml an additional decrease in systemic pressure. Furthermore, PGE_1 20 and 80 µg/ml had a favourable effect on PVR, pulmonary intravascular power and its efficiency. The combination with NO additionally decreased PAP, relative PAP, and PVR most notable at PGE_1 5 µg/ml. At higher concentrations of PGE_1, there was less additional effect, NO 10 ppm being superior to NO 50 ppm. No substantial improvement was observed with regard to pulmonary intravascular power (tP, noP) and efficiency. Therefore, application of aerosolized PGE_1 20 µg/ml with and without NO 10 ppm should be further considered for postoperative therapy of pulmonary hypertension in thoracic organ transplantation.

Literatur

1. Wessel DL, Adatia I, Giglia TM, Thompson JE, Kulik TJ (1993) Use of inhaled nitric oxide and acetylcholine in the evaluation of pulmonary hypertension and endothelial function after cardiopulmonary bypass. Circulation 88:2128–2138
2. Milnor WR (1972) Pulsatile blood flow. N Engl J Med 287:27–32
3. Meyers CH, Purut CM, D Amico TA, Smith PK, Sabiston DC, Van Trigt P (1992) Pulmonary Arterial Impedance after Single Lung Transplantation. J Surg Res 52:459–465
4. Bakhle YS, Ferreira SH (1985) Lung metabolism of eicosanoids: prostaglandins, prostacyclin, thromboxane, and leukotrienes. In: Fishman AP, Fisher AB (Hrsg) Handbook of Physiology – the Respiratory System I. S 365–386
5. Rimar S, Gillis CN (1993) Selective pulmonary vasodilation by inhaled nitric oxide is due to hemoglobin inactivation. Circulation 88:2884–2887
6. Adatia I, Lillehei C, Arnold JH, Thompson JE, Palazzo R, Fackler JC, Wesel DL (1994) Inhaled Nitric Oxide in the Treatment of Postoperative Graft Dysfunction After Lung Transplantation. Ann Thorac Surg 57:1311–1318

7. Wessel DL, Adatia I, Thompson JE, Hickey PR (1994) Delivery and monitoring of inhaled nitric oxide in patients with pulmonary hypertension. Crit Care Med 22:930–938
8. Freeman B (1994) Free radical chemistry of nitric oxide. Looking at the dark side. Chest 105:79S–84S

Dr. med. P. Krieg, Thorax-, Herz- und Gefäßchirurgie, Medizinische Hochschule Hannover, Konstanty-Gutschow-Str. 8, D-30625 Hannover

Endothelzelltransplantation – Re-Endothelialisierung nach Endarterektomie

Endothelial cell transplantation – Re-endothelialization after endarterectomy

K. P. Walluscheck, A. Haverich und G. Steinhoff

Klinik für Herz- u. Gefäßchirurgie, Universität Kiel

Chirurgische arterielle Interventionen, wie zum Beispiel die koronare Endarterektomie, führen zur Zerstörung der Endothelzellschicht. Die hohe Verschlußrate nach diesen Eingriffen ist maßgeblich auf den Verlust der endothelialen Funktion zurückzuführen [1]. In verschiedenen Tiermodellen konnte gezeigt werden, daß die physiologische Regeneration de-endothelialisierter Arterien, in Abhängigkeit von dem Ausmaß der Läsion, ein langwieriger Prozeß ist [2]. Ein möglicher klinischer Einsatz der Endothelzelltransplantation zur Re-Endothelialisierung ist entscheidend von einer schnellen Wiederherstellung eines konfluenten Endothels abhängig.

Ziel dieser Studie war es durch eine neue Technik der Induktion von endothelialen Adhäsionsmolekülen eine Steigerung der Endothelzelladhäsion und -Ausbreitung zu erzielen.

Material und Methoden

Es wurden in zwei In vitro-Versuchsgruppen jeweils 4 Segmente (Länge: 4 cm, Innendurchmesser: ca. 0,7 cm) der humanen Arteria carotis communis über ein Ballonkatheter-Verfahren unter standardisierten Bedingungen de-endothelialisiert.

Überzählige, üblicherweise verworfene, Segmente der Vena saphena magna von Patienten nach aorto-koronarer Revaskularisation wurden in einer Modifikation, der von verschiedenen Autoren beschriebenen Techniken [3], zur Endothelzellkultivierung verwendet.

Gruppe I: In die Arteriensegmente (n=4) wurde für 30 Minuten bei 37 °C eine Suspension von $1,2 \times 10^5$ adulten humanen venösen Endothelzellen (EZ) pro cm^2 luminaler Fläche in Zellkulturmedium instilliert.

Gruppe II: Vor der identisch zur Gruppe I durchgeführten Endothelzellbesiedlung der Arteriensegmente (n=4) wurden die Endothelzellen mit 350 µg/ml eines die RGD-Aminosäuresequenz (Arginin-Glycin-Asparagin) enthaltenden synthetischen Peptids in Zellkulturmedium bei 37 °C über 60 Minuten inkubiert.

Zur Untersuchung der Endothelzelladhäsion nach Scherkraftbelastung wurden die Arterien für eine Stunde in einer künstlichen Perfusionseinheit bei 37 °C mit einem pulsatilen Perfusionsfluß von 100 ml Zellkulturmedium pro Minute durchströmt. Zur Quantifizierung der von Endothelzellen bedeckten Fläche nach Besiedlung und Perfusion wurden die Rasterelektronen-mikroskopie und Bildanalyseverfahren eingesetzt. Statistische Signifikanzen wurden nach dem t-Test errechnet (signifikant = $p < 0,05$).

Ergebnisse

Gruppe I: Nach der Besiedlung waren $33,6 \pm 5,3\%$ der luminalen Fläche von EZ bedeckt. Nach der Perfusion betrug die EZ-Adhäsion $37,7 \pm 10,5\%$ (Abb. 1).

Gruppe II: Die Vorinkubation der EZ mit einem RGD-Peptid ergab eine EZ-Adhäsion nach Besiedlung von $72,9 \pm 21,3\%$. Nach der künstlichen Perfusion fand sich eine von EZ bedeckte Fläche von $97,6 \pm 3,5\%$ (Abb. 1). Somit ergab sich eine signifikant höhere Endothelzelladhäsion nach Besiedlung ($p = < 0,05$) und nach Perfusion ($p = < 0,0001$) in Gruppe II gegenüber Gruppe I.

Diskussion

In dieser Studie führte die Inkubation von humanen Endothelzellen mit einem RGD-Peptid vor der Transplantation auf de-endothelialisierte Segmente der Arteria carotis communis, vermutlich über den Mechanismus der Induktion zellulärer Adhäsionsmoleküle, zu einer entscheidenden Verbesserung des Besiedlungsergebnisses.

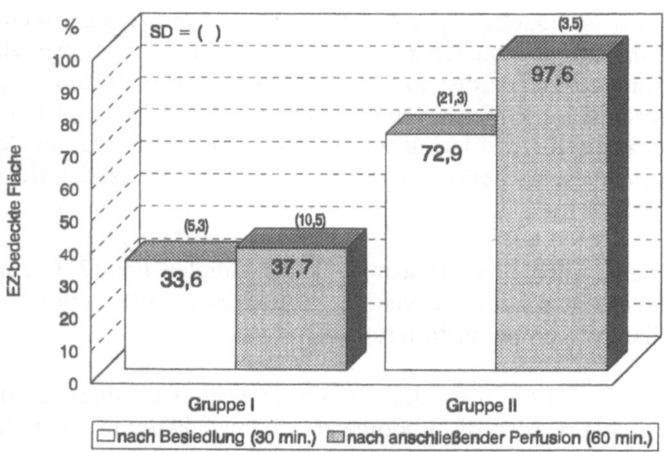

Abb. 1. Endothelzell (EZ)-Adhäsion nach Besiedlung und nach Perfusion auf de-endothelialisierten Segmenten der humanen Arteria carotis communis (Gruppe I) und nach vorangegangener EZ-Inkubation mit einem RGD-Peptid (Gruppe II)

Nachdem bisher ledglich die Endothelzellbesiedlung von künstlichen Gefäßprothesen erfolgreich zur klinischen Anwendung gekommen ist [4], könnte diese Technologie auch die schnelle Re-Endothelialisierung humaner biologischer Oberflächen ermöglichen.

RGD-Peptide konnten bei der EZ-Besiedlung von Gefäßprothesen zu einer gesteigerten EZ-Adhäsion gegenüber der Vorbeschichtung mit Matrixproteinen führen, indem sie als synthetische wandgebundene Liganden mit endothelialen Integrinrezeptoren agierten [5]. In dieser Studie wird durch die Bindung der RGD-Peptide an die Endothelzellen vermutlich über eine Aktivierung der Integrin-Rezeptoren eine gesteigerte Endothelzelladhäsion und auch -Ausbreitung erreicht.

Sicherlich sind Untersuchungen zur weiteren Reduktion der erforderlichen Besiedlungszeiten notwendig, jedoch halten wir den klinischen Einsatz der Endothelzelltransplantation zur Verminderung der Verschlußrate nach Endarterektomie unter Berücksichtigung dieser Technik für denkbar.

Zusammenfassung

In dieser Studie wurden humane venöse Endothelzellen (EZ) ($1,2 \times 105$ EZ/cm^2) in vitro auf de-endothelialisierte Segmente der humanen Arteria carotis communis transplantiert (Gruppe I). Durch die Inkubation der EZ mit einem synthetischen RGD-Peptid vor der Besiedlung sollte über die Induktion endothelialer Adhäsionsmoleküle eine gesteigerte EZ-Adhärenz erzielt werden (Gruppe II). Nach einer Besiedlungszeit von 30 Minuten folgte eine künstliche Perfusion der Arterien bei einem Fluß von 100 ml Zellkulturmedium/Minute für eine Stunde. Die EZ-Adhärenz nach Besiedlung und nach Perfusion wurden mittels Bildanalyse durch die Rasterelektronenmikroskopie untersucht. Die Vorinkubation mit einem RGD-Peptid (Gruppe II) führte zu einer signifikanten Erhöhung der EZ-Adhäsion nach Besiedlung und nach Perfusion im Vergleich zu nicht aktivierten EZ (Gruppe I). Ein klinischer Einsatz der schnellen Re-Endothelialisierung nach Endarterektomie könnte somit ermöglicht werden.

Summary

In this in vitro study, human venous endothelial cells (EC) ($1,2 \times 105$ EC/cm^2) were transplanted to de-endothelialized segments of the human common carotid artery (Group I). Increased EC attachment should be achieved by preincubation of EC with a RGD-peptide prior to seeding (Group II). EC seeding (30 minutes) was followed by an artificial perfusion of the arteries (100 ml cell culture medium/minute for one hour). EC attachment after seeding and after perfusion was assessed by image analysis using scanning electron microscopy. EC preincubation with a RGD-peptide (Group II) lead to a significant increase in EC attachment after seeding and after perfusion compared with unaffected EC (Group I). Therefore, clinical application of a fast re-endothelialization after endarterectomy may be possible.

294

Literatur

1. Fishman JA, Ryan GB, Karnovsky MJ (1975) Endothelial regeneration in the rat carotid artery and the significance of endothelial denudation in the pathogenesis of myointimal thickening. Lab Invest 32:339–351
2. Clowes AW, Clowes MM, Reidy MA (1986) Kinetics of cellular proliferation after arterial injury. III. Endothelial and smooth muscle growth in chronically denuded vessels. Lab Invest 54:295–303
3. Haegerstrand A, Gillis C, Bengtsson L (1992) Serial cultivation of adult human endothelium from the great saphenous vein. J Vasc Surg 16:280–285
4. Zilla P, Deutsch M, Meinhart J, Puschmann R, Eberl T, Minar E, Dudczak R, Lugmaier H, Schmidt P, Noszian I, Fischlein T (1994) Clinical in vitro endothelialization of femoropopliteal bypass grafts: An actuarial follow-up over three years. J Vasc Surg 19:540–548
5. Walluscheck KP, Steinhoff G, Haverich A (1995) Improved endothelial cell attachment on ePTFE vascular grafts pretreated with synthetic RGD-containing peptides. Eur J Vasc Endovasc Surg : submitted for publication

K.P. Walluscheck, Klinik für Herz- u. Gefäßchirurgie, Universität Kiel, Arnold-Heller-Str. 7, D-24105 Kiel

Unterschiedliche lokale und systemische Freisetzung von pro- und anti-inflammatorischen Mediatoren bei schwerverletzten Patienten mit Thoraxtrauma

Different pattern of local and systemic release of pro- and anti-inflammatory mediators in severely injured patients with chest trauma

M. Keel[1], E. Ecknauer[2], R. Stocker[1], U. Ungethüm[1], U. Steckholzer[1], H. Gallati[3], O. Trentz[1] und W. Ertel[1]

[1] Klinik für Unfallchirurgie, Universitätsspital Zürich, Zürich, Schweiz
[2] Institut für Anästhesiologie, Universitätsspital Zürich, Zürich, Schweiz
[3] F. Hofmmann-La Roche Ltd., Pharmaceutical Research, Basel, Schweiz

Einleitung

Das akute Lungenversagen (ARDS) beeinflußt die Morbidität und Mortalität von schwerverletzten Patienten mit Thoraxtrauma [1]. Proinflammatorische Zytokine (Tumor-Nekrosefaktor (TNF)-α, Interleukin (IL)-1β, IL-8) werden nach Trauma in erhöhten Konzentrationen freigesetzt und führen zu Gewebeschäden und zum Organversagen [2]. Frühere Studien zeigten erhöhte Konzentrationen dieser proinflammatorischen Zytokine in der bronchoalveolären Lavageflüssigkeit (BALF) von Patienten mit akutem Lungenversagen [3, 4]. Es ist nicht bekannt, ob bei Patienten mit schwerer Thoraxverletzung bereits in der Frühphase nach Trauma erhöhte Mengen von proinflammatorischen Zytokinen lokal in der Lunge freigesetzt werden. Weiterhin wurde untersucht, ob anti-inflammatorische Mediatoren (lösliche TNF-Rezeptoren (sTNFRs) p55, p75, Interleukin-1 Rezeptor-Antagonist (IL-1ra)), die die biologische Wirksamkeit von proinflammatorischen Mediatoren hemmen [5–6], nach Thoraxtrauma in der BALF nachweisbar sind.

Methodik

Sechzehn schwerverletzte Patienten mit Thoraxtrauma (Alter: 30,4 ± 2,4 Jahre (Mittelwert ± SEM); Injury Severity Score (ISS): 34,4 ± 2,3 Punkte) wurden in die Studie aufgenommen. Für die Diagnose Thoraxtrauma mußten zwei der folgenden Kriterien erfüllt sein: uni- oder bilaterale Rippenserienfrakturen, ein- oder beidseitige Lungenkontusionen, Hämo- und/oder Pneumothorax, Sternumfraktur, Herzkontusion. In den ersten 24 Stunden nach Trauma wurde die bronchoalveoläre Lavage (20 ml 0,9% NaCl) unter Verwendung eines Fiberglasbronchoskopes (Model BF-1T20D; Olympus Co., Schweiz) durchgeführt und mit 17 Patienten (Kontrollgruppe; Alter: 30,2 ± 1,5 Jahre) verglichen, die wegen einer Metallentfernung oder Arthroskopie hospitalisiert wurden. Die proinflammatorischen Zytokine TNF-α, IL-1β und IL-8 und das anti-inflammatorische Protein IL-1ra wurden im Plasma und in der BALF mittels spezifischer ELISA (Enzyme-linked Immuno-

Tabelle 1. Konzentrationen von Interleukin (IL)-1β, IL-8, löslichen TNF-Rezeptoren (sTNFR) p55 und p75 und Interleukin-1 Rezeptor-Antagonist (IL-1 ra) im Plasma und in der bronchoalveolären Lavageflüssigkeit (BALF) von 16 schwerverletzten Patienten mit Thoraxtrauma im Vergleich mit 17 gesunden Kontrollpatienten

	Plasma		BALF	
	Kontrolle (n = 17)	Trauma (n = 16)	Kontrolle (n = 17)	Trauma (n = 16)
IL-1β (pg/mL)	n.n.	n.n.	n.n.	109±66*
IL-8 (pg/mL)	273±112	275±78	41±23	875±392*
sTNFR p55 (pg/mL)	456±33	1688±322*	n.n.	268±89*
sTNFR p75 (pg/mL)	1614±140	4136±571*	n.n.	368±164*
IL-1 ra (pg/mL)	121±65	541±140*	37±10	744±223*

Die Ergebnisse sind als Mittelwerte ± SEM dargestellt; n.n. = nicht nachweisbar; * p<0,05 Trauma versus Kontrolle; Mann-Whitney U-test.

sorbent Assay) gemessen [5, 7]. Die löslichen TNF-Rezeptoren p55 und p75 wurden mittels ELIBA (Enzyme-linked Immunologic Binding Assay) bestimmt [5].

Ergebnisse

TNF-α war weder im Plasma, noch in der BALF nachweisbar. IL-1β und IL-8 waren in der BALF von schwerverletzten Patienten signifikant (p < 0,05) erhöht, während die Plasmaspiegel in beiden Gruppen vergleichbar waren (Tabelle 1). Die löslichen TNF-Rezeptoren und IL-1ra waren im Plasma und in der BALF von schwerverletzten Patienten im Vergleich mit der Kontrollgruppe deutlich erhöht (p < 0,05) (Tabelle 1).

Diskussion

Die hohen Konzentrationen proinflammatorischer Zytokine in der bronchoalveolären Flüssigkeit, nicht aber im Plasma, weisen auf eine frühzeitige lokale Entzündungsreaktion nach schwerem Thoraxtrauma hin. Hingegen ist die anti-inflammatorische Kaskade lokal und systemisch aktiviert.

Zusammenfassung

In der bronchoalveolären Lavage von schwerverletzten Patienten mit Thoraxtrauma konnte in der Frühphase eine lokale Entzündungsreaktion nachgewiesen werden, während entzündungshemmende Mediatoren im Vergleich mit gesunden Probanden lokal und systemisch in erhöhten Konzentrationen freigesetzt werden.

Summary

A strong inflammatory response early after multiple trauma combined with chest injury was detected in bronchoalveolar lavage fluid, but not in circulation when compared with healthy individuals. In contrast, anti-inflammatory mechanisms seem to be activated locally in the lung and systemically.

Literatur

1. Hudson LD, Milberg JA, Anardi D, Maunder RJ (1995) Clinical risks for development of the acute respiratory distress syndrome. Am J Respir Crit Care Med 151:293–301
2. Lowry SF (1993) Cytokine mediators of immunity and inflammation. Arch Surg 128:1235–1241
3. Suter PM, Suter S, Girardin E, Roux-Lombard P, Grau GE, Dayer JM (1992) High bronchoalveolar levels of tumor necrosis factor and its inhibitors, interleukin-1, interferon, and elastase, in patients with adult respiratory distress syndrome after trauma, shock, or sepsis. Am Rev Respir Dis 145:1018–1022

4. Donnelly SC, Strieter RM, Kunkel SL, Walz A, Robertson CR, Carter DC, Grant IS, Pollok AJ, Haslett C (1993) Interleukin-8 and development of adult respiratory distess syndrome in at-risk patient groups. Lancet 341:643–647
5. Ertel W, Keel M, Bonaccio M, Gallati H, Kenney JS, Trentz O (1995) Release of anti-inflammatory mediators following mechanical trauma correlates with severity of injury and clinical outcome. J Trauma 39:879–887
6. Rose CE, Juliano CA, Tracey DE, Yoshimura T, Fu SM (1994) Role of interleukin-1 in endotoxin-induced lung injury in the rat. Am J Respir Cell Mol Biol 10:214–221
7. Ertel W, Kremer JP, Kenney J, Steckholzer U, Jarrar D, Trentz O, Schildberg FW (1995) Downregulation of proinflammatory cytokine release in whole blood from septic patients. Blood 85:1341–1347

Dr. med. M. Keel, Klinik für Unfallchirurgie, Universitätsspital Zürich, Rämistr. 100, CH-8091 Zürich

Kultivierte Keratinozyten auf einem Silikon-Kollagen-Matrix-Träger zur Deckung von Vollhautdefekten

Cultured Keratinocytes seeded on a silicon-collagen-matrix-sheet to cover full thickness wounds

J. Kopp, H. Bannasch, C. Andree und G. B. Stark

Sektion Plastische und Handchirurgie, Chirurgische Universitätsklinik Freiburg

Einleitung

BIOBRANE®, ein adhärent-flexibler, temporärer Wundverband [6], wird in der Verbrennungsmedizin zur Deckung von oberflächlich zweitgradigen Verbrennungen, Hautabnahmestellen sowie Hauttransplantaten eingesetzt [1, 2, 3, 4, 5]. Es besteht aus einer perforierten Silikonmembran mit wundseitiger Polyurethan-Maschenstruktur mit Kollagenbeschichtung. Ferner dient die Membran als Träger für „Microskin"-Transplantate [7].

In der Studie inkubierten wir BIOBRANE® *in vitro* mit kultivierten humanen Keratinozyten und untersuchten deren Wachstumsverhalten. Die Potenz der trägerfixierten, subkonfluenten Keratinozyten zur Epithelisierung wurde dann *in vivo* nach Transplantation auf definierte Vollhautwunden von athymischen Nacktmäusen untersucht und direkt mit der etablierten „Sheet"-Methode verglichen.

Methodik

Humane Spalthaut wird enzymatisch aufgearbeitet und die gewonnen Keratinozyten serumfrei kultiviert. Nach zweiter Passage werden BIOBRANE®-Folien (Fa. Dow B. Hickam, Texas, USA) *in vitro* mit einer Keratinozyteneinzelzellsuspension inkubiert. Schon nach zwei Tagen erreichen die adhärent auf dem Träger wachsenden Zellen eine Subkonfluenz von ca. 50 %, somit sind die „Membran-Zell-Transplantate" für die Transplantation verwendbar. Ein Teil der Transplantate wird für licht- und elektronenmikroskopische Studien fixiert. Konventionelle „Sheet"-Transplantate (Kontrolle) werden durch Erhöhung der Ca^{++}-Konzentration im Medium bei 100 %iger Konfluenz der Sekundärkultur hergestellt und mit Hilfe von Dispase am OP-Tag aus den Kulturflaschen gewonnen. Bei jeweils zehn athymischen Nacktmäusen (Harlan-Winkelmann) werden auf dem Rücken 1,5 × 1,5 cm große Vollhautwunden mit dem „Membran-Zell-Transplantat" beziehungsweise mit „Sheet's" gedeckt. Die Transplantate werden mit einer Fettgaze abgedeckt und mit Mull mittels durchgreifender Nähte an 4 Ecken fixiert. An den postoperativen Tagen 7,

14, 21, 35 und 42 werden jeweils 2 Tiere nekropsiert und die Wundareale unter Einschluß des angrenzenden Gewebes exzidiert.

Die *in vitro* gewonnen Präparate werden neben konventioneller HE- und HE/Methylenblau-Färbung rasterelektronenmikroskopisch untersucht. Die an den Biopsietagen *in vivo* exzidierten Wundareale werden HE- und Masson-Goldner-gefärbt, sowie mit monoklonalen Kollagen Typ IV-, Typ VII- und Laminin-Antikörpern immunhistochemisch und immunfluoreszenzmikroskopisch untersucht.

Ergebnisse

Nach Inkubation der Membranen waren die Keratinozyten innerhalb von sechs Stunden zu 95% adhärent. Lichtmikroskopisch zeigte sich eine starke mitotische und migrative Aktivität, die auch rasterelektronenmikroskopisch belegt werden konnte. Nach 2 Tagen war eine etwa 50%ige Konfluenz erreicht, so daß die „Membran-Zell-Transplantate" auf Vollhautwunden transplantiert werden konnten. Die Membranen waren nach Transplantation sofort stabil adhärent zur Wunde. Alle behandelten Wundflächen heilten unter Rekonstitution einer Epidermis reizlos innerhalb von sieben Tagen ab, woraufhin die Membranträger abfielen. Immunhistochemisch und fluoreszenzmikroskopisch konnte im weiteren Verlauf die Ausbildung einer stabilen dermo-epidermalen Junktionalstruktur nachgewiesen werden. Im Vergleich zu den „Sheet"-transplantierten Arealen der Kontrollgruppe war eine geringere Wundkontraktion zu beobachten.

Zusammenfassung

In einer experimentellen *in vitro-* und *in vivo*-Studie untersuchten wir die Eigenschaften einer mit Keratinozyten inkubierten polaren Biomembran. Die mit Kollagen-Peptid beschichtete Unterseite der Silikonmembran zeigt sowohl *in vitro* als auch *in vivo* einen positiven Effekt auf Adhärenz-, Mitose- und Migrationsverhalten von Keratinozyten. Nach Transplantation auf eine Wundfläche orientieren sich die nicht kontaktinhibierten subkonfluenten Epidermiszellen zur Wundoberfläche hin und rekonstituieren ein stabiles Epithel. Die sehr einfache, rasche und kostengünstige Herstellung und Handhabung der Transplantate sowie die stark verkürzte Kultivierungsdauer, da bereits eine 50%ige Konfluenz der Zellen auf der Membran zur effektiven Deckung ausreicht, lassen „Membran-Zell-Transplantate" als eine denkbare Alternative zu etablierten Methoden in der Verbrennungs- und Ulcus-Therapie erscheinen.

Summary

In an experimental *in vitro-* and *in vivo*-study we investigated the properties of a keratinocyte-seeded biomembrane. Collagen-peptides, bounded to the undersurface of BIOBRANE®, have a positive influence on keratinocyte adherence, mitosis and migration. After transplantation to nude mouse standard wounds human keratinocytes migrate towards the wound surface and reconstitute a neoepithelium with intact dermo-epidermal interface. The easy, quick and cheap production and use as well as the short culture period make MCG's a conceivable alternative to established methods in the therapy of burns and chronic wounds.

Literatur

1. Bishop JF (1995) Pediatric considerations in the use of Biobrane in burn wound management. J Burn Care & Rehabil 16 (3): 331–333
2. Demling RH (1995) Use of Biobrane in management of scalds. J Burn Care & Rehabil 16 (3): 329–330
3. Feldman DL, Rogers A, Karpinski HS (1991) A prospective trial comparing BIOBRANE®, DUODERM® and XEROFORM for skin graft donor sites. Surg Gynecol & Obstet 173: 1–5
4. Hansbrough JF (1995) Use of Biobrane for extensive posterior donor site wounds. J Burn Care & Rehabil 16 (3): 335–336
5. Housinger TA, Wondrely L, Warden GD (1993) The use of biobrane for coverage of the pediatric donor site. J Burn Care & Rehabil 14 (1): 26–28
6. Rodeheaver GT, Hartsell ML, Faulkner BC, Major DA, Foresman, PA (1995) Influence of Biobrane construction on adherence. J Burn Care & Rehabil 16 (3): 321–323
7. Wang NZ, Reynolds PS, Coumbe A, Frame JD (1995) Microskin grafting with Biobrane: a new application. Eur J Plast Surg 18: 157–161

J. Kopp, Sektion Plastische und Handchirurgie, Chirurgische Universitätsklinik Freiburg, Hugstetter Str. 55, D-79106 Freiburg

Einfluß relevanter hämodynamischer Störungen in der Posteinleitungsphase auf die postoperative Wiederherstellung in der Allgemeinchirurgie

Influence of relevant hemodynamic disturbances after induction of anesthesia on postoperative recovery in General Surgery

B. Stinner[1], W. Lorenz[2], H. Menke[3], D. Duda[4], Th. Junginger[3] und M. Rothmund[1]

[1] Klinik für Allgemeinchirurgie, Philipps-Universität Marburg
[2] Institut für Theoretische Chirurgie, Philipps-Universität Marburg
[3] Klinik für Allgemeinchirurgie, Johannes-Gutenberg-Universität Mainz
[4] Klinik für Anästhesiologie, Johannes-Gutenberg-Universität Mainz

Einleitung

Prä- und intraoperative kardiovaskuläre Störungen sind häufige Ereignisse des klinischen Alltages. In der Auswertung und Publikation des ersten Teiles der hier vorgestellten Studie konnte nachgewiesen werden, daß deren Inzidenz unmittelbar nach Einleitung der Anästhesie und vor Beginn der Operation deutlich höher liegt, als dieses bisher allgemein angenommen wurde. Dabei sind diese Störungen überwiegend histaminabhängig, erfüllen aber nicht die klassischen Paradigmen der Histaminfreisetzungsreaktion und sind somit im klinischen Alltag schwer als solche zu identifizieren [1]. Obwohl des in der Literatur deutliche Hinweise zumindest für den Zusammenhang schwerer postoperativer kardialer Probleme und stattgehabter intraoperativer Hypotensionen gibt [2], ist die weitere Relevanz dieser Störungen für die globale Wiederherstellung des Patienten im postoperativen Verlauf umstritten. Ziel der vorliegenden Untersuchungen war daher die Prüfung einer Assoziation von präoperativen klinisch relevanten kardiorespiratorischen Instabilitäten, sowie deren Histaminabhängigkeit, und einem nicht optimalen postoperativen Verlauf in der Allgemeinchirurgie.

Patienten und Methoden

In einer prospektiven Doppelblindstudie wurde eine repräsentative Auswahl von 240 Patienten in der Allgemeinchirurgie (Alter: 18–83 Jahre, 116 männlich, 124 weiblich, ASA I–III, 70 Patienten mit maligner Grunderkrankung) randomisiert 4 Behandlungsgruppen zur Modifikation der Inzidenz histaminabhängiger und nicht histaminabhängiger Störungen in der Posteinleitungsphase zugeteilt: Antihistaminikaprophylaxe mit Cimetidin + Dimetinden vor der Narkose und Haemaccel als Volumenvorgabe unmittelbar präoperativ, Antihistaminikaprophylaxe und Ringer-Lösung, Placebo-Prämedikation und Haemaccel, sowie die Kombination von Placebo und Ringer-Lösung präoperativ. Die Narkoseeinleitung erfolgte bei allen Patienten mit Fentanyl und Thiopental sowie Succinylcholin zur Intubation. Danach wurde die Narkose mit N_2O/O_2 und Enfluran weitergeführt, es wurde mit Alcuronium vollrelaxiert und in der Posteinleitungsphase das randomisierte Volumenersatzmittel zugeführt. Blutdruck, Herzfrequenz, klinische und EKG-Zeichen sowie alle Eingriffe des verantwortlichen Anästhesisten wurden von einem unabhängigen Fachkollegen als Beobachter im Studienbogen dokumentiert. Kardiorespiratorische Störungen wurden als „meßbar", „klinisch relevant" und „lebensbedrohlich" klassifiziert. „Meßbar" waren sie bei einer Änderung der Herzfrequenz von mehr als 10 Schlägen pro Minute bzw. einer Blutdruckänderung von mehr als 10 mm Hg des systolischen Meßwertes. Die Störungen galten als „klinisch relevant", wenn sie eine Intervention des Anästhesisten herausforderten und schließlich als „lebensbedrohlich" bei Notfallmaßnahmen und ungeplanter Verlegung auf die Intensivstation. Eine Histaminfreisetzung wurde angenommen bei einem Anstieg von mehr als dem Dreifachen des Variationskoeffizienten für die Methode (fluorometrisch/fluoroenzymatisch) im Meßbereich [1].

Der postoperative Verlauf wurde prospektiv bis zum 30. Tag nach der Operation dokumentiert. Es wurden alle postoperativen Komplikationen erfaßt und der Gesamtverlauf mit dem Wiederherstellungsindex nach McPeek bewertet [3]. Der postoperative Verlauf wurde als „nicht optimal" gewertet, wenn entweder nicht die maximale Punktzahl des McPeek-Index erreicht wurde (McPeek-Index < 9) oder wenn eine dokumentierbare postoperative sonstige Störung vorlag.

Ergebnisse

Von den 231 in der Studie verbliebenen Patienten (9 drop outs) hatten 35 relevante Störungen in der Posteinleitungsphase mit einer signifikanten Häufung in der Gruppe, die keine Antihistaminikaprophylaxe aber Haemaccel als Volumenersatzmittel erhalten hatte. Von diesen 35 Patienten hatten 15 keine optimale postoperative Wiederherstellung. Die exakte Exploration im Einzelfall zeigte bei 6 Patienten, daß die Verminderung des McPeek-Indexes durch eine präoperativ geplante postoperative Überwachung auf der Intensivstation bei Einhaltung der regulären geplanten Zeiten bedingt war. Dies war bei der Studienplanung nicht berücksichtigt worden, ist aber als Kriterium eines schlechten postoperativen Ausganges nur fraglich verwertbar. Von diesen 6 Patienten hatten jedoch 3 im weiteren postoperativen Verlauf eine anderweitige Komplikation, so daß nach dieser Bereinigung 12 von 35 Patienten (34%) keine optimale Wiederherstellung nach einer klinisch stattgehabten relevanten Reaktion in der Posteinleitungsphase hatten. 9 von diesen 35 Patienten hatten eine schlechte postoperative Wiederherstellung nach einer histaminabhängigen Reaktion, 3 von 35 Patienten eine solche nach einer histaminunabhängigen Reaktion in der Posteinleitungphase.

Im globalen χ^2-Test über die 4 Gruppen fanden sich für die Doppelbedingung „relevante Reaktionen in der Posteinleitungsphase" und „schlechte postoperative Wiederherstellung" deutlich mehr Patienten in den Gruppen, die eine Placebo-Prämedikation erhalten hatten ($\chi^2 = 9{,}271$, df = 3 und p = 0,026) (Tabelle 1). In den Gruppen, in denen Störungen in der Posteinleitungsphase häufig waren, traten auch häufiger postoperative Störungen auf.

Tabelle 1. Verteilung der Patienten mit relevanten und lebensbedrohlichen Instabilitäten in der Posteinleitungsphase und darunter Verteilung der Patienten mit *zusätzlich* nicht optimaler postoperativer Wiederherstellung auf die Kontroll- und Testgruppen (χ^2-Test)

	Placebo + Ringer (n = 59)	Placebo + Haemaccel (n = 57)	AntiH$_1$/H$_2$ + Ringer (n = 59)	AntiH$_1$/H$_2$ + Haemaccel (n = 56)
Histamin-abhängig	5	15	1	0
nicht Histamin-abhängig	4	3	4	3
Relevante/bedrohliche Instabilität Posteinleitungsphase	**9**	**18**	**5**	**3**
Histamin-abhängig	2	6	1	0
nicht Histamin-abhängig	1	1	1	0
Relevante/bedr. Instabilität Posteinleitungsphase *und* schlechte Wiederherstellung	**3**	**7**	**2**	**0***

* $\chi^2 = 9{,}271$, d f = 3, p = 0,026.

Korreliert man die Häufigkeit relevanter kardiorespiratorischer Störungen in der Posteinleitungsphase und eine schlechte postoperative Wiederherstellung bei diesen Patienten über die Test- und Kontrollgruppen miteinander, so findet man in der linearen Regressionsanalyse einen Korrelationskoeffizienten nahe 1 mit einer Zusammenhangswahrscheinlichkeit von p < 0,013 (t = 8,767, df = 3, r = 0,987).

Diskussion

In den durch Randomisation erhaltenen Test- und Kontrollgruppen mit unterschiedlichen Inzidenzen präoperativer kardiovaskulärer Reaktionen konnte somit erstmals eine signifikante Assoziation dieser Instabilitäten mit einer gestörten postoperativen Wiederherstellung gezeigt werden. Bei der Auswertung des postoperativen Verlaufes wurde sich auf die 35 Patienten mit relevanten Störungen in der Posteinleitungsphase beschränkt, da in den Test- und Kontrollgruppen signifikant unterschiedliche Inzidenzen dieser Störungen vorlagen, und somit randomisiert über die Gruppen eine Assoziation solcher relevanten Störungen mit dem gestörten postoperativen Verlauf hergestellt werden konnte. Hierbei ging es im besonderen Falle nicht um den Nachweis der Wirksamkeit einer Antihistaminika-Prophylaxe, sondern diese unterschiedlichen Prophylaxen hatten lediglich die Funktion, die Inzidenz der Störungen zu verändern. Die Antihistaminika-Prophylaxe war dabei durch eine Reduktion der Inzidenz histaminabhängiger Reaktionen in der Lage, bei einer positiven Assoziation dieser Störung mit einem gestörten postoperativen Verlauf, auch diesen positiv zu beeinflussen. Dabei stellte sich ganz grundsätzlich das Problem der validen Definition einer guten Wiederherstellung nach einer operativen Therapie. Das Globalmaß der postoperativen Mortalität ist hierfür zu wenig sensitiv, der von McPeek [3] vorgeschlagene Index enthält hier wesentliche Ergänzungen. Da dieser Index aber nur eine geringe Sensitivität für milde Formen der postoperativen Morbidität (einfache Komplikationen wie Thrombose, Wundinfekt etc.) aufweist, wurden diese Komplikationen in die Definition der eingeschränkten Wiederherstellung mitaufgenommen. Ein klinimetrischer Zusammenhang zwischen perioperativen Kreislaufstörungen und postoperativer myokardialer Morbidität war bereits von Charlson 1989 [4] hergestellt worden. Neben diesen klinimetrischen Daten gibt es zusätzlich pathophysiologische Hinweise dafür, daß auch perioperative Histaminfreisetzungsereignisse postoperative Störungen induzieren können. Die Histaminwirkung am Herzen ist komplex und kann abhängig von Rezeptorverteilungsmuster nicht vorhersagbar Funktionsstörungen hervorrufen [5]. Eine histaminabhängige Beeinflussung thrombotischer Komplikationen ist wahrscheinlich durch einen H_2-blockierbaren proaggregatorischen Effekt [6, 7]. Vielfältig ist der Einfluß von Histamin auf den Immunstatus des Patienten. So sind die unterschiedlichsten Effekte auf nahezu alle immunkompetenten Zellinien beschrieben [8]. Die Summe der Effekte scheint eine H_2-vermittelte Immunsuppression zu sein, die unter Umständen durch die H_2-Blockade zu vermindern oder durch überwiegend H_1-vermittelte Effekte in eine Stimulation umzukehren ist [9].

Durch ihre nachgewiesene Bedeutung für den postoperativen Verlauf erhalten kardiorespiratorische Störungen in der Posteinleitungsphase eine wesentliche Bedeutung für das Gesamtergebnis einer chirurgischen Behandlung, und Strategien zu ihrer Vermeidung erfordern vermehrt auch die Aufmerksamkeit des Chirurgen.

Zusammenfassung

In einer prospektiven doppelblinden Studie wurden 240 repräsentative allgemeinchirurgische Patienten randomisiert 4 Untersuchungsgruppen mit unterschiedlicher präoperativer Antihistaminika- und Volumengabe zugewiesen. Von 231 Patienten (9 drop-outs) hatten 35 relevante Störungen in der Posteinleitungsphase mit einer signifikanten Abhängigkeit der Inzidenz von der jeweiligen Vorbehandlung. Von diesen 35 Patienten hatten 12 eine nicht optimale Wiederherstellung (McPeek-Index < 9 oder Komplikation) mit einer klaren Koinzidenz der Häufigkeiten präoperativer Instabilitäten und postoperativer Störungen bei sonstiger Gleichverteilung der Patientenmerkmale in den Test- und Kontrollgruppen ($r = 0,98$, $p < 0,013$). Für diesen klinimetrisch gefundenen Zusammenhang gibt es eine Reihe pathophysiologischer Begründungen, die den negativen Einfluß perioperativer kardiorespiratorischer Störungen und Histaminfreisetzungsereignissen mit einer verschlechterten postoperativen Wiederherstellung erklären können. Dieser Einfluß verdient in Zukunft mehr Aufmerksamkeit des Chirurgen.

Summary

240 represantative patients in General Surgery were randomly allocated to 4 different treatment groups regarding Antihistamine prophylaxis and preoperative volume

loading. 35 of 231 patients (9 drop outs) had relevant cardiovascular disturbances in the postinduction period depending on the type of premedication. 12 of these 35 patients had an impaired postoperative recovery (McPeek index < 9 or complication) clearly related to the incidence of preoperative instabilities per group. The clinimetrically found interaction of preoperative disturbance and Histamine release and impaired recovery can be explained by various pathophysiological pathways and deserves more surgical awareness in future.

Literatur

1. Lorenz W, Duda D, Dick W, Sitter H, Doenicke A, Black A, Weber D, Menke H, Stinner B, Junginger T, Rothmund M, Ohmann C und Healy MJR (1994) Incidence and clinical importance of perioperative histamine release: randomised study of volume loading and antihistamins after induction of anaesthesia. Lancet 343:933–940
2. Mangano DT (1990) Perioperative cardiac morbidity. Anesthesiology 72:153–184
3. McPeek B, Gasko M, Mosteller F (1986) Measuring outcome from anaesthesia and operation. Theor Surg 1:2–9
4. Charlson ME, McKenzie CR, Gold JP, Ales KL, Topkins M, Fairclough GB und Shires GT (1989) The preoperative and intraoperative hemodynamic predictors of postoperative myocardial infarction or ischemia in patients undergoing non-cardiac surgery. Ann Surg 210:637–648
5. Cabinié M, Godfraind T (1988) The role of histamine in the cardiocascular system. Dugs Exp Clin Res 14:141–147
6. Saxena SP, Brandes LJ, Becker AB, Simons KJ, LaBella FS, Gerrard JM (1989) Histamine is an intracelluar messenger mediating platelet aggregation. Science 243:1596–1599
7. Mannaioni PF, Pistelli A, DiBello MG, Gabassi F, Masini E (1992) H_1-receptor dependent increase in platelet aggregation is mediated by intracellular calcium. Agents Actions 35:C402–405
8. White MV, Kaliner MA (1988) Histamine. in: Gallin JI, Goldstein IM, Snyderman R (Hrsg.) Inflammation: Basic Principles and Clinical Correlates. Raven Press Ltds. New York, S 169–193
9. Mannaioni PF, Fantozzi R, Giannella E, Masini E (1988) Pathophysiological significance of a distribution of histamine receptor sub-types: A proposed dual role for histamine in inflammation of Type I hypersensitivity reaction. Agents Actions 24:26–34

Dr. Benno Stinner, Klinik für Allgemeinchirurgie, Philipps Universität Marburg, Baldingerstraße, D-35043 Marburg

Die peripher-venösen Serumspiegel intestinaler Hormone – ein spezifischer Marker des akuten Mesenterial-Infarktes (AMI)? Eine tierexperimentelle, standardisierte Studie

Plasma concentrations of gastrointestinal hormones as a diagnostic marker for acute mesenteric ischaemia (AMI)? An experimental, standardized study

H. Gebhardt[1], C. Hinrichs[1], H. Schaube[1], W. E. Schmidt[2] und R. Nustede[3]

[1] Klinik für Allgemeine Chirurgie und Thoraxchirurgie
[2] Klinik für Innere Medizin der Christian-Albrechts-Universität Kiel, Arnold-Heller-Str. 7, D- 24105 Kiel
[3] Chirurgische Klinik u. Poliklinik der Georg-August-Universität, Robert-Koch-Str. 40, D- 37075 Göttingen

Einleitung

Der akute Mesenterialgefäßverschluß ist nachwievor von einer hohen Letalität (bis 70 %) gekennzeichnet. Die wichtigsten Gründe für diese schlechte Prognose sind die Schwierigkeiten in der Frühdiagnose bei uncharakteristischer, wechselnder klinischer Symptomatik sowie das Fehlen eines für den Darm spezifischen, laborchemischen Markers in der Diagnostik [1, 2, 3]. Dabei ist die Bedeutung einer rechtzeitigen Diagnose zur Verbesserung der Prognose bekannt.

In der vorliegenden Arbeit wurde jetzt die Auswirkung der akuten mesenterialen Ischämie (AMI) auf die peripher-venösen Serumspiegel intestinaler Hormone untersucht. Diese Hormone werden von intraepithelial gelegenen Zellen des Gastrointestinaltraktes gebildet und , nach z.B. intraluminaler Stimulation durch den Chymus, im Sinne einer Endokrinie systemisch freigesetzt [4]. Neben der intraluminalen Stimulation ist eine supramaximale, endokrine Freisetzung durch i.v. Gabe von Releasing-Peptiden zu erreichen [5]. Die hormon-produzierende Zellen zeigen außerdem ein für das jeweilige Hormon charakterisitisches Verteilungsmuster entlang des Magen-Darm Traktes. So sind Cholecystokinin (CCK) bildende Zellen hauptsächlich im oberen, Neurotensin (NT) produzierende Zellen hingegen nur im unteren Gastrointestinaltrakt anzufinden [4].

Material und Methodik

Als Versuchstiere wurden männliche Chinchilla-Kaninchen mit einem Körpergewicht von 2,3 – 3,0 kg verwendet. Nach Kanülierung der V. auricularis bds.

erfolgte die i.v. Narkose mit Ketamin 15 mg/kg/h (Ketanest, Curamed Pharma, Leverkusen) und Droperidol 0,4 mg/kg/h sowie Fentanyl 0,1 mg/kg/h (Thalamonal, Janssen Pharma, Neuss). Die Überwachung der Herz-Kreislauffunktion erfolgte mit Hilfe des EKG und invasiver Blutdruckkontrolle (Draeger PM 8010, Draegerwerke Lübeck) nach Kanülierung der A. auricularis. Nach medianer Längslaparotomie wurde die A. mes. sup. freipräpariert und angeschlungen. Nach Legen eines Verweilkatheters in die V. cava inf. erfolgte die Probenentnahme zur Bestimmung der Basalwerte von CCK, NT und GRP. Anschließend wurde die Dosis/Wirkung-Kurve der GRP-Stimulation von CCK und NT bestimmt (Gruppe I, n = 12). Hierfür erhielten die Tiere initial einen GRP-Bolus von 700 pmol/kg KG (Saxon Biochemic-als GmbH, Hannover) und zusätzlich per i.v. Infusion 400 pmol/kg KG/h über 60 Minuten. Die weiteren Probenentnahmen erfolgten 5, 10, 20, 30, 40, 50, 60 und 75 Minuten nach Versuchsbeginn.

Bei weiteren Tieren (Gruppe II, n = 9) erfolgte ebenfalls die initiale Gabe eines GRP-Bolus von 700 pmol und zusätzlich per i.v. Infusion 400 pmol/kg KG/h GRP über 60 Minuten. Die A. mes. sup. wurde mit einem Tournique von der 31.–60. Minute verschlossen. Analog erfolgte bei einer zusätzlichen Gruppe (Gruppe III, n = 10) die i.v. GRP-Gabe. Der Verschluß der A. mes. sup. wurde hier von der 0–30. Minute und somit vor Beginn der i.v. Applikation des GRP durch-geführt.

Die Probenentnahmen (4,5 ml Vollblut) erfolgten zu den o.g. Zeitpunkten in gekühlte, mit 2500 I.E. Aprotinin versehenen Heparin-Plasma-Monovetten (Saar-stedt Gmbh, Nürnbrecht). Die Bestimmung erfolgte mit dem von Nustede et al. beschriebenen radio-immunologischen Assay [6]. Für die statistische Berechnung und Signifikanzprüfung der Unterschiede zwischen den Meßpunkten wurde der Wilcoxon-Test angewandt (p < 0,05).

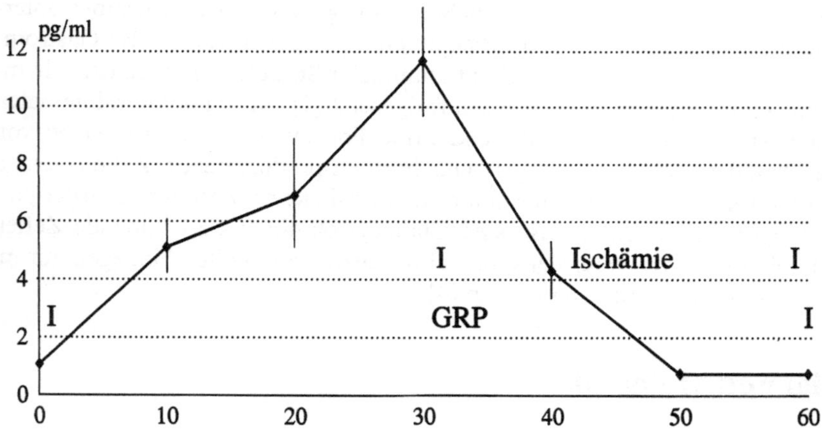

Abb. 1. Auswirkung der akuten mesenterialen Ischämie (31.–60. Min.) auf die peripher-venösen Plasmaspiegel von Cholecystokinin (CCK) bei gleichzeitiger Stimulation mit Gastrin-Releasing Peptid (GRP, 1.–60. Min.) beim Kaninchen (n = 9). Ergebnisse als Mittelwert und Standardab-weichung des Mittelwertes

Ergebnisse

Unmittelbar nach Gabe des GRP-Bolus war ein signifikanter Anstieg (Gruppe I) der CCK-Basalwerte von $1,7 \pm 0,6$ pg/ml (0 min) auf $3,9 \pm 1,23$ pg/ml (5 min) bzw. $10,6 \pm 3,$ pg/ml (30 min) und $14,7 \pm 4,89$ pg/ml (45 min) zu verzeichnen. Die NT-Basalwerte stiegen ebenfalls von $4,8 \pm 2,5$ pg/ml (0 min) auf $8,2 \pm 2,34$ pg/ml (5 min) bzw. $22,1 \pm 6,6$ pg/ml (30 min) und $18,8 \pm 4,76$ pg/ml (45 min).

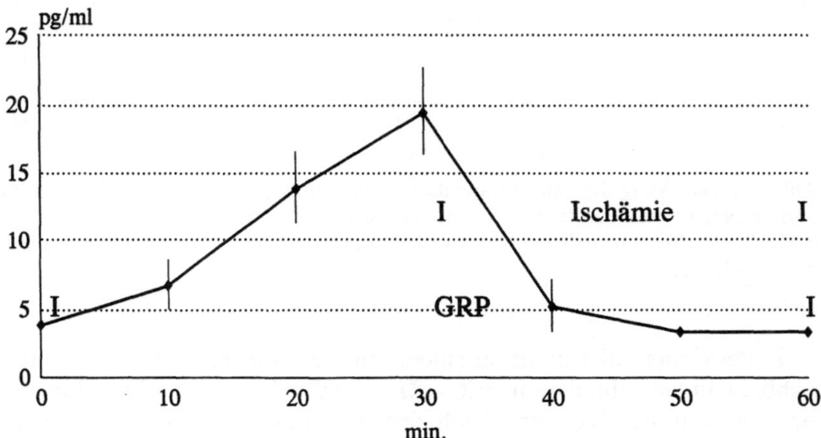

Abb. 2. Auswirkung der akuten mesenterialen Ischämie (31.–60. Min.) auf die peripher-venösen Plasmaspiegel von Neurotensin (NT) bei gleichzeitiger Stimulation mit Gastrin-Releasing Peptid (GRP, 1.–60. Min.) beim Kaninchen (n=9). Ergebnisse als Mittelwert und St andardabweichung des Mittelwertes

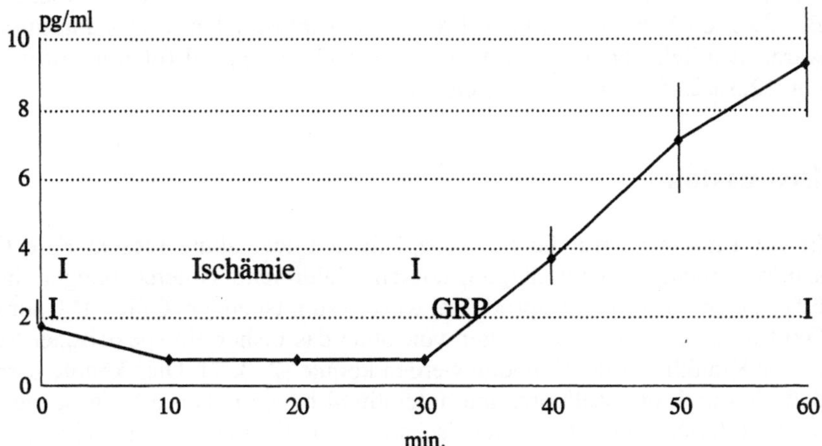

Abb. 3. Auswirkung der akuten mesenterialen Ischämie (1.–30. Min.) auf die peripher-venösen Plasmaspiegel von Cholecystokinin (CCK) bei gleichzeitiger Stimulation mit Gastrin-Releasing Peptid (GRP, 1.–60. Min.) beim Kaninchen (n=10). Ergebnisse als Mittelwert u nd Standardabweichung des Mittelwertes

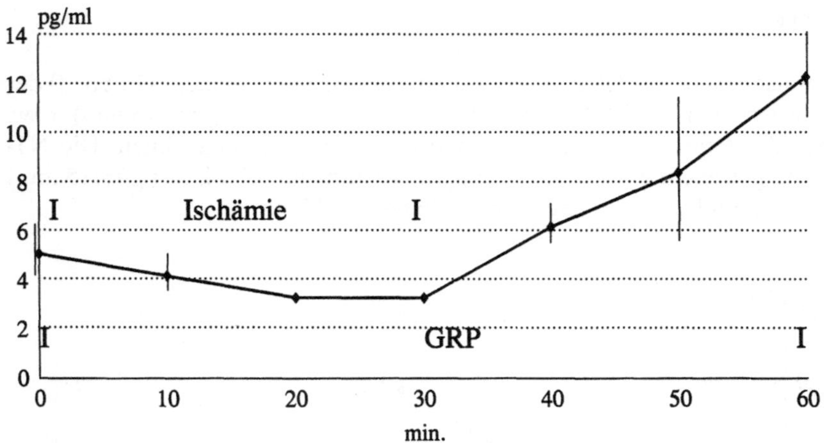

Abb. 4. Auswirkung der akuten mesenterialen Ischämie (1.–30. Min.) auf die peripher-venösen Plasmaspiegel von Neurotensin (NT) bei gleichzeitiger Stimulation mit Gastrin-Releasing Peptid (GRP, 1.–60. Min.) beim Kaninchen (n = 10). Ergebnisse als Mittelwert und St andardabweichung des Mittelwertes

In der Gruppe II kam es zu einem initialen Anstieg von CCK (Abb. 1) und NT (Abb. 2) unter Stimulation mit GRP. Unmittelbar nach Verschluß der A. mes. sup. war ein signifikanter Abfall der peripher-venösen CCK-Plasmaspiegel von $11,4 \pm 4,13$ pg/ml (30 min) auf $4,3 \pm 2,7$ pg/ml (40 min) bzw. unter die Nachweisgrenze von 0,75 pg/ml (60 min) zu sehen. Die NT-Plasmaspiegel fielen von $19,2 \pm 6,17$ pg/ml (30 min) auf $5,2 \pm 0,6$ pg/ml (40 min) bzw. unter die Nachweisgrenze von 3,3 pg/ml (60 min).

Bei den Tieren der Gruppe III kam es bei initialem Verschluß der A. mes. sup. und anschließender Gabe von GRP zu keinem Anstieg der CCK- (Abb. 3) oder NT-Basalwerte (Abb. 4). Erst nach Eröffnen der intestinalen Strombahn in der 30 min waren deutlich höhere CCK-Werte von $9,32 \pm 3,4$ pg/ml (60 min) bzw. NT-Werte von $12,3 \pm 2,45$ pg/ml zu verzeichnen.

Diskussion

In der Literatur wird die Schwierigkeit deutlich, akute mesenteriale Gefäßverschlüsse rechtzeitig zu diagnostizieren. Zahlreiche Untersuchungen intestinaler Enzyme und Stoffwechselprodukte, wie die zum Isoenzym CPK-MM, zur Diamine-Oxidase oder zum Lactat, liegen vor, ohne das bisher ein spezifischer Marker für dieses Krankheitsbild gefunden werden konnte [2, 3, 7]. Dies könnte daran liegen, daß die durch den Zelluntergang interstitiell bzw. intravasal freigesetzten Enzyme oder Stoffwechselprodukte den ischämischen Darmabschnitt nicht verlassen, da dieser nicht perfundiert ist. Peripher-venöse Alterationen dieser Parameter sind daher erst bei fortgeschrittener Infarzierung mit intraabdominaler Beteiligung und transperitonealer Resorbtion oder einem Abtransport aus dem infarzierten Darm über das Lymphsystem zu erwarten.

Die vorliegenden Ergebnisse zeigen ebenfalls bei AMI lediglich signifikant erniedrigte peripher-venöse Plasmaspiegel von CCK und NT, da die systemisch freigesetzten Hormone das Intestinum ebenfalls nicht verlassen. Diese Veränderungen der peripher-venösen Spiegel treten allerdings unmittelbar nach Occlusion der Gefäße auf, da die intestinalen Peptidhormone eine Halbwertszeit von 2 – 3 min aufweisen. Hinzu kommt, daß CCK bzw. NT hauptsächlich im Intestinum produziert und systemisch freigesetzt werden. Diese Parameter könnten daher, im Gegensatz zum Lactat oder der alkalischen Phosphatase, als ein spezifisches Diagnostikum für den Intestinaltrakt angesehen werden. Die vorliegenden Ergebnisse zeigen außerdem, daß das peripher-venös applizierte GRP bei Verschluß der A. mes. sup. zu keiner Stimulation der CCK- und NT-produzierenden Zellen führt. Dieser negative Ausfall einer i. v. Stimulation mit GRP könnte somit ein Hinweis auf eine mesenteriale Ischämie darstellen. Es gelang somit erstmals aufzuzeigen, daß die intestinalen Hormone zur initialen Diagnose des akuten Mesenterialinfarktes beitragen könnten.

Zusammenfassung

Zur Zeit liegt kein spezifischer Marker des AMI vor. Es wurde jetzt die Auswirkung des AMI auf die venösen Serumspiegel der Hormone Cholecystokinin (CCK) und Neurotensin (NT) untersucht. Die Hormone werden von Darmepithelzellen produziert und systemisch freigesetzt. Durch peripher-venöse Gabe von Releasing-Peptiden (GRP) sind diese Zellen zu einer supramaximalen, systemischen Freisetzung zu stimulieren.

Methodik: Nach Bestimmung der Dosis/Wirkung der GRP-Stimulation von CCK und NT (Kaninchen, n = 12, Gruppe I) erfolgte die Stimulation mit einem GRP-Bolus von 700 pmol und einer Dauerinfusion mit 400 pmol/kg/KG von der 1.– 60. Minute. Die A. mes. sup. wurde von der 31.– 60. Minute (Gruppe II, n = 9) bzw. von der 0.– 30. Minute (Gruppe III, n = 10) occludiert.

Ergebnisse: Die GRP-Stimulation führte zu einem andauernden, supramaximalen Anstieg der CCK- und NT-Plasmaspiegel. Bei initialem Verschluß der A. mes. sup. kam es zu einem signifikanten Abfall erhöhter Basalwerte, die CCK- und NT-Spiegel lagen an der unteren Nachweisgrenze. Nach initialer Stimulation mit GRP fielen die erhöhten CCK- und NT-Plasmaspiegel unmittelbar nach Verschluß der A. mes. sup. signifikant.

Diskussion: Die Ergebnisse zeigen erstmals, daß die supramaximale Stimulation der CCK- und NT- produzierenden Zellen im Kaninchenmodell möglich ist. Bei m AMI hingegen errreicht das peripher-venös applizierte GRP die epithelialen Zellen nicht, die Plasmaspiegel steigen somit nicht an, initial erhöhte Werte sind signifikant reduziert. Es konnte erstmals gezeigt werden, daß die intestinalen Hormone zur initialen Diagnose des AMI beitragen könnten.

314

Literatur

1. Sachs SM, Morton JH, Schwartz SI (1982) Acute mesenteric ischaemia. Surgery 92; 4: 646–653
2. Jamieson WG, Marchuk S, Rowsom J, Durand D (1982) The early diagnosis of massive acute intestinal ischaemia. Br J Surg. 69(Suppl.): 52–53
3. Paes E, Vollmar JF, Hutschenreiter S, Schoenberg MH, Kübel R, Schölzel E (1988) Der Mesenterialinfarkt. Chirurg 59:828–835
4. Walsh H (1987) Gastrointestinal Hormones. In: Johnson LR (Hrsg.) Physiology of the gastrointestinal tract, 2nd ed., New York: Raven Press: 234–240
5. Lundell L, Cantor P, Sjövall M, Rehfeld JF, Olbe L (1991) Factors influencing the release of cholecystokinin induced by gastrin-releasing peptide in man. Scand J Gastroenterol 26: 544–550
6. Nustede R, Köhler H, Fölsch UR, Schafmayer A (1991) Plasma concentrations of neurotensin and CCK in patients with chronic pancreatitis with and without enzyme substitution. Pancreas 6; 3:260–265
7. Thompson JS, Bragg LE, West WW (1990) Serum Enzyme Levels during intestinal ischaemia Ann Surg 211; 3:369–373

Dr. H. Gebhardt, Klinik für Allgemeine Chirurgie und Thoraxchirurgie der Christian-Albrechts-Universität Kiel, Arnold-Heller-Str. 7, D-24105 Kiel

Nachweis einer erhöhten CD4/CD8-Ratio und Bedeutung der Matrixmetalloproteinasen-2 und -3 bei der hyperregenerativen mukosalen Transformation des Dünndarms

The detection of an increased CD4/CD8 ratio and the importance of the matrixmetalloproteinase -2 and -3 in the hyperregenerative mucosal transformation of the small intestine

D. Albrecht[1], C. Germer[1], S. Daum[2], C. Isbert[1], E. O. Riecken[2] und H. J. Buhr[1]

[1] Abteilung für Allgemein-, Gefäß- und Thoraxchirurgie der Chirurgischen Klinik und Poliklinik,
[2] Abteilung für Innere Medizin, Schwerpunkt Gastroenterologie, Universitätsklinikum Benjamin Franklin der FU Berlin, Hindenburgdamm 30, 12200 Berlin

Zielsetzung

Ziel der vorliegenden Studie war die Phänotypisierung der intraepithelialen und Lamina-propria-Lymphozyten im Modell der ausgeschalteten selbstfüllenden Jejunalschlinge der Ratte. Darüber hinaus sollten die extrazellulären Matrix abbauenden Enzyme (MMP-2 und -3) sowie der Kollagenstoffwechsel (Prokollagen $\alpha 1$ (I)-Peptid) hinsichtlich ihrer Bedeutung für die Mukosa-Transformation vom hyperregenerativen Typ untersucht werden, da deren morphologische Veränderungen bei der Pouchitis nach ileonaler Pouchanlage ähneln [1, 5].

Material und Methoden

Zur Erzeugung der hyperregeneratorischen Transformation der Dünndarmmukosa wurde bei männlichen Wisar-Ratten (n = 16) eine Jejunal-Schlinge selbstfüllend aus der Passage ausgeschaltet. Als Kontrollen dienten scheinoperierte Tiere mit termino-terminaler Jejunostomie. 28 Tage postoperativ erfolgte die Entnahme der entsprechenden Jejunalsegmente. Die morphometrische Erfassung der dreidimensionalen Schleimhaut-Architektur der Darmsegmente erfolgte nach der von Clarke beschriebenen Methode der Mikrodissektion [2]. Die Charakterisierung der intraepithelialen (IEL) und Lamina-propria-Lymphozyten (LPL) (CD4/CD8/CD25/CD3/$\gamma\delta$/$\alpha\beta$) erfolgte mittels Antikörpermarkierung und Durchflußzytometrie. Die Expression von mRNA für MMP-2 und MMP-3 wurde an Hand von Gefrierschnitten mittels In-Situ-Hybridisierung unter Verwendung von ^{35}S zur Markierung nachgewiesen (Exposition über 11, 20 und 21 Tage) [4]. Negative Kontrolle durch gleichzeitige Verwendung von nicht-komplementären Sense-Sonden. Als statistischer Test wurde der gepaarte Wilcoxen-Test verwendet.

Ergebnisse

Morphologisch zeigte sich eine deutliche Vertiefung der Krypten in den selbst-
füllenden ausgeschalteten Jejunal-Schlingen im Vergleich zum Jejunum mit einer
Tiefenzunahme von 274,4 µm auf 563,6 µm (/Mittelwerte) ($p < 0,01$) sowie eine
Abnahme der Zottenlänge von 494,8 µm auf 410,8 µm (Mittelwerte) ($p < 0,05$). Die
Ergebnisse der Durchflußzytometrie erbrachten eine erhöhte CD4/CD8-Ratio der
IEL und LPL, die aus den ausgeschalteten Jejunal-Schlingen isoliert wurden
gegenüber den Lymphozyten aus dem Jejunum derselben Tiere. (CD4/CD8-Ratio,
angegeben in Mittelwerten: ausgeschaltete Jejunals-Schlingen-IEL: 0,7; ausge-
schaltete Jejunal-Schlingen-LPL: 2,6; Jejunum-IEL: 0,238; Jejunum-LPL: 0,825)
($p < 0,05$). Eine erhöhte Expression des Aktivierungsmarkers CD25 ließ sich nicht
nachweisen. Eine Expansion von γ/δ-positiven Zellen fand nicht statt. In der in-situ-
Hybridisierung zeigten die Zellen des Zottenstromas der ausgeschalteten Jejunal-
Schlingen eine deutlich stärkere Expression des Prokollagen-α1(I)-Peptid. Die
Hybridisierung mit den Antisense-Sonden für MMP-2 und MMP-3 zeigte insgesamt
keinen Nachweis positiver Zellen. Ebenfalls negativ waren die Kontroll-Hybridisie-
rungen mit der Sense-Sonde (unspezifische grains in den Krypten).

Schlußfolgerung

1. Die konstant erhöhte CD4/CD8-Ratio von IEL und LPL in der ausgeschalteten
   Jejunumschlinge bei konstanter CD-25 Expression ist als Ausdruck einer
   begrenzten Immunreaktion anzusehen. Als Ursache kommt eine erhöhte intraluminale Antigen-Präsentation in Frage, die zu einer stärkeren CD4 (Helfer-
   Inducer) Reaktion beiträgt.
2. Die Kryptenvertiefung und die Verplumpung der Zotten in der ausgeschalteten
   Jejunalschlinge geht einher mit einer deutlich gesteigerten Synthese von
   Kollagen I und spricht für eine Beteiligung der extrazellulären Matrix im Rahmen der mukosalen Transformation vom hyperregenerativen Typ im gewählten
   Modell.
3. Der fehlende Nachweis der Metalloproteinasen-2 und -3 kann als Hinweis dafür
   gewertet werden, daß in unserem Modell bei geringer Abnahme der Zottenlänge
   dem Abbau der extrazellulären Matrix keine Bedeutung zukommt.

Zusammenfassung

Die Bedeutung der intraepithelialen (IEL) und Lamina-propria-Lymphozyten (LPL)
sowie der extrazelluläre-Matrix-abbauenden-Enzyme (MMP-2 und -3) für die
Mukosa-Transformation vom hyperregenerativem Typ wurde an dem Modell einer
selbstfüllenden, ausgeschalteten Jejunalschlinge der Ratte untersucht. Nach einer
Latenzzeit von 28 Tagen zeigte sich in den entnommenen Jejunalsegmenten eine
konstant erhöhte CD4/CD8-Ratio von IEL und LPL in den ausgeschalteten
Jejunumschlingen als Ausdruck einer gesteigerten Immunreaktion. Ursächlich

erscheint eine erhöhte intraluminale Antigen-Präsentation, die zu einer stärkeren CD4-Reaktion beiträgt. Eine nachgewiesene, deutlich gesteigerte Synthese von Kollagen I und spricht für eine Beteiligung der extrazellulären Matrix. Der fehlende Nachweis der Metalloproteinasen-2 und -3 kann als Hinweis dafür gewertet werden, daß in unserem Modell für die Mukosa-Transformation vom hyperregenerativem Typ dem Abbau der extrazellulären Matrix keine Bedeutung zukommt.

Summary

The aim of this study was to examine the importance of intraepithelial (IEL) and lamina propria lymphocytes (LPL) as well as the matrixmetalloproteinase (MMP-2 and -3) in the mucosal transformation of the hyperregenerative type in a rat model of a self-filling jejunal blind-loop. After a latency period of 28 days in the removed jejunal segments, there was a constantly high CD4/CD8 ratio of IEL and LPL in the self-filling blind-loop as an expression of increased immunoreaction. The cause seems to be a high intraluminal antigen presence, which contributes to a strong CD4 reaction. The synthesis of collagen I and substantiates the involvement of the extracellular matrix. The absence of matrixmetalloproteinase-2 and -3 can be considered as an indication that the catabolism of the extracellular matrix has no importance in our model for mucosal transformation of the hyperregenerative type.

Literatur

1. Carraro PS, Talbot IC, Nicholls RJ (1994) Longterm appraisal of the histological appearances of the ileal resoir mucosa after restorative proctocolectomy for ulcerative colitis. Gut 35: 1721–1727
2. Clarke RM (1970) Mucosal architecture and epithelial cell production rate in the small intestine of the albino rat. J Anat 3:519–529
3. Lionetti P, Breese E, Braegger C, Murch S, Taylor J, Mac Donald TT (1993) T-cell activation can induce mucosal destruction or adaptation in cultured human fetal small intestine. Gastroenterology 105:373–381
4. Milani S, Herbst H et al. (1989) In situ hybridization for procollagen types I, III and IV mRNA in normal and fibrotic rat liver: evidence for predominant expression in nonparenchymal liver cells. Hepat 10:84–92
5. Riecken EO, Stallmach A, Zeitz M, Schulzke JD, Menge H, Gregor M (1989) Growth and transformation of the small intestinal mucosa – importance of connective tissue, gut associated lymphoid tissue and gastrointestinal regulatory peptides. Gut 30:1630–1640

Dr. med. Dirk Albrecht, Universitätsklinikum Benjamin Franklin der FU Berlin, Chirurgische Klinik und Poliklinik, Hindenburgdamm 30, D-12200 Berlin

Störung der epithelialen Transport- und Barrierefunktion bei Colitis ulcerosa

Impaired epithelial transport and barrier function in ulcerative colitis

J. Rohweder[1], C. Barmeyer[2], H. Schmitz[2], M. Fromm[3], J.D. Schulzke[2] und H.J. Buhr[1]

[1] Chirurgische Klinik, Abteilung für Allgemein-, Thorax- und Gefäßchirurgie
[2] Medizinische Klinik, Abteilung für Gastroenterologie
[3] Institut für Klinische Physiologie; Universitätsklinikum Benjamin Franklin, Freie Universität Berlin, Berlin

Colitis ulcerosa ist gekennzeichnet durch entzündliche Prozesse in der Darmwand und durch Diarrhoe, deren pathophysiologischer Mechanismus nicht aufgeklärt ist. Es ist bisher bekannt, daß der Gesamtwiderstand der Darmwand verringert ist [3, 5]. Zur genaueren Aufklärung des Diarrhoemechanismus haben wir den epithelialen Widerstand und den aktiven Ionentransport an intraoperativ gewonnenen Sigmaresektaten von an florider Colitis ulcerosa erkrankten Patienten untersucht. Als Kontrollen dienten nicht entzündlich veränderte Sigmaresektate von Karzinompatienten.

Methoden

Die Sigmaresektate wurden nach Abpräparation der Tunica muscularis („partial strip") in 4-Elektrodenkammern nach Ussing eingesetzt und mit begaster auf 37 °C temperierter Ringer-Lösung umspült.

Die nach der Präparation verbleibenden subepithelialen Schichten stellen eine nicht zu vernachlässigende Barriere dar, die im durchbluteten Gewebe aufgrund der normalerweise bis an das Epithel heranreichenden Zirkulation nicht wirksam wird. Zur Bestimmung der epithelialen Barrierefunktion wurden daher zusätzlich zu der üblichen Angabe des totalen Widerstands (R^t) der „reine" epitheliale Widerstand (R^e) und der subepitheliale Widerstand (R^{sub}) mit Hilfe der Wechselstrom-Impedanztechnik bestimmt [2, 4]. Die Epithelzellschicht stellt elektrisch eine Parallelschaltung eines Kondensators mit einem Widerstand dar, während die subepithelialen Gewebe einen Widerstand in Serie hierzu bilden. Nur die Parallelschaltung, nicht aber der Serienwiderstand sind frequenzabhängig, so daß R^e und R^{sub} mit Hilfe der Wechselstrom-Impedanztechnik unterschieden werden können. Hierzu wurden sinusförmige Wechselströme mit jeweils 48 Frequenzen im Bereich zwischen 1 Hz und 65 kHz angewandt und die elektrische Impedanz mit Hilfe von phasensensitiven Verstärkern ermittelt. Nach Korrektur der Meßwerte auf die zuvor aufgenommenen Gesamteigenschaften der Meßanordnung wurde die gemessene Impedanzkurve an das elektrische Modell nach der Methode der kleinsten Fehlerquadrate angepaßt [2, 4].

Der aktive Transport von Na^+ und Cl^- wurde in separaten Ussing-Kammern in konventioneller Kurzschlußstromtechnik gemessen [1].

Ergebnisse

Epitheliale Barrierefunktion. Die Mukosapräparate vom Patienten mit Colitis ulcerosa zeigten histologisch keine Gewebedefekte. Trotzdem trat eine Abnahme des Gesamtwiderstandes (R^t) auf 61% des Wertes unbefallener Darmstücke auf (Abb. 1). Viel bedeutsamer jedoch war, daß der für die epitheliale Barrierefunktion ausschlaggebende epitheliale Widerstand (R^e) erheblich stärker, nämlich um das 4fache, vermindert war, was auf einen dramatischen Barrieredefekt hinweist. Der Widerstand des Subepithels (R^{sub}) nahm dagegen zu, was sich aller Wahrscheinlichkeit nach auf ein subepitheliales Ödem und eine entzündliche Infiltration in dieser Schicht zurückführen läßt.

Na^+-Resorption. Für die Bestimmung der aktiven elektrogenen Na^+-Resorption wurde diese zunächst mit $3 \cdot 10^{-9}$ mol/l Aldosteron über 8 h in vitro stimuliert [1]. Nach Gabe des Na^+-Kanalblockers Amilorid kam es dann zum Abfall des Kurzschlußstromes (I_{SC}), der die aktive Na^+-Resorption anzeigt (Abb. 2). Im Kontrollkollektiv zeigte sich hierbei ein stetiger Anstieg des Kurzschlußstromes von 3,4 auf 9,7 μmol $\cdot$ h$^{-1} \cdot$ cm^{-2}. Nach Gabe von 10^{-4} mol/l Amilorid fiel der Kurzschlußstrom auf 4,1 μmol $\cdot$ h$^{-1} \cdot$ cm^{-2} ab. Der aktive elektrogene Na^+-Transport betrug somit $5,5 \pm 2,1$ μmol $\cdot$ h$^{-1} \cdot$ cm^{-2}. Bei Colitis ulcerosa-Epithelien hingegen blieb eine Stimulation aus, was sich darin zeigte, daß weder ein Anstieg des Kurzschlußstromes zu verzeichnen war, noch die Zugabe von Amilorid eine Veränderung des Kurzschlußstromes bewirkte (Abfall unter Amilorid $0,06 \pm 0,04$ μmol $\cdot$ h$^{-1} \cdot$ cm^{-2}, n.s.). Daraus folgt, daß bei Colitis ulcerosa ein für das distale Colon ganz typischer Transportmechanismus im Sinne einer Malabsorption gestört ist.

Cl^--Sekretion. Die elektrogene Cl^--Sekretion war in der Kontrollgruppe durch Prostaglandin E_2 um $3,7 \pm 0,8$ μmol $\cdot$ h$^{-1} \cdot$ cm^{-2} stimulierbar. Bei Colitis ulcerosa-Epitheli-

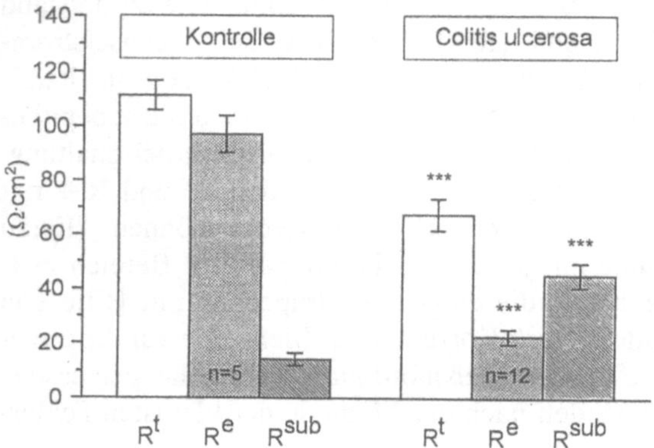

Abb. 1. Gesamtwiderstand (R^t), epithelialer Widerstand (R^e) und subepithelialer Widerstand (R^{sub}). R^e stellt das eigentliche Maß der epithelialen Barrierefunktion für Ionen dar

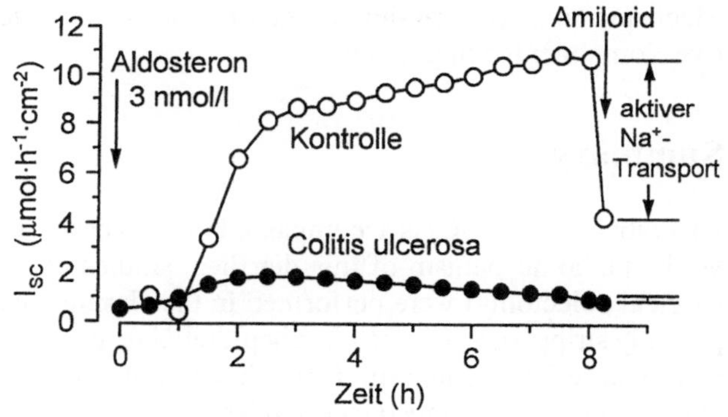

Abb. 2. Aktiver Na⁺-Transport nach in vitro-Stimulation durch 3 nmol/l Aldosteron, 8 Stunden später gemessen als Kurzschlußstromabfall nach Gabe des Na⁺-Kanalblockers Amilorid (100 μmol/l, apikal)

en war hingegen mit $0{,}02 \pm 0{,}01$ $\mu mol \cdot h^{-1} \cdot cm^{-2}$ keine signifikante Cl⁻-Sekretion auslösbar. Eine sekretorische Diarrhoe liegt bei Colitis ulcerosa demnach nicht vor.

Zusammenfassung

Colitis ulcerosa (UC) geht zumeist mit Diarrhoe einher. Zur Aufklärung des Pathomechanismus dieser Diarrhoe wurden Sigmoid-Präparate nach Colektomie in der Ussing-Kammer untersucht. Obwohl die subepithelialen Gewebeschichten teilweise abpräpariert wurden, verbleibt ein nicht vernachlässigbarer Anteil, der konventionelle Widerstandsmessungen verfälschen kann. Aus diesem Grunde wurde die Methode der Wechselstrom-Impedanzanalyse angewandt, um zwischen den echten epithelialen (R^e) und dem subepithelialen (R^{sub}) Komponenten des totalen Gewebewiderstandes (R^t) unterscheiden zu können.

R^t war bei Colitis ulcerosa auf 61% des Wertes von unbefallenen Geweben verringert. Noch bedeutungsvoller jedoch ist, daß der eigentliche epitheliale Widerstand R^e um mehr das 4-fache verringert war. Der Barrieredefekt bei Colitis ulcerosa ist demnach viel stärker ausgeprägt als bisher durch konventionelle R^t-Messungen gezeigt [3]. Die Erklärung für die Diskrepanz ist, daß der subepitheliale Widerstand (R^{sub}), vermutlich bedingt durch Ödem und Zellinfiltration im Rahmen des entzündlichen Prozesses, sogar zunahm.

Sowohl die durch Aldosteron stimulierbare elektrogene Na⁺-Resorption als auch die durch PGE₂ stimulierbare Cl⁻-Sekretion war bei Colitis ulcerosa nicht mehr auslösbar.

Schlußfolgerung: Bei Colitis ulcerosa tritt im entzündeten Gewebe ein dramatischer Defekt der epithelialen Barrierefunktion auf, der zu der kürzlich als Leckflux-Diarrhoe eingeführten Form der Diarrhoe beiträgt. Zusätzlich kommt es zu einem Verlust der Sekretions- und Resorptionsfunktion im Bereich des Sigmas. Die bei Colitis ulcerosa auftretenden Diarrhoen werden demzufolge nicht durch sekretorische

Mechanismen, sondern durch einen massiven Barrieredefekt und eine malabsorptive Komponente unterhalten.

Summary

Ulcerative colitis (UC) is accompanied in most cases with diarrhea. In order to resolve the pathomechanism of this diarrhea, studies on sigmoid colon (obtained after surgical colectomy) were performed in the Ussing chamber. Although tissues were partially stripped, a significant subepithelial resistance remains which may bias conventional resistance measurements in an unpredictable way. Therefore, trans-tissue alternating current impedance analysis was applied to discriminate between the epithelial (R^e) and the subepithelial (R^{sub}) component of total tissue resistance (R^t). R^t was reduced in UC to 61% of that of control tissues. Most importantly, real epithelial resistance R^e was depressed by a factor of more than 4 in UC. Thus, the defect in barrier function in UC is more dramatic than so far indicated by R^t measurements. The cause of this discrepancy was that subepithelial resistance (R^{sub}) even was *increased* in UC, most probably due to mucosal edema and infiltration of inflammatory cells.

Aldosterone-stimulated electrogenic Na^+ absorption as well as PGE_2-stimulated electrogenic Cl^- secretion were abolished in UC tissues.

Conclusion: The inflamed colonic mucosa in ulcerative colitis (UC) is characterized by a dramatic loss of epithelial barrier function, which might contribute to diarrhea by a leak-flux mechanism. In addition, active transport mechanisms of Na^+ absorption and of Cl^- secretion are abolished. Thus, diarrhea in UC is not caused by secretory mechanisms but by a severe barrier dysfunction as well as by malabsorptive effects.

Literatur

1. Epple HJ, Schulzke JD, Schmitz H, and Fromm M (1995) Enzyme and mineralocorticoid receptor controlled electrogenic Na^+ absorption in the human rectum, in vitro. Am J Physiol 269: G42–G48
2. Hegel U, Fromm M (1990) Electrical measurements in large intestine. In: Methods in Enzymology, Biomembranes, part W, S Fleisher, B Fleisher (eds), Academic Press, San Diego, 192:459–484
3. Sandle GI, Higgs N, Crowe P, Marsh MN, Venkatesan S, and Peters TJ (1990) Cellular basis for defective electrolyte transport in inflamed human colon. Gastroenterology 99:97–105
4. Schulzke JD, Fromm M, Hegel U (1986) Epithelial and subepithelial resistance of rat large intestine: segmental differences, effect of stripping, time course, and action of aldosterone. Pflügers Arch 407:632–637
5. Rask-Madsen J, Hammersgaard EA, Knudsen E (1973) Rectal electrolyte transport and mucosal permeability in ulcerative colitis and Crohn's disease. J Lab Clin Med 81:342–353

Dr. med. Janine Rohweder, Chirurgische Klinik und Poliklinik, Abteilung für Allgemein-, Thorax- und Gefäßchirurgie, Universitätsklinikum Benjamin Franklin, Freie Universität Berlin, D-12200 Berlin

Expression induzierbarer Stickstoffmonoxid-Synthase (iNOS) bei chronisch entzündlichen Darmerkrankungen (CED)

Expression of inducible Nitric Oxide-Synthase (iNOS) in Inflammatory bowel disease (IBD)

A.J. Kroesen[1], M. John[2], K. Möller[1], G. Schönfelder[3], B. Wiedemann[2] und H.J. Buhr[1]

[1] Abteilung für Allgemein-, Gefäß- und Thoraxchirurgie
[2] Abteilung für Innere Medizin mit Schwerpunkt Gastroenterologie
[3] Abteilung für klinische Pharmakologie am Universitätsklinikum Benjamin Franklin, FU Berlin

Einleitung

Die NO-Bildung wird von körpereigenen Synthasen (körpereigene endotheliale und neuronale NOS) katalysiert, deren Rolle bei chronisch entzündlichen Darmerkrankungen diskutiert wird. Hierbei soll vor allem die induzierbare NO-Synthase eine Rolle in der Pathogenese der chronisch entzündlichen Darmerkrankungen spielen.

Im Gegensatz zu anderen Isoformen der im menschlichen Körper ubiquitär vorkommenden NO-Synthase wird die induzierbare NO-Synthase nur exprimiert, wenn die Zellen durch bestimmte Makrophagen, Zytokine, Bakterien oder bakterielle Produkte induziert werden. Durch die Induktion resultiert eine anhaltende Produktion von NO, was eine gegen bestimmte Pathogene gerichtete zytostatische/zytotoxische, zytoprotektive und antimikrobielle Wirkung erzielt [4]. Die Gen-Struktur, cDNA-Klone und chromosomale Lokalisation der iNOS, sowie ihrer beiden Isoforme, der endothelialen konstitutiven NOS (cNOS) konnten komplett beschrieben werden [2]. Eine pathogenetische Rolle der NO-Synthase für die Colitis ulcerosa und den Morbus Crohn wurde bereits von mehreren Autoren beschrieben [1, 3].

Ziel der Studie ist es, eine Abhängigkeit zwischen iNOS und Entzündungsgrad sowie Differenzierungsmöglichkeiten für/zwischen M. Crohn und Colitis ulcerosa herauszuarbeiten.

Patienten und Methode

Patienten

Es wurden Darmresektate von je 10 Patienten mit Colitis ulcerosa und Morbus Crohn untersucht. Die Charakteristika der beiden Patientengruppen stellten sich wie folgt dar:

Gruppe 1 – Morbus Crohn: Das mediane Alter betrug 27 (23–58) Jahre bei einer Geschlechtsverteilung von männl. : weibl. = 7 : 3 und einer medianen praeoperativen Erkrankungsdauer von 10 (0–33) Jahren. Es wurde zwischen Patienten mit 3 verschiedenen Entzündungsgraden unterschieden, die sich auf n = 7 für eine schwere Entzündung(+++), n = 2 für eine mäßiggradige Entzündung (++) und n = 1 für eine geringgradige chronische Entzündung (+) verteilten.

Gruppe 2 – Coltis ulcerosa: Das mediane Alter betrug 45 (17–66) Jahre bei einer Geschlechtsverteilung von männl. : weibl. = 5 : 5 und einer medianen praeoperativen Erkrankungsdauer von 10 (0,5–26) Jahren. Es wurde zwischen Patienten mit 3 verschiedenen Entzündungsgraden unterschieden, die sich auf n = 4 für eine schwere Entzündung(+++), n = 4 für eine mäßiggradige Entzündung (++) und n = 2 für eine geringgradige chronische Entzündung (+) verteilten.

Methode

An je 10 Darmresektaten bei M. Crohn und bei Colitis ulcerosa wurden unmittelbar postoperativ aus repräsentativen Darmabschniten Vollwandgewebezylinder unterschiedlicher Entzündungsausprägung gewonnen. Diese wurden zunächst bei – 80 °C konserviert und im Intervall weiterverarbeitet. Nach Homogenisation durch einen Teflon-Glaskoben wurde die mRNA über magnetisch gekoppelte poly(A)⁺RNA gewonnen. Im nächsten Schritt wurde durch reverse Transskription (RT) die cDNA der iNOS gewonnen. Die qualitative cDNA-Bestimmung der iNOS erfolgte schließlich mit einem hierfür hergestellten iNOS-spezifischen Primer über eine Polymerase-Kettenreaktion (PCR). Als Merkmal für eine Expression von iNOS-mRNA wurde das Vorhandensein einer spezifischen Bande in der Gel-Elektrophorese gewertet. Eine quantitative Auswertung der Bandenstärke erfolgte nicht.

Ergebnisse

Wie auch in Tabelle 1 wiedergegeben fand sich an den Morbus Crohn-Darmresektaten für keinen Entzündungsgrad eine Expression der iNOS.

Bei Colitis ulcerosa fand sich jedoch für schwere und mäßiggradige Entzündungsausprägungen eine Expression der iNOS-mRNA. Für geringradige chronisch entzündliche Veränderungen fand sich jedoch auch hier keine iNOS-mRNA-Expression.

Tabelle 1. Expression von iNOS-mRNA bei Morbus Crohn und colitis ulcerosa, abhängig vom Entzündungsgrad. Entzündungsgrad: schwere Entzündung (+++); mäßigradige Entzündung (++); geringgradige chronische Entzündung (+). (Einteilung nach 5)

	M. Crohn			Colitis ulcerosa		
Entzündung	+	++	+++	+	++	+++
iNOS-Expr.	neg.	neg.	neg.	neg.	pos.	pos.

Diskussion

Der in dieser Untersuchung geführte Nachweis von induzierbarer NO-Synthase in im Rahmen einer Colitis ulcerosa entzündlich veränderter Schleimhaut gibt einen Hinweis für eine pathogenetische Rolle des NO's bei der Colitis ulcerosa. Die durch intraluminale Stimuli erzeugte iNOS und daraus folgende NO-Produktion und deren toxische Metabolite können für die Vasodilatation, die erhöhte Permeabilität und die Gewebeschädigung mitverantwortlich sein.

Die verminderte bzw. fehlende Expression der iNOS bei Morbus Crohn wird auch von Boughton-Smith und Mitarbeitern [1] beschrieben. Läßt sich in weiteren Untersuchungsrreihen der Befund einer bei Morbus Crohn generell fehlenden iNOS-Expression bestätigen, so kann das Vorhandensein der iNOS in Zukunft als wichtiges diagnostisches Entscheidungskriterium für die Colitits indeterminata gewertet werden. Voraussetzung hierfür ist jedoch eine Untersuchungsreihe an Darmpräparaten, die histologisch als Colitis indeterminata klassifiziert wurden, um hier die iNOS-Expression zu überprüfen.

Zusammenfassung

An je 10 Darmpräparaten von wegen Morbus Crohn und Colitis ulcerosa operierten Patienten wird die Expression von induzierbarer NO-Synthase (iNOS) untersucht. Es wird zwischen verschiedenen Entzündungsausprägungen differenziert. Die Untersuchung erfolgt nach iNOS-mRNA-Isolierung über eine Polymerase-Kettenreaktion nach reverser Transskription.

Es zeigt sich, daß eine Expression von iNOS bei Morbus Crohn nicht zu beobachten ist. Hingegen findet sich bei der Coltitis ulcerosa für mäßiggradige und höhergradige Entzündungsaktivität eine iNOS-Expression. Dies spricht für eine pathogenetische Rolle des NO's bei der Colitis ulcerosa. Bestätigen sich die Ergebnisse kann die iNOS eine diagnostisches Kriterium für die Colitis indeterminata werden.

Summary

We examined the expression of inducible NO-Synthase in 10 bowel spezimen of Crohn's disease and 10 specimen of ulcerative colitis. The specimen were classified depending on their degree of inflammation. After isolation of the iNOS-mRNA the expression of the iNOS was examined by a reverse-transcription-PCR.

There was no expression of iNOS in Crohn's disease. In ulcerative colitis we found an expression of iNOS for a moderate und higher degree of inflammation.

This contributes to a pathogenetic role of nitric oxide in ulcerative colitis. If these results can be confirmed by further examinations iNOS could become a diagnostic criteria for the further differentiation in ulcerative colitis.

Literatur

1. Boughton-Smith NK, Evans MS, Hawkey CJ, Cole AT, Balsitis M, Whittle BJR, Moncada S (1993) Nitric oxide synthase activity in ulcerative colitis and Crohn's disease. Lancet 342:338–340
2. Geller DA, Lowenstein RA, Shapiro SC, Nussler M, Di Silvio SC, Wang DK, Nakayama RL, Simmons SH,Snyder SH, Billiar TR (1993) Molecular cloning an d expression of inducible nitric oxide synthase from human hepatocytes. Proc.Natl.Acad.Sci. USA:3491–3495
3. Middleton SJ, Shorthouse M, Hunter JD (1993) Increased nitric oxide synthesis in ulcerative colitis. Lancet 341:465–466
4. Morris Jr. SM, Billiar TR (1994) New insights into the regulation of inducible nitric oxide synthesis. Am J Physil 266 (Endocrinol. Metab.29): E829–E839
5. Silverstein FE, Tytgat GNJ (1991) Atlas of gastrointestinal endoscopy. Gower Medical publishing

Dr. med. A.J. Kroesen, Abteilung für Allgemein-, Gefäß- und Thoraxchirurgie, Universitätsklinikum Benjamin Franklin – FU Berlin, Hindenburgdamm 30, D-12200 Berlin

Darstellung und Bindungsverhalten des gastrointestinalen Peptides Xenin 25 und seiner Fragmente an isolierten glatten Muskelzellen des Colons von Ratte und Mensch

Description and binding capacity of the gastrointestinal peptide xenin 25 and its fragments on isolated smooth muscle cells of the colon of rats and humans

A. Müller, H. Specht, R. Nustede und H. Becker

Universitätsklinikum Göttingen, Abteilung für Allgemeinchirurgie

Einleitung

Das Oktapeptid Xenopsin wurde im Jahre 1973 aus der Haut des afrikanischen Frosches Xenopus laevis von Araki et al isoliert und die Aminosäuresequenz aufgeschlüsselt [1, 2]. Die Aminosäuresequenzanalysen zeigten, daß die fünf letzten Aminosäuren mit dem terminalen Bereich des Neurotensin übereinstimmen. Neurotensin wurde 1973 von Carraway und Leeman isoliert [3]. Durch Radioimmunoassay-und Immunofluoreszenzstudien wurde Neurotensin sowohl in verschiedenen Strukturen des ZNS als auch im Magen-Darm-Trakt lokalisiert und zählt daher zu der Gruppe der Brain-Gut-Peptide. Den Nachweis von Xenopsin verwandten Peptiden in Gehirn- und Darmgewebe vieler anderer Amphibien erbrachte 1982 Carraway et al [4]. Feuerle isolierte schließlich ein dem Xenopsin verwandtes Peptid aus menschlicher Darmschleimhaut 1992 und gab diesem Peptid den Namen Xenin 25. Dieses Peptid ähnelt im C-terminalen Aminosäurebereich sowohl dem Xenopsin (6 Aminosäuren identisch) als auch dem Neurotensin (4 Aminosäuren identisch) [5].

Xenin: .... -Lys-Arg-Pro-Trp-Ile-Leu-OH
Neurotensin: .... -Arg- Arg-Pro-Tyr-Ile-Leu-OH
Xenopsin: .... -Lys-Arg-Pro-Trp-Ile-Leu-OH

In dieser Studie wurde erstmals das Bindungsverhalten von Xenin und Neurotensin an isolierten glatten Muskelzellen von Ratte und Mensch untersucht. Darüberhinaus sollte die für die Bindung am Rezeptor relevante Aminosäuresequenz dargestellt werden. Zur Zeit bearbeitete Studien beschäftigen sich mit dem Bindungsverhalten von Xenin 25 an chronisch-entzündlich veränderten Darmpräparaten.

Methodik

Dickdarmgewebe wurde von männlichen Wistar-Ratten (pro Versuchsansatz n = 4) und aus chirurgischen Resektaten (2,5 g pro Versuchsansatz) gewonnen. Die Isolierung von glatten Muskelzellen erfolgte im wesentlichen nach der Methode von Makhlouf [6]. Nach Säuberung des Darmes erfolgte die Aufnahme der Proben in

328

KRH- Puffer. Anschließend wurde der Darm in 3 cm lange Stücke geschnitten und die Mukosa vorsichtig mit einem Heidemann-Spatel abgetrennt. Die so präparierte Muskularis erneut in 5 ml KRH-Puffer aufgenommen und in kleinste Stücke geschnitten. Die Muskularis inkubierte dann für 30 Minuten in einen Kollagenase-KRH-Puffer bei 37 °C im Schüttelbad. Weiteres Reinigen der Muskularis durch einen Perspex-Filterapparat. Zur Durchführung der Bindungsexperimente wurde ein Gesamtansatz bestehend aus 200 µl Muskelzellsuspension, 50 µl Xenin (in einem speziellen Assay-Puffer gelöst) in ansteigender Konzentration sowie 50 µl (J^{125}) Tyr^3-Neurotensin als Radioligand hergestellt. Die Reaktion wurde nach 15 Minuten mit Assaypuffer gestoppt. Nach zweimaligem Waschen und Zentrifugieren wurde der noch gebundene Radioligand im Gamma-Counter gemessen. Die statistische Auswertung erfolgte mittels der computergestützten Scatchard-Analyse (LIGAND).

Ergebnisse

Xenin 25 und Neurotensin zeigen im Radioimmunoassay ein nahezu übereinstimmendes Bindungsverhalten (Abb. 1). Beide Peptide binden möglicherweise am selben Rezeptor. Die computergestützte Scatchard-Analyse ergab mit Xenin 25 eine K_D von 1,1 nM bei menschlichem Dickdarmgewebe, bei dem der Ratte eine K_D von 0,8 nM. Das Bindungsverhalten von Xenin 25 wurde anschließend mit verschiedenen Xeninfragmeten näher untersucht: Das Fragment 18–25 weist eine hohe rezeptorvermittelte Bindungsaffinität auf. Die K_D beträgt 6,8 nM bei menschlichem Dickdarmgewebe, bei Rattendickdarm 1,8 nM. Das Fragment 22-25 (K_D Mensch 7,5 nM., K_D Ratte 5,7 nM) verdrängt Neurotensin schwächer als das Xenin 25 und als das Xeninfragment 18–25. Das Xeninfragment 1–23 verdrängt das radioiodierte Neurotensin nur unvollständig bei der höchsten Konzenration von 10^{-6} M (Abb. 2). Durch

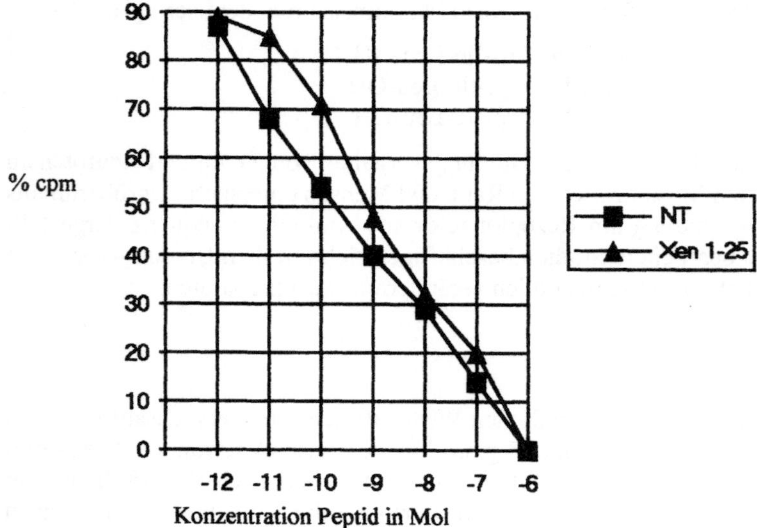

Abb. 1. Vergleich des Bindungsverhaltens von Neurotensin und Xenin

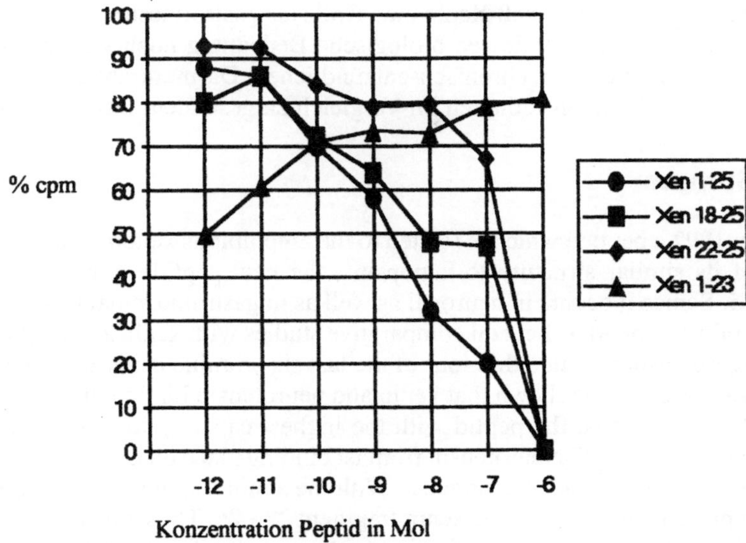

Abb. 2. Vergleich der Bindungsaffinität verschiedener Xeninfragmente

die Ergebnisse der Bindungsstudien kann gefolgert werden, daß der C-terminale Peptidbereich für die Rezeptorbindung relevant ist. Da keine signifikante Bindung durch das Xeninfragment 1–23 erreicht wird, sind die beiden C-terminalen Aminosäuren ($-Ile_{24}-Leu_{25}$) für die Bindung am Rezeptor ausschlaggebend. Die zur Zeit von uns bearbeiteten Studien zeigen, daß sich das Bindungsverhalten von Xenin bei chronisch-entzündlichen Darmerkrankungen im Vergleich zu Normalgewebe unterscheidet. Eine noch näher zu untersuchende pathogenetische Bedeutung derartiger Peptide für chronisch-entzündliche Darmerkrankungen erscheint diskutabel.

Zusammenfassung

Im Jahre 1992 konnte ein dem amphibischen Xenopsin verwandtes Peptid isoliert werden, welches aufgrund seiner Strukturähnlichkeit Xenin 25 genannt wurde. Da es sowohl im neuronalen wie auch im gastrointestinalen Gewebe vorkommt, wird es zu der Gruppe der sogenannten Brain-Gut-Peptide gezählt. Vergleiche mit dem ebenfalls dieser Gruppe zugehörigen Neurotensin zeigen eine Aminosäureübereinstimmung von 4 der letzten 6 Aminosäuren. In der vorliegenden Studie konnte gezeigt werden, daß Xenin und Neurotensin am gleichen Rezeptor binden. Die stärkste Verdrängung des Radioliganden (J^{125})Tyr^3-Neurotensin aus seiner Bindung am Rezeptor von isolierten glatten Muskelzellen des Colons von Mensch und Ratte zeigt das Xenin 25. Mit dem Xeninfragment 18–25 kann eine stärkere Verdrängung erreicht werden, als mit dem Xeninfragment 22–25. Dies läßt vermuten, daß die letzten acht C-terminalen Aminosäuren eine Bindung mit dem Rezeptor eingehen. Da mit dem Xeninfragment 1–23 keine signifikante Verdrängung vom Rezeptor gezeigt werden konnte, sind die beiden letzten Aminosäuren Isoleucin und Leucin von Bedeutung. Durch die dargestellte Verdrängung von Neurotensin durch Xenin läßt sich vermuten, daß Xenin eine Rolle als gastrointestinales Hormon im menschlichen Darm spielt, dessen biologische Bedeutung noch weiter untersucht werden sollte. Studien bei chronisch-entzündlichen Darmerkrankungen zeigen ein verändertes Bindungsverhalten im Vergleich zu gesundem Darmgewebe.

Summary

In 1992 a peptide which is related to the amphibious xenopsin was isolated. Because of its similar structure to xenopsin , the new peptide is henceforth called xenin 25. Scince it occurs in neuronal as well as in gastrointestinal tissue, it belongs to the brain-gut-petides. Several comparative studies with xenin 25 and the similar peptide neurotensin revealed that four of the last six ammino acids are identical. In this present study it was shown that xenin and neurotensin bind to the same receptor. Xenin 25 proved to be the peptid with the highest capacity for replacing the radioactive ligand (J^{125}) Tyr^3-Neurotensin from ist binding place on isolated smooth muscle cells of the colon of rats and humans. With the xenin fragment $18-25$ one obtains better replacement than with the xenin fragment $22-25$. Thus, one can assume that the last eight c-terminal amino acids bind to the receptor. Seeing that xenin fragment $1-23$ does not show a significant replacement at the receptor, it can be supposed that the last two amino acids, isoleucine and leucine, are responsible for the binding process. From the results of the study presented here we conclude that based on the replacement of neurotensin by xenin 25, the gastrointestinal hormone xenin plays a significant role in the human gut. Therefore the biological significance of xenin should be further investigated. Curret studies of chronic inflammatory gut diseases reveal a different binding capacity for inflammed tissue as to healthy gut tissue.

Literatur

1. Araki K, Tachibana S, Uchiyama M, Nakajiama T, Yasuhara T (1973) Isolation and Structure of a New Active Peptide Xenopsin on the Smooth Muscle, especially on a Strip of Fundus from a Rat Stomach, from the Skin of Xenopus laevis Chem Pharm Bull 21:2801–2804
2. Araki K, Tachibana S, Uchiyama M, Nakajiama T, Yasuhara T (1975) Isolation and Structure of a New Active Peptide Xenopsin on Rat Stomach Strip and Some Biogenic Amines in the Skin of Xenopus laevis Chem Pharm Bull 23:3132–3140
3. Carraway R, Leeman S.E. (1973) The isolation of a new hypotensive peptide, neurotensin, from bovine hypothalami J Biol Chem 248:6854–6861
4. Carraway R, Ruane SE, Feuerle G.E, Taylor S (1982) Amphibien neurotensin (NT) is not xenopsin (XP): dual present of NT- like and XP- like pedtides in various amphibia Endocrinology 110:1094–1101
5. Feuerle GE, Hamscher G, Kusiek R, Meyer HE, Metzger JW (1992) Identification of Xenin, a Xenopsin-related Peptid, in the Human Gastric Mucosa and Its Effect on Exocrine Panceratic Secretion J Biol Chem 267:22305–22309
6. Makhlouf GM (1987) Isolated Smooth Muscle Cells of the GutPhysiology of the Gastrointestinal Tract Second Edition In: Johnson LR (Hrsg) New York 1987

Dr. Annegret Müller, Universitätsklinikum Göttingen, Abteilung für Allgemeinchirurgie, Robert-Koch-Str. 40, D-37075 Göttingen

Reduzierte Expression der Epidermal Growth Factor Rezeptor-Familie bei Colitis ulcerosa: Ursache für die fehlende Epithelregeneration ?

Decreased expression of the epidermal growth factor receptor-family in ulcerative colitis

M. Gassmann[1], H. Friess[1], L. Horvath[1], J. Deflorin[1], P. Di Sebastiano[2] und M.W. Büchler[1]

[1] Klinik für Viszerale und Transplantationschirurgie, Universität Bern, Inselspital, Bern, Schweiz
[2] Department of Surgery, University of Chieti, Chieti, Italy

Einleitung

Die Colitis ulcerosa ist eine schwere Entzündung des Dickdarms, welche zu einer langsamen Destruktion der Kolonmukosa führt. Neben dem Morbus Crohn ist die Colitis ulcerosa die wichtigste entzündliche Erkrankung des Kolons [1]. Die Inzidenz hat in den letzten Jahrzehnten zugenommen, und in der westlichen Welt leiden 4–6% der Bevölkerung an diesem Krankheitskomplex. Die Colitis ulcerosa manifestiert sich am häufigsten im distalen Kolon und breitet sich von dort nach proximal aus [2]. Wie beim Morbus Crohn wird für die Colitis ulcerosa ein aetiologisches Zusammenwirken genetischer (familiäre Häufung), toxischer (Kotbestandteile) und immunologischer Faktoren diskutiert. Pathophysiologisch wird bei der Colitis ulcerosa folgender Circulus vitiosus postuliert: Am Anfang steht die Schädigung der Mukosa. Dies führt zu einer Überschwemmung der Darmschleimhaut mit bakteriellen oder alimentären Antigenen mit einer konsekutiven B-Zell-Stimulation und lmmunglobulinüberproduktion. Unter anderem werden dabei auch gegen Kolonenterozyten gerichtete, mit bestimmten E.coli-Antigenen kreuzreagierende Antikörper gebildet. Durch die Entstehung von Antigen-Antikörper-Komplexen kommt es dann zur Komplementaktivierung, die ihrerseits einen Entzündungsprozess mit granulohistiozytärer Beteiligung in die Wege leitet. Gleichzeitig werden auch zytotoxische T-Lymphozyten und Antikörper-abhängige Killer-Lymphozyten aktiviert, die wiederum gegen die Kolonschleimhaut gerichtet sind und die Mukosazerstörung unterhalten.

Klinisch ist das Krankheitsbild der Colitis ulcerosa durch monatelange blutigschleimige Durchfälle, Tenesmen und Unterbauchschmerzen charakterisiert. Dazu kommen Fieber und Gewichtsverlust. Ausserdem kann man extraintestinale Manifestationen wie beispielsweise ein Erythema nodosum, Skelettdestruktionen (Arthritis, M. Bechterew), und Augenveränderungen (Uveitis) beobachten. Als Komplikation der Colitis ulcerosa treten Kolonstrikturen, Fissuren und in seltenen Fällen Fisteln auf. Das toxische Megakolon ist das lebensbedrohliche Extrembild, das jedoch auch bei anderen Enterokolitiden auftreten kann. Zu erwähnen ist ausserdem, dass die Colitis ulcerosa eine Präkanzerose des Kolonkarzinoms darstellt.

Langenbecks Arch Chir Suppl I (Forumband 1996)

332

In den ersten zehn Krankheitsjahren entwickeln 3%, nach 25 Jahren Dauer bereits 30% aller Patienten ein Kolonkarzinom.

Histopathologisch findet man bei der Colitis ulcerosa eine lymphohistiozytäre und plasmazelluläre Schleimhautinfiltration, welche für die Abhebung der Mucosa von der Lamina muscularis mucosae verantwortlich gemacht wird. Ausserdem entstehen durch die Zerstörung einzelner Krypten die typischen Kryptenabszesse. Im Rahmen der fortschreitenden Epithelschädigung bilden sich flache Ulzerationen, die sich nur geringgradig über die Lamina muscularis mucosae hinaus ausdehnen. Es kommt zunehmend zum Ersatz der Becherzellen durch Regenerationsepithelien. Durch überschiessende Granulationsgewebebildung entstehen die ebenfalls pathognomonischen entzündlichen Pseudopolypen.

Die molekularen Mechanismen, welche zur zunehmenden Destruktion und schliesslich fehlenden Regeneration der Mukosa beitragen, sind weitgehend unbekannt. Der Epidermal Growth Factor Receptor (EGFR), c-erbB2 und c-erbB3 sind transmembranöse Wachstumsfaktor-Rezeptoren, welche das Zellwachstum und die Zelldifferenzierung regulieren [3, 4, 5, 6]. Sie zeigen eine enge strukturelle Homologie und bestehen aus einem extrazellulären, einem transmembranösen und einem intrazellulären Anteil. Bindung von spezifischen Liganden an die extrazelluläre Rezeptorregion führt zur Aktivierung einer intrazellulären Tyrosinkinase, welche eine Vielzahl intrazellulärer Substrate, wie z.B. Phospholipase C-gamma, phosphoryliert. Bei der Homöostase des Darmepithels tragen der EGF-Rezeptor, c-erbB2 und c-erbB3 zur Epithelzellproliferation bei und spielen dadurch eine wichtige Rolle im Aufrechterhalten der normalen Epithelstruktur des Kolons.

In der vorliegenden Studie haben wir die Expression und Lokalisation des EGF-Rezeptors, des c-erbB2 und des c-erbB3 bei der Colitis ulcerosa analysiert. Ziel war es zu klären, ob Veränderungen dieser Wachstumsfaktor-Rezeptorfamilie in der Pathogenese der Schleimhautdestruktion bei der Colitis ulcerosa eine Rolle spielen könnten.

Patienten und Methoden

In unseren Untersuchungen wurde Colitis ulcerosa-Gewebe von 5 Frauen und 6 Männern im Alter von durchschnittlich 40 Jahren (Range: 18–61 Jahre) einbezogen. Bei allen Patienten erfolgte wegen einer symptomatischen, konservativ nicht beherrschbaren progredienten Colitis ulcerosa eine Kolektomie. Als Kontrollgruppe diente Colongewebe von 8 vorher gesunden Organspendern (3 Frauen und 5 Männer) mit einem Durchschnittsalter von 67 Jahren (Range: 35–83 Jahre).

Das zur histologischen bzw. zur immunhistochemischen Untersuchung bestimmte Gewebe wurde in Bouin-Lösung für 12–24 Stunden fixiert, anschließend in einer aufsteigenden Alkoholreihe dehydriert und schliesslich in Paraffin eingebettet [4–6].

Zur RNA-Extraktion wurde das Gewebe in flüssigem Stickstoff eingefroren und bis zum Gebrauch bei −80 °C aufbewahrt [4–6]. Die Untersuchungen sind vorgängig von der Ethischen Kommission der Universität Bern, Schweiz, genehmigt worden.

Immunhistochemie

Nach Paraffineinbettung wurden 3 – 5 mm dünne Serienschnitte angefertigt. Für die Immunhistochemie standen 3 hochspezifische monoklonale Antikörper gegen den humanen EGF-Rezeptor, gegen c-erbB2 und gegen c-erbB3 zur Verfügung. Die Schnitte wurden mit den primären Antikörpern bei 4 °C für 18 Stunden inkubiert und die Immunreaktion nach mehrmaligem Waschen in 0,01 M Natriumphosphat-Pufferlösung (pH 7,4) mit einem Streptavidin-Peroxidase-Komplex und DAB (Diaminobenzidin-Tetrahydrochlorid) visualisiert.

Gensondensynthese

Die EGFR cRNA Sonde war aus einem 0,86 Kilobasen BamHI/EcoRI-Fragment aus menschlicher EGFR cDNA hergestellt worden [4]. Die c-erbB2 cRNA bestand aus einem 0,4 Kilobasen BamHI/EcoRI-Fragment aus menschlicher c-erbB2 cDNA [5]. Die c-erbB3 Sonde wurde durch RT-PCR (reverse transcribed polymerase chain reaction) von humaner Placenta-RNA subkloniert. Sie bestand aus einem 454 Bam-HI/HindIII-Fragment [6].

Die 7S cDNA-Sonde bestand aus einem 0,19 Kilobasen-Fragment von muriner-7S-cytoplasmatischer cDNA, welche mit menschlicher 7S-RNA kreuzhybridisiert.

Die radioaktive Markierung der cRNA-Sonden, welche zur Northern-blot-Analyse eingesetzt wurden, erfolgte mit (alpha-^{32}P)-CTP (Du Pont, Boston, USA). Alle Membrane wurden danach mit der 7S-Sonde rehybridisiert, um ungleiche RNA-Konzentrationen bei der Gelektrophorese beurteilen zu können. (alpha-^{32}P)-dCTP (Du Pont, Boston, USA) wurde mit Hilfe eines Random-Primer-Labeling-Systems (Boehringer, Mannheim, Deutschland) in die 7S-cDNA-Sonde integriert.

Northern-blot-Analyse

Nach Extraktion von totaler RNA mit der Guanidinium-Thiocyanatmethode wurden 20 mg totale RNA elektrophoretisch aufgetrennt und auf Nylonmembranen transferiert. Nach der Vorhybridisierung (65 °C, 12 Stunden) erfolgte die Hybridisierung mit den spezifischen alpha-^{32}P-markierten Antisense-cRNA-Sonden für den EGFR, c-erbB2 und c-erbB3 und nachfolgend mit einer 7S cDNA Sonde, um quantitative Auftragungsunterschiede bei der Gelelektrophorese auszuschliessen. Die Intensität der erzielten Autoradiographiebanden wurde mittels Laserdensitometrie quantifiziert und das Verhältnis zwischen EGF-Rezeptor und 7S, bzw. c-erbB2 und 7S sowie c-erbB3 und 7S, für jeden Patienten bzw. die Kontrollen errechnet.

Statistik

Die Resultate wurden als Median und Range ausgedrückt. Zur statistischen Analyse diente der Wilcoxon-Test. Ein p < 0,05 wurde als signifikant definiert.

Ergebnisse

Northern-blot Analysen

In allen untersuchten normalen als auch Colitis ulcerosa-Geweben liessen sich mRNA-Transkripte für EGFR, c-erbB2 und c-erbB3 nachweisen. Insgesamt war im Colitis ulcerosa-Gewebe eine deutlich geringere Expression von allen drei Wachs-

334

tumsfaktor-Rezeptoren auffindbar. Die statistische Auswertung der erzielten autoradiographischen Banden ergab, dass im Vergleich zum normalen Kolon die EGFR mRNA Expression bei Colitis ulcerosa 1,6fach vermindert (p<0,05) war. Für die mRNA-Expression von c-erbB2 fand sich eine 3,6fach (p<0,01) und von c-erbB3 sogar eine 3,8fach (p<0,02) verminderte Expression in den Colitis ulcerosa-Geweben verglichen mit dem normalen Kolon.

Immunhistochemie

Im normalen Kolon zeigte die Epithelschicht der Tunica mucosa starke EGFR-Immunoreaktivität. Die Lieberkühn-Krypten und die Lamina muscularis mucosae zeigten eine mässiggradige EGFR-Immunoreaktivität. Im Gegensatz hierzu konnte in der Tela submukosa, in der Tunica muscularis und in der Serosa keine EGFR-Immunoreaktivität nachgewiesen werden. Insgesamt war im normalen Kolon die c-erbB2-Immunoreaktivität deutlich schwächer ausgeprägt als für den EGFR. Das Epithel der Tunica mucosa zeigte eine mittelgradige c-erbB2-Immunoreaktivität im Gegensatz zur Lamina muscularis mucosae, welche nur eine schwache Immunreaktion aufwies. Die epitheliale Verteilung von c-erbB2 war vergleichbar zu der des EGFR. Im normalen Kolon fand sich die stärkste Immunoreaktivität für c-erbB3 in den Epithelien der Gewebeproben.

Bei der Colitis ulcerosa zeigte fast die gesamte Schleimhaut eine schwere entzündliche Destruktion. Die Epithelschicht war nahezu vollständig verloren gegangen. Die Lieberkühn-Krypten wiesen durch den chronischen Entzündungsprozess eine Deformation auf oder waren vollkommen zerstört. Die verbleibenden Epithelien zeigten meist eine intensive Immunoreaktivität für EGFR und c-erbB-3 und eine schwache Immunoreaktivität für c-erbB2.

Die Tela submucosa, die Tunica muscularis und die Serosa der Colitis ulcerosa-Proben hatten keinerlei EGFR-, c-erbB2- und c-erbB3-Immunoreaktivität. Die Lamina muscularis mucosae konnte bei der Mehrzahl der Colitis ulcerosa-Gewebe nicht mehr oder nur in noch teilweise aufgefunden werden. In der Tela submucosa war eine deutliche Hypervascularisation nachweisbar. Die glatte Muskulatur dieser Gefässe wies eine mässiggradige bis starke Immunoreaktivität für EGFR und c-erbB-3 auf. c-erbB2-Immunoreaktivität war in der glatten Gefässmuskulatur nur schwach ausgeprägt.

Diskussion

Wir haben in Kolongewebe von Patienten mit Colitis ulcerosa die Expression von Wachstumsfaktor-Rezeptoren untersucht. Uns interessierte die Frage, ob die Mucosadestruktion und die in fortgeschrittenen Stadien fehlende Epithelregeneration, welche für diese Krankheit charakteristisch sind, durch Veränderungen in der Expresssion und Verteilung der Epidermal Growth Factor Rezeptor-Familie beeinflusst sein könnte.

Die akute und chronische Entzündung bei der Colitis ulcerosa führt zur Ausbildung von Abszessen in den Lieberkühn-Krypten, welche eine Ursache der typischen breitbasigen Schleimhautulcerationen sein können. Im Falle von persistierenden oder rezidivierenden Krankheitsverläufen werden diese Ulcerationen als Ursache für die klinischen Symptome Melaena, Schmerzen und in schlimmen Fällen eine Kolonperforation angesehen. Bis zum heutigen Zeitpunkt ist keine effiziente konservative Therapie der schweren Form der Colitis ulcerosa bekannt. Die operative Entfernung des erkrankten Kolons ist die einzige Therapie, die zu einer Heilung führen kann [1, 2].

Unter physiologischen Bedingungen ist die Balance zwischen Zellregeneration, Zellwachstum, Zelldifferenzierung und Zelldestruktion von einer Vielzahl von Faktoren gesteuert. Eine wesentliche Komponente hierbei stellt die EGFR-Familie dar, zu der mittlerweile 4 transmembranöse Wachstumsfaktor-Rezeptoren zählen: EGFR, c-erbB2, c-erbB3 und c-erbB4 [3, 4, 5, 6, 7]. Diese Rezeptoren weisen untereinander eine grosse Strukturhomologie auf und besitzen in ihrem intrazellulären Segment eine Tyrosin-Kinase, welche für die Signalübermittlung verantwortlich ist. Bei der Colitis ulcerosa zeigte sich, dass die einzigen Strukturen, welche einen signifikant höheren Gehalt von den untersuchten Wachstumsfaktor-Rezeptoren aufwiesen, die Gefässe der Tela submucosa waren. Diese Überexpression der EGFR-Familie im Gefässsystem könnte zu der verstärkten Vaskularisation des Colon bei der Colitis ulcerosa beitragen. Der Verlust dieser Wachstumsfaktor-Rezeptoren in der Kolonmucosa könnte für die fehlende Epithelregeneration in den Spätstadien bei dieser Krankheit mitverantwortlich sein.

Zusammenfassung

Die Colitis ulcerosa ist eine schwere entzündliche Krankheit des Dickdarms, welche histopathologisch durch Ulzerationen, Lymphozyteninfiltrate in der Mukosa und eine Dysplasie des Epithels gekennzeichnet ist. Die Aetiologie und die pathophysiologischen Mechanismen, welche zu den typischen klinischen und morphologischen Veränderung dieser Krankheit führen, sind unbekannt.

Der Epidermal Growth Factor Rezeptor (EGFR), c-erbB2 und c-erbB3 sind transmembranöse Wachstumsfaktor-Rezeptoren, welche die Zellregeneration, das Zellwachstum und ihre Differenzierung wesentlich regulieren. In der vorliegenden Studie analysierten wir die Expression und Lokalisation von EGFR, c-erbB2 und c-erbB3 bei 11 Patienten mit Colitis ulcerosa (5 Frauen, 6 Männer). Mittels Immunhistochemie und Northern blot Analysen wurden die Gewebe aufgearbeitet und die Befunde mit denen von gesundem Kolongewebe (gesunde Organspender) verglichen.

Die Northern-blot-Analysen zeigten eine 1,6fach verminderte Expression von EGFR mRNA ($p < 0,05$), eine 3,6fach verminderte Expression von c-erbB2 mRNA ($p < 0,01$) und eine 3,8fach verminderte Expression von c-erbB3-mRNA ($p < 0,02$) bei Patienten mit Colitis ulcerosa im Vergleich zum gesunden Kolon. Immunhistochemisch fand sich eine starke EGFR-Immunoreaktivität in der Epithelschicht der Tunica mucosa und in der Lamina muscularis mucosae. Die c-erbB2-Immunoreaktivität war im gesunden Kolon schwächer vorhanden, zeigte jedoch dasselbe Muster wie der EGFR. c-erbB-3 Immunoreaktivität war im gesunden Kolon vor allem in den Epithelien und in der Lamina muscularis mucosae lokalisiert. Bei der Colitis ulcerosa wiesen die verbleibenden epithelialen Strukturen und die zahlenmässig vermehrten Gefässe der Tela submucosa eine meist starke EGFR- und c-erbB3-, sowie eine schwache c-erbB2-Immunoreaktivität auf. Diese Resultate weisen darauf hin, dass die Verminderung der EGFR-Familie in der Pathogenese der Colitis ulcerosa eine Rolle spielen könnten. Diese reduzierte Expression könnte für die fehlende Epithelregeneration, vor allem in den Spätstadien der Erkrankung, mitverantwortlich sein.

Summary

Ulcerative colitis is a severe inflammatory disease of the large bowel, which is histopathologically characterized by ulcerations, lymphocyte infiltrations in the mucosa and epithelial dysplasia. The etiology and the pathophysiological mechanisms which contribute to these changes are unknown. The epidermal growth factor receptor (EGFR), c-erbB-2 and c-erbB-3 are transmembrane growth factor receptors which regulate cell growth and differentiation. In the present study we analyzed the expression and localization of the EGFR, c-erbB2 and c-erbB3 in ulcerative colitis samples obtained from 11 patients (5 female, 6 male), using immunohistochemical and molecular techniques. For comparison normal colonic tissue samples were obtained from 8 previously healthy organ donors.

Northern blot analysis demonstrated a 1.6-fold, 3.6-fold and 3.8-fold decrease ($p < 0.05$) of EGFR, c-erbB-2 and c-erbB-3 mRNA-levels, respectively in ulcerative colitis by comparison with normal colon tissue samples.

In the normal colon, moderate to intense EGFR immunostaining was present in the epithelial layer of the tunica mucosa and in the lamina muscularis mucosae. c-erbB-2 immunostaining was weaker in the normal colon, but present in a similar distribution as the EGFR. c-erbB3 immunoreactivity was found in the epithelial layer and in the lamina muscularis in the normal colon samples. In ulcerative colitis the remaining epithelial structures and some vessels in the tela submucosa exhibited strong EGFR- and c-erbB-3- and weak c-erbB-2-immunoreactivity.

Our findings indicate that the decrease in EGFR, c-erbB-2 and c-erbB-3 might play a role in the pathogenesis of ulcerative colitis. The reduced expression of this growth factor receptor familiy might contribute to the reduced regeneration of the mucosa in patients with ulcerative colitis.

Danksagung

Die Autoren danken Frau Th. Auer für das Schreiben des Manuskripts.
Die Untersuchungen wurden unterstützt durch den schweizerischen Nationalfonds (SNF 32-39529, H.Friess).

Literatur

1. Shah SA, Peppercorn MA (1995) Inflammatory bowel disease therapy: an update. Comprehensive Therapy 21:296–302
2. Garland CF, Lilienfeld AM, Mendeloff AI, Markowitz JA, Terrell KB, Garland FC. (1981) Incidence rates of ulcerative colitis and Crohn's disease in fifteen areas of the United States. Gastroenterology 81:1115–1124
3. Prigent SA, Lemoine NR. (1992) The type 1 (EGFR-related) family of growth factor receptors and their ligands. Progress in Growth Factor Research 4:1–24
4. Korc M, Chandrasekar B, Yamanaka Y, Friess H, Büchler MW, Beger HG (1992) Overexpression of the epidermal growth factor receptor in human pancreatic cancer is associated with concomitant increases in the levels of epidermal growth factor and transforming growth factor alpha. J Clin Invest 90:1352–1360
5. Yamanaka Y, Friess H, Büchler MW, Kobrin MS, Kunz J, Beger HG, Korc M. (1993) Overexpression of HER2/neu oncogene in human pancreatic carcinoma. Human Pathol 24:1127–1134
6. Friess H, Yamanaka Y, Kobrin MS, Do AD, Büchler MW, Korc M (1995) Enhanced erbB-3 expression in human pancreatic cancer correlates with tumor progression. Clin Cancer Res 1:1413–1420
7. Plowman GD, Culouscou JM, Whitney GS, Green JM, Carlton GW, Foy L, Neubauer MG, Shoyab M (1993) Ligand-specific activation of HER4/p180erbB4, a fourth member of the epidermal growth factor receptor family. Proc Natl Acad Sci USA 90:1746–1750

Dr. med. M. Gassmann, Klinik für Viszerale und Transplantationschirurgie, Universität Bern, Inselspital, CH-3010 Bern

Die Wirkung einmalig systemisch applizierter Zytokine auf die Heilung kryoinduzierter Magenulzera – eine tierexperimentelle Studie an der Ratte

The effect of single systemic application of cytokins on healing of cryoinduced gastric ulcers – An experimental study in rats

S. Coerper[1], G. Köveker[1], M. Starlinger[1], D. Cox[2] und H.D. Becker[1]

[1] Chir. Univ. Klinik Tübingen, Abt. f. Allgemeinchirurgie
[2] Ciba Geigy, Basel, Schweiz

Einleitung

Lokale Wachstumsfaktoren sind für die Wundheilung von wesentlicher Bedeutung. Diese Polypeptide steuern durch ihre chemotaktische, mitotische und modulatorische Wirkung den geordneten Ablauf reparativer Vorgänge. Die Initialphase der Wundheilung ist charakterisiert durch das Einwandern von Entzündungszellen in die Wunde. TGFβ scheint durch seine starke chemotaktische Aktivität an der Invasion z.B. von Makrophagen in die Wunde maßgeblich beteiligt zu sein. Wundzellen, vorwiegend Fibroblasten, Endothelzellen und Makrophagen, sezernieren anschließend zusätzliche Zytokine, die den weiteren lokalen Heilungsprozeß durch Stimulation der Kollagensynthese und der Epithelialisierung fördern. Tierexperimentelle Studien an kutanen Ulzera haben gezeigt, daß die einmalige lokale Injektion von TGFβ eine Beschleunigung der Wundheilung bewirkt [6]. Eine einmalige systemische Gabe (i.v.) von TGFß mit einer Halbwertszeit von 11 Minuten, scheint eine Aktivierung chemotaktisch potenter Zellen zu bewirken, wodurch die Heilung kutaner Wunden, die kurz vor oder nach intravenöser Gabe gesetzt wurden, beschleunigt ist [1].

Die Heilung gastraler Läsionen ist bei kontinuierlicher Schädigung durch den sauren Magensaft abhängig vom Gleichgewicht zwischen kontinuierlichem Zelluntergang und der epithelialen Regeneration. Seit langem ist bekannt, daß die Hemmung der gastralen HCL Produktion die gastroduodenale Ulkusheilung beschleunigt. Eine Induktion der Ulkusheilung konnte tierexperimentell jedoch auch nach täglicher oraler Gabe von EGF [5] und einer säurefesten Form von bFGF [2] erreicht werden. Erklärt wird dies durch die zytokinvermittelte Stimulation der epithelialen Proliferation, ohne die HCL-Produktion zu beeinflussen. Versuche die Heilung gastrointestinaler Läsionen durch eine einmalige systemische Zytokingabe zu beschleunigen sind bisher nicht durchgeführt worden.

Wir haben daher den Effekt der einmaligen systemischen Applikation von rekombinantem TGFβ_3 auf die Heilung von kryoinduzierten Magenulzera geprüft.

Langenbecks Arch Chir Suppl I (Forumband 1996)

Material und Methoden

Die Versuche erfolgten mit behördlicher Genehmigung. Bei weiblichen Wistar Ratten (200–250 g) wurde ein definiertes Magenulkus mittels einer Kryosonde induziert: Die Tiere wurden 24 Stunden nüchtern gehalten (Wasser ad libitum) und anschließend durch intraperitoneale Gabe von Ketamin (100 µg/kg KG) und Xylazin (15 µg/kg KG) narkotisiert. Nach Eröffnen des Abdomens wurde eine Kryosonde (Erbokryo Typ PSC, ERBE) mit einer Fläche von 19,6 mm^2 bei $-60\,°C$ für 15 sec. auf die Serosa der distalen Corpuswand aufgelegt und so ein transmurales alle Wandschichten erfassendes Ulkus induziert. Die Faszie und die Haut wurden jeweils fortlaufend verschlossen.

Nach 7 Tagen wurden die Tiere getötet, der Magen entnommen und an der kleinen Kurvatur eröffnet. Es folgte die photoplanimetrische Ausmessung der Ulkusgröße und anschließende Fixierung des Präparates in 4% Paraformaldehyd.

Verglichen wurden folgende Gruppen: Der spontane Verlauf nach 7 (n=10) und 14 Tagen (n=10) zum Nachweis für die Reproduzierbarkeit der Ulkusinduktion, so wie die Wirkung von TGFβ_3 (n=20) (Ciba Geigy, Basel) und Vehikel (n=20). TGFβ_3 (100 µg in 0,2 ml gelöst) und Vehikel (0,2 ml) wurden jeweils unmittelbar nach der Ulkusinduktion i.v. in die Vena Cava inferior injiziert.

Zielkriterien bei Versuchsende war die Ulkusgröße, im Ulkusrand der immunhistochemische Nachweis von TGFβ_3 bzw. TGFβ Typ II Rezeptor und die Berechnung der Zellproliferation mittels PCNA (Proliferating Cell Nuclear Antigen). Die Immunhistochemie erfolgte nach der Avidin-Biotin-Complex Methode [8]. Als primäre Antikörper wurden anti-TGFβ_3 (Deiko), anti- TGFβ Typ II Rezeptor (Sana Cruz) und anti PCNA (Oncogen) verwendet. Die photoplanimetrische Ausmessung und die semiquantitative Auswertung der Immunhistochemie erfolgte durch zwei unabhängige Untersucher, wobei das Verhältnis positiv markierter Zellen zur Gesamtzellzahl bestimmt wurde. Differenzen zwischen den Gruppen wurden mit dem Wilkoxon, Mann und Whitney Test (U-Test) für unverbundene Stichproben berechnet. Alle Daten sind als Median – Standardabweichung angegeben.

Ergebnisse

Postoperative Komplikationen, insbesondere Ulkusperforationen wurden nicht beobachet. Die mittlere Gewichtszunahme war bei allen Tieren ähnlich und lag bei 16 g (Bereich: 8–19 g). Die Ulkusgröße unbehandelter Tiere lag nach 7 Tagen bei 7,1 mm^2 ±2,4 mm^2. Nach 14 Tagen waren die Ulzera nicht mehr nachweisbar. Die HE-Färbung zeigte nach 7 Tagen ein Vollwandulkus mit Beteiligung der Tunika mukosa, Tunika submukosa und angrenzende Schichten der Tunika muskularis propria bei intakter Tunika serosa.

In der Kontrollgruppe lag der Median der Ulkusgröße bei Versuchsende bei 7,6 mm^2 ± 3,3. Nach intravenöser Gabe von TGFβ_3 zeigte sich eine signifikante Reduktion der Ulkusgröße auf 4,1 mm^2 ± 2,0 (p < 0,01).

In den Ulzera der TGFβ-Gruppe konnte eine deutliche Zunahme der Proliferationsrate nachgewiesen werden (56 ± 5% vs 45 ± 4%, p < 0,001). Die Expression von TGFß$_3$ war mit 47 ±11% positiv markierter Zellen im Vergleich zur Kontrollgruppe

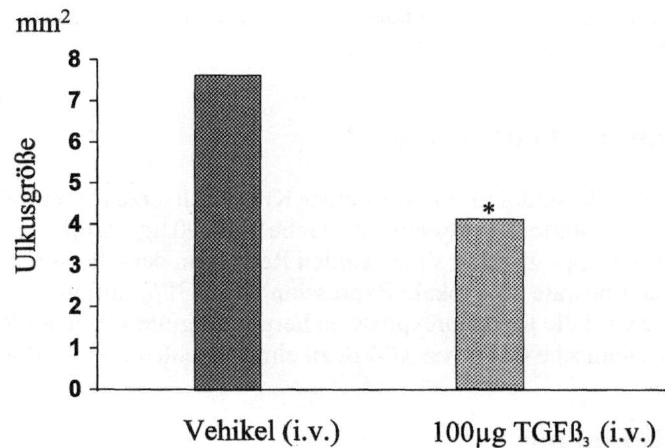

Abb. 1. Ulkusfläche (mm²) 7 Tage nach Vehikel und 100 µg rhTGFβ_3-Behandlung (n = 20/Gruppe). * p < 0,001

(41 ± 8 %) erhöht (p < 0,03). Die Rezeptordichte (TGFβ-Typ-II) war signifikant erniedrigt (34 ± 7 % vs 46 ± 9 %, p < 0,01).

Diskussion

In dieser Arbeit wurden reproduzierbare gastrale Ulzera durch eine Kryosonde nach der Methode von Inauen [4] induziert und der Effekt der einmaligen systemischen Gabe von TGFβ_3 auf die Heilung dieser Ulzera untersucht. So konnte gezeigt werden, daß die einmalige systemische Gabe von TGFβ_3 die reparativen Prozesse im Ulkus beschleunigt, vermutlich bei konstanter und unbeeinflußter Schädigung der gastralen Säureproduktion. Dies wurde durch die signifikant geringere Ulkusgröße und erhöhte Zellproliferation in der TGFβ-Gruppe im Vergleich zur Kontrollgruppe belegt. Messungen der gastralen Säureproduktion wurden nicht durchgeführt, doch wir gehen davon aus, daß bei einer Halbwertszeit von 11 Minuten [1] die einmalige systemische Gabe, wenn überhaupt nur einen geringen passageren Einfluß auf die Säureproduktion haben kann.

Die Zunahme der TGFβ_3 Expression im Ulkusrand könnte durch den autokrinen Wirkungsmechanismus von TGFβ erklärt werden. Es ist denkbar, daß dies zu einer Amplifikation der TGFβ-Synthese führt. Die durch TGFβ aktivierten Zellen wandern in die Wunde und synthetisieren je nach Zelltyp verschiedene Zytokine, somit auch TGFβ_3. Welche Zellen besonders durch TGFβ_3 aktiviert werden und chemotaktisch aktiv in die Wunde wandern ist Gegenstand aktueller Untersuchungen. Auch ist bisher nicht bekannt in welchem Maße die Synthese anderer Zytokine durch systemisch appliziertes TGFβ_3 stimuliert wird.

Die Tasache, daß in der TGFβ-Gruppe durch den autokrinen Wirkungssmechanismus die TGFβ-Expression erhöht und die Rezeptorexpression erniedrigt ist, läßt vermuten, daß die nachgewiesene Stimulation der Heilung gastraler Ulzera eine TGFβ spezifische Wirkung darstellt.

Zusammenfassung

Die Ulkusinduktion mittels einer Kryosonde erzeugt reproduzierbare Magenulzera bei der Ratte. Die systemische Gabe von 100 µg TGFβ_3 führt im Vergleich zur Kontrollgruppe zu einer signifikanten Reduktion der Ulkusgröße bei erhöhter Zellproliferationsrate. Die lokale Expression von TGFβ_3 nimmt im Ulkusrand zu, gleichzeitig wird die Rezeptorexpression herunterreguliert. Bei der Ratte führt die einmalige systemische Gabe von TGFβ_3 zu einer beschleuniten Heilung gastraler Ulzera.

Summary

The induction of gastric ulcers by a cryoprobe was shown to be a valid method to investigate gastric ulcer healing. The systemical application of 100 µg TGFβ_3 is followed by a significant reduction of ulcer size and increased cell proliferation compared to controls. The local expression of TGFβ_3 is in the ulcer margine increased and the receptor TGFβ II density is down regulated. A single systemic application of TGFβ_3 leads to an accelerated healing of gastric ulcers.

Rekombinantes TGFβ_3 wurde freundlicherweise von der Firma Ciba Geigy, Basel zur Verfügung gestellt.

Literatur

1. Beck LS, DeGuzman, Lee WP, Xu Y, Siegel MW, Amento EP (1993) One Systemic Administration of Transforming Growth factor β1 Reverses Age or Glucocorticoid Impaired Wound Healing. J Clin Invest 92:2841–2849
2. Folkmann J, Szabo S, Vattay P (1990) Effect of Administration of bFGF on Healing of Chronic Duodenal Gastric Secretion and Acute Mucosal Lesions in Rats. Gastroenterology 98(5):45
3. Hunt TK, La Van FB (1989) Enhancement of Wound Healing and Growth Factors. N Engl J Med 321:11–12
4. Iauen W, Whyss PA, Baumgartner CC, Schürere-Maly HR, Koelz et al. (1988) Influence of Prostaglandines, Omeprazole and Indomethacin on Healing of Experimental Gastric Ulcers in the Rat. Gastroenterology 95:636–641
5. Konturek SJ, Radecki T, Brzozowski T et al. (1988) Role of EGF in Healing of Chronic Gastroduodenal Ulcers in Rats. Gastroenterology 94:1300–1307
6. Mustoe TA, Pierce GE, Thomason A et al (1987) Accelerated Healing of Incisionla Wounds in rats by TGF-beta. Science 237:1333–1335
7. Mustoe TA, Landes A, Cromack T (1990) Differential Acceleration of Healing of Surgical Incisions in the Rabbit Gastrointestinal Tract by PDGF and TGF-beta. Surgery 108:324–330
8. Wood GF, Warnke R (1981) Suppression of Avidin Binding Activity in Tissue and Relevants to Biotin-Avidin Detection Systems. J Histochem Cytochem 29:1196–1204

Dr. med. Stephan Coerper, Chirurgische Universitätsklinik Tübingen, Abteilung für Allgemeine Chirurgie, Hoppe-Seyler-Str. 3, D-72076 Tübingen

Mechanischer Effekt verschiedener Antirefluxoperationen – Eine experimentelle Studie

Mechanic effect of different antireflux operations – An experimental study

S. M. Freys, K. H. Fuchs, J. Heimbucher und A. Thiede

Chirurgische Universitätsklinik, Josef-Schneider-Str. 2, 97080 Würzburg

Einleitung

Die Vielfalt der verschiedenen pathophysiologischen Ursachenkomponenten der gastroösophagealen Refluxkrankheit und ihre Kombinationsmöglichkeiten spiegeln sich in der großen Zahl unterschiedlicher Antirefluxoperationen wider. Die modernen diagnostischen Untersuchungsmöglichkeiten erlauben eine exakte Differenzierung der ursächlichen Funktionsdefekte beim jeweiligen Patienten; zum gegenwärtigen Zeitpunkt haben sich aus dieser Diagnostik jedoch keine therapeutischen Konsequenzen ergeben.

Im Rahmen einer prospektiven Studie zur Evaluierung des Spektrums pathophysiologischer Ursachenkomponenten der Refluxkrankheit bei 365 Patienten [1] fanden wir bei 43 % der Patienten eine Inkompetenz des unteren ösophagealen Sphinkters (LES) als isolierten Funktionsdefekt und bei 87,3 % der Patienten in Kombination mit anderen Funktionsdefekten. Eine kausale Therapie dieses Befundes kann nur durch eine operative Sphinkterrekonstruktion erfolgen.

Die Entwicklung der Antireflux-Chirurgie ist durch eine Vielzahl unterschiedlicher Techniken charakterisiert, die jeweils durch eine „chirurgische Schule" propagiert wurden. Mit zunehmendem Verständnis der pathophysiologischen Hintergründe der Refluxkrankheit wurde jedoch die Erkenntnis gewonnen, daß die Wahl des Operationsverfahrens weniger entsprechend der „Schul-Meinung" sondern vielmehr aufgrund des zugrundeliegenden Funktionsdefektes erfolgen sollte [2, 3]. Hintergrund für diese tierexperimentelle Studie war die grundsätzliche Fragestellung: zu welchem Patienten mit einem bestimmten defekten Funktionsstatus am ösophago-gastralen Übergang paßt welche Antirefluxoperation am besten? Voraussetzung, um einer Lösung dieser Frage näher zu kommen, sind präzise Daten darüber, welchen mechanischen Effekt bestimmte Antirefluxoperationen haben.

344

Methodik

Bei 28 Göttinger Miniaturschweinen wurden in 4 Gruppen à 7 Tieren 4 verschiedene laparoskopische Antirefluxoperationen durchgeführt. Ausgewählt wurden zwei Fundoplikationsverfahren mit 360°-Vollmanschette, jedoch unterschiedlicher Manschettenlänge (360°-Fundoplikatio nach Nissen-Rossetti [4], 360°-Fundoplikatio nach Nissen-DeMeester [5]) und zwei Fundoplikationsverfahren mit Teilmanschette, jedoch unterschiedlicher Positionierung und Verankerung dieser Manschette (posteriore 270°-Fundoplikatio nach Toupet [6], anteriore 180°-Hemifundoplikatio [7]). Die Auswahl der Operationstypen erfolgte unter der Vorstellung, einerseits hinsichtlich ihrer Anwendbarkeit etablierte Verfahren miteinander zu vergleichen, andererseits sollten diese Operationen bezüglich ihres Wirkungsmechanismus einen unterschiedlichen mechanischen Effekt haben. Die Auswahl des Göttinger Miniaturschweins als Tiermodell erfolgte aufgrund der anatomischen und physiologischen Kongruenz dieses Tiermodells mit den Verhältnissen beim Menschen [8]. Unmittelbar prä- und 2 Monate postoperativ erfolgten perfusionsmanometrische Untersuchungen zur Beurteilung der LES-Kompetenz gemäß eines standardisierten Protokolls [9] entsprechend der DeMeester Kriterien [10]; bestimmt wurden jeweils die Gesamtlänge, die intraabdominelle Länge und der Ruhedruck des unteren ösophagealen Sphinkters sowie das Sphinkterdruck-Vektorvolumen, ein aus der Integration der Druck- und Längenparameter errechneter Wert, der als quantitatives Maß für den Widerstand dient, den dieser Schließmuskel einem hindurchtretenden Partikel entgegensetzt.

Ergebnisse (s. Abb. 1)

Durch die beiden Teilfundoplikationen kommt es zu sehr ähnlichen mechanischen Veränderungen: Die Sphinktergesamtlänge nimmt entsprechend dem Präparationsaufwand bei der posterioren Hemifundoplikatio nach Toupet etwas mehr zu als bei der anterioren Hemifundoplikatio, bei beiden Verfahren ändert sich nicht die intraabdominelle Sphinkterlänge; der Sphinkterruhedruck nimmt ebenfalls bei der posterioren gegenüber der anterioren Variante geringfügig mehr zu. Nach den beiden 360°-Fundoplikationen ergeben sich erwartungsgemäß unterschiedliche Befunde hinsichtlich der Sphinktergesamtlänge: Während die Nissen-Rossetti-Technik zu einer deutlichen Verlängerung der Sphinktergesamtlänge führt (60%) zeigt sich bei der modifizierten Technik nach DeMeester mit gewollt kurzer Manschette lediglich eine Längenzunahme (25%), die derjenigen nach anteriorer Hemifundoplicatio entspricht. Die 360°-Manschetten führen jedoch zu einer sicheren Intraabdominalverlagerung der Sphinkterregion mit Verdoppelung der intraabdominellen Sphinkterlänge in beiden Fällen. Bei der Druckzunahme finden sich wieder Unterschiede: die Nissen-Rossetti-Technik führt zu einer Verdoppelung des Ruhedruckes, während die modifizierte Technik mit der gewollt lockeren Manschette nur zu einer Druckverstärkung (75%) entsprechend derjenigen bei posteriorer Hemifundoplicatio führt. Die Gegenüberstellung der Medianwerte des Sphinkterdruck-Vektorvolumens, als sensibelstem Parameter für die Beurteilung des mechanischen Effektes, verdeutlicht sehr eindrucksvoll die unterschiedliche Potenz der durchgeführten Ope-

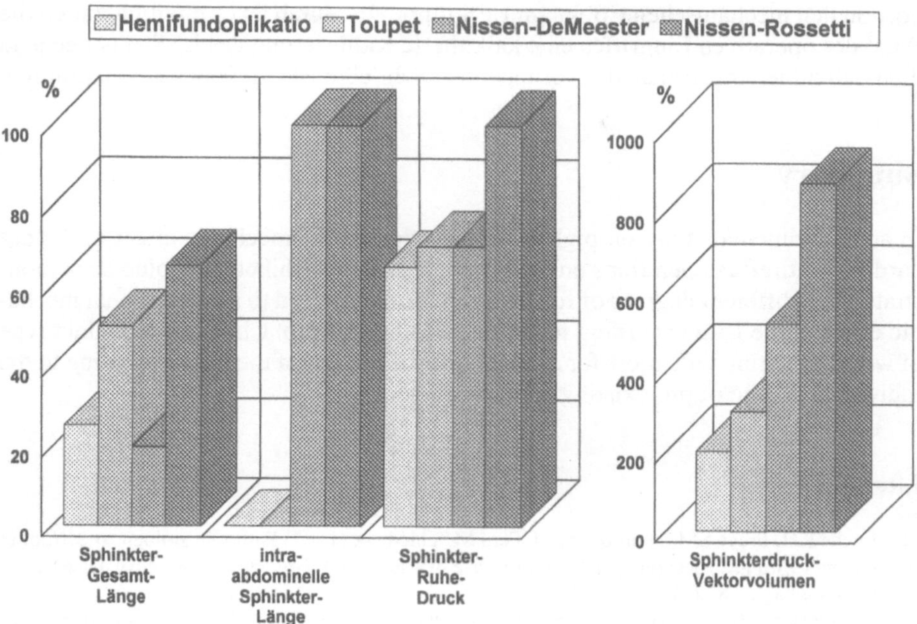

Abb. 1. Relative Änderung der manometrisch bestimmten Funktionsparameter (prä-op. vs. 2 Monate post-op.)

rationsverfahren: je umfassender die Manschettenbildung bzw. je komplexer deren Verankerungsmechanismus am ösophago-gastralen Übergang, desto ausgeprägter ist der mechanische Effekt. Dieser ist am schwächsten bei der anterioren Hemifundoplikatio mit nur geringer Mobilisierung des Funduslappens und Fixierung desselben im Bereich des unteren ösophagealen Sphinkters und am rechten Zwerchfellschenkel. Ein etwas stärkerer Wiederaufbau kann mit der posterioren Hemifundoplikatio nach Toupet erzielt werden; durch die komplexe Fixierung des Funduslappens am rechten Zwerchfellschenkel sowie am rechten und linken Unterrand der Speiseröhre wird im Vergleich zur vorderen Hemifundoplikatio eine vermehrte Zunahme der Sphinktergesamtlänge erzielt. Die Nissen-DeMeester-Fundoplikatio führt aufgrund der 360°-Manschette zu einem weiter gesteigerten mechanischen Wiederaufbau, der bei der Nissen-Rossetti-Technik schließlich aufgrund der sehr komplexen langen und dichten Manschettenbildung maximale Werte erreicht.

Zusammenfassung

Im Rahmen einer tierexperimentellen Studie wurde der mechanische Effekt von 4 standardisierten Antirefluxoperationen auf den unteren ösophagealen Sphinkter untersucht. Es konnte gezeigt werden, daß ein unterschiedliches Ausmaß der Manschettenbildung bei der Fundoplicatio zu einem diesem Manschettenausmaß pro-

346

portionalen mechanischen Effekt am LES führt. Hierdurch ist es möglich, durch die
Wahl des operativen Eingriffes eine kalkulierte Kalibrierung des LES entsprechend
dem individuellen Ausmaß des vorliegenden Schließmuskeldefektes durchzuführen.

Summary

In an experimental study on piglets we investigated the mechanic effect of 4 standardized antireflux operations on the lower esophageal sphincter. It could be demonstrated that different degrees of fundic wrap formation lead to a proportional mechanic effect at the LES according to the degree of this wrap. Choosing a distinct type
of wrap formation will allow for a calculated calibration of the LES according to the
individual degree of pre-existing sphincter defect.

Literatur

1. Fuchs KH, Freys SM, Heimbucher J, Fein M, Thiede A (1985) Pathophysiologic spectrum in
   patients with gastroesophageal reflux disease in a surgical GI-function laboratory. Diseases of
   the Esophagus. 8, 211:217
2. DeMeester TR, Stein HJ, Fuchs KH (1991) Diagnostic studies in the evaluation of the esophagus: Physiologic diagnostic studies. In: Shackelford's Surgery of the Alimentary Tract. 3rd
   ed. Hrsg.: MB Orringer, WB Saunders, Philadelphia. 94
3. Fuchs KH (1991) Die chirurgische Therapie der gastroesophagealen Refluxkrankheit. In:
   Gastrointestinale Funktionsdiagnostik in der Chirurgie. Hrsg.: KH Fuchs, H Hamelmann,
   Blackwell, Berlin. 86
4. Rossetti N, Allgöwer R (1973) Fundoplication for treatment of hiatal hernia. Prog Surg. 12:1
5. DeMeester TR, Bonavina L, Albertucci M (1986) Nissen fundoplication for gastroesophageal reflux disease. Evalutation of primary repair in 100 consecutive patients. Ann Surg. 204:19
6. Toupet A (1963) Technique d'oesophago-gastroplastie avec phrenogastropexie appliquee dans
   la cure radicale des hernies hiatales et comme complement de l'operation d'Heller dans les
   cardiospasmes. Mem Acad Chir. 89:394
7. Fuchs KH, Freys SM, Heimbucher J, Thiede A (1993) Erfahrungen mit der laparoskopischen
   Technik in der Antirefluxchirurgie. Chirurg. 64:317
8. Johnsson F, Joelsson B (1985) Mechanical and Physiologic Properties of the Distal Esophageal Sphincter: A Study in the Piglet. In: Esophageal Disorders: Pathophysiology and
   Therapy. Hrsg.: T.R. DeMeester, D.B. Skinner, Raven Press, New York. 35
9. Freys SM, Heuer-Jöhnk U (1991) Praktischer Kurs: Stationäre Ösophagusmanometrie. In:
   Gastrointestinale Funktionsdiagnostik in der Chirurgie. Hrsg.: KH Fuchs, H Hamelmann,
   Blackwell, Berlin. 255
10. Zaninotto G, DeMeester TR, Schwizer W, Johansson KE, Cheng SE (1988) The Lower Eso-
    phageal Sphincter in Health and Disease. Am J Surg. 155:104

Dr. med. S.M. Freys, Chirurgische Universitätsklinik, Josef-Schneider-Str. 2,
D-97080 Würzburg

Bedeutung des Nachweises okkulter Mikrometastasen in Lymphknoten kolorektaler Karzinome

Relevance of occult micrometastases in lymph nodes of colorectal carcinomas

R. Broll, V. Schauer, M. Zingler und H.-P. Bruch

Chirurgische Forschung, Klinik für Chirurgie der Medizinischen Universität zu Lübeck

Einleitung

Bekanntermaßen geht der Tumorbefall regionärer Lymphknoten beim kolorektalen Karzinom mit einer deutlich schlechteren Lebenserwartung des Patienten einher [3]. Demgegenüber ist bis dato die prognostische Relevanz isolierter Tumorzellen bzw. von Mikrometastasen in Lymphknoten noch nicht eindeutig geklärt. In der Literatur finden sich dazu widersprüchliche Aussagen [2, 4], obwohl mit Hilfe immunhisto- chemischer Technik in Serienschnitten histopathologisch negativer Lymphknoten bei etwa 20% Mikrometastasen bzw. isolierte Tumorzellen gefunden werden kön- nen [5].

Das Ziel unserer Studie war es deshalb, mittels zweier monoklonaler Antikörper (mAk) und immunhistochemischer Technik isolierte Tumorzellen in histopatholo- gisch tumorfreien Lymphknoten nachzuweisen und auf ihre prognostische Relevanz zu überprüfen.

Patientengut und Methode

Untersucht wurden Paraffinschnitte histopathologisch negativer Lymphknoten von 49 Patienten (23 Männer, 26 Frauen, Durchschnittsalter 69,0 Jahre [range 41–90 J.]), die im Jahre 1987 an unserer Klinik wegen eines kolorektalen Karzinoms operiert worden waren. Die Paraffinblöcke wurden uns freundlicherweise von Herrn Prof. Dr. med. A. C. Feller, Direktor des Instituts für Pathologie der Medizinischen Uni- versität zu Lübeck, zur Verfügung gestellt. Die Stadieneinteilung (UICC/Dukes), der Lymphknotenstatus (pN-Kategorie) und das Tumorgrading ist in Tabelle 1 auf- geführt. Patienten mit Fernmetastasen (M1) schlossen wir aus. Alle Patienten waren kurativ (R0) reseziert worden. Die Paraffinblöcke wurden im Stufenschnittverfahren (3 Schnittserien zu je 3 Schnitten, insgesamt 1081 Schnitte) aufgearbeitet. Zur immunhistochemischen Darstellung der Tumorzellen verwendeten wir zwei mono- klonale Antikörper und die APAAP-Komplex-Technik: der mAk Ber-EP4 (Fa. DAKO, Hamburg) erkennt ein Membranantigen epithelialer Zellen, zeigt aber keine

Tabelle 1. Stadieneinteilung (UICC/Dukes), Lymphknotenstatus (pN-Kategorie) und Tumorgrading der 49 Patienten

Stadium	[n]	pN-Kategorie	[n]	Grading	[n]
I/Dukes A	6	pN0	32	G 1	5
II/Dukes B	26	pN1	13	G 2	28
III/Dukes C	17	pN2	4	G 3	16

Kreuzreaktivität mit Mesothelzellen; der mAk AE1/AE3 (Fa. Progen, Heidelberg) stellt ein Gemisch zweier Antikörper dar, die mit den meisten Zytokeratinen reagieren. Aus jeder Serie wurde ein Schnitt mit dem mAk Ber-EP4 und der andere mit dem mAk AE1/AE3 inkubiert, der dritte Schnitt mit Hämatoxylin-Eosin gefärbt. Als positiv galt ein Patient, wenn mindestens mit einem der beiden Antikörper in einem der untersuchten Schnitte eines histopathologisch negativen Lymphknotens Tumorzellen nachgewiesen werden konnten. Zur Berechnung der Gruppenunterschiede auf statistische Signifikanz verwendeten wir den χ^2-Test. Das Signifikanzniveau lag bei $p \leq 0{,}05$. Die Überlebensraten der Patienten wurden nach Kaplan-Meier ermittelt, ein möglicher signifikanter Unterschied mit dem Log-rank-Test berechnet.

Ergebnisse

Insgesamt konnten bei 26,5% der Patienten (13/49) Tumorzellen in histopathologisch tumorfreien Lymphknoten entdeckt werden. Die Nachweisraten der beiden Antikörper AE1/AE3 und Ber-EP4 waren identisch. Die Tumorzellen fanden sich

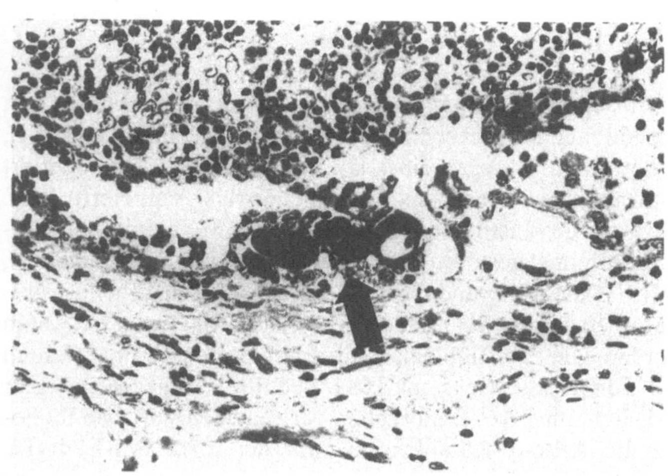

Abb. 1. Immunhistochemischer Nachweis isolierter Tumorzellen (↑) im Randsinus eines Lymphknotens mit dem monoklonalen Antikörper Ber-EP4 (400×)

Lymphknotenstatus

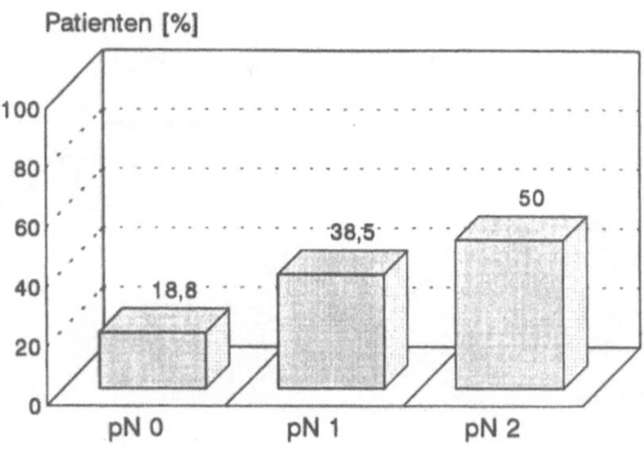

Tumor-Grading

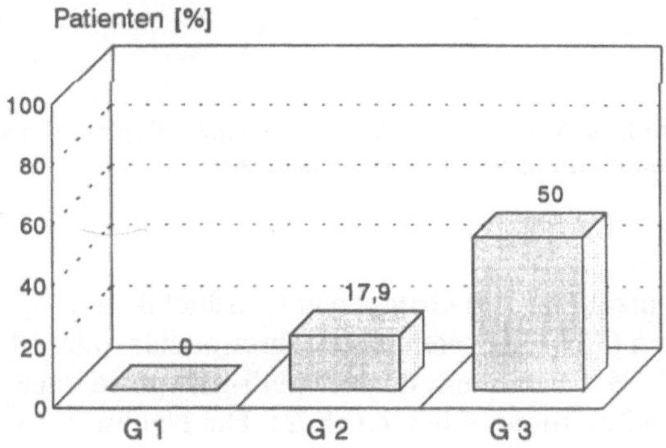

Tumor-Stadium

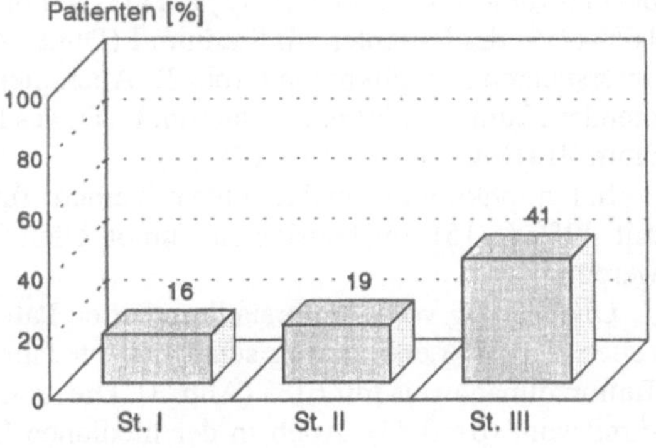

Abb. 2. Tumorzell-Nachweisraten (Patienten [%]) in Abhängigkeit vom Lymphknotenstatus, Tumor-Grading und Tumor-Stadium

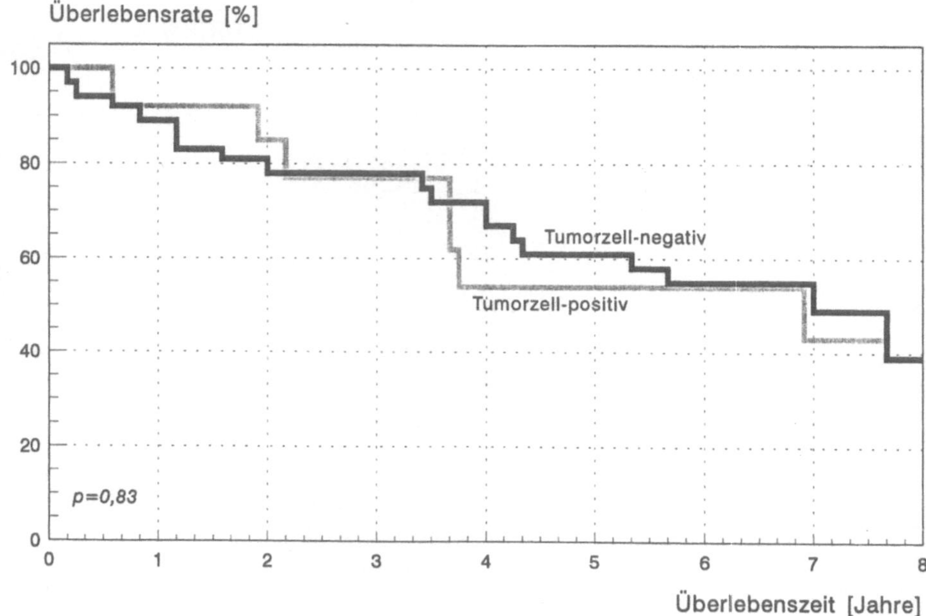

Abb. 3. Vergleich der Überlebensraten (Kaplan-Meier) kurativ resezierter Patienten (M0, R0) mit/ohne nodalen Tumorzellnachweis

einzeln oder in Gruppen angeordnet überwiegend in den Randsinus der Lymphknoten (Abb. 1), selten in den Intermediär- oder Marksinus oder in Lymphfollikeln.

Bei Patienten, die der pN0-Kategorie zugeordnet waren, fanden sich in 18,8% (6/32) Tumorzellen (Abb. 2). Die Nachweisrate stieg bei pN1-Patienten auf 38,5% (5/13) und bei pN2-Patienten sogar auf 50% (2/4). Eine ähnliche Korrelation beobachteten wir zwischen dem Tumorgrading und dem Auftreten isolierter Tumorzellen (Abb. 2). Hier konnten bei G1-Tumoren keine Tumorzellen (0/5) in den untersuchten Lymphknoten detektiert werden. Die Nachweisrate stieg aber von 17,9% (5/28) bei G2-Tumoren auf 50% (8/16) bei G3-Tumoren (p=0,01). Zudem fanden sich bei 16% (1/6) der Patienten im Stadium I (Dukes A) disseminierte Tumorzellen in den untersuchten Lymphknoten (Abb. 2). Auch hier stieg die Detektionsrate mit zunehmendem Tumorstadium: im Stadium II (Dukes B) betrug sie 19% (5/26) und im Stadium III (Dukes C) 41% (7/17).

In Lymphknoten von Patienten mit einem Tumor des Kolon sigmoideum konnten mit 40% (6/15) am häufigsten Tumorzellen immunhistochemisch nachgewiesen werden.

Unabhängig vom Tumorstadium hatten Patienten mit nodalen isolierten Tumorzellen mit 54% eine gering schlechtere 5-Jahresüberlebensrate als Patienten ohne Tumorzellnachweis mit 61% (Abb. 3). Dieser Unterschied war statistisch aber nicht signifikant (p=0,83). Auch in der medianen Überlebenzeit fand sich kein Unterschied. Bei Tumorzell-positiven Patienten betrug sie 83 Monate, bei Tumorzell-negativen 84 Monate. Beim Vergleich der Überlebensraten von Patienten in den verschiedenen Stadien und pN-Kategorien mit und ohne Tumorzellnachweis ergab sich ebenfalls kein signifikanter Unterschied (nicht dargestellt).

Zusammenfassung

Die vorliegende Studie belegt eindeutig eine okkulte nodale Tumorzelldissemination, die mit konventioneller histopathologischer Untersuchungstechnik nicht erkannt wurde und die Lymphknoten daher als tumorfrei definiert worden waren. Mit geeigneten monoklonalen Antikörpern und immunhistochemischer Technik steht eine sehr empfindliche Methode zum Nachweis einzelner Tumorzellen zur Verfügung. Unsere Untersuchung zeigt aber auch, daß dieser okkulten Tumorzelldissemination offensichtlich keine prognostische Bedeutung zukommt, da sich in der Überlebensrate keinerlei signifikanter Unterschied zwischen Tumorzell-positiven und -negativen Patienten fand. Dies stimmt überein mit den Ergebnissen verschiedener Studien beim kolorektalen Karzinom [1, 2] bzw. Mammakarzinom [7]. Dem stehen aber Untersuchungen entgegen, die bei Patienten mit okkulten nodalen Tumorzellen eine signifikant schlechtere Prognose erbrachten [4, 6, 8, 9]. Um eine sichere Aussage über die prognostische Relevanz dieser okkulten nodalen Tumorzelldissemination treffen zu können, bedarf es dringend weiterer, insbesondere prospektiver Studien an großen Patientenzahlen.

Summary

Our immunohistochemical study with two specific monoclonal antibodies clearly shows the tumor cell dissemination in lymph nodes of colorectal carcinomas which had been diagnosed as tumor negative by conventional histopathological examination. But we could not find any prognostic significance of occult nodal tumor cell dissemination, because there was no difference in the survival rate between tumor cell positive and tumor cell negative patients. Our results are supported by some studies in patients with colorectal and breast cancer, but contrasts with other examinations which indicated a striking association between nodal tumor cell dissemination and patients' survival rate.

Literatur

1. Cutait R, Alves VAF, Lopes LC, Cutait DE, Borges JLA, Singer J, da Silva JH, Goffi FS (1991) Restaging of colorectal cancer based on the identification of lymph node micrometastases through immunoperoxidase staining of CEA and cytokeratins. Dis Colon Rectum 34:917–920
2. Davidson BR, Sams VR, Styles J, Deane C, Boulos PB (1990) Detection of occult nodal metastases in patients with colorectal carcinoma. Cancer 65:967–970
3. Gall FP, Hermanek P (1992) Wandel und derzeitiger Stand der chirurgischen Behandlung des colorectalen Carcinoms. Chirurg 63:227–234
4. Greenson JK, Isenhart CE, Rice R, Mojzisik C, Houchens D (1994) Identification of occult micrometastases in pericolic lymph nodes of Dukes' B colorectal cancer patients using monoclonal antibodies against cytokeratin and CC49. Cancer 73:563–569

5. Gusterson B (1992) Are micrometastases clinically relevant? Br J Hosp Med 47:247–248
6. International (Ludwig) Breast Cancer Study Group (1990) Prognostic importance of occult axillary lymph node micrometastases from breast cancers. Lancet 335:1565–1568
7. Nasser IA, Lee AKC, Bosari S, Saganich R, Heatley G, Silverman ML (1993) Occult axillary lymph node metastases in „node-negative" breast carcinoma. Hum Pathol 24:950–957
8. Passlick B, Thetter O, Pantel K, Kubuschok B, Pichlmeier U, Schweiberer L, Izbicki JR (1995) Bedeutung der regionalen lymphatischen Tumorzelldisseminierung bei Patienten mit resektablem nicht-kleinzelligem Bronchialcarcinom. Chirurg 66:780–786
9. Trojani M, de Mascarel I, Bonichon F, Coindre JM, Delsol G (1987) Micrometastases to axillary lymph nodes from carcinoma of breast: detection by immunohistochemistry and prognostic significance. Br J Cancer 55:303–306

Priv.-Doz. Dr. med. Rainer Broll, Chirurgische Forschung, Klinik für Chirurgie der Medizinischen Universität zu Lübeck, Ratzeburger Allee 160, D-23538 Lübeck

Techniken und Strategien zur Identifizierung von Mutationen, die zum Hereditary Nonpolyposis Colorectal Cancer Syndrome (HNPCC Syndrom) prädisponieren

Techniques and strategies for identification of mutations predisposing to hereditary nonpolyposis colorectal cancer syndrome (HNPCC syndrom)

C. Goessl[1], S. Pistorius[2], S. Frank[3], M. Nagel[1], H.-D. Saeger[1] und H.K. Schackert[2]

[1] Klinik für VTG-Chirurgie, Kliniken für Chirurgie der TU Dresden
[2] Abteilung Chirurgische Forschung, Kliniken für Chirurgie der TU Dresden
[3] Klinik für Neurochirurgie, Kliniken für Chirurgie der TU Dresden

Einleitung

Die Diagnose des Hereditary Nonpolyposis Colorectal Cancer Syndrome (HNPCC Syndrom), welches für etwa 3 – 6 % aller kolorektalen Karzinome verantwortlich ist, basierte bislang auf der Existenz klinisch-anamnestischer Faktoren (sog. Amsterdamkriterien). Das HNPCC Syndrom zeigt einen autosomal dominanten Vererbungsmodus mit hoher (70 – 85 %) Penetranz und führt unbehandelt zur Ausbildung kolorektaler Karzinome meist vor dem 50. Lebensjahr [1]. Verursacht wird diese Erkrankung durch Keimbahnmutationen in einer Gruppe von bislang fünf bekannten DNA Mismatch Repair (MMR) Genen; in etwa 50 % der Fälle [2] sind die MMR Gene hMSH-2 [3] und hMLH-1 [4] betroffen. In kolorektalen Karzinomen (CRC) nahezu aller Mutationsträger treten Längenänderungen von repetitiven, nichtkodierenden DNA Sequenzen im Vergleich zu den nichtbetroffenen Allelen aus Normalgewebe auf, was als Mikrosatelliteninstabilität (MIN) bezeichnet wird [5]. MIN tritt bei CRC ohne HNPCC Anamnese signifikant seltener auf (12 – 15 %) [6]. Insbesondere das Zusammentreffen von jungem Erkrankungsalter und dem molekularen Kriterium MIN ist in mehr als 40 % der Fälle mit Keimbahnmutationen von MMR Genen assoziiert [7]. Ziel der Arbeit war es, zunächst durch Kombination klinisch-anamnestischer Daten (partielle oder komplette Erfüllung der Amsterdamkriterien) und der relativ einfach durchzuführenden Mikrosatellitenanalyse ein Screeningverfahren für diejenigen Patienten zu etablieren, bei denen mit hoher Wahrscheinlichkeit eine Mutation in den genannten MMR Genen vorliegt. Zum gezielten Mutationsnachweis wurde nachfolgend bei diesen Patienten die aufwendigere Sequenzierung der MMR Gene hMSH-2 und hMLH-1 mit zusammen 35 Exons durchgeführt.

Patienten, Material und Methoden

Aus tiefgefrorenem Blut sowie Tumor- und Normalgewebe von 25 konsekutiven Patienten unserer Klinik sowie zwei auswärtigen Patienten mit kompletten Amsterdamkriterien wurde genomische DNA nach Angaben des Herstellers isoliert (QIAamp® Blood oder Tissue Kit, Fa. Qiagen). Für die Mikrosatellitenanalyse wurden vier verschiedene Primerpaare als Marker verwandt, die repetitive, nichtkodierende Dinucleotidsequenzen auf verschiedenen Chromosomen identifizieren. Das 5′ Ende jeweils eines der beiden Primer war fluoreszenzmarkiert. Es wurden Marker für folgende Gene verwandt [5]:

- Mfd 26 für das Tumorsuppressorgen DCC auf Chromosom 18,
- Mfd 27 für das Tumorsuppressorgen APC auf Chromosom 5,
- TP 53 für das Tumorsuppressorgen p53 auf Chromosom 17,
- 635/636 für das β-Aktingen auf Chromosom 15.

Mittels PCR wurden die entsprechenden Dinukleotidsequenzen amplifiziert (94 °C für 5 min; 35 Zyklen [94 °C für 1 min; Annealingtemperatur 55 °C bzw. 65 °C nur bei TP 53 für 1 min; 72 °C für 1 min]; 72 °C für 7 min abschließende Extension; 200 μm dNTPs, 500 ng DNA, 3,0 mM $MgCl_2$, 1×PCR Puffer, 2,5 U Taq Polymerase [Fa. Perkin Elmer]; 50 μl Reaktionsvolumen), auf einem Polyacrylamidgel (6%) elektrophoretisch aufgetrennt und durch Laserfluoreszenz (A.L.F., Fa. Pharmacia) detektiert [8].

Für die Sequenzierung von Keimbahn DNA wurden die 16 Exons von hMSH-2 und 19 Exons von hMLH-1 in einer ersten und in einer nested PCR amplifiziert (Annealingtemperatur 55 °C; 2,0–3,0 mM $MgCl_2$; sonstige Bedingungen wie oben). Anschließend erfolgte durch Ethidiumbromidfluoreszenz die Kontrolle der PCR-Produkte auf einem 1% Agarosegel. Nach Strangtrennung mit M-280 Dynabeads® (Fa. Dynal) wurden die Einzelstrangprodukte mit T7-Polymerase und einem fluoreszenzmarkierten Sequenzierungsprimer (Auto Read Sequencing® Kit der Fa. Pharmacia) sequenziert und anschließend entsprechend dem o. g. Verfahren auf dem A.L.F. detektiert.

Ergebnisse

Das Kriterium Erkrankungsalter teilte unsere insgesamt 27 Patienten in zwei Gruppen, solche jünger als 35 Jahre (n = 5 Pat.; 16, 22, 27, 32, 34 J.) und solche älter als 46 Jahre (n = 22 Pat.; Median 63 J., Spannweite 46–80 J.).

Aus der *jüngeren* Patientengruppe wiesen drei Patienten MIN in mehr als zwei Markern auf (ein Patient davon mit kompletten Amsterdamkriterien), weswegen wir diese Patienten in das Sequenzierprogramm übernahmen. Zwei der jüngeren Patienten wiesen überhaupt keine MIN auf.

Von den *älteren* Patienten zeigte nur ein Patient (52 J.), der zusätzlich die Amsterdamkriterien komplett erfüllte, MIN in mehr als zwei Markern, weswegen wir diesen Patienten ebenfalls in das Sequenzierprogramm übernahmen.

Die Sequenzanalyse der insgesamt vier ausgewählten Patienten zeigte bei einem Patienten eine Missensemutation (A > G Transition) in Base 67 des Exon 8 in hMLH-1 mit Austausch der nichtkonservierten Aminosäure Isoleucin gegen Valin. Ferner fanden wir bei drei Patienten in hMLH-1 einen Intronpolymorphismus (Base −19 der splice acceptor site [SA] des Exon 15). In hMSH-2 wies ein Patient einen Intronpolymorphismus auf (Base + 12 der splice donor site von Exon 10), daneben zeigten zwei Patienten eine T > C Transition (Base −6 der SA site von Exon 13 von hMSH-2).

Zusammenfassung

Die Strategie zur Identifizierung von Keimbahnmutationen in MMR Genen, die zum HNPCC Syndrom prädisponieren, umfaßt verschiedene Faktoren, einerseits Alters- und anamnestische Kriterien (Amsterdamkriterien), andererseits molekulare Kriterien (Mikrosatelliteninstabilität [MIN] und durch Gensequenzierung nachzuweisende, krankheitsassoziierte Mutationen).

In der Altersgruppe unter 35 Jahre unterteilt das molekulare Kriterium MIN unsere Patienten in solche, die sehr ausgeprägte Instabilitäten aufweisen (und die daher mögliche HNPCC Patienten mit MMR Genmutationen sind) und in solche, die gar keine Instabilitäten aufweisen. Andererseits lassen sich auch in der höheren Altersgruppe mit Hilfe der Amsterdam- und Instabilitätskriterien Patienten definieren, die mit hoher Wahrscheinlichkeit echte HNPCC Patienten sind.

Die mit der Sequenzierung gefundene Missensemutation (A > G Transition) in Base 67 des Exons 8 des MMR Gens hMLH-1 ist in der Literatur beschrieben [6]; ihr relativ häufiges Vorkommen bei Gesunden und HNPCC Patienten mit weiteren, eindeutig krankheitsassoziierten MMR-Genmutationen spricht für einen Polymorphismus. Die Bedeutung der T > C Transition vor der SA site des Exons 13 von hMSH2, die wir bei zwei Patienten fanden, wird in der Literatur kontrovers diskutiert [3, 9, 10]. Ob dieser am Intron/Exonübergang gelegenen Mutation eine pathogenetische Bedeutung (z.B. alternatives splicing) zukommt, muß mit Hilfe zusätzlicher molekulargenetischer Tests, wie des Protein Truncation Tests [2], überprüft werden.

Summary

The strategy for identification of germline mutations in DNA mismatch repair (MMR) genes predisposing to HNPCC syndrome includes several factors, i.e., age and anamnestic criteria (Amsterdam criteria) as well as molecular criteria (microsatellite instability [MIN] and disease associated gene mutations) .

In young patients under 35 years of age the molecular criterion MIN divides our patients into those with marked instabilities (thus probable HNPCC patients with MMR gene mutations) and others without any instability. However, by means of Amsterdam criteria and MIN findings it is also possible to detect elder patients who are likely to be true HNPCC patients.

The missense mutation (A > G transition) in base 67 of exon 8 of the MMR gene hMLH1 has been described before. It probably represents a mere polymorphism rather than a true mutation since it can be found in healthy individuals and in HNPCC patients with desease associated mutations of MMR genes. The meaning of the T > C transition at −6 SA site of exon 13 of hMSH2, which we found in two patients, is discussed controversely in the literature. This transition located at the intron/exon border may have a pathogenetic effect by inducing alternative splicing.

However, this has to be confirmed by additional molecular tests such as the protein truncation test (PTT).

Literatur

1. Lynch HT, Smyrk TC, Watson P, Lanspa SJ, Lynch JF, Lynch PM, Cavalieri RJ, Boland CR (1993) Genetics, natural history, tumor spectrum, and pathology of hereditary nonpolyposis colorectal cancer: An updated review. Gastroenterology 104:1535–1549
2. Luce MC, Marra G, Chauhan DP, Laghi L, Carethers JM, Cherian SP, Hawn M, Binnie CG, Kam-Morgan LNW, Cayouette MC, Koi M, Boland CR (1995) In vitro transcription/translation assay for the screening of hMLH1 and hMSH2 mutations in familial colon cancer. Gastroenterology 109:1368–1374
3. Fishel R, Lescoe MK, Rao MRS, Copeland NG, Jenkins NA, Garber J, Kane M, Kolodner R (1993) The human mutator gene homolog MSH2 and its association with hereditary nonpolyposis colon cancer. Cell 75:1027–1038
4. Kolodner RD, Hall NR, Lipford J, Kane MF, Morrison PT, Finan PJ, Burn J, Chapman P, Earabino C, Merchant E, Bishop DT (1995) Structure of the human MLH1 locus and analysis of a large hereditary nonpolyposis colorectal carcinoma kindred for MLH1 mutations. Cancer Res 55:242–248
5. Thibodeau SN, Bren G, Schaid D (1993) Microsatellite instability in cancer of the proximal colon. Science 260:816–819
6. Liu B, Nicolaides NC, Markowitz S, Willson JKV, Parsons RE, Jen J, Papadopolous N, Peltomäki P, de la Chapelle A, Hamilton SR, Kinzler KW, Vogelstein B (1995) Mismatch repair gene defects in sporadic colorectal cancers with microsatellite instability. Nature Genet 9:48–55
7. Liu B, Farrington SM, Petersen GM, Hamilton SR, Parsons R, Papadopoulos N, Fujiwara T, Jen J, Kinzler KW, Wyllie AH, Vogelstein B, Dunlop MG (1995) Genetic instability occurs in the majority of young patients with colorectal cancer. Nature Med 1:348–352
8. Cawkwell L, Li D, Lewis FA, Martin I, Dixon MF, Quirke P (1995) Microsatellite instability in colorectal cancer: Improved assessment using fluorescent polymerase chain reaction. Gastroenterology 109:465–471
9. Hall NR, Taylor GR, Finan PJ, Kolodner RD, Bodmer WF, Cottrell SE, Frayling I, Bishop DT (1994) Intron splice acceptor site sequence variation in the hereditary non-polyposis colorectal cancer gene hMSH2. Eur J Cancer 30A:1550–1552
10. Brentnall TA, Rubin CE, Crispin DA, Stevens A, Batchelor RH, Hagitt RC, Bronner MP, Evans JP, McCahill LE, Bilir N, Boland CR, Rabinovitch PS (1995) A germline substitution in the human MSH2 gene is associated with high-grade dysplasia and cancer in ulcerative colitis. Gastroenterology 109:151–155

C. Goessl, Klinik und Poliklinik für Viszeral-, Thorax- und Gefäßchirurgie der TU Dresden, Fetscherstr. 74, D-01307 Dresden

Expression und prognostische Bedeutung von CD44S und CD44v in kolorektalen Karzinomen

Expression and prognostic value of CD44S and CD44v in colorectal cancer

C. Below[1], W. Seelentag[2], L.H. Finke[1], P.M. Schlag[1] und J. Roth[2]

[1] Virchow-Klinikum der Humboldt-Universität, Robert-Rössle Klinik am Max-Delbrück-Centrum für molekulare Medizin, D-13122 Berlin
[2] Departement für Pathologie der Universität Zürich, CH-8091

Einleitung

Die Tumorgenese und -progression kolorektaler Karzinome ist nach einem Modell von Fearon und Vogelstein auf eine Serie genetischer Veränderungen zurückzuführen [1]. Neben somatischen Mutationen können auch Veränderungen der Genexpression beobachtet werden. Eines dieser Gene, das unterschiedlich in bestimmten Schritten der Tumorgenese und -progression bei verschiedenen Tumoren exprimiert wird ist CD44.

CD44 umfaßt eine polymorphe Familie von Zell-Oberflächenproteinen, die auf einer Vielzahl von Zelltypen und unter verschiedenen Bedingungen zu finden sind. Beim Menschen ist das CD44-Gen auf dem Chromosom 11p13 lokalisiert und umfaßt 20 Exons über eine Länge von 60 kb. Die große Heterogenität dieses Glykoproteins kann durch alternatives Splicing der pre-mRNA als auch durch posttranslationale Veränderungen, hauptsächlich N-Glykosylierungen, erklärt werden [2]. Die CD44-Varianten scheinen eine Rolle bei der Tumorprogression und Metastasierung zu spielen. Diese Vermutung basiert auf der Beobachtung, daß die Expression von CD44v4–v7 enthaltenen varianten Isoformen in Rattenpankreas-Adenokarzinomen eine Schlüsselfunktion bei der Umwandlung nicht-metastasierender Karzinome in den metastatischen Phänotyp spielen [3].

Eine Hochregulation der varianten CD44-Isoformen in menschlichen Geweben kann sowohl während der Immunantwort als auch nach neoplastischer Transformation beobachtet werden. Bei kolorektalen Karzinomen wurde von einigen Autoren über eine verstärkte Expression von CD44v6 in Primärtumoren bei der Untersuchung von Gefrierschnitten in Korrelation mit fortgeschrittenem Tumostadium berichtet [4]. Dagegen konnte eine andere Gruppe keine prognostische Aussagekraft von CD44v6 erkennen [5].

Daher untersuchten wir Paraffinmaterialien von Patienten mit kolorektalen Karzinomen eines langfristig nachuntersuchten Kollektives mit dem Ziel, die CD44-Expression in Beziehung zum stadienkorrelierten Überleben zu analysieren.

Material und Methoden

Patienten: Zur Evaluation der CD44-Expression wurden Tumorproben und Normalschleimhaut von 221 Patienten untersucht, die in der chirurgischen Abteilung der RRK Berlin (1986–89) und des Universitätsspitals Zürich bzw. Aarau (1981–87) an einem kolorektalen Karzinom operiert worden sind. Für das gesamte Kollektiv ergab sich eine mediane Nachbeobachtungszeit von 6 Jahren.

Gewebe: Am formalinfixierten, in Paraffin eingebetteten Gewebe von Primärtumoren, der anhängenden Normalmucosa, von 26 synchronen LK-Metastasen und von 21 Rezidiven wurde immunhistochemisch die Expression von CD44S und von varianten CD44-Isoformen untersucht.

Immunhistochemie: Zum Nachweis der CD44-Isoformen standen uns monoklonale AK gegen CD44S, sowie gegen die Variantenexons v3–v6 und v9 zur Verfügung. (Tabelle 1).

Nach Mikrowellenbehandlung der Schnitte (20 min, 10 mM Natriumcitrat pH 6,5) zur Erhöhung der Antigenität [6, 7] wurden die Schnitte gemäß einer Drei-Stufen-Technik inkubiert. Die Inkubationsdauer betrug bei den Erstantikörpern 30 min (bei Raumtemperatur in 5 mM Tris pH 6,5, 140 mM NaCl). Der biotinylierte Zweitantikörper sowie der Streptavidin-Peroxidase-Komplex wurden gemäß den Angaben des Herstellers verwendet (Jackson Immunoresearch Laboratories Inc., USA). Zur Erhöhung der Sensitivität wurde eine Verstärkung des Diaminobenzidin-Reaktionsproduktes mittels Nickel und Kobalt durchgeführt [8]. Die Schnitte wurden mit Kernechtrot gegengefärbt.

Die histopathologischen Diagnosen wurden von zwei Pathologen unabhängig voneinander geprüft. Die immunhistochemische Färbung wurde semiquantitativ evaluiert. Dazu wurde die Färbeintensität in 4 Stufen (0 = negativ, + = leicht, ++ = mäßig, +++ = stark) eingeteilt und der Prozentsatz der Präparate-Oberfläche mit der jeweiligen Intensität abgeschätzt (S_0–S_3). Die resultierenden 4 Prozentwerte wurden durch folgende Formel in einem einzigen Färbeindex zusammengefaßt:

$$SI = (S_1 + 2S_2 + 3S_3) \times 1/100$$

Tabelle 1

CD44-Isoform	Typ und Spezies	Quelle	Bezeichnung
Standard	monoklonal, Maus	ECACC[1]	FW 44,2
Variant exon 3	monoklonal, Maus	R & D Systems[2]	BB a11
Variant exon 4	monoklonal, Maus	ECACC[1]	FW 11,10
Variant exon 5	monoklonal, Maus	Bender MEdical Systems[3]	BMS 115
Variant exon 6	monoklonal, Maus	R & D Systems[2]	BB a13
Variant exon 9	monoklonal, Maus	ECACC[1]	FW 11,24

[1] European Collection of Animal Cell Cultures; [2] Europe Ltd., Abingdon, UK; [3] Wien, Österreich.

Der Färbeindex wurde mit verschiedenen histopathologischen Parametern unter Nutzung nicht parametrischer statistischer Verfahren (Wilkoxon-, Kruskal-Wallis-Test) korreliert. Die Überlebenskurven wurden nach der Methoden von Kaplan-Meier erstellt, die Unterschiede zwischen den Kurven mit den Log-rank-Test auf Signifikanz geprüft.

Ergebnisse

Normalmucosa: Die untersuchte Normalmucosa (n = 198) stammte aus unmittelbarer Tumornachbarschaft. Während sich für die Varianten v3 – v6 keine Expression in der Normalschleimhaut nachweisen ließ, zeigte v9 in 95 % der Fälle eine leichte bis starke und CD44S in 28 % der Fälle eine leichte Färbung im Bereich der Krypten. Die oberen Anteile der Schleimhaut waren in jedem Fall negativ.

Primärtumor: Im Vergleich zur Normalmucosa zeigte sich auf den Karzinomschnitten eine Zunahme der CD44-Expression. Im Tumorgewebe sahen wir eine verstärkte Expression von CD44S (70 % der untersuchten Karzinome) und von CD44v9 (96 %) sowie eine de novo Expression von v6 (83 % der Fälle), v5 (81 %) und v3 (62 %). Die Färbungsintensität innerhalb der einzelnen CD44-exprimierenden Tumoren war durchweg stark heterogen. Während v5, v6 und v9 meist eine deutliche Färbung zeigten, wurden v3 und die Standardregion schwächer exprimiert. Eine stärkere Anfärbung schlecht differenzierter Tumoranteile konnte nicht nachgewiesen werden.

Setzt man die Expressionsraten von CD44v und S mit verschiedenen histopathologischen Faktoren in Beziehung, ergeben sich folgende Erkenntnisse: Es konnte keine signifikante Korrelation zwischen dem Färbeindex und dem TNM-Stadium, der Infiltrationstiefe des Tumors, der Anzahl befallener LK bzw. der Tumorlokalisation gefunden. Auch der Differenzierungsgrad der Karzinome zeigte keine signifikante Verbindung zur Intensität der immunhistochemischen Färbung.

Von 26 Primärtumoren konnten die synchronen Lymphknoten-Metastasen untersucht werden. Ein Vergleich der Expressionrate in beiden Geweben zeigt für alle Varianten und CD44S einen signifikant schwächeren Färbeindex innerhalb der LK-Metastasen.

Bei 15 kolorektalen Karzinomen konnte ein Vergleich der CD44-Expression in den Primärkarzinomen mit der in ihren Rezidiven (lokal bzw. Fernmetastasen) erfolgen. Bei allen Varianten lag die Expressionsrate in der Mehrzahl aller Rezidive niedriger als in ihren Ursprungstumoren. Auch bei ausschließlicher Betrachtung der Fernmetastasen bleibt dieser Trend bestehen. Es konnte jedoch keine statistische Signifikanz gezeigt werden.

Eine Untersuchung der Überlebenswahrscheinlichkeiten in Abhängigkeit von der Stärke der CD44-Expression ergab allein für v9 einen signifikanten Zusammenhang. Tumoren mit einer geringen Anfärbung für v9 zeigten deutlich eine verminderte Überlebenswahrscheinlichkeit als stärker exprimierende Karzinome (p = 0,005). Tumoren mit einer geringeren Expression der v3-Isoformen zeigten in der Tendenz ebenfalls eine stärkere Abnahme der Überlebenswahrscheinlichkeit, diese Beobachtung wies jedoch keine statistische Signifikanz auf. CD44v6 fiel durch seine enorme Heterogenität auf. Stärkere bzw. schwächere Exprimierungen bieten keinen Vorteil in Bezug auf das Überleben der Patienten.

In der Analyse der stadienkorrigierten Überlebenswahrscheinlichkeit erwies sich nur die Expression von CD44v9 als prognostisch günstiger Faktor (p=0,02).

Diskussion

Variante CD44-Isoformen scheinen an Tumorprogression und Metastasierung beteiligt zu sein. Verschiedene Arbeiten haben gezeigt, daß die Expression von CD44v mit aggressivem Verhalten des Tumors und schlechter Prognose korreliert, z.B. Non-Hodgin Lymphome, Magenkarzinome und Nierenzellkarzinome. Im Gegensatz dazu findet sich bei Neuroblastomen eine Korrelation zwischen Abnahme der CD44-Expression und schlechter Prognose.

Die prognostische Bedeutung der CD44v-Expression in kolorektalen Karzinomen ist dagegen umstritten. Eine Gruppe beschrieb an schockgefrorenem Material von 68 Patienten mit kolorektalen Karzinomen im Stadium Dukes B und C eine Korrelation erhöhter CD44v6-Expression mit schlechter Prognose [9]. Eine andere Arbeit konnte bei der Untersuchung von 180 Patienten eine Korrelation zwischen v6 und Prognose nicht nachweisen [10].

Auch in unserem Kollektiv ergab die Analyse der stadienkorrigierten Überlebenswahrscheinlichkeit keine prognostische Relevanz für CD 44v6. Dies sowohl für das Gesamtkollektiv als auch für stadienkorrigierte Untergruppen. Jedoch zeigte sich eine stärkere v9-Expression im Tumorgewebe als prognostisch günstiger Faktor.

Eine Erklärung für diese widersprüchlichen Resultate könnten unterschiedliche Asservierungsbedingungen sein. Es ist daher die parallele Untersuchung patientenidentischer Frisch-und in Paraffin eingebetteter Gewebe notwendig, die einen systematischen Fehler durch Mikrowellenvorbehandlung, Fixierung und Paraffinisierung abklären, um die prognostische Relevanz der varianten Isoformen beim kolorektalen Karzinom abschließend bewerten zu können.

Zusammenfassung

Die Expression varianter Isoformen des transmembranären Rezeptermoleküls CD44 wurde in einigen menschlichen Malignomen in Beziehung zur Tumorprogression und Metastasierung gebracht. Beim kolorektalen Karzinom wurde eine verstärkte Expression der CD44v6-Isoform bei Untersuchungen von Frischgewebe beschrieben. Die Wertigkeit der Expression varianter CD44-Isoformen als prognostischer Faktor wird jedoch konträr diskutiert. Daher untersuchten wir immunhistochemisch Paraffinmaterial von 221 Patienten mit kolorektalen Karzinomen eines langfristig nachuntersuchten Kollektivs mit dem Ziel, die CD44-Expression in Beziehung zum stadienkorrigierten Überleben zu analysieren. Wir fanden im Tumorgewebe eine verstärkte Expression von CD44S und von CD44v9 sowie eine de novo Expression von v6, v5 und v3 ohne Abhängigkeit von Staging oder Grading. Die Analyse der stadienkorrigierten Überlebenswahrscheinlichkeit zeigte keine prognostische Relevanz von v6. Die v9-Expression erwies sich als prognostisch günstiger Faktor. Um die prognostische Relevanz der varianten Isoformen beim kolorektalen Karzinom abschließend bewerten zu können, ist eine parallele Untersuchung patientenidentischer Frisch – und in Paraffin eingebetteter Gewebe notwendig, die systematische Fehler durch unterschiedliche Asservierung sowie Mikrowellenbehandlung ausschließt.

Conclusion

Expression of CD44 variant isoforms has been related to tumorprogression and metastasis in several human malignancies. In colorectal carcinoma (CRC) an increased expression of CD44v6 had been described in examinations of snap frozen tissue. However, the prognostic value of the expression of CD44 variant isoforms is being discussed. In our study paraffin embedded specimen of 221 patients, who had complete and long-term follow-up, has been examined by immunohistochemistry. The aim was to analyze how the CD44 expression is related to the overall survival. We found in the tumor tissue increased expression of CD44S and CD44v9 and de novo expression of CD44v6, v5 and v3 without relation to staging and grading. The analysis of the survival probability showed no prognostic relevance of v6. CD44v9-expression presented itself as positiv prognostic factor. We propose parallel investigation of snap frozen and paraffin embedded tissue of the same patient. This would exclude systematic errors due to different asservation and microwave treatment and allow to value the prognostic significance of CD44 variant isoforms in CRC finally.

Literatur

1. Fearon ER, Vogelstein B (1990) A genetic model for colorectal tumorigenesis. Cell 61:759–767
2. Günthert U (1993) CD44: a multitude of isoforms with diverse functions. Curr Topics Microbiol Immunol
3. Günthert U, Hofmann M, Rudy W, Reber S, Zöller M, Haussmann I, Matzku S, Wenzel A, Ponta H, Herrlich P (1991) A new variant of glycoprotein CD44 confers metastatic potential to rat carcinomacells. Cell 65:13–24
4. Mulder JWR, Kruyt PM, Sewnath M, Oosting J, Seldenrijk CA, Weidema WF, Offerhaus GJ, Pals ST (1994) Colorectal Cancer prognosis and expression of exon-v6-containing CD44 proteins. Lancet 344:1470–1472
5. Koretz K, Möller P, Lehnert T, Hinz U, Otto HF, Herfahrt C (1995) Effect of CD44v6 on survival in colorectal carcinoma. Lancet 345:327–328
6. Shi SR, Key ME, Kalra KL (1991) Antigen retrieval in formalinfixed, paraffin-embedded tissues: an enhancement method for immunohistochemical staining based on microwave oven heating of tissue sections. J Histochem-Cytochem 39(6):741–748
7. Cuevas EC, Bateman AC, Wilkins BS, Johnson PA, Williams AH, Lee JH, Jones DB, Wright DH (1994) Microwave antigen retrieval in immunohistichemistry: a study of 80 antibodies. J Clin Pathol 47(5): 448–545
8. Adams JC (1981) Heavy metal intensification of DAB-based HRP reaction product. J Histochem-Cytochem 29(6): 775

Cathleen Below, Robert-Rössle-Klinik am Max-Delbrück-Centrum für Molekulare Medizin, Abteilung für Chirurgie und Chirurgische Onkologie, D-13122 Berlin

Präparation und Charakterisierung unterschiedlich aggregierender Zellpopulationen in kolorektalen Karzinomen aus Operationsmaterial

Preparation and characterisation of differently aggregating colorectal carcinoma cell subpopulations

W. Kemmner[1], J. Bosch[2], R. Brossmer[2] und P.M. Schlag[1]

[1] Robert-Rössle-Klinik am MDC, Chirurgische Onkologie, Lindenberger Weg 80, 13122 Berlin
[2] Institut für Biochemie II, Universität Heidelberg, INF 328, 69120 Heidelberg

Einleitung

Der Verlust der interzellulären Adhäsion ist ein entscheidender Schritt für die Metastasierung von Tumorzellen [1]. Die Faktoren, die zur interzellulären Adhäsion kolorektaler Karzinomzellen führen, wurden mit Hilfe einer neuen Methode studiert, die es ermöglicht, unterschiedlich aggregierende Populationen einer Zellsuspension aus dissoziiertem kolorektalen Karzinomgewebe zu trennen [2, 3]. Ein Ziel der Untersuchung solcher Subpopulationen war es, die Relevanz der Glykosylierung von Membrankomponenten für die interzelluläre Adhäsion näher zu bestimmen. Frühere Arbeiten haben gezeigt, daß vor allem die Menge und die Art des membrangebundenen sauren Zuckers Sialinsäure einen wichtigen Einfluß auf die Adhäsion und das Metastasierungspotential von Tumorzellen besitzt [4–6]. Im gleichen Zusammenhang wird auch ein Einfluß von Fucose oder Peanutagglutinin (PNA)-reaktiven Gruppen diskutiert [7]. Außerdem wurde der Einfluß der Adhäsionsmoleküle CEA, E-Cadherin und Sialyl-LeA auf die interzelluläre Adhäsion kolorektaler Karzinomzellen aus Gewebsmaterial untersucht.

Methodik

Frisch entferntes Gewebsmaterial von 13 Patienten mit kolorektalen Karzinomen wurde schonend mit Protease-freier Collagenase IV dissoziiert [8]. Nach 1 h Inkubation bei 25 °C, wurden unterschiedlich große Zellaggregate durch eine Passage der Zellen durch eine Röhre, die mit Filtern unterschiedlicher Maschenweite (40 µm und 10 µm) bestückt war, getrennt. Das Filtrat enthielt dabei ausschließlich Einzelzellen.

Die membrangebundene Sialinsäure wurde durch Abspaltung des Zuckers von der Zellmembran mit Sialidase mit Hilfe einer empfindlichen fluorimetrischen Methode gemessen [9]. Zur Bestimmung der enzymatischen Aktivität der Galβ1,4GlcNAc α2,3-Sialyltransferase und Galβ1,4GlcNAc α2,6 Sialyltransferase in Extrakten der Zellen wurden die radioaktiv markierten Produkte der enzymati-

364

schen Reaktion, 3'- und 6'-Sialyllaktosamin, chromatografisch getrennt und die Aktivität der Fraktionen im Szintillationszähler bestimmt [10]. Die Lektinbindung und die Antikörperreaktivität der Membranproteine wurden mit Hilfe eines modifizierten ELISAs untersucht (Bosch J, et al., eingereicht zur Publikation).

Ergebnisse

Aus unseren Befunden geht hervor, daß sich die Glykosylierung aggregierender und nicht-aggregierender Zellen deutlich unterscheidet. Die Bestimmung der membrangebundenen Sialinsäure zeigte, daß nicht-aggregierende Zellen mehr Sialinsäure tragen als aggregierende Zellen. Durch Versuche mit spezifischen Lektinen, wie dem *Maackia amurensis* Agglutinin (MAA), das spezifisch an α2,3 gebundene Sialinsäure bindet, und dem *Sambucus nigra* Agglutinin (SNA), das spezifisch an α2,6 gebundene Sialinsäure bindet, konnte gezeigt werden, daß nicht-aggregierende Zellen insbesondere mehr α2,6-gebundene, nicht aber α2,3 gebundene Sialinsäure tragen (Abb. 1). Damit in Übereinstimmung stehen die Ergebnisse der Bestimmung der Aktivität der α2,6- und α2,3- spezifischen Sialyltransferasen in diesen Zellsubpopulationen. Kein signifikanter Unterschied war bezüglich der Menge an α1,2-gebundener Fucose oder an PNA-reaktiven Gruppen zwischen aggregierenden und nicht-aggregierenden Zellen festzustellen.

Bindungsexperimente mit spezifischen Antikörpern ergaben, daß nicht-aggregierende Zellen deutlich weniger E-Cadherin exprimieren als aggregierende

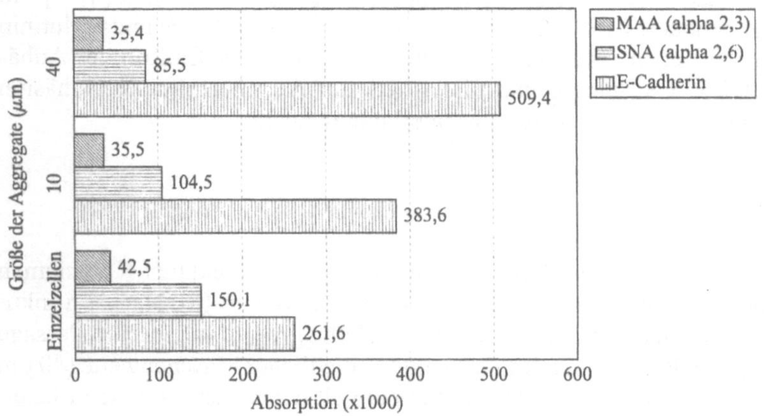

Abb. 1. E-Cadherinreaktivität und Sialylierung kolorektaler Karzinomzellen wurde in einem spezifischen ELISA durch Nachweis der Bindung des biotinylierten Antikörpers oder Lektins mit Hilfe der Reaktion der alkalischen Phophatase, konjugiert mit Streptavidin, bestimmt. MAA: Bindung des *Maackia amurensis* Agglutinins (MAA), spezifisch für α2,3 gebundene Sialinsäure; SNA: Bindung des *Sambucus nigra* Agglutinins (SNA), spezifisch für α2,6 gebundene Sialinsäure; E-Cadherin: Bindung des Antikörpers DECMA. Abszisse: Absorption des durch alkalische Phosphatase gebildeten Farbstoffs im ELISA; Ordinate: Größe der Aggregate in den untersuchten Zellfraktionen

(Abb. 1). Für weitere Untersuchungen der Invasions- und Metastasierungsfähigkeit unterschiedlich aggregierender Zellen ist darüber hinaus wichtig, daß mit Hilfe der vorgestellten Methode genügend Zellen aus Gewebsmaterial für eine Kultur unterschiedlich aggregierender Zellpopulationen gewonnen werden konnte.

Zusammenfassung

Die Metastasierungsfähigkeit einer Tumorzelle hängt von einer Reihe von Bedingungen ab, die nur ein kleiner Teil der Zellen eines Primärtumors erfüllt. Unsere Resultate zeigen, daß eine Abnahme an E-Cadherin sowie eine Zunahme von α2,6-sialylierten Oligosacchariden auf der Zellmembran entscheidende Faktoren für den Verlust der interzellulären Adhäsion und damit der Metastasierung kolorektaler Karzinomzellen sind. Die Bestimmung dieser Faktoren sollte daher für die Prognose kolorektaler Karzinome herangezogen werden.

Summary

The metastatic potential of a tumour cell depends on a number of specific conditions which only a small population of carcinoma cells fulfil. Our results show that a reduction of E-Cadherin and an increase of the number of α2,6-sialylated oligosaccharides on the tumour cell membrane are decisive factors for the loss of intercellular adhesion and for enhanced metastatic potential of colorectal carcinoma cells. Determination of these parameters therefore should be obligatory for an evaluation of the prognosis of colorectal carcinomas.

Literatur

1. Gabbert H (1985) Mechanisms of tumor invasion: evidence from in vivo observations. Cancer Metastasis Rev 4:293–309
2. Kemmner W, Brossmer R (1990) A new test to measure homotypic aggregation of human tumor cells. Invas Metast 10:86–100
3. Kemmner W, Zaar K (1991) Rapid aggregation and tight junction formation in single cell suspensions of tumor cells after very low dose trypsin treatment. FEBS Lett 281:43–46
4. Lauri D, Needham L, Martinpadura I, Dejana E (1991) Tumor Cell Adhesion to Endothelial Cells – Endothelial Leukocyte Adhesion Molecule-1 As an Inducible Adhesive Receptor Specific for Colon Carcinoma Cells. J Natl Cancer Inst 83:1321–1324
5. Larkin M, Ahern TJ, Stoll MS, Shaffer M, Sako D, Obrien J, Yuen CT, Lawson AM, Childs RA, Barone KM, Langersafer PR, Hasegawa A, Kiso M, Larsen GR, Feizi T (1992) Spectrum of Sialylated and Nonsialylated Fuco- Oligosaccharides Bound by the Endothelial-Leukocyte Adhesion Molecule E-Selectin-Dependence of the Carbohydrate Binding Activity on E-Selectin Density. J Biol Chem 267:13661–13668
6. Feizi T (1993) Carbohydrate differentiation antigens: probable ligands for cell adhesion molecules. TIBS 16:84–86
7. YiCao MS, Karsten UR, Liebrich W, Haensch W, Springer GF, Schlag PM (1995) Expression of Thomsen-Friedenreich-related antigens in primary and metastatic colorectal carcinomas. Cancer 76:1700–1708

8. Kemmner W, Schlag P, Brossmer R (1987) A rapid and simple method for dissociation of human colorectal tissue. J Cancer Res Clin Oncol 113:400–402
9. Hara S, Takemori Y, Yamaguchi M, Nakamura M, Ohkura Y (1987) Fluorometric High-Performance Liquid Chromatography of N-Acetyl and N-Glycolylneuraminic Acids and Its Application to Their Microdetermination in Human and Animal Sera, Glycoproteins, and Glycolipids. Anal Biochem 164:138–145
10. Kemmner W, Krueck D, Schlag P (1994) Different sialyltransferase activities in human colorectal carcinoma cells from surgical specimens detected by specific glycoprotein and glycolipid acceptors. Clin Exp Metastasis 12:245–254

PD. Dr. W. Kemmner, Robert-Rössle-Klinik am MDC, Humboldt-Universität, Chirurgische Onkologie, Lindenberger Weg 80, D-13122 Berlin

Zelladhäsionsmoleküle als neue Selektionsparameter für R0 resezierte Hochrisikopatienten beim Magenkarzinom

Cell adhesion molecules: a new tool for identification of R0 resected high risk patients in gastric cancer

B. Mayer[1], C. Lorenz[1], I. Funke[1], W. Schraut[2], K.W. Jauch[1], J.P. Johnson[3] und F.W. Schildberg[1]

[1] Klinikum Großhadern, Chirurgische Klinik und Poliklinik, Universität München, Marchioninistr. 15, 81377 München
[2] Abteilung für Medizinische Biometrie und Epidemiologie, Universität München, Marchioninistr. 15, 81377 München
[3] Institut für Immunologie, Universität München, Goethestr. 31, 80336 München

Einleitung

Die meisten chirurgisch therapierbaren Magenkarzinompatienten können sowohl makroskopisch als auch mikroskopisch lokal tumorfrei operiert werden. Trotzdem liegt die 5-Jahresüberlebensrate dieser R0 Patienten unter 50%. Die wenigen zur Verfügung stehenden unabhängigen klinisch pathologischen Prognoseparameter eignen sich vor allem für die kollektive Risikoabschätzung, weniger jedoch für die Erfassung individueller Hochrisikopatienten [1]. Die Identifikation neuer, tumorbiologisch relevanter Risikofaktoren könnte zur Identifikation derjenigen Krebspatienten beitragen, die trotz einer R0 Resektion tumorbedingt kurze Überlebenszeiten aufweisen und außerdem die Möglichkeit zur Entwicklung neuer patientenorientierter Therapieansätze eröffnen. In der vorliegenden Studie wurden die bei der Karzinogenese und Tumorprogression des Magenkarzinoms stattfindenden Veränderungen im Expressionsmuster der Zelladhäsionsmoleküle E-cadherin, ICAM-1, LFA-3 und CD44 erhoben und ihre prognostische Wertigkeit uni- und multivariat für das R0 Kollektiv geprüft.

Patienten und Methoden

Von 69 operativ behandelten Magenkarzinompatienten standen kryoasservierte Gewebeproben der benigen Magenmukosa (normal, n = 9; Oberflächengastritis, n = 17; atrophische Gastritis, n = 23; Intestinale Metaplasie, n = 20), der autologen Primärtumoren und von autologen Metastasen unterschiedlicher Lokalisation (regionale Lymphknoten, n = 32; Leber, n = 10; Peritoneum, n = 17) für die immunhistologische Vergleichsanalyse zur Verfügung. Auf serialen Gefrierschnitten (5 µm) wurde mittels monoklonaler Antikörper (mAk) das Expressionsmuster der Zelladhäsionsmoleküle E-cadherin (mAk 6F9, IgG1), ICAM-1 (mAk p3.58BA-3 und mAk p3.58BA-11, IgG1), LFA-3 (mAk TS2/9.1.4.3, IgG1) und CD44 (mAk 25.32 und mAk NKI-P1, IgG1), in einer standardisierten Immunperoxidasefärbung erhoben und semiquantitativ im Lichtmikroskop ausgewertet.

Ein möglicher Zusammenhang zwischen dem jeweiligen Antigenexpressionsmuster im Primärtumor und verschiedenen patientenabhängigen (Geschlecht, Alter), behandlungsassoziierten (Operationsverfahren, Ausmaß der Resektion; Nachweis von Resttumor nach der Operation) und tumorbezogenen (TNM; UICC; Lokalisation und Durchmesser des Primärtumors; Borrmann-, Laurén- und WHO Klassifikation; Grading; Blut- und Lymphgefäßinvasion; Knochenmarkstatus) Faktoren wurde im Fisher's exakten Vierfeldertest für das gesamte Patientenkollektiv (n = 69) geprüft.

Die prognostische Relevanz des Expressionsmusters der untersuchten Zelladhäsionsmoleküle wurde univariat mit der Kaplan-Meier Überlebensanalyse (log rank Test) und multivariat im Vergleich zu klinisch pathologischen Prognosefaktoren mit dem Cox proportional hazard Regressionsmodell für das R0 Kollektiv bei einer medianen Nachbeobachtungszeit von 27 Monaten (Nachbeobachtungszeitraum: 1 – 82 Monate) ermittelt.

Ergebnisse

E-cadherin: 92% der untersuchten Primärtumore zeigten im Gegensatz zur autologen Mukosa einen qualitativen oder quantitativen Verlust des E-cadherin Moleküls. Die verminderte E-cadherin Expression ($\leq$ 50% positive Tumorzellen) korrelierte mit der Auflösung der drüsigen Tumorarchitektur (Laurén, WHO, p = 0,0001) und der Dedifferenzierung der Tumorzellen (Grading, p = 0,0001) und lag bei fortgeschrittener Infiltrationstiefe des Primärtumors häufiger vor (pT-Stadium, p = 0,017). Im R0 Kollektiv (n = 33) korrelierte die reduzierte E-cadherin Expression im Primärtumor mit einer erhöhten Rezidivhäufigkeit (p = 0,001) und kürzeren Überlebenszeiten der Patienten (log rank, p = 0,025). Eine Reaktivierung der E-cadherin Expression scheint jedoch möglich, da alle untersuchten Lebermetastasen unabhängig vom E-cadherin Expressionsmuster im autologen Primärtumor eine starke E-cadherin Expression zeigten [2].

ICAM-1: Die Expression des ICAM-1 Antigens konnte weder auf den epithelialen Zellen der histopathologisch unauffälligen, noch der entzündlich veränderten Magenmukosa gezeigt werden. Dagegen war die Induktion der ICAM-1 Expression in 38% der untersuchten Magenkarzinome (n = 69) nachweisbar und von einem mäßig bis starken Leukozyteninfiltrat (p = 0,007) und einer differenzierten Tumorarchitektur begleitet (Laurén, WHO, p = 0,0003; Grading, p = 0,017). Außerdem bestand eine inverse Korrelation zwischen dem Nachweis ICAM-1 positiver Tumorzellen und dem Tumorzelleinbruch in die Lymphgefäße des Primärtumors (p = 0,037). Eine prognostische Bedeutung der ICAM-1 Expression (log rank, p = 0,41) konnte im untersuchten R0 Kollektiv (n = 30) nicht gezeigt werden [3].

LFA-3: Das Ausmaß der LFA-3 Expression auf den Mukosazellen korrelierte positiv mit dem Aktivierungszustand der Mukosa (p = 0,0001). Bei den Primärtumoren lag in 59% der untersuchten Karzinome (n = 49) eine starke LFA-3 Expression (> 50% positive Tumorzellen) vor und korrelierte mit der Dedifferenzierung der Tumorzellen (Grading, p = 0,015) und mit dem Nachweis von Tumorzellen in den

Blut- und Lymphgefäßen (Blutgefäßinvasion, p=0,032; Lymphgefäßinvasion, p=0.012). Im R0 Kollektiv (n=22) war eine starke LFA-3 Expression des Primärtumors mit kürzeren Überlebenszeiten (p=0,059) assoziiert. Der Vergleich der LFA-3 Expression in den verschieden lokalisierten Metastasen ergab, daß im Gegensatz zu den regionalen Lymphknotenmetastasen 87% der Leber- und Peritonealmetastasen (n=23) eine starke LFA-3 Expression (p=0,007) aufwiesen [3].

CD44: Die „de novo" Expression des CD44 Zelladhäsionsmoleküls ist in der atrophischen Gastritis auf dem tiefen Drüsenkörper nachweisbar. Im Gegensatz zum diffusen Magenkarzinom exprimieren 67% der untersuchten intestinalen Karzinome das CD44 Antigen (Laurén, p=0,002). Die CD44 Expression im Primärtumor korreliert mit dem Tumorzelleinbruch in die Blut- und Lymphgefäße (Blutgefäßinvasion, p=0,007; Lymphgefäßinvasion, p=0.01) und mit dem Nachweis von Fernmetastasen zum Zeitpunkt der Primärtherapie (M-Stadium, p=0,02). Im R0 Kollektiv (n=31) ist die CD44 Expression im Primärtumor mit einer häufigen Rezidiventwicklung (p=0.001) und kurzen Überlebenszeiten (log rank, p=0,002) verbunden [4].

Die Multivariatanalyse ergab, daß im untersuchten R0 Kollektiv das Resektionsausmaß (p=0,0008), ein positiver Lymphknotenstatus (p=0,002) und der Nachweis des CD44 Antigens im Primärtumor (p=0,01) als unabhängige Risikofaktoren mit einer ungünstigen Prognose des Magenkarzinoms einhergehen.

Zusammenfassung

Die vorliegenden Untersuchungen zeigen, daß Zelladhäsionsmoleküle zur Identifikation von R0 resezierten Hochrisikopatienten beitragen können. Die verminderte Expression des E-cadherin Moleküls scheint an der Loslösung von Tumorzellen aus dem primären Tumorzellverband in einem frühen Schritt der Metastasierung beteiligt zu sein. Dagegen könnte die Expression der Zelladhäsionsmoleküle LFA-3 und CD44 die Invasion von Tumorzellen in das Gefäßsystem und damit die Generalisierung der Tumorerkrankung begünstigen. Die Expression des ICAM-1 Antigens scheint bei der Progression des Magenkarzinoms im untersuchten Patientenkollektiv keine Rolle zu spielen. Als neuer unabhängiger Prognosefaktor für R0 resezierte Magenkarzinompatienten konnte die Expression des CD44 Moleküls identifiziert werden.

Summary

In a series of gastric cancer patients with an intended curative resection cell adhesion molecules were confirmed as important predictors of poor prognosis. The reduced expression of the cell adhesion molecule E-cadherin was associated with parameters of tumor cell dissociation and is supposed to be involved in an early step of metastasis. In contrast, the expression of the cell adhesion molecules LFA-3 and CD44 was correlated with tumor cell vessel invasion and seems to play an important role in advanced tumor progression. In addition, the "de novo" expression of CD44 antigen was identified as a new independent prognostic factor in R0 resected gastric cancer patients.

Literatur

1. Roder JD, Böttcher K, Siewert JR, Busch R, Hermanek P, Meyer HJ and The German Gastric Carcinoma Study Group (1993) Prognostic factors in gastric carcinoma. Results of the German Carcinoma Study 1992. Cancer 72:2089–2097
2. Mayer B, Johnson JP, Leitl F, Jauch KW, Heiss MM, Schildberg FW, Birchmeier W, Funke I (1993) E-cadherin expression in primary and metastatic gastric cancer: down-regulation correlated with cellular dedifferentiation and glandular disintegration. Cancer Res 53:1690–1695
3. Mayer B, Lorenz C, Babic R, Jauch KW, Schildberg FW, Funke I, Johnson JP (1995) Expression of leukocyte cell adhesion molecules on gastric carcinomas: possible involvement of LFA-3 expression in the development of distant metastases. Int J Cancer (Pred Oncol); 64:415–423
4. Mayer B, Jauch KW, Günthert U, Figdor CG, Schildberg FW, Funke I, Johnson JP (1993) De-novo expression of CD44 and survival in gastric cancer. Lancet 342:1019–1022

Dipl. Biol. Barbara Mayer, Klinikum Großhadern, Chirurgische Klinik und Poliklinik, Marchioninistr. 15, D-81377 München

E-Cadherin, ein neuer, unabhängiger Prognoseparameter beim Magenkarzinom

E-cadherin – A new independent prognostic parameter for gastric carcinoma

W. Müller, A. Schneiders, S. Meier, G. Hommel [2], R. Moll [1] und H.E. Gabbert

Institute für Pathologie der Universitäten Düsseldorf und
[1] Halle a.d. Saale
[2] Institut für Med. Statistik der Universität Mainz

Einleitung

Das transmembranöse Glykoprotein E-Cadherin ist in normalen Epithelien und in Tumorzellen für die Zell-Zell-Haftung verantwortlich. In Magenkarzinomen wird E-Cadherin, dessen Gen auch als Metastasierungs- oder Invasionssuppressorgen bezeichnet wird, je nach Differenzierungsgrad unterschiedlich exprimiert. Bei einer Reihe von malignen Tumoren wie dem Mamma-, Kolon- oder Nierenkarzinom konnte eine reduzierte E-Cadherin-Expression mit einer schlechteren Prognose korreliert werden. Zum Magenkarzinom liegen derzeit nur zwei Studien an nur geringen Fallzahlen vor, die auf einen negativen prognostischen Einfluß der reduzierten E-Cadherin-Expression hinweisen [4, 5].

Material und Methode

Bei einer Serie von 418 R0-resezierten Magenkarzinomen wurde immunhistochemisch die E-Cadherin-Expression untersucht. Die mediane Nachbeobachtungszeit betrug 2,3 Jahre (2 Monate bis 9,1 Jahre). Bei 61,0% der Patienten wurde eine totale Gastrektomie durchgeführt und bei 39,0% eine subtotale Magenresektion. Um die prognostische Bedeutung der E-Cadherin-Expression mit anderen bekannten Prognosefaktoren zu vergleichen, wurden bei allen Tumoren folgende Parameter erhoben: Invasionstiefe (pT-Kategorie), Lymphknotenbefall (pN-Kategorie), Differenzierungsgrad, Blut- und Lymphgefäßinvasion [2] sowie der Grad der Tumorzelldissoziation an der Invasionsfront [3]. Darüberhinaus wurden alle Tumoren nach der WHO- und der Lauren-Klassifikation unterteilt.

Der immunhistologische Nachweis der E-Cadherin-Expressionerfolgte mit dem monoklonalen Antikörper 5H9 [1], der nach Mikrowellenbehandlung E-Cadherin auch an Paraffinschnitten erkennt. Als Positivkontrollen wurde normale Magenschleimhaut verwendet, zur negativen Kontrolle wurde der Primärantikörper durch Phosphatpuffer ersetzt. Die Auswertung der E-Cadherin-Expression erfolgte semiquantitativ jeweils im Vergleich zu miterfaßter gesunder Magenschleimhaut. Die Tumoren wurden in vier Gruppen unterteilt:

1. starke Expression: Tumoren mit linearer membranöser Immunoreaktivität ähnlich gesunder Magenschleimhaut oder starker granulärer Expression in mehr als 60% der Tumorzellen,
2. mittelgradige Expression: Tumoren mit granulärer oder linearer Immunoreaktivität in 20–60% der Tumorzellen,
3. schwache Expression: Tumoren mit granulärer membranöser Immunoreaktivität in weniger als 20% der Tumorzellen,
4. negative Expression: Tumoren, die keine oder eine nur sehr schwache granuläre E-Cadherin-Expression in weniger als 5% der Tumorzellen aufwiesen.

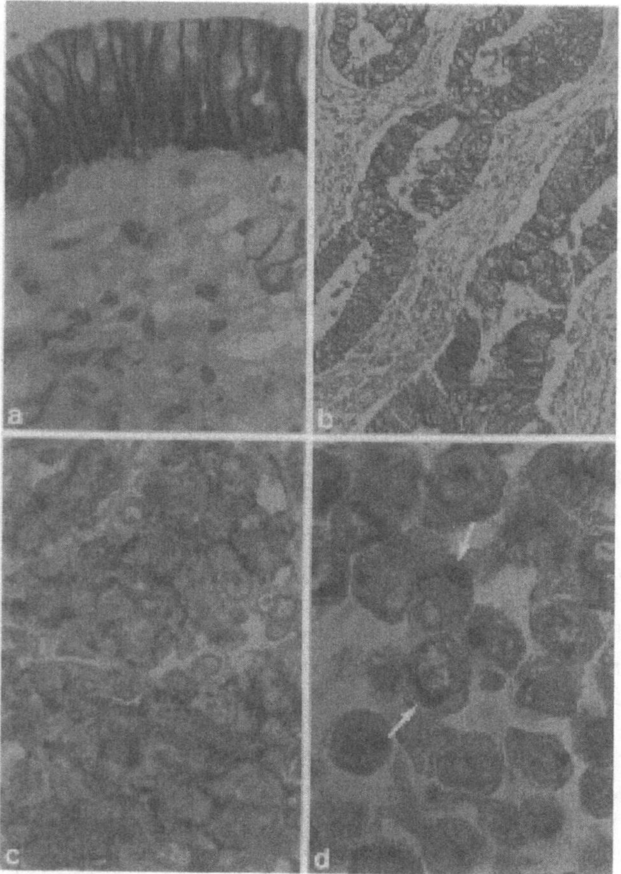

Abb. 1. E-Cadherin-Expression in normaler Magenschleimhaut und Magenkarzinom. 1a: deutliche lineare membranöse Immunoreaktivität des oberflächlichen Foveolarepithels tumorbenachbarter normaler Magenschleimhaut. 1b: starke lineare E-Cadherin-Expression eines mäßig differenzierten Magenkarzinoms. 1c: reduzierte granulärgepunktete Immunoreaktivität eines gering differenzierten Karzinoms. 1d: intrazytoplastische „dot-like" E-Cadherin-Expression (Pfeil) eines undifferenzierten Karzinoms

Ergebnisse

Von den 418 untersuchten Karzinomen zeigten 26,2% eine starke, 23,0% eine mittelgradige und 20,8% eine schwache E-Cadherin-Expression (Abb. 1). Bei 125 Tumoren (30,0%) ließ sich keine (n=42) oder nur eine sehr schwache granuläre Expression in weniger als 5% der Tumorzellen nachweisen (n=83). Bei 11,6% der undifferenzierten Karzinome und 10,6% der Siegelkarzinome fand sich eine punktuelle, zytoplasmatische „dot-like" Expression für E-Cadherin.

Eine statistische hochsignifikante Korrelation fand sich zwischen der E-Cadherin-Expression und dem Differenzierungsgrad der Tumoren (p<0,0001), indem die große Mehrheit der gut und mäßig differenzierten Karzinome eine starke oder mittelgradige E-Cadherin-Expression aufwiesen, während die Mehrheit der schlecht differenzierten und undifferenzierten Tumoren keine oder nur eine schwache E-Cadherin-Expression aufwiesen. Beim Vergleich mit den übrigen Parametern ließ sich zeigen, daß Tumoren vom sog. Intestinaltyp nach Laurén häufiger und deutlicher E-Cadherin-positiv waren als Karzinome vom diffusen Typ (p<0,0001) ebenso waren bezüglich der WHO-Klassifikation Siegelringzell- und undifferenzierte Karzinome häufiger E-Cadherin-negativ als Adenokarzinome vom pappilären, tubulären oder muzinösen Typ (p<0,0001). Beim Vergleich mit der Tumorzelldissoziation an der Invasionsfront fand sich, daß Tumoren mit geringer oder fehlender E-Cadherin-Expression die stärkste Tumorzelldissoziation aufwiesen (p<0,0001). Im Gegensatz dazu ließ sich keine Korrelation zwischen der E-Cadherin-Expression und den bekannten Prognoseparametern pT-Kategorie, pN-Kategorie sowie Blut- und Lymphgefäßinvasion nachweisen.

Bezüglich der Prognose der Patienten ergab sich univariate Analyse mit dem logrank-Test (Abb. 2) eine signifikant bessere Prognose für Tumoren mit erhaltener E-Cadherin-Expression (p=0,0098). Dieser hochsignifikante prognostische Unterschied blieb auch in einer multivariaten Cox-Regressionsanalyse unter Einschluß der Prognoseparameter pT-Kategorie, pN-Kategorie, Blut- und Lymphgefäßinva-

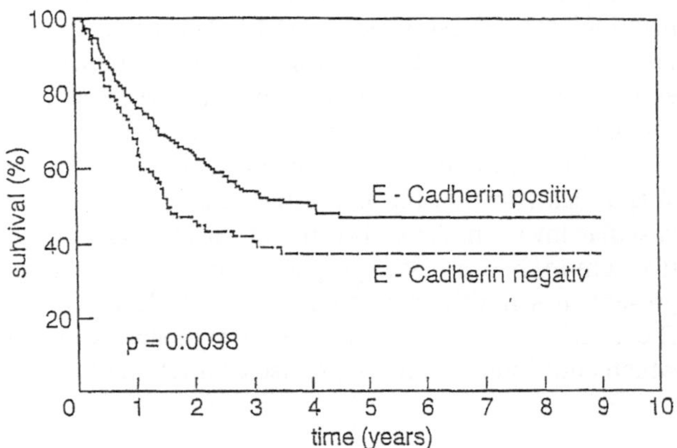

Abb. 2. Überlebenskurven bei 418 Magenkarzinompatienten mit E-Cadherin-positiven (n=293) und E-Cadherin-negativen Tumoren (n=125)

sion sowie Tumorzelldissoziation bestehen (p = 0,0130), die somit den Wert der E-Cadherin-Expression als unabhängigen Prognoseparameter bestätigt.

Schlußfolgerung

Die vorliegende Untersuchung an 418 Magenkarzinomen zeigt, daß es sich bei der E-Cadherin-Expression um einen neuen, unabhängigen Prognoseparameter handelt, der zusätzlich zu den bekannten Prognosefaktoren Invasionstiefe, Lymphknotenbefall und Gefäßinvasion eine präzisere und individuellere Risikoabschätzung von Magenkarzinompatienten erlaubt.

Zusammenfassung

In der vorliegenden Untersuchung wurde der Einfluß der E-Cadherin-Expression immunhistologisch auf das Überleben von 418 R0-resezierten Magenkarzinompatienten untersucht. 26,2% der Tumoren zeigten eine starke, 23,0% eine mittelgradige, 20,8% eine schwache und 30,0% keine oder nur eine sehr geringe granuläre E-Cadherin-Expression. Mit Hilfe einer univariaten Analyse ergab sich eine signisfikante bessere Prognose für E-Cadherin-positive Tumoren (p = 0,0098), die in einer multivariaten Analyse bestätigt wurde (p = 0,0130). Die vorliegenden Ergebnisse zeigen, daß es sich bei der E-Cadherin-Expression um einen neuen und unabhängigen Prognoseparameter handelt, der zusätzlich zu den bekannten Prognosefaktoren eine präzisere und individuellere Risikoabschätzung von Magenkarzinompatienten erlaubt.

Summary

In the present study, the prognostic role of E-cadherin-expression was immunohistologically investigated in 418 R0-resected gastric carcinomas. Out of these, 26.2% tumors revealed a strong, 23.0% a moderate, 20.8% a weak E-cadherin expression. 30.0% showed no or only a very weak granular E-cadherin expression. There was a signisficant correlation between E-cadherin expression and the grade of tumor differentiation and histological tumor type according to the Laurén and the WHO classification but not with the prognostic parameters pT-, pN-category and vascular invasion. As shown by univariate analysis, patients with E-cadherin-positive tumors had a better prognosis (p = 0.0098). This prognostic impact was still present in a multivariate analysis (p = 0.0130). Our data verify the expression of E-cadherin as a new and indepent prognostic parameter in gastric cancer patients, which contribute to a more precise estimation of the individual risk.

Literatur

1. Frixen UH et al. (1991) J Cell Biol 113:173–185
2. Gabbert HE et al. (1991) Int J Cancer 49:203–207
3. Gabbert HE et al. (1992) Int J Cancer 50:202–207
4. Mayer B et al. (1993) Cancer Res 53:1690–1695
5. Yonemura Y et al. (1995) Cancer 76:941–953

Dr. W. Müller, Institut für Pathologie, Moorenstr. 5, D-40225 Düsseldorf

Differentielle Bedeutung des Urokinase-Systems für die Prognose des Magenkarzinoms

Differential prognostic relevance of the urokinase (uPA-)system in gastric cancer

H. Allgayer[1], M.M. Heiss[1], R. Babic[2], K.U. Grützner[1], K.W. Jauch[1] und F.W. Schildberg[1]

[1] Chirurgische Klinik, Klinikum Großhadern, Ludwig-Maximilians-Universität, München
[2] Institut für Pathologie und Cytologie, Deggendorf

Einleitung

Die Expression des Urokinase-(uPA)-Systems wird mit der Invasions- und Metastasierungsaggressivität maligner Tumoren funktionell in biologischem Zusammenhang gesehen [1]. Ein kaskadenartiges Zusammenspiel aus uPA und seinen verschiedenen Aktivatoren und Inhibitoren [2], konzentriert an der Tumorzelloberfläche durch den membranständigen uPA-Rezeptor (uPA-R) ermöglicht der malignen Zelle die Lysis extrazellulärer Matrix und von vaskulären Basalmembranen. Wie unsere Arbeitsgruppe an einer konsekutiven prospektiven Serie von 203 Patienten mit Magenkarzinom zeigen konnte, sind uPA, ihr Rezeptor uPA-R und vor allem ihr Inhibitor PAI-1 neue unabhängige Risikofaktoren, und ihre Expressionsstärke korrelierte untereinander hochsignifikant bei Betrachtung dieses Gesamtkollektivs [3].

Es ist jedoch bekannt, daß sich beim Magenkarzinom zum einen im Wesentlichen zwei verschiedene Entitäten nach Laurén definieren lassen (intestinaler, diffuser Typ), von denen ein biologisch und klinisch sehr unterschiedliches Verhalten beobachtet wird [4, 5]. Zum anderen steht das Frühkarzinom prognostisch in essentiellem Gegensatz zu sämtlichen anderen Tumorstadien [5], und biologische Ursachen für diese Diskrepanz sind bisher ungeklärt.

Es stellte sich deshalb die Frage, ob die Analyse des uPA-Systems in diesen klinisch gegensätzlichen Tumorgruppen unterschiedliche Ergebnisse zeigt, um damit möglicherweise erstmals funktionelle Abgrenzungen zwischen verschiedenen Formen des Magenkarzinoms zu erhalten.

Methodik

An einer konsekutiven prospektiven Serie von 203 Patienten mit resektablem Magenkarzinom wurde die Expression von uPA, uPA-R und PAI-1 immunhistochemisch (Immunoperoxidase, Vectastain) im Tumorepithel bestimmt. Die Auswertung erfolgte semiquantitativ in vier Gruppen: 0 = negativ, 1 = bis 30% positive Tumorzellen, schwache Färbung, 2 = 30 – 70% positive Zellen, mittelstarke Färbung, 3 = mehr als 70% positive Zellen, starke Färbung.

Die statistische Auswertung erfolgte mit Hilfe des Chi-Quadrat-Tests, der Kaplan-Meier-Methode zur Berechnung der Überlebenswahrscheinlichkeiten (Mantel-Cox-Rangsummentest) sowie der Multivarianzanalyse nach Cox bei einem Signifikanzniveau von $p = 0,05$.

Ergebnisse

189 von 203 Patienten (139 kurativ reseziert) wurden bei einer Hospitalletalität von 7% prospektiv nachbeobachtet (median 31 Monate, Spanne 9 – 56). 89 hatten ein diffuses oder Misch-, 100 ein intestinales Magenkarzinom nach Laurén. In 34 Fällen handelte es sich um ein Frühkarzinom.

93 von 189 Patienten verstarben (81 tumorbedingt), 47 der 139 R0-Patienten erlitten ein Rezidiv. Davon entfielen lediglich 2 auf die Frühkarzinome.

Die Berechnung der Überlebenswahrscheinlichkeiten (Kaplan-Meier) in *diffusen- und Mischkarzinomen* zeigte analog zu den Ergebnissen im Gesamtkollektiv [3] eine signifikante Assoziation mit dem Gesamtüberleben für uPA ($p = 0,0005$ [Mantel-Cox]), uPA-R ($p = 0,0014$) und PAI-1 ($p = 0,0035$). Auch multivariat unter Berücksichtigung beim Magenkarzinom etablierter Risikoparameter waren uPA ($p = 0,005$, rel. Risiko 1,95, 95% CI 1,15 – 3,29) und PAI-1 ($p = 0,044$, rel. Risiko 3,34, 95% CI 1,17 – 9,55) starke und unabhängige Risikofaktoren.

Keine signifikante prognostische Assoziation ergab sich jedoch für alle drei Faktoren in der Gruppe *intestinaler Tumoren*. Bei gesonderter Betrachtung der intestinalen Karzinome vom Differenzierungsgrad G3 (n = 41) zeigte sich jedoch für PAI-1 wiederum eine signifikante Korrelation mit der Prognose ($p = 0,0459$), und auch multivariat erhielt PAI-1 seine unabhängige Relevanz zurück ($p = 0,050$, rel. Risiko 2,16, 95% CI 0,97 – 7,72). Das Grading allein hatte in dieser Analyse keine eigenständige prognostische Relevanz.

Bei Analyse der 34 *Frühkarzinome* ergab sich zunächst im Chi-Quadrat-Modell, daß uPA, uPA-R und PAI-1 nicht signifikant untereinander positiv korreliert waren, also offensichtlich nicht gemeinsam hochreguliert wurden. Dies steht in auffälligem Gegensatz zum Gesamtkollektiv, in dem eine hochsignifikante Korrelation der uPA-Parameter bestand ([3], Tab. 1). Auch die prognostische Bedeutung von uPA und uPA-R verschwand in der Gruppe der Frühkarzinome, und nur PAI-1 war signifikant mit einem kürzeren Überleben assoziiert ($p = 0,0016$, Kaplan-Meier).

Tab. 1. Korrelation von jeweils zwei Parametern des uPA-Systems im Chi-Quadrat-Test, im Vergleich des Gesamtkollektivs (n = 189) mit der Gruppe der Frühkarzinome (n = 34). Es zeigt sich ein Korrelationsverlust bei isolierter Analyse der Frühkarzinome

Parameter	Korrelation Gesamtkollektiv	Korrelation Frühkarzinome
uPA/uPA-R	$p = 0,0017$	$p = 0,1252$
uPA/PAI-1	$p < 0,0001$	$p = 0,3709$
uPA-R/PAI-1	$p = 0,0001$	$p = 0,3094$

Diskussion

Unsere Ergebnisse zeigen, daß Faktoren des Urokinase-Systems beim Magenkarzinom eine sehr selektive Bedeutung erlangen bei Betrachtung von Tumorgruppen, von denen empirisch-klinisch ein sehr unterschiedliches Verhalten bekannt ist: So zeichnen sich diffuse- und Misch- bzw. intestinale Typen jeweils durch charakteristische Patienten- und Altersverteilung sowie bevorzugte Metastasierungswege aus [5]. Die strikte klinische Zweiteilung in diffuse und intestinale Karzinome war jedoch seit ihrer Klassifizierung [4] umstritten und erfordert durch unsere Beobachtungen zum uPA-System ein neues Überdenken: Die prognostische Relevanz der uPA-Parameter scheint nicht primär von der Laurén-Einteilung, sondern vielmehr vom Entdifferenzierungsgrad (diffuse Karzinome sind per definitionem G3) abzuhängen. Folglich wäre in Zukunft zu diskutieren, ob nicht in funktioneller Hinsicht G3-differenzierte intestinale Magenkarzinome eher ähnlich dem diffusen Typ aufzufassen und in Konsequenz chirurgisch-klinisch auch als solche zu therapieren wären.

Ebenso interessant erscheinen unsere Ergebnisse zum uPA-System beim Frühkarzinom: Hier fehlt offensichtlich die im Gesamtkollektiv [3] hochsignifikant beobachtete gleichsinnige Überexpression (positive Chi-Quadrat-Korrelation) der einzelnen uPA-Faktoren (Tab. 1). Dies bedeutet zum einen, daß angesichts der bekannten exzellenten Prognose des Frühkarzinoms die Nichtkorrelation von uPA, uPA-R und PAI-1 prognostisch als günstiges Zeichen im Einzelfall zu werten ist. Vielmehr jedoch unterstützt die unterschiedliche Relevanz des uPA-Systems beim Frühkarzinom gegenüber allen anderen Tumorstadien die bisher ausschließlich klinisch gestützte Hypothese, daß das Magenfrühkarzinom womöglich eine eigene biologische Entität repräsentiert.

Als Schlußfolgerung aus unseren Ergebnissen, die die Bedeutung einer differenzierten Analyse des uPA-Systems beim Magenkarzinom demonstrieren, ergibt sich die Forderung nach einer zunehmend funktionell orientierten Erweiterung der etablierten Tumorklassifikation.

Zusammenfassung

Ziel der vorliegenden Studie war es, die Relevanz des mit der Aggressivität von Tumoren assoziierten und prognostisch bedeutsamen Urokinase-Systems differenziert am Magenkarzinom zu überprüfen.

Hierzu wurde einerseits an einer prospektiven Serie von 203 Patienten die immunhistochemisch semiquantitativ bestimmte Expression des uPA-Systems hinsichtlich der Laurén-Klassifikation, andererseits in 34 Frühkarzinomen gesondert überprüft.

In diffusen Karzinomen nach Laurén (n = 89) zeigte sich wie im Gesamtkollektiv eine unabhängige prognostische Relevanz von uPA (p = 0,005, rel. Risiko 1,95, 95 % CI 1,15–3,29, multivariate Analyse nach Cox) und PAI-1 (p = 0,044, rel. Risiko 3,34, 95 % CI 1,17–9,55). Bei den intestinalen Karzinomen hingegen (n = 100) zeigte sich keine prognostische Assoziation. Betrachtete man jedoch entdifferenzierte (G3) Karzinome vom intestinalen Typ gesondert (n = 41), so war

PAI-1 von ähnlich starker prognostischer Bedeutung wie beim diffusen Typ. Der histologische Differenzierungsgrad (G) alleine war hierbei nicht mit der Prognose assoziiert.

Bei Analyse der 34 Frühkarzinome ergab sich, daß im Gegensatz zum Gesamtkollektiv keine Positivkorrelation, also keine gemeinsame Hochregulation der Expression der einzelnen uPA-Parameter bestand. Ferner hatten uPA und uPA-R keine Bedeutung mehr, einzig PAI-1 blieb prognostischer Risikofaktor (p = 0,0016, Kaplan-Meier).

Diese Ergebnisse zeigen, daß die prognostische Relevanz des uPA-Systems mit der Entdifferenzierung von Magenkarzinomen zunimmt, was möglicherweise eine neue biologische und therapeutische Zuordnung entdifferenzierter intestinaler Typen zu diffusen Tumoren anregen muß. Eine fehlende gemeinsame Überexpression der uPA-Parameter beim Frühkarzinom im Unterschied zum Gesamtkollektiv unterstreicht die Hypothese des Magenfrühkarzinoms als eigene biologische Entität und ist als günstiges Kriterium für die Prognose zu werten. Die vorliegende Arbeit unterstreicht die Bedeutung der differenzierten Analyse des uPA-Systems im Hinblick auf die Notwendigkeit einer zunehmend funktionell orientierten Tumorklassifikation.

Summary

Differential value of the urokinase-system in gastric cancer has been proposed in the present study.

In a prospective series of 203 patients (189 prospectively followed) immuno-histochemically detected expression of uPA, uPA-R and PAI-1 was investigated according to Laurén-classification and separately in 34 early cancers.

In diffuse types (n = 89), independent prognostic value of uPA (p = 0.005, rel. risk 1.95, 95 % CI 1.15 – 3.29, multivariate analysis) and PAI-1 (p = 0.044, rel. risk 3.34, 95 % CI 1.17 – 9.55) was observed in analogy to our results in all 203 patients [3]. This could not be detected in 100 intestinal types. Analyzing G3-differentiated intestinal carcinomas seperately (n = 41), PAI regained prognostic value again. Grading alone was not associated with prognosis.

In early gastric cancers, no positive chi-square correlations between uPA-parameters were detected in evident contrast to all 203 patients [3]. Prognostic importance of uPA and uPA-R vained compared to all patients, and only PAI-1 retained prognostic significance (p = 0.0016, Kaplan-Meier).

These results suggest that prognostic relevance of the uPA-system is associated with tumor differentiation in gastric cancer, proposing biologic and therapeutic analogy of diffuse and low differentiated intestinal types. Second, missing synergistic overexpression (demonstrated in chi-square analysis) of uPA-parameters in early cancers probably indicates good prognosis. Third, contrasting relevance of the uPA-system in early cancers and higher stages support the hypothesis of early gastric cancer as an own biologic entity.

Our study further implies necessity of a more functionally orientated tumor classification in gastric cancer.

Literatur

1. Blasi F (1993) Urokinase and urokinase receptor: A paracrine/autocrine system regulating cell migration and invasiveness. BioEssays 15:105–111
2. Allgayer H, Heiss MM, Babic R, Grützner KU, Jauch KW, Löhrs U, Schildberg FW (1995) Expression of tumor-associated proteases and their inhibitors in gastric cancer: Impact on prognosis. AACR Proceedings 36:93
3. Heiss, MM, Babic R, Allgayer H, Grützner KU, Jauch KW, Löhrs U, Schildberg FW (1995) Tumor-associated proteolysis and prognosis: New functional risk factors in gastric cancer defined by the urokinase-type plasminogen activator system. J Clin Oncol 13(8):2084–2093
4. Laurén R (1965) The two histological main types of gastric carcinoma: Diffuse and so-called intestinal type carcinoma. Acta Pathol Microbiol Scand 64:31–34
5. Morson BC, Dawson IMP, Day DW, Jass JR, Price AB, Williams GT (1990) Morson & Dawson's gastrointestinal pathology. Blackwell Scientific Publications (Oxford, London, Edinburgh, Boston, Melbourne)

Heike Allgayer, Chirurgische Klinik und Poliklinik, Klinikum Großhadern, Ludwig-Maximilians-Universität, Marchioninistraße 15, D-81377 München

Will Rogers – Nicht nur ein Phänomen: „Stage migration" als Erklärung für die Prognoseverbesserung nach D2-Lymphadenektomie beim Magenkarzinom

Will Rogers – Not just a phenomenon: Stage migration as an explanation for the improved prognosis after D2-lymphadenectomy in gastric carcinoma

J. Jähne, G. Tusch[1], D. Breitmeier, H. J. Meyer und R. Pichlmayr

Klinik für Abdominal- und Transplantationschirurgie und
[1] Institut für Biometrie, Medizinische Hochschule Hannover

Einleitung

Die therapeutische Bedeutung einer D2-Lymphadenektomie beim Magenkarzinom wird nach wie vor kontrovers diskutiert. Nach den bisherigen eigenen Daten scheinen jedoch besonders Patienten mit den Tumorstadien II und IIIA von einer Lymphknotendissektion in den Kompartments I und II zu profitieren [4]. Die sich häufenden Mitteilungen, daß diese Prognoseverbesserungen ausschließlich durch eine Stadienverschiebung („Stage migration") – auch als Will-Rogers-Phänomen bezeichnet – bedingt sind [1, 3], haben uns zu einer erneuten Auswertung des eigenen Patientenkollektives veranlaßt.

Methodik

Zwischen April 1986 und Juli 1995 wurden bei 616 Patienten mit einem primären Magenkarzinom bei einer Resektionsrate von 77,9% (n=480) 376 R0-Resektionen (78,3%) mit einer D2-Lymphadenektomie durchgeführt. Bei der pathologischen Aufarbeitung der Resektate wurden alle resezierten und metastatischen Lymphknoten den verschiedenen Lymphknotenstationen zugeordnet. In der vorliegenden Untersuchung wurde unter der hypothetischen Annahme einer D1-Lymphadenektomie eine Reklassifizierung der pN- und der Tumorstadien anhand der pathologischen Befunde vorgenommen und somit eine fiktive D1- und eine tatsächliche D2-Gruppe gebildet. Die Ergebnisse der D1- und D2-Gruppe wurden für die Anzahl der resezierten und metastatischen Lymphknoten, das pN- und das Tumorstadium verglichen. Die Überlebenszeiten wurden für beide Gruppen nach Kaplan-Meier berechnet und im log.Rank Test auf statistische Signifikanz überprüft (p < 0,05).

Tabelle 1. Veränderungen der pN- und des Tumorstadium (UICC, 1992) durch „Stage migration" (n = 80, 21,3 %) bei 376 R0-Resektionen wegen eines primären Magenkarzinoms

pN-Stadium	D1-Gruppe (n/%)	D2-Gruppe (n/%)
pN0	195/51,6	134/35,6
pN1	82/21,8	123/32,7
pN2	100/26,6	119/31,8

Tumorstadium	„Stage migration"	
IA	60/16,0 — n = 2	58/15,4
IB	84/22,3 — n = 22	64/17,0
II	99/26,3 — n = 35	81/21,5
IIIA	59/15,7 — n = 15	79/21,0
IIIB	37/9,8 — n = 1	51/13,8
IV	37/9,8 — n = 5	43/11,4

Ergebnisse

Bei der hypothetischen D1- bzw. der tatsächlichen D2-Lymphadenektomie wurden $23,3 \pm 8,7$ bzw. $31,6 \pm 15,1$ Lymphknoten reseziert, von denen $5,2 \pm 6,3$ bzw. $8,4 \pm 10,9$ Lymphknoten metastatisch befallen waren. Durch die D2-Lymphadenektomie kam es zu erheblichen Veränderungen des pN-Stadiums (Tab. 1). Insgesamt war nach D2-Lymphadenektomie bei 80 Patienten (21,3 %) eine Stadienverschiebung zu verzeichnen (Tab. 1).

Die 5-Jahresüberlebensrate betrug für beide Gruppen 48,8 %. In der D1-Gruppe bestanden keine signifikanten Unterschiede zwischen einem pN_1- und einem pN_2-Stadium (Abb. 1; mediane Überlebenszeit (ÜLZ): 20,5 versus 18,0 Monate). Nach D2-Lymphadenektomie jedoch verbesserte sich die Prognose der pN_1-Patienten signifikant (Abb. 2; mediane ÜLZ: 42,2 versus 17,4 Monate) und nahm auch bei einem pN_0-Stadium von 69 % (D1; Abb. 1) auf 75 % (D2; Abb. 2) zu. Die Berechnung der Überlebenszeiten für die Tumorstadien ergab nach D2-Lymphadenektomie eine signifikante Prognoseverbesserung nur für die Patienten im Stadium II (Abb. 3), während im Stadium IIIA die 5-Jahres-Überlebensrate von 32 % auf 38 % zunahm ($p > 0,05$; mediane ÜLZ: 33,6 (D2) versus 25,3 (D1) Monate).

Diskussion und Schlußfolgerungen

Aufgrund der nun vorliegenden Ergebnisse scheinen die prognostischen Vorteile der D2-Lymphadenektomie für die Tumorstadien II und möglicherweise auch IIIA, wie

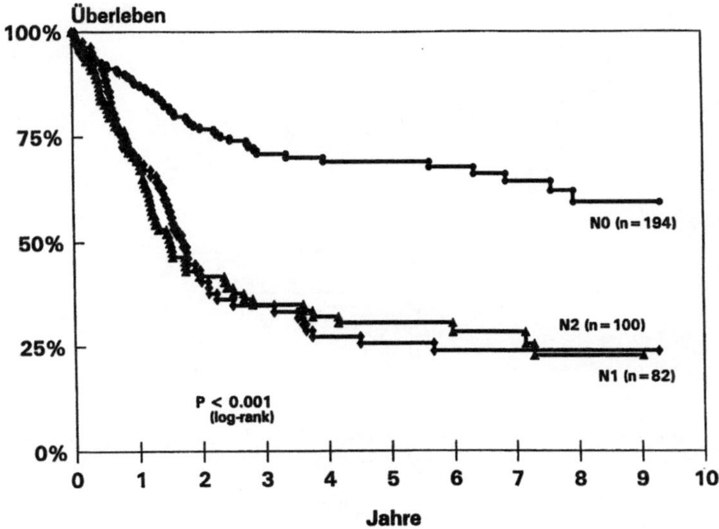

Abb. 1. Überlebensraten für die pN-Stadien nach D1-Lymphadenektomie bei 376 R0-Resektionen wegen eines primären Magenkarzinoms

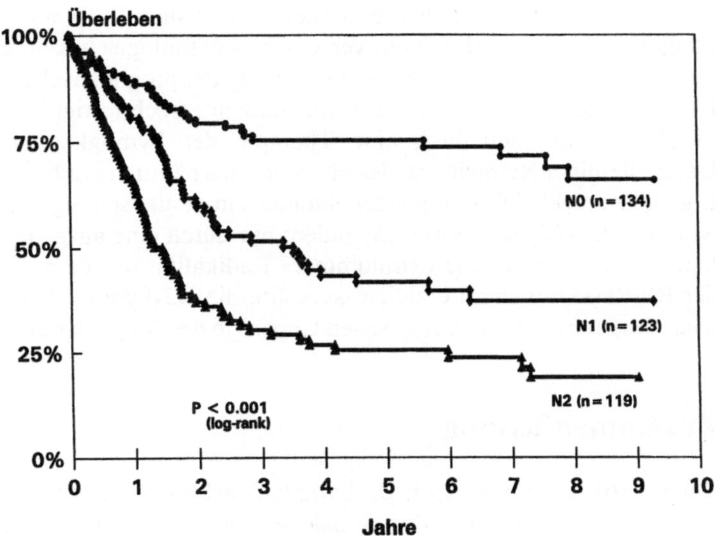

Abb. 2. Überlebensraten für die pN-Stadien nach D2-Lymphadenektomie bei 376 R0-Resektionen wegen eines primären Magenkarzinoms

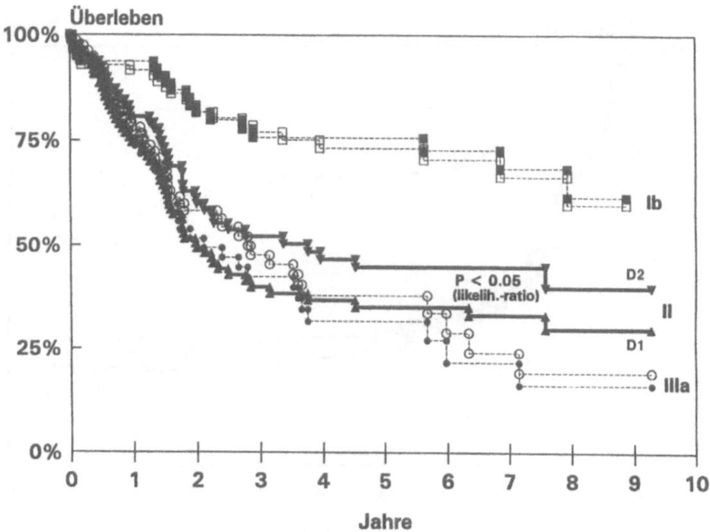

Abb. 3. Überlebensraten für die Tumorstadien IB, II und IIIA nach D1- bzw. D2-Lymphadenektomie wegen eines primären Magenkarzinoms – Signifikante Verbesserungen der Prognose sind nur beim Stadium II zu verzeichnen.

sie auch aus anderen Studien berichtet worden sind [2, 5], ausschließlich auf einer Stadienverschiebung durch ein verbessertes pathologisches Staging zu beruhen. Es erscheint jedoch fraglich, ob die Beurteilung der prognostischen Bedeutung der D2-Lymphadenektomie anhand der Tumorstadien gerechtfertigt ist, da mit der Lymphadenektomie ausschließlich eine Therapie der Lymphknotenmetastasen erfolgt. Unter alleiniger Betrachtung des pN-Stadiums nämlich ergibt sich aufgrund unserer Ergebnisse nach D2-Lymphadenektomie ein statistisch signifikanter Prognosegewinn für die pN_1-Kategorie. Da zudem nur durch eine ausgedehnte Lymphadenektomie eine ausreichende extraluminäre Radikalität mit dem Ziel einer Steigerung der R0-Resektionen zu erzielen ist, sollte die D2-Lymphadenektomie ein integrativer Bestandteil der onkologischen Chirurgie des Magenkarzinoms sein.

Zusammenfassung

Bei 376 R0-Resektionen mit D2-Lymphadenektomie wegen eines primären Magenkarzinoms erfolgte unter der Annahme einer D1-Lymphadenektomie anhand der pathologischen Befunde eine Reklassifizierung der pN- und Tumorstadien. Bei einer deutlichen Veränderung der pN-Stadien (pN0: 51,6% (D1) vs. 35,6% (D2); pN_1: 21,8% vs. 32,7%; pN_2: 26,6% vs. 31,6%) ergab sich durch die D2-Lymphadenektomie bei 21,3% der Patienten (n = 80) eine Stadienverschiebung. Die 5-Jahres-Überlebensrate betrug für beide Gruppen 48,8%. Nach D2-Lymphadenektomie verbesserte sich die Prognose signifikant (p < 0,05) für die pN_1-Fälle sowie für das Stadium II und geringfügig auch für das Stadium IIIA (p > 0,05). Aufgrund dieser

Ergebnisse sind die Überlebensvorteile in den Stadien II und IIIA vorwiegend durch „Stage migration" erklärbar. Dennoch sollte die D2-Lymphadenektomie aufgrund der Verbesserungen der Prognose für Patienten mit einem pN_1-Stadium und zur Steigerung der extraluminären Radikalität mit dem Ziel einer Erhöhung der R0-Resektionen ein wesentlicher Teil der chirurgischen Therapie des Magenkarzinoms sein.

Summary

In 376 R0-resections with D2-lymphadenectomy for primary gastric carcinoma, a reclassification of the pN- and tumor stages was undertaken according to the pathological reports assuming a D1-lymphadenectomy had been performed. While there was a marked difference in the pN-stages (pN0: 51,6% (D1) vs. 35.6% (D2); pN_1: 21.8% vs. 32.7%; pN_2: 26.6% vs. 31.6%), stage migration occured in 21.3% of the patients (n=80) after D2-lymphadenectomy. 5-year survival was 48.8% in both groups. Following D2-lymphadenectomy, the prognosis was significantly ($p < 0.05$) better for the pN_1-cases and stage II, while in stage IIIA survival improved only slightly ($p > 0.05$). These results indicate that the survival advantages for stage II and IIIA are mainly caused by stage migration. Nevertheless, D2-lymphadenectomy should be an important part of the surgical therapy of gastric carcinoma, because patients with a pN_1-stage may have a better prognosis and D2-lymphadenectomy may result in a greater extraluminal radicality with an increase of R0-resections.

Literatur

1. Bunt AMG, Hermans J, Smit VTHBM, van de Velde CJH, Fleuren GJ, Bruijn JA (1995) Surgical/pathologic-stage migration confounds comparisons of gastric cancer survival rates between Japan and Western countries. J Clin Oncol 13:19–25
2. Faß J, Hungs M, Reineke T, Nachtkamp J, Schumpelick V (1994) Zur Frage der Prognoseverbesserung durch R1- und R2-Lymphadenektomie beim Magenkarzinom. Chirurg 65:867–872
3. Feinstein AR, Sosin DM, Wells CK (1985) The Will Rogers phenomenon – Stage migration and new diagnostic techniques as a source of misleading statistics for survival in cancer. N Engl J Med 312:1604–1608
4. Meyer HJ, Jaehne J (1994) Rationale and technique of systematic lymph node dissection in gastric carcinoma. Dig Surg 11:72–77
5. Roder JD, Bonenkamp JJ, Craven J, van de Velde CJH, Sasako M, Böttcher K, Stein HJ (1995) Lymphadenectomy for gastric cancer in clinical trials: Update. World J Surg 19:546–553

Priv. Doz. Dr. med. Joachim Jähne, Klinik für Abdominal- und Transplantationschirurgie, Medizinische Hochschule Hannover, Konstanty-Gutschow-Str. 8, D-30625 Hannover

Entwicklung einer PCR-orientierten, schnellen, sensitiven und Spezies-spezifischen Methode zur frühzeitigen Erkennung von nosokomialen Infektionen bei chirurgische Intensivpatienten

Sensitive, rapid and species specific PCR-based method for the early identifacation of nosocomial infections in surgical intensive care patients

K. Dumon, V. N. Gorelov, W. Gross-Weege, H.-D. Röher und P. E. Goretzki

Klinik für Allgemein- und Unfallchirurgie, Heinrich-Heine-Universität Düsseldorf, Moorenstr. 5, 40225 Düsseldorf

Einleitung

Nosokomiale Infektionen stellen ein Hauptproblem der chirurgischen Intensivmedizin dar. Bei den konventionellen mikrobiologischen Detektionsmethoden ist eine Bearbeitungszeit von 24 bis 48 Stunden erforderlich, so daß wir zum Nachweis der pathogenen Keime aus humanen Sekreten eine alternatives Verfahren benötigen. Obwohl die Möglichkeit mittels der Polymerase Ketten Reaktion (PCR) pathogene Mikroorganismen nachzuweisen bekannt ist [1], konnten diese Methoden auf Grund der Länge und Dauer der Bearbeitungszeit, Kosten und Benutzung von radioaktiver Markierungen nicht in die klinische Routine umgesetzt werden. Wir entwickelten eine schnelle, sensitive und spezies-spezifische Methode, womit pathogene Keime direkt aus humanen Sekreten innerhalb von 6 Stunden mittels PCR nachgewiesen werden können.

Wir verglichen dieses neue Verfahren, welches wir als direktes Labelings- und Detektions-Verfahren (DLDV) (*Methode 1*) bezeichneten, mit den folgenden, bereits etablierten Methoden: −8% PAAG-Elektrophorese des PCR-Produkts mit anschließender Ethidium-Bromid-Färbung (*Methode 2*), − Hybridisierung des PCR-amplifizierten DNA-Materials mittels Gen-spezifischer-Digoxigenin-markierten Proben (*Methode 3*).

Methodik

Bakterien: Wir benutzten Referenz-Stämme für S. aureus, oxacillin-resistente S. aureus, S. pneumoniae, und P. aeruginosa (PA01). Die Bakterienkulturen wurden auf den entsprechenden Medien gezüchtet: Blut-Agar mit oder ohne Methicillin für S. aureus und ORSA, ein mit 5% bis 10% CO_2 angereichertes Milieu für S. pneumoniae, oder Pseudomonas Agar F für P. aeruginosa (Difco). Die Bakterienkulturen wurden in sterilen humanen Sekreten verdünnt.

Klinische Proben: Die klinische Proben wurden steril entnommem und nach Auflösung in 400 µl H$_2$O bei $-72\,°$C aufbewahrt.

Probenaufbereitung: Die Bakteriensuspensionen und die klinischen Proben wurden für 15 min bei $-80\,°$C eingefrohren, für 10 min auf 100 °C erhitzt, anschließend gerührt.

PCR-Protokoll: Die unterschiedliche Oligonucleotid-Primer sind in Tabelle 1 aufgelistet. Für die PCR wurde 10 µl des PCR-Puffers (Perkin-Elmer), 10 µl der 200 mM dNTP-Mischung (Promega), 1 µl des jeweiligen Primer und 2,5 µl Taq DNA Polymerase (Perkin-Elmer) benutzt. Unter der Verwendung eines DNA Thermal Cycler (Perkin-Elmer), wurde unter den entsprechenden Zyklus-Bedingungen die PCR durchgeführt.

Methode 1, Direktes Labelings- und Detektions-Verfahren (DLDV): Dieses Verfahren beruht ebenfalls auf der PCR-Technik, jedoch wurde hierfür eine mit Digoxigenin markierte dNTP-Mischung entwickelt, womit eine direkte Markierung des PCR-Produkts entsteht. Das PCR-Produkt wurde gereinigt und das gereinigte DNA Material auf eine Nylon-Membran angebracht, durch UV-Crosslinking fixiert, und visualisiert.

Methode 2, Ethdium-Bromid Färbung: Hierbei wurde das normale PCR-Produkt über eine 8% PAAG-Elektrophorese aufgetrennt und mittels Ethidium-Bromid Färbung dargestellt.

Methode 3, Hybridisierungsverfahren: Bei diesem Verfahren wird das normale PCR-Produkt an einer Nylonmembran gebunden und mit einer spezies-spezifischen Digoxigenin-Probe markiert.

Tabelle 1. Sequenz der Oligonukleotid-Primer die als Proben für die Spezies-spezifische PCR benutzt wurden

Bakterium	Gen	Oligonukleotid-Sequenz	Ref
S. aureus	mecA	5′-AA ATC gAT ggT AAA ggT TggC 5′-AgT TCT gCA gTA CCg gAT TTgC	[2]
S. pneumoniae	LytY	5′-ggA gTA gAA TAT ggA AAT TAA TgT 5′-gCT gCA TAg gTC TCA gCA TTC CAA	[3]
P. aeruginosa	16 s rRNA	5′-gTT ACG AgC AgA ATA AgC 5′-AgC TCA gTA gCT TTT ggA	[4]

Tabelle 2. Die Ergebnisse der verschiedenen angewanten Methoden im Vergleich

Meth.	Bezeichnung	Bearb.**	Sensitivität
1	DLDV	6 Std.	10–20 CFU*
2	Eth. Bromid.	4 Std.	1000 CFU
3	Hybrid.	12 Std.	100 CFU

* CFU = Colony Forming Units. ** Bearb. = Bearbeitungszeit.
Methode 1: DLDV, direktes Labelings- und Detektions-Verfahren.
Methode 2: Eth. Bromid., 8 % PAAG-Elektrophorese des PCR-Produkts mit anschließender Ethidium-Bromid-Färbung.
Methode 3: Hybridisierung des PCR-amplizierten DNA-Materials mittels Gen-spezifischer-Digoxigenin-markierten Proben.

Ergebnisse

Beim Vergleich der 3 genannten Methoden unter verschiedenen Verdünnungsreihen erwies sich das DLDV Verfahren als die empfindlichste und schnellste Methode. Bei dieser Methode konnten bis zu 20 CFU (Colony Forming Units) in humanen Sekreten nachgewiesen werden (Tabelle 2). Bei 3 Patienten mit fraglichen Infektionen wurde das DLDV Verfahren am klinischen Material ausgetestet (Blut, Sputum, Nasen-, Rachen- und Trachealsekrete). Dabei konnten wir 2 ORSA Infektionen und 1 P. aeruginosa Infektion nachweisen, die durch die konventionelle Mikrobiologie erst 2 Tage später bestätigt wurde.

Diskussion

Wie aus der Europäischen Prävalenz Studie hervorgeht, entwickelten 21 % von 10,038 erfaßten Patienten mindestes eine Infektion während des Aufenthalts auf der Intensiv-Station [5]. Die häufigsten pathogenen Keime waren Enterobacteriacea (34 %), S. aureus (30 %), P. aeruginosa (29 %), coagulase-negativer Staphylococcus (19 %) und Enterokokkus (12 %). Eine adäquate Therapie dieser Infektionen ist nur dann möglich, wenn wir in der Lage sind die ursächlichen Mikroorganismen frühzeitig und zuverlässig zu erfassen. Obwohl die PCR Technik zur Detektion von Mikroorgansimen beschrieben wurde [2, 3, 4], lag die Detektionsgrenze bei 103–104 CFU. Um die Sensitivität zu erhöhen, wurden radioaktiv markierte Proben oder Southern-Blot Analysen durchgeführt [2], wodurch die Bearbeitungszeit erheblich verlängert wurde. Bei der von uns entwickelte Methode wird der Digoxigenin-Marker direkt in das PCR Produkt eingebracht wodurch ohne Verwendung von radioaktiven Substanzen ein höchst sensitives und schnelles Verfahren entsteht.

Zusammenfassung

Das hier beschriebene DLDV Verfahren stellte sich als die sensitivste und schnellste Methode zum Nachweis spezifischer, nosokomialer Infektionen dar und kann somit in der täglichen Routine besonders infektionsgefährdeter Patienten seine Anwendung finden.

Summary

The direct labeling and detection procedure (DLDP) proves to be a faster and more sensitive method of detection for nosocomial infections, and can find it clinical application in the daily routine of monitoring high risk intensive care patients.

Literatur

1. Thiele D (1990) The technique of polymerase chain reaction – a new diagnostic tool in microbiology and other scientific fields (review). Zentralbl Bacteriol Parasitenkd Infektionskr Hyg 273:434–454
2. Murakami K, Minamide W, Wada K, Nakamura E, Teraoka H, Watanabe S (1991) Identification of methicillin-resistant strains of stap hylococci by polymerase chain reaction. J Clin Microbiol 29:2240–2244
3. Gillespie S H, Ullman C, Smith MD, Emery V (1994) Detection of Streptococcus pneumoniae in in sputurn samples by PCR. J Clin Microbiol 32:1308–1311
4. O'Callghan EM, Tanner MS, Boulnois GR (1994) Development of a PCR probe test for identifying Pseudomonas aeruginosa and Pseudomonas (Buchholderia) cepacia. J Clin Pathol 47:222–226
5. Spencer RC (1994) Epidemiology of infection in ICUs. Intensive Care Med 20:S2–S6

K. Dumon, Klinik für Allgemein- und Unfallchirurgie, Moorenstraße 5, D-40225 Düsseldorf

Der Einfluß von Endotoxin auf die Th1/Th2 Antwort im humanen Endotoxinmodell

Effects of endotoxin on the Th1/Th2 response in man

S. Zimmer[1,2], V. Pollard[2], G. Marshall[3], R. Garofalo[2], C. Schinkel[1] und D.N. Herndon[2]

[1] Chirurgische Klilnik, Klinikum Grosshadern, LMU München, 81377 München
[2] Shriners Burns Institute and UTMB Galveston, Texas, USA
[3] UTMB Houston, Texas, USA

Einleitung

Die Monozyten/T-Zell Interaktion spielt eine bedeutende Rolle in der Immunantwort. Gerät dieses System aus dem Gleichgewicht kann eine lokal begrenzte Infektion in einer generalisierten Sepsis, die immer noch eine häufige Komplikation im chirurgischen Patientenkollektiv darstellt, resultieren. Mosman und Kollegen [1] haben 1986 eine Klassifizierung der CD4+ Zellen aufgestellt. Mittlerweile sind die T-Helferzellen in drei Gruppen (Th0, Th1, Th2) unterteilt, wobei verschiedene Zytokinausschüttungsmuster die einzelnen Gruppen charakterisieren. Die zellvermittelte Immunantwort ist vor allem durch Th1-Lymphozyten und die Synthese der Zytokine Interleukin-(IL)2 und Interferon-(IFN)-γ gekennzeichnet. Die Th2-Antwort hingegen unterstützt die humorale Reaktion mittels der Zytokine IL-4, IL-5, IL-6, IL-10 und IL-13. Eine gestörte zellvermittelte Immunantwort, wie sie in der Sepsis beobachtet werden kann, könnte auf einer Disharmonie in der Monozyten/T-Zell Interaktion und der daraus resultierenden Verlagerung der Immunantwort auf eine der beiden T-Helferzellantworten beruhen. Endotoxin der zentrale Triggermechanismus der Infektion initiiert im humanen Modell eine Vielzahl von Symptomen der Sepsis, wie Temperaturerhöhung, Veränderungen kardio-pulmonaler Parameter und besonders die Ausschüttung systemischer Mediatoren wie sie während einer Ganzkörperinflammation beobachtet werden. Ziel der vorliegenden Studie war es den Einfluß von Endotoxin auf die T-zellvermittelte Immunantwort anhand der Mediatoren, IL-2, IL-4, IL-10, IL-12 und IFN-γ näher zu charakterisieren.

Methoden

Endotoxingabe: Eine Bolusinjektion Endotoxin (E. coli) von 4 ng/kg Körpergewicht wurde 8 gesunden Probanden verabreicht. Vier Frauen und vier Männer mit einem Durchschnittsalter von $27{,}7 \pm 0{,}8$ Jahren nahmen an der Studie teil. Die Vitalparameter wurden während der Studie kontinuierlich überwacht. 10 ml heparinisiertes Blut wurde über einen zentralen Venenkatheder vor Endotoxingabe und stündlich für weitere fünf Stunden nach der Endotoxinverabreichung abgenommen. Plasma wurde durch sofortige Zentrifugation gewonnen und bis zur weiteren Verarbeitung bei −70°C aufbewahrt.

Zytokinassays
IL-2 und IL-4: Beide Zytokine wurden mittels eines spezifischen Sandwich ELISAs der Firma Genzyme (Genzyme Duo, Genzyme) bestimmt.

IL-12: IL-12 wurde mit dem spezifischen Sandwich ELISA (R & D Systems, Inc., Minneapolis, MN) für die Untereinheit p70 gemessen.

IFN-γ: Für die Messung der IFN-γ Proteinkonzentration wurde ein spezifischer ELISA (Bulk Kit; BioSource International, Camarillo, CA) verwendet.

IL-10: Die Plasma IL-10 Proteinmengen wurden mittels Sandwich ELISA bestimmt. In dem Assay wurden immobilisierte Ratten mAb (IgG1 isotype; clone, JES3-9D7) gegen rekombinantes humanes (rh) IL-10 und ein biotinbeladener Ratten mAb (IgG2 isotype; clone JES3-12G8) gegen rhIL-10 (3 μg/ml für jeden Antikörper; Pharmigen, San Diego, CA) verwendet. Die Konzentrationen wurden an Hand von Standardkurven ermittelt. Einige Proben mit sehr geringen IL-10 Konzentrationen wurden mit einem hochsensitiven ELISA für hIL-10 (Cytoscreen US, ASY-20S; BioSource International, Camarillo, CA) gemessen.

Statistische Auswertung: Die Daten sind als Mittelwerte ± SEM angegeben. Zur Ermittlung statistischer Unterschiede wurde der Student's T-Test für verbundene Stichproben mit der Bonferronikorrektur angewendet. Ein Signifikanzniveau von $p < 0,05$ wurde als statistisch signifikant angesehen.

Ergebnisse

Physiologische Parameter: Die klinischen Parameter waren bei den Probanden 2−3 Stunden nach Endotoxingabe signifikant verändert. Mäßiggradiges Fieber (38,0 ± 0,1 °C; $p < 0,01$), Tachykardie (92 ± 3 Schläge/min; $p < 0,01$) und Erniedrigung des mittleren arteriellen Drucks (MAP) (80,5 ± 2,8 mm Hg; $p < 0,01$) konnten nach 3 Stunden beobachtet werden. Die Zahl der weißen Blutkörperchen stieg während des Beobachtungszeitraumes von 6,8 ± 0,8 10^3/ccm (vor Endotoxingabe) auf 10,1 ± 1,0 10^3/ccm (5 Stunden nach Endotoxingabe). Das Differentialblutbild zeigte nach 2 Stunden eine deutliche Verschiebung in Richtung unreifer Granulozyten (30,7 ± 2,8%; $p < 0,01$) bei einer gleichzeitiger Verminderung von Lymphozyten (9,7 ± 1,5%; $p < 0,01$) und Monozyten (0,6 ± 0,2%; $p < 0,01$).

Zytokine (Abb. 1): Die Menge an IL-10 war bereits eine Stunde nach Endotoxingabe 10fach erhöht (9,4 ± 3,9 vs 99,5 ± 37,6 pg/ml). Während des gesamten Beobachtungzeitraumes waren die IL-10 Plasmaspiegel deutlich gegenüber dem Ausgangswert vor Endotoxingabe erhöht, mit statistisch signifikanten Unterschieden

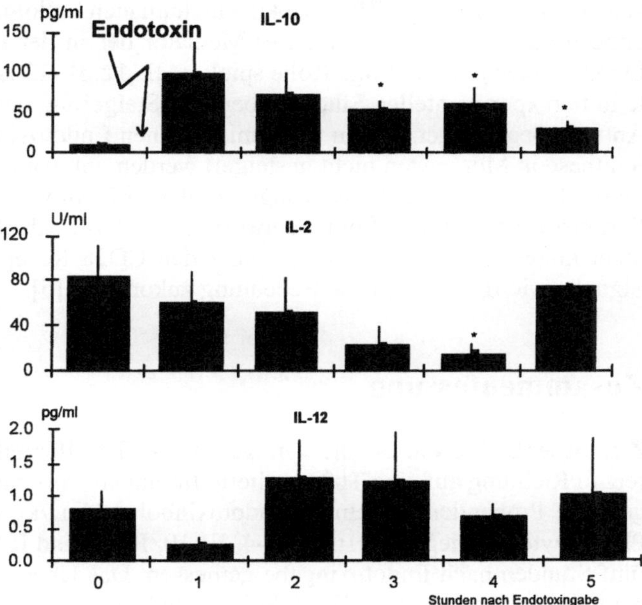

Abb. 1. Plasmazytokinspiegel (IL-10, IL-2, IL-12) während des 5stündigen Beobachtungszeitraumes nach Endotoxingabe (4 ng/kg Körpergewicht) bei 8 gesunden Probanden. (* $p < 0,05$ Stunden nach Endotoxingabe vs Ausgangswert vor Endotoxingabe)

($p < 0,05$) nach 3 Stunden. IL-2 Plasmaspiegel lagen während der gesamten Studiendauer unter dem Ausgangswert. Nach vier Stunden zeigte sich eine signifikante Reduktion um 78%. IL-12 Konzentrataionen im Plasma waren nach Endotoxingabe unverändert. IL-4 und IFN-γ waren zu keiner Zeit im Plasma nachweisbar. Die klinischen Parameter korrelierten nicht mit den Veränderungen der Zytokinspiegel im Plasma.

Diskussion

Mit diesem Untersuchungskomplex konnte gezeigt werden, daß unter der Gabe von niedrigen Endotoxindosen die T-Helferzellimmunantwort bereits nach wenigen Stunden in Richtung Th2 Antwort verlagert ist. Die daraus resultierende niederregulierte Th1 Aktivität, die sich z.B. in einer eingeschränkten IL-2 Synthese und T-Zellproliferation manifestiert, wird in septischen Krankheitsbildern gesehen. PGE_2 ein Mediator der von aktivierten Monozyten in der Sepsis [2] vermehrt gebildet wird, könnte eine wichtige Rolle in der T-Zellantwort spielen. Betz et al. [3] konnten zeigen, daß PGE_2 und andere Substrate die den intrazellulären cAMP Spiegel erhöhen, einen deutlichen inhibitorischen Effekt auf die Funktion der Th1 Lymphozytensubpopulation ausübt. Dies bestätigte sich in dieser Studie in der wir zeigen konnten, daß die Th1 Zytokine im humanen Endotoxinmodell erniedrigt bzw. unbeeinflußt blieben. Ein weiterer Mediator der in der Differenzierung der Th1-Lymphozyten eine wichtige Rolle spielt ist IL-12. IL-12 ist ein Monokin und konnte in tierexperimentellen Studien über eine Steigerung der IFN-γ Synthese die Th1 Antwort begünstigen [4]. In unserem humanen Endotoxinmodell konnte die IL-12 Synthese in Monozyten nicht gesteigert werden, um dann eine Th1 Antwort zu initieren. Der klassische Aktivierungsweg der Th2 Antwort über IL-4 scheint in der Endotoxin vermittelten Immunantwort eine untergeordnete Rolle zu spielen. Vielmehr könnte einer Aktivierung – über den CD28 Rezeptor und – akzessorischer Signale, wie IL-1 eine große Bedeutung zukommen [5].

Zusammenfassung

Ziel dieser Studie war es eine Verlagerung der T-Helferzellantwort nach Endotoxinreiz in Richtung auf eine Th2 mediierte Immunantwort nachzuweisen. Es wurden 8 gesunde Probanden mit einem Endotoxinbolus (4 ng/kg Körpergewicht) injiziert. Plasmazytokinspiegel für IL-2, IL-4, IL-10, IL-12 und IFN-γ wurden vor und über fünf Stunden nach Endotoxingabe gemessen. Das Überwiegen der Th2 Immunanwort wurde durch erhöhte IL-10 Spiegel und eine abgeschwächte Th1 Antwort mit vermindertem IL-2 belegt. IFN-γ und IL-12 Plasmaspiegel waren unverändert. Diese Studie unterstützt die These, daß eine sehr frühe Polarisierung der T-Helferzellantwort mit konsekutivem „shifting" in Richtung Th2 Zytokinsynthese für eine verminderte zellvermittelte Immunantwort unter septischen Streßbedingungen kausal beteiligt ist.

Summary

It was the purpose of this study to prove a shift of the T-helper cell response towards a Th2 immune response during endotoxemia. Eight healthy volunteers were injected with a bolus of endotoxin (4 ng/kg bodyweight). IL-2, IL-4, IL-10, IL-12 and IFN-γ plasma cytokine concentrations were determined before and for five hours after endotoxin administration. The predominance of the Th2 immune response has been demonstrated via elevated IL-10 plasma levels, while the impairment of the Th1 response manifested itself with a decrease of IL-2 synthesis. IFN-γ and IL-12 plasma cytokine levels were unchanged throughout the observation period. This study supports the hypothesis that a very early polarisation of the T-helper cell response towards Th2 cytokine synthesis may contribute to the depressed cell-mediated immune response under septic conditions.

Literatur

1. Mosmann TR, Cherwinsk H, Bond MW, Giedlin MA, Coffmann RL (1986) Two types of murine helper T-cell clone. I. Definition according to profiles of lymphokine activities and secreted proteins. J Immunol 136:2348–2357

2. Phipps R., Stein SH, Roper RL (1991) A new view point of prostaglandin E regulation of the immune response. Imunol Today 12:10
3. Betz M, Fox BS (1991) Prostaglandin E_2 inhibits production of Th1 lymphokines but not of Th2 lymphokines. J Immunol 146:108–113
4. McKnight AJ, Zimmer GJ, Fogelman I, Wolf SF, Abbas AK (1994) Effects of IL-12 on helper T cell-dependent immune response in vivo. J Immunol 152:2172–2179
5. King CL, Stupi RJ, Craighead N, June CH, Thyphronitis G (1995) CD28 activation promotes Th2 subset differentiation by human CD4+ cells. Eur J Immunol 25:587–595

Dr. Svenja Zimmer, Chirurgische Klinik, Klinikum Großhadern, LMU München, Marchioninistr. 15, D-81377 München

Wiederherstellung des Entgiftungsstoffwechsels durch Inhibition der Stickoxidsynthese in einem Tiermodell der inflammatorischen Leberdysfunktion

Restoration of xenobiotic liver metabolism by inhibition of NO-synthesis in an animal model of inflammatory liver dysfunction

A. Veihelmann[1], M. Blobner[2], T. Brill[3], B. Mayer[1], I. Scheller[1], K. T. E. Beckurts[1] und J. Stadler[1]

[1] Chirurgische Klinik und Poliklinik der TU München
[2] Institut für Anästhesie der TU München
[3] Institut für Experimentelle Chirurgie der TU München

Einleitung

Im septischen Multiorganversagen, vor allem im Rahmen einer abdominellen Sepsis, stellt das Leberversagen eine besonders problematische Komplikation dar. Zu der charakteristischen Leberzellinsuffizienz gehören die Hemmung der Syntheseleistung und eine massive Suppression des xenobiotischen Entgiftungsstoffwechsels [1]. Die molekularen Grundlagen der Hemmung dieser wichtigen Partialfunktion der Leber sind jedoch weitgehend unbekannt. Dementsprechend stehen uns derzeit keine kausale Behandlungsmöglichkeiten zur Verfügung.

Wie aktuelle Untersuchungen zeigen, spielt in der Pathologie der Sepsis eine erhöhte Stickoxid (NO)-Synthese eine wesentliche Rolle [2]. Die endogene Produktion des NO-Radikals wird sowohl in Hepatozyten, als auch in nicht parenchymatösen Zellen der Leber unter septischer Stimulation beobachtet [3]. Unter Verwendung von gentechnisch konstruierten Zellen konnten wir bereits zeigen, daß spezifische Enzymaktivitäten von CYP-450 Isoenzymen der Ratte und des Menschen in vitro nach Behandlung mit NO-Donatoren signifikant sanken [4]. Außerdem konnten wir diese Suppression der CYP-450 Isoenzyme auch bei endogener NO-Produktion in Hepatozyten nachweisen. Entsprechend konnte eine Verbesserung der Enzymaktivitäten durch Gabe eines NO-Synthaseinhibitors erreicht werden.

Ziel der folgenden Studie war die Evaluation dieser bisherigen in vitro gewonnen Ergebnisse an einem in vivo Modell einer entzündlichen Leberaffektion der Ratte. Die Prüfung der CYP-450 Funktion sollte anhand des klinisch etablierten Aminopyrin Atem-Tests erfolgen. Außerdem wurde die Entgiftungsfunktion mit dem Abbau eines klinisch relevanten Pharmakons, dem durch die Leber metabolisierten Muskelrelaxans Vecuronium überprüft [5]. Der Einfluß der NO-Synthese wurde durch Einsatz eines spezifischen Inhibitors ermittelt. Die Inhibition der NO-Biosynthese erfolgte dabei nach Induktion der Entzündungsreaktion in der Leber, um einen klinisch relevanten Ablauf zu simulieren.

Material und Methoden

Als Versuchstiere wurden männliche Sprague Dawley Ratten von 200–300 g in dieser Studie verwendet (Charles River WIGA). Als Modell der entzündlichen Leberdysfunktion wurde die Injektion von durch Hitze getöteten Corynebakterium parvum (C.p.) in Ratten gewählt, wodurch eine granulomatöse Leberentzündung und eine massive NO-Produktion hervorgerufen wird. Zur Quantifizierung der NO-Synthese wurden die NO_2/NO_3 Serumspiegel nach Reduktion von NO_3 zu NO_2 mittels HPLC-Methode mit der Griess-Reaktion gemessen. 5 Tage nach der C.p. Injektion (56 mg/kg Kg) wurde die Leberfunktion in vivo durch den Cytochrom P450 abhängigen Aminopyrin Atem-Test (ABT) überprüft. Davon wurde ^{14}C markiertes Aminopyrin in die Schwanzvene injiziert und dessen Umsatz anhand des ausgeatmeten $^{14}CO_2$ ermittelt. Außerdem wurde die Leberentgiftungsfunktion mit Hilfe des Muskelrelaxans Vecuronium (300 µg/kg KG) (Norcuron®), welches überwiegend in der Leber abgebaut wird, evaluiert [5]. In Vollnarkose mit Propofol wurde während Stimulation des Nervus ischiadicus durch Ableitung der Muskelkontraktion mit einem Mechanomyographen (Myotest®) der sog. Recovery-Index ermittelt. Dieses ist ein Maß für die Wirkzeit eines Muskelrelaxans, gemessen anhand der Wiederkehr von Muskelkontraktionen eines in regelmäßigen Abständen stimulierten Muskels. Um etwaige Umverteilungsphänomene zu eliminieren berechnet dieser sich durch die Subtraktion der 25%igen Wiederkehr von der 75%igen Wiederkehr der Kontraktions-Kraft. Als Inhibitor der NO-Synthese wurde N-Monomethyl-L-Arginin (NMA) in einer Dosis von 250 mg/kg Kg 12 h und 3 h vor den Messungen verwendet. Insgesamt ergaben sich aus diesem Studiendesign 4 Versuchsgruppen (Kontrolle, Kontrolle + NMA, C.p., C.p. + NMA). Zur Evaluation der Signifikanz wurde der Student t-Test für unverbundene Stichproben verwendet.

Ergebnisse

Wie aus Tabelle 1 ersichtlich stiegen die Serumspiegel von Nitrit/Nitrat erwartungsgemäß und übereinstimmend mit der Literatur [3] massiv an und fielen wieder deutlich nach NMA-Gabe ab. Damit ist davon auszugehen, daß die NO-Synthese mit diesem Vorgehen ausreichend gehemmt werden kann. Der ABT bei der mit C.p.

Tabelle 1. Ergebnisse der Serumspiegel von NO_2/NO_3, des Aminopyrin-Atemtest und des Recovery-Index

	Kontrolle (n = 7)	Kontr. + NMA (n = 7)	C.p. (n = 7)	C.p. + NMA (n = 7)
Nitrit/Nitrat-(Serum)	42,2 ± 10,4	26,5 ± 6,1	1115 ± 609	146 ± 67
Aminopyrin Atem-Test	3,30 ± 0,40	3,67 ± 0,23	1,55 ± 0,32•	2,68 ± 0,42*
Recovery-Index	51 ± 11	101 ± 40 (n = 6)	139 ± 41•	60 ± 11*

• p < 0,001 vs Kontrolle nach mod. Student t-Test.
* p < 0,001 vs C.p. nach mod. Student t-Test.

behandelten Gruppe fiel als Zeichen einer Verschlechterung der Leberfunktion signifikant ab und stieg wiederum bei den mit zusätzlich NMA behandelten Tieren signifikant an. Hingegen stieg der RI der C.p. Tiere durch den verzögerten Abbau von Vecuronium deutlich an und sank nach NMA Gabe wieder bis nahezu auf die Werte der Kontrollgruppe ab. Allerdings war der RI bei der mit lediglich NMA behandelten Kontrollgruppe ebenfalls deutlich verlängert, was bislang noch nicht hinreichend erklärt werden kann. Weitere Versuche zur Abklärung dieses Phänomens laufen bereits.

Diskussion

In den letzten Jahren trat die in der Sepsis induzierte Stickoxidsynthese in das Zentrum des Forschungsinteresses. Die Freisetzung von NO bewirkt komplexe Veränderungen im Hinblick auf die typische Kreislaufsymptomatik und die Entwicklung des Multiorganversagens. Es konnte in Herzmuskelzellen der letale Effekt einer Zytokinbehandlung durch Hemmung der NO-Synthese mittels NMA signifikant vermindert werden [6]. Außerdem konnte bei mit LPS behandelten Hunden durch NMA-Gabe eine Verbesserung der Kreislaufsituation hergestellt werden. Dies führte allerdings zu einer Verminderung der Zelloxygenierung um 30% durch Perfusiondefizit [7]. Obwohl man bei erster klinischer Erprobung bei septischen Patienten eine bereits Katecholamin resistente Hypodynamie durch Gabe von NMA wieder verbessern konnte [8], so gibt es jedoch bislang keine aussagekräftige klinische Studie, in welcher die therapeutischen Möglichkeiten einer Inhibition der NO-Synthese in der Sepsis belegt werden konnten.

Wir konnten in früheren Experimenten nachweisen, daß die Enzymaktivität von CYP-450 Isoenzymen bei mit LPS und Zytokinmix (TNF-α, γ-IFN und Il-1) behandelten Rattenhepatozyten durch Gabe von NMA signifikant verbessert werden konnte. Allerdings vermindert NMA schon bei gesunden Kontrolltieren in entsprechender Dosis die Organdurchblutung der Leber [9]. Es stellte sich deshalb die Frage, inwiefern es zu einer Überlagerung dieser Effekte in vivo kommt.

In unseren Ergebnissen konnten wir in vivo zeigen, daß bei bereits bestehender inflammatorischer Leberdysfunktion die Entgiftungsfunktion der Leber durch NMA-Gabe wieder signifikant verbessert werden konnte. Dies wurde anhand des ABT, welcher als spezifischer Test für das CYP-450 Enzymsystem der Leber gilt, als auch anhand des Abbaus von Vecuronium durch CYP-450 der Leber gemessen. In einer aktuellen Studie korrelierte die Wirkungsdauer von Vecuronium signifikant mit dem Aminopyrin-Atem-Test als Leberfunktionstest in einem Autotransplantationsmodell bei Schweinen [5]. Da Vecuronium als nicht depolarisierendes Muskelrelaxans in der Klinik breite Verwendung hat, zeigen unsere Ergebnisse die Relevanz und auch die Problematik einer medikamentösen Intensivtherapie im septischen Schock, vor allem bei der Vielzahl von über den xenobiotischen Leberstoffwechsel metabolisierten Pharmaka. Eine grundsätzliche therapeutische Strategie einer NO-Synthase-Inhibition im Rahmen der septischen Leberdysfunktion kann hierbei jedoch noch nicht abgeleitet werden. Aufgrund der oben angeführten unterschiedlichen Wirkungsweisen des NO sind noch weitere Studien nötig um den richtigen Zeitpunkt und die richtige Dosierung einer eventuellen therapeutischen Strategie zu evaluieren.

Zusammenfassung

Die Leberdysfunktion stellt bei septischen Patienten ein erhebliches therapeutisches Problem dar. Wir konnten in diesem Experiment eine signifikante Verbesserung des xenobiotischen Leberstoffwechsels durch Stickoxid-Synthase-Inhibition bei bestehendem septischen Leberschaden in einem in vivo Modell der Ratte zeigen. Dies wurde anhand eines klinisch etablierten Leberfunktionstest, sowie durch den Abbau eines klinisch relevanten Pharmakons bei Simulation eines typischen klinischen Ablaufs einer inflammatorischen Leberdysfunktion mit Corynebakterium parvum gezeigt.

Summary

In septic patients, inflammatory dysfunction of the liver represents an important therapeutic problem. In this report we demonstrate significant recovery of xenobiotic liver metabolism in an in vivo rat model with inflammatory liver dysfunction, using N-Monomethyl-L-Arginine as a nitrite-synthesis-inhibitor. As tests of hepatic function we used the aminopyrine breath test and the metabolism of vecuronium, a clinically relevant muscle relaxant.

Literatur

1. Bartels H, Stadler J, Barthlen W, Miedtke T, Siewert JR (1994) Ursachen des Organversagens bei Sepsis. Zentrabl Chir 119:168–174
2. Nussler AK, Heeckt PF, Stadler J (1994) Metabolismus und Funktion von Nitricoxide in der Leber. Z Gastroenterol 32:24–30
3. Billiar TR, Curran RD, Stuehr DJ, Stadler J, Simmons RL, Murray SA (1990) Inducible cytosolic enzyme activity for the production of nitrogen oxides from L-arginine in hepatocytes. Biochem Biophys Res Commun, Vol 168:1034–1040
4. Stadler J, Trockfeld J, Schmalix WA, Brill T, Siewert JR, Greim H, Doehmer J (1994) Inhibition of cytochrom P4501A by nitric oxide. Proc Natl Acad Sci USA Vol 91:3559–3563
5. Pittet JF, Morel DR, Mentha G, Schopfer C, Belenger J, Benakis A, Tassonyi E (1994) Vecuronium neuromuskular blockade reflects liver function during hepatic autotransplantation in pigs. Anesthesiology 81:168–175
6. Pinsky DJ, Cai B, Yang X, Rodriguez C, Sciacca RR, Cannon PJ (1995) The lethal effects of cytokine-induced nitrit oxide myocytes are blocked by nitrit oxide synthase antagonism or transforming growth factor beta. J Clin Invest 95:677–685
7. Statman R, Cheng W, Cunningham JN, Henderson JL, Damiani P, Siconolfi A, Rogers D, Horovitz JH (1994) Nitric oxide inhibition in the treatment of sepsis syndrome is detrimental to tissue oxygenation. J Surg Res 57:93–98
8. Petros A, Bennett D, Vallance P (1991) Effect of nitrit oxide synthase inhibitors on hypotension in patients with septic shock. Lancet 338:1557–1558
9. Nishida J, McCuscey RS, McDonnell D, Fox ES (1994) Protective role of NO in hepatic microcirculatory dysfunction during endotoxemia. Am J Physiol 267:G1135–G1141

Dr. med. A. Veihelmann, Chirurgische Klinik und Poliklinik der Technischen Universität München, Ismaninger Str. 22, D-81675 München

Interleukin 13 (IL-13) hemmt das inflammatorische Potential von Monozyten (Mø) nach Massivtrauma

Interleukin 13 (IL-13) effectively downregulates the monocytic (Mø) inflammatory potential during traumatic stress

C. Kim[1], C. Schinkel[1], G. H. v. Donnersmarck[2], S. Zedler[1], A. Walz[3] und E. Faist[1]

[1] Chirurgische Klinik und Poliklinik, LMU München
[2] Städtisches Krankenhaus Bogenhausen, München
[3] Theodor Kocher Instiut, Universität Bern

Einleitung

Die pathophysiologischen Folgen eines schweren Traumas, wie hämorrhagischer Schock, Hypoxie, Reperfusionsschäden, Freisetzung suppressorisch aktiver Gewebsnekrosen, Komplementaktivierung und Endotoxinämie, führen zu einer systemischen Entzündungsreaktion, deren klinisches Korrelat als SIRS (systemic inflammatory response syndrom) zu bezeichnen und das durch vielfältige Kriterien, wie den Anstieg von Temperatur, Leukozyztenzahlen und unreifen neutrophilen Granulozyten, sowie durch Tachykardie und Tachypnoe definiert ist [1, 2]. Induziert wird diese Entzündungsreaktion durch das Monozyten/Makrophagen-System, welches unter traumatischem Streß rasch zu einer beträchtlichen Synthese und Freisetzung zahlreicher proinflammatorischer Zytokine wie TNFα, IL-1β, IL-6 und IL-8 stimuliert wird [3, 4]. Um die Konvertierung von SIRS in eine bakterielle Sepsis abzuwenden, sollten unseres Erachtens Traumapatienten mit einem Injury Severity Score (ISS) über 25 aufgrund ihrer erhöhten Anfälligkeit für infektiöse Komplikationen eine supportive immunmodulatorische Therapie erhalten. Da abnorme posttraumatische Immunreaktionen aus zwei gegensätzlich wirksamen Mechanismen bestehen, nämlich der Hyperinflammation einerseits, und der Suppression der zellvermittelten Immunantwort andererseits, sollte es das Ziel dieser Therapie sein, die überstimulierten entzündlichen Prozesse abzuschwächen, aber nicht völlig zu hemmen und gleichzeitig die Paralyse der spezifischen Immunomechanistik zu überwinden. Mit dieser Studie sollte das Hemmpotential von rhIL-13, einem erst kürzlich beschriebenen Th2-Lymphokin, mit beträchtlichem antiinflammatorischem Potential, bezüglich der Freisetzung inflammatorischer Monokine unter Streßbedingungen ermittelt werden [5, 6].

Patienten und Methoden

In die Studie wurden 16 Traumapatienten (12 Schwerbrandverletzungen, 4 Mehrfachverletzungen, 14 Männer, 2 Frauen, 43 ± 4 Jahre, Injury Severity Score (ISS)

404

47 ± 3) aufgenommen. Die Kontrollgruppe bestand aus 20 gesunden Probanden (14 Männer, 6 Frauen, 29 ± 2 Jahre). An den Tagen 1, 3, 5 und 7 nach Trauma wurden aus 60 ml Heparinlut der Patienten mononukleäre Blutleukozyten (PBMC) durch Dichtegradientenzentrifugation isoliert. CD14+ Mø wurden durchflußzytometrisch quantifiziert und von den PBMCs durch Adhärenz getrennt. Die mit Lipopolysaccharid (LPS) (1 µg/ml) stimulierten Mø wurden dann mit und ohne Zusatz von rekombinantem humanen (rh) IL-13 (10 ng/ml) in RPMI 1640 Medium in einer Atmosphäre von 37 °C und 6% CO_2 inkubiert. Nach 20 Stunden wurden die Überstände gesammelt und bis zur Quantifizierung der Zytokine bei −80 °C eingefroren. Die TNFα- und IL-6-Konzentrationen in den Zellüberständen wurden mittels Bioassay gemessen (TNFα: WEHI 164, IL-6 : 7TD1); die Bestimmung von IL-1β und IL-8 erfolgte durch ELISA.

Ergebnisse

Ausgedehntes Trauma resultierte bei den untersuchten Patienten in einer signifikanten Erhöhung der CD14+ PBMCs, mit einem Maximum an Tag 1 (37,6 ± 4,9%) und Werten von 20,1% bis 26,4% im anschließenden Untersuchungszeitraum. In der Kontrollgruppe hingegen bestimmten wir im Durchschnitt 13,5 ± 4,8% CD14+ PBMCs. Der kumulative Mittelwert von CD14+ PBMCs der gesamten Patientenpopulation an allen Untersuchungstagen lag bei 26,6 ± 3,9%.

Die Freisetzung von TNFα war im posttraumatischen Verlauf im Vergleich zu der Kontrollgruppe (93 ± 20 U/ml) signifikant erhöht (Tabelle 1) mit dem höchsten Wert an Tag 1. Die Zugabe von IL-13 zu den Zellkulturen der LPS-stimulierten Mø führte zu einer anhaltenden Reduktion der TNFα-Freisetzung an allen Tagen nach dem Trauma. Die Suppression der Zytokinsynthese in Mø der Gesundkontrollen war nicht signifikant.

Die IL-1β-Synthese war zwischen Tag 3 und Tag 5 klar erhöht. Der hemmende Einfluß von IL-13 auf die Zytokinsynthese war an allen Untersuchungstagen fast identisch und führte zu einer Verminderung der IL-1β-Ausschüttung auf 65 – 68% der Werte der mit LPS stimulierten Zellkulturen.

Auch die IL-6 Produktion der Zellen von Traumapatienten war im Vergleich zu den Gesundkontrollen signifikant erhöht; am ersten posttraumatischen Tag beobachteten wir einen 16fach höheren Wert. Danach fielen die IL-6 Spiegel rasch ab, blieben jedoch während des ganzen Beobachtungszeitraums deutlich über der Norm erhöht. Die Inkubation der Mø mit IL-13 führte zu einer beträchtlichen Reduktion der IL-6 Synthese, wobei das Reduktionspotential zwischen 32% und 39% lag. Der Zusatz von IL-13 resultierte auch in den Zellkulturen der gesunden Probanden in einer vergleichbar starken, signifikanten Suppression der IL-6-Synthese.

Die freigesetzte Menge von monozytärem IL-8 nach Trauma lag an allen Tagen deutlich über den Werten der Kontrollgruppe. Der Zusatz von IL-13 zu den endotoxinstimulierten Zellkulturen führte zu einer signifikanten Erniedrigung der IL-8 Synthese vom ersten bis zum fünften Tag nach Trauma. In den Zellkulturen der Gesundkontrollen betrug die Reduktion der LPS-induzierten Mø-Stimulation durch IL-13 28%.

Tabelle 1. Freisetzung von TNFα, IL-1β, IL-6 und IL-8 in Mø Überständen nach 20 h Stimulation mit LPS (1 µg/ml) allein bzw. unter Zusatz von rhIL-13 (10 ng/ml) an konsekutiven Tagen nach Trauma

	D1	D3	D5	D7	Kontrolle
TNFα [U/ml]					
LPS	723±301°	374±89°	433±223°	388±119°	93±20
LPS + IL-13	470±200	254±67*	269±123	183±45*	87±19
IL-1β [ng/ml]					
LPS	18±6	34±18°	26±14 °	11±3	15±6
LPS + IL-13	12±4*	13±4*	17±10*	9±3	9±4
IL-6 [U/ml]					
LPS	12692±7157°	6905±4903°	2868±1132°	3343±2033°	782±130
LPS + IL-13	6592±4434	1112±170*	1357±272*	2404±1271	444±74*
IL-8 [ng/ml]					
LPS	143±44°	188±42°	190±49°	204±47°	80±19
LPS + IL-13	97±24*	126±25*	139±25*	162±39	58±8

x ± S.E.M., p° < 0,05 versus Kontrolle; p* < 0,05 LPS versus LPS + IL-13.

Zusammenfassung

Ex vivo LPS-akitivierte Mø von Patienten im unmittelbaren posttraumatischen Verlauf präsentieren im Vergleich mit Zellen gesunder Individuen eine deutlich erhöhte inflammatorische Aktivität. Für TNFα und IL-6 fanden wir bereits innerhalb der ersten 24 Stunden nach Trauma eine beträchtlich erhöhte Zytokinsynthese. Die stark erhöhte Zytokinfreisetzung, die wir, wenn auch verzögert, ebenso für IL-1β und IL-8 dokumentieren konnten, wurde sowohl durch die relative Monozytose, als auch insbesondere durch verstärkte Zellaktivität verursacht. Mit dieser Studie konnte gezeigt werden, daß die Freisetzung proinflammatorischer Zytokine aus humanen endotoxinstimulierten Mø durch rhIL-13 auch unter Bedingungen von traumatischem Streß signifikant reduziert wird. Da der Einsatz von rhIL-13 eine eher moderate Reduktion der inflammatorischen Komponente der Immunantwort verspricht, ohne diese jedoch komplett zu eliminieren, besitzt dieser Mediator unserer Ansicht nach die wesentlichen Voraussetzungen für ein Substrat, dessen therapeutischer Einsatz im Rahmen der posttraumatisch verminderten Immunabwehr zu erwägen wäre.

Summary

Ex vivo LPS-acitivated Mø from patients during the immediate posttraumatic course display a considerably enhanced inflammatory activity compared with control cells from healthy volunteers. TNFα and IL-6 levels were found to be excessively elevated within the first 24 hours after trauma. The substantial increase of cytokine output, which in a somewhat delayed fashion was also observed for IL-1β and IL-8, was partly the result of a relative increase of Mø, but most importantly caused by a considerable increase of cellular activity. In this study, we demonstrated that the release of proinflammatory cytokines from human LPS-stimulated Mø was significantly reduced with rhIL-13 under the conditions of traumatic stress. As the use of rhIL-13 promises moderate reduction rather than complete elimination of the inflammatory component of immunity, we suggest that this mediator possesses the essential charcteristics that warrant testing of this agent as a modifier of post-traumatic states of deficient host defense.

Literatur

1. Goris RJA, te Boekhorst TPA, Nuytinck JKS, Gibrere JSF (1985) Multiple-organ failure: generalized autodestructive inflammation? Arch Surg 120:1109–1115
2. Bone RC, Balk RA, Cerra FB et al. (1992) Definitions for sepsis and organ failure and guidelines for the use of innovative therapies in sepsis. Chest 101:1644–1655
3. Maier RV (1992) The "angry" macrophage and its impact on host response mechanisms. In: Faist E, Meakins J, Schildberg FW, eds. Host Defense Dysfunction in Trauma, Shock and Sepsis. Heidelberg, Germany: Springer Verlag Berlin 191–197
4. Faist E, Storck M, Hueltner L et al. (1992) Functional analysis of monocyte (Mø) activity through synthesis patterns of proinflammatory cytokines and neopterin in patients in surgical intensive care. Surgery 112:562–572
5. Minty A, Chalon P, Derocq JM et al. (1993) Interleukin-13 is a new human lymphokine regulating inflammtaory and immune responses. Nature 362:248–250
6. De Waal Malefyt R, Figdor CG, Huijbens R et al. (1993) Effects of IL-13 on phenotype, cytokine production, and cytotoxic function of human monocytes. J Immunol 151:6370–6381

Caroline Kim, c/o Prof. Dr. Eugen Faist, Chirurgische Klinik und Poliklinik, Klinikum Großhadern, Ludwig-Maximilians-Universität München, Marchioninistr. 15, D-81377 München

Endpunkte in der Chirurgie:
Zusammenhänge zwischen objektiven und subjektiven Maßen

Endpoints in surgery:
Associations between objective and subjective measures

M. Koller, M. Jenkins, W. Lorenz, M. Ernst, J. Kußmann und M. Rothmund

Institut für Theoretische Chirurgie und Klinik für Allgemeinchirurgie, Klinikum der Philipps-Universität Marburg

Einleitung

Neben traditionellen *objektiven* Endpunkten (z.B. Überlebenszeit, Komplikationsrate, Laborparameter) spielen zunehmend *subjektive* Endpunkte (z.B. Lebensqualität, Patientenzufriedenheit, Schmerzen) eine Rolle in der Evaluation chirurgischer Eingriffe [1]. Der grundlegende Unterschied liegt darin, daß subjektive Endpunkte die Sicht des Patienten widerspiegeln, während objektive Variablen eine Abbildung der physischen Realität darstellen. Häufig werden subjektive Variablen mit „weichen" und objektive mit „harten" Daten gleichgesetzt. Damit ist ein wertendes Urteil verbunden: harte Daten sind zuverlässig, weiche Daten sind unzuverlässig. Diese Vereinfachung ist keineswegs zutreffend, und leicht lassen sich Beispiele finden, in denen sich sogenannte objektive Verfahren im klinischen Alltag als wenig aussagekräftig erweisen. Man denke nur an den prädiktiven Wert des Ultraschalls zur Erkennung von Lebermetastasen oder die Rolle der CEA-Messung zur Beschreibung der Progression von Tumorerkrankungen [2].

Hingegen existieren Verfahren, die eine exakte Erfassung subjektiver Parameter erlauben [3]. Verfahren zur Messung von Lebensqualität und anderer psychosozialer Indikatoren werden mit Hilfe spezieller statistischer Verfahren aus dem Bereich der Psychometrie hinsichtlich ihrer Meßgüte (Reliabilität, Validität, Sensitivität) überprüft und standardisiert. So gesehen scheint es manchmal beinahe, daß sogenannte subjektive Daten auf sichereren methodischen Füßen stehen als sogenannte objektive Daten [4].

Allerdings ist eine Diskussion, welcher Variablentyp exakter zu messen ist, wenig fruchtbar. Die Tatsache, daß wir es hier mit dem sprichwörtlichen Vergleich von Äpfeln und Birnen zu tun haben, rückt eine andere Frage in den Vordergrund: Welche Beziehungen bestehen zwischen objektiven und subjektiven Parametern? Über diese Zusammenhänge ist bislang wenig bekannt. Diese Kenntnis ist aber notwendig, um (a) eine vernünftige Auswahl von Parametern treffen zu können und (b) Studienergebnisse sinnvoll interpretieren zu können.

Hauptaugenmerk legten wir in den folgenden beiden Studien auf die Analyse der somatischen Symptome. Dies deshalb, weil Symptome ein zentraler Gegenstand jeder klinischen Untersuchung sind und häufig weitere Diagnoseschritte und Therapieentscheidungen entscheidend beeinflussen [5]. Fragebögen zur Lebensqualität (LQ) enthalten in standardisierter Form Fragen zur Häufigkeit und/oder Intensität von Symptomen und versprechen deren genaue Messung. Nichtsdestoweniger deuten neuere psychologische Untersuchungen daraufhin, daß auf diese Weise gemessene körperliche Symptome besser durch subjektive psychologische als durch objektive klinische Variablen vorhersagbar sind [6, 7]. Diese Überlegung testeten wir in zwei Studien erstmals an Karzinompatienten, wobei die zu testende Hypothese explizit lautete: subjektive psychologische Variablen (negativer Affekt, soziales Stigma, Introspektion) weisen höhere Korrelationen mit körperlichen Symptomen auf als objektive klinische Variablen (standardisierte Arzturteile, Gewichtsverlust).

Methodik

Bei beiden Studien handelte es sich um klinische Beobachtungsstudien (prospektive Studien ohne Vergleichsgruppe), wobei die Patientenaufnahme in einem vorgegebenen Zeitrahmen und in konsekutiver Weise erfolgte. Eingeschlossen wurden Patienten im Zustand nach Tumoroperation (überwiegend kolorektale und andere gastrointestinale Tumoren), die in die chirurgische Nachsorgesprechstunde zur routinemäßigen klinischen und apparativen Diagnostik kamen. Im Rahmen dieser Nachsorgeuntersuchung füllten die Patienten den EORTC-C30 LQ-Fragebogen [8] samt Zusatzskalen (kolorektale Beschwerden, positiver/negativer Affekt, etc.) aus. Die LQ-Messung war standardisiert [9]. Die Patienten füllten den Bogen in einem ruhigen, separaten Bereich aus, wobei sie vorher von einer medizinisch-technischen Assistentin instruiert wurden, die auch den Meßvorgang sorgfältig dokumentierte. Der EORTC-Bogen und die kolorektale Zusatzskala bezogen sich auf insgesamt 18 körperliche Symptome, beispielsweise Kurzatmigkeit, Schmerzen oder Verstopfung.

Während Patientengut, LQ-Fragebogen und Meßsituation in beiden Studien gleich waren, gab es Unterschiede hinsichtlich folgender Punkte: Patientenzahl, Zusatzskalen und objektive klinische Parameter.

Studie 1: N = 60. Alter: 65 (38–80). 34 männlich, 26 weiblich. Zusatzskala: soziales Stigma (Skala mit 8 Fragen, z.B. Meine Angehörigen geben mir das Gefühl, richtig krank zu sein). Objektive Parameter: Beurteilung der Patienten durch den untersuchenden Arzt mittels standardisierter Skala und durch zwei externe Ärzte anhand der in den Krankenakten dokumentierten Befunde.

Studie 2: N = 100. Alter: 64 (26–85). 57 männlich, 43 weiblich. Zusatzskala: selbstbezogene Gedanken (Sind Selbstbewußtsein und eine positive Einstellung zu sich selbst notwendig, um eine Krankheit zu überwinden?). Objektive klinische Parameter: exakte Dokumentation von Gewichtsverlust, CEA, Metastasen u. dgl.

Statistik: Deskriptive Statistiken, univariate und multivariate lineare Regressions-verfahren.

Ergebnisse

Die Zusammenhänge zwischen den Variablen wurden in Form von Pearson-Korrelationen berechnet und die Ergebnisse der beiden Studien sind in Tabellen 1 und 2 dargestellt.

Studie 1: Tabelle 1 zeigt hohe Korrelationen zwischen den körperlichen Symptomen und dem Grad von negativem Affekt (= Angst, Depression), r = 0,75, und sozialem Stigma (= Gefühl der Ausgrenzung), r = 0,51, aber niedrige Korrelationen mit den Arzturteilen: untersuchender Arzt, r = 0,31, externe Ärzte, r = 0,19.

Studie 2: Vergleichbare Effekte treten in Tabelle 2 zutage: hohe Korrelationen zwischen den Symptomen und dem Grad von negativen Affekt, r = 0,70, sowie der Tendenz zur Introspektion, r = 0,71. Hingegen keine Korrelation mit Gewichtsverlust, r = 0,06.

Die Ergebnisse sind mit der Symptomwahrnehmungshypothese von Watson & Pennebaker vereinbar [6]. Diese besagt, daß selbstberichtete körperliche Symptome weniger eine exakte Repräsentation des klinischen Zustandes, sondern vielmehr Ausdruck eines Wahrnehmungs- und Bewertungsprozesses sind. Stressoren wie

Tabelle 1. Körperliche Symptome: Korrelationen mit subjektiven und objektiven Variablen (Studie 1)

	Körperliche Symptome
Negativer Affekt (Angst, Depression)	0,75**
Soziales Stigma (Gefühl der Ausgrenzung)	0,51**
Untersuchender Arzt	0,31*
Externe Ärzte	0,19

$N = 60$. Die Werte repräsentieren Pearson-Korrelationskoeffizienten, ** $p < 0,01$, * $p < 0,05$.

Tabelle 2. Körperliche Symptome: Korrelationen mit subjektiven und objektiven Variablen (Studie 2)

	Körperliche Symptome
Negativer Affekt (Angst, Depression)	0,70**
Selbstbezogenes Denken (Introspektion)	0,71**
Gewichtsverlust	0,06

$N = 100$. Die Werte repräsentieren Pearson-Korrelationskoeffizienten, ** $p < 0,01$, * $p < 0,05$.

negativer Affekt verringern die Wahrnehmungsschwelle und führen dazu, daß Miß-empfindungen mit höherer Wahrscheinlichkeit beachtet und als körperliche Symptome mit Krankheitswert interpretiert werden. Interessant ist die Beobachtung, daß die Kontamination von körperlichen Symptomen mit psychosozialen Variablen in diesen beiden Studien unter Verwendung eines standardisierten LQ-Fragebogens (EORTC QLQ-C30) besonders deutlich auftritt (die in der Literatur angegebenen Korrelationen zwischen negativem Affekt und Symptomen schwanken meist zwischen 0,30 und 0,40), ohne daß erhöhte Korrelationen zu objektiven Kriterien beobachtbar sind. Es wird deutlich, daß zwischen subjektiven und objektiven Kriterien keine 1:1 Beziehung besteht, und daß eine weitere Standardisierung subjektiver Instrumente diese Kluft eher vergrößern dürfte. Um einen umfassenderen Eindruck von Patienten zu erhalten, sollen daher in klinischen Studien beide Variablentypen erhoben werden.

Zusammenfassung

Bei der Evaluation von Therapiemaßnahmen werden neben objektiven Kriterien zunehmend auch subjektive Maße (d. h. Patientenselbstberichte) eingesetzt, wobei subjektiven körperlichen Symptomen eine besondere Rolle zukommt. Wenig ist bislang über den Zusammenhang dieser Variablentypen bekannt. In zwei Studien waren körperliche Symptome (gemessen durch einen vom Patienten ausgefüllten Lebensqualitätsfragebogen) hoch korreliert mit den psychologischen Variablen negativer Affekt (r=0,75 und r=0,70), Introspektion (r=0,71), soziales Stigma (r=0,51), aber niedrig oder gar nicht korreliert mit objektiven klinischen Variablen wie standardisierte Arzturteile (r=0,31 und r=0,19) und Gewichtsverlust (0,06). Es existieren offensichtlich keine 1:1 Beziehungen zwischen objektiven und subjektiven Variablen, und nur eine sinnvolle Kombination der beiden gestattet eine umfassende Aussage über den Zustand von Patienten.

Summary

In evaluating therapy outcomes objective criteria are increasingly supplemented by subjective parameters (i.e., patient self-reports), whereby subjective somatic symptoms are of particular interest. Little is known about the associations between these types of variables. In two studies somatic symptoms (as assessed by a quality of life questionnaire filled out by the patient) were highly correlated with other subjective psychological variables negative affect (r=0,75 und r=0,70), introspection (r=0,71), social stigma (r=0,51), and less or not at all correlated with objective clinical variables, such as standardized physician ratings (r=0,31 and r=0,19) and weight gain. There are obviously no 1:1 relations between objective and subjective endpoints, and only the meaningful combination of both allows for an encompassing evaluation of a patient's condition.

Literatur

1. Troidl H, Spitzer WO, McPeek B, Mulder DS, McKneally MF, Wechsler AS, Balch CM (eds) (1991) Principles and practice of research, 2nd edition, Springer, New York
2. Martin EW, James KK, Hurtubise PE, Catalano P, Minton JP (1977) The use of CEA as an early indicator for gastrointestinal tumor recurrence and second look procedures. Cancer 39:440–446
3. Koller M, Kußmann J, Lorenz W, Rothmund M (1995) Die Erfassung und Dokumentation der Lebensqualität nach Tumortherapie. In: Organspezifische Tumordokumentation, Wagner G, Hermanek P (eds) Springer Heidelberg S A2.1–A2.12
4. Lorenz W (1989) Methoden und Instrumente zur Messung und Beurteilung der Lebensqualität. Langenbecks Arch Chir Suppl II (Kongreßbericht): 109–115
5. Wulff HR (1981) Rational diagnosis and treatment: an introduction to clinical decision-making, Blackwell Scientific Publications, Oxford
6. Watson D, Pennebaker JW (1989) Health complaints, stress, and distress: exploring the central role of negative affectivity. Psychol Rev 96:234–254
7. Koller M, Kußmann J, Lorenz W, Jenkins M, Voß M, Arens E, Richter E, Rothmund M (in press, 1996) Symptom reporting in cancer patients: The role of negative affect and experienced social stigma. Cancer
8. Aaronson NK, Ahmedzai S, Bergman B, et al. (1993) The European Organization for Research and Treatment of Cancer QLQ-C30: a quality-of-life instrument for use in international clinical trials in oncology. J Natl Cancer Inst 85:365–376
9. Koller M, Kußmann J, Lorenz W, Rothmund M (1994) Die Messung von Lebensqualität in der chirurgischen Tumornachsorge: Methoden, Probleme und Einsatzmöglichkeiten. Chirurg 65:333–339

Dr. Michael Koller, Institut für Theoretische Chirurgie, Klinikum der Philipps-Universität, Baldingerstraße, D-35033 Marburg

Verzögerte Magenentleerung nach pyloruserhaltendem Whipple, nicht aber nach duodenumerhaltender Pankreaskopfresektion bei Patienten mit chronischer Pankreatitis

Delayed gastric emptying occurs after pylorus-preserving Whipple, but not after duodenumpreserving pancreatic head resection in patients with chronic pancreatitis

M. W. Müller[1], H. Friess[2], H. G. Beger[1], M. Schilling[2], B. Lauterburg[3] und M. W. Büchler[2]

[1] Chirurgische Klinik I, Universität Ulm
[2] Klinik für Viszerale und Transplantationschirurgie
[3] Institut für klinische Pharmakologie, Universität Bern

Einleitung

Eine Operation wird bei Patienten mit chronischer Pankreatitis oftmals notwendig, wenn sich Komplikationen durch den entzündlich vergrößerten Pankreaskopf einstellen [1]. Die duodenumerhaltende Pankreaskopfresektion (DEPKR) und der pyloruserhaltende Whipple (PW) sind häufig angewandte und konkurrierende Operationsverfahren bei chronischer Pankreatitis [2, 3]. In der Literatur wird das Auftreten einer verzögerten Magenentleerung nach PW als häufigster Morbiditätsfaktor in bis zu 50% der Patienten beschrieben [4]. Eine kürzlich veröffentlichte Studie konnte zudem zeigen, daß Patienten nach PW unter geringfügig mehr Schmerzen leiden und längere Zeit zur Gewichtszunahme und Genesung benötigen, als Patienten nach DEPKR. Dies könnte mit einer verzögerten Magenentleerung und dyspeptischen Beschwerden in der frühen postoperativen Periode zusammenhängen [5]. Die Regulationsmechanismen der Magenentleerung sind komplex und ihre Wechselwirkungen sind nur unvollständig verstanden. Volumen, Osmolalität, pH-Wert und die Nahrungszusammensetzung beeinflußen die Magenentleerung. In welchem Ausmaß neurale und hormonelle Effekte beteiligt sind, ist ebenfalls wenig geklärt. Es konnte gezeigt werden, dass Cholezystokinin (CCK) die Magenentleerung verzögert und somit den Nahrungstransport beeinflußt [6]. In einer prospektiven randomisierten unizentrischen Studie wurde die Wertigkeit der DEPKR und des PW im Hinblick auf die Magenentleerung, CCK-Spiegel und Parametern der Lebensqualiät wie Schmerzsituation und Gewichtsentwicklung verglichen.

Methoden

Zwischen November 1991 und Juni 1993 konnten 20 Patienten mit chronischer Pankreatitis (eine Frau; 19 Männer; medianes Alter 45 Jahre) in unsere Studie eingeschlossen werden. Die Patienten wurden einen Tag präoperativ gemäß eines Randomisationsplanes einer DEPKR (eine Frau; 9 Männer; medianes Alter 45,5 Jahre) oder einer PW-Operation (10 Männer; medianes Alter 44,5 Jahre) zugeteilt. Außerdem wurde eine Kontrollgruppe bestehend aus 6 gesunden Probanden (4 Männer, 2 Frauen; medianes Alter 25 Jahre) gebildet. Das Studienprotokoll wurde von der Ethikkommision der Universität Ulm genehmigt. Eine schriftliche Einverständniserklärung lag von jedem Patienten vor. Das Studiendesign bestand aus einer präoperativen, sowie postoperativen (10 Tage, 6 Monate) Bestimmung der Paracetamolabsorption, sowie des CCK-Serumspiegels. Paracetamol wird nur im Duodenum und Dünndarm, nicht aber im Magen resorbiert und kann daher als indirekter Parameter der Magenentleerung herangezogen werden [7]. An klinischen Daten wurde die Schmerzanamnese, das Körpergewicht, die berufliche Situation, sowie die Verdauungssituation ermittelt. Für die Bestimmung der Paracetamolabsorption und des CCK-Hormonspiegels wurde ein standardisierter Nahrungsstimulationstest durchgeführt, bei dem die Patienten und Probanden 1500 mg Paracetamol zusammen mit der standardisierten Testmahlzeit (590 kcal, 12 % Protein, 37 % Fett, 52 % Kohlenhydrate) erhielten. Präprandial, sowie zu 13 definierten Zeitpunkten postprandial wurden Blutproben für die CCK-Bestimmung abgenommen und das Plasma bis zur Durchführung des Assays eingefroren. Zu den Zeitpunkten 0, 15, 30, 45, 60, 90 und 120 Minuten erfolgte zusätzlich die Blutentnahme für die Paracetamolbestimmung im Serum. Die Paracetamolkonzentration im Serum wurde mittels kommerziell erhältlichem Fluoreszenzpolarisations-Immunoassay (TDx-Paracetamol, ABBOTT AG, Diagnostics Division) bestimmt. Die Paracetamolabsorption, welche die Magenentleerung wiederspiegelt, wurde als Fläche unter der Kurve (AUC = Fläche unter der Serum Paracetamolkonzentrations-Zeitkurve von $0-120$ min [mol/l · 120 min]) angegeben. Für die CCK-Bestimmung wurde ein hoch sensitiver und spezifischer Radioimmunoassay verwendet [8]. Alle Werte sind als Mittelwert ± SM (Standardabweichung vom Mittelwert) angegeben. Für die statistische Analyse wurde der Student's t-Test angewandt, bei einem Signifikanzniveau von $p < 0,05$.

Ergebnis

10 Patienten erhielten eine DEPKR und 10 Patienten einen PW. Beide Gruppen waren vergleichbar in Bezug auf Geschlechtsverteilung, Alter und Operationsindikation. Als Operationsindikation lag bei allen Patienten eine entzündliche Pankreaskopfvergrößerung vor. Eine Duodenalobstruktion zeigten 5 Patienten in jeder Gruppe. Eine Obstruktion des Choledochus lag bei 4 Patienten der DEPKR-Gruppe und 7 Patienten der PW-Gruppe vor. Unter stärksten Schmerzen litten 8 Patienten in jeder Gruppe. Es verstarb kein Patient an den Folgen der Operation. Eine Relaparotomie wurde ebenfalls bei keinem Patienten erforderlich. Ein Patient entwickelte postoperativ eine Pneumonie nach DEPKR, nach PW traten zwei postoperative Komplikationen auf (transistorische ischämische Attacke und Pankreasfistel). Die mediane Krankenhausliegezeit betrug 13 Tage nach DEPKR und 13,5 Tage nach PW. Die nasogastrale Sonde konnte bei allen Patienten der DEPKR-Gruppe am ersten postoperativen Tag entfernt werden. Der Kostaufbau (Suppe, Tee, Zwieback) erfolgte im Median am 4. postoperativen Tag nach DEPKR. Nach PW wurde die Magensonde im Median am 3. postoperativen Tag entfernt, da diese Patienten postoperativ vermehrt unter Nausea und Erbrechen litten, bzw. einen Reflux von >300 ml/24 h zeigten. Der Kostaufbau nach PW erfolgte im Median am 5. postope-

rativen Tag. Nach 6 Monaten wurden alle 20 Patienten nachuntersucht. Verglichen mit dem präoperativen Gewicht konnten 9 Patienten in der DEPKR-Gruppe und 7 Patienten in der PW-Gruppe eine Gewichtszunahme verzeichnen. Zwei Patienten der PW-Gruppe hatten im Vergleich zum präoperativen Status abgenommen. Die mittlere Gewichtszunahme in Bezug auf das präoperative Gewicht betrug $5{,}6 \pm 4{,}3$ kg in der DEPKR-Gruppe und $4{,}2 \pm 5{,}4$ kg in der PW-Gruppe. 60% (6 Patienten) in beiden Gruppen zeigten komplette Schmerzfreiheit nach der Operation. Ein Patient der PW-Gruppe litt postoperativ weiterhin unter täglichen starken Schmerzen. Die Berechnung der Fläche unter der Patacetamolabsorptionskurve zeigte präoperativ keinen Unterschied zwischen Kontrollgruppe und den Patienten mit chronischer Pankreatitis (Kontrollgruppe:1564 ± 232, DEPKR: 1262 ± 135 und PW: 1366 ± 100 mg $\cdot$ ml^{-1} $\cdot$ 120 min). 10 Tage postoperativ kam es zu einer statistisch signifikanten Erniedrigung der Fläche unter der Paracetamol Absorptionskurve (p $<$ 0,05) in der PW-Gruppe (743 ± 117 mg $\cdot$ ml^{-1} $\cdot$ 120 min) verglichen mit dem präoperativen Wert, nicht aber in der DEPKR-Gruppe. Die Paracetamolabsorbtion war nach 6 Monaten wieder auf das Niveau der Kontrollgruppe angestiegen. Die AUC betrug 1418 ± 158 in der DEPKR-Gruppe und 1514 ± 110 mg $\cdot$ ml^{-1} $\cdot$ 120 min in der PW-Gruppe. Der mediane CCK-Plasmabasalwert für alle Patienten lag präoperativ bei $1{,}1 \pm 0{,}2$ pmol/l, die AUC (Fläche unter der Plasmakonzentrationskurve von CCK von $0-180$ Minuten) betrug $587{,}8 \pm 61{,}9$ pmol/l $\cdot$ 180 min. 10 Tage nach DEPKR betrug der Serum CCK Basalwert $1{,}1 \pm 0{,}2$ pmol/l und $1{,}1 \pm 0{,}3$ pmol/l nach 6 Monaten. In der PW-Gruppe kam es zu einer Erniedrigung auf $0{,}8 \pm 0{,}2$ pmol/l nach 10 Tagen und $0{,}5 \pm 0{,}1$ pmol/l 6 Monate postoperativ. Allerdings war dieser Unterschied statistisch nicht signifikant. 10 Tage postoperativ kam es zu einer Erniedrigung der postprandialen CCK Ausschüttung in der PW-Gruppe. Die integrierte postprandiale Antwort über 180 min nahm in der PW-Gruppe auf $391{,}1 \pm 60{,}4$ pmol/l $\cdot$ 180 min ab (p $=$ 0,053). Bezogen auf die Einzelwerte zeigten die Zeitpunkte 15, 30, 75 und 90 Minuten eine statistisch signifikante Reduktion.

Zusammenfassung

In einer prospektiven randomisierten unizentrischen Vergleichsstudie wurden die beiden konkurrierenden Operationsmethoden zur Behandlung der chronischen Pankreatitis, die duodenumerhaltende Pankreaskopfresektion und der pyloruserhaltende Whipple, im Hinblick auf die postoperative Magenentleerung, Cholezystokinin(CCK)-Spiegel und Parametern der Lebensqualität verglichen. Die Bestimmung der Magenentleerung und des CCK-Spiegels erfolgte präoperativ, sowie 10 Tage und 6 Monate postoperativ mittels Nahrungsstimulationstest und Paracetamol-Resorptionstest. In beiden Gruppen wurden 10 Patienten mit chronischer Pankreatitis eingeschlossen, die in Bezug auf Geschlechtsverteilung, Alter und Operationsindikation vergleichbar waren. Die Paracetamolabsorption zeigte präoperativ keinen signifikanten Unterschied zwischen einer Kontrollgruppe, bestehend aus 6 gesunden Probanden, und den Patienten mit chronischer Pankreatitis. 10 Tage postoperativ war eine signifikante Reduktion der Magenentleerung in der PW-Gruppe festzustellen, nicht jedoch in der DEPKR-Gruppe. Nach 6 Monaten waren die Werte wieder auf Normalniveau angestiegen. Es kam ebenfalls zu einer, wenngleich statistisch nicht signifikanten, Erniedrigung des basalen und integrierten CCK-Spiegels 10 Tage postoperativ nach PW. Die DEPKR-Gruppe zeigte eine Tendenz zur stärkeren Gewichtszunahme nach 6 Monaten. 60% der Patienten beider Gruppen waren komplett schmerzfrei, allerdings hatte ein Patient nach PW weiterhin täglich starke Schmerzen. Zusammenfassend läßt sich feststellen, dass frühpostoperativ nach PW eine verzögerte Magenentleerung auftritt, die allerdings ohne größere klinische Relevanz bleibt. Nach 6 Monaten ist in Bezug auf die Magenentleerung kein Unterschied zwischen der DEPKR- und PW-Gruppe festzustellen. Eine Tendenz zur schnelleren Rekonvaleszenz, Gewichtszunahme und Schmerzfreiheit scheint möglicherweise nach DEPKR im Vergleich zum PW gegeben.

Summary

In a prospective randomized controlled unicenter trial we compared the pylorus-preserving Whipple (PW) with the duodenum-preserving pancreatic head resection (DPPHR) in chronic pancreatitis, with regard to postoperative gastric emptying, CCK serum levels and parameters of quality of life. Gastric emptying and CCK serum levels were measured by paracetamol absorption and test meal stimulation. Ten patients with chronic pancreatitis were enrolled in each group. Both groups were well balanced with regard to sex, age and indication for surgery. The paracetamol absorption showed no statistical difference between a control group consisting of 6 healthy volunteers and the patients with chronic pancreatitis. Ten days postoperatively gastric emptying showed a statistically significant reduction in the PW-group but not in the DPPHR-group compared with the preoperatve findings. After 6 months gastric emptying was increased to control levels. The CCK levels showed a trend of reduction 10 days postoperative after PW. The DPPHR-group showed a tendency for better weight increase 6 months postoperatively. 60% of the patients in boths groups were pain-free, but in the PW group one patient still suffered from severe daily pain. In summary, early after PW a delayed gastric emptying ocurrs, but without major clinical relevance. The DPPHR shows a tendency for faster reconvalecence, better weight gain and pain relief compared with the PW.

Literatur

1. Büchler M, Beger HG (1989) Neue Indikationen und Operationsverfahren bei chronischer Pankreatitis. Internist (Berl) 30:747–751
2. Traverso LW, Longmire WP (1978) Preserving of the pylorus in pancreaticoduodenectomy. Surg Gynecol Obstet 146:959–962
3. Beger HG, Büchler M, Bittner RR, Oettinger W, Roscher R (1989) Duodenum-preserving resection of the head of the pancreas in severe chronic pancreatitis. Ann Surg 209:273–278
4. Braasch JW, Rossi RL, Watkins E Jr, Deziel DJ, Winter PF (1986) Pyloric and gastric preserving pancreatic resection: experience with 87 patients. Ann Surg 204:411–419
5. Büchler MW, Friess H, Müller MW, Wheatley AM, Beger HG (1995) Randomized trial of duodenum-preserving pancreatic head resection versus pylorus-preserving Whipple in chronic pancreatitis. Am J Surg 169:65–70

6. Valenzuela JE, Delfilippi C (1981) Inhibition of gastric emptying in humans by secretin, the octapeptide of cholechystokinin, and intraduodenal fat. Gastroenterology 81:898–902
7. Heading RC, Nimmo J, Prescott LF, Tothill P (1973) The dependence of paracetamol on the rate of gastric emptying. Br J Pharmocol 47:415–421
8. Riepl RL, Fiedler P, Ernstberger M, Lehnert P(1992) Effect of Na-taurodeoxycholate and phenylalanine on ecbolic pancreatic secretion and plasmacholecystokinin in man. Eur J Clin Invest 22:A22

Michael W. Müller, Chirurgische Klinik I, Universität Ulm,
Steinhövelstr. 9, D-89075 Ulm

Transitszintigraphie mit verbesserter Bildauflösung beim Endobrachyösophagus

Esophageal transit pattern in Barrett's esophagus

A. Stier, M. Schwaiger [1] und J. R. Siewert

[1] Chirurgische und Nuklearmedizinische Klinik und Poliklinik der Technischen Universität, Klinikum rechts der Isar, München

Bei der Pathophysiologie des Endobrachyösophagus werden als auslösende Faktoren u. a. ein vermehrter gastroösophagealer Reflux und eine gestörte Ösophaguspassage diskutiert [1]. Bei den verschiedenen Untersuchungsmethoden zur Ösophagusmotilität spielte die Szintigraphie bisher eine untergeordnete Rolle, obwohl sie als einzige Technik den Transit eines Bolusschluckes durch den Ösophagus darstellen und quantifizieren kann [2]. Bisherige szintigraphische Untersuchungen zum Ösophagustransit waren widersprüchlich und beschränkten sich auf eine prozentuale Bestimmung der ösophagealen Clearance nach Aufnahme eines radioaktiv markierten Bolus [3, 4].

Die Auswertung szintigraphischer Daten wurde durch ein selbstentwickeltes Computerprogramm verbessert. Aufgrund der hohen Bildauflösung konnten die Transitzeiten im Ösophagus und besonders am gastroösophagealen Übergang dargestellt und gemessen werden. Mit dieser Methode sollte untersucht werden, ob und welche Transitveränderungen Patienten mit Barrettepithel im Gegensatz zu Refluxösophagitispatienten und einem Normalkollektiv aufweisen.

Methodik

Die zu untersuchende Gruppe umfaßte 13 Männer und 7 Frauen mit einem Durchschnittsalter von 38,9 Jahren, bei denen histologisch ein Barrettepithel im distalen Ösophagus nachgewiesen worden war. Die szintigraphische Untersuchung wurde nach einer zweistündigen Nüchternphase mit einem mit 60 megaBq 99 MTc Albures markierten Griesbrei durchgeführt. Diese semisolide Testmahlzeit wurde auf insgesamt sechs Bolusschlucke mit einem Volumen von je 10 ml aufgeteilt. In aufrecht sitzender Position mußte der Patient diesen Bolus alle 30 Sekunden einnehmen, wobei ein Nachschlucken vermieden werden sollte. Die dorsal positionierte Großfeld-Gamma-Camera nahm kontinuierlich insgesamt 240 Bilder über den gesamten Untersuchungszeitraum von 200 Sekunden auf [4]. Die szintigraphischen Daten wurden digitalisiert und unter Verwendung eines selbst entwickelten Visualisierungsprogrammes auf der Basis der Interactive Data Language (IDL® ver-

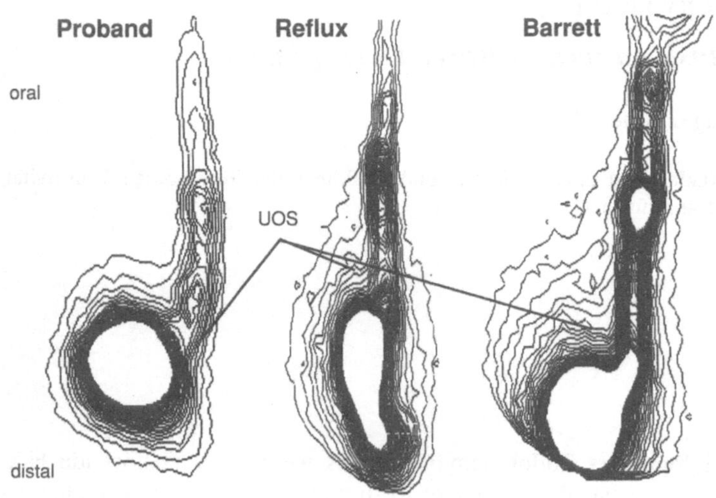

Abb. 1. In den Kontour Plots als geographische Höhendarstellung der Aktivitätsverteilung sind die 6 Einzelschlucke zu je einem Bild summiert. Beim Barrettösophagus wird eine Mehranreicherung im mittleren Drittel als Zeichen der Bolusverzögerung und eine „Ausstülpung" am gastroösophagealen Übergang als Hinweis auf eine verlängerte Clearance deutlich

sion 3.5, Research Systems Inc., Boulder, Colorado, USA) auf einem PC ausgewertet [5].

Die Bilder eines Einzelschluckes wurden zunächst übereinanderprojeziert. Die Aktivität des Bolus wurde als Fläche in der Art einer geographischen Höhendarstellung aufgezeichnet (Abb. 1). Als zweiter Schritt wurde die Verteilung des Bolusvolumens über die Länge des Ösophagus und der Cardia durch eine zeilenweise Datenkompression der Summe szintigraphischer Einzelbilder eines Ösophagustransits linear dargestellt. Zur genauen Differenzierung zwischen gestörter Clearance und Reflux wurden alle szintigraphischen Einzelbilder eines Transits dreidimensional abgebildet, wobei die Bolusaktivität in der z-Achse aufgetragen wurde. Als Kontrollgruppe dienten 6 männliche und 2 weibliche beschwerdefreie Probanden mit einem Durchschnittsalter von 45,3 Jahren. Als zweite Vergleichsgruppe wurden 5 männliche und 3 weibliche Patienten mit endoskopisch nachgewiesener gastroösophagealer Refluxkrankheit, bei denen noch keine medikamentöse Therapie begonnen worden war, untersucht.

Ergebnisse

Der Transit eines semisoliden Bolusschluckes durch den Ösophagus dauert bei den Probanden durchschnittlich 9,2 (±0,83 s), wenn man alle 6 Einzelschlucke mittelt. Bei jedem Probanden war nach Beendigung von mindestens 4 Einzelschlucken in der Region des unteren Ösophagusdrittels keine Aktivität mehr nachweisbar. Zwischen den Einzelschlucken war kein gastroösophagealer Reflux erkennbar. In

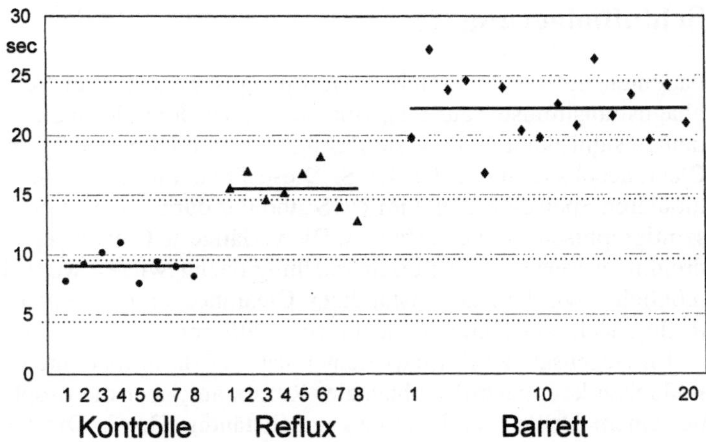

Abb. 2. Die ösophagealen Transitzeiten als Mittelwert aus den 6 Boluschlucken, für jeden Patienten und Probanden einzeln dargestellt

der dreidimensionalen Darstellung der einzelnen Transitphasen kommt es zu einer durchschnittlich 2,1 s dauernden Konzentration des radioaktiv markierten Bolus vor dem gut abgrenzbaren unteren Ösophagussphincter (UOS). Nach durchschnittlich 1,7 s ist der Bolus anschließend vollständig aus der Ösophagusregion gecleart.

Der Bolustransit bei den 20 Barrettpatienten dauert im Durchschnitt 22,5 s (± 5,3 s). Von den insgesamt 6 Bolusschlucken, die jeder Patient durchführt, sind durchschnittlich 5 Einzelschlucke länger als 14 Sekunden (Abb. 2). In der linearen Darstellung des Transitverlaufs ist bei 13 Patienten eine Aktivitätsanreicherung im mittleren Drittel des Ösophagus erkennbar. Bei der Einzelbildanalyse fehlt bei 12 Patienten die präsphinctäre Akkumulation des radioaktiv markierten Bolus. Die Clearancephase ist bei 16 Patienten mit 5,1 s gegenüber den Probanden signifikant verlängert. In 7 Fällen bleibt eine geringe Restaktivität in der Region des distalen Ösophagus als Zeichen einer unvollständigen Clearance nachweisbar.

In der Gruppe der 8 Refluxpatienten ist der Bolustransit gegenüber der Kontrollgruppe verlangsamt, im Vergleich zur Barrettgrupppe signifikant beschleunigt. Die kurzzeitige präsphinctäre Akkumulation wird bei 5 Patienten nicht beobachtet. Die Clearancephase ist mit 2,9 s gegenüber der Kontrollgruppe nicht signifikant verändert, jedoch signifikant schneller als bei der Barrettgruppe. Zwischen den einzelnen Schluckphasen ist bei 4 Refluxpatienten ein Wiederauftreten von Aktivität im distalen Ösophagus als Zeichen eines gastroösophagealen Reflux erkennbar.

Schlußfolgerung

Patienten mit einem Endobrachyösophagus weisen zwei Veränderungen im Ösophagustransitmuster auf : 1. Eine gegenüber dem Normalkollektiv und Refluxpatienten signifikant verlängerte Passage bis zum UOS und 2. eine signifikant längere Clearancephase durch den UOS. Diese Phänomene der Bolusverzögerung in der tubulären Speiseröhre und im UOS sind nur durch eine verbesserte Bildauswertung szintigraphischer Daten erfaßbar. Die verlängerte Clearancephase konnte erst in der dreidimensionalen Einzelbilddarstellung nachgewiesen werden. Dadurch war auch möglich, zwischen unvollständiger Clearance und erneutem gastroösophagealen Reflux nach vollständiger Clearance zu differenzieren.

Im Gegensatz zu Refluxpatienten tritt bei Barrettpatienten zwischen den Bolusschlucken kein gastroösophagealer Reflux auf, aber die ösophageale Clearance ist bei einem Drittel der Patienten unvollständig [3, 6]. Die Passagestörung in der tubulären Speiseröhre weist auf ein Peristaltikproblem hin [6], das nicht mit einer möglichen lokalen Wandveränderung durch das Barrettepithel erklärbar ist. Die Bolusverlangsamung tritt bereits im mittleren Ösophagusdrittel auf, wo endoskopisch noch keine Metaplasie nachweisbar ist. Die verlängerte Clearancephase könnte mit einer manometrisch nachgewiesenen Inkompetenz des UOS zusammenhängen [1] , die allerdings auch bei Refluxpatienten gehäuft auftritt.

Zusammenfassung

In ihrer Bildauswertung verbesserte szintigraphische Untersuchungen zur Bestimmung des Bolustransits durch den Ösophagus und dessen Clearancefunktion zeigen bei Patienten mit Endobrachyösophagus im Vergleich zu gesunden Probanden als auch gegenüber Patienten mit gastroösophagealer Refluxkrankheit eine signifikant verlängerte Transitzeit und Clearancephase.

Summary

For the diagnostic approach of esophageal disorders alimentary scintigraphy is able to evaluate quantitatively a bolus transit through the esophagus, especially when this method has been improved with the help of an increased frame resolution and image processing. In comparison to healthy controls and patients with endoscopically proven reflux disease a significantly delayed esophageal transit and prolonged clearance rate was measured in patients with Barrett's esophagus.

Literatur

1. Stein HJ, Siewert JR (1993) Barrett's esophagus: Pathogenesis, epidemiology, functional abnormalities, malignant degeneration, and surgical treatment. Dysphagia 8:276–288
2. Russell COH, Bright N, Buthpitiya G, Alexander L, Walton C, Whelan G (1992) Oesophageal propulsive force and ist relation to manometric pressure. Gut 33:727–732

3. Karvelis KC, Drane WE, Johnson DA, Silverman ED (1987) Barrett Esophagus: Decreased esophageal clearance shown by radionuclide esophageal scintigraphy. Radiology 162:97–99
4. Tatsch K, Schröttle W, Kirsch CM (1991) Multiple swallow test for the quantitative and qualitative evaluation of esophageal motility disorders. J Nucl Med 32:1365–1370
5. Stier A, Fechner M, Schwaiger M, Siewert JR (1995) A new approach to scintigraphic evaluation of gastric tube emptying following subtotal esophagectomy. Dis Esoph 8:294–298
6. Singh P, Taylor RH, Colin-Jones DG (1994) Esophageal motor dysfunction and acid exposure in reflux esophagitis are more severe if Barrett's metaplasia is present. Am J Gastroenterol 89:349–356

Dr. med. A. Stier, Chirurgische Klinik und Poliklinik, Technische Universität München, Klinikum rechts der Isar, Ismaninger Straße 22, D-81675 München

Mutationen in den DNA-mismatch-Reperatur-Genen beim sporadischen kolorektalen Karzinom

Mutations in DNA mismatch repair genes in sporadic colorectal cancers

K. K.-F. Herfarth, I. J. Kodner, S. A. Wells Jr. und P. J. Goodfellow

Department of Surgery, Washington University School of Medicine, St. Louis, Missouri, USA

Einleitung

Tumoren von Patienten mit hereditärem non-Polyposis kolorektalem Karzinom (HNPCC) sind charakterisiert durch gehäufte Mutationen in Mikrosatellitensequenzen [1]. Diese genetische Instabilität ist mit einer defekten DNA-mismatch-Reperatur und zahlreichen Replikationsfehlern (replication error = RER) assoziiert. HNPCC Familien haben Mutationen in einem von vier DNA-mismatch-Reperatur-Genen: MSH2 (Mutationen in ca. 60% der Familien), MLH1 (Mutationen in ca. 30% der Familien), PMS1 und PMS 2 (Mutationen in ca. 10% der Familien) [2, 3]. 10–20% der sporadischen kolorektalen Karzinome zeigen den gleichen RER-Phänotyp, der bei Tumoren von HNPCC Familienmitgliedern zu finden ist [4]. Bisher konnte nur eine begrenzte Zahl an Mutationen in den DNA-mismatch-Reperatur-Genen bei sporadischen Kolonkarzinomzellinien mit Mikrosatelliteninstabilität festgestellt werden [5]. Wir untersuchten daher primäre sporadische kolorektale Karzinome auf den RER-Phänotyp und suchten bei RER-positiven Tumoren nach Mutationen in den bei HNPCC Patienten am häufigsten mutierten Genen, MSH2 und MLH1.

Methodik

Bisher wurden 44 kolorektale Karzinome auf den RER-Phänotyp untersucht. Nach DNA Extraktion aus Lymphozyten und dem Tumor wurden die Normal-Tumor Paare mit 7 verschiedenen Dinukleotidmarkern auf Replikationsfehler untersucht. Ein Tumor wurde als RER-positiv bewertet, wenn mindestens 2 der 7 Marker genetische Instabilität zeigten. Von RER-positiven Tumoren wurde RNA extrahiert und mit Hilfe von Reverse-Transkriptase-Polymerase-Kettenreaktion (RT-PCR) komplementäre DNA (cDNA) gewonnen. Hiermit wurden die Gene MSH2 und MLH1 mittels Single-Strand-Conformation-Variant (SSCV) Analyse auf Mutationen untersucht. Mutationen wurden durch Sequenzieren der cDNA und der korrespondierenden genomischen DNA bestätigt.

Ergebnisse

Neun von 44 (20%) untersuchten Tumoren zeigten den RER-Phänotyp. Das Durchschnittsalter dieser Patienten bei Diagnosestellung betrug $70,3 \pm 8,73$ Jahre (55 – 82 Jahre). Die Familienanamnese der Patienten ergab keine Hinweise, daß es sich hierbei um HNPCC Familienmitglieder handelte. RNA zur Mutationsanalyse der MSH2 und MLH1 Sequenzen konnte von acht der neun Tumoren gewonnen werden. In vier der acht Tumoren konnten wir Mutationen feststellen. Alle Mutationen waren in MLH1. Ein Patient hatte eine Keimbahnmutation; alle anderen Mutationen waren somatisch (tumor-spezifisch).

Zusammenfassung

Wir haben primäre sporadische Kolonkarzinome auf Mikrosatelliteninstabilität und Mutationen in den DNA-mismatch-Reperatur-Genen MSH 2 und MLH1 untersucht. Neun von 44 Tumoren waren RER-positiv. Mutationen in MLH1 konnte in 4 der Tumoren gefunden werden. Hierbei zeigte sich, daß ein Patient auf dem Bereich der DNA zur HNPCC Patientengruppe zu zählen ist.

Summary

We have screened primary sporadic colorectal cancers for microsatellite instability and mutations in the DNA mismatch repair genes MSH2 and MLH1. Nine of 44 tumors showed the RER phenotype. Mutations of the MLH1 gene were identified in four of these tumors, one of which arose in a patient, who has HNPCC at the gene level.

Literatur

1. Peltomäki P, Lothe RA, Aaltonen LA, Pylkkänen L, Nyström LM, Seruca R, David L, Holm R, Ryberg D, Haugen A, Brøgger A, Børresen AL und de la Chapelle A (1993) Microsatellite instability is associated with tumors that characterize the hereditary non-polyposis colorectal carcinoma syndrome. Cancer Res 53:5853 – 5855
2. Nyström LM, Parsons R, Sistonen P, Pylkkänen L, Aaltonen LA, Leach FS, Hamilton SR, Watson P, Bronson E, Fusaro R, Cavalieri J, Lynch J, Lanspa S, Smyrk T, Lynch P, Drouhard T, Kinzler KW, Vogelstein B, Lynch HT, de la Chapelle A und Peltomäki P (1994) Mismatch repair genes on chromosomes 2p and 3p account for a major share of hereditary nonpolyposis colorectal cancer families evaluable by linkage. Am J Hum Genet 55:659 – 665
3. Nicolaides NC, Papadopoulos N, Liu B, Wei YF, Carter KC, Ruben SM, Rosen CA, Haseltine WA, Fleischmann RD, Fraser CM, Adams MD, Venter JC, Dunlop MG, Hamilton SR, Petersen GM, de la Chapelle A, Vogelstein B und Kinzler KW (1994) Mutations of two PMS homologues in hereditary nonpolyposis colon cancer. Nature 371:75 – 80
4. Lothe RA, Peltomäki P, Meling GI, Aaltonen LA, Nyström-Lahti M, Pylkkänen L, Heimdal K, Andersen TI, Møller P, Rognum TO, Fosså SD, Haldorson T, Langmark F, Brøgger A, de la Chapelle A und Børresen AL (1993) Genomic instability in colorectal cancer: relationship to clinicopathological variables and family history. Cancer Res 53:5849 – 5852

5. Liu B, Nicolaides NC, Markowitz S, Willson JK, Parsons RE, Jen J, Papadopolous N, Peltomäki P, de la Chapelle A, Hamilton SR, Kinzler KW und Vogelstein B (1995) Mismatch repair gene defects in sporadic colorectal cancers with microsatellite instability. Nat Genet 9:48–55

Dr. Klaus Herfarth, Department of Surgery, Washington University St. Louis, Goodfellow Laboratory CSRB 3356, Box 8109, 660 South Euclid Avenue St. Louis, MO, 63110, USA

Lokalisierung potientieller Tumorsuppressor-Gene auf Chromosom 1p34.2-pter mittels Deletionsanalyse bei sporadischen kolorektalen Karzinomen

Deletion mapping of potential tumor suppressor genes on chromosome 1p34.2-pter in sporadic colorectal carcinoma

L.H. Finke[1], C. Praml[2], C. Herfarth[3], M. Schwab[2], L. Amler[2] und P.M. Schlag[1]

[1] Robert-Rössle-Klink, Berlin, Deutschland
[2] Deutsches Krebsforschungs Zentrum, Heidelberg, Deutschland
[3] Chirurgische Klinik, Heidelberg, Deutschland

Einleitung

Molekularbiologische und zytogenetische Untersuchungen kolorektaler Karzinome konnten zahlreiche chromosomale Deletionen nachweisen. Deletionen betreffen besonders die folgenden Regionen des humanen Genoms: 5q21 (APC), 17p (p53) und 18q (DCC). Von Veränderungen der genannten Gene konnte darüber hinaus gezeigt werden, daß sie kausale Funktionen in der Tumorigenese und Tumorprogression der kolorektalen Karzinome haben (Übersicht in: 1). Neben diesen gut charakterisierten und häufigen Deletionen waren in zytogenetischen Untersuchungen Veränderungen des kurzen Arms von Chromosom 1 beobachtet worden. Ein molekularbiologisches Modellsystem, in dem ein kleines Fragment des Chromosom 1p in Karzinomzellen übertragen wurde, zeigte weiterhin, daß hier für die Tumorigenese wichtige Gene lokalisiert sein könnten [2]. Es gelang durch die Übertragung von Genmaterial dieser Region, den transformierenden Phänotyp und die Tumorigenität der sonst malignen Zellen zu unterdrücken.

Daher interessierten wir uns dafür, wie häufig solche Deletionen von 1p in menschlichen kolorektalen Karzinomen vorkommen und ob eine bestimmte Region von 1p präferentiell von Deletionen betroffen ist.

Material und Methoden

Patienten, Gewebe- und DNA-Präparation: Von 37 Patienten mit kolorektalen Karzinomen wurde Gewebe analysiert. Alle Patienten hatten sporadische Karzinome in dem Sinne, daß kein familienanamnestischer Hinweis auf eine hereditäre Karzinomerkrankung zu ermitteln und der Patient älter als 50 Jahre zum Zeitpunkt der Primärdiagnose war. Tumorgewebe und Proben von korrespondierender normaler Schleimhaut wurden direkt postoperativ nativ schockgefroren und bei $-80\,^{\circ}\mathrm{C}$ asserviert. Zur Präparation der genomischen DNA wurde das Gewebematerial auf einem Kryomikrotom angeschnitten und zunächst eine Kontrollfärbung mit Hämatoxylin und Eosin durchgeführt. Entsprechend dem mikroskopischen Befund erfolgt nun die

430

Entfernung aller nicht-tumorösen oder nekrotischen Anteile des Karzinomanschnittes bzw. der nicht-epithelialen Anteile vom Mukosapräparat. Es wurden 10 weitere Schnitte von dem Gewebeblock angefertigt und in den Gewebepuffer eines kommerziellen DNA-Extraktions-Kits (Micro-TurboGen, Invitrogen, Leek, NL) aufgenommen. Die genomische DNA wurde entsprechend der Anleitung des Kits isoliert.

Deletionsanalysen: Zur Untersuchung der Deletionen wurden 37 verschiedene Mikrosatellitenmarker eingesetzt. Zirka 5 ng genomische DNA wurde zur Amplifikation mit entsprechenden Primern (Oligonucleotiden) [3, 4] in 32 Zyklen Polymerasekettenreaktion unter Standardbedingungen eingesetzt (The Généthon Microsatellite Map Catalogue, Généthon, Evry, Frankreich). Die PCR-Produkte wurden durch Polyacrylamid-Gele elektrophoretisch aufgetrennt und auf Nylon-Membranen (Hybond N+) transferiert. Die Hybridisierung der transferierten PCR-Produkte und die autoradiographische Analyse erfolgte durch radioaktiv markierte $(CA)_{15}$-Oligonukleotide. Nach 2maligem Waschen der Filter in 0,07 M Na-Phosphat/1 % SDS-Puffer erfolgte die Exposition für 15 min bis 12 h. Das Bandenmuster der Tumoren wurde mit dem Bandenmuster aus normaler Mukosa verglichen (Abb. 1). Lozi, die in normaler Mukosa homozygot waren, wurden als „nicht informativ" ausgeschlossen. Veränderungen in der Größe eines Allels im Sinne einer Geninstabilität (engl.: replication error – RER+-phenotype) waren nicht auswertbar.

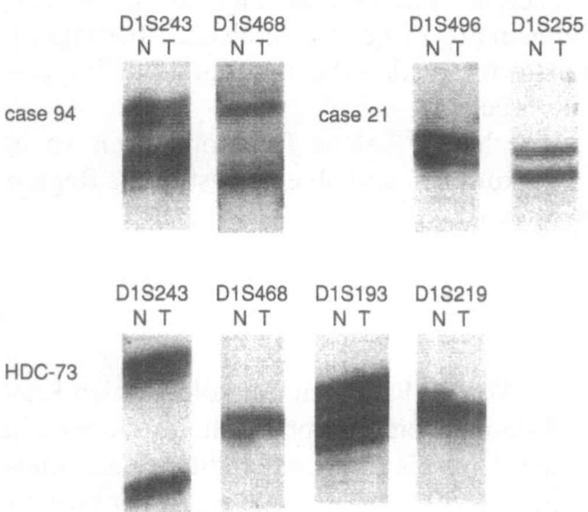

Abb. 1. LOH-Untersuchungen: Fall 94 (case 94) zeigt LOH in der Tumorprobe (T) im Vergleich zum Normalgewebe (N) für Mikrosatellitenmarker D1S243 bei erhaltener Heterozygotie für D1S468. Im Fall 21 (case 21) findet sich ein LOH in der Tumorprobe (T) im Vergleich zum Normalgewebe (N) für Mikrosatellitenmarker D1S496 bei erhaltener Heterozygotie für D1S255. Das Beispiel der Kolonkarzinomzelllinie HDC-73 zeigt unabhängige interstitielle Deletetionen von D1S468 und D1S219 die unterbrochen werden von einem Marker mit erhaltener Heterozygotie (D1S193) und flankiert werden von dem ebenfalls heterozygotem D1S243

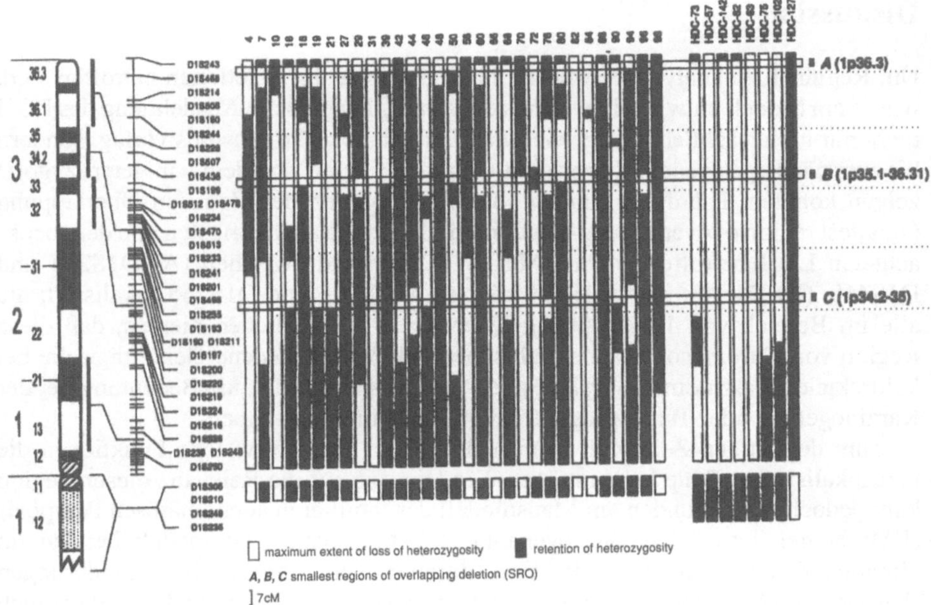

Abb. 2. Übersicht über Deletionsbefunde: Die maximal mögliche Ausdehnung der Deletionen wird in einem Modell dargestellt, welches die Ausdehnung des LOH nicht nur im tatsächlich nachgewiesenen Bereich (untersuchte Mirkosatellitenmarker) des Chromosoms berücksichtigt, sondern den Bereich bis zum nächst gelegenen Mikrosatellittenmarker miteinschließt, von dem wir Heterozygotie zeigen konnten. Dargestellt sind 31 kolorektale Karzinome und zum Vergleich 8 Zellinien. Die drei Regionen der kleinsten Überlappung (smallest region of overlapping deletion, SRO) sind als querverlaufende Balken dargestellt. Hier könnten relevante Tumorsuppressor-Gene lokalisiert sein

Ergebnisse

In 84% der untersuchten kolorektalen Karzinome (31/37) konnten Allelverluste (engl. loss of heterozygosity – LOH) auf Chromosom 1p nachgewiesen werden (Abb. 2). 2 Mikrosatellitenmarker waren auf 1q lokalisiert, um nachzuweisen, ob 1p Deletionen mit 1q Deletionen vergesellschaftet sind. Nur in 6 der 31 Tumore mit 1p LOH fanden wir 1q Deletionen. Das Tumorgewebe von vier der untersuchten Patienten zeigte einen RER+-Phänotyp an mehr als zwei Lozi und mußte daher aus den Analysen ausgeschlossen werden.

Bei der Auswertung, welche Regionen von 1p besonders häufig von Deletionen betroffen sind, konnten wir 4 Foci herausarbeiten, bei denen LOH mit einer Häufigkeit von 42–67% nachweisbar war: (i) 1p36.3 (44–67%); (ii) 1p35.1–36.31 (42–48%); (iii) 1p34.2–1p35 (45–53%); (iv) 1p21–22 (42%). 11 der 31 Tumoren zeigten terminale Deletionen, 5 von diesen waren mit interstitiellen Deletionen kombiniert. In den verbleibenden 20 Tumoren konnten 31 verschiedene interstitielle Deletionen gefunden werden.

Diskussion

Um Regionen zu analysieren, die am häufigsten von 1p-Deletionen betroffen sind, wurde ein Modell entwickelt, welches davon ausging, daß die Ausdehnung des LOH nicht nur im tatsächlich nachgewiesenen Bereich des Chromosoms vorlag, sondern bis zum nächstgelegenen Mikrosatellittenmarker reichte, von dem wir Heterozygotie zeigen konnten. Hierdurch fanden wir drei Regionen der kleinsten Überlappung (smallest region of overlapping deletion), d.h. Lozi die am häufigsten von dem beobachteten LOH betroffen waren (Abb. 2). Diese sind zwischen (A) D1S234 und D1S468, (B) D1S436 und D1S199 bzw. (C) D1S496 und D1S255 lokalisiert, die alle im Bereich von 1p34.2-pter gelegen sind. Wir schließen hieraus, daß diese Region von Chromosom 1 sehr wahrscheinlich 3 verschiedene Gene trägt, die bei kolorektalen Karzinomen häufig mutiert sind und eventuell eine Bedeutung bei der Karzinogenese oder Tumorprogression dieser Malignome haben.

Zum derzeitigen Zeitpunkt kann nicht geklärt werden, welche Funktionen die hier lokalisierten Gene haben mögen. Ein Hinweis auf die Relevanz dieser Region kann jedoch aus Befunden am Mausmodell der familiären adenomatösen Polyposis (FAP) hergeleitet werden. Die sogenannte *Min*-Maus ist ein Tiermodell, bei dem im Homolog des menschlichen APC-Gens durch molekulargenetische Veränderungen (Knock-outs) Mutationen erzeugt wurden, die zu einem Äquivalent der FAP nämlich der „Multiplen intestinalen Neoplasie" (Min) führen [5]. In rezenten Experimenten konnte beobachtet werden, daß die Menge der durch *Min*-Mutationen induzierten Adenome nicht durch die Min-Veränderung selbst, sondern durch die Aktivität oder Veränderung eines Modifizierergens Mom-1 (Modifier of Min-1) bestimmt wird [6]. Mom-1 ist bei Mäusen auf Chromosom 4 in einer Region lokalisiert, die zu einem hohen Grad syntenisch zur Region 1p34-36 des humanen Chromosom 1 ist [7]. Wir konnten in unseren Analysen zeigen, das eben diese Region beim sporadischen kolorektalen Karzinom am häufigsten von 1p LOH betroffen ist.

Viel molekulargenetische und grundlagenwissenschaftliche Arbeit steht noch aus, um die Gene der identifizierten Regionen zu analysieren und ihre Bedeutung für die Pathogenese von kolorektalen Karzinomen zu entschlüsseln. Die vorliegende Arbeit hat jedoch gezeigt, daß durch die konsequente Interaktion zwischen Grundlagenforschung und chirurgischer Onkologie direkt im humanen System innovative Erkenntnisse für die Tumorbiologie erarbeitet werden können, die das Verständnis des Klinikers für die molekulare Pathologie der Erkrankung und des Grundlagenwissenschaftlers für das schlußendliche Ziel seiner Arbeit stimulieren.

Zusammenfassung

Gewebeproben kolorektaler Tumore wurden durch Deletionsuntersuchungen von 37 Mikrosatellitenmarkern mittels PCR und Hybridisierung auf Mutationen von Chromosom 1p analysiert. In 31 von 37 der untersuchten Tumore fand sich ein LOH. Drei Zonen in denen am häufigsten Mutationen auftraten wurden identifiziert. Es wird geschlossen, daß diese Zonen Lozi für mögliche Tumorsuppressorgene sein könnten, die für das Tumorgeschehen kolorektaler Karzinome bedeutsam sind. Die

Homologie der von Muationen betroffenen Region auf Chromosom 1p mit dem Lokus des *Mom-1* Gens der Maus wurde als möglicher Modifizierergen-Lokus beschrieben und diskutiert.

Summary

Tissue specimen of 37 colorectal cancers were analyzed on the prevalence of LOH by PCR and hybridization of 37 microsatellite markers located on chromosome 1p. LOH was observed in 31 of 37 of this tumors. Three regions showing maximum frequence of mutations were identified. It was concluded that this regions may harbour tumor suppressor genes relevant in colorectal cancer. The homology of the affected region on human chromosome 1 with the Mom-1 modifier gene locus of mice is discussed.

Literatur

1. Fearon E und Vogelstein B (1990) A genetic model for colorectal tumorigenesis. Cell 61 (5): 759–767
2. Tanaka K, Yanoshita R, Konishi M, Oshimura M, Maeda Y, Mori T, Miyaki M (1993) Suppression of tumourigenicity in human colon carcinoma cells by introduction of normal chromosome 1p36 region. Oncogene 8 (8):2253–2258
3. Hudson TJ, Engelstein M, Lee MK, Ho EC, Rubenfield MJ, Adams CP, Housman DE, Dracopoli NC (1992) Isolation and chromosomal assignment of 100 highly informative human simple sequence repeat polymorphisms. Genomiscs 13 (3):622–629
4. Gyapay G, Morissette J, Vignal A, Dib C, Fizames C, Millasseau P, Marc S, Bernardi G, Lathrop M, Weissenbach J (1994) The 1993-94 Genethon human genetic linkage map. Nature Genetics 7 (2 Spec No):246–339
5. Moser AR, Pitot HC, Dove WF (1990) A dominant mutation that predisposes to multiple intestinal neoplasia in the mouse. Science 247 (4940):322–324
6. Dietrich WF, Lander ES, Smith JS, Moser AR, Gould KA, Luongo C, Borenstein N, Dove W (1993) Genetic identification of Mom-1, a major modifier locus affecting Min-induced intestinal neoplasia in the mouse. Cell 75 (4):631–639
7. Nadeau JH, Davisson MT, Doolittle DP, Grant P, Hillyard AL, Kosowsky M, Roderick TH (1991) Comparative map for mice and humans. Mammâlian Genome. 1 Spec No: S461–515

L.H. Finke, Merck GKaA, Frankfurter Str. 250, D-64271 Darmstadt

Lynch-Syndrom: Molekulare Diagnose und ihre Bedeutung für die chirurgische Therapie

Molecular diagnosis of lynch syndrome and its implications on surgical therapy

J. Bähring[2], J. Gebert[2], B. Leichtweis[2], F. Fischer[1], M. Kadmon[1], K. Koretz[3], P. Möller[3], M. v. Knebel Doeberitz[2] und C. Herfarth[1]

[1] Chirurgische Universitätsklinik Heidelberg
[2] Sektion Molekulare Diagnostik und Therapie, Chirurgische Universitätsklinik Heidelberg
[3] Institut für Pathologie, Ruprecht-Karls-Universität Heidelberg

Einleitung

Das Lynch-Syndrom (hereditäres non-Polyposis kolorektales Karzinom, HNPCC) ist ein familiäres Krebsprädispositionssyndrom, das mit einer erhöhten Inzidenz von Adenokarzinomen (kolorektales, Endometrium-, Magenkarzinom u. a.) einhergeht. Ursache der Erkrankung sind Keimbahnmutationen in Genen (hMSH2, hMLH1, hPMS1, hPMS2), deren Expression für eine korrekte Reparatur von DNA-Replikationsfehlern unerläßlich ist. Infolgedessen treten in reparaturdefizienten Tumorzellen multiple DNA-Replikationsfehler auf, und zwar sowohl in kodierenden (u. a. TGFβ-Rezeptor Typ II-, p53-, APC-Gen) als auch in nicht-kodierenden Abschnitten. Dies läßt sich am einfachsten im Bereich von Mikrosatelliten-DNA – kurze repetitive Nukleotidsequenzen – als Längenvariationen (sog. Mikrosatelliteninstabilität, RER+) nachweisen. Bislang war eine Diagnose des Lynch-Syndroms ausschließlich aufgrund klinischer Kriterien möglich. Ziel unserer Arbeit ist die Etablierung eines Verfahrens zur molekularbiologischen Diagnose des Lynch-Syndroms, das eine Erfassung von Anlageträgern vor Manifestation der Erkrankung und gegebenenfalls eine prophylaktische Therapie ermöglichen soll.

Methodik

Im Laufe eines Jahres wurden in der Chirurgischen Klinik 57 potentielle HNPCC-Patienten aufgrund anamnestischer Daten identifiziert (Alter unter 50 Jahren, auffällige Familienanamnese bezüglich HNPCC-assoziierter Tumoren). Aus Vollblut bzw. Resektatgewebe (Tumor- und Normalschleimhaut) wurden DNA und RNA isoliert. Zur Mikrosatellitenanalyse wurden aus genomischer DNA neun Mikrosatellitenloci mit Hilfe Fluorescein-markierter Oligonukleotide amplifiziert und mittels Automatischer Laserfluoreszenzelektrophorese (ALF) analysiert. Als RER+ wurden Patienten eingestuft, die in mindestens zwei Loci im Tumor Längenvariationen aufwiesen. Bei der gezielten Mutationssuche beschränkten wir uns auf das hMSH2- und hMLH1-Gen, deren Funktionsverlust in 60–80% der Fälle für die Manifestation der Erkrankung verantwortlich ist. Zur groben Mutationslokalisation bei RER+ Patienten wurde die in-vitro-Transkription-Translation der beiden Gene mit anschließender Gelelektrophorese der synthetisierten Proteine eingesetzt (protein truncation test, PTT). Dieses Verfahren bietet sich an, da ein Großteil der bisher identifizierten Mutationen zur Synthese verkürzter Proteine führt. Die mRNA- bzw. DNA-Sequenzanalyse erfolgte ebenfalls auf einem automatischen Sequenzierer (ALF).

Ergebnisse

Bislang konnte die molekularbiologische Analyse bei 11 Familien nahezu abgeschlossen werden. Fünf Patienten wiesen keine Mikrosatelliteninstabilitäten auf (RER-) und wurden demzufolge nicht weitergehend analysiert. Bei einer Familie stand kein Tumorgewebe zur Mikrosatellitenanalyse zur Verfügung. Fünf Tumoren wurden als RER+ eingestuft. Zwei der RER+ Tumoren wiesen eine somatische Mutation im Bereich des TGFβ-Rezeptor-Typ II-Gens auf. Bei zwei Familien konnte eine Keimbahnmutation der DNA-Reparaturgene nachgewiesen werden (eine Punktmutation in hMLH1 bzw. hMSH2). Beide Mutationen resultieren in der Synthese eines verkürzten Proteins, dem phylogenetisch hochkonservierte Abschnitte fehlen, so daß wir von der pathogenetischen Relevanz der Veränderung ausgehen. Bei einer dritten Familie fand sich bei der cDNA-Sequenzanalyse des hMSH2-Gens eine Deletion von Exon 13. Eine Ursache dieser Veränderung auf genomischer Ebene konnte nicht gefunden werden. Darüber hinaus korrelierte die cDNA-Veränderung innerhalb der Familie nicht mit der Erkrankung und scheint demzufolge bei der Pathogenese keine Rolle zu spielen. Drei RER+ Familien wiesen in keinem der beiden untersuchten Gene eine Mutation auf.

Diskussion

Unsere bisherigen Ergebnisse machen deutlich, daß der Sequenzanalyse von HNPCC-Familien bei der Identifizierung von Risikopersonen und bei der Entwicklung präventiver chirurgischer Strategien große Bedeutung zukommen könnte. Es zeigt sich jedoch auch, daß nicht in jedem Fall die pathogenetische Relevanz gefundener Veränderungen demonstriert werden kann. Außerdem ist zur Zeit noch zuwenig über die Penetranz der genetischen Veränderungen und über Genotyp-Phänotyp-Korrelationen (z.B. Zusammenhang zwischen Genotyp und Primärtumorlokalisation) bekannt. Die Fortführung unserer Studie soll zur Klärung des Stellenwertes der molekularen HNPCC-Diagnostik in der chirurgischen Versorgung der Patienten beitragen.

Zusammenfassung

Das Lynch Syndrom (HNPCC) ist ein familiäres Krebsprädispositionssyndrom, verursacht durch Keimbahnmutationen in DNA-Reparaturgenen (hMSH2, hMLH1, hPMS1, hPMS2). Molekularbiologisch zeichnen sich im Rahmen dieses Syndroms auftretende Tumoren durch multiple DNA-Replikationsfehler (RER+ Phänotyp) aus. Im Laufe eines Jahres wurden 57 Patienten mit kolorektalem Karzinom und anamnestischen Hinweisen auf Vorliegen von HNPCC identifiziert. Sie werden sukzessive einer molekularbiologischen Analyse (Mikrosatelliten-DNA-Analyse, In-vitro-Transkription-Translation und Sequenzanalyse in hMSH2 bzw. hMLH1) unterzogen. Bislang konnte die Untersuchung in 11 Fällen nahezu abgeschlossen werden. 5 Tumoren wurden dem RER+ Phänotyp zugeordnet. Bei zwei Patienten konnte die für die Manifestation der Erkrankung relevante Mutation nachgewiesen werden. Drei RER+ Patienten wiesen keine Veränderungen in hMSH2 oder hMLH1 auf. Eine genetische Beratung basierend auf molekularen Daten ist zur Zeit nur bei einem Teil der HNPCC Patienten möglich. Die Fortführung unserer Studie soll zeigen, inwieweit die molekulare Diagnostik die chirurgische Therapie von HNPCC-Patienten und die Beratung ihrer Verwandten verbessern kann.

Summary

Lynch's syndrome (HNPCC) is a hereditary cancer predisposition syndrome caused by germ line mutations in DNA-mismatch repair genes (hMSH2, hMLH1, hPMS1, hPMS2). HNPCC tumors are characterized by multiple replication errors throughout the genome (RER+ phenotype). 57 patients below 50 years of age with colorectal carcinoma and/or a family history of HNPCC associated tumors were identified over a period of one year and subjected to molecular genetic analyses (microsatellite-DNA-analysis, in-vitro-transcription-translation, hMSH2/hMLH1 sequence analysis). In eleven patients the molecular analysis has almost been completed. Five of these eleven patients were classified as RER+. In two RER+ patients a germ line mutation in one of the mismatch repair genes was identified which most likely contributed to the manifestation of the disease. In contrast sequence analysis of the hMSH2/hMLH1 coding region of the remaining three RER+ patients did not reveal any mutations. At this time genetic counselling based on molecular data is possible in well characterized HNPCC families only. Further genetic studies on large HNPCC families are necessary to clarify whether molecular diagnosis of Lynch's syndrome can improve surgical therapy and genetic counselling of the patients' relatives.

Literatur

Bronner CE, Lescoe MK, Fishel R, Kolodner R, Liskay RM (1994) Mutation in the DNA mismatch repair gene homologue hMLH1 is associated with hereditary non-polyposis colon cancer. Nature 368:258–261

Fishel R, Lescoe MK, Kolodner R et al. (1993) The human mutator gene homolog MSH2 and its association with hereditary nonpolyposis colon cancer. Cell 75:1027–1038

Leach FS, Nicolaides NC, Papadopoulos N, Liu B, Peltomäki P, Sistonen P, Aaltonen L, Lynch HT, de la Chapelle A, Kinzler KW, Vogelstein B (1993) Mutations of a mutS homolog in hereditary nonpolyposis colorectal cancer. Cell 75:1215–1225

Lynch HT et al. (1993) Genetics, natural history, tumor spectrum, and pathology of hereditary non-polyposis colorectal cancer: an updated review. Gastroenterology 104:1535–1549

438

Nicolaides, NC, Papadopoulos N, Liu B, de la Chapelle A, Vogelstein B, Kinzler K (1994) Mutations of two PMS homologues in hereditary nonpolyposis colon cancer. Nature 371:75–80

Peltomäki P, Lothe R, Aaltonen LA, de la Chapelle A et al. (1993) Microsatellite instability is associated with tumors that characterize the hereditary non-polyposis colorectal carcinoma syndrome. Cancer Research 53:5853–5855

Liu B, de la Chapelle A, Kinzler KW, Vogelstein B et al. (1994) hMSH2 mutations in hereditary nonpolyposis colorectal cancer kindreds. Cancer Research 54:4590–4594

Hemminki A, Peltomäki P, de la Chapelle A, Aaltonen LA et al. (1994) Loss of the wild type MLH1 gene is a feature of hereditary nonpolyposis colorectal cancer. Nature Genetics 8:405–410

Papadopoulos N, Nicolaides NC, de la Chapelle A, Kinzler KW, Vogelstein B (1994) Mutation of a mutL homolog in hereditary colon cancer. Science 263:1625–1629

Markowitz S, Wang J, Myeroff L, Parsons R, Sun L, Lutterbaugh J, Fan RS, Zborowska E, Kinzler KW, Vogelstein B, Brattain M, Willson JKV (1995) Inactivation of the type II TGF-β receptors in colon cancer cells with microsatellite in stability. Science 268:1336–1338

Dr. J. Bähring, Sektion für Molekulare Diagnostik und Therapie, Chirurgische Universitätsklinik, Im Neuenheimer Feld 110, D-69120 Heidelberg

Keimbahnmutationen in den Mismatch-Repair-Genen hMSH2 und hMLH1 bei sporadischen, familiären und hereditären kolorektalen Karzinomen

Germline mutations in the mismatch repair genes hMSH2 and hMLH1 in sporadic, familial and hereditary colorectal cancer

G. Möslein, R. Honchel, M. Schwab, P. Goretzki, H.-D. Röher und S. N. Thibodeau

Chirugische Klinik A, Heinrich-Heine Universität, Moorenstr. 5, D-40225 Düsseldorf

Zusammenfassung

Bis vor kurzem konnte HNPCC (hereditary nonpolyposis colorectal cancer) nur klinisch unter Berücksichtigung der Familienanamnese diagnostiziert werden. Nach Identifikation von vier Mismatch-Repair-Genen, bei deren Mutation es zur Ausbildung von HNPCC und dem Phänomen einer Mikrosatelliteninstabilität in den Tumoren kommt, ist eine prädiktive molekulargenetische Diagnostik möglich geworden. Da die beiden Mismatch-Repair-Gene hMSH2 und hMLH1 für 70–90% der HNPCC-Erkrankungen verantwortlich sein sollen, sequenzierten wir alle 16 hMSH2- und 19 hMLH1- Exons von insgesamt 51 Patienten um Keimbahnmutationen nachzuweisen. Bei insgesamt 13 Probanden wurden Keimbahnmutationen festgestellt (8 in hMLH1 und 5 in hMSH2). 11 Mutationen wurden bei den klinisch identifizierten HNPCC-Patienten entdeckt und nur eine jeweils bei einem Patienten mit einem sporadischen bzw. familiären kolorektalen Karzinom. Bei 2 Probanden wurde eine Keimbahnmutation in beiden Genen gefunden. 2 nicht verwandte Probanden wiesen eine identische Mutation auf (Deletion von 4 Basenpaaren).

Summary

Until most recently HNPCC (hereditary nonpolyposis colorectal cancer) could only be identified clinically on the basis of a positive family history for colorectal cancer. Since identification of four mismatch repair genes that lead to HNPCC in care of mutations and to the phenomenon of microsatellite instability if tumors, predictive molecular genetic testing has become possible. Since hMSH2 and hMLH1 are reported to account for 70–90% of HNPCC cases we sequenced all 16 hMSH2 and 19 hMLH1 exons of 51 probands in search of germline mutations. 13 mutations were identified (8 in hMLH1 and 5 in hMSH2). 11 of these were from clinically defined HNPCC patients and only one in sporadic or familial probands respectively. 2 probands had a germline mutation in both of the investigated genes and 2 non-related probands demonstrated an identical mutation (deletion of 4 base pairs).

Langenbecks Arch Chir Suppl I (Forumband 1996)

440

Zielsetzung

Kolorektale Karzinome haben weltweit eine jährliche Inzidenz von ca. einer Million Fälle. Eine Früherkennung durch Bevölkerungsscreening hat nicht zum erhofften Durchbruch in der Prävention und Früherkennung erbracht. Ein Fokussieren dieser Maßnahmen auf ein Hochrisikokollektiv könnte Wesentliches zu einer Karzinomprävention beitragen.

HNPCC (hereditary nonpolyposis colorectal cancer) könnte mit einer Inzidenz von 1:200–1:2000 die häufigste Erbkrankheit überhaupt darstellen. Bislang basierte die Identifikation von HNPCC-Patienten auf den sogenannten „Amsterdamer Kriterien" [1], die von der international collaborative group als Basis für gemeinsame Studien 1990 definiert wurde. Seit der Identifizierung der sogenannten „Mismatch-Repair-Gene" [2–5], die entscheidende Produkte der DNA-Reparaturmechanismen der Zelle kodieren, ist eine molekulargenetische Identifikation und prädiktive Diagnostik möglich geworden.

HNPCC ist klinisch durch das Auftreten eher rechts- als linksseitiger kolorektaler Karzinome, typischerweise im Alter von 40–50 Jahren, sowie das Auftreten syn- und metachroner Karzinome charakterisiert. Extrakolonische Karzinome treten ebenfalls gehäuft auf und überwiegen sogar in einigen Familien. Am häufigsten werden Endometrium-Karzinome beobachtet, aber auch Karzinome des Magens, der Ovarien, des Dünndarms, der ableitenden Harnwege und des hepatobiliären Systems.

Bei sporadischen kolorektalen Karzinomen wird ein Prozeß der Tumorgenese angenommen, der auf einer Reihe additiver genetischer Alterationen basiert. Neben dominant-agierenden Onkogenen (c-myc und ras) spielen rezessive Tumor-Suppressor-Gene (APC, p53, DCC) eine entscheidende Rolle. Durch die Beschreibung der Mikrosatelliteninstabilität in einigen sporadischen Kolonkarzinomen und in den Tumoren von HNPCC-Patienten [6, 7] kam ein neuer Aspekt der Tumorgenese hinzu. Ziel unserer Untersuchungen war es, die DNA-Sequenz von Patienten zu untersuchen, bei denen die Wahrscheinlichkeit einer Keimbahnmutation in den beschriebenen Mismatch-Repair-Genen hMSH2 und hMLH1 hoch erschien. Hierzu gehören Probanden, die aus Familien stammen, die den Amsterdamer Kriterien genügen und selber an einem kolorektalen oder HNPCC-assoziierten Karzinom erkrankt sind, sowie Patienten, bei denen unabhängig von einer Familienanamnese MIN+-Tumoren festgestellt wurden.

Patienten und Methodik

51 Patienten, die entweder den Amsterdamer Kriterien entsprachen oder einen MIN+-Tumor aufwiesen, wurden für die Studie ausgewählt. Die erste Gruppe bestand aus 18 Patienten, in deren Tumorgewebe in einer vorangegangenen Untersuchung MIN-Positivität ferstgestellt wurde. Eine retrospektive Aktenrecherche ergab, daß es sich bei 3 Personen um HNPCC-Patienten nach Amsterdamer Kriterien handelte. 9 Patienten, bei denen 2 Familienangehörige an einem lokalisationsunabhängigen Karzinom erkrankten, wurden als familiär eingestuft. 6 Patienten wurden als sporadisch klassifiziert, da keine Karzinomerkrankungen in der Familie vorkamen.

Die zweite Gruppe bestand aus 33 Personen, die nach klinischen Kriterien Mitglieder einer HNPCC-Familie sind und deren Blutproben untersucht wurden. Es waren 12 amerikanische HNPCC-Patienten, 5 familiäre Kolon-CA Patienten sowie 16 HNPCC-Patienten der chirurgischen Universitätsklinik in Düsseldorf.

Mikrosatelliten-Untersuchungen: Gepaarte Normal- und Tumor-DNA wurde bei 6–30 Markern auf das Auftreten von Oligo-Nuccleatid-repeats untersucht. PCR und Gelelektrophorese wurde wie von Thibodeau 1993 beschrieben [2] vorgenommen.

Begleitendes kilinisches Einverständnis und Beratung: In der ersten Gruppe war es möglich, von 7 Patienten, die MIN+-Tumore aufwiesen, ein schriftliches Einverständnis für die DNA-Analyse zu erhalten. Die verbleibenden 11 DNA-Proben wurden anonymisiert. Schriftliches Einverständniss der HNPCC-Familien nach Amsterdamer Kriterien wurde nach einer entsprechenden genetischen Beratung über Möglichkeiten und Grenzen der Methode eingeholt.

Sequenz-Analyse: Bei allen Patienten wurden unabhängig von einem Mutationsnachweis beide Gene komplett durchsequenziert. Für die erste Gruppe bestand die DNA aus Tumormaterial. Bei den meisten amerikanischen Probanden und allen deutschen Patienten der zweiten Gruppe wurde wegen fehlendem frischem Tumorgewebe Leukozyten-DNA sequenziert. Mutationen wurden durch Wiederholung sowohl der Exon-Amplifikation als auch der Sequenzierschritte verifiziert.

Ergebnisse

Mikrosatelliten-Instabilität: 18 Patienten wurden aufgrund dieses Kriteriums für die Studie selektioniert. Der MIN-Status der nach Anamnesekriterien ausgesuchten HNPCC-Probanden wurde, soweit vorhanden, an Paraffin-Gewebe untersucht. Von 7 Patienten konnte kein Tumorgewebe gewonnen werden. Insgesamt wurden MIN-Ergebnisse für 38/51 Patienten erzielt, d.h. neben den 18 MIN+-Tumoren 20/33 HNPCC-Patienten der klinisch identifizierten Gruppe. Soweit untersucht (8/13) wurde bei allen Tumoren von Patienten, die eine Keimbahnmutation in den Mismatch-Repair-Genen aufwiesen, Replikationsfehler in Form von CA-Repeats festgestellt. Patienten ohne Mutationsnachweis hingegen waren in 11/21 auswertbaren Fällen MIN-negativ. Interessanterweise kam es in der Gruppe der deutscchen HNPCC-Patienten, bei denen im Vergleich zu den amerikanischen Patienten auch deutlich weniger Mutationen identifiziert werden konnten, zu einem gehäuften Auftreten von MIN-negativen Tumoren.

hMSH2 und hMLH1-Sequenzanalyse: Ergebnisse der Sequenzanalyse können der Tabelle 1 entnommen werden. Insgesamt wurden 13 Keimbahnmutationen sowie 2 Mutationen auf somatischer Ebene nachgewiesen. 8 Mutationen in hMLH1 und 5 Mutationen in hMSH2. Die höchste Anzahl von Mutationen lag in den amerikanischen HNPCC-Familien vor (8/15). In der Gruppe der deutschen HNPCC-Probanden, die nach identischen Kriterien selektioniert wurden, gelang der Nachweis von 3 Mutationen. In der Gruppe von 18 MIN+-Tumoren wurden nur 2 Keimbahnmutationen nachgewiesen: eine bei einem 41jährigen Patienten mit einem „sporadischen" Rektumkarzinom und eine bei einem Patienten mit familiärer Häufung und einem rechtsseitigen Kolonkarzinom im Alter von 32 Jahren.

Von den insgesamt 13 identifizierten Mutationen handelt es sich in 11 Fällen um die Erstbeschreibung der Veränderung. Interessanterweise haben 2 nicht miteinander verwandte Personen eine identische Mutation in Exon 16 (1790 TAGA) aufgewiesen. Der deutsche Patient erfüllte die Amsterdamer Kriterien, der amerikanische wurde als familiär klassifiziert. Beide erkrankten bereits im Altrer von 32 und 33 Jahren an einem rechtsseitigen Kolonkarzinom. Der männliche Patient verstarb 2 Jahre darauf an den Folgen eines metastasierten Karzinomleidens. Die Patientin erlitt 10 Jahre nach dem Kolonkarzinom ein Endometriumkarzinom, an dem sie ebenfalls 2 Jahre darauf verstarb. Eine Mutation auf Exon 5 von hMSH2 wurde bereits (von Liu et al. [8] und Froggatt et al. [9]) als häufig vorkommend beschrieben (10 – 12 % der untersuchten Familien).

Zwei Tumoren demonstrierten 2 Sequenzalterationen. In einem Fall war es sowohl eine GAT → CAT (Asp → His) Alteration in Kodon 167 von Exon 3 des hMSH2 gens und eine Basenpaardeletion in Exon 1 von hMLH1 (84 del G). Der Neffe des Probanden, der ebenfalls in jungen Jahren an einem kolorektalen Karzinom erkrankt war, wies die erstgefundene Veränderung auf hMLH1 nicht auf, so daß diese als neutraler Polymorphismus angesehen werden muß. In einem weiteren Fall wurde eine Keimbahnalteration in Exon 16 von hMLH1 (1874 A → C, Lys 618Thr) festgestellt und eine weitere, als verursachende Mutation anzusehende Frameshift-Veränderung durch Basenpaardeletion in Exon 13 von hMSH2 (2204 del T).

Das Tumorspektrum, das bei Probanden mit identifizierten Mutationen in hMSH2 und hMLH1 vorlag, ließ keine klinisch verwertbare Genotyp-Phänotyp-Korrelation erkennen. Das Spektrum und Manifestationsalter der Karzinome in den Familienstammbäumen ließ eine generelle Tendenz zu vermehrten Endometriumkarzinomen bei hMSH2-Familien erkennen und ein etwas späteres Manifestationsalter der kolorektalen Karzinome (48,2 versus 42,6 Jahre).

Schlußfolgerungen

- Die wahre Prävalenz von Mutationen der vier heute bekannten mismatch-Repair-Gene bei HNPCC ist bislang aufgrund der kleinen Zahlen nicht bekannt. In unserem Patientenkollektiv von klinisch definierten HNPCC-Patienten nach Amsterdamer Kriterien wurden Keimbahnmutationen von hMSH2 und hMLH1 in 39 % der Fälle nachgewiesen.
- Interessanterweise wurde eine Mutation in 53 % der amerikanischen Patienten und in nur 18 % der deutschen HNPCC-Patienten nachgewiesen. Ein „Founder-Effekt" ist möglich.
- Mikrosatelliten-Instabilität liegt auch in Tumoren von Patienten ohne HNPCC vor. Umgekehrt haben einige HNPCC-Patienten MIN-negative Tumoren. Die Beteiligung weiterer Gene an der Ausbildung von HNPCC ist wahrscheinlich. Diese Gene könnten über einen anderen als den Mismatch-Repair-Mechanismus zu einem ähnlichen Krankheitsphänotyp führen.
- Weltweit wurden bisher insgesamt 38 Mutationen in den untersuchten Genen hMSH2 und hMLH1 beschrieben. Die Ergänzung durch die von uns beschriebe-

nen Mutationen führt zu einer Gesamtanzahl von 49 unterschiedlichen Mutationen. 26 Mutationen befinden sich in hMSH2 und 23 in hMLH1. Bei der Mehrzahl handelt es sich um Frameshifts (23), gefolgt von Punktmutationen (12), Stop-Kodons (11) und splice site Mutationen (3).

– Eine klinisch umsetzbare Genotyp-Phänotyp-Korrelation läßt sich heute noch nicht erkennen.
– Patienten mit MIN+-Tumoren ohne positive Familienanamnese weisen nur in Ausnahmefällen eine Keimbahnmutation in den Mismatch-Repair-Genen hMSH2 und hMLH1 auf.
– Um eine prädiktive molekulargenetische Diagnostik durchzuführen, sollten alle Exons sequenziert werden. Die Interpretation der Ergebnisse in Bezug auf Polymorphismen und krankheitsverursachende Mutationen ist manchmal problematisch. Eine prädiktive diagnostische Aussage ist dennoch bereits heute in einigen Familien möglich.

Literatur

1. Vasen HFA, Mecklin J-P, Meera Khan P, Lynch HT (1991) The International Collaborative Group on Hereditary Non-polyposis Colerectal Cancer. Dis Colon Rect 34:424–425
2. Fishel R, Lescoe MK, Rao MR, Copeland NG, Jenkins NA, Garber J, Kane M, Kolodner R (1993) The human mutator gene homolog MSH2 and its association with hereditary nonpolyposis colorectal cancer. Cell 75:1027–1038
3. Leach FS, Nicolaides NC, Papadopoulos N, Liu B, Jen J, Parsons R, Peltomäki P, Sistonen P, Aaltonen LA, Nyström-Lahti M, Guan X-Y, Zhang J, Meltzer PS, Yu J-W, Kao F-T, Chen DJ, Cerosaletti KM, Fournier REK, Todd S, Lewis T, Leach RJ; Naylor SL, Weisenbach J, Mecklin J-P, Järvinen H, Petersen GM, Hamilton SR, Green J, Jass J, Watson P, Lynch HT, Trent JM, de la Chapelle A, Kinzler KW, Vogelstein B (1993) Mutations of a mutS homolog in hereditary nonpolyposis colorectal cancer. Cell 75:1215–1225
4. Bronner CE, Baker SM, Morrison PT, Warren G, Smith LG, Lescoe MK, Kane M, Earabino C, Lipford J, Lindblom A, Tannegard P, Bollag RJ, Godwin AR, Ward DC, Nordenskjold M, Fishel R, Kolodner R, Liskay RM (1994) Mutation in the DNA mismatch repair gene homologue hMLH1 is associated with hereditary nonpolyposis colon cancer. Nature 368:258–261
5. Nicolaides NC, Papadopoulos N, Liu B, Wie Y-F, Carter KC, Ruben SM, Rosen CA et al. (1994) Mutations of two PMS homologues in hereditary nonpolyposis colon cancer. Nature 371:75–80
6. Aaltonen LA, Sankila R, Mecklin J-P, Järvinen H, Pukkala E, Peltomaki P, de la Chapelle A (1994) A novel approach to estimate the proportion of hereditary nonpolyposis colorectal cancer of total colorectal cancer burden. Cancer Detec Prev 18:57–63
7. Thibodeau SNT, Bren G, Schaid D (1993) Microsatellite instability in cancer of the proximal colon. Science 260:816–819
8. Liu B, Parsons R, Hamilton ST et al. hMSH2 mutations in hereditary non-polyposis colorectal cancer kindreds. Cancer Res 54:4590–4594
9. Froggatt N, Joyce J, Davies R, Gareth D, Evans R, Ponder J, Barton D, Maher E. A frequent hMSH2 mutation inhereditary non-polyposis colon cancer syndrome. The Lancet 345

G. Möslein, Chirurgische Klinik A, Heinrich-Heine Universität, Moorenstr. 5, D-40225 Düsseldorf

Literatur

Die genomische Instabilität in kolorektalen Tumoren zur Diagnostik des hereditären Nonpolyposis colorektalen Karzinomsyndroms (HNPCC). Ein Ringversuch der HNPCC-Studiengruppe Deutschland

Detection of genomic instability in colorectal tumors: A multicenter diagnostic trial of the german HNPCC study group

J. Diermann[1] und K. Kölble[2] für die HNPCC-Studiengruppe Deutschland

[1] Chirurgische Klinik, Universitätsklinikum Benjamin Franklin, Berlin
[2] Max-Delbrück-Centrum für Molekulare Medizin, Berlin

Einleitung

Somatische Mutationen in einfachen kurzrepetitiven DNA-Sequenzen des menschlichen Genoms treten charakteristischerweise in Tumoren von Patienten mit hereditärem kolorektalem Karzinomsyndrom ohne Polypose (HNPCC), aber auch bei einer Reihe offenbar sporadischer Tumoren des Gastrointestinal- und Urogenitaltraktes auf [1]. Dieses auch als Mikrosatelliteninstabilität (MIN) bezeichnete Phänomen stellt ein neuartiges und vielversprechendes molekularpathologisches Stratifizierungskriterium dar, das möglicherweise als günstiger prognostischer Indikator anzusehen ist. Bisher fehlen jedoch Untersuchungen zur Reproduzierbarkeit der MIN-Analysen sowie Richtlinien hinsichtlich diagnostischer Minimalkriterien. Als Grundlage einer Konsensusfindung wurde von den Mitgliedern der Arbeitsgruppe Molekularbiologie der HNPCC-Studiengruppe Deutschland (Univ. Bonn, W. Friedl; Unikl. Dresden, H.K. Schackert; Univ. Düsseldorf, G. Möslein & H.C. Wirtz; LMU München, E. Holinski; Univ. Heidelberg, M. v. Knebel-Doeberitz; Univ. Regensburg, J. Rüschoff & T. Bocker; Univ. Wien, J. Karner-Hanusch u. die Autoren) ein Ringversuch durchgeführt.

Material und Methoden

Genomische DNA von Tumor- bzw. Normalgewebe wurde zentral aus Gefriermaterial von 6 Resektaten kolorektaler Karzinomen isoliert und anonymisiert an die teilnehmenden Labors versandt. Klinische sowie histopathologische Daten wurden nicht mitgeteilt. Die Auswahl der zu untersuchenden Mikrosatellitenloci und die Nachweismethodik wurde den einzelnen Teilnehmern überlassen. Die Mikrosatellitenanalysen wurden von zwei Labors in denaturierenden Polyacrylamidgelen unter Verwendung von Radionukliden und Autoradiographie, von drei Laboratorien in denaturierenden Polyacrylamidgelen mit anschließender Silberfärbung, von einem Laboratorium in nativen Polyacrylamidgelen mit anschließender Silberfärbung

Tabelle 1. Befundübersicht der in die endgültige Analyse des Ringversuchs eingegangenen Proben: Tumorlokalisation (Tu-Lok), Alter bei Diagnosestellung (AD), pathologische Klassifikation des Tumors (pTNM), Differenzierungsgrad (G), vorherrschendes Wachstumsmuster (H-Path), Familienanamnese (FA), Anzahl instabiler Loci/insgesamt untersuchter Loci (MIN-Frakt.), Aufschlüsselung der Mikrosatelliten für die MIN in einem Labor isoliert beobachtet bzw. für die Diskordanz hinsichtlich von MIN verzeichnet wurden (MIN-Diskordanz)

Pat.	Tu-Lok.	AD	pTNM	G	H-Path.	FA	MIN-Frakt.	MIN-Diskordanz	
#2	Rectum	56	T3N0	2	cribriform	positiv	1/32	D18S35	1/1
#3	C. desc.	67	T2N1	2	glandulär-papillär	?	5/31	D5S82	1/1
								D5S346	4/5
								D9S156	1/1
								D11S904	1/2
#4	Rectum	55	T3N2	2	glandulär	negativ	0/31	D13S289	1/1
#5	C. asc.	84	T3N0	3	muzinös	positiv	21/31	D5S107	1/2
								D5S346	3/5
#6	C. asc.	72	T2N0	3	fokal muzinös	?	4/32	D5S346	1/5
								D11S904	1/2
								TP53(5)	1/1
								D18S69	1/1

sowie von zwei Laboratorien mittels Sequenzierautomaten und Fluoreszenzdetektion durchgeführt.

Ergebnisse

Insgesamt wurden 33 Mikrosatellitenloci, darunter 6 Loci von Chromosom 2, jeweils 3 Loci von Chromosom 3, 5, 9, 10, 13, 15, 17 und 18, sowie jeweils 1 Locus von Chromosom 8, 11 und 12 untersucht. D5S346 wurde von 5 Laboratorien, D2S123 und D18S34 von jeweils 4 Laboratorien, der TP53 Dinukleotidrepeat von 3 Laboratorien und D5S82, D5S107 sowie D11S904 von jeweils 2 Laboratorien analysiert. Dabei wurden die Tumorproben für D5S346 in (26/30) 87 %, für D2S123 in (19/21) 90 % sowie für den TP53 Locus (15/15) und für D18S34 (22/22) in 100 % der Analysen übereinstimmend als MIN-positiv bzw. -negativ klassifiziert. Aufgeschlüsselt nach Patienten (Tab. 1) fand sich in einer Tumorprobe des Panels (#4) in keinem von 31 untersuchten Loci MIN. Dieser Tumor wurde von allen Laboratorien als genomstabil eingestuft. Drei Tumorproben (#2, #6, #3) zeigten MIN in (1/32) 3 %, (4/32) 12,5 % bzw. (5/31) 16 % untersuchten Loci. Diese Fälle wurden von den Laboratorien hinsichtlich der genomischen Stabilität unterschiedlich eingestuft. In einer weiteren Tumorprobe des Panels (#5) waren 68 % der untersuchten Loci instabil. Dieser Tumor wurde von allen Laboratorien als genominstabil eingestuft. Interessanterweise konnte retrospektiv in diesem Fall eine die Copenhagener Kriterien für HNPCC erfüllende Familienanamnese gesichert werden. Eine Probe wurde aus logistischen Gründen von der endgültigen Analyse ausgeschlossen. Ein eindeutiger Nachweis von Heterozygotieverlusten (LOH) war weder in dem schwach instabilen noch in dem hochinstabilen Tumor zu führen.

Diskussion

Insgesamt wurde trotz des Einsatzes unterschiedlicher Methoden eine gute Reproduzierbarkeit der Genotypisierung erreicht, so wurden sowohl der vollständig genomstabile Tumor als auch der hochgradig genomisch instabile Tumor von allen Laboratorien übereinstimmend diagnostisch eingeordnet. Kolorektale Tumoren in Patienten, welche die klinischen HNPCC Kriterien erfüllen bzw. in denen Reparaturenmutationen gesichert wurden, zeigen zwischen 77–100 % MIN, während nur 12–28 % der sporadischen kolorektalen Tumoren MIN aufweisen [2].

Beide Gruppen zeigen, ähnlich dem einzigen HNPCC-assoziierten Tumor (#5) des vorliegenden Panels, in etwa 60 % der untersuchten Mikrosatelliten Instabilität [3]. Unsicherheiten bestehen bei der Klassifizierung von Tumoren mit isolierten Auftreten von MIN an einzelnen Genloci. Ob es sich hierbei um eine Minorform der genomischen Instabilität auf der Basis von somatischen Mutationen an DNA-Reparaturgenen oder um ein unspezifisches Phänomen ohne klinisch-pathologisches Korrelat handelt, kann derzeit nicht entschieden werden.

Da die Bedeutung isolierter MIN bislang noch unzureichend geklärt ist ergeben sich folgende Empfehlungen hinsichtlich der molekular pathologischen Befundung:

- Untersuchung von mindestens 6 Mikrosatellitenloci.
- Befundmitteilung unter Angabe der untersuchten Loci und des Instabilitätsmusters.
- Bei gleichzeitig bestehender genomischer Instabilität ist der Nachweis von LOH nicht sicher möglich.

Zusammenfassung

Ein Ringversuch von 8 verschiedenen Laboratorien zur Diagnostik genomischer Instabilität in kolorektalen Karzinomen ergab trotz unterschiedlicher Detektionsverfahren eine gute Übereinstimmung für hochinstabile, d.h. MIN in mindestens 50 % der untersuchten Loci, und stabile Tumoren. Detektion und klinische Interpretation schwach instabiler Tumore stellen ein Problem dar. Zur Vereinheitlichung der MIN Diagnostik ist eine Untersuchung von mindestens 6 Mikrosatellitenloci sowie die Angabe der untersuchten Loci und des Instabilitätsmusters zu fordern.

Summary

A multicenter trial for the detection of genomic instability in colorectal carcinoma involving 8 laboratories showed good diagnostic agreement in cases of highly unstable, i.e. microsatellite instability of more than 50 % of the loci studied, and stable tumors. The detection and clinical significance of minimally unstable tumors remains problematic. Therefore the diagnostic work-up for genomic instability should include a minimum of 6 loci. Each of the tested markers as well as the pattern of instability should be reported.

Literatur

1. Vasen HF, Mecklin JP, Watson P, Utsunomiya J, Bertario L, Lynch P, Svendsen LB, Cristofaro G, Müller H, Khan PM, Lynch HT (1993) Surveillance in hereditary nonpolyposis colorectal cancer: An international cooperative study of 165 families. Dis Colon Rectum 36:1–4
2. Peltomäki P, Lothe RA, Aaltonen LA, Pylkkämen L, Nyström-Lahti M, Seruca R, David L, Holm R, Ryberg D, Haugen A, Brøgger A, Børresen AL, de la Chapelle A (1993) Microsatellite instability is associated with tumors that characterize the hereditary non-polyposis colorectal carcinoma syndrome. Cancer Res 53:5853–5855
3. Aaltonen LA, Peltomäki P, Mecklin JP, Järvinen H, Jass JR, Green JS, Lynch HT, Watson P, Tallqvist G, Juhola M, Sistonen B, Hamilton SR, Kinzler KW, Vogelstein B, de la Chapelle A (1994) Replication errors in benign and malignant tumors from hereditary non polyposis colorectal cancer patients. Cancer Res 54:1645–1648

Dr. J. Diermann, Chirurgische Klinik, Universitätsklinikum Benjamin Franklin, Hindenburgdamm 30, D-12200 Berlin

Funktionelle Heterogenität von Melanomzellen aus einer Tumorbiopsie

Functional heterogeneity of melanoma cells of a single tumor biopsy

Th. Kocher[1], P. Schraml[2], G. C. Spagnoli[1], M. Zuber[1], U. Lüscher[1], F. Harder[1] und M. Heberer[1]

Allgemeinchirurgische Klinik, Chirurgische Forschungsabteilung[1] und Abteilung für molekulare Onkologie[2], Departemente Chirurgie und Forschung, Universität Basel, Schweiz

Einleitung

Maligne Zellen eines Tumors zeigen eine unterschiedliche Empfindlichkeit gegenüber zytotoxischen Effektorzellen. Mögliche Ursachen sind eine verminderte Expression von HLA-Molekülen der Klasse I auf den Tumorzellen [3], eine defekte Produktion von Peptidtransportermolekülen [7] oder eine unterschiedliche Expression von tumorassoziierten Antigenen [1].

Die zelluläre Heterogenität innerhalb eines Tumors basiert auf unterschiedlicher Proteinexpression und damit differenter Expression von meist noch unbekannten Genen. Mit Hilfe der kürzlich beschriebenen Methode, *Differential Display* [4], ist es möglich, solche Gene zu identifizieren.

In dieser Arbeit studierten wir die Genexpression in zwei aus einer Melanommetastase stammenden Zellinien, welche duch eine unterschiedliche Empfindlichkeit gegenüber autologer zytotoxischer T-Zell-Aktivität (CTL = cytotoxic T lymphocytes) charakterisiert waren. Mittels der *Differential Display* Technik wiesen wir Unterschiede in der Genexpression von Tumorzellen, welche sensibel (S-Linie) bzw. resistent (R-Linie) gegenüber der spezifischen CTL-Reaktion waren, nach.

Methodik

Zelluläre Reagenzien:

Innerhalb von zwei Stunden nach Exzision einer Melanommetastase wurde durch mechanische Zerkleinerung eine Tumorzellsuspension hergestellt. Die primäre Tumorzellinie wurde in RPMI 1640 mit 10% fetalem Kälberserum, Glutamin (2 mM), Kanamycin (100 µg/ml), 1% Natriumpyruvat, 1% nicht essentiellen Aminosäuren und 1% Hepespuffer (alles von GIBCO, Schottland) kultiviert. Tumor infiltrierende Lymphozyten (TIL) wurden im Medium RPMI 1640 mit 10% AB-Serum zusammen mit Interleukin-2 kultiviert. Als antigenpräsentierende Zellen benutzten wir Epstein-Barr-Virus transformierte lymphoblastoide Zellen (EBV-Zellen), die durch Kultur von peripheren Blutlymphozyten (PBL) mit dem Überstand der virusproduzierenden B95.8-Zellinie (Dr. De Libero, Basel, Schweiz) und Cyclosporin A (Sandoz, Basel, Schweiz) erzeugt wurden [6]. Durch Stimulation der TIL mit bestrahlten Tumorzellen, EBV-Zellen und IL-2 (20U/ml) wurde eine spezifische CTL-Linie selektiert. Die spezifische zytotoxische Aktivität der CTL gegen die Tumorzellen wurde mittels ^{51}Chrom-Freisetzung gemessen. Sodann konnte durch dreifache Kokultivierung von Tumorzellen und autologen CTL im Verhältnis 1:100 eine Tumorzellvariante selektiert werden, die gegenüber der autologen CTL-Aktivität resistent war (Immunselektion). Die CTL-sensiblen (S) und die CTL-resistenten Tumorzellen (R) wiesen eine identische HLA der Klasse I Expression auf.

Molekularbiologische Techniken:
Die RNS der S- und R-Zellinie wurde mit der Guanidin-Isothiozyanat-Methode extrahiert [2]. Die Boten-RNS beider Zellinien wurde mit „anchor-primern" (Oligonukleodide mit einer Sequenz von 11 dT's mit einem dG, dA oder dC am 5'-Ende) revers transkribiert [5]. Dadurch wurden sechs cDNS-Populationen erzeugt, welche als Vorlage für ein Polymerasekettenreaktion (PCR) dienten, die in 40 Zyklen mit Hilfe von acht unterschiedlichen „arbitrary primern" (AP, GenHunter, Boston, USA) und den drei „anchor-primern" durchgeführt wurde. Die vervielfältigten, radioaktiv markierten cDNS-Fragmente wurden auf einem Polyacrylamidgel elektrophoretisch aufgetrennt. Anschließend wurden die Banden (= cDNS-Fragmente) der S- und R-Zellinie verglichen. Banden, die nur in der einen oder andern Zellinie nachweisbar waren, wurden ausgeschnitten, eluiert und mit den ursprünglichen Primerpaaren erneut mittels PCR vervielfältigt (amplifiziert). Die PCR-Produkte wurden mit radioaktivem Phosphor markiert und mit der auf Membranen fixierten RNS der S- und R-Zellinie hybridisiert (Northern Blot Analyse).

Resultate

Mittels der *Differential Display* Technik wurden über 4500 Banden zur Darstellung gebracht, die eine cDNS-Selektion der S- bzw. R-Linie repräsentieren. Beim Vergleich der Elektrophoresegele waren insgesamt 50 cDNS-Fragmente (Banden) ausschließlich in der S- oder in der R-Linie vorhanden. Diese Banden wurden ausgeschnitten. Die daraus eluierte cDNS wurde reamplifiziert und als Proben für Northern Analysen verwendet. Insgesamt wurden 41 der 50 PCR-Produkte als Proben für Northern Blot Analysen benutzt. In 11 Fällen konnte ein eindeutiger Unterschied in der Expression entweder der S- oder R-Linie nachgewiesen werden.

Die Abbildung 1 zeigt ein typisches Resultat: In diesem Fall wurde die RNS der S- und R-Linie mit dem $T_{11}A$ „anchor primer" revers transkribiert. Für die PCR wurde dann erneut der $T_{11}A$ als 3'-Primer und je ein „arbitrary primer", AP-1 und AP-2, als 5'-Primer verwendet. Neben den Banden, die sowohl in der S- wie auch der R-Linie gleich exprimiert waren, wurden vier Banden (cDNS-1, cDNS-2 etc.) identifiziert, die nur in der S-Linie vorhanden waren. Abbildung 2a zeigt die Größe der gewonnenen PCR-Produkte (150–650 Basenpaare). In Abbildung 2b ist eine 1.8 Kilobasen große Boten-RNS dargestellt, die von der cDNS-4 detektiert wurde und nur in der S-Linie präsent ist. Diese Untersuchung beweist, daß in der S- und R-Linie unterschiedliche Gene exprimiert sind.

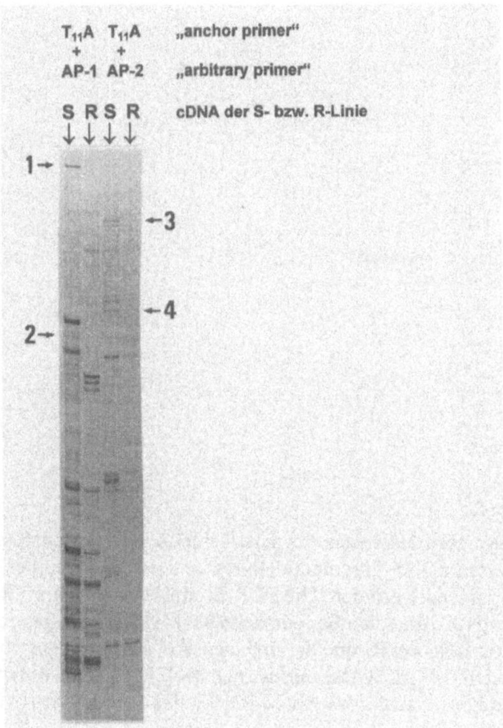

Abb. 1. Differential Display. Die RNS von Tumorzellen, die sensibel (S) oder resistent (R) gegenüber spezifischer zytotoxischer T-Zell Aktivität waren, wurde mit dem T11A „anchor primer" unter Verwendung reverser Transkriptase in cDNS umgeschrieben. Die cDNS wurde mittels Polymerasekettenreaktion (PCR) in 40 Zyklen mit T$_{11}$A („anchor primer") und je einem „arbitrary primer" (AP-1 und AP-2) vervielfältigt. Die Produkte wurden auf ein Polyacrylamidgel geladen und elektrophoretisch aufgetrennt. Neben den Banden, die sowohl in der S- wie auch der R-Linie gleich exprimiert waren, wurden vier Banden (nummerierte Pfeile = cDNS-1, cDNS-2 etc.) identifiziert, die nur in der S-Linie vorhanden waren

Schlußfolgerung

Diese Daten zeigen, daß die funktionelle Heterogenität von Tumorzellen einer Biopsie bezüglich CTL Empfindlichkeit mit einer unterschiedlichen Expression von Genen korreliert.

Sequenzanalysen und funktionelle Studien – einschließlich der Transfektion der Gene, die eine Rolle in der Entwicklung des resistenten Phänotyps spielen – sind notwendig, um die Informationslücke zwischen funktioneller Phänomenologie und genetischer Determinierung zu schließen. Diese molekularbiologischen Analysen können für die Planung einer effektiven aktiven Immuntherapie von Bedeutung sein.

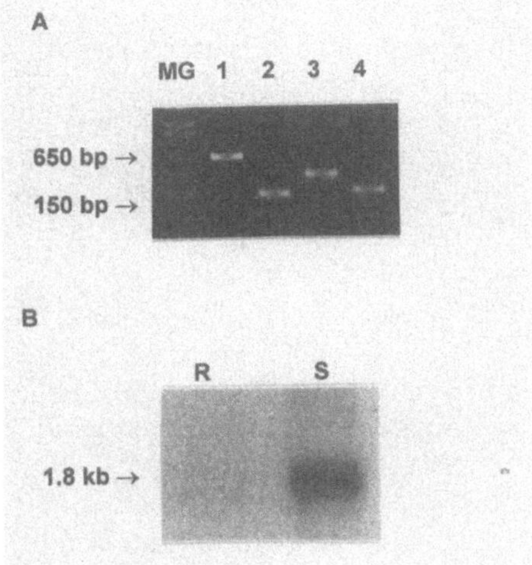

Abb. 2. PCR- und Northern Blot Analyse zum Nachweis der unterschiedlichen Genexpression. a) Vervielfältigung der in Abb. 1 markierten cDNS-Fragmente (1–4). Je 1/10 des Volumens der PCR-Ansätze wurde auf ein 0,8 %iges Agarosegel geladen. Die PCR-Produkte wurden mit Ethidiumbromid (50 µg/ml) unter UV-Belichtung (302nm) sichtbar gemacht. MG = Molekulargewicht in Basenpaaren (bp). b) Northern Analyse mit RNS der R- und S-Linie (sensibel (S) bzw. resistent (R) gegenüber der spezifischen zytotoxischen T-Zell Aktivität) mit der cDNS-4. Die cDNS-4 hybridisiert mit einem 1,8 Kilobasen (kb) großen Transkript (Boten-RNS), das nur in der S-Linie präsent ist

Zusammenfassung

Tumoren zeigen funktionelle intratumorale Heterogenität. Unterschiede der Genexpression innerhalb eines Tumors können Anlaß einer ungleichen Empfindlichkeit gegenüber zytotoxischen Effektorzellen sein.

In dieser Arbeit untersuchten wir die Genexpression in Tumorzellinien einer einzelnen Melanommetastase, die durch unterschiedliche Empfindlichkeit gegenüber autologer CTL-Aktivität charakterisiert waren. Mit der *Differential Display* Technik, war es möglich 11 unterschiedlich exprimierte Gene in Tumorzellen, die für spezifische CTL sensibel (S-Linie) bzw. resistent (R-Linie) waren, nachzuweisen.

Summary

Human neoplasms are characterized by an intratumoral functional heterogeneity associated with differential sensitivity to killing by tumor specific cytotoxic T cells (CTL). The elucidation of the molecular basis of the insensitivity of discrete tumor variants to the effects of specific CTL might be of help in the design of effective active immunotherapy strategies. We investigated gene expression in melanoma sublines derived from a single tumor specimen and characterized by different sensitivity to the killing by specific autologous CTL. By taking advantage of a recently developed, polymerase chain reaction (PCR) based, display technique, differential gene expression specific for either CTL-sensitive or CTL-insensitive tumor cells was observed. Display of PCR products obtained following amplification of cDNA from the CTL sensitive and insensitive tumor cell populations allowed the detection of over 4500 DNA bands. Fifty of them showed a clear *differential display* in the the two cDNA preparations. Eleven of these PCR products showed a clearcut differential expression when used as test probes in „northern" blot assays on total RNA from CTL insensitive or sensitive tumor cell lines. Functional heterogeneity of neoplastic cells regarding susceptibility to the killing by tumor specific CTL is reflected in the differential expression of a number of genes.

Literatur

1. Boon T, Cerottini JC, Van den Eynde B, van der Bruggen P, Van Pel A (1994) Tumor antigens recognized by T lymphocytes. Annu Rev Immunol 12:337–365
2. Chomczynski P, Sacchi N (1987) Single-step method of RNA isolation by acid guanidinium thiocyanate-phenol-chloroform extraction. Anal Biochem 162:156–159
3. Kageshita T, Wang Z, Calorini L, Yoshii A, Kimura T, Ono T, Gattoni Celli S, Ferrone S (1993) Selective loss of human leukocyte class I allospecificities and staining of melanoma cells by monoclonal antibodies recognizing monomorphic determinants of class I human leukocyte antigens. Cancer Res 53:3349–3354
4. Liang P, Pardee AB (1992) Differential display of eukaryotic messenger RNA by means of the polymerase chain reaction. Science 257:967–971
5. Liang P, Pardee AB (1995) Recent advances in differential display. Curr Opin Immunol 7:274–280
6. Lüscher U, Filguera L, Juretic A, Zuber M, Lüscher NJ, Heberer M, Spagnoli GC (1994) The pattern of cytokine gene expression in freshly excised human metastatic melanoma suggests a state of reversible anergy of tumor-infiltrating lymphocytes. Int J Cancer 57:612–619
7. Restifo NP, Esquivel F, Kawakami Y, Yewdell JW, Mulé JJ, Rosenberg SA, Bennink JR (1993) Identification of human cancers deficient in antigen processing. J Exp Med 177:265–272

Dr. med. Th. Kocher, Departement Chirurgie, Universitätskliniken,
Kantonsspital Basel, CH-4031 Basel

Limitation der Antikörpertherapie gastrointestinaler Karzinome durch die Komplementresistenzfaktoren CD55 und CD59

Limitation of gastrointestinal cancer antibody therapy by complement resistance factors CD55 and CD59

H. Juhl, F. Helmig, H. Kalthoff und B. Kremer

Klinik für Allgemeine Chirurgie und Thoraxchirurgie der Christian-Albrechts-Universität, D-24105 Kiel

Einleitung

Die Behandlung gastrointestinaler Karzinome basiert auf der chirurgischen Tumorentfernung, wobei die Heilungsraten unverändert unbefriedigend sind, da eine Dissemination von Tumorzellen zum OP-Zeitpunkt auch bei frühen Tumorstadien bereits häufig eingetreten ist [1]. Die Elimination dieser Zellen und potentiell bereits bestehender Mikrometastasen ist das Ziel adjuvanter Therapiekonzepte. Hierbei bieten monoklonale Antikörper (mAk) die Aussicht auf eine Behandlungsform, die eine hohe Spezifität mit einer geringen Toxizität verbindet und von der ein therapeutischer Effekt in der Behandlung colorektaler Karzinome im Dukes C Stadium bereits nachgewiesen werden konnte [7]. Die Elimination von Tumorzellen durch mAk erfolgt über die Induktion einer zellulären Abwehr (ADCC = antibody-dependent cellular cytotoxicity), sowie einer Aktivierung von Komplement (CDC = complement-dependent cytotoxicity). Eine Komplementaktivierung kann jedoch durch membranständige Resistenzfaktoren (CD46, CD55 und CD59) blockiert werden, wodurch nicht nur die Zellyse verhindert, sondern auch die Bildung wichtiger Mediatoren der zellulären Abwehr (u.a. C3a und C5a, C3b, C3d) unterbunden werden kann [4].

In der vorliegenden Arbeit wurde die Expression der Resistenzfaktoren und deren Bedeutung für eine Behandlung gastrointestinaler Karzinomzellen mit mAk näher untersucht. Weiterhin wurde geprüft, ob durch Konjugation eines mAk mit Cobra Venom Faktor (CVF), einem Aktivator der Komplementkaskade, eine Freisetzung von Mediatoren der Entzündungsreaktion trotz Expression von Resistenzfaktoren erreicht werden kann.

Methoden

Zellinien. In Tabelle 1 sind die sechs Magen-, drei Colon- und 18 Pankreaskarzinomzellinien humanen Ursprungs aufgelistet, die Eingang in die Untersuchungen fanden.

Expression der Resistenzfaktoren CD46, CD55 und CD59. Mit Hilfe der Immunhistochemie (APAAP-Methode) unter Verwendung spezifischer mAk (Serotec,
Wiesbaden, Deutschland) wurde die Expression von CD46, CD55 und CD59 auf
den genannten Tumorzellinien (Zytospinpräparate) nachgewiesen. Die mikroskopi-
sche Auswertung erfolgte im Hinblick auf die Anzahl positiver Zellen (%) und die
Intensität der Färbereaktion (0 = keine, + = schwach positiv, ++ = stark positiv, +++
= sehr stark positiv).

Bindung des mAk 17-1A. Die Bindungseigenschaften des mAk 17-1A wurden an
den Magenkarzinomzellen KATOIII und MKN28 mit Hilfe eines ELISA-Test-
systems und der FACS-Analyse (Bindung an vitale Zellen) getestet. Die Auswahl
dieser Zellinien erfolgte aufgrund ihrer unterschiedlichen Expression der Resistenzfaktoren CD55 und CD59.

Nachweis der Komplementaktivierung. Die komplementvermittelte Zellyse wurde
mit einem ^{51}Cr-release Zytotoxizitätstest bestimmt. Die Freisetzung von Mediatoren
einer Entzündungsreaktion (Anaphylatoxine) wurde mit Hilfe eines ELISA zum
Nachweis von C3a ermittelt [2].

Herstellung und Charakterisierung von 17-1A-CVF Konjugat. CVF wurde aus lyo-
philisiertem Cobra Gift (Naja naja kaouthia) (Latoxan, Rosans, Farnkreich) wie
beschrieben aufgereinigt [6] und unter Verwendung des heterobifunktionalen Linker
SPDP mit 17-1A Antikörper in äquimolarem Verhältnis gekoppelt [2]. Die Reinheit
des Konjugates wurde in der SDS-Gelelektrophorese geprüft, die Bindungseigenschaften in einem Zell-ELISA und die CVF-Aktivität in einem Hämolyseassay mit
Meerschweinchen Erythrozyten, wie anderweitig beschrieben, untersucht [2].

Ergebnisse

Expression von CD46, CD55 und CD59. Bei 6/6 Magenkarzinomzellinien wurde
CD46, bei 4/6 CD55 und auf 5/6 CD59 nachgewiesen. Bei den Pankreaskarzinomzellinien wurde CD46 auf 18/18, CD55 bei 17/18 und CD59 bei 18/18 Zellinien
nachgewiesen, und alle drei getesteten Colonkarzinomzellinien verfügten über
CD46, CD55 und CD59 (Tabelle 1).

Komplementaktivierung durch den mAk 17-1A. Die Magenkarzinomzellinie
KATOIII und MKN28 zeigten im ELISA-Test und der FACS-Analyse (Abb. 1) eine
annähernd gleiche Bindung des mAk 17-1A. Sie unterschieden sich jedoch in der
Expression der Resistenzfaktoren, da KATOIII nur CD46, MKN28 zusätzlich CD55
und CD59 exprimierte (Tabelle 1). 17-1A führte bei 50-80% der KATOIII Zellen zur
komplementvermittelten Lyse, kein zytotoxischer Effekt trat dagegen an den
MKN28 Zellen auf (Abb. 2). Die Bildung der frühen Komplementkomponente C3a
konnte nur an KATOIII Zellen beobachtet werden (Abb. 3).

Komplementaktivierung durch 17-1A-CVF Konjugat. Eine komplementvermittelte
Lyse konnte an den MKN28 Zellen auch nach Kopplung von CVF nicht erzielt wer-

Tabelle 1. Immunhistochemischer Nachweis der Komplementresistenzfaktoren CD46, CD55 und CD59. Für die einzelnen Zellinien ist die Anzahl positiver Zellen in % wiedergegeben, die Intensität der Färbereaktion wurde zur Abschätzung der Stärke der Resistenzfaktorexpression mit 0 = keine Expression, + = schwache Expression, ++ = starke Expression und +++ = sehr starke Expression bewertet

Zellinie	CD46		CD55		CD59	
Magenkarzinom:						
KATOIII	++	(100%)	−	(0%)	+	(5%)
MKN28	+++	(75%)	++	(75%)	++	(75%)
MKN7	++	(75%)	++	(50%)	++	(75%)
MKN45	+++	(95%)	+++	(95%)	+++	(95%)
MKN74	+++	(75%)	++	(75%)	+++	(75%)
MS1P18	++	(100%)	−	(0%)	−	(0%)
Colonkarzinom:						
HT 29	+++	(75%)	++	(75%)	++	(75%)
SW 1116	++	(75%)	++	(75%)	++	(75%)
WiDr	++	(75%)	++	(75%)	++	(75%)
Pankreaskarzinom:						
818-1	+++	(95%)	++	(95%)	+++	(95%)
818-4	++	(95%)	++	(95%)	+++	(95%)
818-7	++	(95%)	++	(95%)	+++	(95%)
ASPC-1	++	(95%)	++	(95%)	++	(75%)
BXPC3	+	(50%)	−	(0%)	+	(25%)
Capan-1	+++	(75%)	++	(75%)	++	(75%)
Capan-2	++	(75%)	++	(75%)	++	(75%)
Colo357	+	(50%)	++	(75%)	++	(50%)
HPAF	+++	(95%)	++	(75%)	+	(50%)
MDH-Panc	++	(95%)	++	(75%)	+++	(95%)
PaCa 44	++	(95%)	+	(50%)	+++	(95%)
T3M-4	+	(50%)	++	(50%)	+++	(50%)
PancTuI	++	(50%)	++	(75%)	+	(75%)
PancTuII	+	(50%)	+	(5%)	++	(25%)
PT45-P1	+++	(100%)	++	(95%)	+++	(95%)
QGP-1	+	(75%)	+	(50%)	+++	(50%)
SW 850	++	(75%)	++	(75%)	++	(75%)
SW 979	+++	(100%)	++	(95%)	+++	(100%)

den, allerdings führte 17-1A-CVF nicht nur bei KATOIII, sondern auch an MKN28 Zellen zu einer Freisetzung des Anaphylatoxins C3a (Abb. 4).

Diskussion

Die adjuvante Therapie gastrointestinaler Karzinome mit Hilfe monoklonaler Antikörper stellt eine attraktive Behandlungsform dar, da sie eine hohe Spezifität mit gleichzeitig geringer Toxizität verbindet. Weiterhin greifen Antikörper im Gegensatz zu Zytostatika nicht nur proliferierende, sondern auch ruhende Zellen an. Dies ist insofern bedeutsam, als gezeigt werden konnte, daß zum OP-Zeitpunkt nachge-

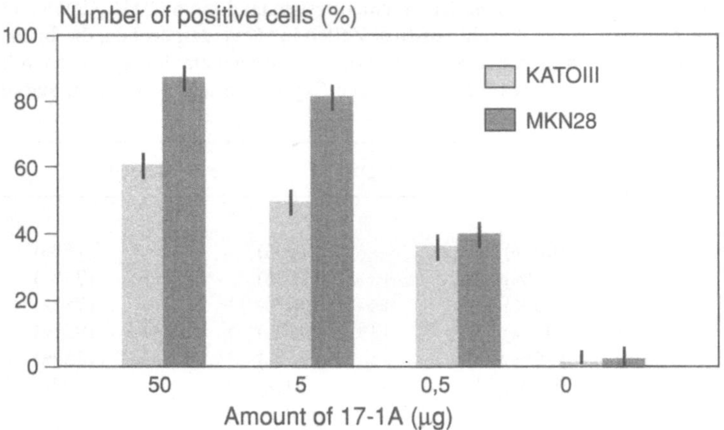

Abb. 1. Dargestellt ist die aus der FACS-Analyse berechnete Anzahl der 17-1A positiven KATOIII und MKN28 Magenkarzinomzellen bei Gabe unterschiedlicher Mengen des 17-1A Antikörpers

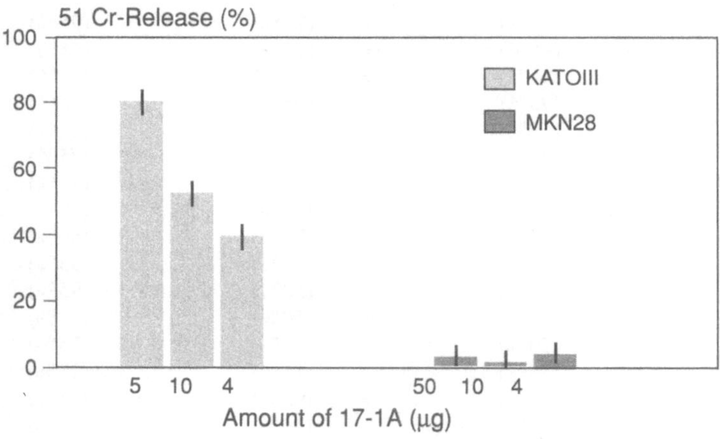

Abb. 2. ^{51}Cr-release Zytotoxizitätsassay. Die Freisetzung von ^{51}Cr dient als Maß der bei Behandlung mit unterschiedlichen Mengen des 17-1A Antikörpers eingetretenen komplementvermittelten Zellyse von KATOIII und MKN28 Magenkarzinomzellen

wiesene disseminierte Tumoreinzelzellen im Knochenmark, die ein potentielles Reservoir für eine spätere Metastasenbildung darstellen, überwiegend nicht proliferieren [5]. Obgleich die adjuvante Behandlung von colorektalen Karzinompatienten im Stadium Dukes C mit dem mAk 17-1A zu einer Verbesserung der Überlebensrate geführt hat, konnte diese Therapie dennoch bei der Mehrheit der Patienten eine Metastasenbildung nicht verhindern [7]. Die Wirkung mAk basiert einerseits auf der Induktion einer ADCC, andererseits führen mAk zur Komplementaktivierung. Wenngleich eine ADCC auch ohne Komplement induziert werden kann, so unterstützt eine Aktivierung von Komplement die zelluläre Abwehr, da neben der direk-

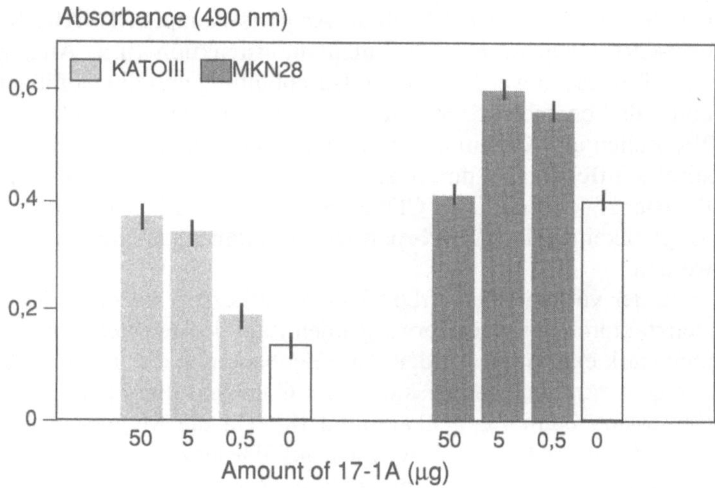

Abb. 3. ELISA zur Bestimmung der Freisetzung von C3a. KATOIII und MKN28 Zellen wurden mit unterschiedlichen Mengen an 17-1A Antikörper behandelt und die Freisetzung von C3a über einen ELISA-Test im Vergleich zur alleinigen Serumgabe ermittelt

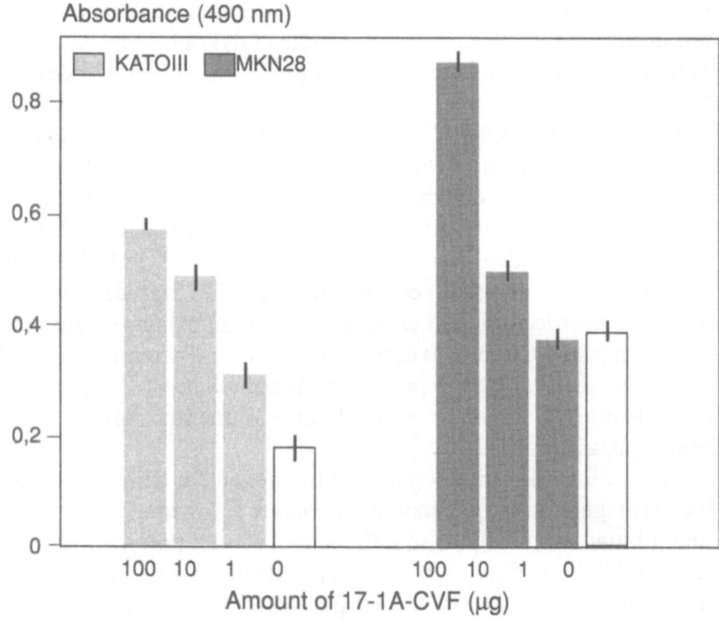

Abb. 4. ELISA zur Bestimmung der Freisetzung von C3a nach Behandlung von KATOIII und MKN28 Zellen mit einem 17-1A-CVF Konjugat. Die Magenkarzinomzellen wurden mit unterschiedlichen Mengen an 17-1A-CVF Konjugat behandelt und die Freisetzung von C3a über einen ELISA-Test im Vergleich zur alleinigen Serumgabe ermittelt

ten Zellyse durch den Membran-Angriffs-Komplex (MAK, Komplementfaktoren C5b-C9) Mediatoren einer Entzündungsreaktion (u. a. Anaphylatoxine C3a und C5a) freigesetzt werden, die die Durchblutung und die Gefäßpermeabilität erhöhen und als chemotaktisch wirkende Substanzen Lymphozyten, Makrophagen, NK-Zellen und Granulozyten an die Tumorzellen heranführen [4]. Dieser synergistische Effekt kann durch eine Inhibition von Komplement, wie sie durch die Resistenzfaktoren CD46, CD55 und CD59 bewirkt wird, unterbunden werden. Die Möglichkeiten der Antikörpertherapie können dadurch wesentlich beeinträchtigt werden.

In der vorliegenden Arbeit konnte aufgezeigt werden, daß sämtliche drei Resistenzfaktoren von der überwiegenden Zahl der getesteten humanen Karzinomzellinien stark exprimiert werden, eine Beobachtung die in Einklang steht mit Untersuchungen zur CD55 Expression beim Colonkarzinom [3] und zur CD46 und CD59 Expression beim Lungenkarzinom [8]. Da die Magenkarzinomzellinie KATOIII CD55 nicht und CD59 nur schwach auf 5 % der Zellen exprimiert, aber den mAk 17-1A in vergleichbarerweise bindet wie die Zellinie MKN28 (starke Expression aller drei Resistenzfaktoren) wurde der Effekt des Antikörpers an diesen Zellinien vergleichend untersucht. Die alleinige Expression von CD46 scheint der toxischen Wirkung von Antikörpern nicht entgegenzustehen, da der mAk 17-1A effizient KATOIII Zellen eliminieren konnte. Dagegen führte 17-1A an der Zellinie MKN28, obgleich die Bindungseigenschaften geringfügig besser waren, zu keiner komplementvermittelten Toxizität und auch nicht zur Bildung des Anaphylatoxins C3a. In einem weiteren Experiment wurde der mAk 17-1A mit Cobra Venom Faktor (CVF) konjugiert und das Konjugat bezüglich der komplementaktivierenden Eingenschaften untersucht. CVF ist ein untoxisches Glykoprotein, das aus dem Gift der Cobra Schlange isoliert wird und in Analogie zu humanem C3 den alternativen Komplementweg aktiviert. Da er aber nicht durch die Inhibitoren Faktor H und I blockiert werden kann, induziert CVF eine permanente Komplementaktivierung [10].

In den vorliegenden Untersuchungen konnte nachgewiesen werden, daß 17-1A-CVF an MKN28 Zellen zu einer C3a Bildung führt. Dadurch werden auch an diesen, gegenüber einer alleinigen Antikörperbehandlung vollständig resistenten Tumorzellen, Mediatoren einer Entzündungsreaktion freigesetzt, die möglicherweise eine ADCC unterstützen. Wenngleich dies mit der vorliegenden Arbeit nicht bewiesen wurde, so legen erste in vivo Untersuchungen zur Anwendung von mAk-CVF Konjugaten in einem orthotopen Pankreaskarzinom Modell in der Nackt-Ratte dies nahe, da es an CD55 positiven Tumorzellen nach Behandlung mit einem mAk-CVF Konjugat zu einer signifikanten Zunahme infiltrierender NK-Zellen und Makrophagen kam [2].

Da CVF stark immunogen und deswegen für klinische Versuche nicht geeignet ist, wird gegenwärtig versucht humanes C3 gentechnologisch zu verändern und rekombinat herzustellen, so daß es über die komplementaktivierenden Eigenschaften von CVF verfügt. Der 17-1A Antikörper wurde kürzlich dahingehend manipuliert, daß die vom Maus-Antikörper stammende Bindungsregion mit einem humanen und eine ADCC induzierenden Fc-Teil kombiniert wurde [9]. Die Verwendung eines solchen Antikörpers zur Herstellung von Fusionsproteinen mit einem komplementaktivierenden Effektormolekül eröffnet die Aussicht auf eine Optimierung bisheriger Antikörpertherapieversuche.

Zusammenfassung

Monoklonale Antikörper (mAk) können Karzinomzellen über eine ADCC (antibody-dependent cellular cytotoxicity) bzw. eine CDC (complement-dependent cytotoxicity) eliminieren. Eine Komplementaktivierung kann jedoch durch membranständige Resistenzfaktoren (CD46, CD55 und CD59) blockiert werden, wodurch nicht nur die Zellyse verhindert, sondern auch die Bildung wichtiger Mediatoren der zellulären Abwehr (C3a und C5a, C3b, C3d) unterbunden werden kann. In der vorliegenden Arbeit wurden gastrointestinale Karzinomzellinien auf die Expression von Resistenzfaktoren und deren Einfluß auf eine mAk-Behandlung untersucht. Weiterhin wurde geprüft, ob durch Kopplung von Cobra Venom Faktor (CVF), einem Aktivator der Komplementkaskade, an den mAk 17-1A die Komplementresistenz überwunden werden kann.

Bei 6/6 Magenkarzinomzellinien wurde CD46, bei 4/6 CD55 und auf 5/6 CD59 detektiert. Bei den Pankreaskarzinomzellinien wurde CD46 auf 18/18, CD55 bei 17/18 und CD59 bei 18/18 Zellinien nachgewiesen und alle drei getesteten Colonkarzinom Zellinien verfügten über CD46, CD55 und CD59. Die Magenkarzinomzellinie KATOIII und MKN28 zeigten eine annähernd gleiche Bindung des mAk 17-1A, unterschieden sich jedoch in der Expression der Resistenzfaktoren, da KATOIII nur CD46, MKN28 zusätzlich CD55 und CD59 exprimierte. Korrelierend hiermit führte der mAk 17-1A bei 50-80% der KATOIII Zellen zur komplementvermittelten Lyse und zur Bildung von C3a, wohingegen weder ein zytotoxischer Effekt noch eine C3a Freisetzung an den MKN28 Zellen beobachtet wurde. Ein Konjugat des mAk 17-1A mit dem Komplementaktivator Cobra Venom Faktor (CVF) induzierte nicht nur an den KATOIII, sondern auch den MKN28 Zellen die Bildung des Anaphylatoxins C3a und unterstützt damit vermutlich eine zelluläre Immunantwort gegen Tumorzellen.

Summary

The expression of CD46, CD55 and CD59 is a frequent event in gastrointestinal cancer and inhibits the activation of complement by monoclonal antibodies (mab). By conjugation of cobra venom factor to the mab 17-1A a partial activation of complement can be achieved on complement resistant cancer cells and the release of anaphylatoxins (e. g. C3a) may support an ADCC induced by 17-1A antibody.

Literatur

1. Juhl H, Stritzel M, Wroblewski A, Henne-Bruns D, Kremer B, Schmiegel WH, Neumaier M, Wagener C, Schreiber H-W, Kalthoff H (1994) Immunocytological detection of micro-metastatic cells: comparative evaluation of findings in the peritoneal cavity and the bone marrow of gastric, colorectal and pancreatic cancer patients. Int J Cancer 57:330−335
2. Juhl H, Sievers M, Baltzer K, Helmig F, Wolf H, Brenner W, Kalthoff H (1995) A monoclonal antibody − Cobra Venom Factor conjugate increases the tumor-specific uptake of a 99mTc-anti-CEA antibody by a two step approach. Cancer Res 55:5749s−5755s

3. Koretz K, Brüderlein S, Henne C, Möller P (1992) Decay-accelerating factor (DAF, CD 55) in normal colorectal mucosa, adenomas and carcinomas. Br J Cancer 66:810–814
4. Kunkel S, Ward P, Caporale L, Vogel C-W (1985) The complement system. In: Bellanti J. (Hrsg.): Immunology III, W.B.Saunders Company, 106–116
5. Pantel K, Schlimok G, Braun S, Kutter D, Lindemann F, Funke I, Izbicki J, Riethmüller G (1993) Differential expression of proliferation-associated molecules in individual micrometastatic carcinoma cells. J Natl Cancer Inst 85:1419–1424
6. Petrella EC, Wilkie SD, Smith CA, Morgan AC, Vogel C-W (1987) Antibody conjugates with cobra venom factor. Synthesis and biochemical characterization. J Immunol Meth 104:159–172
7. Riethmüller G, Schneider-Gädicke E, Schlimok G, Schmiegel W, Raab R, Höffken K, Gruber R, Pichlmaier H, Hirche H, Pichkmayer R, Buggisch P, Witte J, the German Cancer Aid 17-1A study group (1994) Randomised trial of monoclonal antibody for adjuvant therapy of resected Dukes' C colorectal carcinoma. Lancet 343:1177–1183
8. Sakuma T, Kodama K, Hara T, Eshita Y, Shibata N, Matsumoto M, Seya T, Mori Y (1993) Levels of complement regulatory molecules in lung cancer: disappearance of the D17 epitope of CD55 in small-cell carcinoma. Jpn J Cancer Res 84:753–759
9. Velders M, Litvinov S, Warnaar S, Gorter A, Fleuren G, Zurawski V, Coney R (1994) New chimeric anti-pancarcinoma monoclonal antibody with superior cytotoxicity-mediating potency. Cancer Res 54:1753–1759
10. Vogel C-W (1994) Cobra venom factor: the complement-activating protein of cobra venom. In: Handbook of natural toxins, Vol. 5: Reptile and amphibian venoms, edited by Tu A. T., Marcel Dekker, New York, 147–188

Dr. med. H. Juhl, Klinik für Allgemeine Chirurgie und Thoraxchirurgie der Christian-Albrechts-Universität, Arnold-Heller-Str. 7, D-24105 Kiel

Glutamin stabilisiert die intestinale Mukosabarriere und vermindert bakterielle Infektionen des Pankreas im Tiermodell der akut nekrotisierenden Pankreatitis

Glutamin stabilizes the intestinal barrier and reduces pancreatic infection in acute experimental pancreatitis

Th. Foitzik[1], M. Stufler[2], H. G. Hotz[1], J. Wagner[3], M. Fromm[4] und H. J. Buhr[1]

[1] Chirurgische Klinik, Abteilung Allgemein-, Gefäß- und Thoraxchirurgie
[2] Medizinische Klinik, Abteilung Gastroenterologie
[3] Institut für Medizinische Mikrobiologie und Infektionsimmunologie
[4] Institut für Klinische Physiologie, Klinikum Benjamin Franklin, Freie Universität Berlin

Einleitung

Septische Komplikationen sind die häufigste Todesursache der akuten Pankreatitis. Besonders gefährdet sind Patienten, bei denen es im Krankheitsverlauf zu einer Infektion des Pankreas durch Bakterien aus dem Intestinaltrakt kommt [1, 2]. Als Hauptursache der Translokation von Bakterien aus dem Darm gelten Störungen der Barrierefunktion der Darmmukosa [3]. Ein Faktor, der nach neusten Untersuchungen zur Stabilisierung der Mukosabarriere beiträgt, ist die Aminosäure Glutamin, die in Streßsituationen ein essentielles Substrat für das Darmepithel ist, mit den herkömmlichen Infusionslösungen zur parenteralen Ernährung aber nicht zugeführt wird [4]. Die vorliegende Studie untersucht die Frage, ob die Barrierefunktion des Darms durch Substitution von Glutamin bei der experimentellen Pankreatitis verbessert werden kann, und ob dies zu einer Verminderung der bakteriellen Infektionen des Pankreas führt.

Methode

Unter sterilen Kautelen wurde bei 50 männlichen Sprague Dawley Ratten (300–350 g) durch eine kontrollierte intraduktale Infusion von 10mM Glykodeoxycholsäure und anschließende Stimulation des Pankreas durch eine intravenöse Infusion des CCK-Analogons Caerulein (5 µg/kg/h) über 6 Stunden eine schwere akut nekrotisierende Pankreatitis induziert. Anschließend wurden die Tiere randomisiert zwei Gruppen zugeordnet: Tiere der Gruppe A (*Kontrolle*) erhielten 150ml/kg/d einer Kombinationslösung zur totalen parenterale Flüssigkeitssubstituion und Ernährung (Glukoseanteil 25%, Aminosäureanteil 4%) für 4 Tage; Tiere der Gruppe B (+ *GLN*) zusätzlich zu diesem Standard-Infusionsregime 0,5 g/kg/d Glutamin.

Tabelle 1. Effekt von Glutamin bei akuter Pankreatitis

	Kontrolle	+ GLN	P
Transepithel.Widerstand ($\Omega\,cm^2$)	67 ± 6	92 ± 3	$<0,01$
Mannitol-Flux ($nmol \cdot h^{-1} \cdot cm^{-2}$)	210 ± 32	99 ± 14	$<0,01$
Infektrate (%)	86 (12/14)	33 (5/15)	$<0,05$
Keimzahl (CFU*/g)	10^7	10^4	$<0,05$
Mortalität (%)	48 (13/27)	34 (8/23)	(n. s.)

*) CFU: Colony forming units (Median).

Nach 4 Tagen wurden die überlebenden Versuchstiere eingeschläfert. Das Pankreas wurde unter sterilen Kautelen zur qualitativen und quantitativen bakteriologischen Untersuchung aufbereitet, das Colon ascendens für Messung in der Ussing-Kammer entnommen. Bestimmt wurden der transepitheliale Widerstand der Darmwand (R^t) und der Mannitol-Flux (J_{MAN}) als Maße der Permeabilität [5].

Ergebnisse (Tabelle 1)

Glutamin erhöht bei Tieren mit akuter Pankreatitis den transepithelialen Widerstand des Darms und vermindert die Durchlässigkeit für Mannitol. Gleichzeitig ist die Rate an sekundären Infektionen des Pankreas mit Keimen aus dem Intestinaltrakt bzw. die Zahl der im infizierten Pankreasgewebe nachzuweisenden Keime bei den mit Glutamin behandelten Tieren im Vergleich zur Kontrollgruppe mit normaler totaler parenteraler Ernährung ohne Glutamin vermindert. Nicht signifikant gesenkt wird die Frühmortalität.

Zusammenfassung

Die vorliegende Studie untersucht an einem Tiermodell der akut nekrotisierenden Pankreatitis den Effekt von Glutamin auf die Permeabilität des Darms und die Rate sekundärer Infektionen des Pankreas. Hintergrund der Untersuchung ist die Beobachtung, daß sekundäre Pankreasinfektionen und septische Komplikationen bei der schweren akuten Pankreatitis durch Bakterien verursacht werden, die aus dem Darm translozieren und daß die erhöhte Durchlässigkeit der Darmwand für Bakterien durch das Fehlen von Glutamin begünstigt wird. Die Aminosäure Glutamin gilt in Streßsituationen als essentielles Substrat für den Darm, ist aber in den herkömmlichen Infusionslösungen zur parenteralen Ernährung nicht enthalten. Bestimmt wurde die Prävalenz bakterieller Infektionen und die Keimzahlen im Pankreas sowie der transepitheliale Widerstand der Darmwand und der Mannitol-Flux durch Mukosa und Serosa bei Ratten vier Tage nach Pankreatitis-Induktion und totaler parenteraler Ernährung mit (Versuchsgruppe) und ohne (Kontrollgruppe) gleichzeitige Substitution von 0,5 g/kg/d Glutamin. Der Zusatz von Glutamin erhöhte den transepithelialen Widerstand der Darmwand und verringerte den Mannitolflux. Gleichzeitig hatten die mit Glutamin behandelten Tiere eine geringere Rate an Pankreasinfektionen. Die vorliegenden Daten bestätigen den positiven Effekt von Glutamin auf die Barrierefunktion des Darms und deutet auf einen direkten Zusammenhang zwischen Darmpermeabilität und bakterieller Translokation hin. Am Beispiel der akuten Pankreatitis wird erstmals gezeigt, daß durch Stabilisierung der Mukosabarriere die Inzidenz manifester sekundärer Infektionen gesenkt werden kann. Die Frühmortalität bleibt dadurch erwartungsgemäß unbeeinflußt. Untersuchungen des Effektes von Glutamin auf septische Komplikationen und die Mortalität im späteren Krankheitsverlauf der akuten Pankreatitis sowie bei anderen Krankheitsbildern stehen bevor.

Summary

Translocation of bacteria from the colon is the principle cause of pancreatic infection and septic complications after severe pancreatitis. One factor promoting bacterial translocation in acute pancreatitis is increased gut permeability. Recent studies have suggested that glutamine (GLN), an amino acid not contained in standard solutions for total parenteral nutrition (TPN), stabilizes mucosal integrity and reduces bacterial translocation in critically ill patients. The present study evaluates whether adding GLN to standard TPN reduces gut permeability and bacterial infection in a model of acute necrotizing pancreatitis in the rat which has been shown to closely mimic the morphological and bacteriological features of severe human pancreatitis. Acute necrotizing pancreatitis was induced in 50 rats under sterile conditions by an intraductal infusion of glycodeoxycholic acid and an iv. infusion of cerulein. Six hrs after induction of pancreatitis animals were randomized for standard TPN or TPN containing 0.5 g/kg/d GLN. After 96 hours, animals were sacrificed; the pancreas was prepared for bacteriological examination; the ascending colon was excised and mounted in a Ussing chamber for determining transmucosal resistance (R) and Mannitol Flux (J) as indicators of intestinal permeability. Adding GLN to standard TPN reduced intestinal permeability and pancreatic infections. This confirms previous reports that GLN decreases bacterial translocation by stabilizing the mucosal barrier. The present findings provide first evidence suggesting that stabilizing the intestinal barrier can reduce pancreatic infection in acute pancreatitis and that GLN may be useful in preventing septic complications in clinical pancreatitis.

Literatur

1. Widdison AL, Karanjia ND (1993) Pancreatic infection complicating acute pancreatitis. Br J Surg 80:148
2. Foitzik T, Fernandez-del Castillo C, Ferraro MJ et al. (1995) Pathogenesis and prevention of early pancreatic infection in experimental acute necrotizing pancreatitis. Ann Surg 222:179
3. Deitsch EA (1990) The role of intestinal barrier failure and bacterial translocation in the development of systemic infection and multiple organ failure. Arch Surg 125:403

4. Tremel H, Kienle B, Weilemann LS et al. (1994) Glutamine dipeptide-supplemented nutrition maintains intestinal function in the critically ill. Gastroenterol 107:1595 (editorial p 1885)
5. Hegel U, Fromm M (1990) Electrical measurements in large intestine. In: Fleischer S, Fleischer B (eds). Methods in Enzymology. Vol 192. San Diego, CA, Academic Press

Dr. Th. Foitzik, Abteilung für Allgemein-, Gefäß- und Thoraxchirurgie, Universitätsklinikum Benjamin Franklin, Freie Universität Berlin, Hindenburgdamm 30, D-12200 Berlin

Überlegenheit von Dextran gegenüber HAES und Kristalloiden in der Hemmung der Leukozyten-Endothel Interaktion bei experimenteller nekrotisierender Pankreatitis

Superiority of dextran compared to other colloids and crystalloids in inhibiting the leukocyte-endothelium interaction in experimental necrotizing pancreatitis

J. Werner, J. Schmidt, M. M. Gebhard*, Ch. Herfarth und E. Klar

Chirurgische Klinik und Abteilung für Experimentelle Chirurgie*, Universität Heidelberg

Einleitung

Ergebnisse klinischer und experimenteller Studien weisen darauf hin, daß die Ischämie des Pankreas ein bedeutender Faktor in der Entwicklung von milder ödematöser zur schweren nekrotisierenden Pankreatitis ist [1]. Intravitalmikroskopisch unterscheidet sich die nekrotisierende Pankreatitis zum einen durch die Mikrozirkulationsstörung von der ödematösen Form [2], zum anderen durch das Vorkommen von stationärer Leukozytenadhärenz (Sticker) und durch die massive Zunahme von Leukozytenadhäsionen geringerer Affinität (Rolling) von milderen Formen [3]. Die Volumentherapie mit Dextran führt im Gegensatz zu anderen Kolloiden und Kristalloiden zu einer Verbesserung der verminderten Pankreasperfusion, sowie zur Verringerung von azinärer Nekrose und Mortalität [4]. Die vorliegende Studie sollte klären, ob eine Beeinflussung der Leukozyten-Endothel Interaktion diesem spezifischen Effekt von Dextran zugrunde liegen könnte.

Material und Methodik

Bei 21 dextran-toleranten Wistar-Ratten (Ph dxdx-) wurde eine nekrotisierende Pankreatitis durch Zeit-, Druck- und Volumenkontrollierte transpapilläre Infusion von verdünnter Glycodeoxycholsäure (10 mmol/l) in den Pankreasgang, sowie durch eine intravenöse, supramaximale Stimulation mit Caerulein (5 µg/kg/h) i.v. über 6 Stunden induziert. Gleichzeitig erhielten die Tiere eine Basishydrierung von 8 ml/kg/h. Nur kardiorespiratorisch stabile Tiere (MAP >90 mm Hg, pO_2 > 80 mm Hg, pH 7,4 ± 0,1) wurden in die Studie aufgenommen. 6 Stunden nach intraduktaler Induktion der Pankreatitis wurde die Leukozyten-Endothel Interaktion (Roller = Leukozytengeschwindigkeit < 66 % der Erythrozytengeschwindigkeit; Sticker = Leukozytenadhärenz für mehr als 30 Sekunden) mittels Rhodamin gefärbter Leukozyten und die Erythrozytengeschwindigkeit (V_{RBC}) mittels FITC-markierter Erythrozyten in den postkapillären Venolen intravitalmikroskopisch bestimmt. Zusätzlich wurden die Gefäßdurchmesser, die mittlere Blutfluß-

468

geschwindigkeit (Vm), sowie die Abscherkräfte an der Venolenwand (γ) ermittelt. Im Anschluß an die intravitalmikroskopische Basalmessung wurden die Tiere einer der 3 Therapiegruppen randomisiert zugeteilt: Intravenöse Infusion von Ringer (32 ml/kg), HAES und Dextran 70 (6%) (je 8 ml/kg) über 30 Minuten. Die intravitalmikroskopischen Bestimmungen wurden dann erneut 60 und 120 Minuten nach Therapiebeginn wiederholt.

Ergebnisse

Bezüglich des mittleren arteriellen Blutdruckes, der Herzfrequenz, der arteriellen Blutgase und des Haematokrits vor und nach der Volumentherapie zeigte sich kein Unterschied zwischen den Therapiegruppen. Die Gefäßdurchmesser (20–35 µm) der postkapillären Venolen ($n_{ges} = 96$) waren in den 3 Versuchsgruppen vergleichbar. Vor Therapiebeginn bestand kein signifikanter Unterschied zwischen den intravitalmikroskopisch ermittelten Parametern: V_{RBC}, Vm, γ, sowie Anzahl der Leukozytenroller und -sticker pro 100 µm postkapillärer Venole in allen 21 Tieren.

Die V_{RBC} ($p < 0,001$), wie auch die Vm ($p < 0,001$) stieg in allen drei Therapiegruppen vergleichbar 1 Stunde nach Therapiebeginn signifikant an. Auch 2 Stunden nach Therapiebeginn war die V_{RBC} bei den Dextran- ($p < 0,001$), den HAES- ($p < 0,05$) und den Ringer- ($p < 0,05$) therapierten Tieren signifikant erhöht, während Vm zu diesem Zeitpunkt nur in der Dextran- ($p < 0,001$) und HAES- ($p < 0,03$) Therapiegruppe erhöht war, nicht mehr aber in der Hochvolumentherapiegruppe mit Ringer. Die Abscherkräfte am Endothel der postkapillären Venolen waren im gleichen Sinne verändert: 1 Stunde nach Therapiebeginn in allen Therapiegruppen signifikant erhöht ($p < 0,005$), nach 2 Stunden jedoch nur noch in der Dextran- ($p < 0,001$) und HAES- ($p < 0,05$) Therapiegruppe (t-test).

Die Veränderungen der Leukozyten-Endothel Interaktion in den drei Gruppen

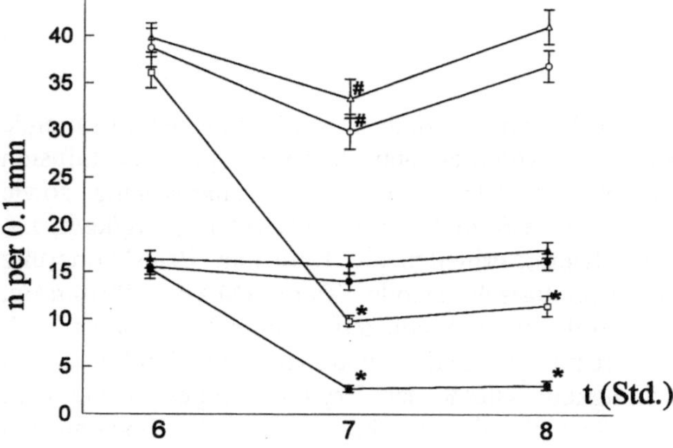

Abb. 1. Anzahl (n) der Leukozyten-Endothel Interaktionen per 0,1 mm postkapillärer Venole bei nekrotisierender Pankreatitis (Ausgangswert = 6 Std. nach Pankreatitis-Induktion), sowie 1 und 2 Stunden nach Therapiebeginn (bzw. 7 und 8 Std. nach Induktion): Sticker in Therapiegruppe ▲ = Ringer, ● = HAES, ■ = Dextran; Roller in Therapiegruppe Δ = Ringer, ○ = HAES, □ = Dextran. (# = p < 0,05, * = p < 0,001, t-test)

zwischen den verschiedenen Untersuchungszeitpunkten wurde anhand der Anzahl der Leukozytenroller und -sticker pro 100 µm postkapillärer Venole beurteilt (Abb. 1). Ein Effekt von HAES und Ringer war gering ausgeprägt, nur während 1 Std. nach Infusion nachweisbar und auf die Leukozytenadhäsion geringerer Affinität (Rolling) beschränkt. Dextran 70 dagegen zeigte eine durchgreifende Hemmwirkung auf Leukozyten-Endothel Interaktion, sowohl das Leukozytenrolling, wie auch das Sticking wurde signifikant und anhaltend reduziert ($p < 0,001$), (t-test).

Diskussion

Isovolämische Hämodilution mit Dextran 6 % verbessert die Pankreasperfusion [5] und Parenchymschädigung bei nekrotisierender Pankreatitis im Gegensatz zu Kristalloiden oder alternativen Kolloiden [4]. Wir konnten in früheren Untersuchungen nachweisen, daß der Schweregrad der Erkrankung mit der Ausprägung der Leukozyten-Endothel Interaktion in postkapillären Venolen des Pankreas korreliert [3]. Der mögliche Wirkungsmechanismus von Dextran wird in der vorliegenden Studie aufgezeigt. Vermehrte Leukozyten-Endothel Interaktion führt zu erhöhtem Widerstand in den postkapillären Venolen und konsekutiv zu vermindertem kapillärem Blutfluß im Mesenterium der Katze [6]. Alle drei Infusionsgruppen in der vorliegenden Studie zeigten eine signifikant erhöhte Blutflußgeschwindigkeit eine $1/2$ Std. nach Therapieende, während nach $1 1/2$ Std. nur noch in der Gruppe mit Dextraninfusion die Blutflußgeschwindigkeit unverändert erhöht war. Die langfristige Hemmung der Roller und Sticker in den postkapillären Venolen scheint einen Hauptmechanismus für die Verbesserung der Pankreasmikrozirkulation durch Dextran darzustellen. Demgegenüber ist der Effekt von Ringer und HAES nur kurzfristig und auf das Leukozytenrolling beschränkt. Die Ursache für die Leukozytenadhärenz in postkapillären Venolen liegt primär eher in erhöhten Adhäsionskräften (z. B. erhöhte Expression von Adhäsionsglykoproteinen), als in verminderten Dispersionskräften, z. B. Wandabscherkräften [6]. In der vorliegenden Studie sind nach 1 Std. in allen drei Therapiegruppen, und nach 2 Std. in der Dextran- und HAESgruppe die Abscherkräfte erhöht, während die Leukozyten-Endothel Interaktion (Roller und Sticker) nur in Dextran therapierten Tieren langfristig vermindert sind. Dieses läßt vermuten, daß Dextran einen „coating effect" auf Adhäsionsmoleküle, welche bei schwerer Pankreatitis vermehrt exprimiert sind [7], ausüben könnte, und so über eine Verminderung der Adhäsionskräfte zu den aufgezeigten Mikrozirkulationsverbesserungen durch Verminderung von Leukozyten-Endothel Interaktion bei nekrotisierender Pankreatitis führt.

Zusammenfassung

Dextran 70 besitzt eine durchgreifende Hemmwirkung auf die Leukozyten-Endothel Interaktion bei nekrotisierender Pankreatitis. Demgegenüber ist der Effekt von alternativen Kristalloiden und Kolloiden nur kurzfristig und auf die Leukozytenadhäsion geringerer Affinität (Roller) beschränkt. Dieser Wirkungsmechanismus erklärt und unterstreicht die Überlegenheit von Dextran in der Volumentherapie bei akuter Pankreatitis.

Summary

One of the main mechanism for the impairment of pancreatic microcirculation in necrotizing pancreatitis seems to be an increase of leukocyte-endothelium interaction. Only dextran, but not other colloids or crystalloids have been shown to improve the impaired capillary blood flow and reduce acinar necrosis and mortality in necrotizing pancreatitis. Dextran inhibits as well low affinity bindings (roller) as stationary adhesion (sticker) in necrotizing pancreatitis. The effect of alternative fluid regimens (ringer, hetastarch) is only temporary and limited to low affinity adhesiveness. Thus the superiority of dextran in the treatment of necrotizing pancreatitis compared to alternative colloids and cristalloids seems to be due to the inhibition of leukocyte-endothelium interaction.

Literatur

1. Klar E, Endrich B, Messmer K (1990) Microcirculation of the pancreas. A quantitative study of physiology and changes in pancreatitis. Int J Microcirc Clin Exp 9:85–101
2. Klar E, Schratt W, Foitzik T, Buhr HJ, Herfarth C, Messmer K (1994) Impact of microcirculatory flow pattern changes on the development of acute edematous and necrotizing pancreatitis in rabbit pancreas. Dig Dis Sci 39:2639–2644
3. Werner J, Schmidt J, Langer C, Gebhard MM, Herfarth C, Klar E (1995) Leukocyte-endothelium interaction correlates to the severity of acute pancreatitis. Pancreas 11:452 (Abstract)
4. Werner J, Schmidt J, Langer C, Gebhard MM, Herfarth C, Klar E (1995) Superiority of dextran compared to crystalloids and other colloids in the treatment of acute necrotizing pancreatitis. Pancreas 11:452 (Abstract)
5. Klar E, Mall G, Messmer K, Herfarth C, Rattner DW, Warshaw AL (1993) Improvement of impaired pancreatic microcirculation by isovolemic hemodilution protects pancreatic morphology in acute biliary pancreatitis. Surg Gyn Obstet 176:144–150
6. House SD, Lipowsky HH (1987) Leukocyte-endothelium adhesion: microhemodynamics in mesentery of the cat. Microvasc Res 34:363–379
7. Murayuma KM, Chiang SY, Kuszynski CA, Fidler ME (1995) Early elevation of CD11b/CD18 expression in experimental acute pancreatitis. Pancreas 11:442 (Abstract)

Dr. Jens Werner, Chirurgische Universitätsklinik Heidelberg, INF 110, D-69120 Heidelberg

Der Bradykinin-Antagonist Icatibant erhält die Mikrozirkulation in der Na-Taurocholat-, nicht aber in der Cerulein-induzierten Pankreatitis der Ratte

Bradykinin-antagonist icatibant preserves pancreatic microcirculation in sodium-taurocholate- but not in cerulein-induced pancreatitis in rats

C. Bloechle, S. Betge, F. Abdollahi, H. Athar, C. Schneider, J.R. Izbicki und C.E. Broelsch

Abt. für Allgemeinchirurgie, Universitäts-Krankenhaus Hamburg-Eppendorf

Einleitung

In der Pathogenese der akuten Pankreatitis wurden Ischämie und Stase als relevante Faktoren charakterisiert [2, 3]. Neben anderen Mediatoren spielt dabei Bradykinin eine essentielle Rolle [4]. In der Cerulein-Pankreatitis konnte ein protektiver prophylaktischer Effekt des Bradykinin-Antagonisten Icatibant nachgewiesen werden [1], während der Nachweis der Protektion nach therapeutischer Applikation aussteht. In dieser Studie wurde daher die protektive therapeutische Wirkung des Bradykinin-Antagonisten Icatibant im Modell der ödematösen und der hämorrhagisch-nekrotisierenden, akuten Pankreatitis untersucht.

Methodik

Weibliche Lewis-Ratten (200–230 g KG) wurden nach 24stündigem Fasten zufällig sechs Gruppen (je n=8) zugeteilt. Nach Narkotisierung mit Pentobarbital und Ketamin (40 bzw. 10 mg/kg KG ip.) wurde eine Tracheostomie angelegt. In die A. carotis comm. und die V. jugularis int. wurde je ein Katheter plaziert und der mittlere arterielle Druck (MAP) und der zentralvenöse Druck (ZVD) kontinuierlich abgeleitet. Die arterielle O_2-Sättigung (aSO_2) wurde pulsoximetrisch an der Pfote bestimmt. Ringer-Laktat wurde als Flüssigkeitsersatz infundiert, um den MAP und Herzfrequenz konstant zu halten. Die rektale Körpertemperatur wurde während des gesamten Versuches konstant bei 37 °C gehalten.

Bei den Tieren mit intraduktaler Injektion wurde nach Laparotomie ein Katheter (Länge: 3 cm, Außendurchmesser: 0,8 mm, Volumen: <0,1 ml) transduodenal in den Pankreasgang plaziert. Der Pankreas-Gallen-Gang wurde im Leberhilus temporär unterbunden. Nach einer Äquilibrationszeit von 15 min wurde Kochsalzlösung (0,9%, 0,4 ml, über 5 min, Injektionsdruck: 25 mm Hg) oder Na-Taurocholat (0,9%, 0,4 ml, über 5 min, 25 mm Hg) intraduktal injiziert. Versuchstieren, bei denen eine ödematöse Pankreatitis vorgesehen war, wurde Cerulein (5%, 5×10^6 g/kg KG/Std. für 6 Std.) intravenös infundiert.

Icatibant (D-Arg[Hyp^3,Thi^5,D-Tic^7,Oic^8]-Bradykinin (Hoe 140), Hoechst AG, Frankfurt) wurde einmalig 15 min nach Induktion der Pankreatitis bzw. intraduktaler Applikation von Kochsalzlösung injiziert (Dosis: 10^{-7} mol kg^{-1} KG i. m.). Kontrolltiere erhielten ein äquivalentes Volumen von NaCl (0,9%).

Mit einem Fluoreszenz-Mikroskop (Olympus BH-12, Olympus, Japan) wurde die in-vivo Mikrozirkulation des Pankreas beobachtet und auf Videofilm aufgenommen. Die Objektive ergaben eine Auflösung von Faktor ×365 bzw. ×692 auf dem Bildschirm. Acridin Orange (1%, 1,2 ml kg^{-1} KG iv.) wurde als Leukozyten-Marker injiziert. Jedes Organ wurde zunächst auf eine Beeinträchtigung des Kapillarflusses oder eine Blutung hin untersucht, welche zum Ausschluß des Tieres führte. Zu jedem Zeitpunkt wurde eine Arteriole, eine Venole und drei Kapillarfelder im Pankreaskopf untersucht.

Die arterielle Vasokonstriktion wurde als prozentuale Veränderung des interlobulären Arteriolen-Durchmessers in Relation zum Basiswert vor Induktion der Pankreatitis ausgedrückt. Die Anzahl der perfundierten Kapillaren wurde bestimmt und im Verhältnis zur Gesamtzahl der Kapillaren gesetzt. Leukozyten-Adhärenz wurde als prozentualer Anteil der am Endothel interlobulärer Venolen für mindestens 30 sec anheftenden Leukozyten am Gesamtquerschnitt der Venole berechnet. Sechs Stunden nach Induktion der Pankreatitis wurden die Tiere sakrifiziert. Von jedem Organ wurden je zwei Schnitte von 5 µm Dicke angefertigt, die mit Hämatoxylin und Eosin angefärbt wurden. Ohne Kenntnis der Gruppenzuteilung wurden die Präparate lichtmikroskopisch ausgewertet und nach einem histopathologischen Score (0 – 16 Punkte) klassifiziert [5].

Parametrische Daten wurden als Mittelwerte ± Standardabweichung (SD) und nicht-parametrische Daten als Mediane dargestellt. Normalverteilung wurde durch den Kolmogorov-Smirnov-Test geprüft. Statistische Signifikanz wurde durch ANOVA Analyse und den Wilcoxon Rank Test berechnet. Das Signifikanzniveau wurde als p < 0,05 festgelegt.

Ergebnisse

Der mittlere Gefäßdurchmesser der interlobulären Arteriolen vor Pankreatitis-Induktion betrug 45,9 mm (SD 8,2).

Intraduktale Kochsalz-Injektion: Unter Icatibant und Kochsalz-Behandlung kam es zu einer geringfügigen arteriellen Vasokonstriktion (12 vs. 10% des Ausgangswertes; Abb. 1). Die Kapillarperfusion blieb nahezu vollständig erhalten (Abb. 2). Darüber hinaus kam es zu einer minimalen Leukozyten-Adhärenz (12 vs. 14% des Ausgangswertes; Abb. 3). Der mediane histopathologische Schädigungsgrad betrug jeweils 1,5 Punkte in der Icatibant- und in der Kontrollgruppe (Wilcoxon-Rank-Test; nicht signifikant: n.s.).

Na-Taurocholat-induzierte Pankreatitis: Icatibant und Kochsalz-Behandlung verhinderte nicht die mittlere arterielle Vasokonstriktion von 39% bzw. 43% (Abb. 1). In der Icatibant-Gruppe war die Perfusion in 76% der Kapillaren erhalten, während in der Kontrollgruppe eine komplette Stase der Kapillarperfusion beobachtet wurde

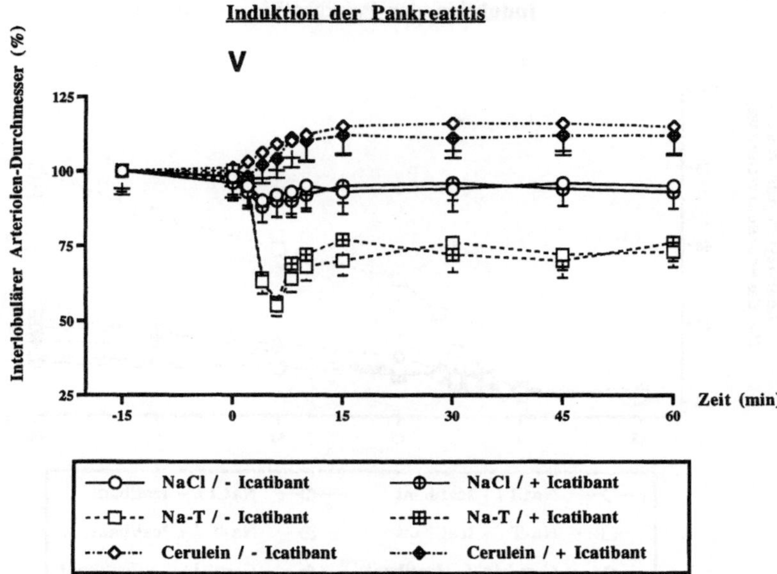

Abb. 1. Einfluß der Behandlung mit Icatibant (Dosis:10^{-7} mol kg^{-1} KG sc., n = 8 pro Gruppe) oder NaCl (0,9 %, n = 8) auf die Vasokonstriktion interlobulärer Arteriolen bei Cerulein- und Na-Taurocholat-induzierter Pankreatitis der Ratte (ANOVA-Analyse, nicht signifikant)

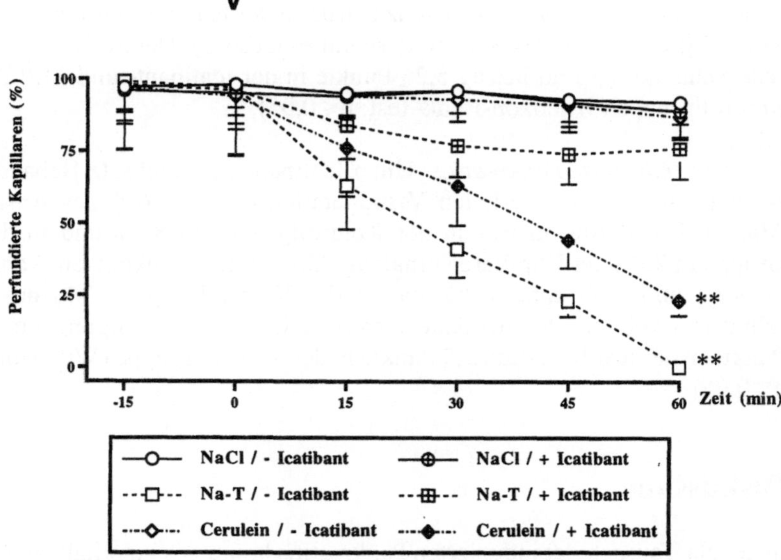

Abb. 2. Einfluß der Behandlung mit Icatibant (Dosis:10^{-7} mol kg^{-1} KG sc., n = 8 pro Gruppe) oder NaCl (0,9 %, n = 8) auf die Anzahl der perfundierten Kapillaren bei Cerulein- und Na-Taurocholat-induzierter Pankreatitis der Ratte (ANOVA-Analyse,** = $p < 0,01$)

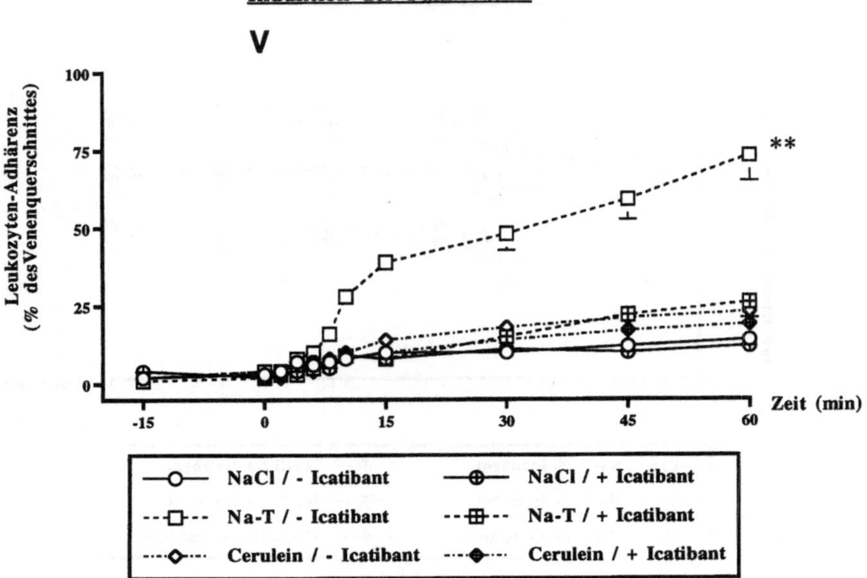

Abb. 3. Einfluß der Behandlung mit Icatibant (Dosis:10^{-7} mol kg^{-1} KG sc., n = 8 pro Gruppe) oder NaCl (0,9%, n = 8) auf die venuläre Leukozyten-Adhärenz bei Cerulein- und Na-Taurocholat-induzierter Pankreatitis der Ratte (ANOVA-Analyse,** = p < 0,01)

(Abb. 2). Die Leukozyten-Adhärenz betrug in der Icatibant-Gruppe 26% und in der Kontrollgruppe 73% des Venenquerschnittes (Abb. 3). Der mediane histopathologische Schädigungsgrad betrug 5,25 Punkte in der Icatibant- und 11,0 Punkte in der Kontrollgruppe (Wilcoxon-Rank-Test; p < 0,05).

Cerulein-induzierte Pankreatitis: Unter Icatibant und Kochsalz-Behandlung kam es zu einer minimalen arteriellen Vasodilatation (12 vs. 16% des Ausgangswertes; Abb. 1). Die Perfusion war in der Kontrollgruppe in 87% und in der Icatibant-Gruppe in 23% der Kapillaren erhalten (Abb. 2). Die Leukozyten-Adhärenz betrug in der Icatibant-Gruppe 19% und in der Kontrollgruppe 23% des Venenquer-schnittes (Abb. 3). Der mediane histopathologische Schädigungsgrad betrug 7,0 Punkte in der Icatibant- und 3,5 Punkte in der Kontrollgruppe (Wilcoxon-Rank-Test; p < 0,05).

Diskussion

In der Na-Taurocholat induzierten Pankreatitis kommt es innerhalb von 2 – 4 min zur partiell reversiblen Vasokonstriktion interlobulärer Arteriolen mit nachfolgendem Zusammenbruch der Kapillarperfusion und Ausbildung hämorrhagischer Nekrosen [3, 5]. In der Na-Taurocholat induzierten Pankreatitis konnte die therapeutische

Gabe von Icatibant, einem selektiven, kompetitiven B_2-Rezeptor Bradykinin-Antagonisten, die initiale Vasokonstriktion der interlobulären Arteriolen nicht beeinflussen. Dennoch wurde nach Icatibant-Behandlung die Pankreas-Mikrozirkulation aufrecht erhalten und die Organschädigung signifikant reduziert. Möglicherweise ist dies auf die Hemmung des stark chemotaktisch wirksamen Bradykinins mit konsekutiver Reduktion der venulären Leukozyten-Adhäsion zurückzuführen.

Nach prophylaktischer Applikation von Icatibant konnte die Ödembildung, der Verlust an Plasmaflüssigkeit und die systemische Hypotension in der Cerulein-Pankreatitis verhindert werden [1]. Nach therapeutischer Gabe von Icatibant in der Cerulein-induzierten Pankreatitis kommt es jedoch zum Zusammenbruch der Mikrozirkulation und einer erheblichen Organschädigung, so daß Icatibant die Cerulein-induzierte ödematöse Pankreatitis sogar aggraviert. Ultrastrukturelle Untersuchungen der Kapillargefäße des Pankreas haben in der Cerulein-induzierten Pankreatitis Mikroperforationen des Kapillarendothels nach Icatibant-Behandlung als Ursache der Aggravierung der Organschädigung gezeigt [6].

Zusammenfassung

Die therapeutische Wirkung des Bradykinin-Antagonisten Icatibant auf die Mikrozirkulation wurde bei akuter Pankreatitis untersucht. In Ratten wurde 15 min nach intraduktaler Injektion von NaCl (0,9%) oder intraduktaler Na-T Injektion (4%, 0,4 ml) oder intravenöser Injektion von Cerulein (5%, 5×10^6 g/kg KG/Std. für 6 Std.) Icatibant (10^{-7} mol/kg KG i.m.) oder Kochsalzlösung (0,9%) appliziert. Die in-vivo Mikrozirkulation des Pankreas wurde nach Injektion des Leukozyten-Tracers Acridine Orange mit einem Fluoreszenz-Mikroskop beobachtet und auf Videofilm aufgenommen. In der Na-T-induzierten Pankreatitis blieb die Perfusion in der Icatibant-Gruppe in 76% der Kapillaren erhalten, während es in der Kontrollgruppe zur kompletten Stase kam ($p < 0,01$). Die Leukozyten-Adhärenz betrug in der Icatibant-Gruppe 26% im Vergleich zu 73% in der Kontrollgruppe ($p < 0,01$). Der histopathologische Schädigungsgrad betrug 5,25 Punkte in der Icatibant- und 11,0 Punkte in der Kontrollgruppe ($p < 0,05$). In der Cerulein-induzierten Pankreatitis blieb die Perfusion in der Kontrollgruppe in 87% und in der Icatibant-Gruppe in 23% der Kapillaren erhalten ($p < 0,01$). Die Leukozyten-Adhärenz betrug in der Icatibant-Gruppe 19% und in der Kontrollgruppe 23%. Der histopathologische Schädigungsgrad betrug 7,0 Punkte in der Icatibant- und 3,5 Punkte in der Kontrollgruppe ($p < 0,05$). Die Therapie mit dem Bradykinin-Antagonisten Icatibant reduziert die venuläre Leukozyten-Adhärenz, erhält die Mikrozirkulation und reduziert die Organschädigung in der Na-T-, nicht aber in der Cerulein-induzierten Pankreatitis der Ratte.

Summary

The effect of bradykinin-antagonist icatibant treatment on pancreatic microcirculation was tested in acute pancreatitis. In rats icatibant (10^{-7} mol/kg BW) or saline (0.9%) was injected i.m. 15 min after intraductal infusion of saline (0.9%), or intraductal infusion of sodium-taurocholate (ST) (4%, 0.4 ml), or intravenous cerulein infusion (5%, 5×10^{-6} g/kg BW/hr for 6 hrs). Acridine orange was injected intraveneously to label leucocytes. In-vivo pancreatic microcirculation was observed with an epiluminescent microscope and recorded on video tape.

In ST-pancreatitis icatibant preserved perfusion in 76% of capillaries compared to 0% in controls ($p < 0.01$). Leucocyte adherence was 73% in controls; in icatibant treated animals leucocyte adherence was 26% ($p < 0.01$). Histopathologic score was 11.0 pts. in controls and 5.25 pts. in icatibant treated rats ($p < 0.05$). In Cerulein-pancreatitis 87% of capillaries remained perfused in controls compared to 23% in icatibant treated animals ($p < 0.01$). In controls leucocyte adherence was 23% and in icatibant treated rats 19%. Histopathologic score was 3.5 in controls and 7.0 pts. in icatibant treated animals ($p < 0.05$). Treatment with bradykinin-antagonist icatibant reduces leucocyte adherence, preserves microcirculation, and prevents pancreatic injury in ST-, but not in cerulein induced pancreatitis in rats.

Literatur

1. Griesbacher T, Tiran B, Lembeck F (1993) Pathological events in experimental acute pancreatitis prevented by the bradykinin antagonist, HOE 140. Br J Pharmacol 108:405–411
2. Klar E, Herfarth C, Messmer K (1990) Therapeutic effect of isovolemic hemodilution with dextran 60 on the impairment of pancreatic microcirculation in acute biliary pancreatitis. Ann Surg 211:346–353
3. Kusterer K, Enghofer M, Zendler S, Bloechle C, Usadel KH (1991) Microcirculatory changes in sodium taurocholate-induced pancreatitis in rats. Am J Physiol 260:G346–G351
4. Satake K, Rozmanith JS, Appert H, Howard JM (1973) Hemodynamic change and bradykinin levels in plasma and lymph during experimental acute pancreatitis in dogs. Ann Surg 178:659–662
5. Schmidt J, Rattner DW, Lewandrowski K, Compton CC, Mandavilli U, Knoefel WT, Warshaw AL (1992) A better model of acute pancreatitis for evaluating therapy. Ann Surg 215:44–56
6. Weidenbach H, Lerch MM, Gress TM, Pfaff D, Turi S, Adler G (1995) Vasoactive mediators and the progression from oedematous to necrotizing experimental acute pancreatitis. Gut 37:434–440

Prof. Dr. J.R. Izbicki, Abteilung für Allgemeinchirurgie, Universitäts-Krankenhaus Eppendorf, Universität Hamburg, Martinistraße 52, D-20251 Hamburg

Die Expression von Pankreasenzymen ist in der Frühphase der experimentellen akuten Pankreatitis nicht aufgehoben – eine Therapieoption für Sekretionshemmer

The expression of pancreatic enzymes is not abolished in the initial phase of experimental acute pancreatitis – a therapeutical option for exocrine pancreatic secretion inhibitors

W. Uhl[1], H. Friess[1], J.-O. Häggblom[2], E. Riesle[1], J. Deflorin[1] und M. W. Büchler[1]

[1] Klinik für Viszerale und Transplantationschirurgie, Universitätsklinik Bern, Schweiz und
[2] Abteilung für Pathologie, Universitätsklinik Turku, Finnland

Einleitung

Trotz intensiver Untersuchungen in den vergangenen Jahren ist nur wenig bekannt über die Frühphase der akuten Pankreatitis. Die Initialisierung dieser Erkrankung wird charakterisiert durch die intra- und/oder extraazinäre Aktivierung von pankreatischen Verdauungsenzymen mit der Folge der Autodigestion der Drüse [1].

Experimentell führt die Stimulation des Pankreas mit hohen Dosen von Cerulein bei der Ratte zu einer raschen Exozytose von sekretorischen Enzymen und morphologisch zu einem interstitiellem Ödem [2]. Die Natrium-Taurocholat-Pankreatitis führt dagegen zu ausgedehnten Pankreasnekrosen, Hämorrhagie und Infiltration mit polymorphnukleären Granulozyten [3]. Beide Modelle der akuten Pankreatitis führen zu einem raschen Anstieg der Proteinkonzentrationen und Aktivitäten von Pankreasenzymen im Pankreasgewebe und Blut.

In diesen beiden experimentellen Modellen der akuten Pankreatitis und zwei weiteren wurde eine reduzierte bis aufgehobene basale und stimulierte exokrine Pankreassekretion gefunden [4]. Nach diesen Ergebnissen würde sich eine anti-sekretorische Behandlung der akuten Pankreatitis erübrigen. Ziel dieser tierexperimentellen Studie war es deshalb, die Genexpression von sekretorischen Pankreasenzymen in der Frühphase der Erkrankung zu untersuchen, inwieweit diese für die Reduktion der Sekretion verantwortlich gemacht werden kann.

Material und Methoden

Nach Erhalt des positiven Votums der kantonalen Tierschutzbehörde wurden 30 männliche Wistar-Ratten mit einem Körpergewicht von 200 - 300 g in drei Gruppen eingeteilt:

Gruppe 1: Akute ödematöse Pankreatitis
Bei 12 Ratten wurde eine akute ödematöse Pankreatitis ausgelöst durch die kontinuierliche intravenöse Infusion von Cerulein in einer Dosierung von 5 µg/kg Kör-

pergewicht über 2 h. Je 3 Tiere wurden nach 15 min, 3, 6 und 12 h nach Beendigung der Cerulein-Infusion getötet und das gesamte Pankreas entnommen und in flüssigem Stickstoff schockgefroren und bis zur weiteren Verarbeitung bei $-80\,°C$ gelagert.

Gruppe II: Akute nekrotisierende Pankreatitis
Die Nachahmung der akuten nekrotisierenden Pankreatitis im Tiermodell wurde erreicht mit der Induktion der Erkrankung bei 12 Ratten mittels Injektion von 3%iger Natrium-Taurocholatlösung (0,1 ml/100 g) in den Pankreasgang unter konstantem Druck mit 30 cm H_2O-Säule. Je 3 Tiere wurden nach 15 min, 3, 6 und 12 h nach Induktion der akuten Pankreatitis getötet und das gesamte Pankreas entnommen und in flüssigem Stickstoff schockgefroren und bei $-80\,°C$ bis zur weiteren Verarbeitung aufbewahrt.

Gruppe III: Kontrollen
Bei 6 Tieren, bei welchen weder eine akute Pankreatitis ausgelöst noch eine Behandlung durchgeführt wurde, wurde das Pankreas als Kontrolle entnommen und wie in den beiden vorgenannten Modellen behandelt.

mRNA-Extraktion und Northern blot-Analysen
Nach Extraktion von totaler mRNA mit der Guanidinium-Thiocyanat-Methode wurden 20 µg totale mRNA elektrophoretisch aufgetrennt und auf Nylon-Membranen transferiert. Nach Prähybridisierung (42 °C, 12 Std.) erfolgte die Hybridisierung mit spezifischen dCTP-markierten cDNA-Sonden für Amylase und pankreatische Phospholipase A_2 sowie nachfolgend mit einer 7S cDNA-Sonde um quantitative Auftragungsunterschiede in der Gen-Elektrophorese auszuschließen. Die Intensität der erzielten Audioradiographie-Banden wurde mittels Laser-Densitometrie quantifiziert und die mRNA-Spiegel von Amylase und pankreatischer Phospholipase A_2 wurden schließlich in Prozent im Vergleich zu gesunden Kontroll-Pankreata berechnet.

Ergebnisse

Im Cerulein-Modell der akuten Pankreatitis, d.h. bei Imitation der ödematösen Pankreatitis durch eine supramaximale Stimulation mit Cerulein, fanden sich nach 3 und 6 h signifikant ($p < 0,05$) niedrigere Amylase und Phospholipase A_2-mRNA-Spiegel (Abb. 1). Nach 15 min war die Expression der Amylase gegenüber den Kontrollen auf 58% (Range 18–84%) reduziert mit einem Minimum zwischen 3 und 6 h bei 8% (2–13%) und Erholung nach 12 h auf 96% (74–130%). Die Phospholipase A_2-mRNA-Expression war dagegen weniger ausgeprägt gegenüber der Amylase reduziert mit 80% (54–139%) nach 15 min, 50% (30–73%) nach 3 und 6 h, und 87% (59–108%) nach 12 h.

Bei der Imitation der akuten nekrotisierenden Pankreatitis im Taurocholat-Modell fanden sich ebenfalls gegenüber gesunden Kontroll-Pankreata erniedrigte mRNA-Expressionen der beiden gemessenen Pankreasenzyme, jedoch weniger deutlich wie im Cerulein-Modell (Abb. 2). Die Expression der Amylase war nach

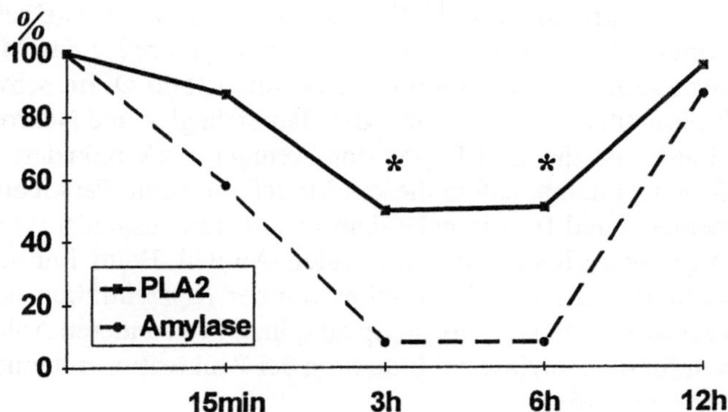

Abb. 1. Gen-Expression von Amylase und pankreatischer Phospholipase A_2 im Cerulein-Modell. Angegeben sind Mittelwerte der mRNA-Spiegel im Vergleich zu Kontroll-Pankreata in Prozent (n = 3 Tiere pro Zeiteinheit); * p < 0,05

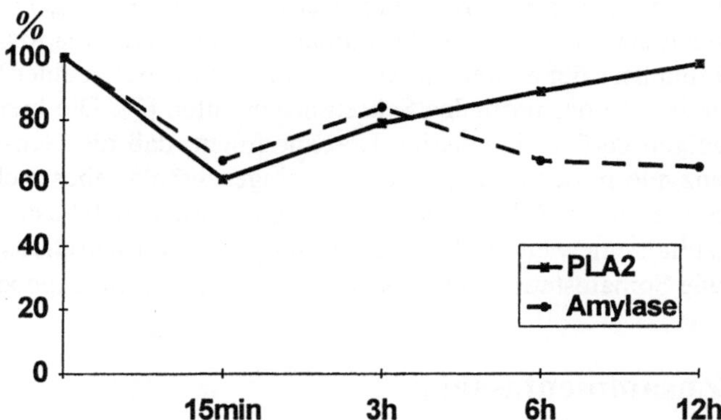

Abb. 2. Gen-Expression von Amylase und pankreatischer Phospholipase A_2 im Taurocholat-Modell. Angegeben sind Mittelwerte der mRNA-Spiegel im Vergleich zu Kontroll-Pankreata in Prozent (n = 3 Tiere pro Zeiteinheit)

15 min auf 67% (Range 53–86%) reduziert, nach 3 h auf 84% (67–105%), nach 6 h auf 67% (66–68%) und nach 12 h auf 65% (30–98%). Die Phospholipase A_2 war nach 15 min auf 61% (48–68%) herabgesetzt, nach 3 h auf 79% (88–100%), nach 6 h auf 89% (99–118%) und stieg auf 98% (66–142%) nach 12 h nach Induktion der akuten Pankreatitis wieder an.

Diskussion

Die Initialisierung der akuten ödematösen Pankreatitis in der Ratte mit einer Cerulein-Infusion zur supramaximalen Stimulation des Pankreas führt nach 3 und 6 h zu einer signifikanten Reduktion der Gen-Expression von sekretorischen Pankreasenzymen. Diese ist umsomehr ausgeprägt, je größer das Molekül ist, z.B. Amylase mit 54800 D vs Phospholipase A_2 mit 17500 D. Im schweren Modell der akuten Pankreatitis mit Ausbildung von Hämorrhagien und Nekrosen, d.h. im Taurocholat-Modell, ist die Gen-Expression weniger stark reduziert als im Cerulein-Modell. Dies liegt daran, daß in diesem Modell die akute Pankreatitis vor allem in den Segmenten I und II, d.h. nahe dem Duodenum ausgelöst wird, und nicht das gesamte Organ betroffen ist wie im Cerulein-Modell. Beim Taurocholat-Modell scheint die Reduktion der Gen-Expression von der Konzentration der verwendeten Natrium-Taurocholat-Lösung abhängig zu sein, da von anderen Autoren eine stärkere Reduktion für die Amylase bei Induktion der Pankreatitis mit einer 5%igen Lösung gefunden wurde [6].

Bei der akuten Pankreatitis gibt es nach wie vor keinen kausalen Therapieansatz. Klinische Studien mit dem Einsatz von Antiproteasen und Sekretionshemmern bei dieser Erkrankung haben bislang keinen therapeutischen Nutzen gezeigt. Dies wird für die Sekretionshemmer durch tierexperimentelle Ergebnisse unterstrichen, die zeigen konnten, daß die basale und stimulierte exokrine Pankreassekretion in der Frühphase der Erkrankung im Tiermodell nahezu aufgehoben ist [4]). In einer jüngst publizierten Studie bei der humanen akuten Pankreatitis fand man dagegen in der Frühphase der akuten Pankreatitis mittels Plazieren einer Duodenalsonde ein unverändertes oder normales Sekretionsverhalten [7]. Die hier vorgestellten Ergebnisse zeigen darüber hinaus im Tierexperiment, daß die Gen-Expression der Pankreasenzyme in der Initialphase zwar eingeschränkt, aber nicht aufgehoben ist. Da die Sekretion im Rahmen der akuten Pankreatitis auch basolateral stattfinden kann [1], ist hier eine weitere Rationale zum Einsatz von sekretionsinhibierenden Substanzen wie Somatostatin oder dessen Analogon Octreotid gegeben.

Zusammenfassung

In zwei Modellen der akuten Pankreatitis wurde die Gen-Expression pankreatischer Enzyme in der Frühphase der Erkrankung untersucht. Die Ergebnisse zeigen, daß die Gen-Expression und damit die de novo-Synthese von Pankreasenzymen bei akuter Pankreatitis nicht aufgehoben ist. Eine Reduktion findet sich vor allem für Pankreasenzyme mit großem Molekulargewicht, z.B. Amylase mit 54800 D. Bei der segmentalen nekrotisierenden akuten Pankreatitis sind die Auswirkungen auf die Gen-Expression in der Frühphase der akuten Pankreatitis weniger markant als bei der ödematösen Pankreatitis. Diese Ergebnisse begründen eine Rationale für den Einsatz von Sekretionshemmern bei der akuten Pankreatitis.

Summary

The pancreatic gene expression of secretory enzymes were analysed in two models of acute pancreatitis. The gene expression and the de novo synthesis of pancreatic enzymes in acute pancreatitis have been found to be initially reduced but not abolished. The reduction was more pronounced for pancreatic enzymes with high molecular weight like amylase with 54800 D. Furthermore, the gene expression is more influenced in the model of acute edematous pancreatitis in comparison with the necrotizing model. These results indicate a rationale for pancreatic exocrine secretion inhibiting drugs in acute pancreatitis.

Literatur

1. Adler G, Kern HF, Scheele GA (1986) Experimental models and concepts of acute pancreatitis. In: The Exocrine Pancreas, edited by Go et al., Raven Press, New York, 407–421
2. Willemer S, Elsässer H-P, Adler G (1992) Hormone-induced pancreatitis. Eur Surg Res 24:29–39
3. Aho HJ, Koskensalo SM-L, Nevalainen TJ (1980) Experimental pancreatitis in the rat: Sodium-taurocholate induced acute hemorrhagic pancreatitis. Scand J Gastroenterol 15:411–416
4. Niederau C, Niederau M, Luethen R, Strohmeyer G, Ferrell L, Grendell JH (1990) Pancreatic exocrine secretion in experimental acute pancreatitis. Gastroenterology 99:1120–1127
5. Korc M, Chandrasekar B, Yamanaka Y, Friess H, Büchler M, Beger HG (1992) Overexpression of the epidermal growth factor receptor in human pancreatic cancer is associated with concomitant increase in the levels of epidermal growth factor and transforming growth factor alpha. J Clin Invest 90:1352–1360
6. Iovanna J-L, Keim V, Michel R, Dagorn J-Ch (1991) Pancreatic gene expression is altered during acute pancreatitis in the rat. Am J Physiol 261:485–489
7. Dominguez-Munoz J, Pieramico O, Büchler M, Malfertheiner P (1995) Exocrine pancreatic function in the early phase of human acute pancreatitis. Scand J Gastroenterol 30:186–191

Dr. med. Waldemar Uhl, Klinik für Viszerale und Transplantationschirurgie, Universitätsklinik Bern, CH-3010 Bern, Schweiz

Die Dynamik der Fibroseentwicklung bei der humanen Leberzirrhose ist gesteuert durch Transforming Growth Factors beta

The dynamics of fibrogenesis in human liver cirrhosis might be influenced by transforming growth factors beta

P. Berberat[1], H. Friess[1], H. U. Baer[1], A. Zimmermann[2], M. Schilling[1] und M. W. Büchler[1]

[1] Klinik für Viszerale und Transplantationschirurgie, Universität Bern, Inselspital, Schweiz
[2] Institut für Pathologie, Universität Bern, Schweiz

Einleitung

Die Leberzirrhose ist eine durch progressive Fibrosierung und noduläre Regeneration geprägte krankhafte Veränderung des Leberparenchyms, beruhend auf verschiedenen Ätiologien (Alkoholmißbrauch, chronische aktive Hepatiden etc). Histologisch zeigt die Leberzirrhose, neben einer Hepatozytendegeneration, vor allem eine starke Vermehrung der extrazellulären Matrix, wobei sich prädominant eine Zunahme des Kollagen Typ I findet. Bis heute sind die molekularen Mechanismen, die zu dieser Fibrogenese beitragen, immer noch unbekannt.

Transforming growth factor (TGF)-βs gehören zu einer Gruppe von potenten multifunktionellen Polypeptiden, welche auf autokrinem und/oder parakrinem Weg bei der Wundheilung, Entzündung, Angiogenese, Karzinogenese und Immunosuppression eine zentrale Rolle spielen. Außerdem konnte man feststellen, daß TGF-βs das Zellwachstum verschiedener Zelltypen inhibieren oder stimulieren können. Bekannt sind bei den Säugetieren drei TGF-β Isoformen: TGF-β1, TGF-β2 und TGF-β3. Ihre Wirkung vermitteln TGF-βs über transmembranöse spezifische Rezeptoren, von denen drei wesentliche Subtypen identifiziert wurden: TGF-β Rezeptor Typ I, Typ II und Typ III. Verantwortlich für die transmembrane Signalübermittlung ist in erster Linie Rezeptor Typ II, wohingegen Rezeptor Typ I nicht direkt an der Informationstransmission beteiligt ist. Allerdings ist die Funktion der intrinsischen Serin/Threonine Kinase Aktivität des Typ II Rezeptors an die Anwesenheit von TGF-β Rezeptor Typ I gebunden [1]. Der TGF-β Rezeptor Typ III besitzt keine Signalübermittlungsaktivität – seine Aufgabe besteht in der Anreicherung, Präsentation und Speicherung der TGF-βs [2].

Studien in den vergangenen Jahren weisen darauf hin, daß TGF-βs auch bei fibrotischen Erkrankungen eine wichtige regulative und modulierende Rolle spielen können. Untersuchungen bei der Leberzirrhose zeigten, daß TGF-β1 die Transkription von Kollagen Typ I erhöht und gleichzeitig die Synthese von Kollagenabbauenden Enzymen (wie Stromelysin und Typ I Kollagenasen) hemmt [3, 4]. Aufgrund dieser Eigenschaften von TGF-βs ist es möglich, daß ihnen bei der Pathogenese der Leberzirrhose eine Schlüsselrolle zukommt.

Ziel unserer Studie war es, die Expression und zelluläre Verteilung der drei TGF-β Isoformen und der TGF-β Rezeptoren Typ I, II und III bei der humanen Leberzirrhose zu untersuchen.

Patienten und Methoden

In unsere Untersuchungen wurden 9 Patienten (alles Männer, medianes Alter: 41 Jahre, Range: 22–67 Jahre) eingeschlossen, bei denen aufgrund einer fortgeschrittenen Leberzirrhose eine Lebertransplantation vorgenommen wurde. Gesundes Lebergewebe von 4 Organspendern und 6 Patienten, bei denen wegen colorektalen Metastasen eine partielle Hepatektomie erfolgte (7 Frauen, 3 Männer, medianes Alter: 55 Jahre, range: 45–75 Jahre), diente als Kontrolle.

Das Gewebe wurde sofort nach Entnahme für die Extraktion von RNA in flüssigem Stickstoff schockgefroren und bis zur weiteren Aufarbeitung bei $-80\,°C$ gelagert. Für die histologische Analyse wurde das Lebergewebe in Bouin-Lösung fixiert und nach der Paraffineinbettung für die immunohistochemischen Studien (3 mm Schnitte) verwendet.

Northern blot Analyse

Nach Extraktion von totaler RNA mit der Guanidinium-Thiocyanat Methode wurden 20 µg totale RNA auf einem Agarose Gel elektrophoretisch aufgetrennt und mittels Elektrotransfer auf Nylonmembranen übertragen [5]. Nach der Vorhybridisierung (65 °C, 12 Stunden) erfolgte die Hybridisierung mit den spezifischen ^{32}P-markierten Antisense-cRNA- (TGF-β1, TGF-β3, TGF-β Rezeptor Typ I und TGF-β Rezeptor Typ II) oder cDNA-Sonden (TGF-β2 und TGF-β Rezeptor Typ III) [6]. Nachfolgend erfolgte noch die Hybridisierung mit einer 7S cDNA-Sonde, um quantitative RNA Auftragungsunterschiede bei der Gelelektrophorese auszuschließen. Die Intensität der erzielten Autoradiographiebanden wurde mittels Laser-Densitometrie quantifiziert, und das Verhältnis zwischen den jeweiligen Faktoren und dem entsprechenden 7S-Signal errechnet.

Immunohistochemie

Für die Immunohistochemie wurde die Biotin-Streptavidin-Peroxidase Technik verwendet, wobei als primäre Antikörper Isoform-spezifische polyklonale anti-TGF-β1, anti-TGF-β2 und anti-TGF-β3 dienten [7]. Die Visualisierung der Antigenbindungsstellen im Gewebe erfolgte durch die Zugabe eines chromogenen Substrates (Diaminobenzidin Tetrahydrochlorid – DAB), welches in Anwesenheit von Wasserstoffperoxid mit der Peroxidase reagiert und so ein braunes Reaktionsprodukt bildet.

Ergebnisse

Expression von TGF-βs und TGF-β Rezeptoren

Die Northern blot Analyse zeigte eine erhöhte mRNA Expression für alle drei TGF-βs in der zirrhotischen Leber. Die densitometrische Analyse ergab, daß im Vergleich zum gesunden Lebergewebe die zirrhotische Leber für TGF-β1 eine 2fache, für TGF-β2 eine 3fache und für TGF-β3 eine 8,5fache Überexpression (p < 0,05) aufwiesen. Ebenso war auch für den TGF-β Rezeptor Typ II eine 3fache Überexpression (p < 0,02) im zirrhotischen Lebergewebe nachweisbar. Im Gegensatz dazu konnte bei den TGF-β Rezeptoren Typ I und Typ III keine signifikante Veränderung zwischen den mRNA Spiegeln der Zirrhose und der gesunden Kontrolle aufgefunden werden.

Immunohistochemie

Bei TGF-β1 fand sich sowohl in der gesunden als auch in der zirrhotischen Leber eine mittlere bzw. starke Immunoreaktivität in den Epithelien der Gallengänge. Außerdem zeigten bei der Zirrhose gewisse sinusoidale Zellen eine geringe bis mittlere TGF-β1 Immunoreaktivität.

Für TGF-β2 ergab sich ein ähnliches Bild wie für TGF-β1, wobei hier vor allem die Immunoreaktivität der sinusoidalen Zellen im Vordergrund stand: Sowohl in den Kontrollen als auch in der zirrhotischen Leber zeigten diese eine mäßiggradige Immunoreaktivität – in der Zirrhose war diese aber stärker ausgeprägt und mit höherer Frequenz vorhanden.

In Bezug auf TGF-β3 fiel die starke Immunreaktion der Gefäße sowohl in der gesunden Leber als auch in der Leberzirrhose auf. Im Unterschied zu den Kontrollen fand sich in den zirrhotischen Lebern daneben eine mittlere bis starke Immunoreaktivität für TGF-β3 in der extrazellulären Matrix.

Diskussion

Histomorphologisch ist die Leberzirrhose durch die Bildung von Parenchymknoten und eine Zunahme des Bindegewebes gekennzeichnet. Hierbei kommt es vor allem zu einer Zunahme des Kollagen Typ I und Typ III. Es ist überaus wahrscheinlich, daß Faktoren, die die Kollagen-Produktion steigern, bei der Pathogenese der Leberzirrhose eine wichtige Rolle spielen. Untersuchungen an kultivierten Ratenhepatocyten weisen darauf hin, daß TGF-β1 ein potenter Stimulus der Kollagen Typ I Synthese ist [8]. Des weiteren konnten an Feinnadelbiopsaten bei Patienten mit Leberzirrhose eine erhöhte TGF-β1 mRNA Expression nachgewiesen werden [9]. Neben TGF-β1 sind beim Menschen zwei weitere TGF-β Isoformen (TGF-β2 und TGF-β3) beschrieben worden, die bei Untersuchungen der Leberzirrhose bisher nicht berücksichtigt wurden. Ihre Wirkung vermitteln TGF-βs nur nach Bindung an spezifische transmembranöse Rezeptoren (TGF-β Rezeptor Typ I, II und III). Im Rahmen unserer Studie wurde erstmals die Rolle aller drei TGF-βs und ihrer Rezeptoren bei der humanen Leberzirrhose analysiert. Neben der bekannten Erhöhung von TGF-β1, fand sich in unserer Studie auch eine Überexpression von TGF-β2 und TGF-β3, welche im Vergleich zu TGF-β1 deutlich höher ausfielen. Interessanterweise war auf der Rezeptorebene nur der signalübermittelnde TGF-β Rezeptor Typ II in der zirrhotischen Leber überexprimiert.

Es kann derzeit nicht abgeschätzt werden, ob die deutlich stärkere Überexpression von TGF-β3 im Vergleich zu den beiden anderen TGF-βs auf eine prädominate Funktion dieses Wachstumsfaktors bei der Pathogenese der Leberzirrhose hinweist.

Zusammenfassend unterstützen unsere molekularen und immunhistologischen Daten die Hypothese, daß allen drei Isoformen der TGF-β-Familie und ihrem Rezeptor Typ II eine pathobiologische Rolle bei der humanen Leberzirrhose zuzukommen scheint.

Zusammenfassung

Im Rahmen dieser Untersuchung wurde die Expression von TGF-β1, TGF-β2 und TGF-β3 und der TGF-β Rezeptoren Typ I, Typ II und Typ III bei Patienten mit Leberzirrhose analysiert. Es fand sich bei der Northern blot Analyse eine signifikante Überexpression von TGF-β1 (2fach), TGF-β2 (3fach) und TGF-β3 (8,5fach) mRNA und von TGF-β Rezeptor Typ II (3fach) mRNA in der zirrhotischen Leber (p < 0,05).

Die Expression von TGF-β Rezeptor Typ I und Typ III mRNA war im Vergleich zu den gesunden Kontrollen unverändert. Die zusätzlich durchgeführte Immunhistochemie zeigte Veränderungen betreffend Lokalisation und Intensität der Immunreaktion von TGF-β1, TGF-β2 und TGF-β3 in der Leberzirrhose. Diese Ergebnisse deuten darauf hin, daß TGF-β1, TGF-β2 und TGF-β3 in Anwesenheit des signalvermittelnden TGF-β Rezeptor Typ II wichtige pathobiologische Funktionen bei der progressiven Fibrosierung im Rahmen der Leberzirrhose ausüben können.

Summary

In our present study the expression and localisation of TGF-β1, TGF-β2 and TGF-β3 and theTGF-β receptors type I, type II and type III was analyzed in patients with liver cirrhosis. Using Northern blot analysis we found a significant overexpression (p < 0.05) of TGF-β1 (2fold), TGF-β2 (3fold) and TGF-β3 (8.5fold) and of TGF-β receptor type II (3fold) mRNA in liver cirrhosis in comparison with the normal controls. In contrast, TGF-β receptor type I and type III mRNA expression in liver cirrhosis was comparable with the controls. In addition, immunohistochemistry revealed alterations with respect to localization and distribution of TGF-β1, TGF-β2 and TGF-β3 in liver cirrhosis.

These findings suggest that TGF-β1, TGF-β2 and TGF-β3 in presence of the signal-transducing TGF-β receptor type II might have an important pathobiological function in the progressive fibrosis in liver cirrhosis

Danksagung

Dieses Projekt wurde unterstützt durch den Schweizerischen Nationalfonds (SNF Grant 32-39529 verliehen an H. Friess und SNF Grant 32-40851 verliehen an H. U. Baer).

Literatur

1. Wrana JL, Attisano L, Carcamo J, Zentella A, Doody J, Laiho M, Wang X-F, Massague J (1992) TGFβ signals through a heteromeric protein kinase receptor complex. Cell 71(6):1003–1014
2. Lopez-Casillas F, Wrana JL, Massague J (1993) Betaglycan presents ligand to the TGFβ signaling receptor. Cell 73(7):1435–1444
3. Ignotz RA, Endo T, Massague J (1987) Regulation of fibronectin and type I collagen mRNA levels by transforming growth factor-beta. J Biol Chem 262(14):6443–6446
4. Kerr LD, Miller DB, Matrisian LM (1990) TGFβ1 inhibition of transin/stromelysin gene expression is mediated through a fos binding sequence. Cell 61(2):267–278
5. Friess H, Yamanaka Y, Büchler M, Beger HG, Do DA, Kobrin MS, Korc M (1994) Increased expression of acidic and basic fibroblast growth factors in chronic pancreatitis. Am J Pathol 144(1):117–128
6. Friess H, Yamanaka Y, Büchler M, Ebert M, Beger HG, Gold LI, Korc M (1993) Enhanced expression of transforming growth factor beta isoforms in pancreatic cancer correlates with decreased survival. Gastroenterology 105(6):1846–1856
7. Pelton RW, Saxena B, Jones M, Moses HL, Gold LI (1991) Immunohistochemical localization of TGFβ-1, TGFβ-2 and TGFβ-3 in the mouse embryo; Expression patterns suggest multiple roles during embryonic development. J Cell Biol 1;115:1091–1105
8. Czaja MJ, Weiner FR, Flanders KC, Giambrone MA, Wind R, Biempica L, Zern MA (1989) In vitro and in vivo association of transforming growth factor beta-1 with hepatic fibrosis. J Cell Biol 108:2477–2482
9. Castilla A, Prieto J, Fausto N (1991) Transforming growth factors beta-1 and alpha in chronic liver disease: effects of interferon alpha therapy. N Engl J Med 324:933–940

Pascal Berberat/c/o Dr. med. Helmut Friess, Klinik für Viszerale und Transplantationschirurgie, Universität Bern, Inselspital, CH-3010 Bern, Schweiz

Hepatische Mikrozirkulationsänderungen nach experimentellem Verschlußikterus

Changes in hepatic microcirculation following obstructive jaundice

J.C. Baas, T.A. Koeppel, J.C. Thies, M.M. Gebhard*, G. Otto und N. Senninger

Chirurgische Klinik und Abt. für Exp. Chirurgie*, Universität Heidelberg

Einleitung

Bei extrahepatischer Cholestase besteht eine erhöhte Gefahr septischer Komplikationen. Dies wird unter anderem auf eine Verminderung der Funktion des retikuloendothelialen Systems der Leber und somit auf eine herabgesetzte Clearance von Endotoxinen aus dem portalvenösen Blut zurückgeführt [1, 2]. Ein ähnlicher Zusammenhang wird auch zwischen der biliären Pankreatitis und kurzfristiger Cholestase vermutet [3]. Einer der Gründe für diese verminderte Funktion des hepatischen RES könnte in einer verminderten hepatischen Perfusion zu suchen sein. Diese wird sowohl klinisch [4] als auch im Experiment [5] beschrieben.

In bisher durchgeführten Studien wurden ausschließlich Veränderungen der hepatischen Makrohämodynamik bei biliärer Obstruktion beschrieben. Ziel der vorliegenden Studie war es deshalb, den Einfluß extrahepatischer Cholestase auf die Mikrozirkulation der Rattenleber mit der in vivo Fluoreszenzmikroskopie zu untersuchen.

Material und Methoden

Versuchstiere und Operationstechnik: Als Versuchstiere wurden insgesamt 12 männliche Wistar-Ratten (235–269 g) verwendet. Bei allen wurde in Kombinationsnarkose (Ketamin, Phenobarbital i.v.) eine Längsschnittlaparotomie durchgeführt. Danach wurde in einer Cholestasegruppe (n=6) vorsichtig der Leberhilus dargestellt und der Ductus choledochus ligiert und durchtrennt. Nach separatem Verschluß der Bauchdecken wurden die Tiere zurück in den Käfig gesetzt und hatten freien Zugang zu Wasser und Futter. In der Kontrollgruppe (n=6) wurde ebenfalls eine Laparotomie durchgeführt und der Leberhilus dargestellt, jedoch ohne den Ductus choledochus dabei zu durchtrennen. Die weitere Behandlung entsprach dem Vorgehen in der Cholestasegruppe.

Nach 72 Stunden erfolgte bei allen Versuchstieren erneut eine Kombinationsnarkose (Ketamin, Phenobarbital i.v.). Zur Messung des mittleren arteriellen Blutdruckes und zur Applikation von Flüssigkeit bzw. Farbstoffen wurden zunächst die linke V. jugularis interna und Arteria carotis mit einem Polypropylen-Katheter kanüliert. Nach querer Laparotomie im Oberbauchbereich wurde der linke Leberlappen unter Durchtrennung der umgebenden Bandstrukturen mobilisiert und zur Intravitalmikroskopie auf eine spezielle Vorrichtung ausgelagert [6].

Intravitalmikroskopie: Für die gesamte Versuchsdauer wurde die Körpertemperatur mittels einer Wärmeplatte zwischen 36,5–37,5 °C konstant gehalten und der mittlere arterielle Blutdruck gemessen. Die Beobachtung der hepatischen Mikrozirkulation erfolgte für 60 min auf der Unterfläche des ausgelagerten Leberlappens mittels der in vivo Fluoreszenzmikroskopie (IVM) [6]. Vor Mikroskopierbeginn wurden die Farbstoffe Natrium-Fluorescein zur Färbung des Zytoplasmas und Rhodamin 6G zur Markierung von Leukozyten als Kontrastmittel intravenös verabreicht. Dabei wurde die sinusoidale Perfusion einzelner Azini sowie das Leukozytenrolling in den Sinusoiden bestimmt. Hierzu wurden 10–15 Azini zufällig ausgewählt und beurteilt. In 5–10 zufällig ausgesuchten Venolen wurden die Leukozytenroller beobachtet. Als Roller wurden Leukozyten definiert, die sich mit einer Geschwindigkeit von weniger als 30% der zentralen Flußgeschwindigkeit (in Relation zu der Zahl aller vorbeifließenden Leukozyten) am Endothel entlang bewegten. Messungen sinusoidaler Diameter wurden in modifizierter Weise nach Marzi [7] durchgeführt.

Statistik: Alle Daten werden als Mittelwerte ± SEM dargestellt. Unterschiede zwischen einzelnen Gruppen wurden bei $p < 0,05$ als signifikant beurteilt. Vergleiche zwischen Gruppen wurden nach Prüfung auf Normalverteilung durch den Student-t-Test oder den Wilcoxon-Test für nicht normal verteilte Daten durchgeführt. Parameter mit Mehrfachmessungen innerhalb eines Tieres wurden einer mehrdimensionalen Varianzanalyse in hierarchischem („nested") Design zugeführt.

Ergebnisse

Alle Tiere überlebten den Versuchszeitraum. Der mittlere arterielle Blutdruck in beiden Gruppen wich nicht signifikant voneinander ab. In Gruppe I betrug er $97 \pm 9,8$ mmHg, in Gruppe II $95 \pm 10,1$ mmHg. Die alkalische Phosphatase im Serum der Tiere mit biliärer Obstruktion war mit $425,5 \pm 25,3$ U/l gegenüber der Kontrollgruppe mit $121,3 \pm 6,3$ U/l signifikant erhöht ($p < 0,05$). Auch der Unterschied im Serum-Bilirubinspiegel zwischen den beiden Gruppen war hochsignifikant ($p < 0,01$, Gruppe I: $7,6 \pm 0,53$ mg/dl, Gruppe II: $0,1 \pm 0,03$). Nach biliärer Obstruktion nahm der sinusoidale Durchmesser hochsignifikant ($p < 0,01$) von $11,4 \pm 1,3$ µm in der Kontrollgruppe auf $7,8 \pm 0,9$ µm in Gruppe I ab. Ebenso lag die Anzahl nicht perfundierter Sinusoide in Gruppe I mit $9,4 \pm 0,8\%$ signifikant ($p < 0,05$) über der in Gruppe II ($1,3 \pm 0,3\%$). Die Anzahl rollender Leukozyten stieg von $7,2 \pm 9,8\%$ in der Kontrollgruppe signifikant ($p < 0,05$) auf $11,4 \pm 0,9\%$ in der Gruppe mit biliärer Obstruktion.

Diskussion

In unserer Studie kam es bei den Tieren mit biliärer Obstruktion zu einer Einschränkung der mikrovaskulären Perfusion die sich in einer Abnahme der sinusoidalen Durchmesser äußerte. Einer der Gründe für diese Abnahme der Durchmesser könnte ein erhöhter Gallenwegsdruck aufgrund der biliären Stase mit Beeinflussung der sinusoidalen Durchmesser sein. Gegen diese ausschließlich mechanistische These der Entstehung der Perfusionsminderung spricht jedoch das vermehrte Auftreten nicht perfundierter Sinusoide sowie die Änderungen in der Leukozyten-Endothel Interaktion.

Zusätzlich zu dem mechanischen Perfusionshindernis scheinen also weitere Faktoren einen Einfluß auf die Perfusionsminderung bei Cholestase zu haben. Die beobachteten Effekte könnten folgendermaßen erklärt werden: Zum einen durch einen direkten Einfluß von Gallensäuren auf die Gefäße, zum anderen durch einen durch Mediatoren vermittelten Effekt. Für die erste Theorie finden sich in der Literatur nicht viele Hinweise, allerdings gibt es Berichte darüber, daß die erhöhte Rate von Aborten und fetaler Hypoxie bei intrahepatischer Cholestase während der Schwangerschaft durch einen direkten vasokonstriktiven Effekt von Gallensalzen auf Chorion-Venen hervorgerufen wird [8]. Dieser Effekt ist dosisabhängig und könnte auch für eine Vasokonstriktion der Lebersinusoide verantwortlich sein.

Für die zweite Hypothese, also eine über Mediatoren vermittelte Änderung der Zirkulationsverhältnisse, sprechen neuere Publikationen aus denen bekannt ist, daß es nach biliärer Obstruktion zu einer erhöhten Expression von Adhäsions-Molekülen (cICAM 1) kommt [9]. Dabei ließ sich ein starker Zusammenhang zwischen dem Adhäsionsmolekülspiegel und den Serumkonzentrationen von Bilirubin und alkalischer Phosphatase feststellen. Ein erhöhter Adhäsionsmolekülspiegel könnte für die von uns beobachtete Endothelaktivierung verantwortlich sein. In welchem Umfang diese Aktivierung sich nach länger als drei Tage bestehender Cholestase verändern würde, muß ebenso Gegenstand weitergehender Studien bleiben wie die Untersuchung der intrahepatischen Druckverhältnisse nach Cholestase.

Zusammenfassung

An einem Modell biliärer Obstruktion bei Ratten überprüften wir mit Hilfe der Intravitalmikroskopie die Auswirkung von Cholestase auf die hepatische Mikrozirkulation. Hierbei zeigte sich, daß drei Tage nach biliärer Obstruktion der mittlere Durchmesser sowie die Anzahl der nicht perfundierten Lebersinusoide signifikant reduziert war. Auch die Leukozyten-Endothel Interaktion war im Vergleich zur Kontrollgruppe gestört. Wir schließen hieraus, daß die hepatische Mikrozirkulation durch Cholestase vermindert wird. Die Ursache hierfür scheint über den mechanischen Effekt der Obstruktion hinauszugehen.

492

Summary

Using a rat-model of biliary obstruction we examined the effect of obstructive jaundice on the hepatic microcirculation. Three days after biliary obstruction, the median diameter and the percentage of non-perfused sinusoids were significantly reduced. Compared with a control group, leukocyte-endothelium interaction was also disturbed. We therefore conclude that hepatic microcirculation is impaired by obstructive jaundice. The reason for the impairment seems to go beyond the sole mechanical effect of biliary pressure.

Literatur

1. Ding JW, Andersson R, Soltesz V, Willen R, Bengmark S (1994) Obstructive jaundice impairs reticuloendothelial function and promotes bacterial translocation in the rat. J Surg Res 57:238–245
2. Baas J, Senninger N, Elser H, Herfarth Ch (1995) Dynamic liver scintigraphy – a new way of measuring the function of the reticuloendothelial system of the liver. Eur Surg Res 27:137–144
3. Baas J, Senninger N, Willeke F, Elser H, Herfarth CH (1995) Hepatic RES dysfunction – A possible co-factor in the pathogenesis of acute biliary type pancreatitis (BTP). Pancreas 11:419
4. Jkab F, Hernadi T (1990) Changes in hepatic blood flow in jaundice due to hilar carcinomas, the so-called Klatskin tumours. Acta Chir Hung 31:247–253
5. Kodama O, Fujii Y, Nakatsuka H, Ichiba Y, Miura Y, Dohi K (1990) Experimental and clinical studies on liver tissue blood flow in obstructive jaundice. Nippon Shok Gakkai Zasshi 87:49–56
6. Post S, Palma P, Gonzalez AP, Rentsch M, Menger MD (1994) Timing of arterialization in liver transplantation. Ann Surg 220:691–698
7. Marzi I, Walcher F, Bühren V (1993) Macrophage activation and leukocyte adhesion after liver transplantation. Am J Physiol 265:172–177
8. Sepulveda WH, Ganzales C, Cruz MA, Rudolph MI (1991) Vasoconstrictive effect of bile acids on isolated human plancental chorionic veins. Eur J Obstet Gynecol Reprod Biol 42:221–225
9. Pirisi M, Falleti E, Fabris C, Soardo G, Tuniutto P, Vitulli D, Pezzetta F, Bortolotti N, Gonano F, Bartoli E (1994); Circulating intercellular adhesion molecule-1 (cICAM-1) concentration in liver disease. Relationship with cholestasis and functionin hepatic mass. Am J Clin Pathol 102:600–604

J. Baas, Chirurgische Universitätsklinik Heidelberg, Im Neuenheimer Feld 110, D-69120 Heidelberg

Regulation des Kalzium- und Knochenstoffwechsels nach Gastrektomie

Regulation of calcium and bone metabolism after gastrectomy

T. T. Zittel*, G. W. Maier, B. Zeeb, M. Kreis, G. W. Kaiser[1], M. Starlinger und H. D. Becker

Chirurgische und Radiologische[1] Universitätsklinik Tübingen, Hoppe-Seyler-Str. 3, D-72076 Tübingen

Einleitung

Die nach Magenresektion oder Gastrektomie feststellbaren Knochenveränderungen können als Osteomalazie, als Osteoporose oder als eine Kombination aus beidem auftreten [1]. Dabei kommt es zu einer Abnahme der Knochenmasse und zu einer Zunahme des Frakturrisikos [2]. Eine verminderte Knochendichte konnte bei über 50% [3], eine Wirbelkörperfraktur bei 19% der Patienten festgestellt werden, wobei Knochendichte und Frakturrate signifikant miteinander korreliert waren [2]. Als mögliche Ursachen der Knochenveränderungen nach Gastrektomie werden eine Störung des Kalzium- und Vitamin D-Stoffwechsels angenommen [1, 2, 4, 5], zusätzliche Risikofaktoren wie ein reduzierter Body Mass Index oder Nikotin können eine Rolle spielen [2]. Anhand einer tierexperimentellen und einer klinischen Studie sollte die Regulation des Kalzium- und Knochenstoffwechsels nach Gastrektomie untersucht werden.

Methodik

In einer tierexperimentellen Studie wurden Göttinger Minischweine entweder gastrektomiert (n=6) oder scheinoperiert (n=6). Anhand des Fütterungsprotokolles wurde sichergestellt, daß alle Schweine identische Fütterungsmengen erhielten. Präoperativ und 3, 6, 9 und 12 Monate postoperativ wurden folgende Parameter bestimmt: Körpergewicht [kg], Kalziumabsorption [%], die Serumparameter Kalzium [mval/L], Parathormon [pmol/L], 25-(OH)-Vitamin D [ng/ml], 1,25-(OH)$_2$-Vitamin D [pg/ml], und die Knochendichte mittels computertomographischer Osteodensitometrie [mg Kalzium-Hydroxylapatit/ml].

In einer klinischen Studie wurden 60 Patienten (Billroth I-Resektion, n=20, 12±1 Jahre postoperativ; Billroth II-Resektion, n=20, 11±2 Jahre po; Gastrek-

* Gefördert durch DFG-Stipendium Zi 415/2-1.

Tabelle 1. Ergebnisse der tierexperimentellen Studie. Vergleich gastrektomierter Schweine (G) mit scheinoperierten Schweinen (SO) präoperativ und 3, 6, 9 und 12 Monate postoperativ

		präop	3	6	9	12 Monate postop
Körpergewicht [kg]	SO	11,6±0,72	12,5±0,78	16,5±1,02	21,6±1,34	27,0±1,94
	G	11,8±0,71	11,1±0,7	12,4±0,7*	13,7±0,87*	16,0±0,87*
Kalziumabsorption [%]	SO	63,2±0,8	49,7±1,1	41,5±0,8	31,2±0,9	19,8±1,2
	G	63,2±1,5	8,3±0,8*	13,8±1,2*	27,3±1,8	31,0±1,0*
Kalzium [mval/L]	SO	4,85±0,04	4,83±0,02	4,86±0,02	4,79±0,05	4,66±0,02
	G	4,85±0,02	4,48±0,05*	4,26±0,05*	4,45±0,05*	4,62±0,04
Parathormon [pmol/L]	SO	73,7±6,0	72,8±6,9	74,3±4,5	71,2±4,3	71,0±2,1
	G	74,0±5,0	105,8±6,7*	129,8±3,7*	134,7±3,6*	121,5±1,9*
25-(OH)-Vitamin D [ng/ml]	SO	14,6±1,8	20,0±1,3	21,8±2,7	26,7±3,2	40,1±6,1
	G	13,9±1,5	12,3±1,4*	12,2±1,3*	12,0±2,2*	11,8±0,3*
$1,25\text{-}(OH)_2$-Vitamin D [pg/ml]	SO	109,3±3,2	116,8±3,0	115,7±2,0	85,5±2,3	46,2±5,1
	G	108,0±5,7	84,3±5,1*	67,9±1,5*	71,5±1,1*	80,0±1,5*
Knochendichte [mg $Ca(OH)_2$-Apatit/ml]	SO	357,5±6,3	380,1±7,2	393,4±9,9	399,8±10,3	401,6±13,5
	G	356,6±2,6	299,5±3,3*	262,0±3,2*	258,8±3,0*	274,2±3,0*

Werte als Mittelwert ± Standardabweichung des Mittelwertes, * p < 0,01 vs SO.

tomie, n = 20, 7 ± 1 Jahre po) und 20 alters- und geschlechtsentsprechende Kontrollpersonen untersucht. Von allen Patienten wurde der Body Mass Index und ein standardisierter Fragebogen erhoben. Bei Patienten und Kontrollpersonen wurden die Serum-Parameter Kalzium [mval/L], korrigiertes Kalzium [mmol/L], Parathormon [pmol/L], 25-(OH)-Vitamin D [nmol/L], 1,25-(OH)$_2$-Vitamin D [pmol/L], alkalische Phosphatase [AP, U/L], knochenspezifische AP [U/L] und Osteokalzin [ng/ml] bestimmt. Bei 30 Patienten wurde eine Röntgenaufnahme der BWS und LWS sowie eine computertomographische Osteodensitometrie durchgeführt.

Alle Daten sind als Mittelwert ± Standardabweichung des Mittelwertes angegeben. Differenzen zwischen den verschiedenen Gruppen wurden mittels ANOVA (Varianzanalyse), gefolgt von Fisher's LSD (least significant difference) Test analysiert. Eine Wahrscheinlichkeit von p < 0,05 wurde als signifikante Differenz bewertet.

Ergebnisse

Gastrektomie beim Schwein führte zu einer Abnahme des Körpergewichts, der Kalziumabsorption, des Kalziums und des 25-(OH)-Vitamin D im Serum. Gleichzeitig stiegen das Parathormon und das 1,25-(OH)$_2$-Vitamin D im Serum an. Innerhalb eines Jahres nach Gastrektomie konnte eine Abnahme der Knochendichte um 32% im Vergleich zu den scheinoperierten Tieren festgestellt werden (Tabelle 1).

Gastrektomie bei Patienten resultierte in einer Abnahme des Kalziums und des 25-(OH)-Vitamin D, während das Parathormon, das 1,25-(OH)$_2$-Vitamin D, das Osteokalzin, die alkalische und die knochenspezifische alkalische Phosphatase im Serum anstiegen. Die Veränderungen waren ebenfalls nach Magenteilresektion feststellbar, jedoch geringer ausgeprägt (Tabelle 2). 15 von 30 (50 %) der untersuchten Patienten waren nach radiologischen Kriterien osteopen, entsprechend war ein

Tabelle 2. Ergebnisse der klinischen Studie. Vergleich von magenresezierten bzw. gastrektomierten Patienten mit einer alters- und geschlechtsentsprechenden Kontrollgruppe

	Kontrolle	Billroth I	Billroth II	Gastrektomie
Kalzium [mval/L]	4,81±0,05	4,78±0,07	4,76±0,04	4,53±0,09*
korr. Kalzium [mmol/L]	2,23±0,03	2,19±0,03	2,25±0,03	2,12±0,01*
Parathormon [pmol/L]	3,82±0,31	5,50±2,05	4,40±0,36	6,48±1,49
25-(OH)-Vit.D [nmol/L]	44±3	36±5	27±5*	23±5*
1,25-(OH)$_2$-Vit.D [pmol/L]	117±9	107±9	119±9	·131±4§
AP [U/L]	117±9	149±15	149±10	159±15*
Knochenspez. AP [U/L]	14,04±1,86	17,73±2,31	15,68±2,05	21,60±2,12*
Osteokalzin [ng/ml]	3,73±0,37	4,33±0,57	3,72±0,22	5,37±0,51*

Werte als Mittelwert ± Standardabweichung des Mittelwertes.
* p < 0,05 vs Kontrolle; § p < 0,05 vs Billroth I.

Anstieg des Z-Scores zu verzeichnen, der die Anzahl der Standardabweichungen unter- oder oberhalb des Mittelwertes einer alters- und geschlechtsentsprechenden Referenzpopulation beschreibt (Z-Score gastrektomierte Patienten ohne Osteopenie: $-0,25 \pm 0,13$; mit Osteopenie: $-1,47 \pm 0,11$; $p < 0,01$). Die Abnahme der Knochendichte ging mit einer erheblichen Wirbelkörperfrakturrate einher, 11 von 30 (37%) der untersuchten Patienten wiesen mindestens eine Wirbelkörperfraktur auf.

Diskussion

Gastrektomie führte zu einem Abfall des Kalziums und des 25-(OH)-Vitamin D im Serum und zu einem Anstieg des Parathormons im Serum. Parathormon mobilisiert Kalzium aus dem Knochen und stimuliert die 1-α-Hydroxylase in der Niere, die 25-(OH)-Vitamin D zu 1,25-$(OH)_2$-Vitamin D hydroxyliert [6]. 1,25-$(OH)_2$-Vitamin D steigert auf der einen Seite die Kalziumabsorption im Dünndarm, was durch die Kalziumabsorptionstests tierexperimentell nachweisbar war, auf der anderen Seite aber auch die Kalziummmobilisation aus dem Knochen und den Kalziumverlust über den Urin, so daß 1,25-$(OH)_2$-Vitamin D einen Netto-Kalziumverlust bewirkt [7]. Sowohl die knochenspezifische alkalische Phospatase als auch das Osteokalzin waren nach Gastrektomie im Vergleich zu den Kontrollpersonen erhöht. Dies weist auf eine vermehrte metabolische Aktivität im Knochen hin, wobei Osteokalzin und Knochendichte negativ miteinander korreliert sind [8]. Entsprechend den erhöhten

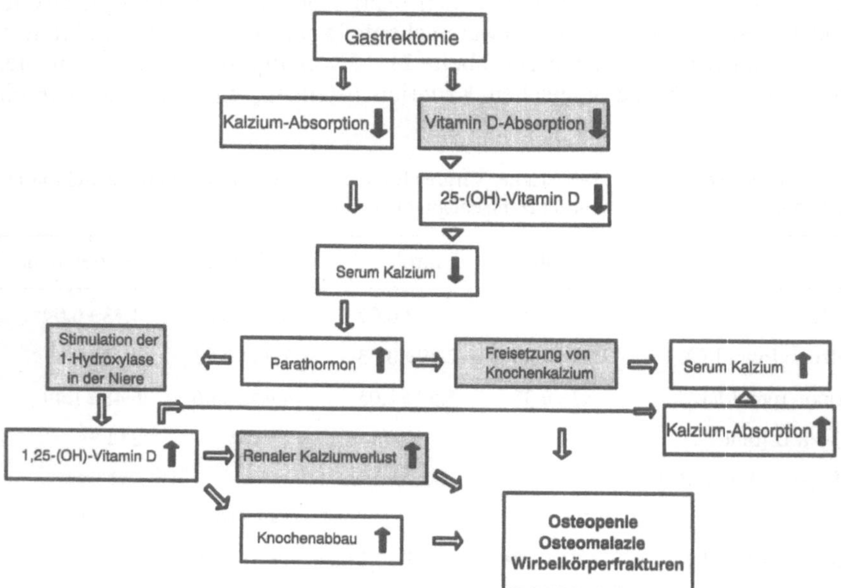

Abb. 1. Möglicher Entstehungmechanismus der Knochenveränderungen nach Gastrektomie. Die weiß unterlegten Kästen stellen Rückschlüsse aus eigenen Daten dar, die grau unterlegten Kästen entsprechen Erkenntnissen aus der Literatur.

Werten von Parathormon, 1,25-(OH)$_2$-Vitamin D und Osteokalzin ließ sich sowohl im Tierexperiment als auch bei Patienten nach Gastrektomie eine verminderte Knochendichte des Achsenskeletts nachweisen. Die Ergebnisse sind klinisch aufgrund der hohen Rate an festgestellten Wirbelkörperbrüchen relevant. Den Knochenstoffwechselveränderungen liegt vermutlich eine latente Kalzium- und Vitamin D-Malabsorption mit nachfolgendem Abfall dieser Parameter im Serum zugrunde, die der Organismus mit einer mehrschichtigen Gegenregulation beantwortet (Abb. 1). Ob eine Kalzium- und Vitamin D-Substitution, wie sie verschiedentlich vorgeschlagen wurde [1, 2, 9], die Abnahme der Knochendichte nach Gastrektomie durch Suppression der Parathormonausschüttung und der damit verbundenen verminderten Bildung von 1,25-(OH)$_2$-Vitamin D verhindern kann, ist derzeit Gegenstand einer klinischen Untersuchung.

Zusammenfassung

Die vorliegenden Untersuchungen zeigen eine Abnahme des Kalziums und des 25-(OH)-Vitamin D im Serum nach Gastrektomie mit nachfolgender Gegenregulation des Organismus. Über eine vermehrte Ausschüttung von Parathormon und eine vermehrte Hydroxylierung von 25-(OH)-Vitamin D zu 1,25-(OH)$_2$-Vitamin D kommt es zu einer Aktivierung des Knochenstoffwechsels mit der Mobilisierung von Kalzium aus dem Knochen und einer Abnahme der Knochendichte. Die festgestellten Knochenstoffwechselveränderungen resultieren klinisch in einer erhöhten Wirbelkörperfrakturrate. Klinische Studien müssen zeigen, ob eine Substitution mit Kalzium und Vitamin D die Knochendichteminderung nach Gastrektomie verhindern kann.

Summary

Gastrectomy resulted clinically and in an animal model in a reduced serum calcium and 25-(OH)-vitamin D, that was counterregulated by increases of parathyroid hormone and 1,25-(OH)$_2$-Vitamin D. Both are known to increase bone resorption. In accordance to this, bone mineral density was decreased after gastrectomy. Our data indicate that a reduced serum calcium after gastrectomy activates counterregulatory mechanisms resulting in bone mass loss. Whether calcium and vitamin D supplementation after gastrectomy prevents postgastrectomy bone mass loss by suppressing endogenous release of parathyroid hormone and production of 1,25-(OH)$_2$-vitamin D is currently under investigation.

Literatur

1. Tovey FI, Hall ML, Ell PJ, Hobsley M (1992) A review of postgastrectomy bone disease. J Gastroenterol Hepatol 7:639–645
2. Mellström D, Johansson C, Johnell O, Lindstedt G, Lundberg P-A, Obrant K, Schöön I-M, Toss G, Ytterberg B-O (1993) Osteoporosis, metabolic aberrations, and increased risk for vertebral fractures after partial gastrectomy. Calcif Tissue 53:370–377

3. Nishimura O, Furumoto T, Nosaka K, Kouno K, Sumikawa M, Hisaki T, Odachi T, Mizumoto K, Kishimoto H, Yamamoto K, Koga S (1986) Bone disorder following partial and total gastrectomy with reference to bone mineral content. Jpn J Surg 16:98–105
4. Nilas L, Christiansen C, Christiansen J (1985) Regulation of vitamin D and calcium metabolism after gastrectomy. Gut 26:252–257
5. Klein KB, Orwoll ES, Liebermann DA, Meier DE, McClung MR, Parfitt AM (1987) Metabolic bone disease in asymptomatic men after partial gastrectomy with Billroth II anastomosis. Gastroenterology 92:608–616
6. Holick MF, Krane SM, Potts JT (1991) Calcium, phosphorus, and bone metabolism: calcium-regulating hormones. In: Wilson JD, Braunwald E, Isselbacher KJ, Petersdorf RG, Martin JB, Fauci AS, Root RK (Hrsg). Harrison's Principles of Internal Medicine. 12. Auflage, McGraw-Hill Inc., New York, S. 1888–1901
7. Maierhofer WJ, Gray RW, Cheung HS, Lemann J (1983) Bone resorption is stimulated by elevated serum 1,25-(OH)2-vitamin D concentrations in healthy men. Kidney Int 24:555–560
8. Stracke H, Renner C, Knie G, Leidig G, Minne H, Fegerlin K (1993) Osteoporosis and bone metabolic parameters in dependence upon calcium intake through milk and milk products. Eur J Clin Nutr 47:617–622
9. Alhava EM, Aukee S, Karjalainen P, Kettunen K, Juuti M (1975) The influence of calcium and calcium + vitamin D_2 treatment on bone mineral after partial gastrectomy. Scand J Gastroenterol 10:689–693

T. T. Zittel, Chirurgische Universitätsklinik Tübingen,
Hoppe-Seyler-Str. 3, D-72076 Tübingen

Immuntherapie mit tumor-infiltrierenden Lymphozyten – Eine Alternative in der Therapie solider Tumore? Untersuchungen über HER2/neu als tumor-assoziiertes Antigen beim Mamma-, Ovarial- und Pankreaskarzinom

Immunotherapy with tumor-infiltrating lymphocytes – an alternative in the therapy of solid tumors? A study about HER2/neu as a shared tumor-associated antigen in breast-, ovarian- and pancreatic cancer

M. Peiper[1,2,*], P. S. Goedegebuure[1], C. E. Broelsch[2], T. J. Eberlein[1]

[1] Laboratory of Biologic Cancer Therapy, Department of Surgery, Brigham and Women's Hospital, Harvard Medical School
[2] Abteilung für Allgemeinchirurgie, Chirurgische Klinik, Universitäts-Krankenhaus Eppendorf

Einleitung

Adoptive Immuntherapie mit LAK-Zellen und hochdosiertem IL-2 wird seit einigen Jahren bei verschiedenen Tumoren durchgeführt, ist jedoch unspezifisch, häufig mit hohen Nebenwirkungen und nur wenigen Vollremissionen verbunden. Daher wird nach Möglichkeiten gesucht, eine gesteigerte Spezifität dieser Therapieform zu erlangen. Ein Ansatz liegt in der Anwendung von $CD8^+$ tumor-infiltrierenden Lymphozyten. Diese zytotoxischen T-Lymphozyten (CTL) erkennen kurze Peptid-Antigene auf der Zelloberfläche, die von MHC Klasse I Molekülen präsentiert werden. In früheren Untersuchungen konnten wir feststellen, daß durch HLA-A2 beim Ovarial-CA und NSCLC gemeinsame tumor-assoziierte Antigene (TAA) präsentiert werden [1, 2]. Da das Protoonkogen HER2/neu bei einer Vielzahl epithelialer Tumoren überexprimiert wird, wurde die HER2/neu Sequenz auf mögliche HLA-A2 Bindungsmotive gescreent [3]. Ziel der vorliegenden Studie war herauszufinden, ob ein von HER2/neu abstammendes Peptid ein gemeinsames TAA bei $HLA-A2^+$ Mamma-, Ovarial- und Pankreaskarzinomen ist.

Material und Methoden

Generierung und Charakterisierung der CTL
Tumor-infiltrierende bzw. assoziierte Lymphozyten (TIL, TAL) wurden aus soliden Tumoren bzw. malignen Ergüssen von Patienten mit $HLA-A2^+$, $HER2/neu^+$ Mamma- und Ovarial-CA isoliert. Solide Tumoren wurden zunächst enzymatisch verdaut, die Isolierung der TIL bzw. TAL erfolgte mittels FICOLL-Zentrifugation [1]. Die

* Gefördert durch die Deutsche Forschungsgemeinschaft (DFG) Pe 593/1-1 (M.P.) sowie NIH Grants CA45854, CA09535 und ACS 407 (T.J.E.).

Lymphozytenoberflächenantigene wurden durch mAK gegen CD4, CD8, CD16 und TCR durch flow Zytometrie an den Tagen 0 und 28 bestimmt. TIL und TAL wurden für 48 Stunden bei 37 °C/5 % CO_2 mit immobilem anti-CD3 aktiviert [4] und anschließend mit niedrig-dosiertem rhIL-2 kultiviert. Nach 1, 2 und 3 Wochen wurden jeweils 1×10^7 Lymphozyten mit bestrahltem, autologen Tumor in einem Lymphozyten : Tumorverhältnis von 10 : 1 sensibilisiert.

Tumorzellen

Tumorzellen wurden durch FICOLL-Gradienten bei HLA-A2$^+$ und HLA-A2$^-$Patienten wie o.b. gewonnen. Etablierte humane HER2/neu$^+$ Pankreas-CA-Zellinien (1469, CFPac-1 [beide HLA-A2$^+$], MiaPaCa-1, AsPc [beide HLA-A2$^-$]) sowie DAUDI- und K562-Zellen wurden erworben.

Synthetisches Peptid

Die HER2/neu Sequenz wurde nach HLA-A2 Bindungsstellen durchsucht. Im transmembranen Anteil fand sich ein Peptid mit hoher HLA-A2 Affinität (IISAVVGIL, 654-662, GP2), welches mittels einem Applied Biosystems 430 Peptid-Synthesizer hergestellt wurde.

Zytotoxizitätsassays

Die Zytotoxizität der CTL wurde, wie beschrieben, in standardisierten 4-Stunden ^{51}Chromium-Freisetzungsassays bestimmt [1]. Als Zielzellen dienten autologe und allogene Tumorzellen. Alle Versuche wurden in Triplets durchgeführt. Die Ergebnisse werden in % Lyse oder Lytic Units (LU) ausgedrückt (Anzahl der zur Lyse von 20 % der Zielzellen notwendigen Effektorzellen, ausgedrückt pro 10^7 Zellen).

Monoklonale Antikörper-Blockierungsversuche

In parallelen Untersuchungen wurden die Tumorzellen vor dem ^{51}Cr-Assay mit dem mAK BB7.2 (anti-HLA-A2) für 30 Minuten bei 37 °C inkubiert.

Zytotoxizitäts-Assays mit Peptid-beladenen Zellen

Die T2-Zellinie ist ein humanes T-Zell/B-Zell Fusionsprodukt mit einer Mutation im TAP (transporter associated with antigen presentation) Protein. Dieser Defekt ermöglicht es, auf die HLA-A2 Moleküle exogenes Peptid zu laden [2]. T2-Zellen wurden nach der ^{51}Cr-Inkubation $2\times$ gewaschen und für 1 Stunde bei 37 °C vor dem Zytotoxizitätsassay mit dem Peptid inkubiert.

Ergebnisse

Tumorstimulierte TIL und TAL sind vorwiegend CD3$^+$/CD8$^+$

TIL und TAL konnten bei HLA-A2$^+$, HER2/neu$^+$ Patienten mit Ovarial-CA (n=3) und Mamma-CA (n=6) isoliert werden. Alle Zellinien waren vorwiegend CD3$^+$/CD8$^+$ (Tag 28: CD3$^+$: 98−99 %, CD16$^+$: 0−3 %, CD4$^+$: 17−27 %, CD8$^+$: 68−91 %). Die fehlende CD16 Expression und das Überwiegen der CD8-Expression lassen vermuten, daß eine etwaige Tumorzelllyse durch CTL und nicht durch LAK- oder NK Zellen verursacht wurde.

HLA-A2 restringierte Zytotoxizität der CTL
Die CTL erkannten autologe sowie HLA-A2$^+$ allogene, histologisch gleiche Tumor-
zellen signifikant besser als HLA-A2$^-$, histologisch gleiche Tumorzellen (mean 417 LU
vs. 125 LU, p < 0,05). Die Inkubation der Tumorzellen mit dem mAK BB7.2 (anti-HLA-
A2) führte zu einer Inhibierung der Tumorzelllyse um 64–93% (p < 0,05). Autologe
Fibroblasten, HLA-A2$^+$ Melanomzellen sowie die NK-sensitiven K562-Zellen und die
LAK-sensitiven DAUDI- Zellen wurden nicht signifikant lysiert (p < 0,05).

Erkennung des von HER2/neu abstammenden Peptids GP2
Alle CTL erkannten die GP2-beladene T2-Zelle signifikant besser als T2 allein (spezifische Erkennung 19±4% vs. 0–2%, p < 0,05). Nach Inkubation von T2/GP2 mit dem
mAK anti-HLA-A2 wurde die Erkennung durch die CTL um 40–90% inhibiert
(p < 0,05).

*Tumor- und peptidspezifische CTL lysieren humane HER2/neu$^+$ Pankreas-CA-Zellen
HLA-A2-restringiert*
Die tumor- und peptidspezifischen CTL von Mamma-CA und Ovarial-CA lysierten
HLA-A2$^+$ humane Pankreas-CA-Zellen signifikant höher als HLA-A2$^-$ Pankreas-CA-
Zellen (261±54 LU bzw. 343±77 LU vs 41±7 LU und 63±16 LU, p < 0,05). Die
Tumorzelllyse war HLA-A2$^+$ restringiert, da durch Inkubation mit dem BB7.2 (anti-
HLA-A2) die Erkennung bei den HLA-A2$^+$ Pankreas-CA-Zellen um 53–94% inhibiert
werden konnte (p < 0,05).

Diskussion

Die hier vorgelegte Studie belegt zum ersten Mal die Bedeutung eines von HER2/neu
abstammenden Peptids als gemeinsames TAA beim Mamma-, Ovarial- und Pankreaskarzinom. Die CTL waren spezifisch, da autologe Fibroblasten sowie andere HLA-A2$^+$
Zellen nicht erkannt wurden. Weiterhin konnte gezeigt werden, daß HLA-A2 ein
hauptsächliches Restriktionselement der T-Zell/Tumorzell-Interaktion ist und weist auf
einen gemeinsamen Mechanismus der Tumorzellerkennung durch Lymphozyten hin.
Ziel weiterer Studien ist die Untersuchung einer möglichen Rolle dieses Peptids bei der
Entwicklung künftiger adoptiver Immuntherapiestrategien oder bei der Entwicklung
einer „Tumorschutzimpfung". In aktuellen Untersuchungen wird die Fähigkeit des
Peptids zur Generierung von tumor- und peptid-spezifischen Lymphozyten untersucht.

Zusammenfassung

Tumor-infiltrierende und -assoziierte Lymphozyten von HLA-A2$^+$,HER2/neu$^+$ Patienten mit Mamma- und Ovarial-CA wurden isoliert und nach immobiler anti-CD3-Ak-
tivierung mit bestrahltem, autologem Tumor kultiviert. Die CTL waren mehrheitlich
CD8$^+$. Alle CTL lysierten autologe und allogene Tumorzellen HLA-A2 restringiert.
Weiterhin erkannten die CTL das von HER2/neu abstammende Peptid 654-662, wobei
die Erkennung HLA-A2 restringiert war. Die peptidspezifischen CTL lysierten humane HER2/neu$^+$ Pankreas-CA-Zellen in Abhängigkeit der HLA-A2 Expression sowie

HLA-A2 restringiert. Diese Ergebnisse könnten bei der Entwicklung künftiger adaptiver Immuntherapiestrategien und bei der Entwicklung von Vakkzinen von Bedeutung sein.

Summary

Tumor-infiltrating and -associated lymphocytes of HLA-A2$^+$, HER2/neu$^+$ patients with breast and ovarian cancer were isolated. After activation using solid phase mAB CD3, the lymphocytes were co-cultured with irradiated autologous tumor cells for 3 weeks. CTL were predominantly CD8$^+$. All CTL recognized autologous and allogeneic, HER2/neu$^+$ tumor cells in an HLA-A2 restricted fashion. Furthermore, all CTL recognized the HER2/neu derived peptide 654-662, again HLA-A2 restricted. These peptide-specific CTL recognized human HLA-A2$^+$, HER2/neu$^+$ pancreas cancer cells but failed to lyse HLA-A2$^-$, HER2/neu$^+$ targets. The recognition of A2$^+$ pancreatic cancer cells was HLA-A2 restricted. These results may be important for future adoptive immunotherapy trials and the development of future anti-tumor vaccines.

Literatur

1. Peoples GE, Goedegebuure, PS, Andrews JVR, Schoof DD, Eberlein TJ (1993) HLA-A2 presents shared tumor-associated antigens derived from endogenous proteins in ovarian cancer. J Immunol 151:5481–5491
2. Yoshino I, Goedegebuure PS, Peoples GE, Parikh AS, DiMaio JM, Lyerly HK, Gazdar AF, Eberlein TJ (1994) HER2/neu derived peptides are shared antigens among human non small cell lung cancer and ovarian cancer. Cancer Res 54:3387–3390
3. Ruppert J, Sidney J, Celis E, Kubo RT, Grey HM, Sette A (1993) Prominent role of secondary anchor residues in peptide binding to HLA-A2.1 molecules. Cell 74:929–937
4. Schoof DD, Selleck CM, Massaro AM, Jung SE, Eberlein TJ (1990) Activation of human tumor-infiltrating lymphocytes by monoclonal antibodies directed to the CD3 complex. Cancer Res 50:1138–1143

Dr. Matthias Peiper, Laboratory of Biologic Cancer Therapy, Division of Surgical Oncology, Department of Surgery, Brigham and Women's Hospital, Harvard Medical School, 75 Francis St, Boston, MA 02115, USA

Hepatozytentransplantation unter Einsatz von Polyglykansäurematrizes in einem Vitamin C defizienten Rattenmodel

Hepatocyte transplantation using poly-glycolic acid polymer matrices in the rat unable to synthezise L-ascorbic acid

S. Uyama[1], P.M. Kaufmann[3], W.T. Knöfel[3], X. Rogiers[3], C.E. Broelsch[3] und J.P. Vacanti[2]

[1] II. Chirurgische Abteilung, Universität Kyoto, Kyoto, Japan
[2] Dept. of Surgery, Children's Hospital and Harvard Medical School, Boston, U.S.A
[3] Abteilung Allgemeinchirurgie, Chirurgische Klinik, U.K.E, Universität Hamburg

Einleitung

Lebertransplantation ist eine etablierte Therapie für Lebererkrankungen im Endstadium. Der Organspendermangel bleibt ein wesentliches Problem. Seit geraumer Zeit ist deshalb Hepatozytentransplantation als Alternativtherapie bei der Überbrückung vor einer Lebertransplantation, aber auch als definitive Therapie bei bestimmten Enzymdefekten Gegenstand der Forschung. Wir konnten bisher zeigen, daß Hepatozyten erfolreich unter Einsatz prävaskularisierter dreidimensionaler Matrizes und hepatotropher Stimulation mittels portocavalen Shunt transplantiert werden können [1, 2, 3]. In dieser Studie untersuchten wir Hepatozytentransplantation (HTX) unter Einsatz von biologisch abbaubaren Polyglykansäurematrizes (PGA) in einem Rattenmodel mit einem Leberenzymdefekt für L-Ascorbinsäuresynthese.

Materialien und Methoden

Tiermodel: ODS Ratten (= Osteogenic Disorder Shionogi Ratte) dienten als Spender und Empfänger [4]. Der ODS od/od Typ kann infolge eines Gulonolaktonoxidasemangels der Leberzellmikrosomen keine L-Ascorbinsäure (AsA) synthetisieren und verstirbt ohne AsA-haltige Nahrung innerhalb von Wochen. Der ODS +/+ Typ hat diesen Enzymdefekt nicht und toleriert AsA-freie Nahrung uneingeschränkt.

Hepatozytentransplantation (HTX): Gruppe 1 (n = 13) (Experimentalgruppe): +/+ Ratten dienten als Hepatozytenspender. Die Zellisolierung erfolgte über eine Kollagenaseperfusion der Spenderlebern [5]. Die Zellen (5×10^7 Zellen/ml) wurden in William's Medium E suspendiert. Als Empfänger dienten od/od Ratten. 14 Tage nach einer Portocavalen Shunt Operation wurden 10×10^7 Hepatozyten pro Tier zwischen Dünndarm-mesenterialblätter implantiert. Die Zellen befanden sich auf 4 PGA Matrizes (jeweils $10 \times 20 \times 0,76$ mm). Anschließend erhielten die Empfänger normale Nahrung und AsA-haltiges Wasser (3 g AsA/l). 4 Wochen nach der Trans-

504

plantation erfolgte der Wechsel zu AsA-freien Trinkwasser sowie AsA-freier Nahrung. Über 4 Wochen wurde dann der AsA-Plasmaspiegel spektophotometrisch gemessen [6].

Gruppe 2 (n = 10 (Kontrollgruppe): Zellfreies William's Medium E anstelle der Zellsuspension. Alle anderen Prozeduren waren identisch zur Gruppe 1.

Heterotope partielle Lebertransplantationen: Gruppe 3 (n = 6) (Experimentalgruppe): +/+ Tiere dienten als Spender und od/od Tiere als Empfänger. Rechte Leberlappen (entsprechend etwa 20% der Gesamtlebermasse) wurden transplantiert. Die Portalvenen von Transplantat und Empfänger wurden in Cuff-Technik verbunden. Die vena cava inferior des Transplantats wurde mit der vena cava des Empfängers End-zu-Seit mit fortlaufender Naht anastomosiert. Die rechte Niere des Empfängers wurde erhalten. Der Gallengang des Transplantates wurde mit einem Teflonschlauch kanüliert und dieser in das Duodenum des Empfängers implantiert. Die AsA-Zufuhr wurde unmittelbar nach der Transplantation gestoppt. Anschließend spektophotometrische AsA-Plasmaspiegelmessung über 4 Wochen.

Gruppe 4 (n = 6) (Kontrollgruppe): Hier dienten od/od Tiere als Spender und Empfänger. Sämtliche Prozeduren waren identisch mit Gruppe 3.

Datenanalyse: Die Ergebnisse wurden als Mittelwerte ± Standardfehler dargestellt. Für die Signifikanzanalyse wurde der Mann-Whitney-U-Test benutzt.

Ergebnisse

Hepatozytentransplantation: Histologische Untersuchungen der explantierten PGA-Matrizes zeigte auch 8 Wochen nach HTX ausgedehnte Areale vitaler Hepatozyten in allen Abschnitten der Matrizes.

Die AsA Konzentration am Tag 0 (Beendigung der AsA-Zufuhr) betrug $7,65 \pm 0,43$ µg/ml in Gruppe 1 und $7,04 \pm 0,04$ µg/ml in Gruppe 2. Nach 4 Wochen betrug in Gruppe 1 der AsA-Plasmaspiegel $0,90 \pm 0,11$ µg/ml. In Gruppe 2 betrug er $0,43 \pm 0,10$ µg/ml. Dieser Unterschied war statistisch signifikant ($p < 0,01$).

Die Relation des Körpergewichtes zu diesem Zeitpunkt im Vergleich zu Tag 0 betrug $1,12 \pm 0,03$ in Gruppe 1 und $0,92 \pm 0,02$ in Gruppe 2. Auch dieser Unterschied war signifikant ($p < 0,05$).

Heterotope partielle Lebertransplantationen: In der Kontrollgruppe (Gruppe 4) war ein rapider Körpergewichtsverlust zu verzeichnen. 3 Wochen nach Beendigung der AsA-Zufuhr war die Körpergewichtsrelation zu Tag 0 auf $0,76 \pm 0,04$ gefallen und die Tiere zeigten deutliche klinische Symptome des AsA-Mangels. Im Gegensatz dazu zeigten die Tiere aus Gruppe 3 alle normales Wachstum ohne AsA-Mangelsymptome. Die Körpergewichtsratio betrug hier $1,16 \pm 0,08$ nach 4 Wochen und $1,52 \pm 0,17$ nach 9 Wochen.

Die Plasma-AsA-Konzentration betrug nach 4 Wochen $2,96 \pm 0,36$ µg/ml. Dies entsprach Werten von Tieren mit einem Vollorgantransplantat ($2,67 \pm 0,42$ µg/ml).

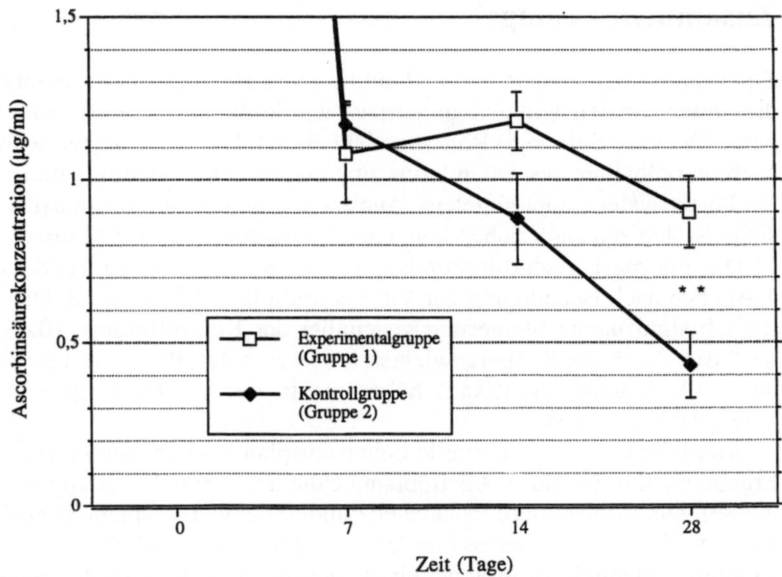

Tabelle 1. Ascorbinsäurekonzentration im Plasma nach Hepatozytentransplantation. Ab Tag 0 Unterbrechung der Ascorbinsäurezufuhr. In Gruppe 1 wurden 10×10^7 Hepatozyten transplantiert (+/+ Spender, od/od Empfänger). In Gruppe 2 nur zellfreies Medium. ** $p < 0,01$

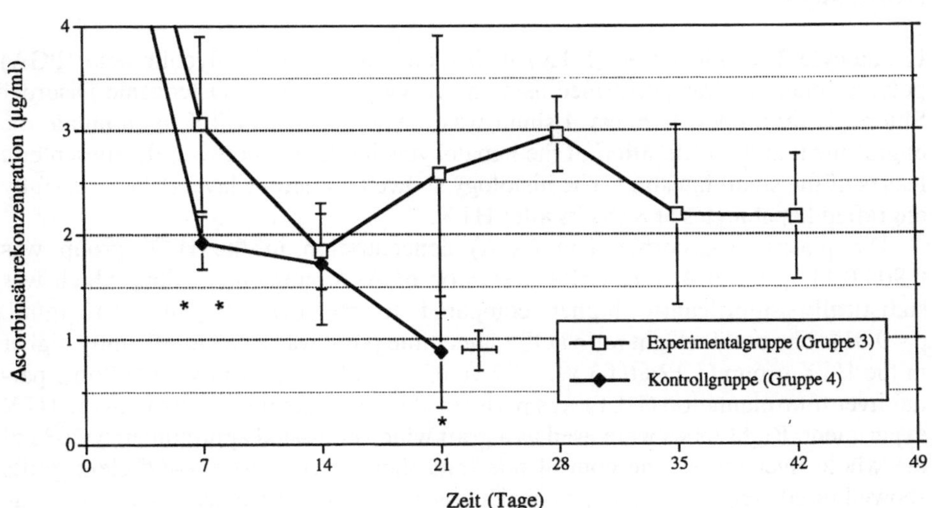

Tabelle 2. Ascorbinsäurekonzentration im Plasma nach heterotoper partieller Lebertransplantation. Unterbrechung der Ascorbinsäurezufuhr und Transplantation von $\approx 20\%$ Lebermasse (rechter Leberlappen) am Tag 0. Gruppe 3: +/+ Spender, od/od Empfänger. Gruppe 4: od/od Spender, od/od Empfänger. Tiere in Gruppe 4 verstarben nach dem Tag 21. * $p < 0,05$; ** $p < 0,01$

Zusammenfassung

Zur Prüfung der metabolischen Funktion von Heptozytentransplantaten (HTX) in dreidimensionalen Polyglykanmatrizes wurde das Vit. C defiziente ODS (Osteogenic Disorder Shionogi) Rattenmodel benutzt. Die Hepatozyten wurden zwischen Mesenterialblätter des Dünndarms implantiert. Zur Zellstimulation wurde vorher ein Portocavaler Shunt angelegt. Auch 8 Wochen nach der Transplantation fanden sich histologisch zahlreiche vitale Hepatozytenareale in den Matrizes.

Die Plasma-L-Ascorbinsäurekonzentration (AsA) in der HTX Gruppe betrug 4 Wochen nach Beendigung der Vit. C Zufuhr $0,90 \pm 0,11$ µg/ml. Dies war eine statistisch signifikante Steigerung gegenüber der Kontrollgruppe ($0,43 \pm 0,10$ µg/ml, $p < 0,01$). Auch die Körpergewichtsrelation zum Tag 0 war zu diesem Zeitpunkt in der HTX Gruppe signifikant höher als in der Kontrollgruppe ($1,12 \pm 0,03$ zu $0,92 \pm 0,02$, $p < 0,05$).

Auxiliäre heterotope partielle Lebertransplantationen wurden zum Vergleich der Ergebnisse durchgeführt. Als Implantate dienten rechte Leberlappen ($\approx 20\%$ Lebermasse). Die Kontrolltiere, welche enzymdefiziente Transplantate erhielten, zeigten schon nach 2 Wochen einen rapiden Gewichtsverlust und klinische Symptome des Vitamin C Mangels. Empfänger eines „gesunden" Transplantates zeigten ein unauffälliges Wachstumsverhalten und keine Vitamin C Mangelsymptome. Die AsA Spiegel ($2,96 \pm 0,36$ µg/ml) entsprachen nach 4 Wochen denen einer weiteren Kontrollgruppe mit einem Vollorgantransplantat ($2,67 \pm 0,42$ µg/ml).

Das ODS Model eignet sich für die Bewertung der metabolischen Kompetenz von Hepatozytentransplantationen.

Summary

Hepatocyte Transplantation (HTX) with biodegradable poly-glycolic acid (PGA) polymer matrices was performed using a scurvy-prone ODS (Osteogenic Disorder Shionogi) rat model. Portacaval shunt was created prior to HTX to stimulate the engraftment and proliferation of the hepatocytes implanted between the mesenteric leaves of the small intestine. The histology showed numerous layers of successfully engrafted hepatocytes at 8 weeks after HTX.

The plasma L-ascorbic acid (AsA) concentration in the HTX group was 0.90 ± 0.11 µg/ml at 4 weeks after cessation of AsA supplementation, which was statistically significantly higher compared to the control (0.43 ± 0.10 µg/ml, $p < 0.01$). The body weight ratio at the same time point was also significantly higher in the HTX group (1.12 ± 0.03 vs. 0.92 ± 0.02, $p < 0.05$). Auxiliary heterotopic partial liver transplantation (HLT) was performed to compare the results with the HTX experiment. Right lobes were used as a graft which consisted approximately 20% of the whole liver mass. The control rats transplanted with enzyme-deficient grafts showed rapid weight loss and physical signs of scurvy as early as 2 weeks after the operation. On the other hand, the rats with normal liver grafts grew normally and their plasma AsA level at week 4 (2.96 ± 0.36 µg/ml) was not different from the value obtained from the whole liver transplanted group (2.67 ± 0.42 µg/ml).

The ODS rat model is useful to evaluate the effectiveness of HTX.

Literatur

1. Fisher B, Szuch B, Levine M, Fisher ER (1971) A portal blood factor as the humoral agent in liver regeneration. Science 171:575
2. Uyama S, Kaufmann PM, Takeda T, Vacanti JP (1993) Delivery of whole liver-equivalent hepatocyte mass using polymer devices and hepatotrophic stimulation. Transplantation 55(4):932
3. Kaufmann PM, Sano K, Uyama S, Takeda T, Vacanti JP (1994) Heterotopic hepatocyte transplantation: Assessing the impact of hepatotrophic stimulation. Transplant Proc 26(4):2240
4. Makino S, Katagiri K (1980) Osteogenic Disorder Rat Exp Anim 29:374–375
5. Aiken J, Cima L, Schloo B, Mooney DJ, Johnson L, Langer R, Vacanti JP (1990) Studies in rat liver perfusion for optimal harvest of hepatocytes. J Pediatr Surg (1):140–145
6. Zannoni V, Lynch M, Goldstein S, Sato P (1974) A rapid micromethod for the determination of ascorbic acid in plasma and tissue. Biochem Med 11:41–48

Dr. med. P.-M. Kaufmann, Abteilung Allgemeinchirurgie der Chirurgischen Klinik, Universitätskrankenhaus Eppendorf, Martinistraße 52, D-20246 Hamburg

Einfluß eines Pneumoperitoneums mit Argon, Helium und Kohlendioxid auf die Leber- und Nierendurchblutung und kardiorespiratorische Parameter

Influence of Argon-, Helium- and Carbon dioxide pneumoperitoneum on renal and hepatic blood flow and cardiorespiratory parameters

T. Junghans, B. Böhm, K. Gründel, W. Schwenk und J. M. Müller

Universitätsklinik und Poliklinik für Chirurgie der Humboldt-Universität Berlin, Charité

Einleitung

Gegenwärtig wird fast ausschließlich Kohlendioxid (CO_2) als Insufflationsgas in der laparoskopischen Chirurgie verwendet. Dabei hat das Pneumoperitoneum mit CO_2 einen deutlichen negativen Einfluß auf hämodynamische und rspiratorische Parameter [1–3]. Außerdem wurde in jüngster Zeit ein möglicher Einfluß des CO_2 bei der Entstehung von Bauchdeckenmetastasen in der laparoskopischen Karzinomchirurgie diskutiert. In dieser Studie sollte deshalb untersucht werden, ob Helium (He) oder Argon (Ar) als alternative Insufflationsgase mit guter Verträglichkeit in Frage kommen. Dazu wurde prospektiv randomisiert im Tiermodell der Einfluß von CO_2, He und Ar auf hämodynamische Parameter einschließlich der Leber- und Nierendurchblutung unter verschiedenen Lage- und intraperitonealen Druckverhältnissen untersucht.

Methodik

Bei 18 Schweinen mit einem Körpergewicht von 20–32 kg wurde in Allgmeinnarkose nach endotrachealer Intubation ein Swan-Ganz Katheter zur Messung des Herzminutenvolumens [HMV] und des pulmonalarteriellen Druckes [PAP] in die A. pulmonalis sowie ein zentralvenöser Katheter in die V. cava superior zur Messung des zentralvenösen Druckes [CVP] eingebracht. Das HMV wurde mit der Thermodilutionsmethode durch Injektion von 5 ml einer 4 °C kalten Kochsalzlösung ermittelt (Sirecust, Siemens, Berlin). Der periphervenöse- [FVP] und mittlere arterielle Druck [MAP] wurden über Abnehmer in der A. und V. femoralis bestimmt. Der Blutfluß in der A. hepatica [A. hep], V. porta [V. port] und A. renalis [A. ren] wurde mit Ultraschallaufzeitmeter (Perivascular Flowprobes, Transonic System Inc., Ithaca, NY, USA) gemessen, die nach einer medianen Laparotomie an den Gefäßen fixiert wurden. Das Pneumoperitoneum wurde nach dem Verschluß der medianen Laparotomie über einen supraumbilikalen Trokar etabliert. Eine Hyperkapnie wurde während der Narkose durch eine kontrollierte Hyperventilation vermieden. Atem-

Tabelle 1. Median der Prozentzahlen im Vergleich zu den Basalwerten

Kohlendioxid (n = 6)			
Kopftief	Flach	Kopfhoch	Kopftief
Blutfluß Arteria hepatica			
8 mm Hg 158 (81−180)	105 (52−133)	87 (43−133)	91 (57−109)
12 mm Hg 94 (64−136)	76 (74−122)	89 (52−136)	82 (54−124)
16 mm Hg 88 (58−109)	79 (63−135)	86 (57−132)	73 (49−92)
Blutfluß Vena porta			
8 mm Hg 96 (84−214)	94 (75−116)	88 (77−148)	96 (68−128)
12 mm Hg 88 (68−152)	97 (69−135)	93 (70−108)	72 (61−99)
16 mm Hg 94 (78−156)	96 (76−108)	84 (52−97)	89 (52−118)
Blutfluß Arteria renalis			
8 mm Hg 113 (80−150)	110 (64−125)	83 (54−112)	102 (86−130)
12 mm Hg 104 (65−120)	99 (69−114)	84 (57−102)	86 (75−147)
16 mm Hg 100 (78−112)	93 (63−102)	76 (38−102)	86 (72−137)
Herzschlagvolumen			
8 mm Hg 80 (69−91)	83 (68−104)	71 (44−90)	86 (68−109)
12 mm Hg 82 (68−120)	77 (58−106)	77 (45−82)	87 (76−118)
16 mm Hg 70 (56−89)	71 (49−85)	62 (45−65)	84 (54−117)
Zentralvenöser Druck			
8 mm Hg 360 (250−500)	200 (57−267)	50 (−40−200)	332 (175−700)
12 mm Hg 400 (300−600)	240 (86−267)	67 (29−100)	371 (200−700)
16 mm Hg 444 (314−600)	267 (143−320)	67 (29−150)	346 (225−700)
Peripherer Systemischer Gefäßwiderstand			
8 mm Hg 102 (72−126)	108 (73−127)	131 (104−179)	89 (78−124)
12 mm Hg 96 (78−112)	121 (95−162)	123 (114−175)	108 (89−132)
16 mm Hg 99 (91−103)	120 (91−182)	147 (110−173)	99 (85−132)
CO_2–Patialdruck			
8 mm Hg 120 (113−140)	126 (116−135)	119 (99−135)	101 (93−105)
12 mm Hg 127 (109−140)	129 (115−137)	119 (106−139)	98 (88−106)
16 mm Hg 125 (120−133)	120 (107−140)	119 (108−129)	102 (92−111)

zugvolumen [AZV], Atemfrequenz [RF] und Beatmungsdruck [RP] wurden alle 15 min dokumentiert. Eine arterielle Blutgasanalyse zur Bestimmung des pH-Wertes [pH], Base Exess [BE], Sauerstoff- [pO_2] und Kohlendioxidpartialdruckes [pCO_2] wurde alle 15 min durchgeführt. Die Herzfrequenz [HR] wurde über Brustwandelektroden abgeleitet. Während des Versuches wurden zur Flüssigkeitssubstitution 0,2 ml/kg/h Ringer-Lactat-Lösung infundiert.

Bei jedem Tier wurde nur eines der Gase Kohlendioxid [CO_2], Helium [He] oder Argon [Ar] verwendet, das zufällig zugeordnet wurde. Basalwerte wurden nach einer Adaptionsphase von 15 min vor und nach Etablierung des Pneumoperitoneums über 15 min erhoben. Jede Druck- (8, 12 und 16 mm Hg) und Lageveränderung (Kopftief- [KT], Flach- [FL] und Kopfhochlage [KH]) wurde nach einem

Helium (n = 6)			Argon (n = 6)	
Flach	Kopfhoch	Kopftief	Flach	Kopfhoch
107 (85–127)	102 (95–163)	78 (55–94)	103 (55–129)	109 (69–122)
82 (70–100)	97 (59–111)	88 (63–107)	100 (43–123)	99 (70–107)
103 (54–134)	95 (56–126)	74 (36–81)	61 (40–92)	74 (62–111)
92 (54–128)	76 (64–115)	88 (78–105)	92 (66–112)	82 (53–90)
98 (57–134)	82 (67–106)	82 (65–97)	86 (74–103)	70 (45–92)
88 (47–98)	84 (63–95)	86 (61–107)	80 (52–91)	66 (62–72)
101 (71–134)	81 (68–121)	107 (81–137)	102 (83–139)	92 (55–131)
98 (86–127)	102 (59–195)	102 (75–116)	94 (76–130)	87 (64–106)
86 (62–113)	88 (67–102)	92 (65–142)	90 (81–119)	89 (71–98)
73 (66–109)	63 (50–105)	86 (72–153)	75 (66–155)	67 (47–125)
80 (55–129)	67 (40–90)	76 (67–107)	77 (61–164)	60 (43–135)
70 (55–106)	61 (41–110)	74 (55–137)	59 (49–84)	56 (49–79)
120 (100–200)	25 (–300–300)	280 (–400–1000)	160 (0–400)	–22 (–120–200)
200 (143–250)	–25 (–200–86)	320 (–400–1000)	120 (89–400)	22 (0–400)
200 (171–300)	13 (–200–200)	320 (–500–1200)	200 (0–600)	0 (–100–600)
113 (92–132)	140 (118–154)	91 (67–111)	112 (81–141)	137 (83–170)
109 (90–156)	143 (106–182)	110 (81–131)	119 (69–139)	163 (91–204)
121 (95–158)	130 (98–195)	102 (68–136)	121 (95–158)	130 (98–195)
100 (88–111)	93 (80–108)	99 (95–114)	95 (76–118)	106 (93–117)
98 (89–106)	101 (95–111)	101 (95–115)	95 (73–112)	97 (93–109)
98 (94–106)	96 (92–116)	109 (97–127)	99 (73–109)	100 (85–106)

zufälligen Schema vorgenommen. War z.B. die erste Kombination 12 mm Hg in Flachlage, wurde nach einer 15 min Adaptation über 15 min gemessen. Danach wurde die nächste Kombination randomisiert, z.B. 8 mm Hg in Kopfhochlage. Nach einer erneuten 15 min Adaptation wurde erneut über 15 min gemessen. Insgesamt waren 9 Druck-/Lagekombinationen möglich. Nach dem Ende der letzten Messung wurden die Tiere mit einer T61 Injektion (0,2 mg/kg KG) eingeschläfert und Leber und Niere zur Bestimmung des Organgewichtes explantiert.

Der Blutfluß durch die A. hep., V. port., und A. ren. sowie PAP, MAP, FVP und HR wurden kontinuierlich gemessen und über einen A/D-Wandler einer PC-gestützten Software (Signalys for Windows®) zugeleitet und gespeichert. Herzschlagvolumen [HSV] und systemischer peripherer Gefäßwiderstand [SVR] wurden aus den gegebenen Werten errechnet. Vergleiche zwischen den Gruppen wurden mit dem Kruskal-Wallis- oder ANOVA-Test vorgenommen. Die Ergebnisse werden als mediane prozentuale Differenzen zu den Ausgangswerten angegeben.

Ergebnisse

Das verwendete *Gas* hatte einen deutlichen Einfluß auf die Hämodynamik, Respiration und die Leberdurchblutung (CVP, MAP, pCO_2, V. port [p<0,01] und A. hep [p<0,05]). Unter CO_2 war der Anstieg der hämodynamischen- (CVP, SVR) und respiratorischen Parameter (z.B. pCO_2) höher als bei He. Die Leberdurchblutung war unter CO_2 nur wenig eingeschränkt. *Ar* reduzierte die Durchblutung der V. port stärker als CO_2 und He und führte zu einem starken Anstieg des SVR. Die respiratorischen Parameter (z.B. pCO_2) blieben unter *Ar* und *He* weitgehend unbeeinflußt. *He* hatte nur einen geringen negativen Einfluß auf hämodynamische Parameter (CVP, SVR). Die Leber- und Nierendurchblutung war bei *He* ebenfalls nur wenig eingeschränkt.

Die *Körperposition* hatte einen deutlichen Einfluß auf das Herzkreislaufsystem, die Respiration und die Leber- und Nierendurchblutung (HSV, CVP, SVR, V. port und A. ren [p<0,01]). In *KH* nimmt die Leber- und Nierendurchblutung (A. ren, V. port), das HSV und der CVP stärker ab, während der SVR stärker zunimmt. In *KT* ist bei der Hämodynamik der SVR erniedrigt, dagegen der CVP deutlich erhöht, während das HSV gegenüber der KH- Lage weniger erniedrigt ist. In *FL* ließen sich nur geringe Veränderungen nachweisen

Der *intraperitonale Druck* hatte einen Einfluß auf fast alle Parameter, insbesondere auf die arterielle Leberdurchblutung, kardiale- und hämodynamische Parameter (A. hep, HSV, FVP, CVP [p<0,01]). Bei *16 mm Hg* ist A. hep reduziert sowie SVR und CVP deutlich erhöht. Ein IPP von *8-* oder *12 mm Hg* führte nur zu marginalen Veränderungen.

Lediglich bei der Kombination einer *KH* mit einem IPP von *16 mm Hg* kam es zu einer möglicherweise relevanten Beeinträchtigung hämodynamischer und respiratorischer Parameter, die besonders unter Verwendung von Argon auftraten.

Schlußfolgerungen

Helium bietet gegenüber CO_2 deutliche Vorteile hinsichtlich respiratorischer Parameter, weil es nicht zu Hyperkapnie [4] oder Azidose führt. Die Erhöhung der CVP- und SVR Werte war unter Heliuminsufflation nicht so ausgeprägt wie bei CO_2, was auf einen möglichen Vorteil hinsichtlich der Hämodynamik hindeutet, weil damit unter Helium das Pre- bzw. Afterload des Herzens günstiger beeinflußt wird. Mit He steht demnach ein alternatives Insufflationsgas zur Verfügung, dessen klinischer Einsatz kontrolliert überprüft werden sollte.

In KH-Lage nimmt die Durchblutung von Leber und Niere stärker ab als in FL- oder KT-Lage. Insgesamt betrug die Verminderung der Durchblutung aber nur bis zu maximal 25%, so daß sie klinisch wahrscheinlich nicht relevant ist. Mit der Abnahme des CVP sinkt der Preload, mit dem Anstieg des MAP und des FVP steigt der systemische periphere Widerstand und damit der Afterload, was zu einem verminderten HMV und HSV führt [3, 5]. Die KH-Lage sollte deshalb bei Patienten mit kardialen Risikofaktoren gemieden werden. Die KT-Lage vermag einige der negativen Effekte des Pneumoperitoneums zu kompensieren, verschlechtert aber geringgradig die respiratorischen Parameter.

Ein IPP von 16 mm Hg sollte vermieden werden, weil sich dabei die negativen Effekte verstärken. Ein IPP bis zu 12 mm Hg wird gut toleriert und führt nur zu geringen Veränderungen.

Zusammenfassung

Mit Helium steht eine Alternative zu CO_2 als Insufflationsgas zur Verfügung, weil es die respiratorischen Nachteile von CO_2 eliminiert und geringe hämodynamische Vorteile bietet. Argon bietet dagegen keine relevanten Vorteile. Die Leber- und Nierendurchblutung wird durch ein Pneumoperitoneum unabhängig von Gas und Lagerung nur gering eingeschränkt. Kopfhochlage und ein intraperitonealer Druck von 16 mm Hg sind physiologisch ungünstig und sollten, wenn möglich, vermieden werden.

Summary

Helium may be an alternative gas to establish pneumoperitoneum because it has not any effect on respiratory parameters and only moderate effect on hemodynamic parameters. Argon insufflation has no advantages. Hepatic and renal blood flow were only marginal reduced by a pneumoperitoneum regardless of gas and body position. An intraperitoneal pressure above 12 mm Hg and head up position should be avoided because they have a markedly negative effect on respiratory and hemodynamic parameters.

Literatur

1. McDermott JP, Regan MC, Page R, Stokes MA, Barry K, Moriarty DC, Caushaj PF, Fitzpatrick, JM, Gorey TF (1995) Cardiorespiratory effects of laparoscopy with and without gas insufflation. Arch Surg 130:984–988
2. Williams MD, Murr PC (1993) Laparoscopic insufflation of the abdomen depresses cadiopulmonary function. Surg Endosc 7:12–16
3. Wurst H, Finsterer U (1990) Pathophysiologische und klinische Aspekte der Laparoskopie. Anästhesiologie und Intensivmedizin 7:187–197
4. Shuto K, Kitano S, Yoshida T, Bandoh T, Mitarai Y, Kobayashi M (1995) Hemodynamic and arterial blood gas changes during carbon dioxide and helium pneumoperitoneum in pigs Surg Endosc 9:1173–1178
5. Reck T, Rist M, Mang H, Köckerling F (1995) Hämodynamisches Monitoring bei laparoskopischer Cholecystektomie mittels transösophagealer Echokardiographie. Langenbecks Arch Chir Suppl:641–645

T. Junghans, Universitätsklinik und Poliklinik für Chirurgie der Humboldt-Universität Berlin, Charité, Schumannstraße 20/21, D-10117 Berlin

Epitheliale Zellen im Knochenmark bei Tumorpatienten: Einfluß der Operation auf Vorkommen und Anzahl

Epithelial cells in bone marrow of patients with tumors: influence of operative procedure on presence and number of cells

U. Werner, R. Raab, M. Wirsing und R. Pichlmayr

Klinik für Abdominal- und Transplantationschirurgie, Medizinische Hochschule Hannover, 30623 Hannover

Einleitung

Trotz potentiell kurativer Resektion (R0) entwickeln zahlreiche Patienten mit Tumoren epithelialen Ursprungs innerhalb der ersten Jahre Fernmetastasen in verschiedenen Organen. Vieles spricht dafür, daß dies auf eine bereits zum Zeitpunkt der Operation bestehende okkulte Disseminierung von Tumorzellen zurückzuführen ist. Der Nachweis solcher häufig einzeln vorkommenden Zellen ist mittels konventioneller diagnostischer Methoden nicht möglich, eine immunzytochemische Markierung von Zellen epithelialen Ursprungs im mesenchymalen Knochenmark mit Hilfe monoklonaler Antikörper (z. B. gegen Zytokeratine) erscheint hierzu jedoch in der Lage. Das Vorkommen solcher Zellen ist dabei sicher nicht gleichbedeutend mit einer manifesten Metastasierung, deshalb sollte auch nicht von einer Mikrometastasierung gesprochen werden. Dennoch zeigen erste Studien [1, 2] eine, von anderen prognoserelevanten Faktoren möglicherweise unabhängige Bedeutung einzelner epithelialer Zellen im Knochenmark für die Langzeitprognose der Patienten. In den meisten bisher vorliegenden Arbeiten werden jedoch keine Angaben zum genauen Punktionszeitpunkt in Relation zu einer eventuellen Operation gemacht. Ebenso wird kaum darauf eingegangen, inwieweit die Manipulation am Tumor während der Operation einen Einfluß auf Vorkommen bzw. Anzahl der Zellen epithelialen Ursprungs im Knochenmark haben könnte. Aus diesem Grund erscheint der beste Entnahmezeitpunkt für die Knochenmarksgewinnung noch offen.

Methodik

Bei insgesamt 51 Patienten mit verschiedenen epithelialen Tumoren (15 kolorektale Primärkarzinome, 4 kolorektale Lokalrezidive, 17 metachrone kolorektale Lebermetastasen, 11 Magenkarzinome, 4 andere Tumore) wurden jeweils unmittelbar prä-

wie postoperativ Knochenmarkspunktionen in Jamshidi-Technik im Bereich beider Beckenkämme (Spina iliaca ant. sup.) vorgenommen. Das gewonnene Material (jeweils ca. 5 ml Aspirat) wurde anschließend (innerhalb von 24 h) wie folgt weiter aufgearbeitet: nach Dichtegradientenzentrifugation mittels Ficoll-Paque zur Zellisolation bzw. -anreicherung in der Interphase sowie mehreren Reinigungsschritten erfolgte die Zytozentrifugation mit einer errechneten Zellzahl von 8×10^5 Zellen pro Objektträger. Die Markierung der epithelialen Zellen im Knochenmark wurde mittels des monoklonalen Antikörpers CK2, der gegen die Zytokeratinkomponente 18 gerichtet ist, und der APAAP-Färbemethode [3] durchgeführt. Zytokeratin 18 ist essentieller Bestandteil des Zytoskeletts aller Zellen einschichtigen Epithelgewebes und der daraus entstandenen Karzinome [4]. Die Präparate wurden anschließend auf das Vorhandensein und die Anzahl epithelialer Zellen untersucht. Pro Punktionsstelle erfolgte dabei die Auszählung von prä- wie postoperativ jeweils $1,2 \times 10^6$ Knochenmarkszellen.

Ergebnisse

Insgesamt wurden bei 37 von 51 Patienten (73%) CK2-positive Zellen im Knochenmark nachgewiesen. Dabei wurde bei kolorektalen Primärkarzinomen in 47% (7/15), bei kolorektalen Lokalrezidiven in 75% (3/4), bei kolorektalen Lebermetastasen in 76% (13/17), bei Magenkarzinomen in 91% (10/11) und bei den sonstigen Malignomen zu 100% (4/4) ein positiver Befund erhoben.

Der Anteil der Patienten, die präoperativ epitheliale Zellen aufwiesen, betrug 67% (34/51). Postoperativ konnte dagegen nur bei insgesamt 18 Patienten ein positiver Befund erhoben werden, dies entspricht 35%. Ausschließlich präoperativ positiv waren 37% (19/51) aller Patienten, sowohl prä- wie auch postoperativ konnten dagegen nur bei insgesamt 29% (15/51) der Patienten CK2-positive Zellen nachgewiesen werden. Dies bedeutet, daß von den ursprünglich 34 positiven Patienten in den präoperativen Punktionen bei insgesamt 19 Patienten (56%) postoperativ keinerlei Zellen mehr gefunden werden konnten. Drei Patienten (6%) waren ausschließlich in den postoperativen Entnahmen positiv, bei allen lag bereits zum Operationszeitpunkt eine manifeste Fernmetastasierung vor (siehe Tab. 1).

Tabelle 1. Häufigkeit zytokeratinpositiver Zellen im Knochenmark bei 51 Patienten mit epithelialen Malignomen bei prä- bzw. postoperativer Punktion (Abkürzungen s. Text)

	CK2-positiv	CK2-negativ
präoperativ	67% (n = 34)	33% (n = 17)
postoperativ	35% (n = 18)	65% (n = 33)
prä- und postoperativ	29% (n = 15)	71% (n = 36)
nur präoperativ	37% (n = 19)	63% (n = 32)
nur postoperativ	6% (n = 3)	94% (n = 48)
Gesamt	73% (n = 37)	27% (n = 14)

Die Anzahl CK2-positiver Zellen pro Patient betrug präoperativ 1 bis 62 (Median: 4), postoperativ dagegen nur 1 bis 12 (Median: 3).

Bei 21 der 34 präoperativ positiven Patienten (62%) wurden in beiden Beckenkämmen positive Befunde nachgewiesen, bei den restlichen 13 Patienten (38%) war dagegen nur in einer Entnahmestelle der Nachweis epithelialer Zellen möglich. Bei den postoperativen Bestimmungen fand sich ein noch schlechteres Verhältnis: nur in 7 von 18 Fällen (39%) konnte beidseits ein positiver Befund erhoben werden, während die übrigen 11 Patienten (61%) lediglich einseitig CK2-positive Zellen hatten.

Diskussion und Schlußfolgerungen

Mit Hilfe der dargestellten immunzytochemischen Methode ließen sich bei knapp $^3/_4$ unserer Patienten (37/51, 73%) mit verschiedenen Malignomen Zellen epithelialen Ursprungs im Knochenmark nachweisen. Präoperativ, d.h. bereits vor der Manipulation am Tumor fanden sich bei der beidseitigen Punktion schon in 67% (34/51) der Fälle CK2-positive Zellen. Daraus läßt sich folgern, daß zur alleinigen Feststellung der Tatsache, ob zum Zeitpunkt der Operation epitheliale Zellen im Knochenmark vorhanden sind, eine ausschließlich präoperativ durchgeführte Knochenmarkspunktion vermutlich ausreichend ist. Da aber auch in den präoperativen Bestimmungen bei immerhin 38% der Patienten (13/34) nur eine der Entnahmestellen positive Befunde ergab, sollten immer beide Beckenkämme punktiert werden.

Die postoperativ gefundene Zellzahl lag bei einem Großteil der Patienten deutlich unter dem präoperativen Wert, bei 19 von 34 ursprünglich positiven Patienten (56%) waren schon unmittelbar nach der Operation überhaupt keine Zellen mehr nachweisbar. Ob dieser schnell eingetretene Zellverlust im Gegensatz zur Persistenz epithelialer Zellen prognostisch neben dem bloßen Vorhandensein von unterschiedlicher Bedeutung ist, kann anhand unserer Untersuchungen derzeit noch nicht beantwortet werden. Weiterhin ist unklar, was die genaue Ursache des raschen Verschwindens der Zellen ist und ob sie eventuell im weiteren Verlauf wieder auftreten können. Auch in der verfügbaren Literatur werden hierzu Längsschnittuntersuchungen nur als einzelne Falldarstellungen angegeben.

Die vorliegende Studie zeigt, daß die intraoperative Tumormanipulation augenscheinlich nicht zu einer Erhöhung der Rate epithelialer Zellen im Knochenmark führt. Bei den drei ausschließlich postoperativ positiven Patienten, die alle eine manifeste Fernmetastasierung aufwiesen, war möglicherweise eher der präoperative Befund als falsch negativ zu werten.

Zusammenfassung

Bei 51 Patienten mit verschiedenen epithelialen Malignomen wurde sowohl prä- wie auch postoperativ eine beidseitige Knochenmarkspunktion vorgenommen und auf epitheliale Zellen untersucht. Insgesamt fand sich bei 73% (37/51) der Patienten ein positiver Knochenmarksbefund. In den präoperativen Punktionen waren dabei 34 Patienten (67%) positiv, postoperativ dagegen nur noch 18 Patienten (35%). Bei 19

518

der initial CK2-positiven Patienten (56%) konnte schon direkt nach dem operativen Eingriff kein Zellnachweis mehr geführt werden, bei anderen Patienten zeigte sich eine Reduktion der Zellzahl. Ausschließlich postoperativ hatten dagegen nur 3 Patienten (6%) epitheliale Zellen im Knochenmark, alle hatten bereits manifeste Metastasen. Sowohl bei der präoperativen wie auch bei der postoperativen Bestimmung war eine große Zahl von Patienten nur in einer Entnahmestelle positiv (38% bzw. 61%).

Summary

In 51 patients a pre- and postoperative bone marrow aspiration was performed. This was investigated on disseminated epithelial cells. In 73% of all patients (37/51) the bone marrow showed CK2-positive cells; preoperatively in 67% (34/51), postoperatively in 35% (18/51). 19 preoperatively CK2-positive patients (56%) were negative immediately after the operation, in most of the other cases there was a reduction in the number of cells. There were only 6% of patients, who showed epithelial cells in the bone marrow only after the operation. All of these 3 patients had already distant metastases. Preoperatively as well as postoperatively many of the patients were only positive at one side of the iliac crest (38% resp. 61%).

Literatur

1. Lindemann F, Schlimok G, Dirschedl P, Witte J, Riethmüller G (1992) Prognostic significance of micrometastatic tumour cells in bone marrow of colorectal cancer patients. Lancet 340:685–689
2. Diel IJ, Kaufmann M, Goerner R, Costa SD, Kaul S, Bastert G (1992) Detection of tumor cells in bone marrow of patients with primary breast cancer: a prognostic factor for distant metastasis. J. Clin Oncol 10:1534–1539
3. Cordell JL, Falini B, Erber W, Ghosh AK, Abdulaziz Z, MacDonald S, Pulford KAF, Stein H, Mason DY (1984) Immunoenzymatic labeling of monoclonal antibodies using immune complexes of alkaline phosphatase and monoclonal anti-alkaline phosphatase (APAAP complexes). J Histochem Cytochem 32:219–229
4. Moll R, Franke WW., Schiller DL, Geiger B, Krepler R (1982) The catalog of human cytokeratins: patterns of expression in normal epithelia, tumors and cultured cells. Cell 31:11–24

Dr. med. U. Werner, Klinik für Abdominal- und Transplantationschirurgie, Medizinische Hochschule Hannover, D-30623 Hannover

Serum-CD44v6 – Ein prognostischer Parameter im Pankreaskarzinom

Soluble CD44v6 – a prognostic parameter in pancreatic cancer

F. Gansauge, S. Gansauge, B. Poch, A. Scheiblich und H. G. Beger

Abteilung Chirurgie I, Universität Ulm, D-89075 Ulm

Einleitung

Viele verschiedene gastrointestinale Tumoren wie kolorektale, Magen- oder Pankreaskarzinome exprimieren Splicevarianten des CD44-Glykoproteins (CD44v) [1, 2]. Diese Varianten unterscheiden sich vom CD44-Standard (CD44s) dadurch, daß sie zusätzliche Peptiddomänen im extrazellulären Anteil des Moleküls enthalten. Diese inserierten Peptide werden von den varianten Exonen v2 – v10 kodiert. Im Gegensatz zu CD44s, der auf nahezu allen Zellen exprimiert wird [6], finden sich die CD44v-Isoformen nur auf wenigen Zellen wie z. B. Keratinozyten (v3 – v10), Epithelzellen (v8 – v10), aktivierten Lymphozyten und Makrophagen (v6) [5]. CD44v6-enthaltende Isoformen scheinen in die Tumormetastasierung und Lymphozytenaktivierung involviert zu sein [3]. Lösliches CD44 (sCD44s und sCD44v6) ist im Serum vorhanden und kann mittels ELISA oder Western Blotting nachgewiesen werden. Aufgrund der Ähnlichkeit zwischen Tumormetastasierung und Lymphozytenmigration und der unklaren Rolle des CD44v6 in diesen beiden Prozessen stellte sich die Frage, ob sCD44v6 ein prognostischer Parameter beim Pankreaskarzinom sein könnte.

Material und Methoden

ELISA: Mittels eines sCD44v6-Sandwich ELISAs wurden die CD44v6-Serumkonzentrationen von gesunden Blutspendern (n = 30), Patienten mit kolorektalen Karzinomen (n = 30), mit Magenkarzinomen (n = 20) und mit Pankreaskarzinomen (n = 93) bestimmt.

Western Blot: Seren bzw. Zellkulturüberstände wurden in SDS-Probenpuffer aufgenommen und 5 Minuten bei 95 °C gekocht. 20 µl wurden auf ein 7,5 % SDS-Polyacrylamidgel aufgetragen und elektrophoretisch aufgetrennt. Anschließend wurden die Proteine auf eine Nitrozellulosemembran geblottet. Anschließend wurde die Membran mit einem CD44v6-spezifischen Antikörper inkubiert. Die Antikörperbindung wurde mittels Chemolumineszenz sichtbar gemacht (ECL-System, Amersham).

Ergebnisse

Im Vergleich zum Kontrollkollektiv waren die sCD44v6-Serumkonzentrationen bei Patienten mit Pankreas- und Magenkarzinom signifikant erniedrigt, wohingegen kein Unterschied zwischen dem Kontrollkollektiv und Patienten mit kolorektalen Karzinomen bestand (Tabelle 1). Mit steigendem Stadium sanken bei Pankreaskarzinompatienten die durchschnittlichen sCD44v6-Werte (Tabelle 1). Korrespondierend zu diesen Ergebnissen zeigte sich in der Überlebenszeitanalyse (Kaplan-Meier-Regression), daß Patienten mit Serum-sCD44v6-Werten unter 120 ng/mL signifikant kürzer lebten, als Patienten mit Serum-sCD44v6-Werten über 120 ng/mL (6,7 versus 15,1 Monate, $p < 0,0005$, Logrank-Test). Zwischen Ikterus, Tumorlokalisation, Tumorgrading und sCD44v6-Serumkonzentrationen bestand keine Korrelation.

In der CD44v6-Western Blot Analyse des Serums zeigte sich sowohl bei Seren von Pankreaskarzinompatienten, als auch bei Seren von gesunden Blutspendern 3 Banden zwischen 150 und 180 kDa, was nahelegt, daß bei beiden Gruppen das sCD44v6 gleichen Ursprungs ist. Um diese Hypothese zu untermauern führten wir Western Blots von Kulturüberständen von Pankreaskarzinomzellinien sowie von PMA (phorbol myestral acetat) stimulierten Lymphozyten durch. Hierbei zeigte

Tabelle 1. sCD44v6 Serumwerte bei gesunden Blutspendern und Karzinompatienten. Werte sind als Mittelwerte (Std.err. des Mittelwertes dargestellt)

	sCD44v6
Gesunde Blutspender (n=30)	221 (21)
Kolorektales Karzinom (n=30)	190 (21) *ns*
Magenkarzinom (n=20)	141 (22) *p < 0,01*
Pankreaskarzinom (n=93)	117 (11) *p < 0,0001*
Stadium I+II (n=17)	168 (16) *ns*
Stadium III (n=48)	123 (17) *p < 0,001*
Stadium IV (n=28)	78 (18) *p < 0,00001*

sich, daß Pankreaskarzinomzellinien auch zu einem geringen Teil sCD44v6 abgeben, jedoch lag das Molekulargewicht bei allen getesteten Zellinien bei 195 kDa. Im Überstand stimulierter Lymphozyten zeigten sich dieselben drei sCD44v6-Isoformen wie im Serum.

Diskussion

Aberrante Expression von CD44 Splicevarianten, insbesondere solcher, die CD44v6 enthalten, ist bei einer Vielzahl von Malignomen beschrieben worden. Da viele dieser Tumoren CD44v6 überexprimieren, stellt sich die Frage, ob Tumorzellen CD44v6 abgeben und sCD44v6 als Tumormarker verwendet werden könnte [4]. Auf der anderen Seite wurde gezeigt, daß CD44v6 auch von aktivierten Lymphozyten exprimiert wird [3]. In der vorliegenden Studie konnten wir zeigen, daß bei Pankreaskarzinompatienten sCD44v6 im Serum höchstwahrscheinlich von aktivierten Lymphozyten und nicht vom Tumor stammt, da in der Western Blot Analyse sowohl Serum von gesunden Blutspendern und Pankreaskarzinompatienten, als auch Kulturüberstände von aktivierten Lymphozyten dieselben Banden zeigten. Interessanterweise zeigte sich, daß sCD44v6 im Vergleich zu einem Kontrollkollektiv bei Pankreaskarzinompatienten signifikant erniedrigt ist und daß mit steigendem Tumorstadium sCD44v6 erniedrigtere Werte zeigt. Der Rückgang der sCD44v6-Werte könnte Ausdruck einer reduzierten Anzahl aktivierter Lymphozyten und somit einer supprimierten Immunantwort sein.

Zusammenfassung

Splicevarianten des CD44, insbesondere CD44v6, werden von aktivierten Lymphozyten und Tumorzellen exprimiert. Lösliche CD44s und CD44v6-Moleküle sind im Serum von gesunden Probanden nachweisbar. Wir untersuchten die Serumkonzentrationen von CD44v6 bei Pankreaskarzinompatienten mittels ELISAs und Western Blotting. Im Vergleich zu gesunden Probanden war bei Pankreaskarzinompatienten CD44v6 signifikant reduziert (p<0,00005). In der Kaplan-Meier-Regressionsanalyse zeigte sich, daß Patienten mit einer CD44v6-Serumkonzentration kleiner 120 ng/mL signifikant kürzer lebten, als Patienten mit CD44v6-Serumkonzentrationen größer 120 ng/mL (6,7 versus 15,1 Monate; p<0,0005). Diese Daten legen nahe, daß Serum CD44v6 ein guter prognostischer Marker beim Pankreaskarzinom ist.

Summary

Variant CD44 splice products, especially CD44v6, are expressed on activated lymphocytes and tumour cells. The soluble forms of CD44s and CD44v6 are present in the serum of normal individuals. We investigated sera from patients with pancreatic cancer for the concentration of CD44v6 by using Western blots and ELISA. CD44v6 was significantly reduced in patients with pancreatic cancer (120 ng/ml,

522

p < 0.00005). Survival analysis of pancreatic cancer patients revealed that median survival in the group with CD44v6 serum concentrations below 120 ng/ml was significantly decreased compared to the group with serum concentrations higher than 120 ng/ml (6.7 vs. 15.1 months; p < 0.0005) suggesting that CD44v6 is a good prognostic marker in pancreatic cancer.

Literatur

1. Fox SB, Fawcett J, Jackson DG, Collins I, Gatter KC, Harris AL, Gearing A, and Simmons DL (1994). Normal human tissues, in addition to some tumors, express multiple different CD44 isoforms. Cancer Res 54:4539–4546
2. Gansauge F, Gansauge S, Zobywalski A, Scharnweber C, Link KH, Nussler A, and Beger GH (1995) Differential expression of CD44 splice variants in human pancreatic adenocarcinoma and in normal pancreas. Cancer Res 55:5499–5503
3. Griffioen, AW, Horst E, Heider KH, Wielenga VJ, Adolf GR, Herrlich P, and Pals ST (1994) Expression of CD44 splice variants during lymphocyte activation and tumor progression. Cell Adhes Commun 2:195–200
4. Guo YJ, Liu G, Wang X, Jin D, Wu M, Ma J, and Sy MS (1994) Potential use of soluble CD44 in serum as indicator of tumor burden and metastasis in patients with gastric or colon cancer. Cancer Rés 54:422–426
5. Pals ST, Koopman G, Heider KH, Griffioen A, Adolf GR, Van den Berg F, Ponta H, Herrlich P, and Horst E (1993) CD44 splice variants: expression during lymphocyte activation and tumor progression. Behring. Inst Mitt 273–277
6. Underhill C (1992) CD44: the hyaluronan receptor. J Cell Sci 103:293–298

Dr. Frank Gansauge, Abteilung Chirurgie I, Universität Ulm, Steinhövelstr. 9, D-89075 Ulm

Steigerung der Toxizität und Spezifität von Cytosinarabinosid durch liposomale Verkapselung in Immunoliposomen

Increased toxicity and specificity of cytosinarabinosid by liposomal encapsulation in immunoliposomas

S. Gansauge[1], F. Gansauge[1], C. A. Müller[2], H. Schott[3] und H. G. Beger[1]

[1] Abteilung Chirurgie I, Universität Ulm
[2] Abteilung Immunhämatologie, Universität Tübingen
[3] Institut für Organische Chemie, Universität Tübingen

Einleitung

Zytostatika sind in der Therapie maligner Neoplasien nicht immer in den hohen Dosierungen einsetzbar, die für einen optimalen Wirkspiegel zur Eliminierung der Tumorzellen notwendig wären. Wünschenswert ist daher eine selektive Behandlung der Tumoren und dadurch eine Minimierung der Nebenwirkungen. Mögliche Ansatzpunkte bieten hier auf der einen Seite die regionale Tumortherapie, die den Einsatz höherer Wirkkonzentrationen im Tumor erlaubt [1], auf der anderen Seite der Einsatz zellspezifischer Zytostatika [2, 3]. Durch liposomale Verkapselung war es möglich transportbedingte Resistenzen von z. B. Methotrexat zu überwinden [4]. Neuere Phase I/II-Studien mit liposomal verkapseltem Doxorubicin bei Patienten mit fortgeschrittenen Tumoren deuten auf eine hohe Wirksamkeit dieser Applikationsform hin [5].

Ziel unserer Untersuchung war es festzustellen, ob durch Kopplung von Zytostatikaliposomen an einen monoklonalen Antikörper, der ein tumorassoziiertes Antigen erkennt, eine Steigerung der Tumorzell-Toxizität erreicht wird und ob diese Immunoliposomen selektiv die Antigen-exprimierenden Zellen eliminieren können.

Material und Methoden

Zellkultur: Die humanen Zellinien HSB-2, REH und DAUDI wurden in Dulbecco's modified Eagles Medium (DMEM), das 10% fötales Kälberserum enthielt bei 5% CO_2-Atmosphäre im Begasungsbrutschrank kultiviert.

Vitalitätsbestimmung: Die Vitalität der Zellen wurde mittels Trypanblaufärbung und anschließender Auszählung im Lichtmikroskop bestimmt. Alle Ansätze wurden in Tripletts durchgeführt.

FACS-Analyse: Unspezifische Bindung wurde durch Inkubation der Zellen mit Intraglobin für 20 Minuten bei 4 °C reduziert. Die Zellen wurden anschließend mit

524

dem Primärantikörper (anti-CD7, anti-CD19) für 30 Minuten bei 4 °C inkubiert. Nach zweimaligem Waschen mit PBS (phosphate buffered saline) folgte eine Inkubation für 30 Minuten mit einem FITC-markierten Zweitantikörper. Für den Fall der Doppelmarkierung wurden isotypenspezifische FITC- bzw. PE-markierte Zweitantikörper verwendet.

Kolonie-Assays: Humanes Knochenmark wurde nach Liposomenexposition mit PBS gewaschen und Kolonie-Assays in Anlehnung an die Methode von Pike und Robinson durchgeführt [6].

Überprüft wurde die myelomonozytäre Koloniebildungsfähigkeit (CFU-GM; colony forming unit-granulocyte, macrophage) und die erythroide Koloniebildungsfähigkeit (BFU-E; burst forming unit.erythroid).

Zytostatikapräparationen: Verwendet wurde freies Cytosin-Arabinosid (Ara-C), liposomal verkapseltes Ara-C (Lip) sowie Ara-C-Liposomen, die mittels einer Säureamidbindung an einen monoklonalen Mausantikörper (11G7) gekoppelt waren (ImLip).

Ergebnisse

Gegenüber den Liposomen zeigten die Immunoliposomen eine Steigerung in der Toxizität um den Faktor 100, gegenüber dem freien Ara-C sogar um das Tausendfache. Während bei einer Ara-C-Konzentration von 0,98 µg/mL in der Liposomenpräparation 29 % der Zellen abgetötet wurden, waren bei den Immunoliposomen bei

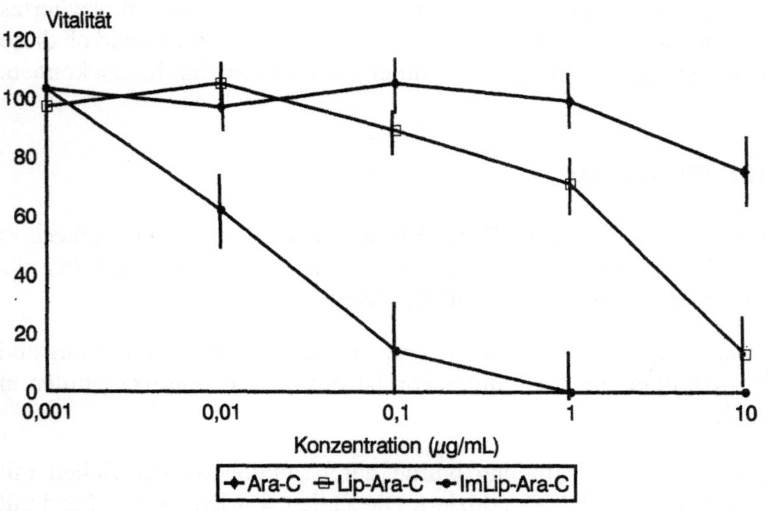

Abb. 1. Tumorzelltoxizität von freiem Ara-C, liposomal verkapseltem Ara-C und Ara-C in Immunoliposomen bei REH Zellen

Tabelle 1. Verhältnis der Zellinien HSB-2 (11G7-positiv) und DAUDI (11G7-negativ) nach Inkubation mit 11G7-Immunoliposomen

Ausgangsverhältnis HSB-2/DAUDI	Verhältnis nach 48 h ImLip HSB-2/DAUDI	Kontrolle nach 48 h HSB-2/DAUDI
90/10	47/53	91/9
70/30	22/78	68/32
50/50	11/89	49/51
30/70	8/92	32/68
10/90	2/98	9/91

dieser Konzentration alle Zellen und bei einer Konzentration von 0,0098 µg/mL 38% der Zellen abgetötet worden (Abb. 1).

Um das selektive „Targeting" zu evaluieren, wurde ein Zelliniengemisch aus HSB-2 (11G7-positiv) und DAUDI (11G7-negativ) in verschiedenen Zusammensetzungen mit den Immunoliposomen inkubiert. Die Änderungen der Zusammensetzung des Zelliniengemisches wurde durch Doppelfluoreszenzmarkierungen mit anti-CD7 (HSB-2 positiv, DAUDI negativ) und anti-CD19 (HSB-2 negativ, DAUDI positiv) erfaßt. Hierbei zeigte sich ein selektives Targeting: bei einer Ausgangszusammensetzung von 10% DAUDI : 90% HSB-2 war nach 48 Stunden Inkubation das Verhältnis 47% : 53%, bei einer Ausgangskonzentration von 90% DAUDI : 10% HSB-2 war nach 48 Stunden das Verhältnis 98% : 2% (Tabelle 1).

Um die Toxizität auf humanes Knochenmark abzuschätzen, wurden Kolonieassays mit humanem Knochenmark nach Exposition mit Immunoliposomen durchgeführt. Hierbei zeigte sich, daß es lediglich zu einer moderaten Hemmung der Koloniebildungsfähigkeit kommt, da der verwendete monoklonale Antikörper 11G7 nicht auf hämatopoetischen Stammzellen exprimiert wird.

Diskussion

Durch die liposomale Verkapselung von Zytostatika ist es möglich transportbedingte Resistenzen [4] zu überwinden und eine bessere Anreicherung hydrophiler Zytostatika in den Tumorzellen zu erreichen [3]. Um eine weitere Steigerung der Tumorselektivität zu erreichen untersuchten wir in-vitro die Effekte von Immunoliposomen, d.h. von Liposomen, die an einen monoklonalen Antikörper gekoppelt sind, der ein tumorassoziiertes Antigen erkennt. Wir konnten zeigen, daß hierdurch eine Steigerung der selektiven Tumorzelltoxizität erreicht werden kann und daß durch diese Anreicherung in den Zielzellen durch Immunoliposomen deutlich geringere Gesamtkonzentrationen an Zytostatika benötigt werden. Eine klinische Anwendung für diese Immunoliposomen wäre die regionale Tumortherapie [1], da hierbei einerseits die systemischen Nebenwirkungen reduziert wären und andererseits der beim liposomalen Ansatz große Verlust durch first-pass Effekte umgangen werden könnte.

Zusammenfassung

Zur Steigerung der selektiven Tumorzelltoxizität wurde Cytosinarabinosid in Liposomen verkapselt. Diese Liposomen wurden anschließend durch eine Säureamidbindung an einen monoklonalen Antikörper, der ein tumorassoziiertes Antigen erkennt, gekoppelt.

Durch diese Immunoliposomen war in-vitro eine Steigerung der Tumorzelltoxizität um den Faktor 100 im Vergleich zu Liposomen möglich. Zudem konnte anhand von Zelliniengemischen ein selektives Targeting durch Immunoliposomen gezeigt werden. Die Knochenmarkstoxizität der Immunoliposomen war moderat, da hämatologische Stammzellen von dem gekoppelten Antikörper nicht erkannt werden.

Summary

Cytosinarabinosid was encapsulated in liposomes. These liposomes were bound to a monoclonal antibody, which detects a tumorassociated antigen.

In-vitro tumorcelltoxicity of the immunoliposomes was enhanced one hundred fold as compared to uncoupled liposomes. In mixtures of cell lines immunoliposomes showed a selective targeting of the cells which expressed the antigen that is detected by the monoclonal antibody. Bone marrow toxicity of the immunoliposomes was moderate since pluripotent stem cells do not express the antigen recognized by the monoclonal antibody.

Literatur

1. Gansauge F, Link KH, Rilinger N, Kunz R, Beger HG (1995) Regionale Chemotherapie beim fortgeschrittenen Pankreaskarzinom. Med. Klinik 90:501–505
2. Gregoriadis G (1990) Immunological adjuvants: a role for liposomes. Immunol Today 11:89–97
3. Gregoriadis G (1973) Drug intrappment in liposomes. FEBS-Lett 36:292–296
4. Kosloski MJ, Rosen F, Milholland RJ, Papahadjopoulos D (1978) Effect of liposome encapsulation of methotrexate on ist chemotherapeutic efficiacy in solid rodent tumors. Cancer Res 38:2848–2853
5. Potkul R, Treat J, Forst D, Woolley G, Delgado G, Rahman A (1989) A phase I/II study of intraperitoneal administered liposome encapsulated doxorubicin. Proc Am Soc Clin Oncol 8:312–316
6. Pike BI, Robinson WA (1970) Human bone marrow colony growth in agar gel. J Cell Physiol, 76:77–84

Dr. Susanne Gansauge, Abteilung Chirurgie I, Universität Ulm, Steinhövelstr. 9, D-89075 Ulm

Prognostische und therapeutische Relevanz von p53-Mutationen in Weichteilsarkomen

Prognostical and therapeutical relevance of p53-mutations in soft tissue sarcomas

P. Würl[1], H. Taubert[2], A. Meye[2], U. Eichfeld[1] und H. Dralle[1]

[1] Klinik für Allgemeinchirurgie, Martin-Luther-Universität Halle, Klinikum Kröllwitz, Ernst-Grube-Straße 40, 06097 Halle
[2] Institut für Pathologische Anatomie, Martin-Luther-Universität Halle, Magdeburger Straße 14, 06097 Halle

Einleitung

Weichteilsarkome (WTS) stellen die Tumorgruppe mit der größten Vielfalt bekannter morphologischer Strukturbilder, auftretender Lokalisationen und möglicher klinischer Verläufe dar [1]. Die exakte Tumorklassifikation gibt trotz verfeinerter histologischer Diagnostik auch unter Berücksichtigung von Tumorlokalisation, Tumorgröße und Patientenalter keine ausreichende Information über Krankheitsverlauf und Prognose sowie notwendige Therapiemodalitäten, weil das biologische Verhalten des Tumors im Einzelfall kein sicheres histomorphologisches Korrelat hat. Molekularbiologische Untersuchungen sind deshalb auch für WTS immer mehr in den Mittelpunkt wissenschaftlichen Interesses gerückt. Mutationen im Tumorsuppressorgen p53 sind in etwa 50% aller Malignome nachweisbar [2]. Durch die Strukturaufklärung der Zentralregion des p53-Proteins (Codon 94-312) konnte die funktionelle Bedeutung unterschiedlicher Mutationen für die Tumorgenese weiter aufgeklärt und die Wichtigkeit exakter Mutationsanalysen unterstrichen werden [3]. Nur etwa 3% aller bekannten Mutationen entfallen auf WTS [2]. Die gefundene Mutationsfrequenz von maximal 20% liegt deutlich unter der der meisten Karzinome [2, 4, 5, 6, 7]. Ursächlich kommt hierfür in WTS eine eventuell häufiger auftretende p53-Inaktivierung durch Komplexierung mit dem mdm2-Genprodukt in Frage [5, 7, 8]. Ziel unserer Arbeit war es innerhalb der bezüglich p53-Mutationen bisher wenig untersuchten WTS an drei unterschiedlichen Entitäten mit abgestuftem Malignitätsgrad (malignes fibröses Histiozytom (MFH), Liposarkom (LS), Leiomyosarkom (LMS)) einen Beitrag zur weiteren Verifikation von p53-Mutationen in WTS zu leisten und dabei zu klären ob es Hinweise auf entitätsspezifische Mutationen gibt und welche klinische Bedeutung nachweisbare Mutationen haben.

Methoden

67 Patienten, bei denen in den zurückliegenden Jahren eine R0-Resektion eines Primärtumors oder Rezidives der Entitäten, MFH (23 Patienten), LMS (23 Patien-

Tabelle 1. Charakterisierung der nachgewiesenen p53-Mutationen. Abkürzungen: Pat. – Patientennummer, P – Primärtumor, R – Rezidiv, M – Metastase, VAT – am Tumor verstorben, Ex – Exon, bp – Basenpaar, AS – Aminosäurerest, Alt – Alteration, Del – Delition, Ts – Transition, Ins – Insertion, Dp – Duplikation, Tv – Transversion, nd – nicht determiniert

Pat.	Proben	Entität	Grad	P/R/M	VAT	Ex	Codon	Alt	bp-Alt	AS-Alt
6	MF 22	MFH	III	P	+	5	177–182	Del	−18	6 AS - Del
19	MF 48	MFH	II	P	lebt	5	176–177	Del	−1	frame-shift
20	MF 10/50	MFH	III/III	M/M	+	8	228	Ts	AGA-GGA	Arg-Gly
27	M 42	LMS	III	P	+	4	106–111	Del	−15	5 AS - Del
31	M 44/45	LMS	II/II	P/M	+	5	158	Ts	CGC-CAC	Arg-His
33	M 6	LMS	III	P	lebt	6	215	Ins	+1	frame-shift
39	M 24/25	LMS	II/II	P/M	+	7	245	Ts	CGC-AGC	Gly-Ser
49	L 56	LS	II	R	+	4	54	Del	−(13−14)	frame-shift
56	L 51	LS	II	P	lebt	5	nd	Dp	+42	Duplikation
62	L 17/18	LS	III/III	R/M	+	7	237	Tv	ATG-ATT	Met-Ile
64	L 11/12	LS	III/III	P/R	+	7	248	Ts	CGG-CAG	Arg-Gln

ten) oder LS (21 Patienten) an unserer Einrichtung erfolgte und bei denen zum Resektionszeitpunkt eine T_1 oder T_2 sowie N_0, M_0 Situation vorlag, wurden in die Untersuchung einbezogen. Von diesen Patienten mit bekanntem klinischen Verlauf kamen formalinfixierte, in Paraffin eingebettete, reklassifizierte Proben retrospektiv zur Untersuchung. Von mehrfach operierten Patienten wurden alle uns vorliegenden Resektate (Rezidive oder Metastasen) einbezogen. Dies ergibt eine Probenanzahl von 30 MFH's (15 Primärtumoren/12 Rezidive/3 Metastasen), 29 LMS (14 Primärtumoren/9 Rezidive/6 Metastasen) und 32 LS (13 Primärtumoren/18 Rezidive/1 Metastase). Die DNA-Isolation erfolgte aus Paraffinschnitten mit einer modifizierten Form der von Wright und Manos 1990 angegebenen Methode [9]. In der PCR wurden die Exone 4–9 für das p53-Gen unter Verwendung der von Mashiyama et al. [10] angegebenen Primer amplifiziert. Für ein Vorscreening auf mögliche p53-Mutationen kam eine nicht-radioaktive SSCP-Analyse mit Silberfärbung zur Anwendung. Die hier auffälligen Proben gelangten nach Durchführung einer zyklischen PCR (fmol-Sequenzierungskit/Fa. Promega) zur nichtradioaktiven Sequenzierung mit denaturierenden Harnstoff-PAA-Gelen (Fa. AT Biochem) und gleichzeitigem blotten auf Nylonmembran (Fa. Tropix) (TE 2000/Fa. Hoefer).

Ergebnisse

Innerhalb der 91 Tumorproben von 67 Patienten konnten bei 16 Proben von 11 Patienten Mutationen (16,4%) im p53-Gen indentifiziert werden (MFH: 4 Proben von 3 Patienten = 13%; LMS: 6 Proben von 4 Patienten = 17,4%; LS: 6 Proben von 4 Patienten = 19,1%). Dies deckt sich mit vorliegenden Daten [2, 4]. Wurde bei einem Patienten eine Mutation identifiziert, war diese in allen Proben nachweisbar (Tabelle 1). Von den gefundenen 11 p53-Mutationen sind bezüglich der Basenpaarveränderung 7 Mutationen bisher in Weichteilsarkomen nicht beschrieben (Patient 6, 19, 20, 49, 56, 62, 64). 10 der 11 Mutationen betreffen die Kerndomäne des Proteins. Mutationen fanden sich nahezu gleich läufig in Grad II und Grad III Tumoren. Hinweise für eine Entitätsspezifität von p53-Mutationen fanden wir ebenso wie eine Beziehungen zur Rezidivrate, zur Tumorgröße oder der Primärtumorlokalisation nicht. Im Nachbeobachtungszeitraum von durchschnittlich 71 Monaten für MFH's, 31 Monaten für LMS und 78 Monaten für LS waren alle Patienten ohne Verschiebung des Leserasters innerhalb von 3 Jahren nach der Primäroperation verstorben. Demgegenüber lebt ein Patient mit einer Deletion (Patient 19), welche auf Grund eines frame-shifts wahrscheinlich nur ein extrem verkürztes und damit funktionsloses p53-Protein zur Folge hat, seit 10 Jahren tumorfrei. Analoges gilt für den Patienten 33 mit einer tumorfreien Überlebenszeit von fast 5 Jahren. Der Tumor des Patienten 56 (Tabelle 1) zeigt eine Duplikation von 42 Basenpaaren die wahrscheinlich zu einem extrem veränderten Protein führt. Trotz eines Rezidives besteht seit über 6 Jahren Tumorfreiheit. Der einzige Patient, der mit einer p53-mutationsbedingten Verschiebung des Leserasters verstorben ist (Patient 49), zeigte insgesamt 2 Rezidive.

530

Zusammenfassung

An Weichteilsarkomen sind Untersuchungen auf p53-Mutationen bisher nur spärlich erfolgt. Die Funktionalität verschiedener p53-Mutationen und deren klinische Relevanz ist noch weitgehend unbekannt. Wir untersuchten retrospektiv 91 WTS der Entitäten MFH, LMS, LS von 67 Patienten mit bekanntem klinischen Verlauf auf p53-Mutationen in den Exonen 4−9 mit einer nicht-radioaktiven PCR-SSCP-Sequenzierungsstrategie. 16 Proben von 11 Patienten zeigten eine Mutation im p53-Gen. Von diesen sind 7 Mutationen für WTS bisher nicht beschrieben. Die Mutationsfrequenz liegt bei 16,4% ohne wesentliche Differenzen zwischen den Entitäten, ohne Hinweise für eine Entitätsspezifität bestimmter Mutationen sowie ohne Beziehung zu Tumorgröße, Rezidivrate, Grading und Lokalisation. Ohne Mutation verstarben 13 von 56 Patienten (22%) im mittleren Nachbeobachtungszeitraum von 61 Monaten. Bei Nachweis einer p53-Mutation im Tumor waren 8 von 11 Patienten bereits 3 Jahre nach Diagnosestellung verstorben (73%). Patienten mit Mutationen ohne Änderung des Leserasters verstarben zu 100% innerhalb von 3 Jahren (7 der 11 Mutationen). Von 4 Patienten mit mutationsbedingter extremer Veränderung des Proteins (z. B. Verkürzung durch Abbruch wegen vorzeitigem Stop-Kodon durch Leserasterverschiebung) ist nur einer verstorben. Hieraus ergeben sich Anhaltspunkte für die Funktionalität bestimmter Mutationen und deren klinische Relevanz.

Summary

Mutational analysis concerns mostly carcinomas and ist not comprehensive for soft tissue sarcomas (STS). The functional importance of different p53 mutations for the clinical out come is still unknown. We investigated retrospective 91 STS's from 67 patients (23 patients with malignant fibrous histiocytoma, 23 with leiomyosarkoma and 21 with liposarcoma) with known clinical follow up for mutations in Exon 4−9 of the p53 gene with a nonradioaktive SSCP analysis and sequencing method. 16 samples from 11 patients showed mutations. That is a frequence of 16,4% without differences between the investigated STS types. We have not found any correlation between the type of p53 mutation and STS type, p53 mutation and grading, localisation, rezidive rate and the tumor size. In the follow up period (average 61 months) the death-rate for patients without mutation was 22% (13 of 56 patients). With p53 mutation it was 73% (8 of 11 patients). Patients with out frame-shift mutation have already died within 3 years after diagnosis (7 of 7 patients). Only one of 4 patients with frame-shift-mutation died within the follow up period. Our results showed the functional relevance of different p53 mutations and there clinical importance.

Literatur

1. Enzinger FM, Weiss SW (1995) Soft tissue tumors, Mosby, St. Louis, S 1−1120
2. Hollstein M, Rice K, Greenblatt MS, Soussi T, Fuchs R, Sorie T (1994) Database of p53 somatic mutations in human tumors and cell lines. Nucl Acids Res 22:3551−3555
3. Cho Y, Gorina S, Jeffrey PD, Pavletich NP (1994) Crystal structure of a p53 tumor suppresor-DNA complex: understanding tumorigenic mutations. Science 265:346−355

4. Cariello NF, Beroud C, Soussi T (1994) Database and software for the analysis of mutations at the human p53 gene. Nucl Acids Res 22:3549–3550

5. Leach FS, Tokino T, Burrell M, Oliner JD, Smith S, Hill DE (1993) P53 mutations and MDM2 amplification in human soft tissue sarcomas. Cancer Res 53:2231–2234

6. Andreassen A, Olyjord T, Hovig E, Holm R, Florenes VA, Nesland JM (1993) P53 abnormalities in different subtypes of human sarcomas. Cancer Res 53:468–471

7. Cordon-Cardo C, Latres E, Drobnjak M, Oliva MR, Pollack D, Woodruff JM (1994) Molecular abnormalities of mdm2 and p53 genes in adult soft tissue sarcomas. Cancer Res 54:794–799

8. Oliner JD, Pietenpol JA, Thiagalingam S, Gyuris J, Kinzler KW, Vogelstein B (1992) Oncoprotein mdm2 conceal s the activation domain of tumour suppressor p53. Nature 362:857–860

9. Wright DK, Manos MM (1990) Sample preparation from paraffin-embedded tissue. In: Innis MA, Gelfant DH, Sninsky JJ, Wight TJ, (Eds.) PCR protocols, Academic Press, San Diego, 153–185

10. Mashiyama S, Murakami Y, Yoshimoto T, Sekiya T, Hayashi K (1991) Detection of p53 gene mutations in human brain tumors by single-strand conformation polymorhism analysis of PCR products. Oncogene 6:1313–1318

Dr. med. P. Würl, Martin-Luther-Universität Halle-Wittenberg, Klinik für Allgemeinchirurgie, Ernst-Grube-Straße 40, D-06097 Halle

Pharmakokinetik von liposomal verkapseltem Carboplatin Vergleich verschiedener lokoregionärer Anwendungen – Eine tierexperimentelle Studie am VX-2 Lebertumor

Pharmacokinetics of liposomal encapsulated carboplatin Comparison of different locoregional administrations – An animal study on the VX-2 liver tumor

G. Berger[1], U. Pohlen[1], R. Reszka[2], M. Lippmann[1], S. Päuser[1] und H.J. Buhr[1]

[1] Chirurgische Klinik, Universitätsklinikum Benjamin Franklin, Hindenburgdamm 30, D-12200 Berlin
[2] MDC, Abteilung Drug Targeting, Robert-Rössle-Str. 10, D-13125 Berlin

Einleitung

Ziel sämtlicher lokoregionärer Therapieformen ist die möglichst hohe Zytostatika-konzentration im Tumor über einen lange Zeitraum bei möglichst geringer sytemischer Belastung. In der vorliegenden Studie sollte untersucht werden, ob nach lokoregionärer Applikation von Carboplatin verkapselt in SUV-PEG (small unilammellar vesicles sterisch stabilisiert mit Polyethylenglycol) – Liposomen mit und ohne Embolisat eine höhere Konzentration im Tumor erzielt wird, als bei der lokoregionären Applikation von unverkapseltem Carboplatin mit und ohne Embolisat. Die Platinkonzentration wurde im Tumor, der Leber, der Milz, den Nieren und im Serum über einen Zeitraum bis zu 72 Stunden mit der Atomabsorptionsspektroskopie (AAS) gemessen.

Material und Methoden

Versuchstierpräparation

Als Versuchstiere dienten männliche Chinchilla-Kaninchen mit einem Gewicht von 2,5 kg. In Allgemeinanaesthesie mit Rompun (Bayer) und Ketanest (Parke Davis) wurde über einen rechtseitigen Rippenbogenrandschnitt die A. hepatioca und die A. gastrica dextra dargestellt und angezügelt. Distale Ligatur der A. gastrica dextra. Proximal davon Arteriotomie der A. gastrica dextra und Implantation des Minikatheters des Portkathetersystems (Implantofix-R-System, B. Braun/Melsungen). Subcutane Plazierung der Portkammer. Subkapsuläre Implantation von $2-4 \cdot 10^6$ vitalen Tumorzellen des VX2-Tumors in den linken Leberlappen mit einer 20 G-Punktionskanüle und Verschluß des Punktionsdefektes mit einem Tropfen Gewebekleber (Histoacryl blau, B. Braun/Melsungen). Zur postoperativen Schmerztherapie erhielten die Tiere 12,5 mg Tramadol (Tramal R, Grünenthal, Stolberg) i.m. und für drei weitere Tage 25 mg Tramadol ins Trinkwasser.

Kontrolle des Tumorwachstums mit Magnetresonanztomographie (MRT)
10 Tage nach Tumorimplantation erfolgte eine Tumorwachstumskontrolle mit der
MRT. Die Messungen erfolgten an einem Bruker Biospec BMT 24/40 mit der Spin-
Echo-Sequenz (TR = 300 ms, TE = 15 ms, FOV = 15 cm, Schichtdicke 5 mm, Anzahl
der Akkumulationen = 2). Bei Tumorgröße > 2 cm wurden die Prüfsubstanzen über
das Portsystem appliziert.

Liposomenpräparation
Carboplatin (10 mg/ml) wurde in SUV-PEG Liposomen der Zusammensetzung
hydriertes Ei-Phosphatidylcholin (HEPC, 50 mg/ml), Cholesterol (CH, 24,8 mg/
ml), und Polyethylenglykol (MPEG-DSPE, 3000, 5,4 mg/ml), molares Verhältnis
(1 : 1 : 0,1) verkapselt. Die Präparation erfolgte durch Vereinigung der in Chloroform
gelösten Lipide (Rundkolben) und anschließende Herstellung eines Lipidfilmes
durch Abdampfen des Lösungsmittels unter Vakuum (Rotationsverdampfer). Durch
Zugabe des in Phosphatpuffer (PBS) gelösten Carboplatins und nachfolgendes
Schütteln (24 h) dispergiert man den Lipidfilm. Die nachfolgende intermittierende
Beschallung (10 × 4 Minuten) der multischichtigen Liposomensuspension führt zur
Entstehung kleiner unilamellarer Vesikel (SUV). Auf die Abtrennung des nichtver-
kapselten Carboplatins wurde verzichtet und das Zytostatikum per HPLC bestimmt.
Die Größenbestimmung dieser Vesikel erfolgte auf Grundlage der quasielastischen
Lichtstreuung am Coulter Counter N 4.

Quantitative Analyse der Gewebekonzentration von Carboplatin mit der AAS
Die in den Reaktionsgefäßen befindlichen Proben wurden zunächst drei mal mit
jeweils 1 ml konzentrierter Salpetersäure (suprapur) vollständig in die Quarzein-
sätze eines Mikrowellenaufschlußsystems (MLS 1200, W. Büchi, Flawil, Schweiz)
gespült und unter Druck bei einer Mikrowellenleistung von 250 – 600 W über
30 Minuten aufgeschlossen. Anschließend wurden die Aufschlußlösungen in gra-
duierte Polyethylengefäße überführt und sofort durch flammenlose Atomabsorption
im Graphitofen analysiert. Dazu wurde ein Atomabsorptionsspektrometer (Typ
4100 ZL, Perkin Elmer) mit automatischem Probengeber, querbeheiztem Graphitofen und Graphitrohren mit integrierter L'vov Plattform verwendet. Die Untersuchung der Proben erfolgte ohne Matrixmodifier bei einer Wellenlänge von
265,1 nm. Die Veraschungstemperatur lag bei 1000 °C, die Atomisierungstempera-
tur bei 2200 °C. Die Bestimmung der Platinkonzentration erfolgte bei allen ausgewählten Probenlösungen gegen eine Bezugskurve von wäßrigen Platinlösungen.
Alle Platin-Konzentrationen wurden in Mikrogramm Carboplatin pro Gramm
Organprobe (Feuchtgewicht) bzw. Milligramm Carboplatin pro Liter untersuchten
Serums umgerechnet.

Therapiegruppen
Die Tiere wurden randomisiert in vier Therapiegruppen a 3 Tiere eingeteilt:
Gruppe 1: lokoregionär 50 mg Carboplatin ohne DSM.
Gruppe 2: lokoregionär 50 mg Carboplatin mit 60 mg DSM.
Gruppe 3: lokoregionär 50 mg Carboplatin verkapselt in SUV-PEG – Liposomen
ohne DSM.
Gruppe 4: lokoregionär 50 mg Caboplatin verkapselt in SUV-PEG – Liposomen mit
60 mg DSM®.

Statistik

Die Einzelmeßwerte für die Gewebskonzentrationen wurden nach dem Mann-Whitney-Test für ungekoppelte Paare analysiert. Dabei sollte geprüft werden, ob sich für Gruppen 2, 3 und 4 jeweils signifikante Unterschiede in der Konzentrationsverteilung im Gewebe von Tumor, Leber, Serum, Nieren und Milz sowie bezüglich der Fläche unter der Konzentrations-Zeit-Kurve (AUC) ergeben im Vergleich zur Gruppe 1 ohne Embolisat. Die Bestimmung der AUC erfolgte nach der Trapezoid-Regel.

Ergebnisse

In Tabelle 1 sind die Ergebnisse der atomabsorptionsspektroskopisch bestimmten Gewebespiegel von Carboplatin für die einzelnen Therapieschemata dargestellt. Folgende Resultate sind abzulesen:

1. Carboplatin lokoregionär + DSM steigert die Carboplatinkonzentration im Tumor um das 12,1fache gegenüber der lokoregionären Therapie mit Carboplatin allein bei über 12 h (p < 0,01).
2. SUV-PEG-Carboplatin-Liposomen lokoregionär *ohne* DSM verabreicht ergibt keinen Tumorkonzentrationsvorteil gegenüber Gruppe 2. Allerdings läßt sich auch noch nach 48 Stunden eine Carboplatinkonzentration in der Liposomengruppe messen, die der nach 4 h in der Gruppe 2 entspricht.
3. SUV-PEG-Carboplatin-Liposomen i. a.+ DSM verabreicht ergibt keinen Tumorkonzentrationsvorteil gegenüber i. a. Carboplatin + DSM in den ersten 30′. Von 2 – 48 h wurden so hohe Konzentrationen wie in keiner anderen Gruppe (p = 0,01) erzielt.
4. Die Leberbelastung in Gruppe 3 war gegenüber Gruppe 1 und 2 nur um den Faktor 1,6 angehoben. Die Carboplatinkonzentrationen im Serum sowie im Nierenparenchym zeigten keine signifikanten Unterschiede.

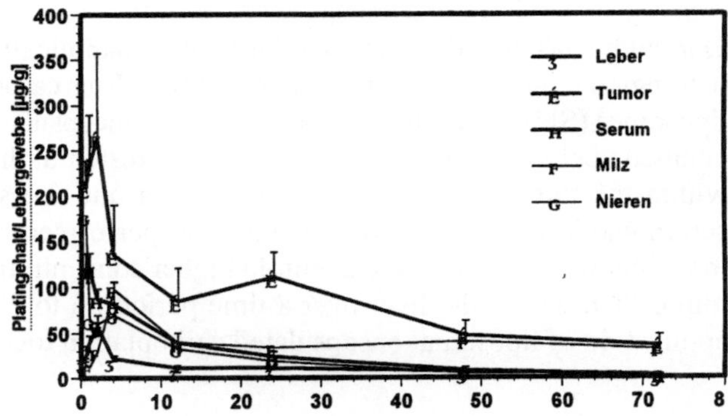

Abb. 1. Platinkonzentration in den verschiedenen Organen nach lokoregionärer Applikation von Carboplatin verkapselt in SUV-PEG-Liposomen zusammen mit dem Embolisat DSM®

Tabelle 1. Ergebnisse der AUC für die Carboplatin-Organkonzentrationsspiegel

Gewebe	Leber	Tumor	Serum	Milz	Nieren
Platinkon- zentration AUC	$M \pm \sigma$ [µg/g · min]	$M \pm \sigma$ [µg/g · min]	$M \pm \sigma$ [µg/l· min]	$M \pm \sigma$ [mg/g· min]	$M \pm \sigma$ [µg/g · min]
Gruppe 1 (ohne Embolisat)	4310,70 ±198,43	4024,50 ±366,30	5028,45 ±765,06	2810,70 ±544,65	23057,70 ±4482,68
Gruppe 2 (DSM)®	6035,60 ±211,16	40035,80 ±3720,57	4232,45 ±407,52	1669,22 ±511,47	18016,85 ±2308,16
Gruppe 3 (SUV- PEG-Liposomen)®	4813,65 ±839,02	3078,15 ±415,47	13748,40 ±2175,15	15715,95 ±277,15	20828,40 ±4224,00
Gruppe 4 (SUV- PEG-Lip.+DSM)®	8624,89 ±1574,77	45429,15 ±14762,37	19798,95 ±3640,95	9280,50 ±4405,35	15144,30 ±3738,75

Zusammenfassung

Am VX2-Lebertumormodell des Kaninchens wurde untersucht, wie sich eine Co-Applikation von DSM® (Spherex) bei einer regionalen Gabe von Carboplatin oder liposomal verkapseltem Carboplatin (SUV-PEG-Liposomen) in die A. hepatica auf die Pharmakokinetik von Carboplatin auswirkt, besonders hinsichtlich der Konzentrationsverteilung im Tumorgewebe über die Zeit im Vergleich zum Lebergewebe sowie die systemische Anreicherung in Serum und Niere. Es zeigte sich, daß bei der lokoregionären Applikation von Carboplatin verkapselt in SUV-PEG-Liposomen zusammen mit dem Embolisat DSM® sich im Tumor eine um das Zehnfache gegenüber dem Lebergewebe gesteigerte Konzentration bis zu einem Zeitraum von 72 Stunden erreichen läßt.

Summary

Our study was aimed at the usefulness of a coapplication of spherex (DSM®) in a locoregional administration of the cytostatic drug carboplatin encapsulated within liposomes (SUV-PEG-liposomes) or without encapsulation concerning the pharmacokinetic behaviour. We were especially interested in the concentration distribution within the tumor in comparison to the liver and the systemic enrichment within serum and kidneys. The experiments were performed on the VX2 tumor model in the rabbit liver. We achieved a tenfold higher concentration of carboplatin within the tumor than within the liver over a time period up to 72 hours with a locoregional application of liposomal encapsulated carboplation together with DSM®.

Dr. Gerd Berger, Universitätsklinikum Benjamin Franklin, Freie Universität Berlin, Abt. für Allgemein-, Gefäß- und Thoraxchirurgie, Hindenburgdamm 30, D-12200 Berlin

Detektion Mamma-Karzinom-spezifischer Proteine aus dem Serum xenotransplantierter Nacktmäuse mittels differentieller zweidimensionaler Elektrophorese

Detection of mamma-carcinoma-specific proteins from the serum of xenotransplantated nude mice by means of differential two-dimensional electrophoresis

T. Vogel[1], A. Dehmel[2], A. Otto[3], I. Fichtner[2], H. Kaisers[1], P.M. Schlag[1]

[1] Robert-Rössle-Klinik für Onkologie, Chirurgie und Chirurgische Onkologie
[2] Max-Delbrück-Centrum für Molekulare Medizin, AG Experimentelle Tumortherapie
[3] Max-Delbrück-Centrum für Molekulare Medizin, AG Proteinchemie

Einleitung

Zweidimensionale Elektrophorese (2-DE) von Proteinen stellt die heute am weitesten entwickelte Methode zur Trennung komplexer Proteingemische dar [1]. In Verbindung mit einer hochempfindlichen Silberfärbung [2] können bis zu 10000 Polypeptidspots in einem Elektrophoresegel aufgetrennt werden. Die 2-DE kann sowohl als analytische Methode mit nachfolgender Analyse des Spotmusters, als auch als micropräparative Methode mit nachfolgender Identifizierung der Spots über Microsequenzierung [3] oder Massenspektrometrie [4] durchgeführt werden. Einem Einsatz dieser Methoden in der routinemäßigen Diagnostik der Serumproteine von Tumorpatienten stehen u.a. folgende Schwierigkeiten entgegen:

1. Interessierende Proteine können außerhalb des elektrophoretisch auftrennbaren Molekulargewichtsbereiches liegen.
2. Proteine können in ihrer Struktur verändert sein, ohne daß eine Änderung der elektrophoretischen Mobilität resultiert.
3. Die Spotposition vieler bekannter, tumorassoziierter Proteinvarianten ist nicht bekannt.
4. Die Proteinmenge in einem interessierenden Spot kann so gering sein, daß eine Identifizierung des Proteins durch Massenspektrometrie oder Sequenzierung nicht möglich ist.
5. Da die Detektion krankheitsassoziierter Polypeptide nur im Vergleich eines krankheitstypischen Spotmusters mit einem „gesunden" Muster möglich ist, ist die Identifikation solcher Proteine durch das Fehlen eines Leermusters, d.h. eines Spotmusters von einem Zeitpunkt vor Krankheitsbeginn, unmöglich.

Prinzipiell sind zwei Arten von Unterschieden zwischen Elektrophoresemustern möglich: 1.) Qualitative Unterschiede, d.h. Unterschiede der elektrophoretischen Mobilität, also eine zwischen den verglichenen Spotmustern veränderte Position eines Spots, und 2.) Quantitative Unterschiede, d.h. Unterschiede in der Spotintensität, bis hin zum vollständigen Fehlen bzw. Neuauftreten eines Spots.

Um diese hochauflösende Methode zur Analyse der Serumproteine von Tumorpatienten einsetzen zu können, und die oben genannten Probleme zumindest teilweise anzugehen, haben wir folgenden Versuchsansatz entwickelt: Die Mamma-Karzinom-Zellinien MCF7 und 4296 werden auf Nacktmäuse transplantiert. Den Tieren wird vor und nach der Transplantation Serum entnommen, mittels zweidimensionaler Elektrophorese untersucht, und die resultierenden Spotmuster miteinander verglichen. Bezüglich der oben genannten Probleme bringt dieser Ansatz folgende Verbesserungen: Zu 2.) Vom Tumor sezernierte Proteine, deren elektrophoretische Mobilität gegenüber dem menschlichen Normaltyp unverändert ist, werden trotzdem im Serummuster der Maus als zusätzliche Spots auffallen. Zu 4.) Selbst wenn die Proteinmenge in einem Spot für eine Identifizierung nicht ausreicht, kann nach dem Tod des Versuchstiers der zugehörige Spot aus dem Tumor selbst isoliert und gegebenenfalls identifiziert werden. Zu 5.) Das Fehlen eines tumorfreien Serums vom Patienten wird durch die Einführung eines Kontrollmusters von Serumproteinen der Maus kompensiert. Es ist allerdings damit zu rechnen, daß in den tumortragenden Seren auch durch den Tumor in der Maus induzierte Proteine auftreten. Diese sind zu identifizieren und von den tumorsezernierten Proteinen getrennt zu betrachten. Auch hierbei kann neben den Sequenzierungstechnikenen die Analyse der Tumore selber wegweisend sein. Als Kontrolle wird bei einer Gruppe von Tieren eine Scheintransplantation durchgeführt. Durch den Vergleich der Spotmuster werden folgende Aussagen möglich: 1.) Wie sehr unterscheiden sich die Muster der einzelnen Mäuse voneinander (Vergleich der Prätransplantationsseren. 2.) Welche Unterschiede treten im Serum einer Maus im Vergleich der Prä- mit dem Posttransplantationsserum auf? 3.) Welche Proteine werden durch den Transplantationsvorgang in der Maus induziert (Vergleich scheintransplantierter mit tatsächlich transplantierten Seren. 4.) Welche Schwankungen im Serumproteinmuster lassen sich finden, die nicht im Zusammenhang mit der Versuchsanordnung stehen?

Material und Methoden

Nacktmäuse und Tumortransplantation: Für die Versuche wurden weibliche Ncr: nu/nu-Mäuse (Germantown, USA) verwendet, die unter sterilen und standardisierten Bedingungen gehalten wurden. Die Mamma-Tumoren MCF-7 (Estrogen-Rezeptor-positiv, NCI, USA) und 4296 (Estrogen-Rezeptor-negativ) wurden unter Radenarkon-Anästhesie s.c. in die linke Flanke von je 5 Mäusen transplantiert. zusätzlich wurden 3 weitere Tiere scheinoperiert. Einen Tag vor bzw. in wöchentlichem Abstand nach Transplantation erfolgte die Blutabnahme aus dem retroorbitalen Venenplexus. Nach Zentrifugation wurde das Serum mit Harnstoff, Dithiothreitol (DTT) und Trägerampholyten 2–4 versetzt, um eine Endkonzentration von 9 M, 7 mM (1,08 % v/v) bzw. 2 % v/v zu erzielen. Pro Fokussierung wurden 4 µl der Probe aufgetragen. Parallel wurde bei allen Tieren die Tumorgröße zweidimensional bestimmt und das entsprechende Tumorvolumen errechnet.

Zweidimensionale Elektrophorese: Die 2-DE wurde nach Klose und Kobalz [1], wie bereits publiziert [7], für 40 cm lange IEF-Gele durchgeführt.

Die Auswertung der Gele erfolgte visuell. Verglichen wurden die Serumproteinmuster scheintransplantierter Mäuse mit denen tatsächlich transplantierter Mäuse, um Einflüsse der Prozedur zu detektieren, sowie die Serumproteine der gleichen Maus vor und nach der Tumortransplantation, um vom Tumor sezernierte bzw. durch den Tumor induzierte Proteine zu detektieren.

Ergebnisse

Insgesamt konnten aus den Seren der Nacktmäuse über 1800 Polypeptidspots aufgetrennt werden. Am ersten Tag nach Transplantation ließ sich dabei sowohl in den transplantierten wie bei einigen der scheintransplantierten Tieren eine Gruppe von 5 Spots in einem Molekulargewichtsbereich von 40 kD und mit pHi 4,3–4,5 neu nachweisen, die nach ersten Ergebnissen das Haptoglobin der Maus repräsentieren. Bereits eine Woche nach Transplantation war die Spotgruppe in den scheintransplantierten Tieren nicht mehr nachweisbar, während sie in den transplantierten Tieren bis zum Tod der Tiere nachweisbar blieb. In nur einem Teil der tumortransplantierten Tiere konnte ein Anstieg der Ig-G 2A C-Kette (MW 66 kD, pHi 6) nachgewiesen werden, wobei eine klare Beziehung zum Zeitpunkt der Blutabnahme oder anderen Parametern unklar blieb. Weiterhin traten in den transplantierten Mäusen 12 zusätzliche Spots auf, die in allen transplantierten Seren nachweisbar waren (s. Abb. 1), aber in keinem der Seren vor Transplantation und in keinem der

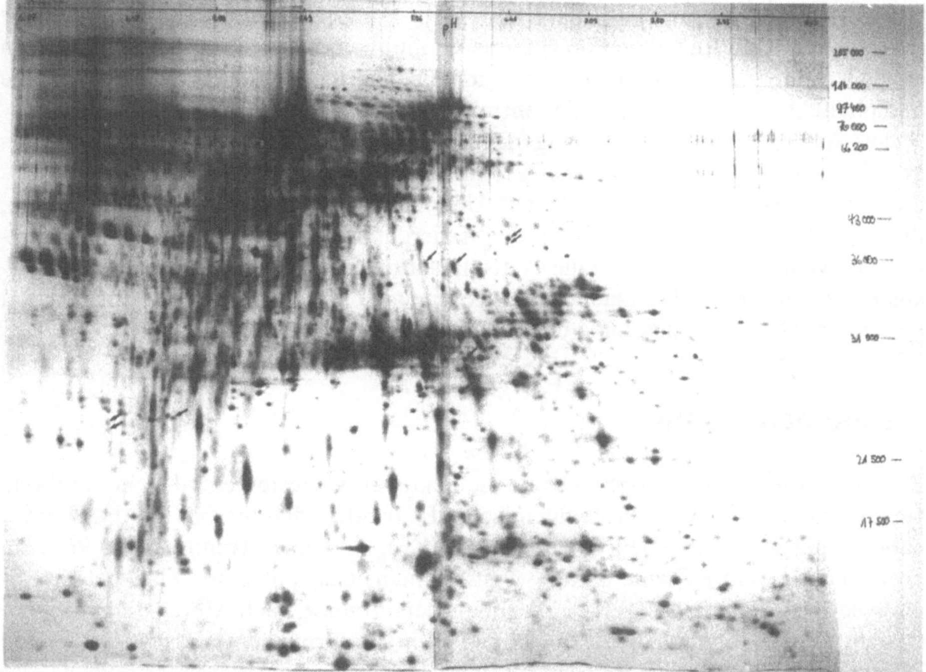

Abb. 1. Zweidimensionale Elektrophorese der Serumproteine von Ncr: nu/nu Nacktmäusen, 7 Tage nach Tumortransplantation von MCF7. Die Pfeile zeigen Spots, die nach der Transplantation neu aufgetreten sind (Gelgröße 34×42,5 cm)

Kontrollseren der scheintransplantierten Tiere nachweisbar waren. Diese lagen im Molekulargewichtsbereich von 21–70 kD und einem pHi-Bereich von 4,4–6,5, eine Identifizierung dieser Spots steht noch aus. Es konnten bislang keine reproduzierbaren Unterschiede zwischen den beiden verschiedenen Tumorzellinien gefunden werden. Zwischen den einzelnen Mäusen fanden sich ebenfalls keine signifikanten Unterschiede. Eine Gruppe von 20 Polypeptidspots zeigt eine erhebliche Schwankungsbreite auch innerhalb eines Individuums, ohne daß eine Verbindung zu der Transplantationsprozedur hergestellt werden konnte.

Diskussion

Die Anzahl von ca. 1800 aufgetrennten Proteinspots überschreitet die in Serumuntersuchungen an Ratten [5] und an Menschen [6] bisher erzielte Auflösung. Dies spricht deutlich für die angewandte Methode, die nach Literaturangaben [1] die höchste bisher in einem Gel aufgetrennte Anzahl von Proteinspots (10000) auflösen kann.

Die Bedeutung des Haptoglobins als Akut-Phase-Protein in der frühen Reaktion auf den Transplantationsvorgang ist bislang nicht klar. Vor allem eine veränderte Glykosilierung des Haptoglobins wurde in einer Reihe von Publikationen [8–10] mit Karzinomen in Verbindung gebracht. Die Tatsache, daß das Haptoglobin in der 2-DE als Spotserie auftritt, spricht dabei deutlich für eine Glykosilierung des Proteins.

Das verstärkte Auftreten von Gamma-Globulinen in den transplantierten Tieren ist als Reaktion auf das Fremdgewebe nicht unerwartet. Unklar ist dabei bislang die uneinheitliche Reaktionsweise der einzelnen Tiere.

Die Anzahl der in den tumortragenden Seren neugefundenen Spots zeigt, daß das gewählte System zur Identifizierung tumor-assoziierter Veränderungen des Serumproteinmusters in der Lage ist. Weitere Untersuchungen müssen jetzt darauf zielen, die gefundenen Spots eindeutig zu identifizieren, und dem Tumor oder einer Reaktion des Mäuseorganismus auf die Transplantation zuzuordnen. Dies schafft die Voraussetzungen für die Untersuchung der gefundenen Proteine aus Patientenseren und eine Korrelation mit Histologie und Krankheitsverlauf.

Zusammenfassung

Zweidimensionale Elektrophorese ist die heute am weitesten entwickelte Methode zur Trennung komplexer Proteingemische. Es handelt sich hierbei um die Kombination einer isoelektrischen Fokussierung (IEF), also einer Trennung der Proteine nach den isoelektrischen Punkten (erste Dimension), mit einer Flachgelelektrophorese (SDS-Page), also einer Trennung der Proteine nach Molekulargewichten (zweite Dimension). Nach Anfärbung werden die Proteine als „Spots" über die Fläche des Elektrophoresegels verteilt sichtbar. Dem Einsatz dieser Methode bei der Analyse der Serumproteine von Tumorpatienten stehen aber noch mehrere Schwierigkeiten entgegen. Hier fällt insbesondere das Fehlen einer Leerprobe von einem Zeitpunkt vor Krankheitsbeginn ins Gewicht. Um dieses Problem anzugehen, haben wir zwei Mamma-Karzinom-Zellinien auf Nacktmäuse transplantiert, und die Elektrophoresemuster der Serumproteine vor Transplantation mit dem Muster der Serumproteine nach Transplantation verglichen. Hierbei fanden sich 12 neu auftretende Proteinspots in einem Molekulargewichtsbereich von 21–70 kD und mit pHi (isoelektrischen Punkten) von 4,4–6,5. Wir konnten somit zeigen, daß die Detektion von, für das tumortragende Serum typischen Proteinen, mit diesem System möglich ist. Dies schafft die Voraussetzungen für die Untersuchung dieser Proteine aus Patientenseren und Korrelation mit Histologie und Krankheitsverlauf. Weiterhin findet zur Zeit die weitere Analyse und Identifizierung der gefundenen Proteinspots statt.

Abstract

Two-dimensional electrophoresis is the most advanced technique for separation of complex protein mixtures. The method represents a combination of isoelectric focusing (IEF), i.e. separation of proteins according to isoelectric points (first dimension), with slab gel electrophoresis (SDS-PAGE), i.e. separation of proteins according to molecular weights (second dimension). After staining the proteins are visible as spots on the gel slab. The use of this method for investigation of serum proteins from tumor patients is restricted by several obstacles. The most prominent problem is the absence of a tumor-free control-serum from the same patient. To overcome this problem we designed the following experiment: Two mamma-carcinoma cell-lines were transplanted onto nude mice. Serum samples were obtained prior to and after transplantation and investigated by two-dimensional electrophoresis. By comparison of the two patterns 12 additional protein-spots with pHi 4.4–6.5 and molecular weights from 21 to 70 kD were detected. It could therefore be shown that the detection of proteins unique to the tumor-bearing serum is possible in this system. This provides the basis for investigation of these proteins from patients serum and for correlation of these proteins with histology and course of disease. Furthermore, analysis and identification of the proteins is currently under way.

Literatur

1. Klose J, Kobalz U (1995) Two-dimensional electrophoresis of proteins: An updated protocol and implications for a functional analysis of the genome. Electrophoresis 16:1034–1059
2. Heukeshoven J, Dernick R (1985) Simplified method for silver staining of proteins in polyacrylamide gels and the mechanism of silver staining. Electrophoresis 6:103–112
3. Eckerskorn C. Jungblut P, Mewes W, Klose J, Lottspeich F (1988) Identification of mouse brain proteins after two-dimensional electrophoresis and electroblotting by microsequence analysis and amino acid composition analysis. Electrophoresis 9:830–838
4. Pappin DJC, Hojrup P, Bleasby AJ (1993) apid identification of proteins by peptide-mass fingerprinting. Curr Biol 3:327–332
5. Yoshida M, Itoh M, Imai T, Tanimoto Y, Sakurabayashi I, Furuya S (1991) Analysis of two-dimensional electrophoretic patterns of proteins obtained from the sera of normal and tumor bearing nude rats. Electrophoresis 12:80–83
6. Hughes GJ, Frutiger S, Paquet N, Ravier F, Pasquali C, Sanchez J-C, James R, Tissot J-D, Bjellquist B, Hochstrasser DF (1992) Plasma protein map: An update by microsequencing. Electrophoresis 13:707–714

7. Vogel T, Klose J (1992) Two-dimensional electrophoretic protein patterns of reciprocal hybrids of the mouse strains DBA and C57 B 1. Biochem Genet 30:649–662
8. Thompson S, Turner GA (1987) Elevated levels of abnormally fucosyslated haptoglobins in cancer sera. Br J Cancer 56:605–610
9. Elg SA, Carson LF, Fowler JM, Twiggs LB, Moradi MM, Ramakrishnan S (1993) Ascites levels of haptoglobin in patients with ovarian cancer. Cancer 71:3938–3941
10. Thompson S, Dargan E, Turner GA (1992) Increased fucosylation and other carbohydrate changes in haptoglobin in ovarian cancer. Cancer Lett 66:43–48

Dr. med. T. Vogel, Robert-Rössle-Klinik für Onkologie, Abteilung Chirurgie und Chirurgische Onkologie, Lindenberger Weg 80, D-13125 Berlin

Lasermammografie der Brustdrüse – Sensitivitätssteigerung durch Hochfrequenzmodulation

Laser mammography of the breast – Sensitivity improvement by high frequency modulation

K. T. Moesta[1], H. Kaisers[1], S. Fantini[2], M. Tönnies[1], M. Kaschke[3] und P. M. Schlag[1]

[1] Robert-Rössle-Klinik am MDC, Virchow-Klinikum, Medizinische Fakultät der Humboldt-Universität, Berlin
[2] Carl Zeiss, Oberkochen, und
[3] Laboratory of Fluorescence Dynamics, University of Illinois, Urbana, IL, USA

Einleitung

Brustkrebs zählt zu den durch Früherkennung vermeidbaren Todesursachen. Dennoch sterben jährlich ca. 10000 Frauen in Deutschland an dieser Erkrankung. Durch Screening mittels Röntgenmammografie wird eine große Zahl gesunder Frauen ionisierender Strahlung ausgesetzt, außerdem ist die diagnostische Wertigkeit der Röntgenmammografie bei Patienten unter 50 Jahren eingeschränkt [1]. Eine ökonomische und gesundheitlich unschädliche Alternative bietet die Transillumination, die jedoch mit bisheriger Technologie eine unzureichende Sensitivität für kleine Tumoren aufweist [2]. Wir stellen erste klinische Ergebnisse mit einem neuen technologischen Ansatz [3] vor, der über die Phasendetektion eines hochfrequent modulierten Lichtstrahles die störende diffuse Lichtstreuung im Gewebe [4] kompensiert.

Material und Methodik

Transilluminationsapparatur:
Ein von zwei Laserdioden erzeugter, kollimierter Laserstrahl mit den Wellenlängen $\lambda_{ROT} = 690$ nm und $\lambda_{IR} = 810$ nm tastet die zwischen zwei planparallelen Glasplatten gelagerte und nur leicht komprimierte Brust rasterförmig ab. Die Intensität der Laserstrahlen ist hochfrequenzmoduliert (λrot = 690, 110008 MHz, NIR = 810 nm, 110010 MHz). Detektionsseitig erlaubt ein Photomultiplier mit Lock-in Verstärkung über heterodyne Detektion die getrennte Erfassung von Absorption und Phase bei beiden Wellenlängen. Aus den Rohdaten für Amplitude und Phase wurden unter Zugrundelegen eines Diffusionsmodelles grafische Darstellungen des Gewebeabsorptionskoeffizienten μ_a sowie eines für Kantenphänomene korrigierten Normierungsfaktors N berechnet. Es resultieren folgende Abbildungen: *AC-Rot:* Amplitudensignal bei 690 nm, *AC-IR:* Amplitudensignal bei 810 nm, μ_a-*Rot:* Gewebeabsorptionskoeffizient μ_a, berechnet aus Amplituden- und Phasensignal bei 690 nm, μ_a-IR: Gewebeabsorptionskoeffizient μ_a bei 810 nm, *N-Rot:* Normierte

Gewebeabsorption [3], berechnet aus Amplituden- und Phasensignal bei 690 nm, *NIR:* Normierte Gewebeabsorption bei 810 nm.

Patienten
Im Zeitraum von 9/94 bis 4/95 wurden 42/46 konsekutiven Patientinnen mit einem zur operativ histologischen Sicherung führenden Herdbefund (43 distinkte Herdbefunde) der mamma präoperativ und ohne vorausgegangene Stanz- oder Feinnadelbiopsie nach schriftlicher Aufklärung und Einwilligung untersucht. 5 Patientinnen lehnten die Untersuchung ab. Es wurden optische Mammografien jeweils in zwei Ebenen analog zur Röntgenmammografie angefertigt.

Auswertung
Diese erfolgte qualitativ. Zur Beurteilung der jeweiligen Abbildungsqualität wurde von zwei Untersuchern entschieden, inwieweit dem mammografisch, sonografisch und/oder klinisch definierten Herdbefund in der optischen Mammografie eine Struktur zugeordnet werden konnte. Dabei wurde für jede Ebene zwischen „nicht sichtbar", „sichtbar" und „deutlich sichtbar" unterschieden. Für eine positive Visualisation eines Herdbefundes mußte die Auswertung der optischen Mammografie zumindest ein „sichtbar" in 2 Ebenen ergeben. Gleichzeitig wurde für μ_a- und N-Bilder beurteilt, ob und wieviele andere Regionen derselben Brust oder der Gegenseite gleich deutliche oder deutlichere Veränderungen aufwiesen, die aber nicht mit einem Herdbefund in der konventionellen Diagnostik übereinstimmten.

Ergebnisse

Für alle Patienten erfolgte eine histologische Sicherung. Bei 30/43 Herdbefunden lag ein maligner Tumor vor (Invasiv duktal: 18, invasiv lobulär: 1, mucinös: 1, medullär: 1, papillär: 2, tubulär: 1, apokrin: 2, DCIS: 1, CLIS: 1). Der Tumordurch-

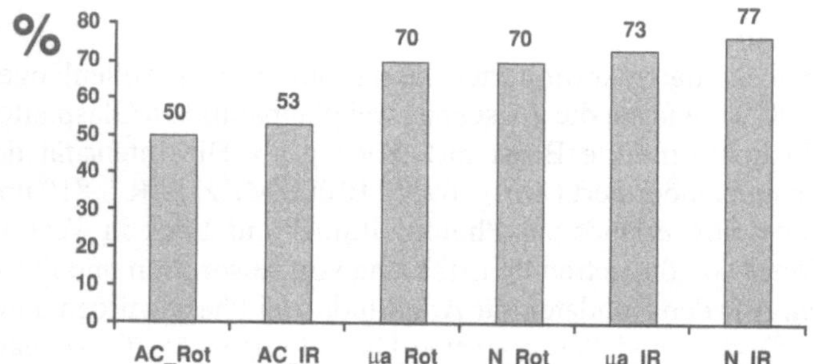

Abb. 1. Anteil In 2 Ebenen darstellbarer Malignombefunde in der optischen Mammografie in Abhängigkeit vom Abbildungsverfahren (AC-Rot: Amplitudensignal bei 690 nm, AC-IR: Amplitudensignal bei 810 nm; μ_a-Rot: Gewebeabsorptionskoeffizient μ_a, berechnet aus Amplituden- und Phasensignal bei 690 nm, μ_a-IR: Gewebeabsorptionskoeffizient μ_a bei 810 nm, N-Rot: Normierte Gewebeabsorption [3], berechnet aus Amplituden- und Phasensignal bei 690 nm, N-IR: Normierte Gewebeabsorption bei 810 nm)

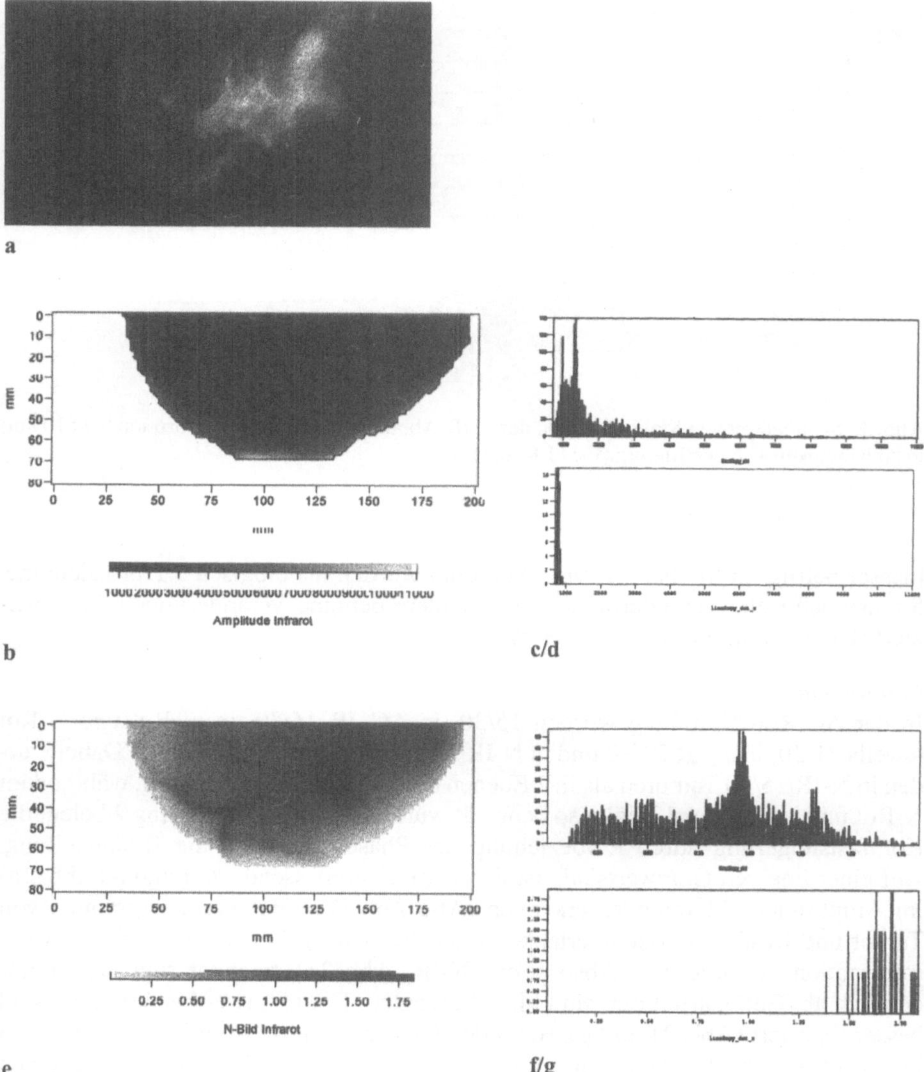

Abb. 2 a – g. a Röntgen-Mammografie einer 51jährigen Patientin mit einem 1 cm durchmessenden invasiv-duktalen Ca der linken Brust bei gleichzeitiger Mastopathie. **b** Licht-Mammografie unter Darstellung der Intensität im Infrarotbereich (Amplitudensignal), **c** Grauwerthistogramm Gesamtbrust und **d** Grauwerthistogramm Tumorareal, **e** Licht-Mammografie unter Darstellung der normierten Absorption N im Infrarotbereich, **f** Grauwerthistogramm N Gesamtbrust, **g** Grauwerthistogramm Tumorareal

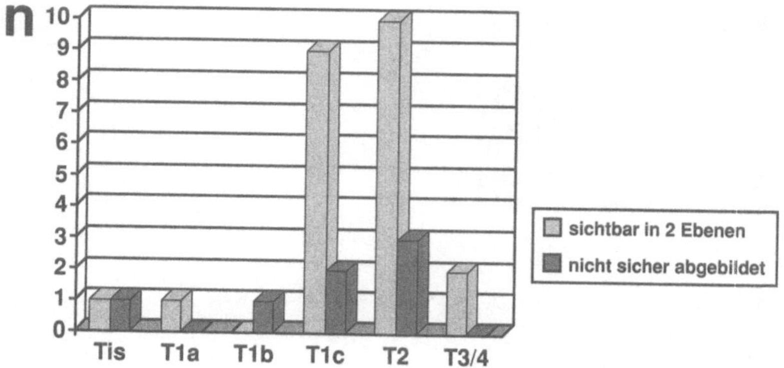

Abb. 3. Sichtbarkeit von Malignomen in der N-IR-Abbildung (normierte Absorption bei 810 nm) in Abhängigkeit von der Tumorgröße (T-Kategorie)

messer betrug im Median 21 mm. Weiterhin wurden histologisch 5 Fibroadenome, 5 mastopathische Veränderungen und 3 andere benigne Veränderungen diagnostiziert (Fadengranulom, Lipom, Zyste).

Malignome

In der AC-Rot-Abbildung wurden 15/30, in AC_IR 16/30, in μ_a-Rot und N-Rot jeweils 21/30, in μ_a-IR 22/30 und in N-IR 23/30 in 2 Ebenen abgebildet. Dabei wurden in N-IR 15/30 Tumoren als in 2 Ebenen deutlich sichtbar eingestuft, während im N-Rot und μ_a-Rot nur 12 Fälle so beurteilt wurden (Abb. 1). Abbildung 2 belegt die Kontraststeigerung durch Einbeziehung des Phasensignals in die Bilderstellung. Auf einer linearen Grauwertskala ist das 1 cm durchmessende Karzinom (Abb. 2a) im Amplitudenbild kaum zu erkennen (Abb. 2b). Die Grauwerthistogramme von Tumor und Restbrustdrüse überlappen (Abb. 2c und d). In der mittels der Phaseninformation „normierten" Absorption (N-IR, Abb. 2e) zeichnet sich der Tumor deutlich ab. Gefäßstrukturen sind klar abgrenzbar. Die Grauwerthistogramme sind besser separiert (Abb. 2f und g). Befunde gleicher diagnostischer Relevanz wurden in μ_a-Rot in 81% der Patienten mit sichtbarem Befund gesehen, für μ_a-IR ergaben sich 74%, für N-Rot 81% und für N-IR 52%. Die T-Kategorie eines Malignoms korrelierte nicht mit seiner Abbildbarkeit im verrechneten Bild, wie Abb. 3 für N-IR verdeutlicht.

Mastopathie

Drei dieser aufgrund konventioneller Diagnostik operationspflichtigen Befunde besaßen in keinem der optischen Bildgebungsverfahren ein Korrelat. Zwei zeichneten sich in einer Ebene ab.

Benigne Tumoren

Keiner dieser Befunde grenzte sich in der Bildgebung deutlich ab. Lediglich ein Fibroadenom war in den Infrarotaufnahmen in 2 Ebenen flau sichtbar.

Diskussion

Die Abbildung des Amplitudensignals (AC) dürfte physikalisch weitgehend die Ergebnisse einer konventionellen, nicht frequenzmodulierten Lasertransillumination widerspiegeln. Unter dieser Annahme ist eine Sensitivität von 53 %, insbesondere in einer nicht blinden Untersuchung vergleichsweise niedrig. In einer schwedischen Multicenterstudie, die eine technologisch wesentlich einfachere Form der Transillumination in Form einer Screeningstudie erprobte, ergab sich immerhin eine Sensitivität von 83 %. Allerdings ist zu bemerken, daß diese Untersuchungen mit einer Art Lichtgriffel in direkter Untersuchung der Patientin stattfanden, während die geschilderte Apparatur nur standardisierte und damit reproduzierbare Untersuchungsebenen zuläßt. Wesentlicher für die Beurteilung der technologischen Neuentwicklung ist daher der Vergleich zwischen den Abbildungen des Amplitudensignals alleine und den aus Amplitude und Phase berechneten Bildern, die das Potential der Hochfrequenzmodulation nutzen. Hierbei resultiert eine deutliche Überlegenheit der berechneten Bilder. Im Vergleich der verschiedenen Berechnungsverfahren zeigt sich die normierte Absorption im Infrarotbereich (N-IR) leicht überlegen. Insbesondere vermindert sich unter Verwendung dieses Berechnungsverfahrens die Anzahl von Befunden gleicher diagnostischer Relevanz in beiden mammae der Patientin. Dies ist im wesentlichen auf eine bessere Differenzierbarkeit von Blutgefäßen und von räumlichen Überkreuzungen derselben zurückzuführen.

Zusammenfassend bietet die Phasendetektion hochfrequenzmodulierten Laserlichts somit eine klinisch anwendbare Verbesserung konventioneller Lasertransilluminationstechnik. Es ist durchaus denkbar, daß das Verfahren durch technologische Weiterentwicklung zum Beispiel im Sinne einer 3D-Rekonstruktion in für Screeningstudien geeignete Sensitivitätsbereiche vorstoßen wird.

Zusammenfassung

42 konsekutive Patientinnen (43 Herdbefunde) mit einem zur operativ histologischen Sicherung führenden Befund wurden präoperativ und ohne vorausgegangene Stanz- oder Feinnadelbiopsie mittels einer hochfrequenzmodulierten Laser-Transilluminationsapparatur untersucht. Aus den Rohdaten für Amplitude und Phase wurden unter Zugrundelegen eines Diffusionsmodelles grafische Darstellungen des Gewebeabsorptionskoeffizienten μ_a sowie einer für Kantenphänomene korrigierten normierten Absorption N berechnet und mit den Ergebnissen der konventionellen Diagnostik verglichen. In konventioneller Absorptionsdarstellung (Amplitudenbild) konnte ein Malignom der Brustdrüse in 15/30 Fällen in 2 Ebenen abgebildet werden. In μ_a und N-Darstellungen gelang dies bei bis zu 23/30 malignen Tumoren. Die Sensitivität korrelierte nicht zur T-Kategorie. Hochfrequenzmodulation erhöht den diagnostischen Wert der Lasertransillumination der weiblichen Brust.

548

Summary

42 consecutive patients presenting with 43 distinct lesions in the breast, all leading to surgery by conventional diagnostics, were examined preoperatively by high-frequency modulated laser transillumination. None of the patients had a prior needle biopsy. The raw data for the amplitude and phase signals was computed to visualise the spatial distribution of the optical attenuation coefficient μ_a and of a normalised attenuation N, mainly corrected for edge-effects. Conventional Absorption imaging, using only the amplitude signal of the received light did demonstrate 15/30 malignant lesions. Calculated images demonstrated up to 23/30 lesions. Sensitivity was not correlated to T-category (size) of the tumour. High frequency modulation improves the diagnostic accuracy of breast trans illumination.

Literatur

1. Peer PGM, Holland R, Hendriks JHCL, Mravunac M, Verbeek ALM (1994), Age-specific effectiveness of the Nijmegen population-based breast cancer screening program. JNCI 86:436–441
2. Alveryd A, Andersson I, Aspegren K, Balldin G, Bjurstam N, Edstöm G, et al. (1990) Light-scanning versus mammography for the detection of breast cancer in screening and clinical practice. Cancer 65:1671–1677
3. Fantini S, Moesta K, Franchesini M, Gaida G, Gratton E, Jess H, Mantulin WW, Seeber M, Schlag PM, Kaschke M (1996) NIR laser frequency domain instrumentation: edge effect corrections and initial clinical results. Med Phys, in press
4. Navarro GA, Profio E (1988) Contrast in the diaphanography of the breast. Med Phys 15:181–187

Dr. med. K. T. Moesta, Abteilung Chirurgie und Chirurgische Onkologie, Robert-Rössle-Klinik am MDC, Virchow-Klinikum, Meidizinische Fakultät der Humboldt-Universität zu Berlin, Lindenberger Weg 80, D-13125 Berlin

Die Portalvenen-Rekonstruktion bei pädiatrischen Leberteiltransplantationen von Lebendspendern*

Portal vein reconstruction in pediatric living related partial liver transplantation

S. Saad[1,2], K. Tanaka[1], H. Okajima[1], H. Troidl[2], K. Ozawa[1] und Y. Yamaoka[1]

[1] Dep. of Surgery, Kyoto University (Japan)
[2] Lehrstuhl f. Chirurgie, Universität Köln, Ostmerheimerstr. 200, 51109 Köln

Der Mangel an geeigneten Spenderorganen für Kleinkinder mit terminalen Leber-erkrankungen hat zum Konzept der Leberteiltransplantation geführt [1, 2]. Die Rekonstruktion der Portalvene ist ein entscheidender Schritt für eine erfolgreiche Lebertransplantation. Bei pädiatrischen Teillebertransplantationen ist die standard-mäßige End-zu-End Rekonstruktion der Portalvene häufig wegen des Gefäßkaliber-unterschiedes zwischen der Erwachsenenteilleber und der Portalvene des Empfän-gers, sowie durch die krankheitsbedingte schlechte Qualität der Portalvene beim Empfänger nicht möglich [3]. Bei Lebendspenden kommt erschwerend hinzu, daß das Material für Veneninterponate beschränkt ist.

Die vorliegende Studie analysiert die angewandten Techniken zur Portalvenen-Rekonstruktion, ihre Häufigkeit und Komplikationen, sowie die Gründe zur Entscheidungsfindung in 110 pädiatrischen Fällen von Leberteiltransplantation bei Lebendspenden.

Patienten und Methode

Seit Juni 1990 wurden 110 Leberteiltransplantationen an Kleinkindern (33 m, 77 w) mit biliärer Atresie durchgeführt. Beim elterlichen Spender (63 Mutter, 47 Väter) wurden eine linksseitige Lobektomie/linkslaterale Segmentomie durchgeführt [4]. Zur Rekonstruktion der Portalvene wurden insgesamt 4 verschiedene Anschlußver-fahren durchgeführt: End-zu-End (E-E) Anastomose von Transplantat-Portalvene zur Empfänger-Portalvene; Transplantat-Portalvene zur Bifurkation (BI) der rechten und linken Portalvene des Empfängers; Transplantat-Portalvene zum Konfluenz (KON) aus Vena mesenterica superior und Vena lienalis des Empfängers ohne oder mit Veneninterponat (VI). Als Veneninterponat diente die linke Vena ovarica (Mut-ter) oder die Vena mesenterica inferior (Vater). Im Empfänger wurde die Leber orthotop implantiert.

---

* Herrn Universitätsprofessor Dr. Wolf Isselhard gewidmet zum 65. Geburtstag.

Ergebnisse

Die Überlebensrate aller Empfänger betrug 86%. Der Durchmesser der Portalvene betrug 4,9±0,2 mm beim Empfänger (bei Kindern <1 Jahr 3,8±0,2 mm), 8,2±0,2 mm am Lebertransplantat und 7,7±0,3 mm für die Veneninterponate. Die Transplantat-Portalvene wurde in 36 Pat. (32%) (E-E), in 27 Pat. (24%) zur (BI), in 16 Pat. (14%) zum (KON) und in 32 Pat. (29%) mit einem (VI) zum Konfluenz anastomosiert. Bei Kindern < 1 Jahr (n=35) konnte nur in 6 Pat. (17%) eine (E-E) Anastomose durchgeführt werden. Postoperative Doppler Flußmessungen in der Portalvene zeigten keine signifikanten Unterschiede zwischen E-E- und VI-Rekonstruktion. Eine postoperative Portalvene-Thrombose trat in 4 Fällen (1 × nach E-E-, 2 × nach BI-, 1 × nach VI-Rekonstruktion) auf. In einem Fall (E-E Anastomose) wurde eine asymptomatische Portalvenen-Stenose 6 Monate postoperativ beobachtet. Bei den Lebendspendern betrug die Mortalität 0%.

Schlußfolgerung

Bei Leberteiltransplantationen an Kindern kann die Portalvene überwiegend nicht standardmäßig End-zu-End rekonstruiert werden. Veneninterponate vom Lebendspender können gefahrlos alternativ verwendet werden, was insbesondere bei Kindern < 1 Jahr oft notwendig ist.

Zusammenfassung

Die chirurgische Rekonstruktion der Portalvene wurde anhand von 110 Fällen von pädiatrischen Leberteiltransplantationen bei Lebendspenden analysiert. Die krankheitsbedingte schlechte Qualität der kindlichen Portalvene sowie die Kaliberdifferenz zwischen der Portalvene des Erwachsenen-Transplantats und der kindlichen Portalvene ließ nur in 32% aller Transplantationen eine standardmäßige End-zu-End Anastomose zu. Bei Kindern unter < 1 Jahr sogar nur in 17% der Fälle. Die Verwendung von Veneninterponaten von Lebendspendern ist ein häufig notwendiges und gefahrloses Alternativverfahren.

Summary

The surgical reconstruction of the portal vein was analysed in 110 pediatric cases, which underwent partial liver transplantation from living parental donors. The quality of the portal vein of the pediatric recipient is often impaired by the underlying disease. Furthermore the portal vein reconstruction is difficult, because of the size difference between the adult's graft portal vein and the recipient's portal vein. Only in 32% of all cases standard end-to-end anastomosis was possible. In children below the age of 1 year standard reconstruction could only be performed in 17% of the cases. The use of portal vein grafts is often necessary and a safe alternative.

Literatur

1. Raia S, Nery JR, Mies S (1989) Liver transplantation from live donors. Lancet 2:497
2. Broelsch CE, Emond JC, Whitington PF, Thistlethwaite JR, Baker AL, Lichtor JL (1990) Application of reduced-size liver transplantations as split grafts, auxiliary orthotopic grafts, and living related segmental transplants. Ann Surg 212:368
3. Tanaka K, Uemoto S, Tokunaga Y et al. (1993) Surgical techniques and innovations in living related liver transplantation. Ann Surg 217:82
4. Yamaoka Y, Ozawa K, Tanaka K et al. (1991) New devices for harvesting a hepatic graft from living donor. Transplantation 52:157

Dr. Stefan Saad, Lehrstuhl f. Chirurgie, Universität Köln, Ostmerheimerstr. 20, D-51109 Köln

Quantifizierung der hepatischen Mikrozirkulation in der Frühphase nach experimenteller Lebertransplantation mittels Thermodiffusion: Charakterisierung des primären Transplantatversagens

Quantification of hepatic microcirculation during experimental liver-transplantation: Characterisation of primary graft nonfunction

Th. Kraus[1], A. Mehrabi[1], B. Osswald[1], M. M. Gebhard[2], G. Otto[1] und E. Klar[1]

[1] Chir. Universitätsklinik Heidelberg
[2] Institut für exp. Chirurgie, Universität Heidelberg

Einleitung

Störungen der hepatischen Mikrozirkulation (MC) in der Frühphase nach Lebertransplantation (OLT) sind multifaktoriell bedingt und zumeist Ausdruck des Konservierungs- und Reperfusionsschadens. Ihre Quantifizierung erscheint von diagnostischem und prognostischem Wert in der Früherkennung und Verlaufsbeobachtung von Transplantat-Dysfunktionen [1, 2]. Die Thermodiffusions-Methodik (TD) ist ein validiertes Meßverfahren zur kontinuierlichen Erfassung der parenchymatösen Leber-MC [3, 4]. Wir testeten erstmals die Praktikabilität der Methodik zur Messung der Leber-MC während experimenteller OLT am Schwein. Zudem sollte die Frage geklärt werden, ob ein Monitoring der hepatischen MC nach Reperfusion eine Frühdiagnose des Transplantatversagens ermöglicht bzw. dieses zu charakterisieren hilft.

Material und Methodik

Transplantationsmodell

Eine OLT erfolgte standardisiert bei 20 Schweine-Paaren (18–27 kg) in ITN (O_2/NO_2-Gemisch, Ketamin 5 g/kg; Fentanyl 0,005 mg/kg). Während der anhepat. Phase kam ein porto-jugulärer Silikon-Shunt zur Anwendung. Die Anastomosen der suprahepatischen V. cava inf. und A. hepatica wurden genäht, zur Anastomosierung der infrahepatischen V. cava inferior und der Vena portae wurde eine Cuff-Technik eingesetzt.

Organkonservierung

UW-Lösung (4 °C) wurde nach Zugabe aller definierten Zusätze verwendet. Das Perfusionsvolumen betrug 1000 ml aortal und zeitversetzt 500 ml portal-venös (jeweils Schwerkraftperfusion mit 1 m Wassersäule) mit Bestimmung der aortalen und portalen Perfusionsdauer. Alle Transplantate wurden in 500 ml UW-Lösung

Tabelle 1. Standardisierung der Untersuchungsbedingungen während Lebertransplantation

	Kalte Ischämie [Stunden]	Warme Ischämie [Minuten]	Anhepat. Phase [Minuten]	OP-Dauer [Minuten]
A:	6,4±0,9	50,6±8,2	54,2±12,6	355±49
B:	7,0±0,9	55,2±10,9	63,0±10,6	355±7

Mittlere Länge ± SD verschiedener Zeitintervalle während experimenteller Lebertransplantation in den Gruppen A und B.

(4 °C) gelagert. Angestrebt wurde eine kalte Ischämiezeit von 6 h. Vor Reperfusion erfolgte ein Rinsing der Leber mit Ringerlösung (28 °C) über die Pfortader.

Untersuchungsgruppen
Unter Berücksichtigung des frühen klinischen Verlaufs nach Reperfusion wurden zwei Versuchsgruppen definiert. Als „überlebende Tiere" (Gruppe A) wurden Tiere bezeichnet, bei denen nach Abschluß der OLT und Wiedereintreten der Spontan-atmung eine Extubation und das Verbringen in die Stallung möglich war. Tiere, die innerhalb von 2 h nach portaler Reperfusion verstarben wurden als „Nicht-über-lebende" definiert (Tabelle 1). Tiere mit chirurgischen Komplikationen und schon vor der Reperfusion verstorbene Tiere wurden ausgeschlossen.

Untersuchungsphasen
Zur Standardisierung der Meßzeitpunkte wurden Phasen definiert, welche physiolo-gisch distinkte Intervalle der OLT charakterisieren. Phase *A:* Unmittelbar nach Laparotomie; *B:* 5 min nach portaler Reperfusion; *C:* 60 – 90 min nach portaler Reperfusion bzw. nach arterieller Reperfusion.

Hämodynamische Untersuchungsgrößen
Eine Quantifizierung des Blutflusses in V. portae (PVF) und A. hepatica (HAF) erfolgte mittels Doppler-Flußmeßköpfen (Transsonic Inc., Ithaca; USA). Die hepa-tische MC wurde mittels Thermodiffusions-Elektroden erfaßt (Thermal Techno-logies. Inc., Cambridge MA; USA). Zudem wurden Parameter der systemischen Zirkulation (mittlerer arterieller Blutdruck (MAP), Herzfrequenz (HR) und zentral-venöser Druck (ZVD) gemessen. Die TD-Sonde verblieb während der Konser-vierungsphase fixiert im Transplantat und wurde an unveränderter Stelle übertragen. Als Implantationsort wurde der mediane linke Leberlappen gewählt. Bei überleben-den Tieren verblieb die Sonde bis zum 8. postop. Tag. Lebergewichtsmessungen erfolgten nach Explantation auf einer Feinwaage zur Umrechnung der in A. hepati-ca/V. portae gemessenen Flußwerte in die Einheit ml/100 g Lebergewebe/min. Dies ermöglichte den Vergleich mit TD-Daten und die Berechnung der intrahepatischen Shuntfraktion.

Statistik
Die Angabe der Ergebnisse erfolgt als Mittelwerte ± SD. Zum statistischen Ver-gleich zwischen den Gruppen bzw. der Meßwerte im Verlauf nach Reperfusion wurde der Wilcoxon bzw. Mann Whitney-U-Test; verwendet. Eine einfache Regres-

sionsanalyse zwischen PVF/HAF- und TD-Werten wurde durchgeführt. p-Werte < 0,05 wurden als signifikant gewertet.

Ergebnisse

Überleben nach OLT
5 Tiere wurden wegen chirurgischer Probleme primär aus der Studie ausgeschlossen. 8 von 15 Tieren (53%) überlebten die OLT (Gruppe A). 7 Tiere verstarben innerhalb von 2 h nach portaler Reperfusion (Gruppe B), hämodynamisch charakterisiert durch eine nach Reperfusion langsam einsetzende, jedoch progrediente kardiale Instabilität mit sekundärer systemischer Hypotonie. Hinsichtlich der Untersuchungsbedingungen waren beide Studiengruppen vergleichbar (Tabelle 1).

Postischämische Hämodynamik
Nach portaler Reperfusion wurde gegenüber den Ausgangswerten, bei noch vergleichbarer Makrozirkulation, in beiden Gruppen eine Reduktion der hepatischen MC (TD) und des trans-hepatischen Blutflusses (HAF + PVF) sowie eine Zunahme der intrahepatischen Shuntfraktion festgestellt. Die postischämische Minderung der hepatischen MC sowie die Shuntfraktion war bei nicht überlebenden Tieren signifikant stärker ausgeprägt als bei überlebenden Tieren. TD-Meßwerte korrelierten in allen Phasen mit dem Lebergesamtblutfluß (Tabelle 2). Im weiteren postop. Verlauf wurden folgende TD-Werte bei den überlebenden Tieren gemessen: 1. Tag: 57 ± 18;

Tabelle 1. Hämodynamik nach Reperfusion der Lebertransplantate

	Phase A	Phase B	Phase C	
Überlebende Tiere				
MC-Leberperfusion (TD)	84 ± 19	68 ± 19	62 ± 14	[ml/100 g/min]
HAF	149 ± 53	–	56 ± 49	[ml/min]
HAF+ PVF	759 ± 197	394 ± 136	350 ± 145	[ml/min]
Art. Mitteldruck (MAP)	90 ± 13	48 ± 8	49 ± 7	[mmHg]
Herzfrequenz	103 ± 36	139 ± 32	157 ± 23	[1/min]
ZVD	$6,6 \pm 2,3$	$7,4 \pm 2,6$	$7,5 \pm 5,9$	[mmH$_2$O]
Intrahep. Shuntfraktion	11 ± 2	17 ± 4	17 ± 9	[%]
Nicht-überlebende Tiere				
MC-Leberperfusion (TD)	78 ± 12	$45 \pm 7*$	$40 \pm 0,7*$	[ml/100 g/min]
HAF	123 ± 81	–	$15 \pm 11*$	[ml/min]
HAF+ PVF	633 ± 82	$215 \pm 149*$	$145 \pm 98*$	[ml/min]
Art. Mitteldruck (MAP)	86 ± 8	47 ± 13	$35 \pm 6*$	[mmHg]
Herzfrequenz	95 ± 11	118 ± 38	128 ± 46	[1/min]
ZVD	$7,5 \pm 3,3$	$8,5 \pm 4,3$	$7,2 \pm 4,7$	[mmH$_2$O]
Intrahep. Shuntfraktion	11 ± 4	$21 \pm 4*$	$54 \pm 31*$	[%]

Hämodynamik bei Überlebenden und nicht-überlebenden Tieren während Lebertransplantation. (* = $p < 0,05$ bei Vergleich zwischen Gruppen A-B/C), Korrelation zwischen (HAF + PVF) und Leberperfusion (TD): $r = 0,7$; $p = 0,002$. (HAF: Fluß in A. hepatica; PVF: Fluß in Pfortader; HAV + PVF: Transhepatischer Gesamtfluß).

2. Tag: 54 ± 14; 3. Tag: 59 ± 10; 4. Tag: 63 ± 18; 5. Tag: 66 ± 23; 6. Tag: 76 ± 20; 7. Tag: 85 ± 13; 8. Tag: 77 ± 23 [ml/100 g/min].

Schlußfolgerungen und Diskussion

Die TD-Methodik erlaubt eine valide Erfassung der hepatischen MC während experimenteller OLT. Die mittels TD gemessene Leberperfusion nach OLT beim Schwein ist vergleichbar mit früher publizierten Meßwerten anderer Meßverfahren [5, 6]. Nach Reperfusion wird bei eine deutliche Störung der hepatischen MC mit hohen intrahepatischen Shuntanteilen beobachtet. Die postischämische Minderung der hepatischen MC sowie die Shuntfraktion war bei nicht überlebenden Tieren, trotz temporär noch vergleichbarer Makrozirkulation signifikant höher ausgeprägt als bei überlebenden. Trotz Abfall des MAP ist die Reduktion der Leberperfusion somit nicht nur ein Epiphänomen der Makrohämodynamik, da die Shuntfraktion signifikant ansteigt. Die Quantifizierung der hepatischen Mikrozirkulation und der Shuntdurchblutung während der frühen Reperfusionsphase mittels TD könnte möglicherweise eine Bedeutung für die Prädiktion der frühen Transplantatfunktion bzw. zur Charakterisierung des klinischen Verlaufs nach OLT bekommen.

Zusammenfassung

Die Lebermikrozirkulation wurde mittels Thermodiffusion (TD) in der frühen Reperfusionsphase nach experimenteller Lebertransplantation am Schwein quantifiziert. Die TD-Methodik erwies sich als praktikables Verfahren zur MC-Bestimmung in der experimentellen Situation. Mit der Methode gemessene Flußdaten waren vergleichbar mit früher publizierten Ergebnissen anderer Meßmethoden. Nach Rerperfusion des Transplantates zeigte sich eine anhaltend gestörte Mikrozirkulation. Das intrahepatische Shuntvolumen war bei Tieren, welche innerhalb von 2 Stunden nach Reperfusion verstarben deutlich erhöht.

Summary

Hepatic microcirculation (MC) was measured with thermodiffusion (TD) during the early phases after liver graft reperfusion in a porcine model. TD proved to be effective for measurement of MC. Data were comparable to flow data obtained with other methods, previously published. After graft reperfusion a persisting disturbance of hepatic MC was observed. Intra-hepatic shunt-flow was more pronounced in animals, which died within 2 hours after reperfusion. Quantification of hepatic MC in the early period after reperfusion could be of help for estimation of early graft function after OLT.

Literatur

1. Otto G, Roder F, Wolf H (1983) Beeinträchtigung hämodynamischer Parameter der Leber durch Konservierung. Z Exp Chir Transplant Künstliche Organe 16:27–32
2. Manner M, Senninger N, Post S, Hofmann W, Otto G. (1990) Mikrozirkulation – limitierender Faktor der Organkonservierung nach Lebertransplantation. Langenbecks Arch Chir Suppl Chir Forum: 369–372
3. Klar E, Kraus Th, Bleyl W, Newman W, Bowman F, v. Kummer R, Otto G, Herfarth Ch (1995) Thermodiffusion as a novel method for continous monitoring of the hepatic microcirculation after liver transplantation. Transplant Proc 27 (5):2610–2612
4. Klar E, Kraus Th, Bleyl J, Newman W, v. Kummer R, Otto G, Herfarth Ch. (1994) Validierung der Thermodiffusion zur Früherkennung von Gefäßverschlüssen nach Lebertransplantation. Ztschr Gastroenterol 32:60
5. Manner M, Senninger N, Post S, Thies J, Moesta T, Otto G (1991) Intrahepatic shunt predicts graft function after liver transplantation in pigs. In: Engemann R, Havelmann H (eds.) Experimental and clinical liver transplantation. Elsevier Science Publishers 83–86
6. Hoefs JC, Reynolds TB, Pare P, Sakimura I (1984) A new method for the measurement of intrahepatic shunts. J Lab Clin Med 103:1394–1399

Dr. Thomas Kraus, Chir. Univ. Klinik Heidelberg; INF 110, D-69120 Heidelberg

Optimierung der Transplantatkonservierung durch kombinierte Behandlung des Spenders mit Prostacyclin und Therapie des Empfängers mit Enalapril in einem Modell orthotoper Lebertransplantation an der Ratte

Improvement of liver preservation by combination of donor pretreatment with prostacyclin and recipient therapy with enalapril in a model of orthotopic rat liver transplantation

M. Anthuber[1], S. Farkas[2], M. Rihl[2], M.D. Menger[3], F.W. Schildberg[4], K.-W Jauch[1] und K. Meßmer[2]

[1] Klinik und Poliklinik für Chirurgie, Universität Regensburg
[2] Institut für Chirurgische Forschung, Klinikum Großhadern, LMU München
[3] Institut für Klinisch-Experimentelle Chirurgie, Universität des Saarlandes, Homburg/Saar
[4] Chirurgische Klinik und Poliklinik, Klinikum Großhadern, LMU München

Einleitung

Organkonservierung, nach heutigem Verständnis, umfaßt mehr als nur die alleinige Perfusion mit einer geeigneten, eisgekühlten Konservierungslösung. Moderne Konservierungskonzepte beinhalten therapeutische Interventionen bereits beim Spender im Sinne der Konditionierung sowie Maßnahmen beim Empfänger zur Reduktion reperfusionsbedingter Schäden. Zur Vorbehandlung von Organspendern werden vor allem vasodilatierende Pharmaka verwendet, zur Behandlung des Empfängers kommen überwiegend Substanzen zum Einsatz, die toxische Sauerstoffradikale inaktivieren [1–4]. Für die Vorbehandlung des Spenders mit einem Bolus des Prostaglandin I_2-Analogons Epoprostenol wurden in einer retrospektiven Studie protektive Effekte nachgewiesen [5]. Experimentelle und klinische Untersuchungen zum Einfluß von Angiotension-converting-enzyme(ACE)-Hemmer auf myokardiale Ischämie/Reperfusionsschäden haben ebenfalls eindeutig protektive Wirkungen ergeben [6, 7]. Basierend auf diesen Ergebnissen und eigenen, früheren Studien, wurde beim Modell der syngenen Lebertransplantation (LTx) an der Ratte mit Hilfe der Intravitalmikroskopie (IVM) und Analyse funktioneller Parameter geprüft, inwieweit durch Kombination aus Spender-Bolusvorbehandlung mit Epoprostenol (PGI_2) und Behandlung des Empfängers mit dem ACE-Hemmer Enalapril die Transplantatkonservierung verbessert werden kann.

Material und Methodik

In Ätherinhalationsnarkose wurde an männlichen Lewis-Ratten eine orthotope LTx mit Arterialisation durchgeführt. Die Konservierung der Spenderleber erfolgte mit UW-Lösung, die Konservierungszeit betrug 24 Stunden, die Reperfusion erfolgte simultan arteriell und portalvenös. Es wurden zwei Versuchsgruppen verglichen.

1. LTx-Gruppe (n = 10); LTx ohne Spender/Empfängerbehandlung; 2. LTx/PGI$_2$ + ENa (n = 6); Bolus PGI$_2$ iv. (50 µg) beim Spendertier, Enalapril iv. (0,1 mg/kg/h) beginnend 5 min vor Reperfusion bis Versuchsende beim Empfängertier. Nach Reperfusion und hämodynamischer Stabilisierung wurde der linke Leberlappen für die IVM ausgelagert. Nach Fluoreszenz-Doppelfärbung mit Natriumfluoreszein (2 µmol/kg) und Rhodamin 6G (0,1 µmol/kg) zur Markierung der Hepatozyten bzw. der Leukozyten, wurde die folgenden Zielparameter bestimmt: 1. Sinusoidale Perfusionsrate: definiert als der prozentuale Anteil perfundierter Sinusoide an der Gesamtzahl aller sichtbaren Sinusoide in einem umschriebenen azinären Areal (%). 2. permanente Leukozytenadhärenz in Sinusoiden und postsinusoidalen Venolen („Sticker"), angegeben als Anzahl adherierender Leukozyten pro Leberlobulus bzw. pro mm^2-Endotheloberfläche während 20 Sekunden in 10 zufällig ausgewählten Azini und postsinusoidalen Venolen. Als Funktionsparameter wurde die Galleproduktion (g/100 g Leber/h) gemessen; die Serumaktivitäten von GOT und GPT (U/L) dienten als Marker für den hepatozellulären Schaden.

Ergebnisse

Die sinusoidale Perfusion fand sich nach Kombinationstherapie signifikant verbessert (94,0 % ± 0,4 MW ±SEM vs. 75,3 % ± 3,8; p = 0,001). Die permanente Leukozytenadhärenz in den Leberobuli (21,5/Lobulus ± 2,8 vs. 59,2 ± 2,1; p = 0,001) und in den postsinusoidalen Venolen (12,4/mm^2 ± 4,7 vs. 110,3 ± 18,1; p = 0,001) wurde durch Therapie deutlich reduziert. Parallel dazu waren sowohl die Galleproduktion in der Behandlungsgruppe signifikant gesteigert (4,89 ± 0,54 g/100 g/h vs. 0,43 ± 0,18; p = 0,001) als auch die Serumaktivitäten der Transaminasen deutlich reduziert (GOT: 393 ± 73 U/L vs. 1853 ± 369, p = 0,003; GPT: 573 ± 63 vs. 2315 ± 248 p = 0,001).

Diskussion

Die Transplantatfunktion nach LTx ist abhängig von der primären Organqualität, die allein durch Spenderfaktoren determiniert wird, und vom Ausmaß unvermeidbarer Organschäden, welche durch die Explantation, kalte und warme Ischämie sowie Reperfusion verursacht werden. Organprotektive Maßnahmen müssen deshalb mit der Hirntoddiagnose und der Einwilligung zur Organspende beginnen und in adäquater Form bis in die Phase der Reperfusion fortgesetzt werden. Schlüsselfaktoren sind die Aufrechterhaltung der Homöostase und eine atraumatische Explantationstechnik mit dem Ziel Vasospasmen zu vermeiden, die einerseits die nutritive Perfusion beeinträchtigen, andererseits den Fluß der eiskalten Konservierungslösung behindern. In Analogie zu Vorschlägen von Belzer, durch Gabe von α-Blockern den agonalen Vasospasmus zu durchbrechen, wurde in neuerer Zeit das PGI$_2$-Analogon Epoprostenol als Bolus unmittelbar vor Perfusion eingesetzt, welches zusätzlich auch antiaggregatorische und hepatoprotektive Eigenschaften besitzt [5, 8].

ACE-Hemmer haben in verschiedenen Modellen myokardialer Ischämie protektive Eigenschaften bewiesen, in Zusammenhang mit Leberischämie sind sie noch nicht geprüft worden. In Abhängigkeit von ihrer molekularen Struktur werden neben vasodilatierenden Eigenschaften auch die Fähigkeit zur Inaktivierung reaktiver Sauerstoffspezies als vorteilhaft eingeschätzt. Darüber hinaus stimulieren sie indirekt durch Hemmung des Bradykininabbaus die endotheliale Prostacyclinsynthese.

Die in früheren Untersuchungen beobachteten günstigen Effekte bei alleiniger Therapie des Spenders oder des Empfängers, konnten in der vorliegenden Studie durch Kombinationsbehandlung gesteigert werden. Die durch Bolusvorbehandlung erzielbare Zytoprotektion wird vermutlich direkt durch hepatoprotektive Effekte und indirekt durch maximale Gafäßweitstellung und Vermeidung von Mikrothrombosen vermittelt. Dadurch wird die rasche und homogene Verteilung der hochviskösen UW-Lösung innerhalb der Leber begünstigt, die nach Blumhardt et al. [9] von kritischer Bedeutung für die Organprotektion ist. Da der verwendete ACE-Hemmer Enalapril keine Sulfhydrylgruppe wie zum Beispiel das Captopril, besitzt [10], kann seine positive Wirkung nur durch Vasodilatation bzw. die bradykininabhängigen Reaktionen bedingt sein, oder aber er beruht auf bisher unbekannten, eigenständigen hepatoprotektiven Wirkungen.

Aus den Ergebnissen ergibt sich für die klinische Lebertransplantation ein neuer, interessanter Ansatz zur Begrenzung des Ischämie/Reperfusionsschadens. Die Übertragung in klinische Konzepte erscheint vor allem auch deshalb attraktiv, weil Enalapril, als in der Therapie des Hypertonus und der Herzinsuffizienz etabliertes Pharmakon, problemlos klinisch eingesetzt werden kann.

Zusammenfassung

In einem Modell syngener, orthotoper Lebertransplantation an der Ratte konnte nachgewiesen werden, daß sich durch Spendervorbehandlung mit einem Epoprostenol-Bolus in Kombination mit Enalapril-Therapie des Empfängers in der Reperfusionsphase die Leberkonservierung verbessern läßt.

Summary

In a model of syngeneic rat liver transplantation we could demonstrate that donor pretreatment with a epoprostenol bolus in combination with enalapril therapy of the recipient during reperfusion is effective in improving liver preservation.

Literatur

1. D'Alessandro AM, Stratta RJ, Southard JH, Kalayoglu M, Belzer FO (1989) Agonal hepatic arterial vasospasm. Surg Gynecol Obstet 169:324–328
2. Belzer FO, Reed TW, Pryor JP, Lountz SL, Dunphy JE (1970) Cause of renal injury in kidneys obtained from cadaver donors. Surg Gynecol Obstet 130:467–477
3. Lemmens HP, Schoen MR, Blumhardt G, Filler D, Brandau O, Meissler M, Baer P, von Baehr R, Neuhaus P (1993) Influence of SOD, catalase, and epoprostenol on 24-hour liver preservation in pigs. Transplant Proc 25:2549–2553

4. Steininger R, Muhlbacher F, Rauhs R, Roth E, Bursch W (1988) Protective effect of PGI2 and diltiazem on liver ischemia and reperfusion in pigs. Transplant Proc 20:999–1002
5. Klein M, Wisinger O, Schmidt K, Scheele J (1994) Der Einfluß einer systemischen Prostazyklinapplikation bei der Organentnahme auf die biochemische Enzymaktivität und das Reperfusionsverhalten nach LTX. Z Gastroenterol (Abstrakt) 32:318
6. Zughaib ME, Sun JZ, Bolli R (1993) Effect of angiotensin-converting enzyme inhibitors on myocardial ischemia/reperfusion injury: an overview. Basic Res Cardiol 88:155–167
7. ISIS-4 (Fourth International Study of Infarct Survival) Collaborative Group (1995) A randomised factorial trial assessing early oral captopril, oral mononitrate, and intravenous magnesium sulphate in 58050 patients with suspected acute myocardial infarction. Lancet 345:669–685
8. Quiroga J, Prieto J (1993) Liver cytoprotection by prostaglandins. Pharmacol Ther 58:67–91
9. Blumhardt G, Lemmens P, Topalidis T, Meissler M, Baer P, Steffen R, Schon M, Mueller C, Neuhaus P (1993) Increased flow rate of preservation solution in the hepatic artery during organ preservation can improve postischemic liver function. Transplant Proc 25:2540–2542
10. Chopra M, Scott N, McMurray J, McLay J, Bridges A, Smith WE, Belch JJ (1989) Captopril: a free radical scavenger. Br J Clin Pharmacol 27:396–399

Dr. Matthias Anthuber, Klinik und Poliklinik für Chirurgie, Universität Regensburg, D-93042 Regensburg

Exocrines Gewebe beeinträchtigt die Vaskularisierung transplantierter Langerhans Inseln

Exocrine tissue alters the process of vascularization of freely transplanted islets of Langerhans

M. Heuser, B. Wolf, B. Vollmar und M. D. Menger

Institut für Klinisch-Experimentelle Chirurgie, Universität des Saarlandes, Homburg/Saar

Einleitung

Diabetes mellitus Typ I stellt ein Krankheitsbild dar, welches bis heute nur unzureichend therapiert werden kann, da eine kurative Behandlungsstrategie nicht zur Verfügung steht. Dabei sind die auftretenden Folgeerkrankungen wie Makroangiopathie, Polyneuropathie und Retinopathie von erheblicher klinisch-chirurgischer und sozialmedizinischer Bedeutung. Mit der freien Transplantation Langerhans'scher Inseln bietet sich durch Substitution des destruierten insulinproduzierenden Gewebes eine Möglichkeit zur kurativen Therapie des Diabetes mellitus Typ I [1]. Typische Transplantationsorte sind der Peritonealraum, die Leber via portales Gefäßsystem, der Skelettmuskel oder die Subkutis [2]. Methoden zur Isolierung Langerhans'scher Inseln aus dem Pankreas bedienen sich üblicherweise der Kollagenase-Digestionstechnik, wobei eine vollständige Reinigung der Inseln von exocrinem Gewebe nur selten erreicht wird. Inwieweit das an isolierten Inseln adhärente exocrine Gewebe die endocrine Transplantatfunktion beeinträchtigt, wird kontrovers diskutiert [3]. Dabei ist nicht geklärt, inwieweit durch das verbleibende exocrine Gewebe die Vaskularisierung der Inseltransplantate, welche für die Transplantatfunktion von entscheidender Bedeutung ist, beeinflußt wird. Es war daher Ziel der vorliegenden Studie, den Einfluß von exocrinem Pankreasgewebe auf die Vaskularisierung freier Inseltransplantate zu untersuchen.

Material und Methoden

Inselpräparation
Langerhans'sche Inseln wurden nach einer modifizierten Kollagenasedigestionstechnik durch perduktale Distension des Pankreas und anschließende mechanische Desintegration vom Syrischen Goldhamster (60–80 g) isoliert [4]. Dabei wurde die Kollagenasekonzentration und die mechanische Zerkleinerung des Pankreas soweit reduziert, daß neben völlig von exocrinem Gewebe getrennten Inseln eine große Anzahl von teilweise oder ganz von exocrinem Gewebe umgebenen Inseln vorlag. Anschließend wurden die Inseln mit Neutralrot gefärbt.

564

Transplantations-Modell
Für die Transplantation wurde das Modell der Hamster-Rückenhaut-Kammer
gewählt [5]. In Pentobarbital-Narkose (50 mg/kg Körpergewicht) wurde die
Rückenhaut Syrischer Goldhamster (n = 18) zwischen zwei spiegelbildlich gefertig-
te Titanrahmen „sandwich-artig" plaziert und die dem Beobachtungsfenster der
Kammer zugewandte Haut sowie der Musculus retractor in einem Bereich von etwa
15 mm Durchmesser mikrochirurgisch entfernt. Die verbleibenden Gewebeschichten (Hautmuskel, Subkutangewebe und Epidermis) wurden mit einem abnehmbaren
Deckglas geschützt. Die Kammer wurde 2 – 3 Tage vor der Transplantation der
Langerhans'schen Inseln präpariert, um Effekte des chirurgischen Maneuvers und
der Narkose auf die Vaskularisierung des Transplantats zu vermeiden.

Transplantation
Nach Abnehmen des Deckglases wurden partiell (N = 24) bzw. vollständig (N = 19)
von exocrinem Gewebe umgebene syngene Langerhans'sche Inseln ca. 2 Stunden
nach Isolierung in die Rückenhautkammern (n = 9) transplantiert. Syngene Transplantate, bestehend aus frei isolierten Inseln ohne exocrines Gewebe (N = 72; n = 9),
dienten zur Kontrolle.

Intravitale Fluoreszenzmikroskopie
Nach der Transplantation wurde die Lokalisation der Inseln in der Kammer mit
Hilfe eines computergesteuerten Schrittmotorsystems analysiert und gespeichert
und die Transplantate mit Hilfe einer Restlicht-Video-Kamera über die Fluoreszenz
der Neutralrot-Färbung für die anschließende „off-line"-Auswertung dokumentiert.
Zur Beurteilung der Vaskularisierung der Inseln folgten mit Hilfe der intravitalen
Fluoreszenzmikroskopie und Kontrastverstärkung (Fluoreszein-Isothiocyanat-
markiertes Dextran 150 000) quantitative Analysen der Angiogenese („take rate"),
der funktionellen Kapillardichte und der Kapillardurchmesser am 3., 5., 9. und 13.
Tag nach Transplantation.

Ergebnisse

Partiell von exocrinem Gewebe umgebene Inseln wiesen einen Durchmesser von
317,9 ± 46,6 µm auf und unterschieden sich damit nicht signifikant von den Inseln,
deren Circumferenz vollständig mit exocrinem Gewebe umgeben war (301,2 ±
49,0 µm). Der relative Anteil von exocrinem gegenüber endocrinem Gewebe betrug
bei partiell von exocrinem Gewebe umgebenen Inseln 0,36; bei Inseln deren
Zirkumferenz vollständig mit exocrinem Gewebe umgeben war, war dieser 2,5.
    In 100 % der freien Inseltransplantate ohne exocrines Gewebe fanden sich bereits
nach 3 Tagen erste Zeichen der Angiogenese, die Vaskularisierung war nach 9 Tagen
mit einer funktionellen Kapillardichte von 618,1 ± 29,5 cm^{-1} abgeschlossen. Im
Gegensatz dazu war die Vaskularisierung von Inseltransplantaten, welche teilweise
oder vollständig von exocrinem Gewebe umschlossen waren, deutlichst beeinträchtigt. Bei 44,4 % und 50,0 % (p < 0,05 vs. Kontrolle) fanden sich am 3. Tag nach
Transplantation keine Zeichen der Vaskularisierung, die übrigen Inseln wiesen mit
einer funktionellen Kapillardichte von 438,4 ± 23,7 cm^{-1} und 434,1 ± 23,2 cm^{-1} am

9. Tag nach Transplantation eine unvollständige Vaskularisierung auf. Desweiteren fand sich bei 55,6% bzw. 50,0% der mit exocrinem Gewebe verunreinigten Transplantaten, nicht aber bei frei isolierten Inseln, eine entzündliche Reaktion mit Verlust des Transplants (p < 0,05 vs. Kontrolle).

Diskussion

Die Ergebnisse der vorliegenden Studie zeigen, daß die Reinheit der isolierten Inseln mit vollständiger Entfernung des exocrinen Gewebes für eine erfolgreiche Angiogenese und Vaskularisierung nach freier Transplantation von entscheidender Bedeutung ist. Das Ausmaß der Verunreinigung der Inseltransplantate ist dabei eher von untergeordneter Bedeutung, da auch geringe Verunreinigungen mit exocrinem Gewebe – vergleichbar zur ausgedehnten exocrinen Kontamination – die Angiogenese und Vaskularisierung deutlichst beeinträchtigen. Wir schließen aus den Ergebnissen dieser Studie, daß für die Isolierung der endocrinen Transplantate leistungsfähige Methoden zur Verbesserung deren Reinheit eine unabdingbare Voraussetzung für eine schnelle und adäquate Vaskularisierung frei transplantierter Langerhans'scher Inseln sind.

Zusammenfassung

Mit Hilfe der intravitalen Fluoreszenzmikroskopie konnte am Modell der Rückenhautkammer des Syrischen Goldhamsters nachgewiesen werden, daß der Prozeß der Angiogenese und Vaskularisierung bei mit exocrinem Gewebe verunreinigten transplantierten Langerhans'schen Inseln im Vergleich zu Inseltransplantaten, welche frei von exocrinem Gewebe waren, deutlich beeinträchtigt ist. Weiterhin bewirkte die Verunreinigung mit exocrinem Gewebe in 50% eine lokale entzündliche Reaktion im Empfängergewebe, welche zum Transplantatverlust führte. Die Ergebnisse legen nahe, daß die Reinheit der isolierten Inseln von entscheidender Bedeutung für die erfolgreiche Transplantation ist.

Summary

With the use of intravital fluorescence microscopy and the dorsal skinfold chamber model in Syrian golden hamsters we demonstrate that the process of angiogenesis and vascularization of islets of Langerhans, which are transplanted together with exocrine tissue, is significantly deteriorated when compared with purified islet transplants. In addition, exocrine tissue adherent to the islet grafts induced in 50% a local inflammatory response within the host tissue with the consequence of endocrine graft destruction. We conclude that purification of the endocrine tissue is essential for successful transplantation.

Literatur

1. Gray DWR, Morris PJ (1987) Developments in isolated pancreatic islet transplantation. Transplantation 43:321–331
2. Kemp CB, Knight MJ, Scharp DW, Ballinger WF, Lacy PE (1973) Effect of transplantation site on the results of pancreatic islet isografts in diabetic rats. Diabetologia 9:486–491
3. Gray DWR, Morris PJ (1986) Prospects for islet transplantation. World J Surg 10:410–421
4. Gotoh M, Maki T, Kiyoizumi T, Satomi S, Monaco AP (1985) An improved method for isolation of mouse pancreatic islets. Transplantation 40:437–438
5. Menger MD, Vajkoczy P, Beger C, Messmer K (1994) Orientation of microvascular blood flow in pancreatic islet isografts. J Clin Invest 93:2280–2285

Dr. med. Markus Heuser, Institut für Klinisch-Experimentelle Chirurgie, Universität des Saarlandes, D-66421 Homburg/Saar

Xeno-Nierentransplantation vom Miniaturschwein zum Primaten

Porcine to monkey kidney xenotransplantation

Th. Lorf[1], T. Sablinski[2], B. Ringe[1] und D.H. Sachs[2]

[1] Klinik für Transplantationschirurgie Universität Göttingen
[2] Transplantation Biology Research Center, Massachusetts General Hospital, Harvard University, Boston, USA

Einleitung

Xenotransplantationen könnten eine Lösung für das Mißverhältnis zwischen Organangebot und Anzahl der notwendigen Transplantationen darstellen. Deshalb untersuchten wir die Möglichkeit ein klinikrelevantes Modell für die Xenotransplantation vom Miniaturschwein zum nicht humanen Primaten zu entwickeln.

In diskordanten Modellen stellt die hyperakute Abstoßung durch natürliche, präformierte, im Empfängerkreislauf zirkulierende Antikörper (nAk) das größte Hindernis dar. Obwohl hyperakute Rejektionen durch verschiedene Methoden der nAk-Elimination beherrscht werden können, ist die Langzeitakzeptanz der transplantierten Organe nicht gewährleistet. Die traditionelle Vorgehensweise bei Allotransplantationen ist die chronische, unspezifische immunsuppressive Therapie, welche jedoch durch multiple Nebenwirkungen beeinträchtigt wird. In vorrangegangenen Versuchen [1] konnte in D. Sachs' Arbeitsgruppe die Möglichkeit des Langzeitüberlebens von xenogenen Hauttransplantaten durch Konstitution eines gemischten hämatopoetischen Chimerismus bereits im konkordanten Modell (Ratte → Maus) nachgewiesen werden.

Deshalb untersuchten wir die Möglichkeit der Induktion xenogener Toleranz durch Etablierung eines gemischten Knochenmark-Chimerismus im diskordanten Nierentransplantationsmodell (Miniaturschwein → Primaten).

Methodik

Elf männliche *Cynomolgus* Affen (Charles River Laboratories) mit einem Gewicht von 5–8 kg erhielten ein Miniaturschwein-Nierentransplantat.

MHC Inzest gezüchtete Miniaturschweine (8 und 12 Wochen) dienten als Leber-, Nieren- und Knochenmarkspender [2]. Die chirurgischen Eingriffe und postoperative Betreuung erfolgte entsprechend der Richtlinien des National Institutes of Health für Betreuung und Nutzung von Versuchstieren. Alle Empfängertiere erhielten eine fraktionierte Ganzkörperbestrahlung (GKB) von 300 cGy (Tag -6 und

-5). Zusätzlich wurden bei einigen Tieren als Induktionstherapie folgende Vorbehandlungen angewandt: 1) Selektive Thymus-Feldbestrahlung (TB) (700 cGy) am Tag -1 und/oder 2) intravenöse Pferd-Anti-Human Antithymozytenglobulin (ATG, Upjohn) 50 mg/kg an den Tagen -2, -1 und 0. Alle Versuchstiere wurden entsprechend ihrer Induktionstherapie vier Gruppen zugeordnet, wobei Gruppe I keine Induktionstherapie, Gruppe II lediglich eine GKB, Gruppe III eine zusätzliche ATG-Gabe und die Gruppe IV außerdem eine TB erhielten. Alle Primaten erhielten Ciclosporin A-Infusionen (Sandoz, Basel, Schweiz) 15 mg/kg/Tag von Tag $0-27$ und 15-Deoxyspergualin (Sandoz, Basel, Schweiz) 6 mg/kg/Tag von Tag $0-13$. 10 µg/kg/Tag rekombinante Schweine-Cytokine (Stamm Zell Faktor, Interleukin-3 [3]) wurden bei 6 Experimenten entweder als subkutane Injektion oder Dauerinfusion eingesetzt. Die Elimination der nAk erfolgte entweder durch extrakorporale Perfusion des Empfängerblutes, durch die explantierte Spenderleber des Miniaturschweines oder die mit Galaktose-α-(1,3)-Galaktose beschichteten Affinitäts-Absorptionssäule [4]. Das Empfängerblut wurde unmittelbar vor der Nierentransplantation passiv über ein Schlauchsystem, daß in die infrarenale Vena Cava bzw. Aorta der Primaten eingebracht worden war, für eine Stunde via Schweinepfortader – suprahepatische Vena Cava inferior bzw. Absorptionssäule geleitet. Die Entfernung der nAk wurde mittels Flowzytometrie kontrolliert. Die Niere wurde intraperitoneal transplantiert und an die Arteria und Vena renalis mit den, zur extrakorporalen Hämoperfusion verwandten Gefäßinzionen anastomosiert. Nach extravesikaler Ureterozytoneostomie erfolgte die Ligatur der nativen Ureteren. Spenderknochenmark wurde aus der Wirbelsäule gewonnen, prozessiert [5] und $1-3$ Stunden nach der Nierentransplantation in einer Dosierung von 4,5 bis $8,8 \times 10^8$ Zellen/kg infundiert. Der Bestand an nAk und die Präsenz von hämatopoetischen Zellen vom Schwein wurde durch Flowzytometrie bestimmt. Zur Evaluation des prozentualen Anteils von Spenderzellen im Empfängerknochenmark wurden Stammzellproliferationsteste durchgeführt und die Zellherkunft vom Spender durch PCR bestätigt.

Ergebnisse

Flowzytometrische Untersuchungen von Seren der Empfänger zeigten eine effiziente Elimination von IgG und IgM sowohl durch LP als auch SP (Abb. 1) sowie konstant niedrige Titer in den Gruppen III und IV bis zur Beendigung des Experiments. 2/11 Versuchstieren wurden innerhalb von 2 Tagen nach der Transplantation wegen Pankreatitis und Stenose der Vena cava inferior euthanasiert. 7 Versuchstiere zeigten eine Überlebenszeit >6 Tage. Die Kreatininwerte der übrigen Primaten fielen nach anfänglichem Anstieg am ersten postoperativen Tag kontinuierlich ab (Abb. 2). Die Primaten der Gruppe I zeigten einen Anstieg des Kreatinins am Tag 6 bzw. 7 und wurden 24 Stunden später bei makroskopisch und histologisch nachgewiesener Abstoßung Transplantatnephrektomiert. Diese Tiere entwickelten bereits an den Tagen des steigenden Kreatinins rasch ansteigende Anti-Schwein-IgG-Titer. 5/6 Primaten der Gruppen III und IV hatten eine gute Xenotransplantatfunktion, 1/5 Tieren bis zum 15. Tag. Histologisch ergab sich bei diesen Tieren kein Hinweis für eine humorale oder erhebliche zelluläre Rejektion. Alle Knochenmark- und Nieren-

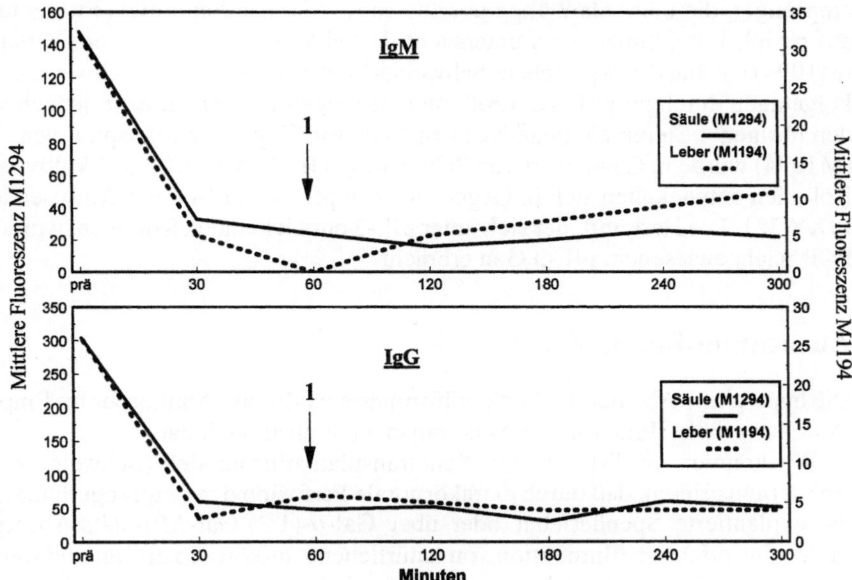

Abb. 1. Flowzytometrische Bestimmung der Serumspiegel von natürlichen Anti-Schwein-Antikörpern in den Versuchstieren während und nach der einstündigen extrakorporalen Hämoperfusion durch die Leber (Affe M1194) oder Absorptionssäule (M1294); 1: Zeitpunkt der Nierentransplantation

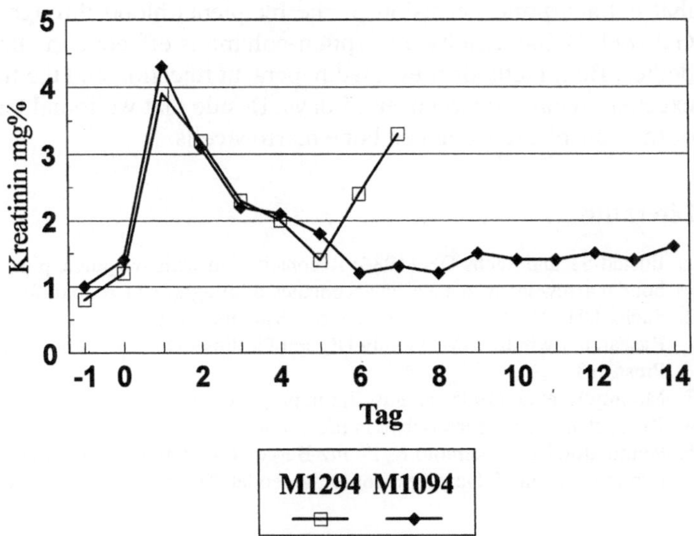

Abb. 2. Kreatinnverläufe nach Xeno-Nierentransplantation in Primaten ohne (M1294) und mit (M1094) Induktionstherapie

empfänger, die mehr als 7 Tage überlebten (n=5), wurden mittels Flowzytometrie auf peripheren Chimerismus untersucht. Dabei konnten wir in einem Versuchstier (M1094) am Tag 8 5% periphere Schweine-Leukozyten im Blut nachweisen. An den Folgetagen durchgeführte Kontrolluntersuchungen erbrachten dann jedoch wie bei den übrigen 4 Tieren ein negatives Ergebnis. Ein Knochenmarkaspirat vom Tag 14 (M1094) wurde in Gegenwart von Schweine (p) IL-3 oder PIXY 321 kultiviert. Vier Kolonien entwickelten sich in Gegenwart von pIL-3 und 14 unter Anwesenheit von PIXY 321. Die Herkunft, der sich unter pIL-3 entwickelnden Kolonien, wurde durch PCR nachgewiesenem pIL-3 Gen erbracht.

Zusammenfassung

Die hyperakute Abstoßung durch präformierte natürliche Antikörper im Empfänger stellt das größte Hindernis im Xenotransplantationsmodell dar.

Wir konnten im diskordanten Xenotransplantationsmodell (Schwein → Primaten) demonstrieren, daß durch extrakorporale Perfusion des Empfängerblutes, durch die explantierte Spenderleber oder über Gal-α-(1,3)-Gal-Affinitäts-Absorptionssäule, eine effektive Elimination von natürlichen Antikörpern erfolgt und somit eine hyperakute Abstoßung effektiv verhindert werden kann. Die transplantierten Nieren zeigten über 15 Tage eine sehr gute Funktion. Zusätzlich erreichten wir ein kurzzeitiges Angehen xenogen transplantierter Knochenmarkszellen.

Summary

Hyperacut rejection due to natural antibodies is the most severe problem in xenotransplantation. We were able to demonstrate in a discordant xenotransplant model that extracorporal perfusion of the recipients blood through the donor liver or a Gal-α-(1,3)-Gal-affinity-adsorption-column is effective in eliminating natural antibodies. Both methods prevented hyperacut rejection and the transplant kidneys had excellent renal function over 15 days. Beside that we found temporary engraftment of the transplanted xenogen bone marrow cells.

Literatur

1. Ildstad ST and Sachs DH (1984) Reconstitution with syngeneic plus allogeneic or xenogeneic bone marrow leads to specific acceptance of allografts or xenografts. Nature 307:168–170
2. Sachs DH (1992) MHC Homozygous Miniature Swine. In Swine as Models in Biomedical Research. Swindle MM, Moody DC and Phillips LD (Eds). Ames, Iowa, Iowa State University Press, p 3
3. Monroy R, et al. (1995) manuscript in preparation
4. Xu Y, et al. (1995) manuscript in preparation
5. Pennington LR, Sakamoto K, Popitz-Bergez FA, et al. (1988). Bone marrow transplantation in miniature swine. I. Development of the model. Transplantation 45:21–26

Dr. med. Th. Lorf, Klinik für Transplantationschirurgie der Georg-August-Universität Göttingen, Robert-Koch-Str. 40, D-37505 Göttingen

Carolina Rinse Lösung reduziert den postischämischen Reperfusionsschaden nach Dünndarmtransplantation

Carolina rinse attenuates ischemia/reperfusion injury following small bowel transplantation

S. Maßberg[1], A. P. Gonzalez[1], M. D. Menger[2] und K. Meßmer[1]

[1] Institut für Chirurgische Forschung, Universitätsklinikum Großhadern, München
[2] Institut für Klinisch-Experimentelle Chirurgie, Universität des Saarlandes, Homburg/Saar

Einleitung

Der Erfolg der Dünndarmtransplantation wird durch die Sensibilität des Organs gegenüber Ischämie und Reoxygenierung limitiert. Die intestinale Mikrozirkulation ist dabei das primäre Ziel des postischämischen Reperfusionsschadens [1, 2]. Neue therapeutische Strategien müssen daher die Protektion der Mikrozirkulation während der postischämischen Reperfusion beinhalten. Carolina Rinse-Lösung (CR) enthält neben Adenosin Antioxidantien wie Allopurinol und Desferrioxamin. Während CR erfolgreich bei der Lebertransplantation angewendet wurde [3], gibt es derzeit nur wenige Informationen über den Einsatz dieser Spüllösung im Rahmen der Dünndarmtransplantation. Ziel unserer Studie war es daher, mittels intravitaler Fluoreszenzmikroskopie den Einfluß von CR auf die Mikrozirkulation des transplantierten Dünndarms quantitativ zu analysieren. Zusätzlich sollte durch Verwendung kalter und warmer Spüllösungen (4 °C und 37 °C) ein möglicher protektiver Effekt der Erwärmung des Transplantats unmittelbar vor Reperfusion untersucht werden [4].

Methodik

Mikrochirurgische Technik
Wir verwendeten männliche Lewis-Ratten (n = 44) mit einem Körpergewicht zwischen 170 und 250 g. Die spontan atmenden Ratten wurden unter Ätheranästhesie laparotomiert. Nach Isolierung von Jejunum und Ileum, sowie A. mesenterica sup. und V. portae wurde das Explantat *in situ* intravaskulär mit 4 °C UW-Lösung perfundiert (Perfusionsdruck: 50 cmH$_2$O) und entnommen [5]. Nach 18stündiger Konservierung (4 °C UW) erfolgte die heterotope, syngene Transplantation mit porto-portaler Drainage und arterieller cuff-Anastomose [2].

572

Versuchsgruppen
Unmittelbar vor Reperfusion wurde das Gefäßbett des Transplantats mit 15 ml CR
gespült. Dabei verwendeten wir in den Gruppen C und D kalte (4 °C) und warme
(37 °C) CR. Als Kontrolle dienten die Gruppen A und B, in denen als Spüllösung
Ringer-Laktat (RL) mit einer Temperatur von 4 °C bzw. 37 °C verwendet wurde
(jeweils n = 6).

Intravitale Fluoreszenzmikroskopie
Nach i. v. Applikation von FITC-Dextran und Rhodamin-6G wurde während
30 – 120 min Reperfusion mittels intravitaler Fluoreszenzmikroskopie die mikrovaskuläre Perfusion der verschiedenen Wandabschnitte des Transplantats untersucht
[1, 2]. Die Analysen beinhalteten folgende Parameter: (i) funktionelle Kapillardichte
(FCD) in Mucosa (Muc) sowie zirkulärer (Zir) und longitudinaler (Lon) Muskulatur; (ii) Leukozyten-Endothel (L-E) Interaktion in postkapillaren (PV) der
Submucosa; (iii) funktionelle Lymphkapillardichte (FC$_L$D, funktioneller Parameter).

Ergebnisse

Nach 18 h kalter Ischämie und intravaskulärer Spülung mit kaltem RL (Gruppe A)
fand sich nach Reperfusion sowohl in der Mucosa als auch in der Muscularis ein
deutliches kapillares Perfusionsversagen (Tab. 1) mit gleichzeitiger Induktion von
Leukozyten-Endothelzell-Interaktion in PV (Abb. 1). Parallel dazu war die Lymph-

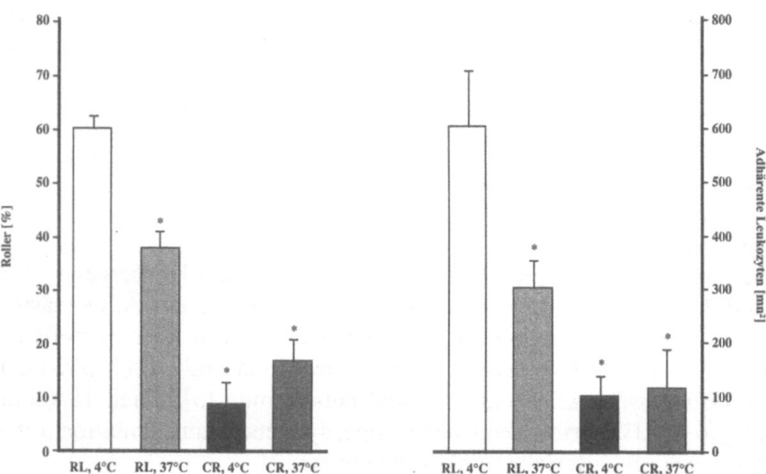

Abb. 1. Leukozyten-Endothel-Interaktion nach Dünndarmtransplantation. Durch Verwendung
von körperwarmem Ringer-Laktat (RL), besonders jedoch durch Carolina Rinse (CR) kann die
postischämische, inflammatorische Leukozyteninfiltration dramatisch reduziert werden. Mittelwert ± SEM; * p < 0,05 vs. RL (4 °C); Student-Newman-Keuls-Test

Tabelle 1. Funktionelle Kapillardichte (FCD) und subserosale Lymphdrainage (FC_LD) nach Dünndarmtransplantation. Gegenüber Ringer Laktat (RL) verhindert Carolina Rinse (CR) das kapillare Perfusionsversagen in der Mucosa (Muc) sowie in longitudinaler (Lon) und zirkulärer Muskulatur (Zir) und führt zu einer deutlichen Verbesserung der Lymphdrainage. Mittelwert ± SEM

	FCD (Muc) [cm^{-1}]	FCD (Lon) [cm^{-1}]	FCD (Zir) [cm^{-1}]	FC_LD [cm^{-1}]
RL, 4 °C	301,3±23,0	88,7±7,6	81,4±13,5	6,3±2,7
RL, 37 °C	314,5±17,8	111,5±10,9	122,7±26,9	14,1±4,6
CR, 4 °C	377,5±22,4*	133,4±8,6*	168,9±26,4*	13,7±3,5
CR, 37 °C	467,5±8,5*#	128,9±2,6*	168,3±16,5*	21,0±2,7

* $p < 0,05$ vs. RL (4 °C).
# $p < 0,05$ vs. CR (4 °C); Student-Newman-Keuls-Test.

drainage in der Subserosa beeinträchtigt (Tab. 1). Nach Spülung mit 37 °C RL (Gruppe B) zeigte sich eine Reduktion der mikrovaskulären Leukozytenadhärenz (Abb. 1) in submucosalen Venolen sowie eine deutliche Verbesserung der Lymphdrainage (Tab. 1). Auch bei Verwendung von CR-Lösung war eine signifikante Reduktion der Leukozyten-Endothelzell-Interaktion in PV zu beobachten (Abb. 1). Darüber hinaus konnten, insbesondere durch warme CR-Lösung, Perfusionsausfälle sowohl in der Mucosa als auch in der Muscularis nahezu vollständig verhindert und die subserosale Lymphdrainage (FC_LD) weiter verbessert werden (Tab. 1).

Diskussion

Der mikrovaskuläre Reperfusionsschaden des Dünndarms ist durch Leukozyten-Endothelzell-Interaktion und durch kapillares Perfusionsversagen charakterisiert. Durch Spülung des intestinalen Gefäßbetts mit einer Antioxidantien enthaltenden Rinse-Lösung unmittelbar vor Reperfusion konnten die Inflammationsreaktion verhindert und die mikrovaskuläre Perfusion und die Transplantatfunktion (FC_LD) verbessert werden. Diese Ergebnisse unterstreichen die kausale Bedeutung der Bildung und Freisetzung von reaktiven Sauerstoffderivaten bei der Manifestation des postischämischen Reperfusionsschadens [6]. Die Verwendung körperwarmer CR bewirkte eine weitere Verbesserung der mikrovaskulären Perfusion der Mucosa. Obwohl die dem protektiven Effekt der Transplantaterwärmung zugrundeliegenden Mechanismen unklar bleiben, mag die Verminderung des Gefäßwiderstandes und damit eine Erleichterung der initialen Reperfusion eine wesentliche Rolle spielen [7].

574

Zusammenfassung

Ziel unserer Studie war es, den Einfluß von CR als Spüllösung auf die Mikrozirkulation des transplantierten Dünndarms zu untersuchen. Gleichzeitig wurde der Effekt einer Erwärmung des Transplantats unmittelbar vor Reperfusion analysiert. Kalte CR (4 °C) bewirkte eine signifikante Reduktion des Ischämie/Reperfusionsschadens und führte zu einer Zunahme der funktionellen Kapillardichte der Lymphgefäße. Bei zusätzlicher Erwärmung des Transplantats durch Verwendung von körperwarmer CR-Lösung konnten die mikrovaskuläre Perfusion der Mucosa und die Lymphdrainage weiter verbessert werden. Die intravaskuläre Spülung des Darmes mit 37 °C CR unmittelbar vor Reperfusion stellt damit einen ebenso praktikablen wie vielversprechenden Ansatz zur Protektion der intestinalen Mikrozirkulation während postischämischer Reperfusion dar.

Summary

The manifestation of ischemia/reperfusion (I/R) injury still severely hampers success in human small bowel transplantation. Therefore, we determined the effect of flushing rat intestinal isografts with Carolina rinse (CR), as compared with Ringer's Lactate (RL). In addition, we assessed the potential to attenuate microvascular injury by prewarming the grafts using warm Rinse solutions. Intestinal ischemia/reperfusion injury was characterized by both, capillary perfusion failure within muscle and mucosa capillary network and by leukocyte accumulation in submucosal postcapillary venules (PV). Microcirculatory deterioration was paralleled by a reduction of functional density of subserosal lymphatic capillaries (FC_LD). CR dramatically improved intestinal capillary perfusion and prevented leukocyte adherence within PV. Additional prewarming of CR almost completely inhibited mucosal I/R injury and was associated with a fourfold increase of FC_LD, as compared to 4 °C RL. The results indicate, that antioxidant treatment by CR in combination with rewarming of the graft prior to reperfusion is an effective regimen to prevent leukocyte accumulation and to counteract microvascular I/R injury following small bowel transplantation.

Literatur

1. Gonzalez AP, Sepulveda S, Massberg S, Baumeister R, Menger MD (1994) In vivo fluorescence microscopy for the assessment of microvascular reperfusion injury in small bowel transplants in rats. Transplantation 58:403–408
2. Massberg S, Gonzalez AP, Leiderer R, Menger MD, Messmer KM (1995) In vivo assessment of the influence of cold preservation time on microvascular reperfusion injury in rat small bowel grafts. (submitted)
3. Gao W, Takei Y, Marzi I, Lindert KA, Caldwell-Kenkel JC, Currin RT, Tanaka Y, Lemasters JJ, Thurman RG (1991) Carolina rinse solution – a new strategy to increase survival time after orthotopic liver transplantation in the rat. Transplantation 52:417–424
4. Müller AR, Nalesnik M, Platz KP, Langrehr JM, Hoffman RA (1994) Evaluation of preservation conditions and various solutions for small bowel preservation. Transplantation 57:649–655

5. Monchik GJ, Russell PS (1971) Transplantation of the small bowel in the rat: Technical and immunological considerations. Surgery 70:693–702
6. Nilsson UA, Schoenberg MH, Åneman A, Poch B, Magadum S, Beger HG, Lundgren O (1994) Free radicals and pathogenesis during ischemia and reperfusion of the cat intestine. Gastroenterology 106:629–636
7. Bilde T (1976) Vascular resistance in hypothermically perfused kidneys damaged by warm ischemia. Scand J Urol Nephrol 10:43–48

Steffen Maßberg, Institut für Chirurgische Forschung, Universitätsklinikum Großhadern, Marchioninistraße 15, D-81366-München

Ist die hypotherme Perfusion zur Konservierung der Lunge erforderlich?

Is hypothermic perfusion necessary for preservation of the lung?

C. Müller[1], H. Hoffmann[1], I. Bittmann[2], W. Isselhard[4], K. Messmer[3] und F. W. Schildberg[1]

[1] Chirurgische Klinik Großhadern
[2] Pathologisches Institut
[3] Institut für Chirurgische Forschung der Ludwig Maximilians Universität, Marchioninistraße 15, 81377 München
[4] Institut für Experimentelle Medizin der Universität zu Köln, Robert-Koch Straße 10, 50931 Köln

Einleitung

Die Bemühungen der Organkonservierung zielen auf eine Reduktion des zellulären Energiestoffwechsels durch Hypothermie und Anwendung cytoplegischer Lösungen. Die Lunge deckt ihren Energiebedarf vorwiegend über aeroben Stoffwechsel [1] und ist das einzige Organ, welches während Ischämie mit einer Sauerstoffreserve versorgt werden kann. Bisher ungeklärt ist die Frage, ob durch alleinige hypotherme Lagerung der Erhalt energiereicher Phosphatverbindungen ausreichend gewährleistet ist oder ob eine pulmoplegische Lösung angewendet werden muß. In der vorliegenden Studie sollte untersucht werden, ob unter Anwendung der heute geübten Explantationstechnik die hypotherme Lagerung als Konservierungsmaßnahme ausreicht und welchen Stellenwert die Anwendung einer Lösung zur Flush-Perfusion mit intra-(EC) oder extrazellulärem (low-potassium dextrane: LPD) Elektrolytmuster hat.

Material und Methodik

Nach Prämedikation mit Atropin ($0{,}05\,\text{mg} \cdot \text{kg}^{-1}$), Azaperon (Stresnil®: $12\,\text{mg} \cdot \text{kg}^{-1}$) und Ketavet (Ketanest® $15\,\text{mg} \cdot \text{kg}^{-1}$) wurden bei 18 deutschen Hausschweinen in Allgemeinanästhesie (intravenöse Gabe von Pancuronium Bromid (Pancuronium®, $0{,}4\,\text{mg} \cdot \text{kg}^{-1} \cdot \text{h}^{-1}$), Piritramid (Dipidolor®, $1{,}1\,\text{mg} \cdot \text{kg}^{-1} \cdot \text{h}^{-1}$) und Natrium Thiopental (Nembutal®, $3\,\text{mg} \cdot \text{kg}^{-1}$)) beide Lungen nach i.v. Gabe von Heparin (10000 U/l) und Epoprostenol (200 µg) mit gekühlter Euro-Collins Lösung (EC: n=6; 150 ml/kg KG) oder low potassium dextran (LPD; n=6, 150 ml/kg KG) perfundiert und explantiert. Für eine weitere Gruppe (Null; n=6) wurden die Organe ohne Perfusion explantiert. Alle Lungen wurden in insuffliertem Zustand ($\text{FiO}_2 = 1{,}0$) bei 4 °C in Ringer-Lösung gelagert.

Gefördert durch die Sander Stiftung.

Nach 18 h Ischämie erfolgte die linksseitige Einzellungentransplantation. Eine Gruppe sham-operierter Tiere (n=6) diente als Kontrolle. Für Messungen des Gasaustausches und der pulmonlaen Hämodynamik wurde die native rechte Lunge in situ von Beatmung (Diskonnektion des trachealen broncho-cath®) und Perfusion (Tourniquetokklusion der a. pulmonalis dextra) ausgeschlossen. Die Bestimmung von paO_2, $paCO_2$, MAP (mittlerer arterieller Druck) und PVR (pulmonal-vaskulärer Widerstand) erfolgte vor Transplantation und stündlich nach Beginn der Reperfusion. Die Bestimmung von Metaboliten des Adenininnukleotid-(ATP, SAN: Summe der Adeninnukleotide ATP + ADP + AMP; ECP: energy charge potential (ATP + 0,5 ADP)/SAN) und Phosphokreatinsystems (Pkr: Phosphokreatin; Gkr: Gesamtkreatin Freies Kreatin + Pkr) erfolgte an schockgefrorenen und gefriergetrockneten Lungenbiopsien aus dem Oberlappen. Biopsien für die histologische Aufarbeitung wurden aus jeweils vier Arealen (Oberlappen; ventraler, dorsaler und caudaler Unterlappen) entnommen, die Integrität der Endothelzellen wurde zwischen 0 (normale Struktur) und 5 (deutliche Endothelschädigung mit Abschilferung der Endothelzellen) graduiert. Die Probenentnahmen erfolgten aus normalen Lungen (A: linke Lunge Empfänger vor Pneumonektomie), nach Ischämie (B: rechte Lunge Spender) und am Ende der Reperfusion (C: Transplantat).

Ergebnisse

Die Endothelzellen von Lungen der Gruppe A waren unauffällig bzw. zeigten eine geringe Schwellung (Tab. 1). Nach Perfusion mit EC war nach 18 h Ischämie (B) eine signifikante Zunahme der Endothelschwellung mit einer zum Teil deutlichen Vakuolisierung der Zellen zu verzeichnen; die anderen Gruppen ließen keine signifikante Verschlechterung gegenüber dem Ausgangswert erkennen. Am Ende der Reperfusion (C) waren in allen Gruppen mittel- bis schwergradige Endothelveränderungen zu beobachten.

Ein signifikanter Abfall von ATP und ECP gegenüber A fand sich in der EC-Gruppe am Ende der Ischämie. Der Gewebegehalt an Glukose und Laktat war signifikant erhöht. Bei allen anderen Gruppen waren eine deutliche Abnahme des Glukosegehaltes und ein Anstieg der Laktatkonzentration zu verzeichnen (ns).

Nach einer Stunde Reperfusion tolerierten 4/6 Versuchstiere der EC-Gruppe, 6/6 der LPD-Gruppe und 3/6 der Null-Gruppe das Abklemmen der rechten nativen Lunge. Oxygenierung und MAP zeigten keine signifikanten Unterschiede, der PVR war am höchsten in der EC-Gruppe. Nach 6 h Reperfusion konnten die Messungen an allen Tieren vorgenommen werden. In der EC-Gruppe erreichte der paO_2 die niedrigsten und der PVR die höchsten Werte, in der LPD-Gruppe war der PVR signifikant angestiegen (Tab. 2).

Diskussion

Erfahrungen mit den ersten klinischen Lungentransplantationen ließen die hypotherme Lagerung als alleinige Konservierungsmaßnahme als nicht ausreichend erscheinen [3], vielmehr schien die Anwendung einer Flush-Perfusion zur Verbes-

Tabelle 1. Endothelstruktur und Metabolitgehalte von normalen Lungen (A), nach Ischämie (B) und nach Reperfusion (C)

	A	B			C			
		EC	LPD	Null	Sham	EC	LPD	Null
	(n = 12)	(n = 6)	(n = 6)	(n = 6)	(n = 6)	(n = 6)	(n = 6)	(n = 6)
Endothel	$1,7 \pm 0,2$	$3 \pm 0,3$ +	$1,8 \pm 0,4$	$2,4 \pm 0,3$	$3,7 \pm 0,3$ **	$4 \pm 0,4$ **, +++	$3,7 \pm 0,2$ **, ***	$3,3 \pm 0,4$ ++, +++
ATP µmol/g Tg	$9,4 \pm 0,4$	$6,8 \pm 1,6$	$8,2 \pm 1,1$	$10,4 \pm 0,3$	$7,2 \pm 0,7$	$7,6 \pm 2,0$	$6,0 \pm 1,0$	$5,0 \pm 0,9$
SAN µmol/g Tg	$12,9 \pm 0,3$	$11,8 \pm 2,2$	$12,7 \pm 1,1$	$14,1 \pm 0,4$	$9,6 \pm 1$	$10,8 \pm 1,1$	$9,7 \pm 1,4$	$8 \pm 1,3$
ECP	$0,82 \pm 0,02$	$0,69 \pm 0,6$*	$0,75 \pm 0,03$	$0,84 \pm 0,01$	$0,85 \pm 0,02$	$0,72 \pm 0,06$	$0,74 \pm 0,02$	$0,76 \pm 0,03$
Pkr/Gkr	$0,34 \pm 0,03$	$0,25 \pm 0,06$	$0,38 \pm 0,04$	$0,51 \pm 0,08$	$0,23 \pm 0,03$	$0,24 \pm 0,03$	$0,4 \pm 0,03$	$0,38 \pm 0,08$
Glukose µmol/g Tg	$23,9 \pm 1,8$	133 ± 33	$3,7 \pm 0,6$	$7,2 \pm 1,9$	$13,3 \pm 2,7$	$33,0 \pm 4$	$16,2 \pm 4$	$17,6 \pm 4,2$
Laktat µmol/g Tg	$14,4 \pm 1,4$	$48,8 \pm 6,1$	$23,5 \pm 2,2$	$24,5 \pm 3,5$	$20,8 \pm 3,9$	$33,6 \pm 7,2$	$25,6 \pm 5,2$	$20,4 \pm 4$

[+] $p < 0,05$ vs A; [++] $p < 0,001$ vs A; [+++] $p < 0,05$ vs B; * $p < 0,01$ vs A; ** $p < 0,0001$ vs A; **** $p < 0,0001$ vs B; # $p < 0,05$ vs A und B; ## $p < 0,001$ vs B. ATP: Adenosintriphosphat; SAN: Summe der Adeninnukleotide; ECP: Energy Charge Potential; Pkr: Phosphokreatin; Gkr: Gesamtkreatin; EC: Euro-Collins-Lösung ®; LPD: low potassium dextran.

Tabelle 2. Oxygenierung und pulmonale Hämodynamik während Einzelmessung

	prä Tx	nach 1 h Reperfusion				nach 6 h Reperfusion			
		Sham	EC	LPD	Null	Sham	EC	LPD	Null
	$(n = 24)$	$(n = 6)$	$(n = 6)$	$(n = 3)$	$(n = 6)$	$(n = 6)$	$(n = 6)$	$(n = 6)$	$(n = 6)$
pO_2 mmHG	458 ± 15	478 ± 38	374 ± 99	325 ± 75	527 ± 21	492 ± 43	276 ± 81 #,##	436 ± 47	474 ± 49
MAP mmHG	84 ± 5	98 ± 10	77 ± 10	89 ± 6	98 ± 10	87 ± 6	68 ± 12	78 ± 10	83 ± 7
PVR $dyn \cdot s \cdot cm^{-5}$	387 ± 30	445 ± 28	2056 ± 1092 *,**	830 ± 118	1591 ± 428	748 ± 63	1787 ± 380 #	1670 ± 177 #	1274 ± 134

* $p < 0,05$ vs LPD; ** $p < 0,01$ vs Sham; # $p < 0,05$ vs LPD und Null; ## $p < 0,01$ vs Sham.
Tx: Transplantation; EC: Euro-Collins-Lösung®; LPD: low potassium dextran; MAP: Mittlerer Arterieller Druck; PVR: Pulmonalvaskulärer Widerstand.

serung der Konservierung notwendig zu sein [2]. Die vorliegende Studie zeigt, daß während 18 h hypothermer Lagerung zwar ein Fortgang der Glykolyse, jedoch kein Abbau energiereicher Phosphatverbindungen zu beobachten ist. Nach Transplantation zeigten die solcherart konservierten Organe bei einem initial deutlichen Anstieg des PVR eine sehr gute Transplantatfunktion. Die Flush-Perfusion mit EC- oder LPD-Lösung erbrachte keinen Vorteil hinsichtlich eines besseren Erhaltes des Metabolitstatus. Am Ende der Ischämie war das Endothel nach Anwendung von EC am stärksten geschädigt, entsprechend war nach Transplantation eine signifikant eingeschränkte Transplantatfunktion zu beobachten. Bei LPD war der PVR initial niedriger, er lag jedoch zum Versuchsende über dem der nur hypotherm konservierten Lungen, ohne daß hierbei eine Verbesserung der Oxygenierung zu beobachten gewesen wäre. Die alleinige hypotherme Lagerung stellt für die Lunge ein Konservierungsverfahren dar, welches eine gute Transplantatfunktion ergibt.

Zusammenfassung

Am Modell der linksseitigen Lungentransplantation wurde an 42 Schweinen (Spendertiere n = 18; Empfängertiere n = 18; sham-operierte Tiere n = 6) der Einfluß alleiniger hypothermer Konservierung nach 18 h Ischämie untersucht und mit Lungen nach Flush-Perfusion (Euro-Collins-: EC oder low potassium dextran-Lösung: LPD) verglichen. Eine Gruppe sham-operierter Tiere diente als Kontrolle. Zielparameter waren Metabolite des zellulären Energiestoffwechsels, Integrität der Endothelstruktur und die Transplantatfunktion nach Reperfusion. Alleinige hypotherme Konservierung erlaubte den Erhalt energiereicher Phosphatverbindungen, führte zu keiner verstärkten Endothelschädigung gegenüber den flush-perfundierten Organen und ergab eine gute Funktion der Transplantate. Die Flush-Perfusion mit LPD erbrachte eine geringere Endothelschädigung (B), nach Transplantation war der initiale PVR am niedrigsten. Bei Konservierung mit EC fanden sich die ungünstigsten metabolischen, morphologischen und funktionellen Ergebnisse. Die alleinige hypotherme Lagerung der Lunge ist als ausreichende Konservierung anzusehen. Es muß jedoch berücksichtigt werden, daß eine gute Transplantatfunktion von allen Versuchstieren erst 2 Stunden nach Beginn der Reperfusion erreicht wurde.

Summary

In a pig-model of left-sided single lung transplantation (42 animals; donors n = 18; recipients n = 18; sham-operated animals n = 6) we investigated the influence of hypothermic storage alone and compared it to lungs preserved with flush-perfusion, using Euro-Collins-(EC) or low potassium dextran (LPD)-solution. After 18 h of ischemia, metabolic parameters, endothelial integrity and transplant function were evaluated. Simple hypothermic storage led to maintenance of energy – rich compounds, no significant endothelial damage and a good post-transplant function. Flush-perfusion using LPD was associated with an improved endothelial preservation and after transplantation the rise in PVR was less pronounced. The application of EC resulted in a less favorable metabolic, morphological and functional outcome.

Despite the fact, that a good transplant function was achieved by all animals only two hours after reperfusion, hypothermic storage may be considered to be a sufficient method in lung preservation.

Literatur

1. Fisher AB, Steinberg H, Basset D (1974) Energy Utilization by the Lung. Am J Med 57: 437–446
2. Locke TJ, Hooper TL, Flecknell PA, McGregor CG (1988) Preservation of the lung. Comparison of topical cooling and cold crystalloid pulmonary perfusion. J Thorax Cardiovasc Surg 96:789–795
3. The Toronto Lung Transplant Group (1988) Experience with single-lung transplantation for pulmonary fibrosis. JAMA 259:2258–2262

Dr. med. C. Müller, Chirurgische Klinik und Poliklinik, Klinikum Großhadern, Ludwig-Maximilians-Universität, Marchioninistraße 15, D-81377 München

Vaskularisierte Unterkiefertransplantation bei Hunden – Langzeitergebnisse unter FK-506 Immunsuppression

Vascularized mandibular transplantation in dogs – long term results with FK-506 immunosuppression

C. Höhnke[1,*], J. Russavage[1], R. Llull[1], T. E. Starzl[2], G. C. Sotereanos[1]

University of Pittsburgh, School of Medicine Department of Surgery
[1] Division of Plastic and Maxillofacial Surgery
[2] Division of Transplantation

Einleitung

Die Rekonstruktion ausgedehnter kraniofazialer Malformationen und Gewebe-defekte traumatischen oder tumorösen Ursprungs stellt eine große chirurgische Herausforderung dar. Trotz einer Vielfalt operativer Möglichkeiten und der Tat-sache, daß freie Gewebeübertragung heute als Standardverfahren zur Defekt-deckung angesehen werden kann, sind nicht alle ästhetischen und funktionellen Pro-bleme gelöst. Selbst derzeit als optimal angesehene Resultate divergieren von dem natürlichen Aussehen und erreichen selten das funktionelle Ergebnis des nativen Gewebes. Allogene Gewebetransplantate (CTA's: composite tissue allografts) können hingegen maßgeschneiderte Module aus Knochen- und Weichteilgewebe für komplexe maxillofaziale Rekonstruktionen darstellen. Diese Gewebeblöcke be-stehen aus verschiedenen Einzelkomponenten wie Haut, Muskel, Knochen, Nerven und Blutgefäße. Die Zielsetzung dieser Studie ist es, ein experimentelles Modell für kraniofaziale Allotransplantation bei Hunden zu entwickeln, mit dem CTA's getestet werden können. Langzeitergebnisse einer Studie mit vaskularisierten segmentalen Unterkiefertransplantationen unter konventioneller Immunsuppression mit FK-506 werden demonstriert.

Methodik

Bei 10 Beagle-Hunden wurden vaskularisierte segmentale Unterkiefertransplanta-tionen auf der linken Seite durchgeführt. Mit dem knöchernen Transplantat, das die linke Kondyle umfaßte, wurde en-bloc das anhängende Muskel- und Parotis-gewebe übertragen. Bei insgesamt 6 Hunden (3 Paaren) wurden die Transplantate zwischen jeweils 2 Hunden im Sinne von Allotransplantaten ausgetauscht. Bei 4 Hunden wurde als Kontrolle eine Autotransplantation durchgeführt. Die Gefäße wurden mit der V. jugularis externa und A. carotis reanastomosiert. Die Osteotomien

---

* DFG-Stipendiat.

wurden mit Kompressionsplatten fixiert. Alle allotransplantierten Hunde erhielten FK-506 (7 Tage 1,0 mg/kg/d i.m., danach p.o.). Die Vitalität der Transplantate wurde in vivo durch klinische Beobachtung, offene Biopsien und radiographisch beurteilt.

Ergebnisse

Sowohl in der Auto- (n = 4) als auch in der Allotransplantationsgruppe (n = 6) konnte die Operation in allen Fällen erfolgreich durchgeführt werden. Alle Hunde waren nach einer Woche wieder zur oralen Nahrungsaufnahme fähig. Ein Hund mit einem Allotransplantat mußte 2 Wochen postoperativ wegen eines Gewichtsverlustes von über 25 % mit vitalem Transplantat getötet werden. Ein weiterer Hund der Allograftgruppe entwickelte nach 18 Monaten eine Dünndarminvagination und mußte ebenfalls getötet werden. Die 4 verbleibenden Hunde dieser Gruppe waren bis zum Versuchsende nach nahezu 30 Monaten in gutem klinischen Zustand ohne funktionelle Probleme. Alle langzeitüberlebenden Hunde erreichten postoperativ wieder ihr Ausgangsgewicht als Ausdruck guter Transplantatfunktion. Abschließende konventionelle Röntgenaufnahmen demonstrierten bei allen Hunden eine gute ossäre Integration der Transplantate. Die histologische Aufarbeitung offen entnommener Biopsien bei 2 Allotransplantat-Hunden zeigten nach 2 respektive 3 Monaten vitales Knochentransplantatgewebe. Bei der Allotransplantatentnahme nach $2^{1}/_{2}$ Jahren war sowohl das Weichteil- als auch das Knochengewebe vom makroskopischen Aspekt her vital. Vorläufige histologische Untersuchungsergebnisse bestätigen diesen Eindruck. Definitive histologische Untersuchungsergebnisse stehen derzeit noch aus.

Während Organtransplantationen heute als Standardverfahren angesehen werden können, befindet sich die Gewebeallotransplantation immer noch im Experimentalstadium (Lee 1995). Klinisch werden nicht vaskularisierte Knochentransplantationen mit begrenztem Erfolg durchgeführt.

Infektionen und verzögerte Knochenheilung stellen die Hauptprobleme dar (Jaffe 1991). Da der erfolgreiche Ausgang einer Knochentransplantation von einer guten Vaskularisation des Transplantates abhängt würde eine primäre Revaskularisation des Transplantates von großem Vorteil sein. Eine primäre Revaskularisation würde jedoch auch die Immunogenität des Transplantates verstärken und damit die Notwendigkeit voller Immunsuppression bedeuten. Randzio und Mitarbeiter konnten 1991 zeigen, daß partielle Unterkiefertransplantationen bei Hasen unter Cyclosporin Immunsuppression durch die Entwicklung toxischer Nebenwirkungen limitiert sind. Gold und Mitarbeiter berichteten 1991 über 4 halbseitige Unterkiefertransplantationen bei Affen. Nur 2 von 4 Tieren überlebten 60 bzw. 66 Tage. Sieht man von der Tatsache ab, daß Abstoßung das Hauptproblem der allogenen Gewebetransplantation ist (CTA), würde diese Methode ein ideales Verfahren für die Rekonstruktion ausgedehnter fazialer Defekte darstellen. In dieser Studie haben wir demonstriert, daß unser vorgestelltes Hundemodell sich gut zur Testung kraniofazialer CTA's eignet. Unter der Verwendung von FK-506 Immunsuppression kann ein Langzeitüberleben von vaskularisierten segmentalen Unterkiefertransplantaten mit gutem funktionellen Ergebnis erreicht werden. Vom chirurgischen Standpunkt aus gibt es keine Limitierung, größere Kiefersegmente zu transplantieren. In weiteren Experimenten planen wir zu untersuchen, ob der Einschluß von Mukosa und Haut erfolgreich durchgeführt werden kann.

Zusammenfassung

Bei der Rekonstruktion ausgedehnter kraniofazialer Malformationen oder Defekten traumatischen oder tumorösen Ursprungs gibt es oftmals Situationen, in denen Chirurgen kein optimales Rekonstruktionsergebnis erzielen können. Allogene Gewebetransplantate (Composite tissue allografts: CTA's), bestehend aus verschiedenen Gewebekomponenten wie Haut, Muskel und Knochen könnten maßgeschneiderte ossäre oder Weichteilmodule für komplexe Gesichtsrekonstruktionen liefern. In dieser Studie haben wir ein experimentelles Hundemodell entwickelt, mit dem faziale CTA's getestet werden können. Bei 6 Hunden wurden vaskularisierte segmentale halbseitige Unterkieferallotransplantate einschließlich des umgebenden Weichteilmantels unter Immunsuppression mit FK-506 durchgeführt. Ein Hund der Allograft-Gruppe mußte nach 18 Monaten wegen einer Dünndarminvagination getötet werden. 4 weitere Hunde der Allograft-Gruppe wurden nach nahezu 30 Monaten mit gutem funktionalen Ergebnissen getötet.

Summary

There exist many instances where surgeons are unable to provide optimal facial reconstruction in major cranofacial malformations or mutilations of traumatic or tumorous origin. Composite tissue allografts (CTA's) containing different components of tissue, such as skin, muscle and bone, would provide customized modules of skeletal and soft tissue for complex maxillofacial reconstruction. In this study we have developed an experimental model where the feasibility of facial CTA's can be tested in dogs. Vascularized segmental hemimandible allografts including the surrounding tissue were performed in 6 dogs under immunosuppression with FK-506. 4 autografted dogs served as controls. 9 out of 10 dogs became long term survivors. One dog of the allograft group had to be sacrificed after 18 months for intussusception. After 30 months the remaining 4 allografted dogs still having excellent functional results have been sacrificed.

Literatur

Gold ME, Randzio J,. Kniha H, Kim BS, Park HH, Stein JP, Booth K, Gruber HE, Furnas DW (1991) Transplantation of vascularized composite mandibular allografts in young cynomolgus monkeys. Ann Plast Surg 26:125–132

Gratwohl A, Riederer I, Graf E, Speck B (1986) Cyclosporine toxicity in rabbits. Lab Anim 20: 213–220

Jaffe KA, Morris SG, Sorrell RG, Gebhardt MC, Mankin HJ (1991) Massive bone allografts for traumatic skeletal defects. South Med J 84:975–982

Lee WP, Pan YC, Kesmarky S, Randolph MA, Fiala TS, Amarante MT, Weiland AJ, Yaremchuk MJ (1995) Experimental orthotopic transplantation of vascularized skeletal allografts: functional assessment and long-term survival. Plast Reconstr Surg 95:336–349
Randzio J, Kniha H, Gold ME, Chang TT, Su LD, Park HH, Cho JS, Booth K, Furnas DW (1991) Growth of vascularized composite mandibular allografts in young rabbits. Ann Plast Surg 26: 140–148

Christoph Höhnke, M. D., University of Pittsburgh, School of Medicine, Department of Surgery, Division of Plastic and Maxillofacial Surgery, 6-B Scaife Hall, Pittsburgh, PA 15261, USA

Chirurgisches Forum 1997

München, 114. Kongreß, 01.–05. April 1997

Vortragsanmeldungen

Die Sitzungen des FORUMs für experimentelle und klinische Forschung sind ein fester Bestandteil im Gesamtkongreßprogramm. Sie bestehen aus 8-Minuten-Vorträgen mit 6-minütiger Diskussionszeit über Ergebnisse aus der experimentellen und klinischen Forschung. Zur Beteiligung sind bevorzugt der chirurgische Nachwuchs, aber auch junge Forscher aus anderen medizinischen Fachgebieten zur Pflege interdisziplinärer Kontakte aufgefordert. Verhandlungssprachen sind Deutsch und Englisch.

Als Leitthemen der einzelnen Sitzungen sind vorgesehen: Viszeralchirurgie; Laparoskopische Chirurgie; Onkologie und onkologische Molekularbiologie; Sepsis, Schock, perioperative Pathophysiologie; Organtransplantation; Endokrinologie; klinische Studien; Traumatologie; Herz/Thorax/Gefäße; Plastische Chirurgie; Kinderchirurgie.

Die Auswahl der Sitzungstitel für das endgültige Programm richtet sich nach dem zahlenmäßigen Überwiegen der eingereichten Beiträge zu den verschiedenen Themenkreisen auf der Basis der Qualitätsbewertung.

Bedingungen für die Anmeldungen

1. Für die Anmeldung ist eine Kurzfassung in **sechsfacher Ausfertigung** bis spätestens **30. September** des Vorjahres vor dem Kongreßjahr und den FORUM-Ausschuß der Deutschen Gesellschaft für Chirurgie einzusenden:

   Sekreteriat „Chirurgisches FORUM"
   Chirurgische Universitätsklinik
   Steinhövelstraße 9

   D-89075 Ulm/Donau

   Bereits veröffentlichte Arbeiten dürfen nicht eingesandt werden!

2. Der Erstautor bestätigt durch seine Unterschrift, daß die gesetzlichen Bestimmungen des Tierschutzes bei tierexperimentellen Untersuchungen eingehalten worden sind.

3. Grundsätzlich ist die Anmeldung mehrerer verschiedener Beiträge möglich. Die Auswahl durch den wissenschaftlichen Beirat orientiert sich dahingehend, daß die Nennung als Erstautor im endgültigen Programm nur einmal möglich ist.

4. Die Anmeldung eines Beitrages zum FORUM schließt die Anmeldung eines Vortrages mit dem gleichen Grundthema für eine andere Kongreßsitzung aus.

Kurzfassung

5. Die Kurzfassung soll in klarer Gliederung ausschließlich onjektive Fakten über die Zahl der Untersuchungen oder Experimente, die angewandten Methoden und endgültigen Ergebnisse enthalten. Ausführliche Einleitungen, historische Daten und Literaturübersichten sind zu vermeiden. Nur Mitteilungen von wesentlichem Informationswert ermöglichen eine sachliche Beurteilung durch die Mitteilung des wissenschaftlichem Beirates.

6. Auf dem Formblatt (Beilage in den MITTEILUNGEN, ansonsten über die Deutsche Gesellschaft für Chirurgie oder Sekreteriat „Chirurgisches FORUM" erhältlich) sind die Namen der Autoren, beginnend mit dem Vortragenden, mit akademischen Grad sowie Anschrift der Klinik oder des Institutes und der Arbeitstitel einzutragen.

7. Da sich die Deutsche Gesellschaft für Chirurgie einer „Empfehlung über die Begrenzung der Autorenzahl" angeschlossen hat (siehe MITTEILUNGEN Heft 4/1975, Seite 140), können einschließlich des Vortragenden nur 4 Autoren genannt werden. Lediglich bei interdisziplinären Arbeiten sind insgesamt 6 Autorennamen möglich.

8. Dem Text der Kurzfassung wird nur der Arbeitstitel ohne Autorennamen vorausgestellt, damit eine anonyme Weiterbearbeitung gesichert ist. Der Umfang darf das angegebene Feld nicht überschreiten. Die Einsendung hat per Einschreiben zu erfolgen. Die eingene Klinik (Institut) darf im Text nicht erwähnt oder zitiert werden.

9. Jeder Beitrag soll vom Autor durch einen Vermerk für eines der oben angegebenen Leitthemen vorgeschlagen werden.

Anonyme Bearbeitung

10. Vor der Sitzung des FORUM-Ausschusses werden die Beiträge anonym (ohne Nennung der Autoren und der Herkunft) zur Beurteilung an die Mitglieder des wissenschaftlichen Beirats und die externen Fachgutachter versandt. (Bestimmung für den FORUM-Ausschuß, siehe MITTEILUNGEN, Heft 5/1990, Seite 24.)

11. Die Autoren der angenommenen Beiträge werden bis Mitte November des Vorjahres vor dem Kongreß verständigt.

Manuskript

12. Das Manuskript ist in **doppelter Ausfertigung mit folgender Gliederung** einzureichen:
    - deutscher und englischer Titel
    - sämtliche Autoren
    - beteiligte Institutionen und Kliniken
    - Einleitung, Methodik, Ergebnisse
    - Zusammenfassung auf Deutsch und Englisch
    - Literaturangaben
    - vollständige Korrespondenzadresse des Erstautors

    Zusätzlich muß eine Diskette mit dem reinen Textfile (ASCI) ohne Befehle oder MS Word 6.0 für Windows dem Manuskript beiliegen. Ein identischer Ausdruck ist ebenfalls mitzusenden.

Wenn keine Bilder oder Tabellen eingereicht werden, darf das gesamte Manuskript **maximal 5 Schreibmaschinenseiten** (bei 4 cm Rand allseitig, maximal 35 Zeilen pro Seite bei $1^1/_2$-zeiligem Abstand) umfassen.

Jede Schwarzweiß-Abbildung (schematische Strichabbildung) oder Tabelle verkürzt den zulässigen Schreibmachinentext mindestens um $^1/_2$ Textseite. Es werden Positivabzüge (tiefschwarz) in Endgröße erbeten. Abbildungen und Tabellen sind arabisch zu numerieren, die Abbildungen sind mit einer Überschrift zu versehen. Für jede Abbildung oder Tabelle ist eine prägnante Legende auf gesondertem Blatt erforderlich, dabei müssen die Autoren darauf achten, daß sämtliche in den Abbildungen oder Tabellen vorkommende Abkürzungen in der Legende erklärt werden. Halbtonbilder oder Röntgenbilder werden nicht angenommen, Strichabbildungen, die mit einem PC erstellt werden, müssen über Laserdrucker ausgegeben werden (kein Nadeldrucker).

Das Literaturverzeichnis darf 10 Zitate nicht überschreiten. Es sind 1. sämtliche Autorennamen mit den Initialen der Vornamen (grundsätzlich nachgestellt); 2. Jahreszahl in Klammer; 3. vollständiger Titel der zitierten Arbeit (abgekürzter Titel der Zeitschrift nach dem Index medicus); 4. Bandzahl (arabische Ziffe); 5. Anfang- und Endseitenzahl der Arbeit anzugeben; z.B.:

Sawasti P, Watsnabe M, Weronawatti T (1979) Gallensteine in Asien. Chirurg 50:57–64.

Bei Büchern sollten 1. sämtliche Autorennamen mit den Initialen der Vornamen (grundsätzlich nachgestellt) und 2. Titel des Kapitels; 3. Erscheinungsjahr; 4. vollständiger nicht abgekürzter Buchtitel; 5. Namen der Herausgeber (Initialen des Vornamens nach den Herausgebern gestellt); 6. Verlag; 7. Verlagsort; 8. Anfangs- und Endseitenzahl des zitierten Kapitels; z.B.:

Enke A, Hanisch E (1990) Management inklusive intensimedizinischer Überwachung und Therapie bei gastrointestinaler Blutung. In: Häring R (Hrsg) Gastrointestinale Blutung. Blackwell Überreuter, Berlin, S. 39–43.

13. Die redaktionellen Vorschriften sind sorgfältig zu beachten. Gelegentlich trotzdem erforderlich werdende redaktionelle Änderungen im Rahmen der gegebenen Vorschriften behält sich die Schriftleitung vor.

14. Das Mansukript wird in einem zitierfähigen FORUM-Band als Supplement von Langenbecks Archiv vor dem nächsten Kongreß gedruckt vorliegen.

Einsendeschluß

15. Mansukripte, die bis zum **20.12.1996** nicht eingegangen sind, können im FORUM-Band nicht berücksichtigt werden und **schließen eine Aufnahme in das endgültige Kongreßprogramm aus.**

16. Lieferung von Sonderdrucken nur bei sofortiger Bestellung nach Aufforderung durch den Verlag und gegen Berechnung.

Wissenschaftlicher Beirat im FORUM-Ausschuß der Deutschen Gesellschaft für Chirurgie

H. G. Beger, Ulm
Vorsitzender des Beirats

D. Birk und L. Staib, Ulm
Für das FORUM-Sekreteriat

Verarbeitung: Buchbinderei Lüderitz & Bauer, Berlin